U0857433

艾滋病疫苗研究与评价

主　编　王佑春

副主编　张春涛　黄维金　徐建青

科学出版社

北　京

内 容 简 介

全书分为上、下两篇，上篇主要介绍艾滋病疫苗的基础研究问题，包括艾滋病疫苗研究的发展历史及现状、B 细胞疫苗和 T 细胞疫苗免疫原的选择和优化、黏膜疫苗和黏膜免疫应答的策略、疫苗载体的特点、新型佐剂的研发，以及各种类型疫苗的生产工艺等。下篇主要介绍艾滋病疫苗的评价原则和技术方法，包括疫苗评价实验室的 GCLP 要求及实验室质量控制、模式动物评价模型的应用现状和研究进展、临床前期和临床期疫苗评价原则及主要内容、临床期体液和细胞免疫评价方法及标准化研究、临床研究受试者适应人群和临床基地的选择标准及基本原则等。本书作者都是从事艾滋病疫苗研究和评价的一线青年科学家，具有丰富的实际工作经验，所编写的内容反映了本领域的最新研究进展，具有较强的实用性。

本书适用于从事疫苗研究和评价的科研工作者，也适用于大专院校相关专业的教师和研究生阅读。

图书在版编目(CIP)数据

艾滋病疫苗研究与评价 / 王佑春主编. —北京：科学出版社，2014. 2
ISBN 978-7-03-039610-5

Ⅰ. ①艾… Ⅱ. ①王… Ⅲ. ①艾滋病疫苗-研究 Ⅳ. ①R979. 9

中国版本图书馆 CIP 数据核字(2014)第 011981 号

责任编辑：李 悦 刘 晶 / 责任校对：宋玲玲
责任印制：赵德静 / 封面设计：铭轩堂设计公司

科 学 出 版 社 出版
北京东黄城根北街 16 号
邮政编码：100717
http://www. sciencep. com
中国科学院印刷厂 印刷
科学出版社发行 各地新华书店经销
*
2014 年 2 月第 一 版 开本：787×1092 1/16
2014 年 2 月第一次印刷 印张：30 1/4 插页：1
字数：712 000
定价：158. 00 元
（如有印装质量问题，我社负责调换）

《艾滋病疫苗研究与评价》编写委员会

主　　编　王佑春

副 主 编　张春涛　黄维金　徐建青

编委会委员　（按姓氏汉语拼音排序）

陈志伟　冯　霞　何　鹏　黄维金　孔　维
李庆生　廖化新　刘　强　卢　山　聂建辉
万延民　王　宾　王三龙　王佑春　吴小兵
徐建青　许明哲　杨　焕　张春涛　张文艳

参加编写人员　（按姓氏汉语拼音排序）

陈　健　上海市公共卫生临床中心艾滋病免疫与疫苗研究组
陈志伟　香港大学李嘉诚医学院艾滋病研究所
丁相卿　上海市公共卫生临床中心艾滋病免疫与疫苗研究组
董小岩　北京五加和分子医学研究所
冯　霞　中国疾病预防控制中心病毒病预防控制所
耿　爽　复旦大学上海医学院 教育部和卫生部医学分子病毒重点实验室
何　鹏　中国食品药品检定研究院 肝炎病毒疫苗室
黄维金　中国食品药品检定研究院 艾滋病性病病毒疫苗室
孔　维　吉林大学 艾滋病疫苗国家工程实验室
李庆生　University of Nebraska-Lincoln, School of Biological Sciences, Nebraska Center for Virology（美国内布拉斯加-林肯大学，生命科学学院，内布拉斯加病毒研究中心）
廖化新　Duke University Medical Center, Human Vaccine Institute（美国杜克大学医学院人类疫苗研究所）暨南大学
刘保奎　中国医药集团总公司
刘　强　中国食品药品检定研究院 艾滋病性病病毒疫苗室
卢　山　University of Massachusetts Medical School（美国马萨诸塞州大学医学院）南京医科大学第一附属医院中美疫苗研究中心
吕铭宇　吉林大学第一医院艾滋病与病毒研究所
聂建辉　中国食品药品检定研究院 艾滋病性病病毒疫苗室

仇　超　上海市公共卫生临床中心艾滋病免疫与疫苗研究组
任艳琴　上海市公共卫生临床中心艾滋病免疫与疫苗研究组
唐　娴　香港大学李嘉诚医学院艾滋病研究所
万延民　上海市公共卫生临床中心艾滋病免疫与疫苗研究组
王　宾　复旦大学上海医学院 教育部和卫生部医学分子病毒重点实验室
王　婧　上海市公共卫生临床中心艾滋病免疫与疫苗研究组
王　萌　中国食品药品检定研究院 艾滋病性病病毒疫苗室
王三龙　中国食品药品检定研究院 安全药理室
王世霞　University of Massachusetts Medical School(美国马萨诸塞州大学医学院)南京医科大学第一附属医院中美疫苗研究中心
王文波　中国食品药品检定研究院 单克隆抗体产品室
王佑春　中国食品药品检定研究院 艾滋病性病病毒疫苗室
吴小兵　北京五加和分子医学研究所
徐建青　上海市公共卫生临床中心艾滋病免疫与疫苗研究组
许明哲　中国食品药品检定研究院 综合业务处
杨　焕　国家食品药品监督管理总局药品审评中心
殷玉和　长春工业大学
赵晨燕　中国食品药品检定研究院 艾滋病性病病毒疫苗室
张春涛　中国食品药品检定研究院 体外诊断试剂二室
张　璐　南京医科大学第一附属医院中美疫苗研究中心
张瑞军　Duke University Medical Center, Human Vaccine Institute (美国杜克大学医学院人类疫苗研究所)
张文艳　吉林大学第一医院艾滋病与病毒研究所
钟一维　复旦大学上海医学院 教育部和卫生部医学分子病毒重点实验室
邹　强　复旦大学上海医学院 教育部和卫生部医学分子病毒重点实验室

序

艾滋病是严重危害人类健康的全球性疾病,虽然各国采取了一系列的防控措施,但仍没有得到有效的控制。而我国也出现了从高危人群向正常人群扩散的新的流行趋势,使防控形势变得更为严峻。但目前仍然缺乏有效的预防措施,疫苗的开发和应用仍将是控制乃至消除艾滋病的重要手段之一。

自艾滋病的病原体确认以来,艾滋病疫苗研究已有近三十年的历史,先后采用各种先进的技术对用于疫苗的抗原片段、疫苗载体、呈递方式以及提高免疫反应的佐剂等进行了系列研究,取得了一系列的理论成果,使疫苗研究的理论知识不断丰富。同时,也研制出了数百种艾滋病疫苗用于实验室和临床评价,其中全球开展的Ⅰ期临床试验158个,Ⅰ/Ⅱ期临床试验15个,Ⅱ期临床试验16个,Ⅲ期临床试验3个。但大部分候选疫苗的临床试验都因不能有效地保护艾滋病病毒感染而失败,甚至于对在试验过程中感染艾滋病病毒的病毒载量也未见降低作用,更有甚者个别疫苗的免疫组的受试者较对照组更易感染艾滋病病毒。多次的失败在很大程度上动摇了艾滋病疫苗研发的信心。但最近在泰国进行的RV144 Ⅲ期临床试验,采用禽痘病毒载体疫苗初免,gp120蛋白加强免疫的方式,在异性传播高危人群中取得了约31%的保护率,虽然该疫苗离有效疫苗的标准还有很大的距离,但其显示的部分保护作用让研究者看到了疫苗研制成功的希望。

艾滋病疫苗研究所面临巨大困难,本质上主要与病毒本身的特性、病毒致病机理和人体对病毒的免疫反应特点有关,要想研制出有效的疫苗必须在基础理论研究方面有所突破。可喜的是面对困难,包括我国在内的全球一批科学家仍坚持致力于艾滋病免疫机制的研究,并取得了一些突破,尤其近几年从HIV感染者体内分离出大量有广谱中和作用的抗体,并证明被动免疫非人灵长动物后能有效预防艾滋病病毒感染。同时,对该类中和抗体产生过程及病毒进化对抗体产生的影响进行的深入研究,为基于中和抗体的疫苗设计提供了新的思路。

尽管艾滋病疫苗的研发工作仍然面临许多困难,但最近几年在基础研究和应用研究领域取得的不断进步,特别是高效中和抗体的分离和进化研究以及RV144疫苗取得的效果等,让研究者们看到了疫苗研制成功的希望。我国党和政府对艾滋病的防控工作高度重视,“国家传染病重大科技专项”对艾滋病疫苗的研发进行了专项支持,这不仅推动了我国艾滋病疫苗的研发,缩短了与国外的差距,而且也培养出了大批从事艾滋病研究工作的青年科技工作者。本人欣喜地注意到该书的作者都是国内以及长期在国外从事艾滋病疫苗研究和评价的一线青年科学家,既具有实际工作经验,又了解目前国际研究的前沿领域。该书涵盖了艾滋病疫苗的基础理论、疫苗研制,以及实验室和临床评价等各方面内容,相信对于艾滋病疫苗的研究从长远来看必然会具有较好的指导和借鉴作用。

借这本书出版之际,本人衷心希望从事艾滋病研究的科技工作者能够克服各种困难,持之以恒地开展相关研究,不断取得新的突破,必将为艾滋病的防控工作做出应有的贡献。

十一届全国人大常委会副委员长
中国工程院院士
中国药学会理事长
卫生部生物技术产品检定方法及其
标准化重点实验室学术委员会主任

桑国卫

2013 年 12 月于北京

前　言

艾滋病(获得性免疫缺陷综合征,AIDS)是严重威胁人类健康的一种传染病。自1981年首次报告以来,这种被称为“世纪瘟疫”的疾病在世界各地迅速蔓延,并已成为全球性的灾难。据联合国艾滋病规划署和世界卫生组织统计,截至2011年年底,全球约存活有3400万例艾滋病感染者。由于此病潜伏期长,传播途径和人类行为密切相关,因此,对社会稳定和经济发展呈现出巨大的负面效应,已成为世界各国共同关注的公共卫生问题。截至2012年10月底,中国累计报告艾滋病病毒感染者和艾滋病患者492 191例,存活的感染者和患者累计383 285例,而且其流行趋势也出现了新的特点。为控制艾滋病的快速传播和扩散,我国政府采取了一系列的防治措施,其防治工作取得了明显进展,但仍然面临很严峻的形势。

艾滋病疫苗是最终控制或消除艾滋病的重要手段。20世纪80年代,在发现HIV病毒之初,研究人员曾乐观地认为,1~2年内就可研制出有效的艾滋病疫苗。但30年过去了,虽然全球开展了共200多次艾滋病疫苗临床试验,至今仍未研制出有效的疫苗。从2007年Merck公司Step试验的失败,到2009年泰国开展的RV144试验显示有31.2%的微弱保护效果,再到2013年美国国立卫生研究院(NIH)的疫苗研究中心(VRC)公布的HVTN505临床试验的无效性,足以让学者认识到研究艾滋病疫苗的复杂性和任务的艰巨性,不得不重新审视之前疫苗的设计思路。单纯学习和模仿传统疫苗的研究理念及设计思路,在艾滋病疫苗研究领域显然是不够的。通过全球科学家的共同努力,近几年多项创新性研究成果引起关注,包括诱导广谱性中和抗体B细胞的成熟特点,广谱性中和抗体和病毒进化的相互影响和变化过程,广谱性中和抗体表位的筛选,滤泡辅助性T细胞的免疫辅助功能和病毒靶细胞特点,新型佐剂的研发和纳米技术等新材料的引入,HIV病毒体内实时监测的灵长类动物模型构建,以及对RV144和HVTN505等临床试验保护性免疫指标的深入分析等。这些创新成果对丰富艾滋病疫苗的设计思路提供了重要依据。

在国家“十二五”艾滋病和病毒性肝炎等重大传染病防治专项艾滋病疫苗评价技术的研究课题(2012ZX10004701-001)支持下,为了对国内外艾滋病疫苗基础和疫苗评价技术研究成果与经验进行系统的总结,我们邀请了从事艾滋病疫苗研究和评价技术的一线青年专家参与本书的编写,其中多位编委在国外艾滋病主流实验室长期从事疫苗基础理论的研究,并取得了突破性的成绩。所编写的内容是各位编者的实际工作总结,同时又包含了本领域的最新研究进展,反映了最新研究动态及发展方向,具有很强的实用性和指导价值。

本书力求将系统性、科学性、前沿性和实用性特点结合起来。全书分为上、下两篇。上篇主要围绕艾滋病疫苗的基础研究问题,包括疫苗研究的发展历史及现状、B细胞疫苗和T细胞疫苗免疫原的选择和优化、黏膜疫苗和黏膜免疫应答的策略、疫苗载体的特点、新型佐剂的研发,以及各种类型疫苗的生产工艺等,试图全面阐述目前国内外艾滋病疫苗研究的最新进展。下篇主要介绍艾滋病疫苗的评价原则和技术方法,包括疫苗评价实验室的GCLP要求及实验室质量控制、模式动物评价模型的应用现状和研究进展、临床前期和临床期疫苗评价原则及主要内容、临床期体液和细胞学评价方法及标准化研究、临床研究受试者适应人群和临床基地的选择标准及基本原则等。试图为读者提供全方位的艾滋病疫苗评价的理念和技术。

本书适用于从事HIV/AIDS基础研究的科研工作者,从事疫苗研发、生产和质量控制的工作者,从事疫苗临床研究和实验室评价的科技工作者,也可作为大专院校从事疫苗研究的教师、研究生和技术人员的参考书。

需要特别指出的是,艾滋病疫苗研究现已涉及多个交叉学科,其基础研究和评价技术发展日新月异,且疫苗领域新产品层出不穷,同时,由于我们的能力和水平有限,本书不足之处在所难免,希望读者在阅读过程中给予批评和斧正。

王佑春

2013年10月

目　　录

上篇　艾滋病疫苗的研究

下篇 艾滋病疫苗的评价

上篇　艾滋病疫苗的研究

第一章　艾滋病疫苗研究发展历史及现状

第一节　人类免疫缺陷病毒(HIV)简介

艾滋病全称为获得性免疫缺陷综合征(acquired immune deficiency syndrome,AIDS),是一种由人类免疫缺陷病毒(human immunodeficiency virus,HIV)引起的人体免疫系统方面的疾病。HIV 自 1983 年被发现以来呈不断扩散和蔓延的趋势,已成为发达国家和发展中国家的主要健康问题之一,并迅速发展成为一种全球的疾病负担。为控制艾滋病的传播和扩散,我国已经采取了一系列的措施,取得了一定的效果,但是仍然面临着很严峻的形势。目前尚无有效疫苗防治艾滋病。

HIV 属于逆转录病毒科慢病毒属,是一种单正链 RNA 病毒。HIV-1 外层的脂蛋白包膜是病毒颗粒在出芽过程中从细胞质膜中获得的;中层为由衣壳蛋白 CA 组成的圆锥形核心;核心蛋白中包埋着 RNA 基因组和逆转录酶。HIV-1 包膜和靶细胞质膜相融合后,病毒的核心部分进入细胞,然后在逆转录酶的作用下将病毒 RNA 基因组转变成 cDNA,并整合进入宿主细胞的 DNA 中,随着宿主 DNA 的复制而复制,形成新的病毒颗粒,病毒颗粒在宿主细胞膜上经过组装,通过出芽的方式从宿主细胞释放。

成熟的 HIV 病毒是颗粒直径 100 ~ 120nm 的囊膜病毒,二十面体对称结构球形,电镜下可见一致密圆锥状核心,内有病毒 RNA 分子和酶。其病毒颗粒由脂质囊膜、衣壳和病毒核心组成。在 HIV 囊膜上包膜糖蛋白(Env,gp160)三聚体由表面蛋白(SU,gp120)和跨膜蛋白(TM,gp41)组成。跨膜蛋白的中心区以非共价方式连接到病毒外部 gp120 上,其主要结合部位是 gp120 的氨基及羧基末端的两个疏水区。病毒吸附时,gp120 可以与宿主细胞的表面受体 CD4 和辅助受体 CCR5/CXCR4 结合,引起跨膜蛋白 gp41 的构象变化,使病毒囊膜和细胞膜相互接近并发生融合,完成病毒进入步骤,所以 HIV-1 根据辅助受体利用的不同,又可以分为 R5(M-tropic)、X4(T-tropic)或者双嗜性毒株。

HIV 的最外层为脂蛋白包膜,膜上有表面蛋白(gp120)和镶嵌蛋白(gp41)两种糖蛋白,gp120 为刺突,gp41 为跨膜蛋白。包膜内面为 P17 构成的基质蛋白(matrix),其内为衣壳蛋白(P24)包裹的 RNA。基质蛋白(MA,p17)位于囊膜内表面,在囊膜之中包含有锥形病毒衣壳,由衣壳蛋白(CA,p24)构成。病毒核心为两个拷贝的正链单股 RNA 形成的双体基因组结构,大小为 9.8kb,含有 *gag*、*pol*、*env* 三个结构基因,以及 *tat*、*rev*、*nef*、*vif*、*vpr*、*vpu* 等调控基因。核衣壳蛋白(NC,p7)紧密结合于基因组 RNA,在衣壳中也包含了和病毒转录复制有关的一些蛋白质,如逆转录酶(reverse transcriptase)、整合酶(integrase)、蛋白酶(protease)等(图 1.1)。

HIV-1 基因组含 9 个可读框,编码 16 种蛋白质[1]。其中 3 个可读框编码结构蛋白 Gag、Pol 和 Env,这些蛋白质随后被裂解为单独的蛋白质。其中,4 个 Gag 蛋白 p17(matrix,MA)、p24(capsid,CA)、p7(nucleocapsid,NC)和 p6;2 个表面蛋白 gp120 和跨膜蛋白 gp41,属于结

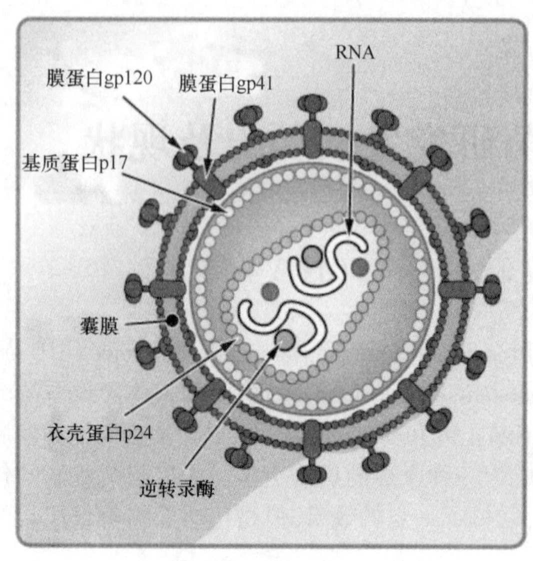

图 1.1 HIV 病毒结构

构蛋白,构成病毒粒子的核心和外膜;3 个 Pol 蛋白 PR(protease)、RT(reverse transcriptase)和 IN(integrase)提供基本酶功能,存在于病毒颗粒之中。

Env 基因长约 2589 个核苷酸,定位于病毒基因组的 3′端,位于基因组 5781～8369 位核苷酸之间。在 HIV-1 中,由于 *vpu* 基因和 *env* 基因的 5′端相互重叠,因而转录形成的单拼接 mRNA 可以编码 Vpu 和 Env 糖蛋白前体,HIV-2 的单拼接 mRNA 仅编码 Env 的糖蛋白前体。Env 糖蛋白前体由 850～880 个氨基酸组成,分子质量为 160kDa,故称为 gp160。gp160 经过宿主蛋白酶的切割,可以形成由 550 个氨基酸残基构成的分子质量为 120kDa 的表面蛋白 gp120(SU),以及由 350 个氨基酸残基构成的分子质量为 41kDa 的跨膜蛋白 gp41(TM)。

HIV-1 表面膜蛋白 gp120 位于病毒包膜表面,有 5 个高变区(V1～V5)和 5 个高度稳定的保守区(C1～C5)。gp120 的 9 个二硫键将其分成不同的功能区,与细胞表面受体 CD4 以及辅助受体结合。gp120 与 CD4 的结合区域定位于 C3～C5 的保守区内,这 3 个保守区与邻近的序列折叠成袋状,结合 CD4 分子的 N 端 V1 区。gp120 和 CD4 的结合使其构象改变,有助于进一步与共受体的结合和随后病毒进入细胞。根据病毒对细胞的嗜性,可将 HIV-1 分为两类:一种是亲巨噬细胞,且不诱导合胞体(non-syncytium inducing, NSI)的形成,这种病毒主要利用 CCR5 作为共受体;另一种是亲 T 细胞,诱导合胞体(syncytium inducing, SI)的形成,这类病毒的共受体主要是 CXCR4/fusin[2];一些 HIV-1 毒株也可以利用其他分子,如 CCR3、CCR2b 等作为共受体[3]。

在已研究的 gp120 与 gp41 的抗原表位(epitope)中,最主要的抗原表位在 gp120 V3 区的 301～336 位的氨基酸内。V3 区可产生针对特异亚型的中和抗体。V3 区内以两个高度保守的 Cys(Cys301～Cys336)形成二硫键连接成环,故称 V3 环。gp120 的 V3 环的断裂可防止特异型的中和抗体对膜融合和病毒侵入的干扰。通常被感染细胞膜表面的蛋白酶识别和切割 V3 环,形成断裂,引起病毒胞膜的 Env 糖蛋白的寡聚体产生构象改变,并导致 gp41 N 端疏水性融合肽和 Leu 拉链暴露出来,使融合肽插入到细胞膜的脂质双分子层中,从而启动病毒胞膜与细胞膜的融合,促进病毒颗粒的吸附与侵入。

gp120 与 gp41 以非共价键结合,gp41 的 N 端形成一个突环,伸入 gp120 折叠产生的袋中,形成异源二聚体,此二聚体可以寡聚化。gp41 是跨膜蛋白,N 端 20 个氨基酸为疏水的,是病毒胞膜与细胞膜融合必需的,称为融合肽(fusion peptide),在膜融合的早期与宿主细胞膜相互作用;gp41 中央有一个跨膜区;在胞外区有一个靠近融合区的七肽重复区(HR1 或 N-peptide)和一个靠近跨膜区的七肽重复区(HR2 或 C-peptide),这两段七肽重复区能够形成反向平行的六螺旋束结构,这被认为是融合蛋白融合后构象的核心结构。在 HIV-1 gp120 与 CD4 和辅助受体结合之后,gp41 的构象发生变化形成一个瞬时中间状态称为发夹前体中间态,这时 N-peptide 暴露出来可以作为 C-peptide 或其类似物 D-peptide 和 T-20 等抑制物的结合位点,C-peptide 也暴露出来作为 N-peptide 或 5-Helix 等抑制物的结合位点基于此,目前已设计出抑制病毒膜融合的药物,且已进入临床[4~6]。

gag 基因约有 1536 个核苷酸,由未拼接 mRNA 编码合成 55kDa 的 Gag 前体蛋白,该蛋白质经过病毒蛋白酶的切割,从 N 端到 C 端分别形成 4 种蛋白质,即 MA/p17、CA/p24、NC/p7 和 p6 蛋白。基质蛋白的 132 个氨基酸残基在病毒包膜的内表面,其对于病毒组装前 Gag 和 Gag-Pol 前体多聚蛋白在膜上的定位很重要。

衣壳蛋白是 Gag 多聚蛋白的第二个成分,形成病毒颗粒的核心(每个病毒约有 2000 个分子)。其 C 端(152 ~231 残基)主要行使组装功能,研究也表明,其对于衣壳蛋白的二聚化和 Gag 的寡聚化很重要[7]。

核衣壳蛋白是 Gag 多聚蛋白的第三个成分,是一种碱性蛋白,有 55 个氨基酸残基。该蛋白质具有两个锌指蛋白结构域(CCHC 类型),覆盖在内部病毒核心的外面。核衣壳的主要功能是特异地与组装信号(packaging signal)结合,并且将全长的病毒 RNA 运送到组装的病毒颗粒中去。

P6 蛋白含有 Gag 蛋白 C 端的 51 个氨基酸,在病毒组装过程中对于 Vpr 整合入病毒颗粒具有重要的意义。研究发现,P6 蛋白的前 23 个氨基酸对于 Vpr 整合入病毒尤其重要[8]。

pol 基因长约 3045 个核苷酸,该基因的 5′端和 *gag* 基因的 3′端有 241 个核苷酸的重叠,由未拼接 mRNA 编码合成 160kDa 的 Gag-Pol 前体蛋白,此融合蛋白经过蛋白酶切割,从 N 端到 C 端产生 99 个氨基酸的蛋白酶(PR),分子质量为 10kDa;556 个氨基酸的逆转录酶 RT 异二聚体,分子质量分别为 66kDa 和 51kDa;整合酶(IN)由 288 个氨基酸组成,分子质量为 32kDa。

蛋白酶参与 Gag 和 Gag-Pol 多聚蛋白的切割,从而产生有感染性的病毒颗粒。蛋白酶是一种天冬氨酸蛋白酶,由两个相同的单体靠非共价键相连,每个单体有 99 个氨基酸。它的活性位点与其他天冬氨酸蛋白酶相似,在 25 ~27 位点有一个保守的 3 肽 Asp-Thr-Gly。疏水亚基裂缝(clfet)识别并切割 9 种不同的序列,切割 Gag 多聚蛋白产生基质蛋白(MA)、衣壳蛋白(CA)、核衣壳(NC)和 P6 蛋白,切割 Gag-Pol 多聚蛋白产生蛋白酶、逆转录酶(RT)和整合酶(IN)[9]。

逆转录酶由两个异源二聚体 p51 和 p61 结合而成。p51 亚基由编码 *RT* 基因的前 450 个氨基酸组成,p66 亚基则是由编码 *RT* 基因的全部 560 个氨基酸组成。虽然 p51 和 p66 亚基有相同的 450 个氨基酸,但是它们相对的排列却显著不同。p66 亚基包含 DNA 结合沟和活性位点;p51 亚基没有酶的活性,只是为有活性的 p66 发挥酶的功能担当支架。p66 亚基包含 5 个亚结构域"fingers"、"palm"、"thumb"(三者参加酶的聚合反应)、"connection"和"RNase H"。逆转录酶是 RNA 依赖的 DNA 聚合酶和 DNA 依赖的 DNA 聚合酶,催化 RNA 依赖的和 DNA 依赖的 DNA 聚合反应,并且其含有 RNA 酶的 H 域(它能够切割在反应过程中产生的 RNA-DNA 杂交链中的 RNA 链)。逆转录过程起始时,病毒基因组 RNA 的 5′端与一个 tRNA3^{Lys} 引物结合。如果有结合位点的话,逆转录酶也可以利用其他 tRNA 来起始反应,但是利用 tRNA3^{Lys} 进行逆转录的效率最高[10]。逆转录起始后,逆转录酶便参与了两条 DNA 的合成。

整合酶含有 288 个氨基酸,主要由 3 个结构域组成。N 端结构域(1 ~ 55)含有一个锌结合位点,并且与一个疏水表面形成二聚体。催化结构域(50 ~ 212)含有一个 D、D、E 基序。这个基序在整合酶中是很保守的,可能与金属离子的活性位点相结合,对于 DNA 的整合很重要。C 端(220 ~ 270)结构域可以非特异性地结合 DNA。

第二节 研发艾滋病疫苗的必要性

虽然全球对 HIV 的传播采取了各种预防和干扰措施,但其仍然是全世界最受关注的公共卫生问题。自艾滋病疫情发生以来,全球共有超过 6000 万人感染了艾滋病病毒,将近 3000 万人死于艾滋病相关因素。从 1981 ~ 2009 年,艾滋病病毒感染者从 100 万增加到 3300 万。2009 年报告显示,全球大约有 3330 万名艾滋病病毒感染者,新感染例数为 260 万,大约有 37 万名儿童在出生时就已感染艾滋病病毒,15 岁以下的艾滋病病毒阳性儿童总数达 250 万,艾滋病相关死亡例数为 180 万。截至 2010 年年底,全世界估计约有 3400 万(3090 万 ~ 3690 万)人感染艾滋病病毒,比 2009 年的 3330 万略微有所增加[11]。目前,全球艾滋病流行处于总体比较稳定、部分地区和特定人群高流行、全球新感染数减少这样一个趋势。撒哈拉以南的非洲仍是疫情最为严重的地区。性传播和吸毒静脉注射依然是艾滋病传播的主要途径。同时,男男同性恋也成为 AIDS 传播的另一个高危途径,非洲、亚洲、加勒比地区和拉丁美洲的数据逐步显示,男男性行为人群中正在出现或显露出新的艾滋病流行;数据也表明,在美国和拉丁美洲等地,感染艾滋病病毒的成年人中,有一半是由男男性行为传播的。

据卫生部的统计,截至 2011 年 9 月底,我国累计报告的艾滋病病毒感染者和患者为 42.9 万例。我国艾滋病疫情总体上保持低流行态势,但疫情依然呈上升趋势,上升幅度较以前有所减缓。据统计,自 2005 年至今,我国注射毒品传播和经血液途径传播艾滋病的比例在逐年下降,性传播比例则持续攀升,性传播已成为主要传播途径。2011 年,全国估计现存活的艾滋病病毒感染者和患者中,63.9% 是通过性途径传播的,其中同性间性传播比例也已高达 17.4% ,50 岁以上群体和学生群体所占比例上升,这也是我国 HIV 传播的新特点。虽然我国艾滋病疫情总体上保持低流行态势,但局部地区和特定人群疫情严重。云南、四川、广西、新疆、广东、河南 6 个省区报告的感染者占全国总报告例数的 80% 左右,其中云南是我国 HIV-1 的第一个暴发流行区,也是我国艾滋病病毒感染者数量最大、HIV 病毒基因型最为多样的地区。

世界上绝大部分艾滋病患者都是感染了 HIV-1 毒株,HIV-2 毒株的感染者只集中在少数几个西非国家。HIV-1 根据其基因序列的同源性分为三组:M 组、O 组和 N 组[12,13],全球范围内绝大部分感染者所感染的 HIV-1 毒株属于 M 组。M 组 HIV-1 又包含 A、B、C、D、F、G、H、J、K 9 个亚型,其中 C 亚型 HIV-1 感染者占全球 HIV 总感染者的 50% ,是全球最主要的流行株。然而随着多重感染导致病毒基因组重组而形成的亚型内或亚型间重组体的出现,使毒株具有更复杂的特性和传播效率,因此重组型病毒在 HIV 感染者中的比例越来越大,在世界范围内感染的 HIV-1 毒株中,流行性重组型大约占了 18%[13]。

我国是目前世界上 HIV-1 流行亚型种类最多的国家之一。我国当前的 HIV 传播来源多元化、流行的 HIV-1 亚型多样化。目前,我国已发现了 A、B′(泰国 B 亚型)、B、C、CRF_(CRF07_BC/CRF08_BC)、CRF01_AE、CRF02_AG 等类型的 HIV-1 病毒。分子流行病学调查表明,B′亚型、BC 重组型和 CRF01_AE 重组型为我国的主要流行株。其中 CRF_BC 亚型所占比例最大,我国 CRF07_BC 和 CRF08_BC 病毒株 1997 年首次在 IDU 中发现,它们是不同的 B 亚型片段插入到 C 亚型的骨架上的重组型[14~16];随着性传播途径感染者数量快速增长,与之相关联的 CRF01_AE 亚型所占的比例也在不断增加,CRF01_AE 病毒是由在泰国工作过的性工作者传入我国的。同时,研究发现,在以血源相关传播途径为主的地区和人群,流行株主要为 HIV-1 B 亚型;以静脉吸毒途径为主的地区和人群,HIV-1 CRF07_BC 亚型为优势毒株。

随着抗病毒药物的使用、预防工作的开展以及各个国家的重视[17],截至 2010 年年底,全世界有超过 600 万人正在接受拯救生命的抗逆转录病毒治疗;用于阻断艾滋病病毒母婴传播的抗逆转录病毒药物在全球的覆盖面也已超过 50%。相比于 2000 年前,在过去的十年间,全球艾滋病发病率稳步下降,新发艾滋病病毒感染例数减少了将近 20%,由艾滋病及相关因素引起的死亡数也在下降,同时在 15 个疫情最为严重的国家,青少年人群新发艾滋病病毒感染率下降了 25% 以上。基于此,联合国艾滋病规划署也提出了在全世界各个国家的共同努力下,2015 年实现"零艾滋病新发感染、零歧视,以及零艾滋病相关死亡"的目标[18]。

我国抗艾滋病病毒治疗也获得了一定的效果,新发感染人数逐年下降,患者死亡率大大降低。除男男性行为人群外,其他高危人群艾滋病病毒新发感染率在一定程度上得到控制。在我国,总体来说,艾滋病快速蔓延的势头基本得到遏制,病死率显著降低,感染者和患者的生活质量明显改善。

在过去几年里,艾滋病患者接受抗病毒治疗的范围越来越大,数据显示病毒载量的减少可以明显降低 HIV 传播的风险,因此抗病毒治疗也可以作为预防 HIV 感染的手段之一。几种数学模型显示,扩大 HIV 检测与抗病毒治疗相结合将会有效地控制疫情[19]。然而,要想让这种措施达到成功还需要国际上的大量投入,而这种大量的投入又存在很多现实的困难。其他的几种方法如微生物抑制剂的使用、暴露预防性抗病毒药物的使用等都可以作为预防 HIV 传播的一种手段,但这种手段不像疫苗只接种有限的几次就能达到效果,它需要长期的使用和很高的依从性才能达到理想的效果。

尽管目前采用的教育、预防干预以及抗病毒药物在发达国家对维持 HIV 的感染率起到了很好的作用,甚至在有些国家使其流行率也开始减少,但这些措施在卫生体系和基础设施欠发达的国家与地区则很难施行。因此,研制疫苗是达到最终预防和控制艾滋病的主要手段。

一个新疫苗从开始研发、注册到最后的上市要经历相当长的时间,而且也需要大量的投入。例如,甲型肝炎病毒是 1973 年发现的,该病毒是单一血清型别,可以细胞培养,具有很好的动物模型,可以对疫苗的保护效果进行评价,而且所采用的生产工艺与当时已经上市的脊髓灰质炎疫苗相似。即便在这种情况下,甲肝疫苗的研究还花费了 18 年的时间。HIV 病毒与甲型肝炎病毒相比要复杂得多,因此该疫苗的研究要面临很多挑战。

第三节 艾滋病疫苗研制所面临的科学挑战

在1983~1984年确认了人类免疫缺陷病毒(HIV)是艾滋病(AIDS)的病原体以后，有人预测有效的预防性疫苗将很快研制出来，2年内即可对这种疫苗进行临床评价。然而，经历了数百次的艾滋病疫苗临床试验，结果显示所有的候选疫苗都不能有效地预防HIV感染。之所以在艾滋病疫苗研究方面遇到如此大的困难，主要是艾滋病病毒与其他病毒相比，在病毒及机体免疫学方面存在以下特征。

一、艾滋病病毒高度变异，疫苗所诱导的免疫反应很难中和各种变异株

HIV-1复制依赖于一种病毒编码酶，该酶可将单链病毒RNA基因复制成双链DNA：RNA杂合中间体，并最终实现双链DNA复制。HIV-1 RT酶缺乏3′外切核酸酶活性，在病毒复制过程中不具有阅读校对功能，导致基因组在复制过程中发生变异[20]。据估计，每一次复制周期，HIV基因组会有10个碱基对发生变化[20]，而机体内每天可以产生10^{10}个新的病毒颗粒[21]，而且病毒感染个体后发生的相互重组[21]、宿主选择性免疫压力下所产生的基因突变等，都是造成HIV-1/2基因高度变异的主要原因。根据序列分析结果将HIV分为三个不同的组，即M、N和O组，M组在全球广泛流行，又至少分为9个基因亚型。不同亚型和重组型的传播[22]、复制[23]、疾病进展[24]等特性具有差异。HIV Env蛋白包括gp120和gp41，可诱导产生中和抗体，是疫苗研制的主要靶抗原之一。不同亚型之间Env的氨基酸序列高度变异，其变异率达到30%，相对保守的Gag蛋白的氨基酸变异率在不同亚型之间也达到15%。这种变异是目前已知病毒中变异最大的[25,26]。除了基因亚型之外，亚型之间可以在机体内重组形成重组型，目前至少有14个不同的重组型，不同地区流行的基因型和重组型不同[27]。之所以存在重组型，是由于两个HIV不同的病毒株在一个机体内共同存在，是HIV共感染或超感染的结果。共感染是两个病毒株在一个机体内同时或几乎同时存在；而超感染是指一株HIV病毒株在机体内已经建立稳定感染以后，另外一株病毒再次感染。目前已发现多例超感染的病例，而且这种超感染不仅存在于亚型间，也存在于亚型内。Ramos最先报道了两例发生在泰国的亚型病毒间的超感染现象[28]，第一例是感染CRF01-AE病毒株1~2个月以后又感染了B亚型毒株，第二例是在感染了B亚型毒株5~8个月以后又感染了AE亚型的毒株，在超感染的血清中可持续检测到两种病毒株。亚型内毒株的共感染也有报道[29]，一名接受药物治疗的B亚型感染者在停药期间病毒载量一直维持在1000copies/ml以下，但感染另一株B亚型病毒以后，其病毒载量明显上升，在50 000copies/ml以上，序列分析显示两株病毒的氨基酸序列差异为12%，其他数据也显示是两种B亚型的毒株而不是一个毒株在体内的变异体。虽然基因型之间或基因型内的超感染并不是普遍现象，但这些现象说明，虽然病毒感染后能够诱导机体的免疫反应，甚至与后续感染的病毒存在一定的交叉免疫反应，但仍不能保护机体免受再次感染。因此要研制诱导可以保护同一亚型中的各种病毒株、甚至于各种亚型感染的广谱疫苗面临着很多压力。

二、HIV 感染的特点不同

虽然目前已有多种病毒疫苗用于预防相同病毒的感染，但这些病毒均存在急性感染或隐形感染，随着感染免疫反应尤其是体液免疫反应的产生，其病毒将逐步消失，而且所诱导的免疫反应可有效地预防该病毒的再次感染。所诱导的免疫反应与保护作用具有明显的相关性，而且这种免疫反应可持续很长时间，这是疫苗研制成功的基础。但 HIV 感染后很快进入淋巴系统，在进入淋巴系统以前，只有很短的时间可以清除初期感染的病毒，而一旦进入淋巴系统，则会形成潜伏的病毒库，这种病毒库可以在患者体内持续终生[30]。因此，HIV 感染属于慢性感染，感染 HIV 以后，有些人将会很快发展为 AIDS，有些人将长期携带 HIV 病毒而不发展为 AIDS，这部分人被称为长期不进展者。到目前为止尚未发现感染 HIV 以后病毒自然消失的现象。感染 HIV 以后所诱导的免疫反应也是复杂的，其所诱导的免疫反应与保护感染的关系仍然不清楚。因此，感染 HIV 以后虽然可产生较强的细胞和体液免疫反应，但既不能控制其感染，也不能预防疾病的进展，这为艾滋病疫苗的研究提出了重大的挑战。

三、天然的膜蛋白结构复杂而免疫原性弱，很难诱导出强的、广谱的中和抗体

HIV-1 膜蛋白 Env 是诱导中和抗体的靶抗原，但其结构复杂，天然抗原的免疫原性很差。Env 由 gp120 非共价键结合的三聚体和 gp41 组成，gp120 的糖基化程度较高，约占 gp120 分子质量的 50% 左右[31]。糖基化位点是 gp120 折叠成正确的构型、与 CD4 结合必需的[32]。但过多的糖基化在病毒膜表面会形成“糖盾”，阻碍中和抗体表位的暴露，既可以达到减少中和抗体产生的效果，又可以减少与中和抗体作用，从而起到保护病毒的作用[33]。免疫反应静默面(immunologically silent face)由 V4、C4 和 V5 区组成，这个区域在所有 HIV 病毒株中均高度糖基化并且免疫原性极弱。免疫反应静默面上糖基化位点能使 SF162 病毒株免受抗 V3 和 CD4 结合区域抗体的中和，并且不影响病毒包膜与细胞表面受体的结合[34]。实验还显示，V1/V2 环上 *N* 连接糖基化位点的删除或者 V1/V2 环的删除可增强病毒对中和性单抗和 HIV-1 感染者血清的敏感性[35~38]。Malenbaum 报道称 V3 环上 N301 糖基的删除能增强 HIV-1 对 CD4 结合位点抗体的敏感性[39]。在 SHIV 感染的猕猴体内，发现病毒对中和抗体的逃逸可能与 V1/V2 和 V3 的糖基化位点有关，这些位点可能遮蔽了一些如 CD4 结合区域等的保守表位[40~42]。在大多数 HIV-1 病毒株的 gp41 中，存在 4 个保守的糖基化位点，对这 4 个位点的功能研究相对较少，但也可能与抗原的免疫原性有关。

正是由于 Env 结构复杂，天然结构很难诱导高滴度、广谱的中和抗体，因此需要对天然 Env 进行优化和改造，目前所采用的主要策略有以下几种。①膜抗原密码子优化。质粒形式的 DNA 疫苗可以在啮齿动物体内引发有效的体液免疫和细胞免疫，密码子优化后的 HIV 抗原表达量增加可导致免疫效果增强。②膜蛋白截短或环区部分删除。已有报道表明，V1/V2 环的删除，能增加诱导中和抗体的水平；gp160 的细胞毒性较大，当截短至 gp145 后，基本无细胞毒性。③膜蛋白糖基化位点的删除。糖基化位点可以遮蔽中和

表位,从而保护病毒免受抗体的中和,目前的研究表明,糖基化的删除可以增强病毒对单抗和血清的中和特性,部分糖基化位点的删除能增强膜蛋白诱导中和抗体的水平,也可在某些位点引入糖基化位点后,遮蔽某些弱势表位和非保守表位,从而使体液免疫反应更好地集中在保守的优势表位上,激发广谱强效的中和抗体。

四、与保护相关性的标志物仍然不清楚

通过对临床试验保护效果与实验室检测指标的对比分析,可以寻找检测指标与保护效果的相关性,为疫苗的设计提供明确的信息,促进疫苗的研发进程。但艾滋病疫苗的保护性标志物仍然不清楚。MRKAd5 虽然可以诱导比较强的干扰素-γ(interferon-γ,IFN-γ),但并不能保护 HIV 的感染,也不能降低 HIV 感染后的病毒载量。相反,RV144 试验可以产生一定的保护作用,但只有在不到 20% 的受种者中诱导产生 IFN-γ。因此,ELISPOT 和胞内检测 IFN-γ 的分析方法并不能作为评价疫苗效价的唯一工具[43]。

RV144 临床试验后,Haynes 组织团队对临床数据以及实验室检测的免疫学指标进行挖掘分析,共选择了 6 个一级指标,包括大约 30 个二级指标。6 个一级指标为:血浆中的 IgA 抗体;IgG 抗体对 A244gp120 抗原的亲和力;抗体依赖细胞介导的细胞毒作用(antibody-dependent cell-mediated cytotoxicity,ADCC);对不同层次的 HIV 病毒株的中和抗体;对 HIV env V1/V2 环的 IgG 结合抗体;包括分泌 IFN-γ、白细胞介素-2(interleukin-2,IL-2)、肿瘤坏死因子-α(tumor necrosis factor-α,TNF-α)以及其他因子的 CD4 T 淋巴细胞。通过分析发现两个免疫指标与感染风险具有相关性:一个是结合 HIV env V1/V2 区的 IgG 抗体,有该抗体存在可以减少 43% 的 HIV 感染率,高滴度的 IgG 结合抗体与中滴度和低滴度的抗体相比,可以减少 75% 的 HIV 感染率,高滴度的 IgG 结合抗体显示了保护作用,低滴度的抗体没有或具有很小的保护作用;另一个具有统计学意义的免疫学指标是血浆中结合 HIV env 的 IgA 抗体,分析结果显示 IgA 抗体可以增加 54% 的感染率,意味着 IgA 可以减低疫苗的保护作用。进一步分析显示,IgA 抗体识别 gp120 上的 C1 多肽,而该位点正好是 ADCC 反应的位点,IgA 与 C1 多肽结合阻碍了 ADCC 的反应。这两个免疫学指标是否与 HIV 的感染具有相关性仍需要进一步的研究,实际上 Haynes 实验室也着手开展这方面的工作:一方面用针对 V2 区的 IgG 单克隆抗体进行被动免疫,观察其是否具有保护作用;另一方面进一步验证 IgA 抗体是否影响了 ADCC 反应。

虽然在保护相关的免疫指标寻找方面有了一定的进展,但还需要进一步挖掘,有些有一定希望的指标还需要进行验证,只有确定了明确的免疫指标以后才能够真正指导艾滋病疫苗的设计。

五、无有效的动物模型

在传统疫苗研究过程中,往往需要典型的动物模型对疫苗的保护效果进行评价。典型的动物模型是指病原体感染动物后所诱导人体产生的病原体动态变化、免疫反应的变化趋势,以及临床症状与人体感染后的趋势相同。通过疫苗在动物模型保护性试验的检测和分析,可确定疫苗的有效性以及保护程度。而且通过动物模型有效性的分析,可以

对疫苗的有效成分进行优化和筛选，最后确定最有效的疫苗成分用于临床研究。可见，临床前动物试验所产生的保护效果是疫苗进入临床试验的重要依据，而且在动物模型中对疫苗的概念进行了验证，可以减少临床试验的风险、缩短时间、节约经费。因此，在疫苗研究过程中往往花费大量时间对动物模型进行系统研究。

大部分啮齿类和非人灵长类动物对 HIV 均不敏感，即使个别敏感的灵长类动物感染 HIV 病毒后也不发展为 AIDS[44]。因此，用其他同类病毒的致病过程来模拟 HIV-AIDS 的病理发展过程是目前一个主要的选择。猴免疫缺陷病毒（SIV）可以感染 baboons、cynomolgus、pigtailed macaques 并诱发 AIDS 样的临床症状。由于 HIV 与 SIV 具有一定的相似性，它可以预测病毒感染宿主以后的病理过程、传播情况及免疫反应等。但 SIV 与 HIV 又有很大的差别，并不能完全以 SIV 为模式来预测和评判 HIV 预防性疫苗的研究[45]。为克服这种缺陷，随后又研制出了 SHIV 嵌合病毒，该病毒感染猴体后确实可以导致慢性感染、疾病的不进展状态以及诱发 AIDS 等临床症状，但病毒嗜性、复制能力及病理变化等仍与人感染 HIV 后的变化存在一定的差距[46,47]。目前大部分预防性疫苗都采用这种模型进行评估，但临床试验失败的。含有 HIV-1 *gag*、*pol* 和 *nef* 的腺病毒 5 型重组疫苗在临床前也曾用该类模型进行评估，其结果并没有预测出人体临床试验的结果[48]。

猫免疫缺陷病毒（FIV）也可以作为一个模型，该病毒感染家养的猫以后可以发展为 AIDS 样的临床症状[49]，而且针对该病毒的预防性疫苗也由美国 FDA 批准[50]。最近也有多家实验室研究小鼠模型，主要包括转基因、移植、以载体为基础以及以假病毒为基础的小鼠模型[51]等。

虽然目前有多种模型，但这些模型与 HIV 在人体中的感染过程存在一定的差别，对 HIV 疫苗的临床前有效性评价并不能完全反映在人体中的保护效果，这明显限制了艾滋病疫苗的研制进程。

第四节　艾滋病疫苗研制所经历的过程

在没有明确的 HIV 疫苗免疫反应与保护效果相关性的情况下，疫苗研究的主要策略就是在实验室的强力支持下，根据不同的生物学概念设计不同种类的候选疫苗进行临床试验，进而评价候选疫苗的安全性、免疫原性及保护效果，并分析各项指标之间的关系。通过分析和验证不同的生物学概念，不断地积累知识，以便最终设计出理想的疫苗用于 HIV 的预防。在这个过程中，大量的候选疫苗由于临床试验结果不理想或者不如其他一些候选疫苗，尤其疫苗的安全性、免疫原性以及保护效果没有达到预期目的而被淘汰。进入临床试验的各种候选疫苗必须经过实验室全面的检测和评估，而且这些疫苗的生产也必须在符合国家注册条件的环境中进行，要充分保证人体试验用疫苗的质量和数量。自从研制艾滋病疫苗以来，已有数十种疫苗进行了临床试验，但不同时期疫苗研制的生物学概念不同，研制的侧重点不同，总结起来，艾滋病疫苗的研究经历了以下三个不同的阶段。

一、第一阶段——以诱导抗体为主的疫苗研究

该阶段的理论基础是认为抗体可以预防 HIV 感染或预防感染者发展为 AIDS。这一

理论基础主要是来自于接种中和抗体的黑猩猩和猴体可以预防 HIV 感染。在此基础上,以膜蛋白为基础研制出一些疫苗[52~56],包括昆虫细胞表达的 gp160 蛋白、几种哺乳动物细胞表达的 gp160 或 gp120,以及合成和原核系统表达的 V3 区多肽候选疫苗。该阶段的典型代表是开展的两个 III 期临床实验[57,58],即在北美地区和荷兰性感染高危人群中开展的 VAX004 疫苗的临床试验,以及在泰国吸毒高危人群中开展的 VAX003 疫苗的临床试验,这两种疫苗都没有起到预防 HIV-1 感染或延迟疾病进程的作用。

(一) VAX004 疫苗的临床试验

该疫苗为基因工程表达的、含有两个 B 亚型病毒株的 gp120 蛋白,一个 B 亚型来自于 MN 病毒株,另一个来自于 GNE8 病毒株,每病毒株各含 300μg 蛋白质,共 600μg/剂,并吸附铝佐剂。参加人群为北美和荷兰男性同性恋以及具有异性性传播高风险的女性,共计 5403 人,其中男性 5025 人,占 94%;白人占 83%;年龄为 18~62 岁,平均 36 岁。试验组和对照组的比例为 2:1。三角肌内注射,共注射 7 次,接种时间为 0、1 个月、6 个月、12 个月、18 个月、24 个月和 30 个月,追踪至 36 个月。结果在 3598 名疫苗组中 HIV 的感染率为 6.7%,在 1805 名对照组中 HIV 的感染率为 7.0%,疫苗的保护效果为 6%,95% 的可信限为-17%~24%。而且疫苗组和对照组在随后感染 HIV 的患者中病毒载量及 CD4 细胞的计数均没有明显的差别。因此,该疫苗对 HIV 的感染没有保护作用[59],也没有延迟 HIV 感染者的疾病进程。

对该疫苗临床结果的分析是科学的,但随后的分析发现,对黑人和亚洲人的保护率在 50%~67%,但是黑人和亚洲人在试验人群中所占的比例分别为 7% 和 2%。由于其参与试验的例数很少,而且 HIV 感染率又很低,所获得的数据很难显示出统计学意义。实际上,调整后统计的结果显示各人群之间没有统计学差别。这也提示我们,分析疫苗在不同民族之间的差异时,要增加相应的病例数,以达到可统计处理的目的。

(二) VAX003 疫苗的临床试验

该疫苗含有两个亚型,即 B 亚型和 AE 重组亚型。B 亚型的基因来自 MN 病毒株,AE 亚型来自 A244 病毒株,两亚型蛋白质的含量各 300μg,共计 600μg,并吸附了铝佐剂。该试验是在泰国的静脉吸毒高危人群中开展的,共有 2546 名志愿者入选,年龄为 20~60 岁,93% 为男性,平均年龄为 26 岁。其免疫程序以及观察时间与以上疫苗相同,试验结果显示疫苗组和对照组分别有 106 名和 105 名志愿者感染 HIV,感染率分别为 8.4% 和 8.3%,疫苗的有效率为 0.1%。感染的主要是 HIV-1 E 亚型,占 77%,而且疫苗组和对照组中感染 HIV-1 者其病毒载量以及 $CD4^{+}T$ 细胞数都没有明显的差别,说明该疫苗也没有显示出具有任何的保护作用或延缓 HIV 感染者疾病进程的作用[58]。

第一阶段所研制的疫苗可诱导一定程度的中和抗体,但不能诱导针对 HIV 各变异株的广谱中和抗体,虽然临床试验失败了,但仍然提供了一些有用的信息:①两种疫苗都是安全的;②疫苗接种者所产生的低水平的抗体反应是否可增加 HIV 随后感染的机会,两个疫苗临床试验的结果都没有确证这种关联性;③大量的不同民族以及不同高危因素的人群入选临床试验,为今后开展临床试验,尤其分析不同人群之间的差别提供了经验;

④gp120 抗原所诱导的免疫反应包括体液和细胞免疫反应较低，尤其是所诱导的中和抗体只能中和 HIV 实验室适应株，没有广谱的中和反应。这促进了对 HIV gp120 免疫原的改造、佐剂以及提呈系统的优化等研究。

二、第二阶段——以诱导细胞免疫为主的疫苗研究

第一阶段的疫苗失败以后转入研究诱导细胞免疫的疫苗。理论上讲，诱导细胞免疫的疫苗并不能够预防 HIV 的感染，但可以损伤病毒感染的细胞，从而延迟疾病的进程，进而达到预防 AIDS 发生的目的。在当时科学界认为研制该类疫苗是最好的，也是最现实的。因此，在此阶段开始研制以病毒为载体（如痘病毒载体、MVA 载体等）疫苗、DNA 疫苗、脂多肽疫苗、以 BCG 为载体的疫苗，以及采用以载体疫苗初免和蛋白疫苗加强免疫的策略等，通过这些手段可诱导机体产生较强的细胞免疫。所采用的基因也不限于 *env* 基因，常采用比较保守的 *gag* 基因，以及其他调节和功能基因，如 *pol*、*tat* 和 *nef* 等，通常认为这些基因也可诱导机体产生较强的细胞免疫。典型的代表是 1992 年 Merck 公司启动了诱导细胞免疫反应的重组腺病毒载体艾滋病疫苗研究[60]。

该疫苗利用的腺病毒载体是非复制型 Ad5，通过删除 *E1* 基因失去复制能力。Ad5 载体利用 CMV 启动子和 BGH pA 调节元件启动外源 HIV-1 基因的表达。同时，选择密码子优化的合成 HIV-1 *gag*、*pol* 和 *nef* 基因分别插入 Ad5 载体 *E1* 基因区，利用反式提供 *E1* 基因产物的 PER. C6 细胞系制备三价混合艾滋病疫苗[61]。MRKAd5 HIV-1 gag/pol/nef 疫苗为三种不同非复制型 Ad5 病毒载体疫苗 1:1:1 等比例混合苗，分别表达 HIV-1 CAM-1 株 *gag* 基因、HIV-1 IIIB 株 *pol* 基因以及 HIV-1 JR-FL 株 *nef* 基因[60]。临床前的研究显示分别包含 HIV-1 *gag*、*pol* 和 *nef* 基因的 Ad5 三价疫苗在恒河猴体内获得了和 Ad5-HIV-1 gag 单价疫苗相似的免疫效果。Ⅰ期临床试验表明 MRKAd5 HIV-1 gag/pol/nef 疫苗表现出良好的人体耐受性和安全性，并在绝大部分健康受试者体内诱导出针对 HIV-1 多肽的细胞免疫反应。

Ⅱ期临床试验的目标是评价 Ad5 疫苗在大样本量人群中的免疫原性和 HIV-1 病毒控制特点。2004 年，在 HIV-1 B 亚型流行区大约 3000 名志愿者参与了这项庞大的工程（STEP 试验）。同时，大约 800 人的另外一项临床试验在南非（HIV-1 C 亚型流行区）开展（Phambili 试验），其目的是评价 MRKAd5 HIV-1 gag/pol/nef 疫苗的安全性、耐受性及有效性，并确定与保护相关的免疫反应，同时分析性别、Ad5 抗体本底、年龄、种族、HLA 分型及男性包皮环切术对疫苗保护效果的影响。STEP 是 MRKAd5 HIV-1 gag/pol/nef 疫苗在 HIV-1 阴性高危志愿者中开展的一项跨区域、双盲、随机化分组以及设立阴性对照的Ⅱ期临床试验，主要选择 HIV-1 B 亚型流行区域的男男同性恋者[62]。按照性别和 Ad5 病毒载体本底免疫水平进行分组，分别于第 1 天、第 1 个月和第 6 个月接种三针 MRKAd5 HIV-1 gag/pol/nef 疫苗。大约 94% 的受试者完成全部三针疫苗或对照品的接种。试验过程中，超过 75% 的受试者曾报告与不知 HIV 感染情况的男性有过多次性行为。疫苗副反应报告数量均在正常范围内，接种部位疼痛率分别为疫苗组 70%、对照组 34%。两组之间的临床症状没有明显差异。在 40 例严重不良反应报告中，只有 2 例与疫苗接种有关。随机挑选的 25% 受试者第 8 周免疫学检测表明，疫苗可以在 75% 的受试者体内诱导

针对一个或多个 HIV-1 抗原的 IFN-γ 分泌性 ELISPOT 反应。其中,Ad5 抗体滴度≤200 本底人群的反应率明显高于 Ad5 抗体滴度>200 本底人群。男性和女性之间没有显著性差异。Ad5 疫苗保护效果的研究显示,疫苗虽然在大部分疫苗接种者体内可以诱导 IFN-γ 分泌性 ELISPOT 反应,但是不能预防 HIV-1 感染,也不能降低 Ad5 中和抗体≤200 本底的人群病毒感染后的 Set-point 值。截至 2007 年 11 月,914 名男性疫苗接种者中有 49 人感染(每年 4.6%),而 922 名男性对照品接种者中有 33 人感染(每年 3.1%)。在 Ad5 中和抗体本底≤200 的 1058 名男性受试者中,疫苗和对照组之间 HIV 新发感染率没有明显差异(28 vs 24);而在 Ad5 中和抗体本底>200 的 778 名男性受试者中,两组之间表现出显著性差异(21 vs 9)。同时,另外一项在 HIV-1 C 亚型流行地区(南非)开展的 Phambili 临床试验,801 位志愿者中 HIV 感染 11 人(女性 10 人),其中 9 名为 Ad5 中和抗体本底阳性(疫苗组 6 人,对照组 3 人)[63]。2008 年 2 月,第 15 届国际逆转录病毒和机会性感染会议报告表明,Ad5 中和抗体高本底水平和未实施包皮环切术成为导致疫苗接种者感染 HIV 风险升高的主要因素。

三、第三阶段——以诱导更强、更广谱免疫反应的疫苗研究

自以细胞免疫为主的 Merck 疫苗临床研究失败以来,人们普遍认识到仅有细胞免疫或体液免疫的疫苗都不能有效地预防 HIV 的感染。因此,疫苗研制的重点不仅要诱导细胞免疫,而且也应诱导中和抗体产生,在保证可诱导细胞免疫的基础上,应最大限度地诱导中和抗体[64]。在此理念下,各项研究加大了如何诱导中和抗体的力度。例如,国际艾滋病疫苗创意组织(IAVI)与研究单位合作成立了中和抗体研制联合体,其目的是联合研制或筛选具有中和活性的单克隆抗体,根据抗体的结构设计能够诱导广谱中和抗体的免疫原,作为候选疫苗。

最近在泰国试验的艾滋病疫苗Ⅲ期临床试验(RV144)显示有一定的保护作用[65]。其免疫策略是采用初免和加强免疫[66],初免所用的疫苗为 ALVAC-HIV,是由法国赛诺菲巴斯德公司研制的,以禽痘病毒(canarypox)病毒为载体,含有 B 亚型的 gag 和蛋白酶基因,以及 E 亚型的 gp120 连接 B 亚型 gp41 表位组成的膜蛋白基因。初免疫苗的设计意图主要是诱导针对 HIV-1 的细胞免疫。加强免疫的疫苗为加利福尼亚 VaxGen 生物技术公司所构建的 AIDSVAX,含有等量的 B 和 E 亚型的重组 gp120 蛋白,其设计意图是诱导能中和 HIV-1 的中和抗体。该疫苗的Ⅲ期临床试验是在泰国开展的,共有 16 402 名志愿者参与试验,其志愿者的年龄为 18 ~ 30 岁,为 HIV 非高危人群,其中男性 10 064 名,占 61.4%,女性 6331 名,占 38.6%;随机分为疫苗组(8197 名)和对照组(8198 名)。ALVAC 的对照是含有病毒保护剂等的 1ml 0.4% 的氯化钠,AIDSVAX 的对照是 600μg 的铝佐剂。疫苗组每人接种 6 次,其中先接种 4 次 ALVAC 疫苗的初免,然后再接种 2 次 AIDSVAX 疫苗的加强免疫,初次免疫的时间是 0、4 周、12 周和 24 周,加强免疫是在 12 周和 24 周。随访 6 年后,16 402 人中疫苗的保护效果为 26.4%,95% 的可信限为 -4.0% ~ 47.9%,P 值为 0.08。由于有 7 名志愿者在初次免疫时即为 HIV 感染,排除这 7 名志愿者以后,其保护率为 31.2%,95% 的可信限为 1.1% ~ 51.2%,P 值为 0.04。该疫苗对已经感染 HIV 的患者没有降低其病毒载量。免疫学检测显示,在最后一针接种 6 个月后疫苗组

的 T 细胞用 env 或 gag 刺激,通过 ELISPOT 法可从 19.7% 志愿者中检测出 γ-干扰素;$CD4^+$ *env* 特异性的胞内染色反应率明显高于对照组;而且疫苗组有 98.6% 的志愿者产生了高滴度的针对 MN 株和 A244 HIV 病毒株 gp120 蛋白的结合抗体,其抗体滴度的几何均值分别为 31 207 和 14 558,而只有 49.3% 的受种者产生了针对 p24 蛋白的抗体,其抗体滴度的几何均值仅为 138。因此,该疫苗诱导出了较强针对 HIV 膜区的体液免疫[65]。

虽然 RV144 艾滋病疫苗临床试验显示的保护率较低,仅为 30% 左右,但这种保护效果具有统计学意义,证明艾滋病疫苗可以产生保护作用,为今后研制艾滋病疫苗提供了希望。但是,要想最终研制出适用于临床疫苗还需要开展大量的工作。

第五节 国内外艾滋病疫苗研究进展

在过去二十多年中,研究者们积极推进针对 HIV 疫苗的研究,发展一个有效的、预防性的 HIV-1 疫苗被证明是极其困难的。自 HIV-1 病毒被发现以来,人们已投入大量的时间、精力和经费致力于研究有效的 HIV-1 疫苗。由于 HIV 病毒能够逃避免疫系统,而且人体一旦感染 HIV 病毒,就很难完全清除这些病毒,再加上 HIV 病毒存在自身基因组高突变率、病毒基因组与人体基因整合、机体存在免疫沉默以及缺乏一个精确的动物模型等特殊性,使 HIV 疫苗研发困难重重,因而研究者们也针对这些问题设计出了不同类型的 HIV-1 疫苗及免疫策略。研究表明,传统的疫苗免疫策略在预防 HIV 感染上表现出了一定的局限性,而一些新的免疫策略和途径,包括 DNA 疫苗和活病毒载体疫苗较为有前景。虽然 2007 年备受关注的 Merck Ad5 腺病毒疫苗最终以失败告终,然而令人鼓舞的是,随后于 2009 年在泰国开展的疫苗临床试验显示出的保护性[65]给 HIV 疫苗研究又带来了一线希望。

理想的艾滋病疫苗应该是安全、能够预防 HIV 感染、能诱导较长时间的保护作用、对全球各种病毒株都能够保护、容易大规模生产且价格便宜的。经过二十余年的研究,虽然研制了多种试验性疫苗,但仍没有理想的疫苗被开发出来。截止到 2009 年 10 月,全球共开展了 192 个艾滋病疫苗的临床试验,其中Ⅰ期临床试验 158 个,Ⅰ/Ⅱ期临床试验 15 个,Ⅱ期临床试验 16 个,Ⅲ期临床试验 3 个。每个临床试验参加的人员从 3 人到 16 403 人。已完成的临床试验有 148 个,正在追踪的 9 个,正在进行的有 25 个,暂停的 3 个,终止的 4 个,撤销的 3 个。若按疫苗种类分,则包括以细菌为载体的疫苗 1 个、以 DNA 为载体的疫苗 59 个、蛋白疫苗 82 个、以腺病毒为载体的疫苗 29 个、以腺相关病毒为载体的疫苗 2 个、以 Alphavirus 为载体的疫苗 2 个、以痘病毒为载体的疫苗 74 个、病毒颗粒疫苗 1 个。表 1.1 列出了近年来开展的主要的艾滋病疫苗临床试验。

表 1.1 近年来开展的主要的艾滋病疫苗临床试验

临床试验阶段	临床试验号	疫苗成分	名称	受试者人数
Ⅰ	01-I-0079	DNA	VRC4302	21
Ⅰ	04/400-003-04	DNA	APL 400-003 GENEVAX-HIV	18
Ⅰ	87 I-114	Protein		

续表

临床试验阶段	临床试验号	疫苗成分	名称	受试者人数
Ⅰ	96-I-0050	DNA	APL 400-003 GENEVAX-HIV	
Ⅰ/Ⅱ	ACTG 326;PACTG 326	Viral Vector-Pox/Protein	ALVAC vCP1452/AIDSVAX B/B	48
Ⅰ	Ad26. ENVA. 01	Viral Vector-Adeno	Ad26. EnvA-01	48
Ⅰ	Ad5HVR48. ENVA. 01	Viral Vector-Adeno	Ad5HVR48. ENVA. 01	48
Ⅰ	ANRS VAC 01	Viral Vector-Pox/Protein	ALVAC vCP125/gp160 Vaccine(Immuno-AG)	20
Ⅰ	ANRS VAC 02	Protein	rgp 160+peptide V3ANRS VAC 02	25
Ⅰ	ANRS VAC 03	Viral Vector-Pox/Protein	ALVAC-HIV MN120TMG strain (vCP205)/CLTB-36(gp24E-V3 MN)	30
Ⅰ	ANRS VAC 04	Protein	LIPO-6	28
Ⅰ	ANRS VAC 04 bis	Protein	LIPO-6	23
Ⅰ	ANRS VAC 05	Viral Vector-Pox/Viral Vector-Pox	ALVAC vCP125/ALVAC (vCP rage)	15
Ⅰ	ANRS VAC 06	Viral Vector-Pox/Viral Vector-Pox	ALVAC vCP125/ALVAC (vCP rage)	16
Ⅰ	ANRS VAC 07	Viral Vector-Pox	ALVAC vCP300	20
Ⅰ	ANRS VAC 08	Viral Vector-Pox	ALVAC-HIV MN120TMGstrain(vCP205)	13
Ⅰ	ANRS VAC 10	Viral Vector-Pox/Protein/Protein	ALVAC vCP1452/LIPO-6T/LIPO-5	60
Ⅰ	ANRS VAC 12	Protein	LPHIV1	15
Ⅰ	ANRS VAC 14	Protein	gp160 MN/LAI	36
Ⅰ	ANRS VAC 16	Protein	LPHIV1	70
Ⅰ	ANRS VAC 17	Protein	LIPO-6	35
Ⅱ	ANRS VAC 18	Protein	LIPO-5	156
Ⅰ	AVEG 002	Viral Vector-Pox/Protein	HIVAC-1e/gp160 MN/LAI	54
Ⅰ	AVEG 002A	Viral Vector-Pox	HIVAC-1e	35
Ⅰ	AVEG 002B	Viral Vector-Pox/Protein	HIVAC-1e/VaxSyn gp160 Vaccine(MicroGeneSys)	13
Ⅰ	AVEG 003	Protein	VaxSyn gp160Vaccine(MicroGeneSys)	72
Ⅰ	AVEG 003A	Protein	VaxSyn gp160Vaccine(MicroGeneSys)	30
Ⅰ	AVEG 003B	Protein	VaxSyn gp160Vaccine(MicroGeneSys)	25
Ⅰ	AVEG 004	Protein	gp160 Vaccine(Immuno-AG)	60
Ⅰ	AVEG 004A	Protein	gp160 Vaccine(Immuno-AG)	25
Ⅰ	AVEG 004B	Protein	gp160 Vaccine(Immuno-AG)	30
Ⅰ	AVEG 005A/B	Protein	Env 2-3	64
Ⅰ	AVEG 005C	Protein	Env 2-3	14
Ⅰ	AVEG 006X;VEU 006	Protein	MN rgp120	28

续表

临床试验阶段	临床试验号	疫苗成分	名称	受试者人数
I	AVEG 007A/B	Protein	rgp120/HIV-1 SF-2	49
I	AVEG 007C	Protein	rgp120/HIV-1 SF-2	14
I	AVEG 008	Viral Vector-Pox	HIVAC-1e	56
I	AVEG 009	Protein	MN rgp120	57
I	AVEG 010	Viral Vector-Pox/Protein/Protein	HIVAC-1e/rgp120/HIV-1 SF-2/MN rgp120	56
I	AVEG 011	Protein	UBI HIV-1 Peptide Immunogen, Multivalent	40
I	AVEG 012A/B	Viral Vector-Pox	ALVAC vCP125	28
I	AVEG 013A	Protein	gp160 Vaccine(Immuno-AG)	24
I	AVEG 013B	Protein	gp160 Vaccine(Immuno-AG)	20
I	AVEG 014A/B	Viral Vector-Pox	TBC-3B	18
I	AVEG 014C	Viral Vector-Pox/Protein	TBC-3B/MN rgp120	36
I	AVEG 015	Protein	rgp120/HIV-1 SF-2	112
I	AVEG 016	Protein	MN rgp120	81
I	AVEG 016A	Protein	MN rgp120	118
I	AVEG 016B	Protein	MN rgp120	37
I	AVEG 017	Protein	UBI HIV-1 Peptide Vaccine, Microparticulate Monovalent	28
I	AVEG 018	Protein	UBI HIV-1 Peptide Vaccine, Microparticulate Monovalent	32
I	AVEG 019	Virus Like Particles	p17/p24:Ty-VLP	36
I	AVEG 020	Protein	gp120 C4-V3	24
I	AVEG 021	Protein	P3C541b Lipopeptide	30
I	AVEG 022	Viral Vector-Pox	ALVAC-HIV MN120TMG strain(vCP205)	76
I	AVEG 022A	Viral Vector-Pox/Protein	ALVAC-HIV MN120TMG strain (vCP205)/rgp120/HIV-1 SF-2	150
I	AVEG 023	Protein	UBI HIV-1 Peptide Immunogen, Multivalent	36
I	AVEG 024	Protein	rgp120/HIV-1 SF-2	30
I	AVEG 026	Viral Vector-Pox/Protein	ALVAC vCP300/rgp120/HIV-1 SF-2	140
I	AVEG 027	Viral Vector-Pox	ALVAC-HIV MN120TMG strain(vCP205)	84
I	AVEG 028	Bacterium+gp 120/Protein	Salmonella typhi CVD 908-HIV-1 LAI gp 120/MN rgp120	47
I	AVEG 029	Viral Vector-Pox/Protein	ALVAC-HIV MN120TMG strain (vCP205)/rgp120/HIV-1 SF-2	35
I	AVEG 031	DNA/Viral Vector-Pox	APL 400-047/ALVAC-HIV MN120TMG strain (vCP205)	40

续表

临床试验阶段	临床试验号	疫苗成分	名称	受试者人数
Ⅰ	AVEG 032	Viral Vector-Pox/Protein	ALVAC-HIV MN120TMG strain (vCP205)/rgp120/HIV-1 SF-2	64
Ⅰ	AVEG 033	Viral Vector-Pox	ALVAC-HIV MN120TMG strain(vCP205)	36
Ⅰ	AVEG 034/034A	Viral Vector-Pox/Viral Vector-Pox/Viral Vector-Pox	ALVAC vCP1433/ALVAC vCP1452/ALVAC-HIV MN120TMGstrain (vCP205)	100
Ⅰ	AVEG 036	Protein/Protein	MN rgp120/AIDSVAX B/E	60
Ⅰ	AVEG 038	Viral Vector-Pox	ALVAC-HIV MN120TMGstrain(vCP205)	60
Ⅱ	AVEG 201	Protein/Protein	rgp120/HIV-1 SF-2/MN rgp120	296
Ⅱ	AVEG 202/HIVNET 014	Viral Vector-Pox/Protein	ALVAC-HIV MN120TMG strain (vCP205)/rgp120/HIV-1 SF-2	420
Ⅰ/Ⅱ	C060301	DNA	GTU-MultiHIV	28
Ⅰ	C86P1	Protein	HIV gp140 ZM96	30
Ⅰ	CN54gp140-hsp70 Conjugate Vaccine (TL01)	Protein	CN54gp140	
Ⅰ	DCVax-001	Protein	DCVax-001	
Ⅰ	DNA-4	DNA	DNA-4	21
Ⅰ	DP6-001	DNA/Protein	DP6-001 DNA/DP6 protein	36
Ⅰ	DVP-1	DNA/Protein/Viral Vector-Pox	EnvDNA/EnvPro/PolyEnv1	3
Ⅰ	EnvDNA	DNA	EnvDNA	6
Ⅰ	EnvPro	Protein	EnvPro	10
Ⅰ	EV01	Viral Vector-Pox	NYVAC-C	24
Ⅰ/Ⅱ	EV02 (EuroVacc 02)	DNA/Viral Vector-Pox	DNA-C/NYVAC-C	
Ⅰ/Ⅱ	EV03/ANRSVAC20	DNA/Viral Vector-Pox	DNA-C/NYVAC-C	147
Ⅰ	Extention HVTN 073E/SAAVI 102	Protein	Sub C gp140	36
Ⅰ/Ⅱ	F4/AS01	Protein	F4/AS01	
Ⅰ	FIT Biotech	DNA	GTU-Nef	14
Ⅰ	Guangxi CDC DNA vaccine	DNA	Chinese DNA	49
Ⅰ	HGP-30 memory responses	Protein	HGP-30	11
Ⅰ	HIVIS 01	DNA	HIVIS-DNA	40
Ⅰ	HIVIS 02	Viral Vector-Pox	MVA-CMDR	38
Ⅰ/Ⅱ	HIVIS 03	DNA/Viral Vector-Pox	HIVIS-DNA/MVA-CMDR	60
Ⅰ	HIVIS 05	DNA/Viral Vector-Pox	HIVIS-DNA/MVA-CMDR	24
Ⅰ	HIVIS07	DNA/Viral Vector-Pox		48

续表

临床试验阶段	临床试验号	疫苗成分	名称	受试者人数
Ⅰ	HIVNET 007	Viral Vector-Pox	ALVAC-HIV MN120TMGstrain(vCP205)	40
Ⅰ	HIVNET 007	Viral Vector-Pox	ALVAC-HIV MN120TMGstrain(vCP205)	40
Ⅱ	HIVNET 026	Viral Vector-Pox/Protein	ALVAC vCP1452/MN rgp120	200
Ⅰ	HIV-POL-001	Viral Vector-Pox	MVA-mBN32	36
Ⅰ	HPTN 027	Viral Vector-Pox	ALVAC-HIV vCP1521	50
Ⅰ	HPTN 027	Viral Vector-Pox	ALVAC-HIV vCP1521	50
Ⅰ	HVRF-380-131004	Protein	Vichrepol	15
Ⅰ	HVTN 039	Viral Vector-Pox	ALVAC vCP1452	110
Ⅰ	HVTN 040	Viral Vector-Alphavirus	AVX101	132
Ⅰ	HVTN 041	Protein	rgp120w61d	84
Ⅰ/Ⅱ	HVTN 042/ANRS VAC 19	Viral Vector-Pox/Protein	ALVAC vCP1452/LIPO-5	174
Ⅰ	HVTN 044	DNA	VRC-HIVDNA009-00-VP	70
Ⅰ	HVTN 045	DNA	pGA2/JS7 DNA	30
Ⅰ	HVTN 048	DNA	EP HIV-1090	42
Ⅰ	HVTN 049	DNA/Protein	Gag and Env DNA/PLG microparticles/Oligomeric gp140/MF59	96
Ⅰ	HVTN 050/Merck 018	Viral Vector-Adeno	MRKAd5 HIV-1 gag	435
Ⅰb	HVTN 052	DNA	VRC-HIVDNA009-00-VP	180
Ⅰ	HVTN 054	Viral Vector-Adeno	VRC-HIVADV014-00-VP	48
Ⅰ	HVTN 055	Viral Vector-Pox/Viral Vector-Pox/Viral Vector-Pox	TBC-M335/TBC-M358/TBC-F357	150
Ⅰ	HVTN 056	Protein	MEP	96
Ⅰ	HVTN 057	DNA/Viral Vector-Adeno	VRC-HIVDNA009-00-VP/VRC-HIVADV014-00-VP	70
Ⅰ	HVTN 059	Viral Vector-Alphavirus	AVX101	96
Ⅰ	HVTN 060	DNA	HIV-1 gag DNA	144
Ⅰ	HVTN 063	DNA	HIV-1 gag DNA	156
Ⅰ	HVTN 064	Protein/Protein	EP HIV-1043/EP HIV-1090	120
Ⅰ	HVTN 065	DNA/Viral Vector-Pox	pGA2/JS7 DNA/MVA/HIV62	120
Ⅰ	HVTN 067	DNA/Viral Vector-Pox	EP-1233/MVA-mBN32	108
Ⅱa	HVTN 068	Viral Vector-Adeno/Viral Vector-Adeno	VRC-HIVADV014-00-VP/VRC-HIVADV014-00-VP	66
Ⅰb	HVTN 069	DNA/Viral Vector-Adeno	VRC-HIVDNA009-00-VP/VRC-HIVADV014-00-VP	90
Ⅰ	HVTN 070	DNA	PENNVAX-B	120
Ⅰb	HVTN 071	Viral Vector-Adeno	MRK Ad5	60

续表

临床试验阶段	临床试验号	疫苗成分	名称	受试者人数
Ⅰb	HVTN 072	DNA/Viral Vector-Adeno/Viral Vector-Adeno	VRC-HIVDNA044-00-VP/VRC-HIVADV027-00-VP/VRC-HIVADV038-00-VP	204
Ⅰ	HVTN 073	DNA/Viral Vector-Pox	SAAVI DNA-C2/SAAVI MVA-C	
Ⅰ	HVTN 076	DNA/Viral Vector-Adeno	VRC-HIVDNA016-00-VP/VRC-HIVADV014-00-VP	
Ⅰb	HVTN 077	Viral Vector-Adeno/Viral Vector-Adeno/DNA	VRC-HIVADV027-00-VP/VRC-HIVADV038-00-VP/VRC-HIVDNA044-00-VP	192
Ⅰb	HVTN 078	Viral Vector-Pox/Viral Vector-Adeno	NYVAC-B/VRC-HIVADV038-00-VP	80
Ⅰ	HVTN 080	DNA	PENNVAX-B	48
Ⅰ	HVTN 082	DNA/Viral Vector-Adeno	VRC-HIVDNA016-00-VP/VRC-HIVADV014-00-VP	
Ⅰ	HVTN 083	Viral Vector-Adeno/Viral Vector-Adeno/Viral Vector-Adeno	VRC-HIVADV038-00-VP/VRC-HIVADV052-00-VP/VRC-HIVADV027-00-VP	
Ⅰ/Ⅱ	HVTN 084	Viral Vector-Adeno/Viral Vector-Adeno	VRC-HIVADV054-VP/VRC-HIVADV014-00-VP	
Ⅰ	HVTN 086,SAAVI 103	Viral Vector-Pox/DNA/Protein	SAAVI MVA-C/SAAVI DNA-C2/Oligomeric gp140/MF59	184
Ⅰ	HVTN 090		VSV-Indiana HIV gag vaccine	60
Ⅱ	HVTN 203	Viral Vector-Pox/DNA	ALVAC vCP1452/AIDSVAX B/B	330
Ⅱ	HVTN 204	DNA/Viral Vector-Adeno	VRC-HIVDNA016-00-VP/VRC-HIVADV014-00-VP	480
Ⅱa	HVTN 205	DNA/Viral Vector-Pox	pGA2/JS7 DNA/MVA/HIV62	225
Ⅱb	HVTN 502/Merck 023 (Step Study)	Viral Vector-Adeno	MRKAd5 HIV-1 gag/pol/nef	3,000
Ⅱb	HVTN 503 (Phambili)	Viral Vector-Adeno	MRKAd5 HIV-1 gag/pol/nef	3,000
Ⅱ	HVTN 505	DNA/Viral Vector-Adeno	VRC-HIVDNA016-00-VP/VRC-HIVADV014-00-VP	2,200
Ⅰ	HVTN 908	DNA/Viral Vector-Pox	pGA2/JS7 DNA/MVA/HIV62	
Ⅰ	IAVI 001	DNA	DNA. HIVA	18
Ⅰ	IAVI 002	DNA	DNA. HIVA	18
Ⅰ	IAVI 003	Viral Vector-Pox	MVA. HIVA	8
Ⅰ	IAVI 004	Viral Vector-Pox	MVA. HIVA	18
Ⅰ	IAVI 005	DNA/Viral Vector-Pox	DNA. HIVA/MVA. HIVA	8
Ⅰ/Ⅱ	IAVI 006	DNA/Viral Vector-Pox	DNA. HIVA/MVA. HIVA	120
Ⅰ	IAVI 008	Viral Vector-Pox	MVA. HIVA	
Ⅰ	IAVI 009	DNA/Viral Vector-Pox	DNA. HIVA/MVA. HIVA	50

续表

临床试验阶段	临床试验号	疫苗成分	名称	受试者人数
Ⅱa	IAVI 010	DNA/Viral Vector-Pox	DNA. HIVA/MVA. HIVA	115
Ⅰ	IAVI 011	Viral Vector-Pox	MVA. HIVA	111
Ⅰ	IAVI 016	Viral Vector-Pox/DNA/Viral Vector-Pox	MVA. HIVA/DNA. HIVA/MVA. HIVA	24
Ⅰ	IAVI A001	Viral Vector-Adeno-associated Virus	tgAAC09	80
Ⅱ	IAVI A002	Viral Vector-Adeno-associated Virus	tgAAC09	84
Ⅰ	IAVI B001	Viral Vector-Adeno/Viral Vector-Adeno	Ad35-GRIN/ENV/Ad35-GRIN/ENV	56
Ⅰ	IAVI B002	Protein/Protein/Viral Vector-Adeno	Adjuvanted GSK investigational HIV vaccine formulation 1/Adjuvanted GSK investigationalHIV vaccine formulation 2/Ad35-GRIN	140
Ⅰ	IAVI B003	Viral Vector-Adeno/Viral Vector-Adeno	Ad26. EnvA-01/Ad35-ENV	212
Ⅰ	IAVI C001	DNA	ADVAX	45
Ⅰ	IAVI C002	Viral Vector-Pox	ADMVA	48
Ⅰ	IAVI C003	Viral Vector-Pox	ADMVA	8
Ⅰ	IAVI C004/DHO-614	DNA	ADVAX	40
Ⅰ	IAVI D001	Viral Vector-Pox	TBC-M4	32
Ⅰ	IAVI P001	DNA/Viral Vector-Pox	ADVAX/TBC-M4	32
Ⅰ	IAVI P002	DNA/Viral Vector-Pox	ADVAX/TBC-M4	32
Ⅰ	IAVI V001	DNA/Viral Vector-Adeno	VRC-HIVDNA016-00-VP/VRC-HIVADV014-00-VP	114
Ⅱ	IAVI V002	DNA/Viral Vector-Adeno	VRC-HIVDNA016-00-VP/VRC-HIVADV014-00-VP	
Ⅰ	ISS P-001	Protein	Tat vaccine	32
Ⅰ	ISS P-002	Protein/Protein	Tat vaccine/HIV-1 delta-V2 Env vaccine	50
Ⅰ	LFn-p24 vaccine	Protein	LFn-p24	18
Ⅰ	MRC V001	Protein	rgp120w61d	30
Ⅰ	MRK Ad5	Viral Vector-Adeno	Ad-5 HIV-1 gag(Merck)	48
Ⅰ	MRKAd5+ALVAC	Viral Vector-Adeno/Viral Vector-Pox	MRK Ad5/ALVAC-HIV MN120TMG strain(vCP205)	
Ⅰ	MV1-F4	Viral Vector-Replicating	Measles Vector-GSK	
Ⅰ	MYM-V101	Protein	Virosome-Gp41	24
Ⅰ/Ⅱ	NCHECR-AE1	DNA/Viral Vector-Pox	pHIS-HIV-AE/rFPV-HIV-AE	8
Ⅰ	PACTG 230	Protein/Protein	AIDSVAX B/E/rgp120/HIV-1 SF-2	183

续表

临床试验阶段	临床试验号	疫苗成分	名称	受试者人数
Ⅱb	PAVE100	DNA/Viral Vector-Adeno	VRC-HIVDNA016-00-VP/VRC-HIVADV014-00-VP	
Ⅰ	PedVacc 001 & PedVacc 002	Viral Vector-Pox	MVA. HIVA	48
Ⅰ	PolyEnv1	Viral Vector-Pox	PolyEnv1	18
Ⅰ	RISVAC02	Viral Vector-Pox	MVA-B	30
Ⅰ	RV 124	Viral Vector-Pox/Protein	ALVAC-HIV MN120TMG strain (vCP205)/gp160MN/LAI-2	0
Ⅰ/Ⅱ	RV 132	Viral Vector-Pox/Protein/Protein	ALVAC-HIV vCP1521/gp160 THO23/LAI-DID/rgp120/HIV-1 SF-2	120
Ⅰ/Ⅱ	RV 135	Viral Vector-Pox/Protein	ALVAC-HIV vCP1521/gp120 C4-V3	120
Ⅰ	RV 138;B011	Viral Vector-Pox	ALVAC-HIV MN120TMG strain(vCP205)	36
Ⅲ	RV 144	Viral Vector-Pox/Protein	ALVAC-HIV vCP1521/AIDSVAX gp120 B/E	16,403
Ⅰ	RV 151/WRAIR 984	Protein	LFn-p24	18
Ⅰ	RV 156	DNA	VRC-HIVDNA009-00-VP	31
Ⅰ	RV 156	DNA	VRC-HIVDNA009-00-VP	31
Ⅰ	RV 156A	DNA/Viral Vector-Adeno	VRC-HIVDNA009-00-VP/VRC-HIVADV014-00-VP	29
Ⅰ	RV 158	Viral Vector-Pox	MVA-CMDR	48
Ⅰ/Ⅱ	RV 172	DNA/Viral Vector-Adeno	VRC-HIVDNA016-00-VP/VRC-HIVADV014-00-VP	326
Ⅰ/Ⅱ	RV 172	DNA/Viral Vector-Adeno	VRC-HIVDNA016-00-VP/VRC-HIVADV014-00-VP	326
Ⅰ	RV262	DNA/Viral Vector-Pox	Pennvax-G/MVA-CMDR	92
Ⅰ	SG06RS02	Protein	HIV gp140 ZM96	30
Ⅰ	TAB9	Protein	TAB9	24
Ⅰ	TAMOVAC-01-MZ	DNA/Viral Vector-Pox	HIVIS-DNA/MVA-CMDR	24
Ⅰ	Tiantan vaccinia HIV Vaccine	DNA/Viral Vector-Replicating	Chinese DNA/Tiantan vaccinia	48
Ⅰ	UBI HIV-1 MN China	Protein	UBI HIV-1 Peptide Immunogen, Multivalent	29
Ⅰ/Ⅱ	UBI HIV-1MN octameric-Australia study	Protein	UBI HIV-1 Peptide Immunogen, Multivalent	24
Ⅰ/Ⅱ	UBI V106	Protein	UBI HIV-1 Peptide Vaccine, Microparticulate Monovalent	24
Ⅰ	UCLA MIG-001	Viral Vector-Pox	TBC-3B	12
Ⅰ	UCLA MIG-003	Viral Vector-Pox	ALVAC-HIV MN120TMG strain(vCP205)	18
Ⅰ	V24P1	Protein	HIV p24/MF59 Vaccine	40
Ⅰ	V520-016	Viral Vector-Adeno	MRKAd5 HIV-1 gag/pol/nef	259

续表

临床试验阶段	临床试验号	疫苗成分	名称	受试者人数
Ⅱ	V520-027	Viral Vector-Adeno/Viral Vector-Adeno/Viral Vector-Adeno	MRKAd5 HIV-1 gag/pol/nef/RKAd5 HIV-1 gag/pol/nef/MRKAd5 HIV-1 gag/pol/nef	
Ⅰ	V526-001 MRKAd5 and MRKAd6 HIV-1 Trigene Vaccines	Viral Vector-Adeno/Viral Vector-Adeno/Viral Vector-Adeno	MRKAd5 HIV-1 gag/pol/nef/MRKAd6/MRK-Ad5+6 HIV-1	146
Ⅰ/Ⅱ	VAX 002	Protein/Protein	AIDSVAX B/B/AIDSVAX B/E	120
Ⅲ	VAX 003	Protein	AIDSVAX B/E	2,500
Ⅲ	VAX 004	Protein	AIDSVAX B/B	5,400
Ⅰ	VRC 004（03-I-0022）	DNA	VRC-HIVDNA009-00-VP	50
Ⅰ	VRC 006（04-I-0172）	Viral Vector-Adeno	VRC-HIVADV014-00-VP	36
Ⅰ	VRC 007（04-I-0254）	DNA	VRC-HIVDNA016-00-VP	15
Ⅰ	VRC 008（05-I-0148）	DNA/Viral Vector-Adeno	VRC-HIVDNA016-00-VP/VRC-HIVADV014-00-VP	40
Ⅰ	VRC 009（05-I-0081）	DNA/Viral Vector-Adeno	VRC-HIVDNA009-00-VP/VRC-HIVADV014-00-VP	32
Ⅰ	VRC 010（05-I-0140）	Viral Vector-Pox	VRC-HIVADV014-00-VP	4
Ⅰ	VRC 011（06-I-0149）	DNA/Viral Vector-Adeno	VRC-HIVDNA016-00-VP/VRC-HIVADV014-00-VP	60
Ⅰ	VRC 012（07-I-0167）	Viral Vector-Adeno/Viral Vector-Adeno	VRC-HIVADV027-00-VP/VRC-HIVADV038-00-VP	35
Ⅰ	VRC 015（08-I-0171）	Viral Vector-Adeno	VRC-HIVADV014-00-VP	31
Ⅰb	VRC 016	DNA/Viral Vector-Adeno	VRC-HIVDNA016-00-VP/VRC-HIVADV014-00-VP	24

我国也有十余个课题组从事艾滋病疫苗的研发工作，不同课题组所采用的策略不同，有些是以 DNA 疫苗为主，有些是研制以病毒为载体的疫苗，所用的病毒载体主要包括腺病毒载体、MVA 载体、复制性和非复制性的天坛痘苗病毒载体等。在早期主要以 B′亚型病毒株为模板研制疫苗，现主要以 BC 重组病毒为模板研制疫苗。不同课题组所选择的病毒基因片段也不相同，大部分选用 HIV-1 BC 重组病毒的 *env*、*gag* 和 *pol* 基因，现也有选择 *tat*、*nef* 等调控基因。目前已有两个疫苗进入了临床试验阶段。其中一个疫苗是由长春百克药业有限公司和吉林大学共同研制的，选用了从广西克隆的 BC 重组型病毒株基因，构建了含有密码子优化的 *gag-pol* 和 *env* 基因的 DNA 重组疫苗和以非复制性 MVA 为载体的重组痘病毒疫苗，以重组的 DNA 疫苗初免，然后用重组的痘病毒疫苗进行加强免疫。免疫途径为上臂三角肌接种 DNA 疫苗，皮内接种重组 MVA 疫苗。其Ⅰ期临床试验是由中国食品药品检定研究院负责在广西疾病预防控制中心组织实施，主要考察和评估艾滋病疫苗的耐受性和安全性，次要目的是初步了解疫苗的免疫原性。试验设置了受试者的入选标准及临床试验的终止标准。共入选 49 名健康志愿者，分成 8 组，其中

单独DNA疫苗分为1mg、2mg和4mg共3个剂量组,单独的MVA疫苗分为5×10^7pfu、10^8pfu和2×10^8pfu 3个剂量组。两个联合剂量组,其中一组是2mg DNA疫苗间隔1个月分别接种3次,第三次接种后的1个月再接种10^8pfu的MVA;另一组是4mg DNA疫苗间隔1个月分别接种3次,第三次接种后的1个月再接种2×10^8pfu的MVA。试验结果显示,单独接种和联合接种不影响人体各项重要生命体征指标,胸透、心电图、WBC分类、CD4计数,以及血液和尿液各项生化指标等实验室检测指标均正常,受试者中无感染HIV的事件发生(由接种的疫苗引起的HIV感染事件),受试者对疫苗均有较好的耐受性,无疫苗受试者退出临床试验。采用ELISA分别检测抗P24和抗膜区的抗体反应,在单独剂量组只有个别受试者P24抗体发生了阳转,在联合免疫的低剂量组的4名受试者中有2名P24抗体转为阳性,而高剂量组的10名受试者的P24抗体均转为阳性;抗膜区的抗体只有在10名高剂量组的受试者中2名转为阳性。对联合免疫组的细胞免疫进行了检测,联合免疫疫苗后15天产生的特异性IFN-γ的阳性率达到高峰,而且高剂量组显著高于低剂量联合免疫组,30天和45天产生特异性的IFN-γ的阳性率逐步降低,而且反应强度也逐步减弱。Ⅰ期临床试验结果显示该疫苗具有较好的安全性,并能诱导一定的免疫水平,现正在开展Ⅱ期临床试验。

另一进入Ⅰ期临床试验的疫苗是由中国疾病预防控制中心邵一鸣教授的课题组研制出来的,选择了从云南克隆出的HIV-1 CN54(B/C)病毒株的基因,DNA疫苗为两种疫苗,一种含有*gp*140基因,另一种含有*gag*、*pol*和*nef*基因,其中*pol*和*nef*基因已被灭活,并对其基因密码子进行了优化。以复制性的天坛痘苗病毒株为载体的重组痘病毒疫苗含有*gp*140、*gag*和部分*pol*基因,其基因密码子未进行优化。该疫苗的免疫程序也是以DNA疫苗为初免,以复制性重组痘苗病毒疫苗为加强免疫。其Ⅰ期临床试验共有34名健康志愿者入选,分成5个剂量组:2个痘苗单剂量组,剂量分别为2×10^4pfu和4×10^4pfu;1个DNA疫苗单剂量组,剂量为4mg;2个联合疫苗组,其DNA的剂量均为4mg,而痘苗剂量分别为2×10^4pfu和4×10^4pfu。接种程序为三针DNA疫苗和一次重组痘苗,时间间隔为0、4周、8周和12周。Ⅰ期临床试验显示该疫苗是安全的,DNA疫苗或重组痘苗单独免疫没有诱导特异性的抗体反应,但联合免疫可以诱导特异性的细胞和体液免疫反应。

(王佑春　王文波　刘　强　张春涛)

参考文献

[1] Frankel A D, Young J A. HIV-1: fifteen proteins and an RNA. Annu Rev Biochem, 1998, (67): 1-25.

[2] Huang C C, Tang M, Zhang M Y, et al. Structure of a V3-containing HIV-1 gp120 core. Science, 2005, 310(5750): 1025-1028.

[3] Rice P, Craigie R, Davies D R. Retroviral integrases and their cousins. Curr Opin Struct Biol, 1996, 6(1): 76-83.

[4] Chan D C, Fass D, Berger J M, et al. Core structure of gp41 from the HIV envelope glycoprotein. Cell, 1997, 89(2): 263-273.

[5] Jiang S, Zhao Q, Debnath A K. Peptide and non-peptide HIV fusion inhibitors. Curr Pharm Des, 2002, 8(8): 563-580.

[6] Shaheen F, Collman R G. Co-receptor antagonists as HIV-1 entry inhibitors. Curr Opin Infect Dis, 2004, 17(1): 7-16.

[7] Gamble T R, Yoo S, Vajdos F F, et al. Structure of the carboxyl-terminal dimerization domain of the HIV-1 capsid protein.

Science,1997,278(5339):849-853.

[8] Zhu H,Jian H,Zhao L J. Identification of the 15FRFG domain in HIV-1 Gag p6 essential for Vpr packaging into the virion. Retrovirology,2004,1:26.

[9] Erickson J W,Gulnik S V,Markowitz M. Protease inhibitors:resistance,cross-resistance,fitness and the choice of initial and salvage therapies. AIDS,1999,13(Suppl A):S189-204.

[10] Oude Essink B B,Das A T,Berkhout B. HIV-1 reverse transcriptase discriminates against non-self tRNA primers. J Mol Biol,1996,264(2):243-254.

[11] http://www. unaids. org/globalreport/documents/20101123_GlobalReport_full_en. pdf.

[12] Hemelaar J,Gouws E,Ghys P D,et al. Global trends in molecular epidemiology of HIV-1 during 2000-2007. AIDS, 2011,25(5):679-689.

[13] Hemelaar J,Gouws E,Ghys P D,et al. Global and regional distribution of HIV-1 genetic subtypes and recombinants in 2004. AIDS,2006,20(16):W13-23.

[14] Piyasirisilp S,McCutchan F E,Carr J K,et al. A recent outbreak of human immunodeficiency virus type 1 infection in southern China was initiated by two highly homogeneous,geographically separated strains,circulating recombinant form AE and a novel BC recombinant. J Virol,2000,74(23):11286-11295.

[15] Su L,Graf M,Zhang Y,et al. Characterization of a virtually full-length human immunodeficiency virus type 1 genome of a prevalent intersubtype(C/B′)recombinant strain in China. J Virol,2000,74(23):11367-11376.

[16] Zhang L,Chen Z,Cao Y,et al. Molecular characterization of human immunodeficiency virus type 1 and hepatitis C virus in paid blood donors and injection drug users in china. J Virol,2004,78(24):13591-13599.

[17] Zachariah R,Van Damme W,Arendt V,et al. The HIV/AIDS epidemic in sub-Saharan Africa:thinking ahead on programmatic tasks and related operational research. J Int AIDS Soc,2011,14(Suppl 1):S7.

[18] http://www. unaids. org/en/media/unaids/contentassets/documents/unaidspublication/2011/jc2216 _ worldaidsday _ report_2011_en. pdf.

[19] Granich R M,Gilks C F,Dye C,et al. Universal voluntary HIV testing with immediate antiretroviral therapy as a strategy for elimination of HIV transmission:a mathematical model. Lancet,2009,373(9657):48-57.

[20] Preston B D,Poiesz B J,Loeb L A. Fidelity of HIV-1 reverse transcriptase. Science,1988,242(4882):1168-1171.

[21] Coffin J M. HIV population dynamics *in vivo*:implications for genetic variation,pathogenesis,and therapy. Science,1995, 267(5197):483-489.

[22] Renjifo B,Gilbert P,Chaplin B,et al. Preferential in-utero transmission of HIV-1 subtype C as compared to HIV-1 subtype A or D. AIDS,2004,18(12):1629-1636.

[23] Bhoopat L,Rithaporn T S,Khunamornpong S,et al. Cell reservoirs in lymph nodes infected with HIV-1 subtype E differ from subtype B:identification by combined in situ polymerase chain reaction and immunohistochemistry. Mod Pathol, 2006,19(2):255-263.

[24] Vasan A,Renjifo B,Hertzmark E,et al. Different rates of disease progression of HIV type 1 infection in Tanzania based on infecting subtype. Clin Infect Dis,2006,42(6):843-852.

[25] McBurney S P,Ross T M. Viral sequence diversity:challenges for AIDS vaccine designs. Expert Rev Vaccines,2008, 7(9):1405-1417.

[26] Moore J P,Parren P W,Burton D R. Genetic subtypes,humoral immunity,and human immunodeficiency virus type 1 vaccine development. J Virol,2001,75(13):5721-5729.

[27] Burgers W A,Williamson C. The challenges of HIV vaccine development and testing. Best Pract Res Clin Obstet Gynaecol,2005,19(2):277-291.

[28] Ramos A,Hu D J,Nguyen L,et al. Intersubtype human immunodeficiency virus type 1 superinfection following seroconversion to primary infection in two injection drug users. J Virol,2002,76(15):7444-7452.

[29] Altfeld M,Allen T M,Yu X G,et al. HIV-1 superinfection despite broad $CD8^+$ T-cell responses containing replication of the primary virus. Nature,2002,420(6914):434-439.

[30] Zinkernagel R M. The challenges of an HIV vaccine enterprise. Science,2004,303(5662):1294-1297.

[31] Leonard C K, Spellman M W, Riddle L, et al. Assignment of intrachain disulfide bonds and characterization of potential glycosylation sites of the type 1 recombinant human immunodeficiency virus envelope glycoprotein (gp120) expressed in Chinese hamster ovary cells. J Biol Chem, 1990, 265(18): 10373-10382.

[32] Li Y, Luo L, Rasool N, et al. Glycosylation is necessary for the correct folding of human immunodeficiency virus gp120 in CD4 binding. J Virol, 1993, 67(1): 584-588.

[33] Wei X, Decker J M, Wang S, et al. Antibody neutralization and escape by HIV-1. Nature, 2003, 422(6929): 307-312.

[34] McCaffrey R A, Saunders C, Hensel M, et al. N-linked glycosylation of the V3 loop and the immunologically silent face of gp120 protects human immunodeficiency virus type 1 SF162 from neutralization by anti-gp120 and anti-gp41 antibodies. J Virol, 2004, 78(7): 3279-3295.

[35] Bontjer I, Melchers M, Eggink D, et al. Stabilized HIV-1 envelope glycoprotein trimers lacking the V1/V2 domain, obtained by virus evolution. J Biol Chem, 2010, 285(47): 36456-36470.

[36] Cao J, Sullivan N, Desjardin E, et al. Replication and neutralization of human immunodeficiency virus type 1 lacking the V1 and V2 variable loops of the gp120 envelope glycoprotein. J Virol, 1997, 71(12): 9808-9812.

[37] Srivastava I K, VanDorsten K, Vojtech L, et al. Changes in the immunogenic properties of soluble gp140 human immunodeficiency virus envelope constructs upon partial deletion of the second hypervariable region. J Virol, 2003, 77(4): 2310-2320.

[38] Stamatatos L, Cheng-Mayer C. An envelope modification that renders a primary, neutralization-resistant clade B human immunodeficiency virus type 1 isolate highly susceptible to neutralization by sera from other clades. J Virol, 1998, 72(10): 7840-7845.

[39] Malenbaum S E, Yang D, Cavacini L, et al. The N-terminal V3 loop glycan modulates the interaction of clade A and B human immunodeficiency virus type 1 envelopes with CD4 and chemokine receptors. J Virol, 2000, 74(23): 11008-11016.

[40] Blay W M, Gnanakaran S, Foley B, et al. Consistent patterns of change during the divergence of human immunodeficiency virus type 1 envelope from that of the inoculated virus in simian/human immunodeficiency virus-infected macaques. J Virol, 2006, 80(2): 999-1014.

[41] Cheng-Mayer C, Brown A, Harouse J, et al. Selection for neutralization resistance of the simian/human immunodeficiency virus SHIVSF33A variant in vivo by virtue of sequence changes in the extracellular envelope glycoprotein that modify *N*-linked glycosylation. J Virol, 1999, 73(7): 5294-5300.

[42] Etemad-Moghadam B, Sun Y, Nicholson E K, et al. Determinants of neutralization resistance in the envelope glycoproteins of a simian-human immunodeficiency virus passaged *in vivo*. J Virol, 1999, 73(10): 8873-8879.

[43] Kim J H, Rerks-Ngarm S, Excler J L, et al. HIV vaccines: lessons learned and the way forward. Curr Opin HIV AIDS, 2010, 5(5): 428-434.

[44] Johnson B K, Stone G A, Godec M S, et al. Long-term observations of human immunodeficiency virus-infected chimpanzees. AIDS Res Hum Retroviruses, 1993, 9(4): 375-378.

[45] Gardner M B, Luciw P A. Animal models of AIDS. Faseb J, 1989, 3(14): 2593-2606.

[46] Nishimura Y, Igarashi T, Donau O K, et al. Highly pathogenic SHIVs and SIVs target different $CD4^+$ T cell subsets in rhesus monkeys, explaining their divergent clinical courses. Proc Natl Acad Sci USA, 2004, 101(33): 12324-12329.

[47] Reimann K A, Li J T, Veazey R, et al. A chimeric simian/human immunodeficiency virus expressing a primary patient human immunodeficiency virus type 1 isolate env causes an AIDS-like disease after *in vivo* passage in rhesus monkeys. J Virol, 1996, 70(10): 6922-6928.

[48] Zhang Z Q, Schleif W A, Casimiro D R, et al. The impact of early immune destruction on the kinetics of postacute viral replication in rhesus monkey infected with the simian-human immunodeficiency virus 89.6P. Virology, 2004, 320(1): 75-84.

[49] Podell M, March P A, Buck W R, et al. The feline model of neuroAIDS: understanding the progression towards AIDS dementia. J Psychopharmacol, 2000, 14(3): 205-213.

[50] Yamamoto J K, Sanou M P, Abbott J R, et al. Feline immunodeficiency virus model for designing HIV/AIDS vaccines.

Curr HIV Res,8(1):14-25.

[51] Boberg A,Brave A,Johansson S,et al. Murine models for HIV vaccination and challenge. Expert Rev Vaccines,2008,7(1):117-130.

[52] Berman P W,Gregory T J,Riddle L,et al. Protection of chimpanzees from infection by HIV-1 after vaccination with recombinant glycoprotein gp120 but not gp160. Nature,1990,345(6276):622-625.

[53] Emini E A,Schleif W A,Nunberg J H,et al. Prevention of HIV-1 infection in chimpanzees by gp120 V3 domain-specific monoclonal antibody. Nature,1992,355(6362):728-730.

[54] Mascola J R. Defining the protective antibody response for HIV-1. Curr Mol Med,2003,3(3):209-216.

[55] Putkonen P,Thorstensson R,Ghavamzadeh L,et al. Prevention of HIV-2 and SIVsm infection by passive immunization in cynomolgus monkeys. Nature,1991,352(6334):436-438.

[56] Robinson H L. HIV/AIDS vaccines:2007. Clin Pharmacol Ther,2007,82(6):686-693.

[57] Flynn N M,Forthal D N,Harro C D,et al. Placebo-controlled phase 3 trial of a recombinant glycoprotein 120 vaccine to prevent HIV-1 infection. J Infect Dis,2005,191(5):654-665.

[58] Pitisuttithum P,Gilbert P,Gurwith M,et al. Randomized,double-blind,placebo-controlled efficacy trial of a bivalent recombinant glycoprotein 120 HIV-1 vaccine among injection drug users in Bangkok,Thailand. J Infect Dis,2006,194(12):1661-1671.

[59] Gilbert P B,Peterson M L,Follmann D,et al. Correlation between immunologic responses to a recombinant glycoprotein 120 vaccine and incidence of HIV-1 infection in a phase 3 HIV-1 preventive vaccine trial. J Infect Dis,2005,191(5):666-677.

[60] Buchbinder S P,Mehrotra D V,Duerr A,et al. Efficacy assessment of a cell-mediated immunity HIV-1 vaccine(the Step Study):a double-blind,randomised,placebo-controlled,test-of-concept trial. Lancet,2008,372(9653):1881-1893.

[61] Shiver J W,Emini E A. Recent advances in the development of HIV-1 vaccines using replication-incompetent adenovirus vectors. Annu Rev Med,2004,55:355-372.

[62] Robb M L. Failure of the Merck HIV vaccine:an uncertain step forward. Lancet,2008,372(9653):1857-1858.

[63] Corey L,McElrath M J,Kublin J G. Post-step modifications for research on HIV vaccines. AIDS,2009,23(1):3-8.

[64] Letvin N L. Progress and obstacles in the development of an AIDS vaccine. Nat Rev Immunol,2006,6(12):930-939.

[65] Rerks-Ngarm S,Pitisuttithum P,Nitayaphan S,et al. Vaccination with ALVAC and AIDSVAX to prevent HIV-1 infection in Thailand. N Engl J Med,2009,361(23):2209-2220.

[66] Tonks A. Quest for the AIDS vaccine. BMJ,2007,334(7608):1346-1348.

第二章　诱导广谱中和抗体免疫原的选择和优化

第一节　诱导中和抗体艾滋病疫苗研究发展历史及现状

许多抗病毒疫苗的成功标志是能够诱导出中和抗体[1]。能证明抗体具有保护作用的有效方法是通过被动免疫动物后进行攻毒试验。对大多数病毒来讲，中和抗体的体外中和活性与体内的保护作用相当一致[2]。由于中和抗体对大多数病毒感染具有保护作用，而且 HIV-1 中和抗体可以保护非人灵长类动物免于艾滋病病毒的感染[2~9]，因此普遍认为中和抗体对 HIV-1 感染具有重要的保护作用[1,2,10]。最近的被动保护研究结果显示，保护非人灵长类动物免于 SHIV 从黏膜途径感染所需中和抗体远低于人们最初所预期的浓度，而且疫苗诱导的中和抗体可以完全保护猕猴免受同型 SHIV 的感染[3,4,8]。这说明如果疫苗诱导产生的抗 HIV-1 中和抗体能达到足够的量和足够的广谱性，就可以完全阻断 HIV-1 感染的建立。因此，诱导针对 HIV-1 膜蛋白的广谱中和抗体是 HIV-1 疫苗研究的一个主要目标。

回顾二十多年来依据经验和理性的 HIV-1 疫苗研发设计的经历，其中包括大量的临床前和临床试验，但能够诱导广谱中和抗体的 HIV-1 疫苗仍然是一个既吸引人而又难以实现的目标。曾用于临床Ⅱ/Ⅲ期试验的两种 HIV-1 膜蛋白抗体类疫苗［B 亚型 gp120s（VAX004）[11]和 B/E 双亚型 gp120（VAX003）］[12]和以重组五型腺病毒为载体的 T 细胞疫苗[13]均以失败而告终，曾在很大程度上动摇了人们研发 HIV-1 疫苗的信心，甚至悲观地认为可能永远无法开发出有效的 HIV-1 疫苗。最近泰国 RV144 Ⅲ期临床试验以重组痘苗病毒（ALVAC）为载体表达的 HIV-1 AE_01 亚型的 92TH023 株带跨膜区的 gp120 蛋白进行初次免疫，再以 B 亚型的 MN 株和 AE_01 亚型的 A244 株的双价 gp120 重组可溶性蛋白进行加强免疫，在受试的异性恋人群中取得了约 31% 的保护作用[14]，其保护效率与受保护人体中有针对 HIV-1 第二变异区（V2）的抗体呈正相关关系[15]。保护机制可能与这类抗体具有抗体依赖细胞介导的细胞毒作用（ADCC）有关。RV144 疫苗的成功使 HIV-1 疫苗研究燃起了新的希望。尽管保护效率不高且持续的有效期有限，但至少证明研发 HIV-1 疫苗的确是有可能的。然而，仅有 31% 的有效保护率还不足以去大规模推广应用现有 RV144 免疫原，还需要极大的努力去改进这类疫苗和研发新的疫苗[14]。

最近研究发现，少部分慢性 HIV-1 感染者中存在有较强的抗 HIV-1 广谱中和抗体活性。此外，HIV-1 通过性传播时 80% 以上的感染只由一株传播病毒引起（T/F）[16]。这些事实更增强了开发 HIV-1 抗体疫苗的信心。了解有关保护性应答是如何建立起来的，以及加强对保护性中和抗体表位的深入了解和认识，将为疫苗筛选、设计和改进提供有力的线索。在 20 世纪中期，通过运用细胞培养技术分离和繁殖病毒造就了抗病毒疫苗发展的黄金时期。近年来联合应用单细胞流式细胞分选、单个记忆 B 细胞体外培养技术、从单细胞扩增抗体基因、重组表达抗体技术的进步极大地推动了大量新的 HIV-1 广谱中和抗体的发现及其对这些抗体靶点、抗体的起源和成熟过程的研究，从而将可能推动HIV-1疫苗研究的另一突破。我们将就近年来HIV-1疫苗研发的一些最新进展，在以下章节中进行讨论：①中和抗体的靶点是什么；②HIV-1疫苗的种类；③HIV-1研究中的主要挑战和新的策略；④设计诱导广谱中和抗体疫苗时的其他考虑；⑤选择和优化HIV-1疫苗免疫原所面临的主要挑战及新策略。

第二节　已知的HIV-1广谱中和抗体靶点

HIV-1膜糖蛋白是已知唯一的广谱中和抗体靶点。在HIV-1流行的头二十年里，仅获得和研究了4个主要的广谱中和单克隆抗体（2G12、b12、2F5和4E10）（表2.1）。这些抗体识别HIV-1膜糖蛋白上3个表位（图2.1）：2G12识别位于gp120上的一个翻译后修饰出的碳水化合物糖靶点[17]；b12识别HIV-1膜蛋白上的CD4受体结合位点（CD4结合位点）[18]；2F5[19,20]和4E10[21,22]识别gp41近端膜外部区域（MPER）。这些广谱中和抗体的靶点成为人们研发HIV-1疫苗的主要聚焦点，曾希望使用这些保守的靶点能诱导出相似的抗体。然而非常奇怪且令人失望的是，在HIV-1感染者体内很少能够检测到这些抗体。结构和表型研究表明这些抗体有着与其他抗体不寻常的特征，如2F5和4E10具有自身反应活性[23,24]、b12具有特别长的CDRH3区[25]、2G12具有少见的由于结构域交换而形成的单一的单价抗原结合表面[26]。这表明它们可能来自非典型的B细胞诱导途径。这些抗体中都具有一个或多个以下共同特征：自动或多相抗体反应、与人源或非人源的多种抗原交叉反应、异常的长重链第三抗原决定簇（HCDR3）、很高的抗体重链和轻链突变率（表2.1）。因为有这类特征的抗体通常都在B细胞成熟过程被清除掉了，所以极为少见。这说明此类广谱中和抗体可能受免疫耐受调控，或是历经非同寻常的抗体成熟途径的结果。尽管多年来采用各种可以利用的载体和可以生产的免疫原，但到目前为止，许许多多的研发尝试都未能诱导产生出类似的广谱中和抗体。有些疫苗即便能诱导产生结合相应靶点的抗体，但很少具有中和活性[27~29]，更不用说广谱中和活性。有报道称，利用新的免疫原可以诱导出能够识别广谱中和抗体2F5核心表位的结合抗体，但是

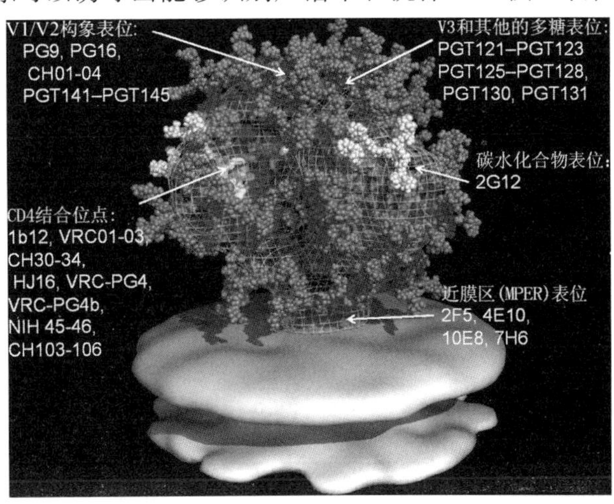

图2.1　已知的主要广谱中和抗体针对HIV-1膜蛋白抗原表位模型

这些结合抗体不具有中和活性。其原因很可能是由于它们不具有广谱中和抗体所具有的亲脂质体活性[30,31]。用转基因技术将人2F5重链和轻链可变区基因敲入到小鼠体内的表达2F5 B细胞被中心和外周免疫耐受机制所限制,进而证实表达2F5类抗体的B细胞确实被免疫耐受清除了。

表2.1 已知的主要广谱中和抗体针对的HIV-1膜蛋白抗原表位及抗体链和轻链基因

抗体名	HIV-1膜蛋白抗原表位	抗体类型	重链 V_H	V_H突变比例/%	轻链 Vκ/Vλ	HCDR3长度(氨基酸数)	多相反应性	参考文献
2F5	gp41 近膜区表位	IgG3	2~5	15.2	k1~13	24	是	[19,20]
4E10	gp41 近膜区表位	IgG3	1~69	15.6	k3~20	20	是	[21,22]
10E8,7H6	gp41 近膜区表位	IgG3	3~5	0.2	λ3~19	22	否	[86]
2G12	多聚甘露糖表位	IgG1	3~21	31.7	k1~5	16	否	[17]
1b12	gp120 CD4 结合位点	IgG1	1~3	13.1	k3~20	20	是	[18]
VRC01,VRC02	gp120 CD4 结合位点	IgG1	1~2	32.1	k3~11	14	否	[36]
VRC03	gp120 CD4 结合位点	IgG1	1~2	30.2	k3~20	16	否	[36]
VRC-PG4,VRC-PG4b	gp120 CD4 结合位点	IgG1	1~2	30	k3~11	16	否	[78]
CH30~CH34	gp120 CD4 结合位点	IgG1	1~2	31.2~31.7	k1~33	15	否	[79]
NIH45~46	gp120 CD4 结合位点	IgG1	1~2	35.7	k3~20	18	是	[81]
HJ16	gp120 CD4 核心结合位	IgG1	3~3	14.6	k4~1	21	否	[80]
CH103~106	gp120 CD4 结合位点	IgG1	4~59	16.7~20.5	λ2~8	15	是	[52]
PG9,PG16	gp120 V1/V2 构象表位	IgG1	3~33	16.7~20.5	λ3~1	30	否	[41]
CH01~CH04	gp120 V1/V2 构象表位	IgG1	3~20	11.5~14.3	k3~20	24	是,CH03	[42]
PGT141~PGT145	gp120 V1/V2 构象表位	IgG1	1~8	12.0~18.0	k2~28	31/32	否	[43]
PGT121~PGT123	gp120 V3 和其他的多糖表位	IgG1	4~59	17~21	λ3~21	24	否	[43]
PGT125~PGT128,PGT130,PGT131	gp120 V3 和其他的多糖表位	IgG1	4~39	15~23	λ2~8	19	否	[43]
PGT135~PGT137	gp120 V3 和其他的多糖表位	IgG1	4~39	18.0	κ3~15	18	否	[43]

近年的研究转向发现新的广谱中和抗体以期获得新的抗原靶点。由于近年来新的

高通量中和抗体分析技术[32~36]和优化的膜蛋白假病毒技术[37]的建立及使用,极大地加速了对 HIV-1 感染者中和抗体活性的评价和研究,从而发现有 10%~25% 的慢性感染者血清具有抗多种 HIV-1 亚型的广谱中和抗体活性,并且发现血清广谱中和抗体活性源于一种或多种单克隆抗体[38~40]。中和活性反应谱的宽度和强度在 HIV-1 感染过程中逐渐增加。有些感染者血清的中和活性反应谱的宽度和强度甚至超过了任何已知的单克隆抗体。HIV-1 感染者能产生出如此强度和广谱的中和抗体进一步激发了人们对研发抗体疫苗的热情[37]。因此主要的目标是了解这些抗体活性针对的是哪些关键靶位、如何利用这些靶点去开发 HIV-1 疫苗。这些问题促进了从这类患者中分离单克隆抗体的愿望,分离单克隆抗体的需要又极大地促进了分离抗体基因和重组抗体技术的发展,进而又促进了对一系列 HIV-1 广谱中和抗体的分离和研究。

一、V1/V2 构象表位

从 2009 年开始,新的人抗体基因高通量克隆技术的应用导致分离出数量空前的抗 HIV-1 广谱中和抗体(表 2.1)。2009 年,一个新的广谱中和抗体的抗原表位通过 PG9 和 PG16 被发现。这两个抗体是一对克隆相关的抗体,它们的中和效力比以前描述的广谱中和抗体更广、更强[41]。这些广谱中和抗体结合位于 gp120 糖蛋白 V1/V2 区的表位(图 2.1),该表位依赖于包括 156 位和 160 位的天冬酰胺甘露糖多肽[41,42]。随后,识别类似 V1/V2 区的另外两组广谱中和抗体也被发现,它们分别是克隆相关的 4 个抗体(CH01~CH04)[42]和克隆相关的另外 5 个抗体(PGT141~PG145)(图 2.1)[43]。这些新的识别四级结构的构象表位的 V1/V2 广谱中和抗体与先前描述的其他广谱中和抗体一样,其重链和轻链可变区基因都具有很高的突变率,抗体重链的核苷酸突变频率范围从 11.5% 到 16%[41~43](表 2.1)。而且这组广谱中和抗体也具有超长的、阴性 HCDR3 序列,富含硫酸化的酪氨酸[41,42,44~47](表 2.1)。通过对 PG16 晶体结构、V1/V2 结构区与 PG9 和 CH04Fabs 共结晶体的结构和功能的分析证明,这些广谱中和抗体的异常的 HCDR3 抗原决定簇对中和活性的宽度和强度具有直接的重要作用[41,45~47]。但是这些广谱中和抗体很少具有多相反应活性[41,42,45]。这些结果说明大部分这类识别 V1/V2 构象表位的广谱中和抗体在它们的成熟过程中可能不会被免疫耐受清除掉。而且,事实上这种特异性的广谱中和抗体在目前的具有广谱中和活性的慢性感染者中是比较常见的[42,48]。这些发现使这种表位成为一个很有吸引力的疫苗靶点。

也是在 2009 年,第一次大规模在泰国进行的 RV144 HIV-1 疫苗Ⅲ期临床试验结果揭晓,疫苗有大约 31% 的短期保护作用[14]。但是该疫苗并没有诱导出高水平的或广谱的中和抗体[49]。这一结果说明那些不能诱导中和抗体的抗原表位在预防 HIV-1 传播方面也可能提供相当的保护作用[15]。对 RV144 临床试验样品的保护性免疫相关分析显示,针对 HIV-1 V1/V2 区的抗体与感染风险呈负相关[15]。这一分析结果提示,非中和性 V1/V2 抗体可能通过 ADCC 或其他未知的机理起到一定的保护作用[15,50]。对临床实验者中分离到的病毒进行基因组序列分析发现,疫苗对与 V2 区 169 位赖氨酸相同的病毒有较好的预防保护作用[51],并且发现从 RV144 接种者体内分离出的其中两个 V2 抗体(CH58 和 CH59)可以介导 ADCC 作用。对 CH58 和 CH59 的晶体结构分析表明,CH58

和 CH59 的结合位点(168～178 位氨基酸)也包含了构成中和抗体 PG9 识别的核心区域,其识别的关键的 169 位赖氨酸可以存在于各种折叠和环的空间构型中[52],而并不像原来所了解的那样局限于 PG9 能够识别的 β 折叠构象中[41]。RV144 疫苗诱导的免疫压力针对的靶点是一个序列和构象都具有多样性的区域。这一区域也是重要的广谱中和抗体的作用靶标区。因此,V1/V2 靶点对于有保护性的非中和抗体(可以发挥依赖抗体的细胞毒活性)和中和抗体都具有重要的意义。

二、碳水化合物表位

作为 4 个第一代主要广谱中和抗体之一的 2G12 识别的是 gp120 表面的高甘露糖簇构成的碳水化合物表位(图 2.1)[53,54]。如此保守的多聚甘露糖表位 $Man_9GlcNAc_2$,是一个很有吸引力的 HIV-1 预防性疫苗候选靶点。曾有各种不同的策略展开针对 2G12 表位的疫苗设计,其中包括合成含有 2～3 个 $Man_9GlcNAc_2$ 表位的合成糖蛋白作为疫苗,并且发现这种合成糖蛋白可以结合单克隆抗体 2G12[55,56]。当将这些合成的糖表位用共价键偶联到具有免疫刺激活性的蛋白质载体用于免疫动物时,尽管可以在豚鼠和猕猴体内诱导出高水平的抗碳水化合物的抗体,但是这些抗体并不能很好地识别重组的 gp160 蛋白,也不能中和 HIV-1 原始分离病毒株。

三、V3 和其他的多糖位点

在 20 世纪 80 年代后期,V3 环被发现是 HIV-1 疫苗的主要中和靶点[57～59]。采用多肽免疫动物得到的,以及从 HIV-1 感染的黑猩猩分离的抗 V3 抗体都是"型特异性的"抗体,不能中和或只能中和很少的 HIV-1 原始分离病毒株[57～62]。这些结果证明由于该区域的变异度太高,不适合作为诱导中和抗体的疫苗靶点。从另一方面讲,V3 环含有保守的成分,这就是为什么尽管其序列多变,病毒仍可以通过该环结合到 CCR5 共受体上。尽管有证据表明 V3 的保守性,但是抗 V3 环抗体对不同亚型原代 HIV-1 病毒的广谱中和的重要性以及利用 V3 环作免疫原诱导广谱中和抗体仍有争议。研究发现许多原始 HIV-1 病毒株的 V3 环上的中和表位都被遮蔽或隐匿起来,是由于多糖的遮盖或 V1/V2 环的占位,或其他的不明原因[63]。相反,有研究证明针对 V3 环的单克隆抗体或多克隆血清无论是对同一亚型的病毒株或不同亚型之间的病毒株都具有相当水平的交叉中和活性[64～68]。如果以 IC_{50} 值(50% 有效中活值)来评估单个抗体的中和广谱宽度,某些抗 V3 单克隆抗体甚至和其他单广谱克隆中和抗体都没有什么大的不同,如在相同的检测条件下,使用相同的指标,有的 V3 单克隆抗体可以中和 98 株假病毒,其 IC_{50} 值为 28%～42%[68],相比之下,b12 和 2G12 分别也只能中和 162 株 HIV-1 假病毒中的 35% 和 32%[41]。考虑到 V3 环位于 gp120 上,参与结合趋化因子受体的相互作用[69],并且对病毒使用 CCR5 抑或 CXCR4 受体的嗜性起决定性作用[70]。尽管其序列多变,V3 环的结构必定具有保守性。尽管共表位可能被隐匿起来,但它一定至少能够暂时地暴露出来使病毒识别趋化因子受体。这些特征很可能解释了许多抗 V3 抗体可以识别和中和多种 HIV-1

病毒株。最近,V3 多项晶体结构的研究也进一步证实 V3 是一个结构性保守的结构区[70~72],这就可以解释为什么抗 V3 环的抗体可以耐受其识别表位的氨基酸序列的变化,可以与多种 V3 多肽和膜蛋白反应,并且可以跨亚型交叉中和原代病毒和假病毒[65,67,73,74]。

最近发现了一组新的广谱中和抗体,这组抗体识别 gp120 糖蛋白上多聚糖相关的 C3/V3 区(PGT121 ~ PGT123 和 PGT135 ~ PCT137),或识别 gp120 蛋白的碳水化合物依赖的 V3 表位,并且可以与 2G12 竞争结合 gp120(PGT125 ~ PGT128,PGT130 ~ PGT131)(表 2. 1 和图 2. 1)[43]。许多这类抗体结合双糖和多糖附着的特定的蛋白质位置。与 V1/V2 或 CD4 结合位点广谱中和抗体相比,这组抗体更具多样性,识别多种碳水化合物依赖的表位。PGT130 和 PGT131 对 gp120 V3 和 C4 区的变异敏感,GT125-PGT128 则对 V3 环上的多个位点的变异敏感[43]。PGT121-PGT123 和 PGT135-PGT137 对 V3 环 332 (N332)位的天冬酰胺敏感,该位置对广谱中和抗体 2G12 的识别至关重要[75]。尽管这组广谱中和抗体对某些上述位点的变异敏感,但是这些抗体是到目前为止所发现的最强、最为广谱的中和抗体。相信对这些抗体及其与 HIV-1 膜蛋白结合的特征的深入了解将有助于人们设计更好的免疫原在人体内诱导出这种抗体。然而,与先前描述的其他广谱中和抗体一样,其重链和轻链可变区基因也都具有很高的突变率,抗体重链的核苷酸突变频率范围从 17% 到 23% [41~43](表 2. 1)。从保守的角度来讲,这些广谱的中和抗体的识别表位是高甘露糖类多聚糖,这和人体宿主的多聚糖一样,因而其免疫原性会很低,从而预示这些抗体不容易被诱导出,同时也可能受免疫耐受机制的调节。

四、CD4 结合位点

膜蛋白 gp120 与 CD4 的结合在 HIV-1 病毒颗粒进入 $CD4^+$T 细胞过程中起着至关重要的作用,因而它也必然成为疫苗设计的重要靶点。直到最近,只分离到一种针对 CD4 结合位点的广谱中和抗体 b12,该抗体能够中和多种亚型的原代 HIV-1 病毒株。b12 在 1994 年被发现[18],在 2007 年通过晶体结构分析确认其结合 gp120 的核心部位(图 2. 1)[76]。新近发现的 CD4 结合位点广谱中和抗体包括识别 CD4-gp102 结合区的抗体[如 VRC01 ~ VRC03[36,77]、PGV04(也被称为 VRC-PG04)[78]、CH30 ~ CH34[79]],也包括识别 HAAD 核心序列的抗体和识别 CD4 结合位点周边表位的抗体(如 HJ16)(图 2. 1 和表 2. 1)[80,81]。尽管这些新的广谱中和抗体和 b12 都针对类似的 CD4 结合位点的表位,但是近年来分离到的这些新的抗体的中和谱更广,中和能力更强。而后分离到的类似 VRC01 的 CD4 结合位点的 2 株单克隆广谱中和抗体 NIH45 和 NIH46(表 2. 1)甚至比 VRC01 中和谱更广,中和能力更强[81]。对 PGV04、VRC01、VRC03 Fab 与 gp120 核心蛋白共结晶体结构的分析发现,虽然重链氨基酸序列只有 50% 的相似性,变异各有不同,但这些 CD4 结合位点广谱中和抗体都形成类似的空间构象,表位识别上却又十分近似[79]。这类抗体识别的表位结合区的氨基酸虽然不同,但是不同的变异氨基酸都有相近的化学特征,这说明表位识别可能是抗体亲和力成熟过程中的驱动力[79]。

对 CD4 结合位点抗体基因族以及通过深度测序得到的大量相关重链序列的分析发现,与识别四级结构的 V1/V2 构型表位广谱中和抗体不同,最近发现的 CD4 结合位点的特异广谱中和抗体都起源于有限的抗体重链(V_H)基因家族。尽管这些针对 CD4 结合位点的单克隆广谱中和抗体是从不同的个体中分离出来的,但是它们中多数(并非全部)使用 $V_H1 \sim 2$ 或 $V_H1 \sim 46$(表 2.1)[36,78,79,81]。另外,每个 CD4 结合位点 广谱中和抗体都有超乎寻常高的重链和轻链基因突变率(在核苷酸水平上,V_H基因突变率为 30%~32%,V_L基因突变率为 17%~20%)(表 2.1),而且这样高水平的突变也是这些抗体发挥中和功能所必需的[36,79,81]。如此高的重链和轻链突变率是如何达到的目前尚不得而知,即便是人们不断地受到流感病毒的重复感染和重复接种流感疫苗,人群产生的抗流感抗体仅有约 6% 的 V_H 突变率[38,82],而 HIV-1 疫苗接种诱导产生的抗体仅有约 3% 的突变率[83]。所以,考虑到 HIV-1 广谱中和抗体重链和轻链被诱导至如此高的突变率需要抗原长时间的慢性刺激,要想用疫苗诱导出这样高突变率的 CD4 结合位点特异的广谱中和抗体将是非常不容易的。最近一个新的 CD4 结合位点广谱中和抗体克隆谱系(CH103)从非洲 HIV-1 感染者中被鉴定分离出来,这些抗体和上述的 VRC-1 类 CD4 结合位点抗体相似但又不同。以其中一株成熟抗体为代表的 CH103 可以中和约 55% 的 HIV-1 毒株,其与 gp120 共结晶结构揭示该抗体识别一种新的基于环状的 CD4 结合位点(图 2.1)。通过 从该 HIV-1 感染者不同时期的血液中得到许多属于 CH103 克隆谱系的抗体重链基因和大量相关病毒基因序列分析表明,病毒的变异和抗体的成熟相互促进演化。从免疫学的基础理论上讲,要诱导产生广谱中和抗体,疫苗必须要能够被能产生广谱中和抗体的始祖 B 细胞所识别而结合,从而刺激该 B 细胞进一步分化成熟。然而,迄今为止所发现的所有广谱单克隆抗体,仅有有限的几个 HIV-1 膜蛋白能与它们的始祖抗体相结合,未能找到一个同源的膜蛋白与它们的始祖抗体相结合。也就是说,在过去的疫苗研发中,虽然人们用广谱中和抗体鉴别和选择了能与之结合的免疫原,但很可能由于这些免疫原的中和位点都不能被原始 B 细胞表面的始祖抗体所识别,因而未能诱导出所期望的中和抗体。令人鼓舞的是,CH103 克隆谱系的未突变始祖抗体可以很好地结合从同一患者中分离到的 HIV-1 传播原始株(T/F)的膜糖蛋白,这个克隆谱系中各个抗体成员的中和谱的广度随着病毒的演变及感染时间的推移而逐渐增宽、增强。此外,能被 CH103 始祖抗体及中间抗体所识别的包括 CH505 传播原始株在内的一系列膜蛋白的发现,有可能为诱导这类 CD4 结合位点抗体提供最佳的疫苗免疫原(图 2.1)。这项研究系统地演示了一个 HIV-1 传播原始株膜蛋白是如何刺激始祖 B 细胞,从最初产生的型特异性中和抗体,经过传播原始株膜蛋白及随后变异出的新的膜蛋白的相互作用,演化为成熟广谱中和抗体的过程[52]。这项研究对未来免疫原的筛选、免疫计划的设计将可能产生重要的影响。

五、近膜区(MPER)表位

2F5 是识别 HIV-1 膜蛋白 gp41 片段上近膜区(membrane-proximal external region, MPER)[21,22]的第一个被发现的广谱中和抗体,它结合近膜区中的 ELDKWA 序列。4E10 抗体结合近膜区与 2F5 结合位点相邻近的 NWFDIT 序列。这两种抗体都有很强的多相交叉反应性,2F5 与阴离子脂质体和色氨酸信号转导通路的犬尿氨酸酶(KYNU)交叉反应;4E10 和脂质体以及剪切因子 3b 亚单位(SF3B3)交叉反应[24,84]。这些单克隆抗体的自身反应性以及本身的稀少性使人们认为这类广谱中和抗体可能源于自身免疫,受免疫耐受机制的调控。为了证明这一假设,人们将 2F5 和 4E10 抗体重链和轻链基因敲入小鼠(KI 鼠)。研究发现,2F5 和 4E10 抗体基因敲入小鼠后,>95% 以上的未成熟的前体 B 细胞(pre B cell)在骨髓中就被清除掉了,余下的 5% 的表达 2F5 基因或 4E10 基因的 B 细胞被释放到外周血中,但其基因也已被修饰进而使这些细胞都处于无功能状态[85]。这些结果表明这类抗体既受中央免疫调控,也受外周免疫调控。

最近新发现了一个含成员 10E8 和 7H6 的针对 gp41 近膜区的广谱中和抗体克隆谱系(表 2.1)[86]。该谱系抗体结合的表位位于 2F5 和 4E10 识别的近膜区针对表位中间,可以中和大约 98% 的受测病毒。分析 78 份健康 HIV-1 感染者的血清发现 27% 含有近膜区特异的抗体,8% 含有类似 10E8 抗体活性[86]。与其他近膜区中和抗体相比,10E8 不结合磷酸酯,没有自身反应性,结合细胞表面的膜蛋白;但是这两种抗体也有相当高的重链基因突变率(约 22%)[86]。10E8 和近膜区共结晶研究发现,10E8 的结合位点紧邻跨膜区,是由高度保守的 gp41 近膜区的疏水残基和一个关键的精氨酸及赖氨酸组成的一个狭长区域。对 HIV-1 变异体的分析确认了这些残基对中和作用的重要性。高度保守的近膜区可能是一个诱导产生非自身反应中和抗体的靶点。

第三节 HIV-1 抗体疫苗的种类

以诱导广谱中和抗体为目标的 HIV 疫苗的免疫原通常以可溶性重组蛋白为主,DNA 或活病毒为载体(如腺病毒、痘苗病毒及其他病毒),以初次或加强免疫的形式进行免疫接种。无论是采用重组可溶性蛋白还是其他表达形式,膜蛋白本身必须具有保守的中和抗原决定簇的抗原性。

一、可溶性重组膜蛋白

(一) 可溶的膜蛋白 gp140 和 gp120

多种形式的、源自不同 HIV-1 亚型及不同毒株的膜蛋白 gp140 和 gp120 可溶性蛋白已用作疫苗免疫原用于动物试验。重组 gp120 较 gp140 容易生产,已被多次用于临床试验[11,12,14],但重组 gp140 膜蛋白作为免疫原优于 gp120 的地方在于[87~89]它含有近膜区中和作用表位[86]和更多的相对保守的 T 细胞表位[90]。但由于生产上的难度,迄今为止仍没有规模性地采用重组可溶性 gp140 用于临床试验。

(二) 三聚体 gp140

由于 HIV-1 病毒颗粒表面膜蛋白为三聚体,而且多年来的各种尝试都未能诱导出有效的中和抗体,这种情况下,人们自然会联想到也许这种失败是由于细胞生产的重组 gp140 或 gp120 蛋白没能反映出 HIV-1 病毒颗粒表面膜蛋白的自然构型。因此,人们也积极努力地想研发生产可溶的、不含膜铆定区的三聚体膜蛋白作为疫苗。有报道称得到了所谓的"货真价实"的三聚体 gp140,而且确实诱导出了与 gp120 相比较强的结合与中和抗体,但其诱导出的抗体的中和能力和中和谱仍然非常有限[87~89,91]。不言而喻,大规模生产三聚体膜蛋白作为疫苗将是十分困难而昂贵的，在概念上的三聚体 gp140 膜蛋白的疫苗是否真的优于其他亚单位免疫原的理论尚未确立。

研究发现，HIV-1 感染后最早出现的抗体大约在病毒血症后的 13 天才能发现[92]，这些抗体只针对 gp41，没有中和活性，并且其中许多 gp41 抗体的重链和轻链基因突变率几乎接近于受到过反复自染流感病毒感染或疫苗接种诱导产生的流感抗体，而高于受到过多次 HIV-1 疫苗接种产生的 HIV-1 膜蛋白抗体[93]。因此认为这些重链和轻链基因突变率高的 gp41 抗体可能来源于已存在的对膜蛋白有交叉反应的记忆 B 细胞，而且这些由急性 HIV-1 感染诱导产生的非中和 gp41 抗体造成了宿主的抗体反应转移成无效反应。过去，用于临床试验的几乎所有的重组 HIV-1 膜蛋白都不是经过理性优化选出的免疫原，基本上都是基于当时的可利用性和随机性而采用的。近年来发现大量的广谱中和抗体，随之带来的对其始祖 B 细胞受体或始祖抗体的研究将会对膜蛋白的筛选及优化产生巨大的影响和促进。到现在为止，只有在一种由 HVTN 和 US VRC/NIH 进行的Ⅲ期临床试验中以 DNA 和腺病毒为载体的疫苗采用了 gp140 用于进行人体试验。从该疫苗分离出来的克隆抗体分析表明，该疫苗诱导出的抗膜蛋白的抗体也以针对 gp41 为主导。究竟疫苗诱导出的以抗 gp41 为主导的抗体反应有没有保护反应还有待观察。此外，从有关生物药品管理部门的管理层面上的要求而言，作为临床应用的重组可溶性 HIV-1 gp120 膜蛋白，需要生产具有均一性的单体蛋白，无论是实验室常用的各类 293 或 GMP 生产用的 CHO 细胞生产的完整 gp120 往往都混合有单聚体、双聚体或多聚体，用于疫苗时，都需要进一步纯化以获得单聚体。研究发现，去掉成熟 gp120 N 端约 11 个氨基酸对 gp120 主要抗原决定簇并没有影响，但这种设计却对大多数不同来源的 gp120 来讲都可极大地提高单聚体与双聚体或多聚体的比例，从而可大幅度地改善和提升规模性生产纯化 gp120 膜蛋白的效率[94]。

（三）缺失可变区的膜蛋白

由于可变区只诱导产生型特异性中和抗体但不能诱导广谱中和抗体，去掉可变区以期能使宿主免疫反应更聚焦于其他可能更为有效的抗原决定簇。因此有些研究者已经探索了缺失可变区环的膜蛋白作为免疫原性，包括可溶性蛋白、细胞相连的或类病毒颗粒相连的蛋白质[95~97]。尽管这些经过改造的免疫原诱导的抗体反应良莠不齐[95,98]，但总体上中和反应依旧是窄而弱的。这些结果表明除可变区外的其他非中和抗原决定簇在诱导宿主抗体反应方面仍起主导作用。良莠不齐的抗体反应可能转变为针对于残存的可变区，以及其他一些不是很重要的表位[95,98]。但有鉴于无论是自然感染抑或疫苗免疫诱导产生的抗体，对 HIV-1 膜蛋白都是以非保护性的抗体反应为主，以减少非必需抗原表位、保留保守的中和抗体靶点的亚单位疫苗仍是一个值得努力的方向。

（四）改造膜蛋白的碳水化合物

如前所述，碳水化合物在膜蛋白诱导宿主的免疫反应中起很重要的作用。其作用方式以形成三聚体的四级构象遮蔽的核心结构域限制与 B 细胞的接触或抗体的接近[99,100]，使病毒向逃逸宿主抗体反应方向进化[100,101]。由于碳水化合物本身免疫原性差，因此使相当部分的 gp120 失去免疫原性[102]。许多报道证实，去除特定的碳水化合物可以增加膜蛋白对中和抗体的敏感度。作为免疫原，这些经过改造了的膜蛋白所诱导的也是参差不齐的抗体反应[95,98,103~105]，但这些抗体都不具广谱中和活性[106]。与以上相反的做法是将碳水化合物加到膜蛋白上使其过度糖基化某些免疫结构域，由于多糖的免疫性很低，可用于掩盖不重要的抗原区，如 V3 环，使其失去免疫原性，从而降低不具中和作用的免疫反应，且能突出潜在的重要中和抗体靶点如 CD4 结合位点[107]。鉴于近年新发现的诸多强有力的中和抗体都与糖蛋白有关，除非是基于对特定靶点的抗原设计（如近膜区），采用去除糖基化的膜蛋白作为免疫原的意义不大。

（五）基于晶体结构改造的膜蛋白免疫原

CD4 结合位点是 HIV 膜蛋白上的一个高度保守区，是 HIV-1 疫苗研制的一个重要的中和靶点。最初尝试过使用 CD4-gp120 复合物进行免疫[108]，但人们担心其诱导的抗体会主要针对 CD4 而非针对 gp120[109]，或者是这种复合免疫根本就很难暴露 CD4 结合位点，因此抗体根本无法接触到膜蛋白三聚体上的 CD4 结合表位[110,111]。在灵长类动物 SHIV 攻毒保护实验中，gp120-CD4 复合物作为免疫原接种后可降低攻毒后的病毒水平[112]。目前采用 gp120-CD4 复合物作为疫苗进行的临床Ⅰ期试验正在筹备中。由于对 HIV-1 膜蛋白结构和功能的深入了解以及其 CD4 结合位点的良好可塑性，另一种以结构为基础的尝试是重塑表面结构和糖基屏蔽。以晶体结构为基础设计的这类抗原保留了 CD4 结合位点中和表面的抗原性结构，其他不重要的序列用 SIV 的类似序列或无关序列取代，从而除掉了其他的 HIV-1 抗原区[36]。这种设计的膜蛋白拥有稳定的 gp120 核心区，但缺失了 V1~V3 区以及 C 端的部分氨基酸序列，保留了关键的 CD4 结合表面。其中最具有代表性的、最成功的一类蛋白质称为 RSC3。RSC3 与广谱中和抗体 b12 和 2G12 有很强的反应性，并被成功地用于流式细胞仪分选 RSC3 抗原特异性记忆 B 细胞，寻找到了一系列新的以 VRC01 为代表的 CD4 结合位点广谱中和抗体[36]。然而，实验证明 RSC 蛋白也不能与 CD4 结合位点广谱中和抗体的始祖抗体结合，而且到目前为止尚没有将这种优越的抗原特异性转化为免疫原性在动物或人体中诱导产生出中和抗体的报道。

二、减毒活疫苗

对许多病毒性疾病来讲，减毒活疫苗能像自然感染一样诱导产生常常是终身的体液和细胞免疫而又不引起疾病的产生。这类疫苗一般只需要一两次免疫，目前大多数的抗病毒疫苗是基于这种理念设计的。尽管 HIV-1 疫苗研究早期的 HIV-1 减毒活疫苗在灵长类动物的试验证明有较好的保护作用[113]，但 HIV-1 作为一种逆转录病毒，基因易于重组和变异，而且可整合到宿主基因中。因此，减毒株有潜在可能回复突变成原始毒株的危险，其安全性令人担忧[114,115]。这类疫苗在可以预见的将来是不可能用于人的。

三、灭活疫苗

灭活疫苗也是主要的一类抗病毒疫苗，已成功地用于多种病毒预防。人们在 HIV-1

疫苗研究的早期从事过灭活疫苗的研究。HIV-1 病毒灭活疫苗在猩猩免疫保护试验中有一定程度的保护性,但没有黏膜保护反应。保护活性只局限于保护免疫原同源的病毒株[116]。早期有限的临床试验结果也十分令人失望[117]。由于 HIV-1 病毒的多异性及多变性,人们已很少花精力进行这类疫苗的研发。

四、载体疫苗

载体疫苗是将外源性基因插入非致病性病毒、减毒活疫苗病毒或非致病性细菌而构建的重组疫苗。重组病毒载体可以将外源性蛋白以共表达的方式呈现于受感染的宿主免疫系统而诱导产生体液和细胞免疫反应。用于 HIV-1 疫苗的载体包括:各种不同的腺病毒[118]、痘苗病毒[119]、腺相关病毒,近年来开始探索的黄热病减毒活疫苗病毒[120]和许多其他的减毒或非致病性病毒,以及以结核菌疫苗株(BCG)和乳酸杆菌为代表的非致病性细菌。以腺病毒 5 型为载体在非人灵长类动物中表现出非常突出的免疫原性,诱导产生特异的保护性细胞免疫。但在人体试验中,由于人群中普遍存在抗腺病毒 5 型的抗体,近年来揭晓的用腺病毒 5 型作载体的临床Ⅱ期试验,不但在人体试验中没能提供保护,在有抗腺病毒 5 型抗体的受免疫人群中反而有更易于感染 HIV-1 的可能性[13]。这个意外的结果不得不使该临床Ⅲ期试验中途停止。因为非人灵长类腺病毒在人群中没有抗体,人们转而寻求其他的非人灵长类腺病毒作为载体,如猩猩腺病毒 26 型,并且证明这些腺病毒也能诱导具有与腺病毒 5 型相当的良好的细胞免疫。但该载体用于抗体疫苗的尝试还在初始阶段。

HIV-1 抗体疫苗成功的载体疫苗莫过于用于泰国的 RV144 临床试验的以痘苗病毒为载体的疫苗。泰国的 RV144 疫苗用痘苗病毒(ALVAC/pox)表达 HIV-1 AE 亚型病毒 92Th023 作为初次免疫。双价可溶性重组蛋白用 AE 亚型与 92Th023 序列相近的 A244 和 B 亚型的 MN gp120 作为加强免疫[14]。RV144 临床试验的初步成功无疑对使用痘苗类载体的信心有所提升,然而重组病毒载体以及其他载体本身并不能对诱导广谱中和抗体有直接的贡献。重要的仍是 HIV-1 膜蛋白本身的选择和靶点的优化。但重组载体与可溶性重组蛋白及 DNA 疫苗的联合应用对免疫反应的强度和持续的时间、免疫反应的系统性及局部黏膜抗体反应都可能会产生重要的影响。

中国的天花疫苗天坛株疫苗曾在消灭天花流行中发挥过极为重要的作用,最近用经过进一步减毒的天坛疫苗株作为载体表达 HIV-1 gag、nef 和 pol 免疫灵长类动物得到了很好的保护活病毒攻击的结果[121]。相信天坛株疫苗病毒作为 HIV 抗体疫苗载体的研究值得探索。

五、DNA 疫苗(核苷酸疫苗)

通过二十多年的努力[122,123],目前仍没有一个成为商业产品的 DNA 疫苗。DNA 疫苗通常是经过优化的质粒表达 HIV-1 膜蛋白以及其他结构基因,经过免疫接种后,基因在体内表达进而引导宿主产生细胞和体液反应。DNA 疫苗在小鼠的免疫原性方面的表现远远优于大动物或人,近年来在 DNA 接种方式的改进和优化、非人灵长类和人体接种 DNA 疫苗后的免疫反应方面也有明显改进[124,125]。许多 HIV-1 DNA 疫苗或单独使用,或与其他疫苗联合应用于小动物和非人灵长类动物甚至用于临床试验[121]。迄今为止，大多数此类试验主要致力于诱导 T 细胞免疫反应。作为 HIV-1 抗体疫苗单独应用诱导抗体反应将是十分有限的，但作为初次免疫及加强免疫接种的疫苗的组成部分将会有一定价值。DNA 疫苗便于生产，采用多价疫苗时，无疑将比生产多种重组可溶性蛋白和重组载体疫苗要容易得多。像其他载体疫苗一样，DNA 疫苗的成功与否将主要取决于所表达的 HIV-1 抗原的选择和设计，而不在于 DNA 载体本身。

六、多 肽 疫 苗

多肽疫苗及糖基化合成多肽疫苗是另外一类包含特定抗原靶点的合成多肽亚单位疫苗。这类疫苗的抗原靶点往往局限于线性抗原位点，优点在于可以诱导宿主免疫反应聚焦于特定的靶点，从而避免了无关紧要的反应；缺点是多肽疫苗很难具有构象抗原位点，其免疫原性相对较弱。在 HIV-1 疫苗的研究中，针对 HIV-1 膜蛋白的合成膜蛋白 V3 多肽在豚鼠及非人灵长类动物中均表现良好的免疫性，诱导出的毒株特异性结合及中和抗体[62,126]。随着近年来在糖基化多肽合成方面的进步，尤其是在合成比较复杂的多糖方面的进步以及对靶点的进一步了解，合成出能为这类抗体及其始祖抗体所识别的糖基化多肽的研究正在进行当中，相信是可以实现的，然后去解决如何提高其免疫原性并且如何采用这类糖基化的多肽疫苗在体内诱导出广谱中和抗体的问题。

第四节　设计诱导广谱中和抗体疫苗的其他考虑

开发可以诱导广谱中和抗体的膜蛋白疫苗，既有定性又有定量的问题需要解决。抗体识别表位在疫苗中必须稳定，需要能够提呈给免疫系统足够的量。尽管至今还没有设计出任何一种成功的免疫原，但是该领域的发展是很迅速的。这个进程可能会随着动物试验的结果和人体临床试验的评估不断反复与完善。另外，还有一些本文中未提到的其他膜蛋白免疫原设计中的问题在疫苗开发中也起到至关重要的作用。免疫原的递送方式是非常重要的，现在已经建立起了好几种递送平台，包括前文中提到和未提到过的可复制型和非复制型载体，以 DNA、RNA 和重组纯化膜蛋白的形式递送。有报道称，使用多价单体 gp120 基因 DNA 疫苗初免，单体重组膜蛋白质加强，在Ⅰ期临床试验中可以提高中和的宽度和强度，免疫原的递送方式可能显著地影响抗体反应的质量[127]。如前所述，由于迄今所分离的广谱中和抗体都源于慢性 HIV-1 感染患者血清，广谱中和活性都只在感染 2～3 年后才出现，而大多数的抗病毒抗体反应都在感染后短期内出现，因此 HIV-1 疫苗免疫的程序和次数可能都将不同于其他疫苗。另外，对于 HIV-1 抗体疫苗来讲，还要考虑使用哪种佐剂[95]、哪种免疫方案可以使 B 细胞反应集中于免疫原[127～129]，还有免疫后 B 细胞反应可以持续多长时间。开发一种可以预防或控制 HIV-1 感染的疫苗仍然是医学领域中最大的挑战。尽管本文中着重于如何诱导出有效的抗体，T 细胞本身对抗体产生的质和量都是至关重要的。还没有证据证明免疫原诱导的中和抗体足够广谱和足够强，能够防止变异度如此之大的 HIV-1 的感染。然而，我们通过对所遇的困难不断加深了解，可进而建立相应的策略和假说去克服和解决。

第五节 选择和优化 HIV 疫苗免疫原所面临的主要挑战及新策略

研发 HIV 疫苗免疫原还面临很大的挑战,这些挑战既有 HIV-1 本身的原因,也有来自宿主的原因。

一、HIV-1 病毒的多变性

众所周知,HIV-1 具有不同寻常的遗传多样性,中和抗体相对难以接近到膜蛋白的保守表位,膜糖蛋白也不稳定。和其他的病毒不一样,HIV-1 超凡的遗传多样性是由于其逆转录酶的高出错率和病毒对变异的高耐受性导致的,这使其可以逃逸免疫监控并能持续感染。在免疫压力下促使病毒演变,大量的遗传及其抗原多样性变异株导致了 HIV-1 的流行[130,131]。虽然膜糖蛋白 gp120 和 gp41 都具有特有的中和抗体结合靶点,但是它们都部分地被 *N*-连接糖链覆盖或被其他的空间构象所遮掩,限制了靶点的暴露和中和抗体接近有效表位[132~135]。然而,大约 80% 的 HIV-1 性传播感染者是通过仅仅一个传播病毒(T/F virus)实现感染的[16]。针对传播病毒的中和抗体在感染后 3 个月才出现,并且这些中和抗体都是株特异性的[92,93]。针对传播病毒的抗体又驱使病毒逃逸,变异成耐受自身血清中和抗体的病毒株[92,93]。抗体—病毒间的竞赛导致约 80% 的患者体内的病毒只产生有限的中和反应活性;由于 HIV-1 如此巨大的多变性,采取像针对 3 型 Polio(脊髓灰质炎)这类的多价疫苗策略未必有效。但正如上述提到过的,约 20% 的患者体内,传播病毒及其随后的变异株诱导出了具有相当强度和广度的中和活性,并且从这类患者中分离到的单克隆抗体具有很强和很广的中和活性(广谱中和抗体)。这些事实证明对病毒的多变性是有可能克服的[38~40,136,137]。

二、人体针对 HIV-1 感染和疫苗接重后的 B 细胞反应

在 HIV-1 急性感染期,最早出现的 HIV-1 抗体几乎完全针对 gp41 糖蛋白上的非中和表位,但没有中和活性,表明这类急性期的 gp41 抗体没有参与 HIV-1 逃逸突变的筛选[92,93,138]。在感染后 12~16 周,才第一次出现参与 HIV-1 逃逸突变筛选并具有中和活性的抗体,这些抗体针对 gp120 膜糖蛋白,其中和谱也很窄[135,139]。HIV-1 膜糖蛋白的多变性使病毒可以高效地逃逸免疫控制,从而可以快速地使株特异性中和抗体失效[140]。可以中和大部分病毒亚型和流行重组株的广谱中和抗体在极少的感染者体内自然产生。但是,这往往需要在感染几年以后才能出现[136]。大约 20% 的慢性 HIV-1 感染者可以产生中和多种 HIV-1 病毒株的抗体,只有 2%~4% 的感染者的血清抗体可以中和大部分检测病毒株[38~40,136,137]。当它们产生时,广谱中和抗体已经不能控制病毒血症[136]。这是因为广谱中和抗体的产生要远远晚于病毒的整合,因而对疾病的进展未能造成什么影响。然而,广谱中和抗体可以参与病毒逃逸突变的筛选,说明如果广谱中和抗体存在早于 HIV-1 病毒暴露,它们是可以抑制 HIV-1 传播的[141]。用非人

灵长类动物进行的保护试验中，使用预计免疫接种能诱导出的抗体浓度，广谱中和抗体可以阻断 SHIV 感染，从而证明了上述假设[142~144]。所以，对于一个有效的 HIV-1 预防疫苗，其必须能够诱导出广谱中和抗体以应对不同的 HIV-1 毒株，诱导出的广谱中和抗体要存在于黏膜表面以应对性传播过程中 HIV-1 的暴露。理论上，黏膜表面广谱中和抗体应该在预防 HIV-1 传播中起到很重要的作用。在泰国的 RV144 临床试验结果公布后，有相当多的关于下一步 HIV-1 疫苗开发的讨论。当然，首先要确定 RV144 临床试验样品能否提供诱导保护免疫反应的线索，因为 RV144 受试人群是黏膜传播的高危人群，但遗憾的是，样品中并不包括黏膜样品。为了弥补这一缺欠，目前正在筹备新的研究致力于收集受试者的黏膜样品。

三、不能诱导广谱中和抗体的机理

尽管鉴定和了解新的中和表位非常重要，但是仅仅有这些信息还不能够设计出更好的疫苗，还需要了解免疫原和 B 细胞之间的相互作用关系，以及免疫原在中和抗体亲和力成熟过程中的作用。迄今为止分离到的绝大多数广谱中和抗体都有着不同寻常的特征(表 2.1)。因此，令人担忧的是，大多数这类广谱中和抗体是通过非同一般的 B 细胞诱导途径所产生的[145]。

如前所述，许多广谱中和抗体都与糖基靶位有关，然而这些糖基基本源于宿主本身，因此其免疫原性会很弱，甚至完全没有免疫原性，要诱导这类抗体将涉及如何打破免疫耐受的问题。许多广谱中和抗体拥有超长的 HCDR3 区，与非 HIV-1 抗原之间有多重交叉反应。研究证明至少这类广谱中和抗体中的一部分是受免疫耐受机制限制的[24,145]。以 2F5 和 4E10 为例，几项研究发现 2F5[146] 和 4E10 的中和活性与其结合脂质体的能力有关[146~148]。一旦人工突变 HCDR3 区导致 2F5 和 4E10 丧失了对脂质体的识别，虽仍能结合 gp41，但丧失了中和活性。Verkoczy 等[149]培育了 2F5 抗体重链可变区(V_H)重组小鼠。实验表明，在 2F5 V_H 基因敲入鼠体内，2F5 V_H 的自身反应足以引起克隆清除和其他外周性免疫耐受。所以，对于某些广谱中和抗体，探索外周耐受机制对疫苗设计有一定的指导意义。新的广谱中和抗体(图 2.1)，几乎无一例外都具有高度的重链和轻链的基因突变率。超过 10% 的高基因突变率在普通的成熟抗体中是极为少见的。基因突变不仅局限于 CDR3，即通常的受体互补区，也发生于抗体的其他部位。要想使用疫苗诱导出如此高的基因突变率将是十分困难的[41]。

四、以 B 细胞血亲族抗体作模板设计疫苗的

近年来分离到的多数广谱中和抗体都呈现为克隆相关抗体(表 2.1)[36,41,42,150]，研究这些抗体所得到的答案，为利用“B 细胞血亲族抗体作模板设计免疫原”的新策略[27,151,152]构建新的疫苗提供了一些非常有用的线索。在理论上可以高亲和力地结合始祖 B 细胞受体的免疫原可能是作为疫苗的免疫原的最佳选择[153,154]。据此创立了 B 细胞血亲族抗体作模板设计理论[27,151,152]。基于这种设想，首先是分离到含有多个成员的广谱中和抗体血亲家族，根据获得的克隆相关广谱中和抗体成员核苷酸序列，联合应用

概率判断出共同未突变始祖抗体(UCA)和中间抗体(IA)的核苷酸序列[151,152];甚至可以进一步通过深度测序获得更多的同系族的抗体基因序列,从而能更确信地推断出其共同始祖抗体。利用这些UCA和IA抗体可以筛选具有高亲和力的HIV-1膜蛋白;筛选出的一系列膜蛋白可以作为一套多价免疫原进行初免及加强接种,以诱导产生针对膜蛋白的广谱中和抗体[151,152]。因此,通过研究广谱中和抗体的克隆血系和利用B细胞血亲族抗体做模板设计或筛选免疫原,在理论上可以提供广谱中和抗体诱导产生成熟的途径,为我们开发HIV-1疫苗提供了一个蓝图[27,151,152,155]。

HIV-1抗体是如何发展成强有力的、具有广谱中和活性宽度和效力仍然是疫苗研发中的核心问题。如前所述,近年来发现的几乎所有广谱中和抗体都有共同的特征,即重链与轻链变异区的高突变率,而且这些突变对维持抗体的亲和力、中和活性是必不可少的(表2.1)[36,41~43,86]。所有的这些观察带来相同的问题,就是这种抗体反应最初是如何建立起来的?其中一种可能性就是传播(T/F)毒株刺激始祖细胞演化而成。阐明HIV-1感染者体内导致广谱中和抗体的B细胞发育和成熟的途径具有非常重要的意义,这有助于建立疫苗去重复这一过程。这个研究的最好的例子就是对新近用RSC3抗原特异性流式分离B细胞得到的多个成熟广谱中和抗体组成的克隆血亲族(clonal lineage)(CH103、CH104、CH105和CH106)的研究[156]。在分离到这些抗体后,通过对其基因分析,再通过454深度测序从该患者的不同时期的系列样品中得到与克隆相关的抗体重链和轻链可变区序列,从而可以建立起该抗体克隆血亲族。由此可以用概率推测出抗体克隆血亲族共同的始祖抗体和中间抗体。以CH103为代表的该族抗体,可以中和179株受检病毒中55%的HIV-1分离毒株。通过对CH103抗体结晶体和抗体-膜蛋白共结晶体结构分析确定其结合位点是CD4结合位点表位,与VRC01识别的表位有轻微的差别,并且该血亲族推测出的始祖抗体可以高亲和力地结合从同一患者分离到的传播病毒株(T/F)膜蛋白(CH505)。研究发现CH103抗体血亲族抗体起源于针对CD4结合位点的株特异性抗体,在其与HIV-1的变异相互作用下,一方面其中和活性促使HIV-1传播病毒株进一步变异;另一方面,HIV-1传播病毒株的不断变异又驱使该血亲族抗体基因突变,从而导致其中和宽度和强度不断增大,并揭示病毒是如何逃逸CD4结合位点附近的CH103抗体压力的,同时设想如何采用对始祖抗体和中间抗体有高亲和力的、从该患者的不同时期的系列样品中分离到的病毒株的膜蛋白去诱导产生这种CD4结合位点的广谱中和抗体的特异的技术途径。这一结果显示,通过加深对这一广谱中和抗体血亲族发展成熟过程以及抗体与病毒变异之间的相互影响的了解,利用CH505传播病毒株(T/F)膜蛋白及其随后变异出的膜蛋白作为疫苗,模仿出适当的免疫计划,有可能诱导出CH103类似的广谱中和抗体。这是第一次对HIV-1感染者体内针对HIV的广谱中和抗体的B细胞成熟途径的研究[156]。这一研究将为通过疫苗重现这一免疫反应提供重要的依据。

广谱中和抗体反应不同于急性HIV-1感染期的初始抗体反应[92,93,157,158]。如何从急性HIV-1感染期抗体反应发展成广谱中和抗体反应还不清楚。急性HIV-1感染期的B细胞反应产生的抗体主要是针对gp41[92],此时抗体的克隆成员很多都是交叉反应抗体[93]。此外,这些克隆相关性抗体的推测的始祖抗体往往不与HIV-1抗原反应,说明这些最初产生的抗体不一定是针对HIV-1的[93]。很多的广谱中和抗体也存在相同的现象,

CD4 结合位点广谱中和抗体的推测的始祖抗体对 HIV-1 膜糖蛋白只有很弱的、毫克级的亲和力[77,79,81]。相反，识别四级结构的 V1/V2 构型表位的广谱中和抗体 CH01 ~ CH04 血亲族的推测的未突变始祖抗体不能与从不同 HIV-1 患者中分离出的膜蛋白反应，但可以结合 RV144 疫苗免疫原 AE. A244 gp120，其亲和力足以激发原始 B 细胞[42,154,159]。通过大量筛选发现，推测出的 PG9 未突变始祖抗体可以中和 4 个 HIV-1 毒株，包括 PG9 可以结合 AE 亚型的 A244 gp120，也可以中和与 A244 相近的 AE 亚型的 ZM233 株[42,46]。这些数据表明，不同的始祖抗体能识别一些相同或相似的核心抗原位点，而这些能被始祖抗体识别的膜蛋白将可以成为疫苗的候选免疫原。

另外一个问题是，是否所有的人通过传统的疫苗接种方案都能产生广谱中和抗体（如 2 ~ 3 次免疫）。尽管 B 细胞基因重排可以确保产生非常广泛的初始抗体库，然而由于个体之间的差异，不能排除有的人并不一定有某种特定的 B 细胞。最近观察某些病毒中和表位只被非常局限的抗体库所识别，例如，CD4 结合位点广谱中和抗体就相对局限于 V_H2-1 基因，显示在某种程度上存在着趋同进化的现象[33,79]，也就是说在不同的个体中，抗体的成熟路径很相似[33,36,79,81,160]（表 2. 1）。如果这种局限是存在的，那么无论使用什么样的免疫原，缺损这些基因片段的人将无法产生这类广谱中和抗体。gp41 近膜区抗体是否也具有相同的特点还不得而知，但是针对近膜区 的抗体 CAP206-C_H12 也和 广谱中和抗体 4E10 同样使用 V_H1 ~ 69[160]；广谱中和抗体 2F5 的推测未突变始祖抗体重链存在 V_H2 ~ 5 等位基因变异体，在 54 位的编码是天冬酰胺，该氨基酸用于结合 2F5 表位，凡是该位突变为非天冬氨酰的轻链未突变体都不能结合 2F5 表位。这些数据表明轻链未突变体决定疫苗接种者能否产生 2F5 样的抗体[161]。然而，尽管广谱中和抗体 2F5 使用 V_H2 ~ 5，另外一个新的 2F5 样交叉反应中和抗体 M66. 6 却使用 V_H5 ~ 51[162]，因此可能有替代途径产生 2F5 样广谱中和抗体。抗体的趋同性进化可能也适合于识别四级结构的 V1/V2 构型表位的广谱中和抗体，尽管这些抗体使用不同的 V_H 基因，但是它们的 HDCR3 却具有相似的特点，这表明具有不同基因背景的不同个体可以产生具有相似功能、结合同一抗原的抗体[44,46,47]。

操控原始 B 细胞库可能也提供一种增加疫苗反应的方法。通过对 2F5 V_H 和 V_L 的基因敲入鼠的研究表明，中心和外周免疫耐受均参与了抑制广谱中和抗体的产生[85,149]。最近的工作表明利用 B 细胞刺激因子（BLyS）可以在小鼠体内部分地解除外周耐受，进而提高抗 HIV-1 反应[163]。结合新的免疫原的筛选和设计，以及对人 B 细胞进行相似的操控，能否诱导出广谱中和抗体目前还不得而知。

采用 B 细胞始祖抗体或中间抗体为模板进行疫苗设计可分为以下几个步骤（图 2. 2）。第一步，利用单细胞分选技术鉴定并获得一系列克隆相关抗体的重链 VDJ 和轻链的 VJ 基因序列。如样品许可，通过深度测序得到更多与该抗体克隆相关的重链 VDJ 和轻链 VJ 基因序列，从而更有利于准确地推测其未突变始祖抗体；第二步，利用概率计算法推测其未突变始祖 B 细胞受体（BCR）（如原始 B 细胞表面受体）、结合在克隆谱系分支点上的可能的中间祖先抗体（IA）B 细胞受体（BCR），并以 UA、IA 和克隆出的抗体作为模板去鉴定和反复修改抗原，以便得到与 UA、IA BCR 高亲和力结合的抗原。第三步，最后与传统的疫苗只使用一种免疫原进行初免和加强不同，B 细胞血系疫苗接种的方法将是使用一种或几种免疫原初免，使用一系列不同的免疫原加强[27,151]（图 2. 2）。

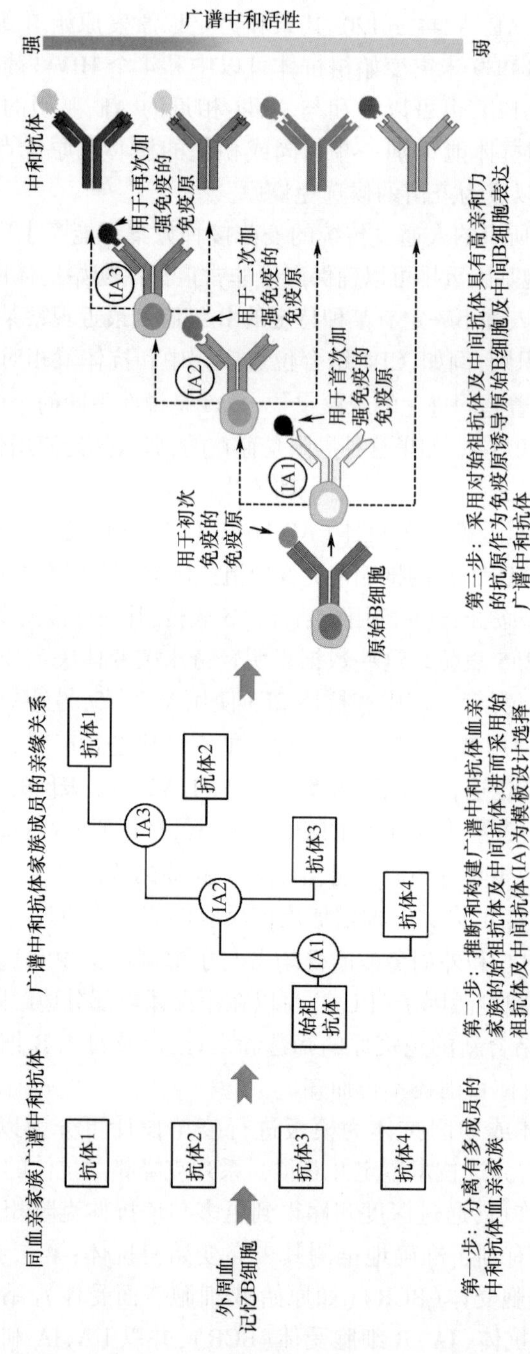

图2.2 应用多成员的同血亲家族广谱中和抗体设计选择艾滋病疫苗免疫原的实验步骤

小 结

设计可以诱导广谱中和抗体的 HIV-1 疫苗仍然是 HIV-1 研究者的主要目标之一。从具有广谱中和活性的 HIV 感染者中分离到具有中和活性的单克隆抗体这一目标是有可能实现的。虽然最初 HIV-1 膜蛋白免疫原疫苗的结果令人失望,但最近在泰国疫苗临床试验(RV144)中看到初步的保护作用表明,弱的中和抗体反应和(或)ADCC 以及其他抗病毒抗体效应机制起的作用比原来预想的更大。但免疫原设计方面仍需要有进一步大的提高和改进,以期实现更高的抗体介导的保护效果。目前对广谱中和抗体的靶点以及诱导产生的机制已有新的认识和理解。更深入地理解 HIV-1 膜蛋白在人体内是如何诱导产生最早的针对膜蛋白保守表位的同源的株特异性中和抗体,进而这种株特异性的中和抗体又如何进化演变成广谱中和抗体的过程,会为我们如何更好地改进疫苗免疫原提供重要的信息,也是我们打破目前 HIV-1 中和抗体疫苗研制的僵局的最大希望[144,151,164]。

(廖化新 张瑞军)

参考文献

[1] Amanna I J, Messaoudi I, Slifka M K. Protective immunity following vaccination: how is it defined? Hum Vaccin, 2008, 4(4):316-319.

[2] Parren P W, Burton D R. The antiviral activity of antibodies *in vitro* and *in vivo*. Adv Immunol, 2001, 77:195-262.

[3] Barnett S W, Srivastava I K, Kan E, et al. Protection of macaques against vaginal SHIV challenge by systemic or mucosal and systemic vaccinations with HIV-envelope. AIDS, 2008, 22(3):339-348.

[4] Bogers W M, Davis D, Baak I, et al. Systemic neutralizing antibodies induced by long interval mucosally primed systemically boosted immunization correlate with protection from mucosal SHIV challenge. Virology, 2008, 382(2):217-225.

[5] Hessell A J, Rakasz E G, Tehrani D M, et al. Broadly neutralizing monoclonal antibodies 2F5 and 4E10 directed against the human immunodeficiency virus type 1 gp41 membrane-proximal external region protect against mucosal challenge by simian-human immunodeficiency virus SHIVBa-L. Journal of Virology, 2010, 84(3):1302-1313.

[6] Mascola J R, Lewis M G, Stiegler G, et al. Protection of Macaques against pathogenic simian/human immunodeficiency virus 89.6PD by passive transfer of neutralizing antibodies. Journal of Virology, 1999, 73(5):4009-4018.

[7] Mascola J R, Stiegler G, VanCott T C, et al. Protection of macaques against vaginal transmission of a pathogenic HIV-1/SIV chimeric virus by passive infusion of neutralizing antibodies. Nat Med, 2000, 6(2):207-210.

[8] Lorizate M, Cruz A, Huarte N. Recognition and blocking of HIV-1 gp41 pre-transmembrane sequence by monoclonal 4E10 antibody in a Raft-like membrane environment. J Biol Chem, 2006, 281(51):39598-39606.

[9] Hessell A J, Hangartner L, Hunter M, et al. Fc receptor but not complement binding is important in antibody protection against HIV. Nature, 2007, 449(7158):101-104.

[10] Chen L, Kwon Y D, Zhou T, et al. Structural basis of immune evasion at the site of CD4 attachment on HIV-1 gp120. Science, 2009, 326(5956):1123-1127.

[11] Jones N G, DeCamp A, Gilbert P, et al. AIDSVAX immunization induces HIV-specific $CD8^+$ T-cell responses in high-risk, HIV-negative volunteers who subsequently acquire HIV infection. Vaccine, 2009, 27(7):1136-1140.

[12] Pitisuttithum P, Gilbert P, Gurwith M, et al. Randomized, double-blind, placebo-controlled efficacy trial of a bivalent recombinant glycoprotein 120 HIV-1 vaccine among injection drug users in Bangkok, Thailand. J Infect Dis, 2006, 194(12):1661-1671.

[13] Buchbinder S P, Mehrotra D V, Duerr A, et al. Efficacy assessment of a cell-mediated immunity HIV-1 vaccine(the Step Study): a double-blind, randomised, placebo-controlled, test-of-concept trial. Lancet, 2008, 372(9653): 1881-1893.

[14] Rerks-Ngarm S, Pitisuttithum P, Nitayaphan S, et al. Vaccination with ALVAC and AIDSVAX to prevent HIV-1 infection in Thailand. The New England Journal of Medicine, 2009, 361(23): 2209-2220.

[15] Haynes B F, Gilbert P B, McElrath M J, et al. Immune-correlates analysis of an HIV-1 vaccine efficacy trial. The New England Journal of Medicine, 2012, 366(14): 1275-1286.

[16] Keele B F, Giorgi E E, Salazar-Gonzalez J F, et al. Identification and characterization of transmitted and early founder virus envelopes in primary HIV-1 infection. Proceedings of the National Academy of Sciences of the United States of America, 2008, 105(21): 7552-7557.

[17] Calarese D A, Lee H K, Huang C Y, et al. Dissection of the carbohydrate specificity of the broadly neutralizing anti-HIV-1 antibody 2G12. Proceedings of the National Academy of Sciences of the United States of America, 2005, 102(38): 13372-13377.

[18] Roben P, Moore J P, Thali M, et al. Recognition properties of a panel of human recombinant Fab fragments to the CD4 binding site of gp120 that show differing abilities to neutralize human immunodeficiency virus type 1. Journal of Virology, 1994, 68(8): 4821-4828.

[19] Conley A J, Kessler J A, Boots L J, et al. Neutralization of divergent human immunodeficiency virus type 1 variants and primary isolates by IAM-41-2F5, an anti-gp41 human monoclonal antibody. Proceedings of the National Academy of Sciences of the United States of America, 1994, 91(8): 3348-3352.

[20] Muster T, Steindl F, Purtscher M, et al. A conserved neutralizing epitope on gp41 of human immunodeficiency virus type 1. Journal of Virology, 1993, 67(11): 6642-6647.

[21] Buchacher A, Predl R, Strutzenberger K, et al. Generation of human monoclonal antibodies against HIV-1 proteins; electrofusion and Epstein-Barr virus transformation for peripheral blood lymphocyte immortalization. AIDS Research and Human Retroviruses, 1994, 10(4): 359-369.

[22] Stiegler G, Kunert R, Purtscher M, et al. A potent cross-clade neutralizing human monoclonal antibody against a novel epitope on gp41 of human immunodeficiency virus type 1. AIDS Research and Human Retroviruses, 2001, 17(18): 1757-1765.

[23] Alam S M, McAdams M, Boren D, et al. The role of antibody polyspecificity and lipid reactivity in binding of broadly neutralizing anti-HIV-1 envelope human monoclonal antibodies 2F5 and 4E10 to glycoprotein 41 membrane proximal envelope epitopes. J Immunol, 2007, 178(7): 4424-4435.

[24] Haynes B F, Fleming J, St Clair E W, et al. Cardiolipin polyspecific autoreactivity in two broadly neutralizing HIV-1 antibodies. Science, 2005, 308(5730): 1906-1908.

[25] Saphire E O, Parren P W, Pantophlet R, et al. Crystal structure of a neutralizing human IGG against HIV-1: a template for vaccine design. Science, 2001, 293(5532): 1155-1159.

[26] Calarese D A, Scanlan C N, Zwick M B, et al. Antibody domain exchange is an immunological solution to carbohydrate cluster recognition. Science, 2003, 300(5628): 2065-2071.

[27] Haynes B F, Kelsoe G, Harrison S C, et al. B-cell-lineage immunogen design in vaccine development with HIV-1 as a case study. Nat Biotechnol, 2012, 30(5): 423-433.

[28] Karlsson Hedestam G B, Fouchier R A, Phogat S, et al. The challenges of eliciting neutralizing antibodies to HIV-1 and to influenza virus. Nat Rev Microbiol, 2008, 6(2): 143-155.

[29] McElrath M J, Haynes B F. Induction of immunity to human immunodeficiency virus type-1 by vaccination. Immunity, 2010, 33(4): 542-554.

[30] Dennison S M, Sutherland L L, Jaeger F H, et al. Induction of antibodies in rhesus macaques that recognize a fusion-intermediate conformation of HIV-1 gp41. PloS One, 2011, 6(11): e27824.

[31] Guenaga J, Dosenovic P, Ofek G, et al. Heterologous epitope-scaffold prime: boosting immuno-focuses B cell responses to the HIV-1 gp41 2F5 neutralization determinant. PloS One, 2011, 6(1): e16074.

[32] Mietzner B, Tsuiji M, Scheid J, et al. Autoreactive IgG memory antibodies in patients with systemic lupus erythematosus

arise from nonreactive and polyreactive precursors. Proceedings of the National Academy of Sciences of the United States of America, 2008, 105(28): 9727-9732.

[33] Scheid J F, Mouquet H, Feldhahn N, et al. Broad diversity of neutralizing antibodies isolated from memory B cells in HIV-infected individuals. Nature, 2009, 458(7238): 636-640.

[34] Wrammert J, Smith K, Miller J, et al. Rapid cloning of high-affinity human monoclonal antibodies against influenza virus. Nature, 2008, 453(7195): 667-671.

[35] Liao H X, Levesque M C, Nagel A, et al. High-throughput isolation of immunoglobulin genes from single human B cells and expression as monoclonal antibodies. J Virol Methods, 2009, 158(1-2): 171-179.

[36] Wu X, Yang Z Y, Li Y, et al. Rational design of envelope identifies broadly neutralizing human monoclonal antibodies to HIV-1. Science, 2010, 329(5993): 856-861.

[37] Mascola J R, D'Souza P, Gilbert P, et al. Recommendations for the design and use of standard virus panels to assess neutralizing antibody responses elicited by candidate human immunodeficiency virus type 1 vaccines. Journal of Virology, 2005, 79(16): 10103-10107.

[38] Doria-Rose N A, Klein R M, Manion M M, et al. Frequency and phenotype of human immunodeficiency virus envelope-specific B cells from patients with broadly cross-neutralizing antibodies. Journal of Virology, 2009, 83(1): 188-199.

[39] Sather D N, Armann J, Ching L K, et al. Factors associated with the development of cross-reactive neutralizing antibodies during human immunodeficiency virus type 1 infection. Journal of Virology, 2009, 83(2): 757-769.

[40] Simek M D, Rida W, Priddy F H, et al. Human immunodeficiency virus type 1 elite neutralizers: individuals with broad and potent neutralizing activity identified by using a high-throughput neutralization assay together with an analytical selection algorithm. Journal of Virology, 2009, 83(14): 7337-7348.

[41] Walker L M, Phogat S K, Chan-Hui P Y, et al. Broad and potent neutralizing antibodies from an African donor reveal a new HIV-1 vaccine target. Science, 2009, 326(5950): 285-289.

[42] Bonsignori M, Hwang K K, Chen X, et al. Analysis of a Clonal Lineage of HIV-1 Envelope V2/V3 Conformational Epitope-Specific Broadly Neutralizing Antibodies and Their Inferred Unmutated Common Ancestors. Journal of Virology, 2011, 85(19): 9998-10009.

[43] Walker L M, Huber M, Doores K J, et al. Broad neutralization covarage of HIV by multiple highly potent antibodies. Nature, 2011, 477: 466-470.

[44] Changela A, Wu X, Yang Y, et al. Crystal structure of human antibody 2909 reveals conserved features of quaternary structure-specific antibodies that potently neutralize HIV-1. Journal of Virology, 2011, 85(6): 2524-2535.

[45] McLellan J S, Pancera M, Carrico C, et al. Structure of HIV-1 gp120 V1/V2 domain with broadly neutralizing antibody PG9. Nature, 2011, 480(7377): 336-343.

[46] Pancera M, McLellan J S, Wu X, et al. Crystal structure of PG16 and chimeric dissection with somatically related PG9: structure-function analysis of two quaternary-specific antibodies that effectively neutralize HIV-1. Journal of Virology, 2010, 84(16): 8098-8110.

[47] Pejchal R, Walker L M, Stanfield R L, et al. Structure and function of broadly reactive antibody PG16 reveal an H3 subdomain that mediates potent neutralization of HIV-1. Proceedings of the National Academy of Sciences of the United States of America, 2010, 107(25): 11483-11488.

[48] Walker L M, Simek M D, Priddy F, et al. A limited number of antibody specificities mediate broad and potent serum neutralization in selected HIV-1 infected individuals. PLoS Pathog, 2010, 6(8): e1001028.

[49] Montefiori D C, Karnasuta C, Huang Y, et al. Magnitude and breadth of the neutralizing antibody response in the RV144 and Vax003 HIV-1 vaccine efficacy trials. J Infect Dis, 2012, 206(3): 431-441.

[50] Pollara J, Bonsignori M, Moody M A, et al. Vaccine-induced ADCC-mediating antibodies target unique and overlapping envelope epitopes. In: AIDS Vaccine 2012; Boston, MA. 2012.

[51] Rolland M, Edlefsen P T, Larsen B B, et al. Increased HIV-1 vaccine efficacy against viruses with genetic signatures in Env V2. Nature, 2012, 490(7420): 417-420.

[52] Liao H X. Co-evolution of a broadly neutralizing HIV-1 antibody and founder virus. Nature, 2013, in press.

[53] Trkola A, Purtscher M, Muster T, et al. Human monoclonal antibody 2G12 defines a distinctive neutralization epitope on the gp120 glycoprotein of human immunodeficiency virus type 1. Journal of Virology, 1996, 70(2): 1100-1108.

[54] Sanders RW, Venturi M, Schiffner L, et al. The mannose-dependent epitope for neutralizing antibody 2G12 on human immunodeficiency virus type 1 glycoprotein gp120. J Virol, 2002, 76: 7293.

[55] Joyce J G, Krauss I J, Song H C, et al. An oligosaccharide-based HIV-1 2G12 mimotope vaccine induces carbohydrate-specific antibodies that fail to neutralize HIV-1 virions. Proceedings of the National Academy of Sciences of the United States of America, 2008, 105(41): 15684-15689.

[56] Krauss I J, Joyce J G, Finnefrock A C, et al. Fully synthetic carbohydrate HIV antigens designed on the logic of the 2G12 antibody. Journal of the American Chemical Society, 2007, 129(36): 11042-11044.

[57] Javaherian K, Langlois A J, McDanal C, et al. Principal neutralizing domain of the human immunodeficiency virus type 1 envelope protein. Proceedings of the National Academy of Sciences of the United States of America, 1989, 86(17): 6768-6772.

[58] LaRosa G J, Davide J P, Weinhold K, et al. Conserved sequence and structural elements in the HIV-1 principal neutralizing determinant. Science, 1990, 249(4971): 932-935.

[59] Palker T J, Clark M E, Langlois A J, et al. Type-specific neutralization of the human immunodeficiency virus with antibodies to env-encoded synthetic peptides. Proceedings of the National Academy of Sciences of the United States of America, 1988, 85(6): 1932-1936.

[60] Goudsmit J, Debouck C, Meloen R H, et al. Human immunodeficiency virus type 1 neutralization epitope with conserved architecture elicits early type-specific antibodies in experimentally infected chimpanzees. Proceedings of the National Academy of Sciences of the United States of America, 1988, 85(12): 4478-4482.

[61] Hanson C V. Measuring vaccine-induced HIV neutralization: report of a workshop. AIDS Research and Human Retroviruses, 1994, 10(6): 645-648.

[62] Haynes B F, Ma B, Montefiori D C, et al. Analysis of HIV-1 subtype B third variable region peptide motifs for induction of neutralizing antibodies against HIV-1 primary isolates. Virology, 2006, 345(1): 44-55.

[63] McCaffrey R A, Saunders C, Hensel M, et al. N-linked glycosylation of the V3 loop and the immunologically silent face of gp120 protects human immunodeficiency virus type 1 SF162 from neutralization by anti-gp120 and anti-gp41 antibodies. Journal of Virology, 2004, 78(7): 3279-3295.

[64] Moore J P, Trkola A, Korber B, et al. A human monoclonal antibody to a complex epitope in the V3 region of gp120 of human immunodeficiency virus type 1 has broad reactivity within and outside clade B. Journal of Virology, 1995, 69(1): 122-130.

[65] Gorny M K, Williams C, Volsky B, et al. Cross-clade neutralizing activity of human anti-V3 monoclonal antibodies derived from the cells of individuals infected with non-B clades of human immunodeficiency virus type 1. Journal of Virology, 2006, 80(14): 6865-6872.

[66] Pantophlet R, Aguilar-Sino R O, Wrin T, et al. Analysis of the neutralization breadth of the anti-V3 antibody F425-B4e8 and re-assessment of its epitope fine specificity by scanning mutagenesis. Virology, 2007, 364(2): 441-453.

[67] Zolla-Pazner S, Cohen S, Pinter A, et al. Cross-clade neutralizing antibodies against HIV-1 induced in rabbits by focusing the immune response on a neutralizing epitope. Virology, 2009, 392(1): 82-93.

[68] Hioe C E, Wrin T, Seaman M S, et al. Anti-V3 monoclonal antibodies display broad neutralizing activities against multiple HIV-1 subtypes. PloS One, 2010, 5(4): e10254.

[69] Trkola A, Dragic T, Arthos J, et al. CD4-dependent, antibody-sensitive interactions between HIV-1 and its co-receptor CCR-5. Nature, 1996, 384(6605): 184-187.

[70] Cardozo T, Kimura T, Philpott S, et al. Structural basis for coreceptor selectivity by the HIV type 1 V3 loop. AIDS Research and Human Retroviruses, 2007, 23(3): 415-426.

[71] Stanfield R L, Gorny M K, Williams C, et al. Structural rationale for the broad neutralization of HIV-1 by human monoclonal antibody 447-52D. Structure, 2004, 12(2): 193-204.

[72] Stanfield R L, Gorny M K, Zolla-Pazner S, et al. Crystal structures of human immunodeficiency virus type 1 (HIV-1) neu-

tralizing antibody 2219 in complex with three different V3 peptides reveal a new binding mode for HIV-1 cross-reactivity. Journal of Virology,2006,80(12):6093-6105.

[73] Binley J,Wrin T,Korber B. Comprehensive cross-clade neutralization analysis of a panel of anti-human immunodeficiency virus type 1 monoclonal antibodies. J Virol,2004,78:13232.

[74] Zolla-Pazner S,Zhong P,Revesz K,et al. The cross-clade neutralizing activity of a human monoclonal antibody is determined by the GPGR V3 motif of HIV type 1. AIDS Research and Human Retroviruses,2004,20(11):1254-1258.

[75] Scanlan C N,Pantophlet R,Wormald M R,et al. The broadly neutralizing anti-human immunodeficiency virus type 1 antibody 2G12 recognizes a cluster of alpha1→2 mannose residues on the outer face of gp120. Journal of Virology,2002,76(14):7306-7321.

[76] Zhou T,Xu L,Dey B,et al. Structural definition of a conserved neutralization epitope on HIV-1 gp120. Nature,2007,445(7129):732-737.

[77] Zhou T,Georgiev I,Wu X,et al. Structural basis for broad and potent neutralization of HIV-1 by antibody VRC01. Science,2010,329(5993):811-817.

[78] Falkowska E,Ramos A,Feng Y,et al. PGV04,an HIV-1 gp120 CD4 binding site antibody,is broad and potent in neutralization but does not induce conformational changes characteristic of CD4. Journal of Virology, 2012, 86 (8): 4394-4403.

[79] Wu X,Zhou T,Zhu J,et al. Focused evolution of HIV-1 neutralizing antibodies revealed by structures and deep sequencing. Science,2011,333(6049):1593-1602.

[80] Corti D,Langedijk J P,Hinz A,et al. Analysis of memory B cell responses and isolation of novel monoclonal antibodies with neutralizing breadth from HIV-1-infected individuals. PloS One,2010,5(1):e8805.

[81] Scheid J F,Mouquet H,Ueberheide B,et al. Sequence and structural convergence of broad and potent HIV antibodies that mimic CD4 binding. Science,2011,333:633-637.

[82] Moody M A,Zhang R,Walter E B,et al. H3N2 influenza infection elicits more cross-reactive and less clonally expanded anti-hemagglutinin antibodies than influenza vaccination. PloS One,2011,6(10):e25797.

[83] Moody M A,Yates N L,Amos J D,et al. HIV-1 gp120 vaccine induces affinity maturation in both new and persistent antibody clonal lineages. Journal of Virology,2012,86(14):7496-7507.

[84] Yang G,Holl T M,Liu Y,et al. Identification of autoantigens recognized by the 2F5 and 4E10 broadly neutralizing HIV-1 antibodies. J Exp Med,2013,

[85] Verkoczy L,Chen Y,Bouton-Verville H,et al. Rescue of HIV-1 broad neutralizing antibody-expressing B cells in 2F5 VH/VL knockin mice reveals multiple tolerance controls. J Immunol,2011,187(7):3785-3797.

[86] Huang J,Ofek G,Laub L,et al. Broad and potent neutralization of HIV-1 by a gp41-specific human antibody. Nature, 2012,491(7424):406-412.

[87] Ching L,Stamatatos L. Alterations in the immunogenic properties of soluble trimeric human immunodeficiency virus type 1 envelope proteins induced by deletion or heterologous substitutions of the V1 loop. Journal of Virology,2010,84(19): 9932-9946.

[88] Kim M,Qiao Z S,Montefiori D C,et al. Comparison of HIV Type 1 ADA gp120 monomers versus gp140 trimers as immunogens for the induction of neutralizing antibodies. AIDS Research and Human Retroviruses,2005,21(1):58-67.

[89] Kovacs J M,Nkolola J P,Peng H,et al. HIV-1 envelope trimer elicits more potent neutralizing antibody responses than monomeric gp120. Proceedings of the National Academy of Sciences of the United States of America,2012,109(30): 12111-12116.

[90] Korber B T,Letvin N L,Haynes B F. T-cell vaccine strategies for human immunodeficiency virus,the virus with a thousand faces. Journal of Virology,2009,83(17):8300-8314.

[91] Li Y,Svehla K,Mathy N L,et al. Characterization of antibody responses elicited by human immunodeficiency virus type 1 primary isolate trimeric and monomeric envelope glycoproteins in selected adjuvants. Journal of Virology,2006,80(3): 1414-1426.

[92] Tomaras G D,Yates N L,Liu P,et al. Initial B-cell responses to transmitted human immunodeficiency virus type 1:virion-

binding immunoglobulin M(IgM) and IgG antibodies followed by plasma anti-gp41 antibodies with ineffective control of initial viremia. Journal of Virology,2008,82(24):12449-12463.

[93] Liao H X, Chen X, Munshaw S, et al. Initial antibodies binding to HIV-1 gp41 in acutely infected subjects are polyreactive and highly mutated. J Exp Med,2011,208(11):2237-2249.

[94] Alam S M, Liao H X, Tomaras G D, et al. Antigenicity and immunogenicity of RV144 vaccine AIDSVAX clade E envelope immunogen is enhanced by a gp120 N-terminal deletion. Journal of Virology,2013,87(3):1554-1568.

[95] Derby N R, Kraft Z, Kan E, et al. Antibody responses elicited in macaques immunized with human immunodeficiency virus type 1 (HIV-1) SF162-derived gp140 envelope immunogens: comparison with those elicited during homologous simian/human immunodeficiency virus SHIVSF162P4 and heterologous HIV-1 infection. Journal of Virology,2006,80(17):8745-8762.

[96] Sanders R W, Schiffner L, Master A, et al. Variable-loop-deleted variants of the human immunodeficiency virus type 1 envelope glycoprotein can be stabilized by an intermolecular disulfide bond between the gp120 and gp41 subunits. Journal of Virology,2000,74(11):5091-5100.

[97] Wyatt R, Sullivan N, Thali M, et al. Functional and immunologic characterization of human immunodeficiency virus type 1 envelope glycoproteins containing deletions of the major variable regions. Journal of Virology,1993,67(8):4557-4565.

[98] Hu S L, Stamatatos L. Prospects of HIV Env modification as an approach to HIV vaccine design. Curr HIV Res,2007,5(6):507-513.

[99] Reitter J N, Means R E, Desrosiers R C. A role for carbohydrates in immune evasion in AIDS. Nat Med,1998,4(6):679-684.

[100] Meffre E, Schaefer A, Wardemann H, et al. Surrogate light chain expressing human peripheral B cells produce self-reactive antibodies. J Exp Med,2004,199(1):145-150.

[101] Frost S D, Wrin T, Smith D M, et al. Neutralizing antibody responses drive the evolution of human immunodeficiency virus type 1 envelope during recent HIV infection. Proceedings of the National Academy of Sciences of the United States of America,2005,102(51):18514-18519.

[102] Wyatt R, Kwong P D, Desjardins E, et al. The antigenic structure of the HIV gp120 envelope glycoprotein. Nature,1998,393(6686):705-711.

[103] Johnson W E, Sanford H, Schwall L, et al. Assorted mutations in the envelope gene of simian immunodeficiency virus lead to loss of neutralization resistance against antibodies representing a broad spectrum of specificities. Journal of Virology,2003,77(18):9993-10003.

[104] Li Y, Cleveland B, Klots I, et al. Removal of a single N-linked glycan in human immunodeficiency virus type 1 gp120 results in an enhanced ability to induce neutralizing antibody responses. Journal of Virology,2008,82(2):638-651.

[105] Ma B J, Alam S M, Go E P, et al. Envelope deglycosylation enhances antigenicity of HIV-1 gp41 epitopes for both broad neutralizing antibodies and their unmutated ancestor antibodies. PLoS Pathog,2011,7(9):e1002200.

[106] Li Y, Migueles S A, Welcher B, et al. Broad HIV-1 neutralization mediated by CD4-binding site antibodies. Nat Med,2007,13(9):1032-1034.

[107] Pantophlet R, Wilson I A, Burton D R. Improved design of an antigen with enhanced specificity for the broadly HIV-neutralizing antibody b12. Protein Eng Des Sel,2004,17(10):749-758.

[108] DeVico A L. CD4-induced epitopes in the HIV envelope glycoprotein, gp120. Curr HIV Res,2007,5(6):561-571.

[109] Varadarajan R, Sharma D, Chakraborty K, et al. Characterization of gp120 and its single-chain derivatives, gp120-CD4D12 and gp120-M9: implications for targeting the CD4i epitope in human immunodeficiency virus vaccine design. Journal of Virology,2005,79(3):1713-1723.

[110] Klein J S, Gnanapragasam P N, Galimidi R P, et al. Examination of the contributions of size and avidity to the neutralization mechanisms of the anti-HIV antibodies b12 and 4E10. Proceedings of the National Academy of Sciences of the United States of America,2009,106(18):7385-7390.

[111] Decker J M, Bibollet-Ruche F, Wei X, et al. Antigenic conservation and immunogenicity of the HIV coreceptor binding site. J Exp Med,2005,201(9):1407-1419.

[112] DeVico A, Fouts T, Lewis G. Antibodies to CD4-induced sites in HIV gp120 correlate with the control of SHIV challenge in macaques vaccinated with subunit immunogens. Proc Natl Acad Sci USA, 2007, 104: 17477.

[113] Daniel M D, Kirchhoff F, Czajak S C, et al. Protective effects of a live attenuated SIV vaccine with a deletion in the nef gene. Science, 1992, 258(5090): 1938-1941.

[114] Baba T W, Jeong Y S, Pennick D, et al. Pathogenicity of live, attenuated SIV after mucosal infection of neonatal macaques. Science, 1995, 267(5205): 1820-1825.

[115] Cohen J. Weakened SIV vaccine still kills. Science, 1997, 278(5335): 24-25.

[116] Murphey-Corb M, Martin L N, Davison-Fairburn B, et al. A formalin-inactivated whole SIV vaccine confers protection in macaques. Science, 1989, 246(4935): 1293-1297.

[117] Levine A M, Groshen S, Allen J, et al. Initial studies on active immunization of HIV-infected subjects using a gp120-depleted HIV-1 Immunogen: long-term follow-up. Journal of acquired immune deficiency syndromes and human retrovirology: official publication of the International Retrovirology Association, 1996, 11(4): 351-364.

[118] Shiver J W, Fu T M, Chen L, et al. Replication-incompetent adenoviral vaccine vector elicits effective anti-immunodeficiency-virus immunity. Nature, 2002, 415(6869): 331-335.

[119] Ourmanov I, Brown C R, Moss B, et al. Comparative efficacy of recombinant modified vaccinia virus Ankara expressing simian immunodeficiency virus (SIV) Gag-Pol and/or Env in macaques challenged with pathogenic SIV. Journal of Virology, 2000, 74(6): 2740-2751.

[120] Bonaldo M C, Martins M A, Rudersdorf R, et al. Recombinant yellow fever vaccine virus 17D expressing simian immunodeficiency virus SIVmac239 gag induces SIV-specific $CD8^+$ T-cell responses in rhesus macaques. Journal of Virology, 2010, 84(7): 3699-3706.

[121] Sun C, Chen Z, Tang X, et al. Mucosal prime with a replicating vaccinia-based vaccine elicits protective immunity against SIV challenge in rhesus monkeys. Journal of Virology, 2013.

[122] Nabel E G, Plautz G, Nabel G J. Site-specific gene expression *in vivo* by direct gene transfer into the arterial wall. Science, 1990, 249(4974): 1285-1288.

[123] Wolff J A, Malone R W, Williams P, et al. Direct gene transfer into mouse muscle *in vivo*. Science, 1990, 247(4949 Pt 1): 1465-1468.

[124] Wang B, Ugen K E, Srikantan V, et al. Gene inoculation generates immune responses against human immunodeficiency virus type 1. Proceedings of the National Academy of Sciences of the United States of America, 1993, 90(9): 4156-4160.

[125] Fomsgaard A. HIV-1 DNA vaccines. Immunology Letters, 1999, 65(1-2): 127-131.

[126] Liao H X, Etemad-Moghadam B, Montefiori D C, et al. Induction of antibodies in guinea pigs and rhesus monkeys against the human immunodeficiency virus type 1 envelope: neutralization of nonpathogenic and pathogenic primary isolate simian/human immunodeficiency virus strains. Journal of Virology, 2000, 74(1): 254-263.

[127] Wang S, Kennedy J S, West K, et al. Cross-subtype antibody and cellular immune responses induced by a polyvalent DNA prime-protein boost HIV-1 vaccine in healthy human volunteers. Vaccine, 2008, 26(31): 3947-3957.

[128] Garrity R R, Rimmelzwaan G, Minassian A, et al. Refocusing neutralizing antibody response by targeted dampening of an immunodominant epitope. J Immunol, 1997, 159(1): 279-289.

[129] Humbert M, Rasmussen R A, Ong H, et al. Inducing cross-clade neutralizing antibodies against HIV-1 by immunofocusing. PloS One, 2008, 3(12): e3937.

[130] McCutchan F E. Understanding the genetic diversity of HIV-1. AIDS, 2000, 14 Suppl 3: S31-44.

[131] Gaschen B, Taylor J, Yusim K, et al. Diversity considerations in HIV-1 vaccine selection. Science, 2002, 296(5577): 2354-2360.

[132] Wyatt R, Sodroski J. The HIV-1 envelope glycoproteins: fusogens, antigens, and immunogens. Science, 1998, 280(5371): 1884-1888.

[133] Kwong P D, Doyle M L, Casper D J, et al. HIV-1 evades antibody-mediated neutralization through conformational masking of receptor-binding sites. Nature, 2002, 420(6916): 678-682.

[134] Pantophlet R, Burton D R. GP120: target for neutralizing HIV-1 antibodies. Annu Rev Immunol, 2006, 24: 739-769.

[135] Wei X, Decker J M, Wang S, et al. Antibody neutralization and escape by HIV-1. Nature, 2003, 422(6929): 307-312.

[136] Gray E S, Madiga M C, Hermanus T, et al. The neutralization breadth of HIV-1 develops incrementally over four years and is associated with $CD4^{+}$ T cell decline and high viral load during acute infection. Journal of Virology, 2011, 85(10): 4828-4840.

[137] Shen X, Parks R J, Montefiori D C, et al. *In vivo* gp41 antibodies targeting the 2F5 monoclonal antibody epitope mediate human immunodeficiency virus type 1 neutralization breadth. Journal of Virology, 2009, 83(8): 3617-3625.

[138] Liu P, Overman R G, Yates N L, et al. Dynamic antibody specificities and virion concentrations in circulating immune complexes in acute to chronic HIV-1 infection. Journal of Virology, 2011, 85(21): 11196-11207.

[139] Richman D, Wrin T, Little S, et al. Rapid evolution of the neutralizing antibody response to HIV type 1 infection. Proc Natl Acad Sci USA, 2003, 100: 4144.

[140] Korber B, Gaschen B, Yusim K, et al. Evolutionary and immunological implications of contemporary HIV-1 variation. British Medical Bulletin, 2001, 58: 19-42.

[141] Wu X, Wang C, O' Dell S, et al. Selection pressure on HIV-1 envelope by broadly neutralizing antibodies to the conserved CD4-binding site. Journal of Virology, 2012, 86(10): 5844-5856.

[142] Hessell A J, Poignard P, Hunter M, et al. Effective, low-titer antibody protection against low-dose repeated mucosal SHIV challenge in macaques. Nature Medicine, 2009, 15(8): 951-954.

[143] Mascola J R. Passive transfer studies to elucidate the role of antibody-mediated protection against HIV-1. Vaccine, 2002, 20(15): 1922-1925.

[144] Montefiori D C, Mascola J R. Neutralizing antibodies against HIV-1: can we elicit them with vaccines and how much do we need? Curr Opin HIV AIDS, 2009, 4(5): 347-351.

[145] Haynes B F, Moody M A, Verkoczy L, et al. A hypothesis. Hum Antibodies, 2005, 14(3-4): 59-67.

[146] Alam S M, Morelli M, Dennison S M, et al. Role of HIV membrane in neutralization by two broadly neutralizing antibodies. Proceedings of the National Academy of Sciences of the United States of America, 2009, 106(48): 20234-20239.

[147] Scherer E M, Leaman D P, Zwick M B, et al. Aromatic residues at the edge of the antibody combining site facilitate viral glycoprotein recognition through membrane interactions. Proceedings of the National Academy of Sciences of the United States of America, 2010, 107(4): 1529-1534.

[148] Ofek G, Guenaga F J, Schief W R, et al. Elicitation of structure-specific antibodies by epitope scaffolds. Proceedings of the National Academy of Sciences of the United States of America, 2010, 107(42): 17880-17887.

[149] Verkoczy L, Diaz M, Holl T M, et al. Autoreactivity in an HIV-1 broadly reactive neutralizing antibody variable region heavy chain induces immunologic tolerance. Proceedings of the National Academy of Sciences of the United States of America, 2010, 107(1): 181-186.

[150] Bonsignori M, Montefiori D C, Wu X, et al. Two distinct broadly neutralizing antibody specificities of different clonal lineages in a single HIV-1-infected donor: implications for vaccine design. Journal of Virology, 2012, 86(8): 4688-4692.

[151] Bonsignori M, Alam S M, Liao H X, et al. HIV-1 antibodies from infection and vaccination: insights for guiding vaccine design. Trends Microbiol, 2012, 20(11): 532-539.

[152] Haynes B F, Moody M A, Liao H X, et al. B cell responses to HIV-1 infection and vaccination: pathways to preventing infection. Trends in Molecular Medicine, 2011, 17(2): 108-116.

[153] Shih T-AY, Roederer M, Nussenzweig M C. Role of antigen receptor affinity in T cell-independent antibody responses *in vivo*. Nature Immunology, 2002, 3(4): 399-406.

[154] Dal Porto J M, Haberman A M, Kelsoe G, et al. Very low affinity B cells form germinal centers, become memory B cells, and participate in secondary immune responses when higher affinity competition is reduced. J Exp Med, 2002, 195(9): 1215-1221.

[155] Xiao X, Chen W, Feng Y, et al. Germline-like predecessors of broadly neutralizing antibodies lack measurable binding to HIV-1 envelope glycoproteins: implications for evasion of immune responses and design of vaccine immunogens. Biochem Biophys Res Commun, 2009, 390(3): 404-409.

[156] Liao H X, Lynch R, Zhou T, et al. Co-evolution of a broadly neutralizing HIV-1 antibody and founder virus. Nature, 2013,

[157] Gray E S, Moody M A, Wibmer C K, et al. Isolation of a monoclonal antibody that targets the alpha-2 helix of gp120 and represents the initial autologous neutralizing-antibody response in an HIV-1 subtype C-infected individual. Journal of Virology, 2011, 85(15): 7719-7729.

[158] Tomaras G D, Binley J M, Gray E S, et al. Polyclonal B cell responses to conserved neutralization epitopes in a subset of HIV-1-infected individuals. Journal of Virology, 2011, 85(21): 11502-11519.

[159] Shih T, Meffre E, Roederer M, et al. Role of BCR affinity in T cell dependent antibody responses *in vivo*. Nat Immunol, 2002, 3(6): 570-575.

[160] Morris L, Chen X, Alam S M, et al. Isolation of a human anti-HIV gp41 membrane proximal region neutralizing antibody by antigen-specific single B cell sorting. PloS One, 2011, in press.

[161] Alam S M, Liao H X, Dennison S M, et al. Differential reactivity of germline allelic variants of a broadly neutralizing HIV-1 antibody to a gp41 fusion intermediate conformation. Journal of Virology, 2011, 85(22): 11725-11731.

[162] Zhu Z, Qin H R, Chen W, et al. Cross-reactive HIV-1-neutralizing human monoclonal antibodies identified from a patient with 2F5-like antibodies. Journal of Virology, 2011, 85(21): 11401-11408.

[163] Dosenovic P, Soldemo M, Scholz J L, et al. BLyS-mediated modulation of naive B cell subsets impacts HIV env-induced antibody responses. Journal of Immunology, (Baltimore, Md: 1950) 2012, 188(12): 6018-6026.

[164] Stamatatos L, Morris L, Burton D R, et al. Neutralizing antibodies generated during natural HIV-1 infection: good news for an HIV-1 vaccine? Nat Med, 2009, 15(8): 866-870.

第三章　艾滋病 T 细胞疫苗免疫原的选择和优化

第一节　T 细胞疫苗的基础理论

获得性免疫系统是由 B 细胞介导的体液免疫和 T 细胞介导的细胞免疫组成的，体液免疫功能的细胞学基础是 B 细胞，细胞免疫功能的细胞学基础是 T 细胞。B 细胞和 T 细胞是形成免疫记忆的细胞基础，它们能够在宿主再次暴露于病原体的时候或是在疫苗免疫后宿主面对外源致病微生物侵袭的时候，更快速有效地发挥自身功能以防止病原体感染或清除病原体[1,2]。已有的大多数疫苗旨在诱导体液免疫或是 B 细胞介导的免疫反应。当机体再次遇到抗原的时候，B 细胞介导的免疫反应所分泌的抗体的亲和力远远强于初次免疫时抗体的亲和力，并且这些 B 细胞会在体内持续存在许多年乃至终生，这种现象被称为抗体亲和力成熟和 B 细胞的免疫记忆，是体液免疫记忆的重要特征[3~6]。然而基于 B 细胞的疫苗策略并不能针对所有的病原体或是肿瘤产生有效的免疫保护，尤其是那些可以逃避中和抗体的细胞内病原体，如病毒、细胞内致病菌和原虫类寄生虫。对于这些病原体，在由疫苗诱导建立的免疫保护中起作用的主要是细胞免疫，尤其是能够形成免疫记忆的 T 细胞。T 细胞免疫主要由两类细胞亚群组成：T 辅助细胞（T helper cell）和细胞毒性 T 细胞（cytotoxic T cell，CTL）。T 辅助细胞表面表达 CD4 分子，通过其表面的 T 细胞受体识别主要组织相溶性复合体（major histocompatibility complex，MHC）Ⅱ类分子提呈的细胞外源短肽[7]；细胞毒性 T 细胞表面表达 CD8 分子，通过其表面的 T 细胞受体识别 MHC Ⅰ类分子提呈的细胞内源短肽[8]。而且辅助性 T 细胞对于 T 细胞依赖的抗体反应[9]，以及 $CD8^+$ T 细胞介导的免疫保护和免疫记忆的建立与维持同样起到了不可或缺的作用[10,11]。

一、抗原特异性 T 细胞反应的过程

MHC 多聚体的出现加速了抗原特异性 T 细胞反应的研究，近年来，诸多抗原特异性 T 细胞反应的细节已经被清晰解析（图 3.1）。在未经免疫的宿主体内，仅仅存在数量非常少、频率很低的、能够针对特定抗原起反应的初始 T 细胞（naive T cell）[12]。在初次暴露于抗原后的 3 ~ 5 天内，就可以检测到抗原特异性 T 细胞的克隆扩增，到第 7 ~ 8 天的时候，克隆扩增达到最高峰[13~15]。在增殖过程中，活化的 T 细胞分化成熟为效应 T 细胞，在全身的淋巴组织和非淋巴组织中均可以检测到，并且在靠近抗原递送的位置累积得最多。之后，T 细胞反应进入缩减期，大部分扩增的 T 细胞凋亡，5% ~ 10% 抗原特异性 T 细胞得以存活形成记忆 T 细胞。效应 T 细胞在清除病原体时起了重要作用，而记忆 T 细胞在维持免疫记忆中起了重要作用。在不同的免疫原刺激后，可以观察到一个普遍的现象，那就是不论是免疫优势表位还是免疫劣势表位，不论是 CTL 反应还是 T 辅助细胞反应，T

细胞免疫反应的扩增缩减的动态过程几乎是相似的。这也提示,T 细胞免疫反应的过程不会因为免疫原的不同或是免疫微环境的不同而异。对于 T 细胞免疫反应过程的了解有助于疫苗改造和设计,通过对 T 细胞免疫反应过程的了解,要将注意力集中在抗原提呈细胞(antigen presenting cell,APC)的激活时期和 T 细胞免疫活化的初始阶段,这样与在 T 细胞免疫反应晚期给 T 细胞提供有利于 T 细胞生长存活的因素相比,可能更有利于机体获得比较好的 T 细胞免疫保护[16~18]。如果首次免疫反应能够产生有效的抗原特异性的记忆 T 细胞,当再次遇到同一免疫原的时候,机体内会更快地产生抗原特异性的 T 细胞反应。T 细胞的再次免疫反应同首次免疫反应的动态过程大为不同(图 3.1),记忆性 T 细胞在短短的几个小时内就能被激活并达到反应的高峰,并且可以快速地发挥免疫效应,这一过程在初次免疫的时候往往是要经历 2 ~ 3 天[14]。然而在使用不同的免疫原、载体、免疫方式的时候,再次免疫往往不能像初次免疫那样有较为一致的表现,这时的 T 细胞免疫反应的动态过程是大不相同的。重复免疫或免疫加强在现代疫苗学研究中被大量采用,用以激起较高数量的抗原特异性 T 细胞[19~21],使用不同免疫方案进行免疫加强时所引起的 T 细胞反应的差异,对 T 细胞疫苗的研发具有非常重要的意义。

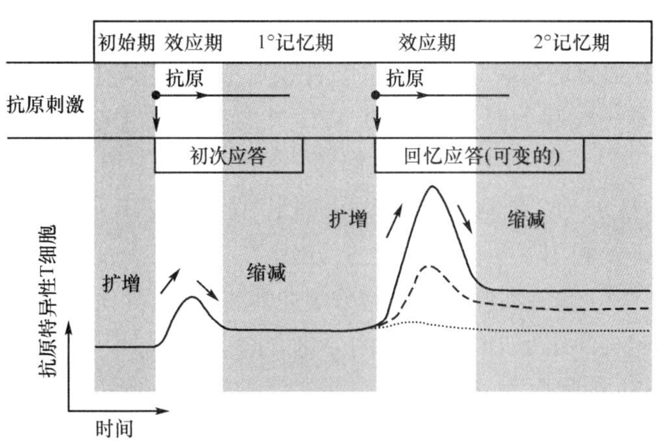

图 3.1　机体内的抗原特异性 T 细胞反应动态过程的示意图

对重复免疫或免疫加强后免疫效果的多样性的解释有多种。例如,已经存在于体内的抗原特异性记忆 T 细胞,能够有效地竞争抑制反应性较差的初始 T 细胞,并将局部病原体快速清除,导致 T 细胞活化扩增所必需的局部免疫微环境改变,进而影响了 T 细胞反应,这一特点在使用减毒活载体疫苗进行加强免疫后的 T 细胞反应中表现得尤为明显[22,23]。减毒活载体疫苗在抗原递送部位表达大量的抗原并诱导炎症反应,进而获得较好的免疫效果。但是当再次免疫的时候,如果减毒活载体疫苗在到达 T 细胞进行应答扩增过程所必需的淋巴组织之前就被清除的话,就不能起到很好的免疫加强效果[24]。另外一个影响免疫效果的因素是能否将抗原递送给特定的抗原提呈细胞,尤其是能够激发较强的 T 细胞反应的树突状细胞(dendritic cell,DC)[25,26]。抗原特异性 T 细胞可以在识别 APC 提呈的抗原表位时发生竞争,尤其是在提呈抗原表位的 APC 数量很少的时候。携带高亲和力 TCR 的 T 细胞可以优先与 APC 细胞发生接触作用而扩增,进而筛选出携带高亲合力 TCR 的 T 细胞。因为在初次免疫的时候,免疫反应过程所需要的时间比较长,所有抗原特异性 T 细胞都有机会同 APC 细胞接触,T 细胞竞争抑制表现得并不是很明显。但是到了加强免疫的时候,竞争抑制的作用就体现出来了[27~29]。免疫的负向调节也可以影响免疫加强后的 T 细胞反应,有研究表明,初次免疫所诱导抗原特异性 T 细胞可以在免疫加强的时候杀伤提呈抗原表位的 APC,进而特异性负向调节针对该表位的免疫效应[30]。

二、T 细胞效应功能和 T 细胞亚群

T 细胞通过不同的效应功能杀伤抑制外源病原体。这些功能可以根据是否需要同靶细胞接触分为依赖细胞接触的功能(如 Fas-FasL 相互作用)和不依赖细胞接触的功能(如分泌 IFN-γ)。根据 T 细胞的功能特点可以将其划分为不同亚类。$CD4^+$T 细胞也被称为 T 辅助细胞(Th),根据其分泌的细胞因子情况至少可以划分为三类(Th0、Th1、Th2)[31]。Th0 细胞是初始 $CD4^+$ T 细胞,并没有分化为功能性的 Th 细胞亚群。免疫原种类、剂量以及在免疫起始时所活化的 APC 类型决定了 Th0 细胞是否分化为 Th1 或 Th2 细胞亚群[32-35]。当 IL-4 存在的时候[36],初始 $CD4^+$ T 细胞会以分化为分泌 IL-4、IL-5、IL-10 和 IL-13 的 Th2 细胞为主。相反,如果 APC 分泌 IL-12 或 IL-18 会使初始 $CD4^+$细胞向分泌 TNF-α 和 IFN-γ 的 Th1 亚型分化[37]。一般完成这次分化需要经历几个细胞分裂周期[38,39],也有实验表明细胞分裂并非 Th 细胞分化所必需的,也就意味着可能在 Th0 阶段就已经决定了 Th1 或 Th2 的分化方向[40],但并不是所有实验都支持这一观点。对于记忆性 Th 细胞而言,在细胞增殖前就可以分泌细胞因子。一旦 Th0 细胞确定了分化方向,将分化为 Th1 或 Th2 并终生维持该亚型功能。Th1 细胞分泌的细胞因子会增强 Th1 反应,抑制 Th2 反应,反之亦然[34,41]。

另外一群 Th 细胞是新近发现的具有免疫调节功能的调节性 T 细胞(regulatory T cell,Treg)。Treg 可以抑制其他效应 T 细胞的增殖,控制免疫反应中克隆增殖的强度,并控制自身免疫反应[42]。已经发现体内含有不同类型的 Treg,大多数的特征是表达 Foxp3 转录因子[43,44]和 CD25(IL-2 受体的 α 链)表面标记[45]。虽然有一些 Treg 和效应 T 细胞一样可以识别外源抗原表位,但大部分 Treg 只识别自身抗原多肽/MHC Ⅱ复合物[46]。Treg 可通过不同的方式抑制细胞增殖,有的通过细胞间的相互接触,有的通过分泌 IL-10 和 TGF-β 细胞因子。因为 Treg 可以有效地调节 T 细胞反应,所以对体内 Treg 细胞的活化和抑制的研究与 T 细胞疫苗的研制高度相关。已有研究表明使用 Toll 样受体(Toll-like receptor)的配体如 CpG DNA 和脂多糖作为免疫佐剂,可以使 APC 细胞释放出一些能够暂时抑制 Treg 细胞功能的因子,进而增强 T 细胞反应[47,48]。在重复免疫或免疫加强的时候,Treg 细胞对记忆性 T 细胞扩增的抑制明显高于初次免疫的时候对初始 T 细胞的影响,为此在免疫加强的时候就更需要考虑 Treg 细胞的抑制调节作用[47,49,50]。

绝大部分的 $CD8^+$T 细胞是细胞毒性 T 细胞,能够通过 Fas 配体分子与靶细胞表面的 Fas 结合诱导靶细胞凋亡或通过释放穿孔素以及颗粒酶素将靶细胞杀死[51]。大多数的 $CD8^+$的效应 T 细胞被定义为 Tc1 类细胞,这些细胞可以释放 Th1 类的细胞因子(TNF-α、IFN-γ)。与 Th 细胞相似,其他类型的 $CD8^+$ T 细胞同样存在,但是并没有像对 Th 细胞研究那样透彻。尽管如此,还是可以确定机体内存在 Tc2 类和 $CD8^+$的调节性细胞群[52~54]。

不同类型的效应细胞群的免疫作用亦不相同。Th1 和 Tc1 类细胞群所分泌的细胞因子,可以激活巨噬细胞,提高巨噬细胞吞噬杀伤细胞内病原体的功能。Th2 类细胞则可以促进 B 细胞分泌抗体。

三、T 细胞受体库、亲和力成熟和表位竞争

TCR 由 α 链、β 链或 γ 链、δ 链组成异二聚体，人 α 链和 δ 链基因位于 14 号染色体上，β 链和 γ 链基因位于 7 号染色体上。其中 α 链和 γ 链由 V、J、C 基因编码，β 链和 δ 链由 V、D、J、C 基因编码[55]。在 T 细胞发育过程中，TCR 各个链的基因片段发生重排，完成重排后的 α 链和 γ 链的 CDR3 由 V、J 基因片段组成，β 链和 δ 链的 CDR3 由 V、D、J 基因片段组成。由于重排过程中 V、D、J 基因片段的随机组合、重复 D 基因片段的存在、连接区核苷酸插入以及各基因片段的交错连接，导致 CDR3 的多样性（图 3.2）[55]。为此，机体内针对特定抗原表位的纯真 T 细胞的受体库具有多态性，其 TCR 与多肽/MHC 的亲和力的变化范围很大[14,56,57]。TCR 与多肽/MHC 作用力的大小是免疫反应中重要的调节因素，在 T 细胞发育过程中，胸腺对携带能够识别自身 MHC 的 TCR 的 T 细胞进行的阴阳性选择就是基于 TCR 与多肽/MHC 作用力进行的，为此成熟的 T 细胞所携带的 TCR 与多肽/MHC 的作用力大小局限在一定范围内[58]。另一个 T 细胞功能的指标就是 T 细胞的功能亲合力（functional avidity），它是指 T 细胞在不同浓度的多肽刺激下，反应强度不同，需要低浓度多肽刺激的 T 细胞功能亲合力高；相反，需要高浓度多肽刺激的 T 细胞其功能亲合力低（图 3.3）。成熟 T 细胞的功能亲合力与抗原特异性 T 细胞反应的保护效果相关，功能亲合力高的 T 细胞可以在数量较少的多肽/MHC 情况下活化增殖，以快速地控制感染并建立保护免疫[59]。在动物实验和临床试验中均已证实，高功能亲合力的 T 细胞可以在低抗原浓度下活化增殖，并快速地控制感染。寻找出能够诱导高亲合力的 T 细胞的条件，对疫苗设计和免疫策略的改进尤为重要。

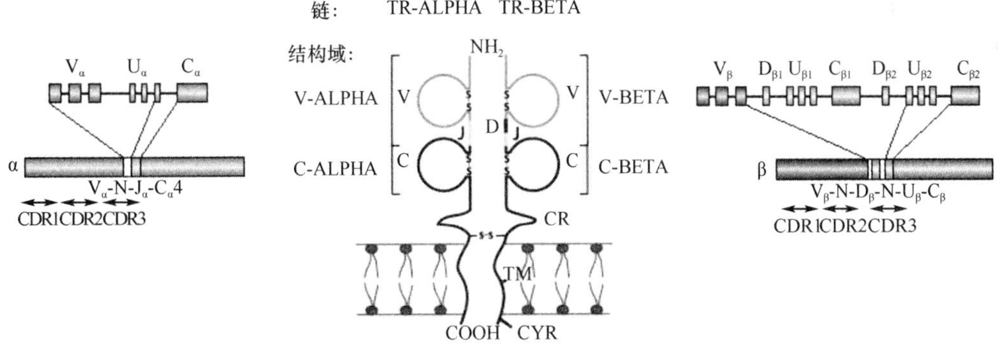

图 3.2　T 细胞受体（TCR）多样性的示意图

TCR 的 αβ 链是通过 α 链的 V、J、C 基因片段重排和 β 链的 V、J、C、D 基因片段重排形成的。连接区的核苷酸插入和缺失进一步提高了 TCR 的多样性

为了开展关于 TCR 亲和力的研究，首先要建立研究方法，近年来在这方面有了很大的进展。检测 TCR 亲和力的金标准是利用 BIAcore 测量表面胞质基因共振光谱，由于 T 细胞群体的异质性，要使用 BIAcore 就需要纯化分离大量的 TCR 分子，也因此限制了 BIAcore 在 TCR 亲和力检测中的实用性[60]。可以替代 BIAcore 并且实用性强的方法已经建立并被广泛地运用到 TCR 亲和力的检测中，这些实验方法是利用 MHC 多聚体染色时的

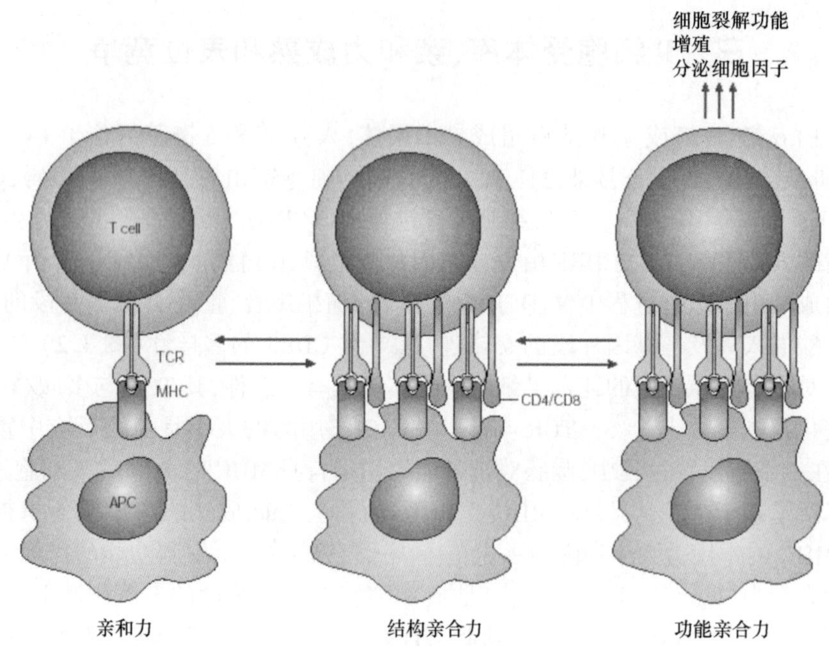

图 3.3 T 细胞的结构亲合力和功能亲和力

亲和力是指单价的受体和配体达到稳态时的结合常数,这里是单个 T 细胞受体与多肽 MHC 复合物的结合。结构亲合力是指多个细胞受体与配体达到稳态时的结合常数,是由多个 TCR 受体与其对应的多肽 MHC 复合物的直接亲和力决定的,功能亲合力是由信号传导的相对动力学决定的。传导的信号转化为可以测量的生物学功能,如增殖、分泌细胞因子或细胞裂解功能

结合或解离的动力学对 TCR 的亲和力进行检测[14,28,61,62]。对于功能性亲合力的检测则是通过在不同抗原浓度刺激的情况下免疫功能的变化进行的。大多数实验均需要同时分析 T 细胞的 TCR 亲和力和 T 细胞反应的亲合力。已知能够影响 T 细胞反应亲合力的因素较多,如 T 细胞的 TCR 亲和力、辅助受体(CD8、CD4)的结合能力[60]、细胞膜的成分组成[63,64]和细胞反应域值或信号传导的调理性[64~66]。利用 TCR 转基因小鼠,可以排除 TCR 亲和力异质性的影响,发现免疫后 TCR 转基因小鼠的 T 细胞功能亲合力会显著提高,因此提示 TCR 的异质性并不是 T 细胞反应的灵敏性变化的主要因素,同时也提示在 T 细胞免疫评价的时候更多地还是需要通过功能性检测指标测定 T 细胞的功能亲合力[65]。初次免疫后,所诱导的抗原特异性细胞群的 TCR 受体库的组成异质性强,多样复杂,T 细胞的 TCR 结构亲合力和功能亲合力的变异范围大。但是在免疫原的重复免疫或是免疫加强后,抗原特异性的 T 细胞群的 TCR 受体库的组成会出现较大的变化,由于 TCR 结构亲合力高的 T 细胞能够有效地竞争接触 APC,并且功能亲合力高的 T 细胞一旦接触了 APC 就会快速增殖,最终使得那些高 TCR 结构亲合力和高功能亲合力的 T 细胞被选择出来,这种现象被称为 T 细胞 TCR 亲合力成熟[56]或 T 细胞亲合力成熟[14]。

选择性扩增高亲合力的 T 细胞群可能是免疫加强与免疫保护之间关系的一种解释。但是选择高亲合力的 T 细胞也可能存在着一些负面作用。例如,针对某一抗原表位的高亲合力 T 细胞可以通过竞争 APC 进而抑制其他的表位低亲合力 T 细胞的活化增殖,但是这种现象在 DNA 初免-腺病毒加强的免疫策略中并没有出现[60]。在疫苗免疫的时候,如

果出现多个抗原表位，往往会出现这种现象，尤其是在免疫加强时，T细胞可以快速地活化并执行效应功能，快速地将提呈了抗原表位的APC清除，所以在此阶段的免疫激活过程中，高亲合力T细胞更容易增殖，而低亲合力T细胞则失去了活化扩增的机会。同样，反复刺激识别同一表位的T细胞时，识别该表位的高亲合力T细胞通过竞争抑制低亲合力的T细胞，可以导致识别该表位的T细胞TCR的多态性降低，进而可能出现所谓的免疫漏洞问题，即病毒或肿瘤在免疫选择压力下能够逃避免疫压力的变异株将会生长为优势株，若是此前在机体内激活的T细胞的TCR多样性减少，势必将影响其交叉识别的能力，进而加速了免疫逃逸的出现，这种现象在逆转录病毒和RNA病毒的感染中较为常见[67~70]。另一方面，高亲合力的T细胞对抗原的刺激过于敏感，已有实验表明，当遇到大量抗原的时候，高亲合力的T细胞更易于被过度激活而进入细胞凋亡[14,71]。为此，在免疫加强的时候，想要诱导高亲合力T细胞，需要对注射抗原的剂量进行优化。考虑到T细胞亲合力与免疫保护的直接关系，需要推广对T细胞亲合力的检测，或许在未来的标准化T细胞免疫的评价中，其会成为一项重要指标。

四、记忆性T细胞的表型和分类

预防性疫苗旨在机体内诱导建立免疫保护，在以后病原体侵入机体后，快速控制并清除病原体。这就需要疫苗免疫后的免疫保护效果能够维持长时间的记忆状态，而T细胞免疫中免疫记忆的细胞基础为记忆性T细胞。对于治疗性疫苗而言，因为是在病原体暴露后才进行免疫的，旨在于加强机体免疫能力，快速清除掉病原体，为此就需要诱导较多的效应细胞。记忆性T细胞与初始T细胞相比可以快速活化增殖，与效应T细胞相比可以存活较长的时间甚至是终身[72]。虽然尚存一些争议，部分实验表明记忆性T细胞的长期存活并不需要抗原的持续存在。记忆性T细胞通过TCR和自身MHC复合物的相互作用以及对IL-7、IL-15的反应敏感性的增加，使得细胞内抗凋亡途径的细胞分子活化，以bcl-2上调为代表[73]，但是记忆性T细胞形成的细胞学机制还不是很清楚。根据记忆性T细胞的表面标记以及其功能特点可以将其分两类[74]。中心型记忆T细胞T_{CM}主要分布在淋巴组织中，不能快速行使效应功能，可以自行分裂保持稳态平衡，在抗原刺激下能够快速增殖。T_{CM}的维持可能需要IL-2、IL-15和IL-7这些能够共用γ链受体的细胞因子的存在。T_{EM}细胞群是效应记忆T细胞，当再次遇到抗原时可以快速执行效应功能，主要分布在非淋巴组织中，由局部微环境提供生存信号。通过T细胞表面的CCR7和CD62L分子的表达可以区别T_{CM}和T_{EM}，$CCR7^+CD62L^+$的T细胞是T_{CM}，$CCR7^-CD62L^+$的T细胞是T_{EM}。在免疫保护的过程中，T_{EM}倾向于驻守在外周的非淋巴组织，如呼吸道、胃肠道黏膜组织，当外源微生物侵入时，T_{EM}可以将其在免疫保护的第一线清除，如果T_{EM}未能在局部控制病原体，回流淋巴管携带病原体引流至局部淋巴结，在没有抗原刺激的条件下保持稳态的T_{CM}，遇到抗原刺激后会大量增殖分化，机体内的T_{EM}细胞数量快速增加，重新分配到发生感染的部位。实验证明，由于T_{CM}具有较强的复制增殖能力，等量T_{CM}的免疫保护效果远远高于等量的T_{EM}[75]。由此可见，T_{CM}是维持T细胞免疫记忆状态的重要因素。

五、不同免疫策略和 T 细胞免疫反应的效果

所有灭活疫苗和蛋白疫苗诱导 T 细胞免疫的能力均较差，只有在免疫佐剂的辅助下才能诱导出较弱的 T 细胞反应。免疫佐剂能够通过 Toll 样受体激活 APC，特别是 DC 细胞，并创建有利于 T 细胞免疫反应的微环境。免疫佐剂诱导 IL-12 的分泌，可以抑制 Treg 的功能，进而加强了 Th1 和 Tc1 免疫反应。然而无论如何，通过利用各种免疫佐剂组合，灭活疫苗和蛋白疫苗所诱导的 T 细胞反应还是不高，尤其和活载体疫苗（非复制型病毒载体如 MVA[76]、复制型病毒载体如天坛株痘病毒、减毒株菌苗如李斯特菌[23]）相比往往相差太大。这些也提示了在疫苗的递送方式、抗原在机体内的表达量、诱导的局部炎性反应等方面，免疫佐剂的效率还远远不够，仍有较大的开发潜力。

人们对将 TLR 配体和免疫原相偶联作为疫苗的方法寄予较大希望，该方法可以将抗原直接靶向于特定的 APC 细胞亚群，同时通过 TLR 配体与 TLR 的相互作用，可以有效地激活 APC 细胞，使其更好地完成抗原提呈工作，进而加强 T 细胞免疫。已有的实验结果初步表明[77,78]，该方法确实可以提高纯化蛋白的 T 细胞免疫反应。

虽然活载体疫苗可以在机体内诱导出较强的 T 细胞免疫反应，但是在诱导针对于特定免疫原的免疫反应的同时，也诱导出针对于疫苗载体的免疫反应，而且这些并非希望得到的免疫反应往往强于针对于目的免疫原的免疫反应，当用同一重组活载体疫苗进行免疫加强时，针对载体的免疫反应同目的外源免疫原的免疫反应相比较，会变得更为显著。所以在免疫加强时，大多使用不同载体的疫苗，以避免这一现象。

DNA 初免-病毒载体加强的免疫方案可以诱导出较强的针对目的抗原的 T 细胞免疫反应，并能够留下较多的记忆性 T 细胞。仅一次将裸质粒 DNA 直接通过肌肉注射给宿主并不能诱导出强的 T 细胞免疫反应，但是通过重复免疫（一般 3 针或 4 针）加强可以诱导出强 T 细胞免疫反应的。为了提高质粒的递送效率，有新方法将转染了质粒的减毒菌体作为免疫载体，如使用转染了表达抗原的质粒的李斯特菌、沙门氏菌进行免疫[79,80]。再有就是使用携带双表达盒的质粒，这种质粒可以同时表达免疫调节因子如 IL-2、IL-12、GM-CSF，或是增加质粒中 CpG 的含量，通过刺激 TLR9 活化 APC 细胞，加强其抗原提呈的效率。实践证明这两种方法均可以提高 T 细胞免疫反应。通过体外培养 APC 细胞，并使其在体外完成抗原提呈后，使用其进行免疫可以达到非常令人满意的 T 细胞免疫效果，这一方法在动物试验和临床试验中也已经得到较好的证明[81,82]。

以上对近年来 T 细胞免疫的基础研究和以诱导 T 细胞免疫为目的的新的疫苗或是免疫策略进行了总结，为以诱导 T 细胞免疫反应为目的的新型疫苗和免疫策略的设计及改进提供了科学依据。

六、T 细胞免疫反应对控制艾滋病病毒体内复制的作用

目前已经观察到部分艾滋病感染者的 $CD4^+$T 淋巴细胞计数可以维持在正常水平长达 10 年以上，这些人被称为长期不进展者（long-term nonprogressor，LTNP）。同时存在着极少数未接受抗病毒治疗的感染者，可以在长时间内控制病毒的复制，将病毒载量控制

在 2000copies/ml 以下，甚至是病毒载量检测方法的检测限以下（50copies/ml），这些人被称为病毒控制者（controller）。这些病毒控制者在所有感染者中的比例往往低于 1%，目前所观察到的最长的病毒控制时间长达 25 年多。这些病毒控制者是依靠宿主自身遗传因素和免疫因素即可控制 HIV 复制的最直接、最有力的证据。研究发现，在获得性免疫系统中，HIV 特异性的 $CD8^+T$ 细胞的功能越多、细胞功能亲合力越高的感染者，对病毒的控制能力越好，生存时间越长。更为直接的证据是，在 SIV/猴子模型中，对病毒控制较好的猴子体内用抗 CD8 抗体去除掉 $CD8^+T$ 细胞后，病毒载量立即回升，当 $CD8^+T$ 细胞恢复后，病毒载量再次得到控制。同样，使用抗体在病毒控制较好的猴子体内去除掉 B 细胞后，病毒载量立即回升，证明体液免疫在体内控制病毒复制时同样重要。

第二节　预防用艾滋病 T 细胞疫苗免疫原的选择与优化

以天花疫苗和狂犬疫苗为代表的多数早期疫苗研究均显示抗体反应是疫苗向机体提供特异性免疫保护的决定性因素[83]。在这一成功经验的指导下，初期的艾滋病疫苗研究也主要集中在以活化中和抗体为目标的抗体疫苗研究上。2003 年，VaxGen 公司研发的以 HIV-1 包膜蛋白 gp120 为主要免疫原的抗体疫苗Ⅲ期临床试验宣告失败，导致失败的主要原因是 HIV-1 病毒能够通过高频遗传突变来迅速逃避宿主体内中和抗体的攻击。在寻求替代解决方案的过程中，以减缓病程进展为首要目标的 T 细胞疫苗研究逐渐受到重视[84]。

一、艾滋病病毒特异性 T 细胞应答与免疫保护

以激发保护性 T 细胞免疫反应为主要目标的疫苗概念虽然是在艾滋病疫苗研究中被首次明确提出，但从严格意义上讲，至少有两个已经应用于临床的疫苗可以归为此类疫苗，即卡介苗和水痘带状疱疹病毒疫苗。卡介苗（BCG）主要是通过活化抗原特异性 $CD4^+$ 和 $CD8^+T$ 细胞来发挥保护作用[85,86]；水痘带状疱疹病毒疫苗的保护效果也被证实与 T 细胞免疫反应密切相关。上述研究与应用实践均证明特异性 T 细胞反应可以提供有效的免疫保护。

虽然尚无成功的艾滋病疫苗问世，但早期的临床免疫学研究已经证明，无论在体外环境还是在体内环境下，$CD8^+T$ 细胞均能够有效抑制 HIV-1 复制[87~90]。以 SIV 感染的恒河猴为模型进行的研究同样显示，$CD8^+T$ 对感染早期和感染晚期的血浆病毒载量控制具有重要作用[91,92]。早期研究也发现，HIV-1 抗原特异性 $CD4^+T$ 细胞的功能和数量与患者血浆中的病毒载量呈负相关[93~95]。但是，由于 $CD4^+T$ 细胞是 HIV-1 的主要靶细胞，随着病情的进展，$CD4^+T$ 细胞会逐渐减少乃至完全耗竭，所以一般认为 $CD4^+T$ 细胞仅仅是被动地反映了病程进展，而不能直接地主动抗击 HIV-1 病毒。但最近的研究结果显示 $CD4^+T$ 可以通过细胞毒性作用发挥抗病毒作用[96,97]，灵长类动物试验也显示 HIV-1 包膜蛋白特异性 $CD4^+T$ 细胞与疫苗保护效果显著相关[98]。

虽然单纯的 T 细胞免疫反应难以发挥有效的保护作用[99]，但近期的多项研究结果提示，有效的艾滋病疫苗需要细胞免疫反应与体液免疫反应的协同作用[100]，而如何有效活

化 T 细胞免疫反应仍然是影响艾滋病疫苗设计的重要因素。

二、以激活 T 细胞免疫反应为主的艾滋病疫苗设计

虽然大量临床免疫学和非人灵长类动物试验研究已经证实了特异性抗体反应和 T 细胞反应对 HIV-1 病毒感染及复制的控制作用,但要获得真正具有实用价值的艾滋病疫苗,还有很多问题亟待解决。

在以激活 T 细胞反应为主的艾滋病疫苗设计中,需要回答的主要问题有两个。

第一,什么样的 T 细胞反应特征能够提供有效保护以及怎样活化这种类型的 T 细胞反应? 很多以往研究结果显示抗原特异性 T 细胞的多种特征(包括其频率、功能、归巢、TCR 亲和力、表位识别及记忆细胞形成等)均对疫苗的保护效果具有重要影响(图 3.4)[101],这部分内容在本书的其他章节有专门论述。

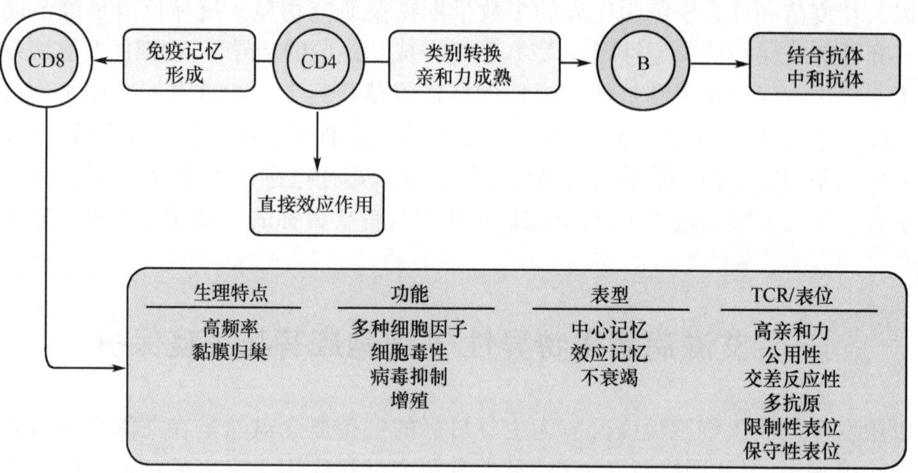

图 3.4 感染者体内,与病毒控制相关的 $CD8^+$T 细胞的特点。这些特点在疫苗诱导的反应中至关重要。$CD8^+$T 细胞的作用与 $CD4^+$T 细胞和 B 细胞的作用紧密相关

第二,如何克服 HIV-1 病毒的极端多样性以及控制病毒的免疫逃逸? HIV-1 亚型众多、变异迅速,不同亚型病毒在基因型和病毒学表型方面存在显著差异,流行区域呈现明显的地域聚集分布特征,所活化的免疫反应也往往具有明显的型别特异性[102~104]。这些特点给疫苗研究造成的困难是:疫苗活化的特异性反应仅能在感染后较短的时间内,对与免疫原氨基酸序列具有较高同源性的 HIV 或 SIV(猴免疫缺陷病毒,其所感染的恒河猴常被用作艾滋病研究的动物模型)有部分保护作用。同时,上述特点也促成了在疫苗研发方面的两种不同预期目标:以控制全球艾滋病疫情为目标的通用型艾滋病疫苗和以控制某亚型或某地区 HIV-1 流行为目标的区域或亚型特异性艾滋病疫苗。无论基于何种预期目标,艾滋病疫苗研究都必须克服病毒多样性并有效遏制其免疫逃逸[105]。

若要实现对病毒变异的有效控制,疫苗所活化的特异性 T 细胞反应必须具有足够的反应强度与表位识别广度[106],着眼于此,以往的艾滋病疫苗研究从免疫原选择与优化的角度进行了有益的探索和尝试。

（一）以天然HIV-1病毒蛋白为免疫原的T细胞疫苗设计策略

以病毒来源的天然蛋白为免疫原是最直接、最简单易行的疫苗设计策略，并且已经在其他病毒疫苗（如乙型肝炎病毒和流感病毒疫苗）的研究中被证明是有效的。按照这一思路，包括Gag、Pol、Env三个结构蛋白和Vif、Tat、Nef等主要调节/辅助蛋白在内的HIV-1编码蛋白均可作为疫苗免疫原，多数艾滋病候选疫苗直接以上述病毒来源的天然蛋白为免疫原[84]。为了保证疫苗所活化的T细胞免疫反应的识别广度，在天然病毒蛋白为免疫原的T细胞疫苗设计中，通常采用的免疫原选择策略主要包括如下三种：①选择目标地区或目标人群中的优势HIV-1毒株来源的病毒蛋白[84]；②选择接近目标亚型或目标地区HIV-1流行毒株共享序列的病毒蛋白[107]；③选择能够在目标人群中提供较高T细胞表位覆盖率的病毒蛋白[108]。按上述三种免疫原选择方案设计的候选疫苗具有良好的免疫原性（例如，临床试验研究显示，以HIV-1 B亚型病毒来源的Gag/Pol/Nef蛋白为主要免疫原的Merck Ad5疫苗可以在77%的受试者体内活化特异性T细胞反应[109]），并且可以在一定程度上交叉识别与免疫原氨基酸序列同源的其他HIV-1病毒抗原。但其所活化的特异性T细胞反应的交叉识别能力较低，在面临与免疫原氨基酸序列同源较低的HIV-1病毒攻击时，由单一来源的免疫原所激发的T细胞免疫反应难以提供有效的免疫保护[109]。为了弥补这一不足，有研究者提出使用多个不同病毒来源的HIV-1病毒天然蛋白混合免疫的策略来提高T细胞反应的识别广度，并在前期研究中取得了不错的效果。Seaman等[110]比较研究发现，相对于单一亚型膜蛋白，使用A/B/C三个亚型来源的混合HIV-1病毒包膜蛋白腺病毒疫苗进行加强免疫能够诱导更广谱的T细胞免疫反应；Wang等[111]利用DNA疫苗初免—重组蛋白疫苗加强的免疫方式，同样观察到一组由6个不同HIV-1病毒（1个A亚型、2个B亚型、2个C亚型和1个E亚型）来源的膜蛋白构成的混合疫苗能够活化针对HIV-1膜蛋白的广谱$CD4^+$T细胞反应。目前，以上两组疫苗均已完成Ⅰ期临床研究[110,112]，其应用价值与前景有待于Ⅱ期、Ⅲ期临床试验的验证。

（二）重组T细胞表位疫苗

T细胞表位疫苗的基本设计思想是通过人工合成的方式将一个或多个已知的T细胞表位编码基因串联起来，构建DNA疫苗或重组病毒载体疫苗。运用这一方法，研究者可以根据前期研究结果选择任意的T细胞表位进行疫苗研究，这一设计理念在小鼠LCMV攻毒模型中获得了令人振奋的结果[113,114]。Hanke教授的研究团队最早将表位疫苗概念引入艾滋病疫苗研究领域，他们根据A亚型HIV-1 Gag蛋白来源的22个T细胞表位构建了一组DNA疫苗和重组MVA疫苗，并在灵长类动物试验中显示出良好的免疫原性[115]。遗憾的是，接下来的Ⅰ期临床实验结果显示这组疫苗在人体内免疫原性比较弱[116]，并且活化的主要是$CD4^+$T细胞反应，而$CD8^+$T细胞反应活性较低[117]。另外一种T细胞表位疫苗的设计方案是：利用生物信息学技术筛选出能够与不同HLA-1类分子结合的T细胞表位，以期提高疫苗在人群中的免疫原性和应答率[118,119]。按该方案设计的疫苗能够在HLA转基因鼠体内诱导良好的T细胞免疫反应[120]，但Ⅰ期临床试验结果显示，在人体内，该疫苗并未能如预期那样有效地活化T细胞免疫，相反，仅在少数受试者体内检测到了特异性 T 细胞反应[121]。

虽然临床试验结果不理想,但随着生物信息学技术的迅速发展,对 T 细胞表位及对应 HLA-1 分子的预测会更加准确,若再辅以改良后的疫苗接种手段和佐剂,表位疫苗依然有望成为今后 T 细胞疫苗的一个重要发展方向。

(三) 祖序列、进化树中心序列、共享序列和多价嵌合序列疫苗

得益于生物信息学分析手段的进步和全球艾滋病分子流行病学研究数据的积累,近年来,一类以 HIV-1 病毒序列分析为基础的艾滋病 T 细胞疫苗设计策略在疫苗研究领域中引起广泛关注。按照免疫原序列选择原则的不同,这一类 T 细胞疫苗设计策略可细分为以下 4 种:祖序列、进化树中心序列、共享序列和多价嵌合序列疫苗。其中,前三种策略所采取的免疫原设计方案比较接近。祖序列疫苗所采用的免疫原设计方案是:首先,根据疫苗研究需要选择感兴趣的 HIV-1 病毒基因序列,形成目标序列数据库;接着,对目标数据库中的病毒基因序列进行序列比较和进化分析,在每个位置上选择最接近祖序列的碱基组成最终的免疫原编码序列[105,122,123]。经过相似的前期序列分析之后,进化树中心序列是按照与进化树上各个分支的平均距离最短的原则来决定免疫原编码基因中每个位置上的碱基选择[124,125]。与祖序列和进化树中心序列略有不同,共享序列在设计中并未引入进化分析的概念,而仅仅是通过氨基酸序列比对,按照最保守(出现频率最高)原则选择免疫原肽段上的每一个氨基酸[105,123,125]。三种免疫原设计方案在小动物模型上均具有良好的免疫原性,平行比较显示:祖序列和共享序列疫苗所活化的免疫反应在强度和表位识别广度上均比较接近[123],并且与天然来源的 HIV-1 免疫原相比,祖序列疫苗和共享序列疫苗能够活化更广谱的细胞免疫反应[126,127]。

受到上述三种以序列分析为基础的免疫原设计方案以及多价疫苗设计方案的启发,Fischer 等首先提出了多价嵌合序列疫苗设计方案[128],并发现这一方案能够在其他免疫原设计方案的基础上,进一步提高特异性 T 细胞反应的表位覆盖率[127]。该方案的设计流程比较复杂,下面以 M 群 HIV-1 Gag 蛋白为例来进行简要介绍:第一,将 M 群 HIV-1 病毒 Gag 蛋白氨基酸序列导入计算机,并随机分成三个子序列库;第二,采用计算机模拟方式对子序列库中的 Gag 蛋白序列进行重组分析,选取其中符合 HIV-1 病毒自然重组模式的序列进行九肽表位覆盖率分析;第三,从三个子序列库中各选取一条计算机模拟重组序列进行组合,分析不同组合方式的表位覆盖率;第四,将新产生的计算机模拟重组序列引入每个子序列库中,重组之前的运算分析,直至所产生的重组序列的表位覆盖率不再提高[127]。灵长类动物试验显示,多价嵌合序列疫苗可以显著提高特异性 T 细胞反应的广度(识别不同病毒来源的 T 细胞表位数量)和深度(识别特定抗原上的 T 细胞表位的数量)[129],并能够实现对不同亚型 HIV-1 病毒抗原上 T 细胞表位的良好覆盖[130]。

与多价嵌合序列疫苗相似,改良的进化树中心序列疫苗[131]在原有的设计基础上,通过模拟计算手段获得一系列能够进一步提高 T 细胞表位覆盖率的多肽片段。比较研究发现,在给定的 HIV-1 免疫原序列库中,多价嵌合疫苗所诱发的 T 细胞反应表位覆盖率略优于改良后的进化树中心序列疫苗[132]。

尽管采取的具体分析方法不同,以上基于序列分析的免疫设计方案共有的特点是:

所获得的免疫原的质量与 HIV-1 序列数据库的选择密切相关，一般来说，序列数据越丰富，所产出的免疫原的 T 细胞表位覆盖率也越高。这一类设计方案为克服 HIV-1 病毒多样性指出了一条可能的解决途径，并在动物试验中观察到免疫增强效果，但其在人体内的有效性尚待临床试验的检验。

（四）以活化针对保守表位 T 细胞反应为目标的免疫原设计

克服 HIV-1 病毒多样性的另外一种策略是活化针对保守表位的 T 细胞反应。这样设计的主要优势有两点：①活化针对保守表位的 T 细胞反应可以提高表位识别广度；②针对保守表位的 T 细胞免疫反应可以更好地控制病毒免疫逃逸[133~136]。设计过程所面临的最大的困难是：HIV-1 病毒保守区段的免疫原性往往比较低，例如，HIV-1 病毒基因组中最保守的区段位于 Pol 蛋白上，但其活化特异性 $CD8^+$T 细胞反应的能力却明显弱于 Gag 蛋白。导致这一现象的原因可能是：经过与机体免疫系统的长时间博弈与共进化，保留下来的 HIV-1 病毒保守蛋白区段倾向于以低免疫原性状态存在[137]。

为了解决这一困难，以往研究提出的解决方案主要包括两种。①通过氨基酸序列比对分析，将筛选到的保守区段拼接起来形成免疫原。运用这一方法，Letourneau 等[138]将来源于 A、B、C、D 的 4 个不同亚型共享序列的 14 段最保守的多肽拼接在一起，小鼠试验结果显示该设计方案可以有效激发针对保守 T 细胞表位的免疫反应。②利用不同亚型 HIV-1 病毒来源的免疫原，通过序贯免疫的方式活化针对不同亚型病毒保守序列的 T 细胞反应。这一方案的核心思想是：在连续多次免疫过程中，由于每次使用的免疫原不同，因而只有不同免疫原之间保守的 T 细胞表位能够得到加强。该策略由 Xu 等[139]首次提出，小鼠试验显示，与单一免疫原或混合免疫原重复免疫相比，序贯免疫策略能够更好地活化针对保守表位和亚优势表位的 T 细胞反应。与序列拼接方法相比，这一方法的主要不同有两点：首先，在序贯免疫策略下，T 细胞表位的保守与非保守是由免疫系统自发识别的，而非人为设定；其次，能够避免由于人为序列拼接所引入的非“自然”表位。

（万延民　仇　超　徐建青）

参 考 文 献

[1] Ahmed R, Gray D. Immunological memory and protective immunity: understanding their relation. Science, 1996, 272(5258): 54-60.

[2] Welsh R M, McNally J M. Immune deficiency, immune silencing, and clonal exhaustion of T cell responses during viral infections. Curr Opin Microbiol, 1999, 2(4): 382-387.

[3] Slifka M K, Ahmed R. Long-lived plasma cells: a mechanism for maintaining persistent antibody production. Curr Opin Immunol, 1998, 10(3): 252-258.

[4] McHeyzer-Williams M G, Ahmed R. B cell memory and the long-lived plasma cell. Curr Opin Immunol, 1999, 11(2): 172-179.

[5] McHeyzer-Williams L J, McHeyzer-Williams M G. Antigen-specific memory B cell development. Annu Rev Immunol, 2005, 23: 487-513.

[6] Shapiro-Shelef M, Calame K. Regulation of plasma-cell development. Nat Rev Immunol, 2005, 5(3): 230-242.

[7] LeGuern C. Regulation of T-cell functions by MHC class II self-presentation. Trends Immunol, 2003, 24(12): 633-638.

[8] York I A, Rock K L. Antigen processing and presentation by the class I major histocompatibility complex. Annu Rev Immunol, 1996, 14: 369-396.

[9] Crotty S, Kersh E N, Cannons J, et al. SAP is required for generating long-term humoral immunity. Nature, 2003 (6920), 421: 282-287.

[10] Janssen E M, Lemmens E E, Wolfe T, et al. $CD4^+$ T cells are required for secondary expansion and memory in $CD8^+$ T lymphocytes. Nature, 2003, 421 (6925): 852-856.

[11] Shedlock D J, Shen H. Requirement for CD4 T cell help in generating functional CD8 T cell memory. Science, 2003, 300 (5617): 337-339.

[12] Blattman J N, Antia R, Sourdive D J, et al. Estimating the precursor frequency of naive antigen-specific CD8 T cells. J Exp Med, 2002, 195 (5): 657-664.

[13] Murali-Krishna K, Altman J D, Suresh M, et al. Counting antigen-specific CD8 T cells: a reevaluation of bystander activation during viral infection. Immunity, 1998, 8 (2): 177-187.

[14] Busch D H, Pamer E G. T cell affinity maturation by selective expansion during infection. J Exp Med, 1999, 189 (4): 701-710.

[15] Bousso P, Wahn V, Douagi I, et al. Diversity, functionality, and stability of the T cell repertoire derived *in vivo* from a single human T cell precursor. Proc Natl Acad Sci USA, 2000, 97 (1): 274-278.

[16] van Stipdonk M J, Lemmens E E, Schoenberger S P. Naive CTLs require a single brief period of antigenic stimulation for clonal expansion and differentiation. Nat Immunol, 2001, 2 (5): 423-429.

[17] Kaech S M, Ahmed R. Memory $CD8^+$ T cell differentiation: initial antigen encounter triggers a developmental program in naive cells. Nat Immunol, 2001, 2 (5): 415-422.

[18] Mercado R, Vijh S, Allen S E, et al. Early programming of T cell populations responding to bacterial infection. J Immunol, 2000, 165 (12): 6833-6839.

[19] McShane H. Prime-boost immunization strategies for infectious diseases. Curr Opin Mol Ther, 2002, 4 (1): 23-27.

[20] Newman M J. Heterologous prime-boost vaccination strategies for HIV-1: augmenting cellular immune responses. Curr Opin Investig Drugs, 2002, 3 (3): 374-378.

[21] Estcourt M J, Ramsay A J, Brooks A, et al. Prime-boost immunization generates a high frequency, high-avidity CD8 (+) cytotoxic T lymphocyte population. Int Immunol, 2002, 14 (1): 31-37.

[22] Jabbari A, Harty J T. Secondary memory $CD8^+$ T cells are more protective but slower to acquire a central-memory phenotype. J Exp Med, 2006, 203 (4): 919-932.

[23] Medina E, Guzman C A. Use of live bacterial vaccine vectors for antigen delivery: potential and limitations. Vaccine, 2001, 19 (13-14): 1573-1580.

[24] Ochsenbein A F, Sierro S, Odermatt B, et al. Roles of tumour localization, second signals and cross priming in cytotoxic T-cell induction. Nature, 2001, 411 (6841): 1058-1064.

[25] Jung S, Unutmaz D, Wong P, et al. *In vivo* depletion of CD11c (+) dendritic cells abrogates priming of CD8 (+) T cells by exogenous cell-associated antigens. Immunity, 2002, 17 (2): 211-220.

[26] Wilson N S, Behrens G M, Lundie R J, et al. Systemic activation of dendritic cells by Toll-like receptor ligands or malaria infection impairs cross-presentation and antiviral immunity. Nat Immunol, 2006, 7 (2): 165-172.

[27] Grufman P, Wolpert E Z, Sandberg J K, et al. T cell competition for the antigen-presenting cell as a model for immunodominance in the cytotoxic T lymphocyte response against minor histocompatibility antigens. Eur J Immunol, 1999, 29 (7): 2197-2204.

[28] Rees W, Bender J, Teague T K, et al. An inverse relationship between T cell receptor affinity and antigen dose during CD4 (+) T cell responses in vivo and in vitro. Proc Natl Acad Sci USA, 1999, 96 (17): 9781-9786.

[29] Palmowski M J, Choi E M, Hermans I F, et al. Competition between CTL narrows the immune response induced by prime-boost vaccination protocols. J Immunol, 2002, 168 (9): 4391-4398.

[30] Wong P, Pamer E G. Feedback regulation of pathogen-specific T cell priming. Immunity, 2003, 18 (4): 499-511.

[31] Mosmann T R, Coffman R L. Th1 and Th2 cells: different patterns of lymphokine secretion lead to different functional

properties. Annu Rev Immunol,1989,7:145-173.

[32] Fernandez-Botran R,Sanders V M,Mosmann T R,et al. Lymphokine-mediated regulation of the proliferative response of clones of T helper 1 and T helper 2 cells. J Exp Med,1988,168(2):543-558.

[33] Amsen D,Blander J M,Lee G R,et al. Instruction of distinct CD4 T helper cell fates by different notch ligands on antigen-presenting cells. Cell,2004,117(4):515-526.

[34] Egwuagu C E,Yu C R,Zhang M,et al. Suppressors of cytokine signaling proteins are differentially expressed in Th1 and Th2 cells:implications for Th cell lineage commitment and maintenance. J Immunol,2002,168(7):3181-3187.

[35] Romagnani S. Induction of Th1 and Th2 responses:a key role for the 'natural' immune response? Immunol Today,1992,13(10):379-381.

[36] Lohning M,Richter A,Stamm T,et al. Establishment of memory for IL-10 expression in developing T helper 2 cells requires repetitive IL-4 costimulation and does not impair proliferation. Proc Natl Acad Sci USA,2003,100(21):12307-12312.

[37] Athie-Morales V,Smits H H,Cantrell D A,et al. Sustained IL-12 signaling is required for Th1 development. J Immunol,2004,172(1):61-69.

[38] Bird J J,Brown D R,Mullen A C,et al. Helper T cell differentiation is controlled by the cell cycle. Immunity,1998,9(2):229-237.

[39] Richter A,Lohning M,Radbruch A. Instruction for cytokine expression in T helper lymphocytes in relation to proliferation and cell cycle progression. J Exp Med,1999,190(10):1439-1450.

[40] Laouar Y,Crispe I N. Functional flexibility in T cells:independent regulation of $CD4^+$ T cell proliferation and effector function in vivo. Immunity,2000,13(3):291-301.

[41] Shirota H,Gursel M,Klinman D M. Suppressive oligodeoxynucleotides inhibit Th1 differentiation by blocking IFN-gamma-and IL-12-mediated signaling. J Immunol,2004,173(8):5002-5007.

[42] Sakaguchi S. Regulatory T cells:key controllers of immunologic self-tolerance. Cell,2000,101(5):455-458.

[43] Fontenot J D,Gavin M A,Rudensky A Y. Foxp3 programs the development and function of $CD4^+CD25^+$ regulatory T cells. Nat Immunol,2003,4(4):330-336.

[44] Hori S,Nomura T,Sakaguchi S. Control of regulatory T cell development by the transcription factor Foxp3. Science,2003,299(5609):1057-1061.

[45] Suri-Payer E,Amar A Z,Thornton A M,et al. $CD4^+CD25^+$ T cells inhibit both the induction and effector function of autoreactive T cells and represent a unique lineage of immunoregulatory cells. J Immunol,1998,160(3):1212-1218.

[46] Schwartz R H. Natural regulatory T cells and self-tolerance. Nat Immunol,2005,6(4):327-330.

[47] Veldhoen M,Moncrieffe H,Hocking R J,et al. Modulation of dendritic cell function by naive and regulatory $CD4^+$ T Cells. J Immunol,2006,176(10):6202-6210.

[48] Pasare C,Medzhitov R. Toll pathway-dependent blockade of $CD4^+CD25^+$ T cell-mediated suppression by dendritic cells. Science,2003,299(5609):1033-1036.

[49] Nishikawa H,Qian F,Tsuji T,et al. Influence of $CD4^+CD25^+$ Regulatory T Cells on Low/High-Avidity $CD4^+$ T Cells following Peptide Vaccination. J Immunol,2006,176(10):6340-6346.

[50] Kursar M,Bonhagen K,Fensterle J,et al. Regulatory $CD4^+CD25^+$ T cells restrict memory $CD8^+$ T cell responses. J Exp Med,2002,196(12):1585-1592.

[51] Clark W,Ostergaard H,Gorman K,et al. Molecular mechanisms of CTL-mediated lysis:a cellular perspective. Immunol Rev,1988,103:37-51.

[52] Sad S,Marcotte R,Mosmann T R. Cytokine-induced differentiation of precursor mouse $CD8^+$ T cells into cytotoxic $CD8^+$ T cells secreting Th1 or Th2 cytokines. Immunity,1995,2(3):271-279.

[53] Liu Z,Tugulea S,Cortesini R,et al. Specific suppression of T helper alloreactivity by allo-MHC class I-restricted $CD8^+$ $CD28^-$T cells. Int Immunol,1998,10(6):775-783.

[54] Cosmi L,Liotta F,Lazzeri E,et al. Human $CD8^+CD25^+$ thymocytes share phenotypic and functional features with $CD4^+$ $CD25^+$ regulatory thymocytes. Blood,2003,102(12):4107-4114.

[55] Davis M M, Bjorkman P J. T-cell antigen receptor genes and T-cell recognition. Nature, 1988, 334(6181): 395-402.

[56] Jiang H, Wu Y, Liang B, et al. An affinity/avidity model of peripheral T cell regulation. J Clin Invest, 2005, 115(2): 302-312.

[57] Sourdive D J, Murali-Krishna K, Altman J D, et al. Conserved T cell receptor repertoire in primary and memory CD8 T cell responses to an acute viral infection. J Exp Med, 1998, 188(1): 71-82.

[58] Anderton S M, Wraith D C. Selection and fine-tuning of the autoimmune T-cell repertoire. Nat Rev Immunol, 2002, 2(7): 487-498.

[59] Derby M, Alexander-Miller M, Tse R, et al. High-avidity CTL exploit two complementary mechanisms to provide better protection against viral infection than low-avidity CTL. J Immunol, 2001, 166(3): 1690-1697.

[60] Wu L C, Tuot D S, Lyons D S, et al. Two-step binding mechanism for T-cell receptor recognition of peptide MHC. Nature, 2002, 418(6897): 552-556.

[61] Yee C, Savage P A, Lee P P, et al. Isolation of high avidity melanoma-reactive CTL from heterogeneous populations using peptide-MHC tetramers. J Immunol, 1999, 162(4): 2227-2234.

[62] Bullock T N, Mullins D W, Engelhard V H. Antigen density presented by dendritic cells in vivo differentially affects the number and avidity of primary, memory, and recall $CD8^+$ T cells. J Immunol, 2003, 170(4): 1822-1829.

[63] Fahmy T M, Bieler J G, Edidin M, et al. Increased TCR avidity after T cell activation: a mechanism for sensing low-density antigen. Immunity, 2001, 14(2): 135-143.

[64] Kersh E N, Kaech S M, Onami T M, et al. TCR signal transduction in antigen-specific memory CD8 T cells. J Immunol, 2003, 170(11): 5455-5463.

[65] Slifka M K, Whitton J L. Functional avidity maturation of CD8(+) T cells without selection of higher affinity TCR. Nat Immunol, 2001, 2(8): 711-717.

[66] Amrani A, Verdaguer J, Serra P, et al. Progression of autoimmune diabetes driven by avidity maturation of a T-cell population. Nature, 2000, 406(6797): 739-742.

[67] Barouch D H, Powers J, Truitt D M, et al. Dynamic immune responses maintain cytotoxic T lymphocyte epitope mutations in transmitted simian immunodeficiency virus variants. Nat Immunol, 2005, 6(3): 247-252.

[68] Barouch D H, Kunstman J, Kuroda M J, et al. Eventual AIDS vaccine failure in a rhesus monkey by viral escape from cytotoxic T lymphocytes. Nature, 2002, 415(6869): 335-339.

[69] Borrow P, Lewicki H, Wei X, et al. Antiviral pressure exerted by HIV-1-specific cytotoxic T lymphocytes (CTLs) during primary infection demonstrated by rapid selection of CTL escape virus. Nat Med, 1997, 3(2): 205-211.

[70] Meyer-Olson D, Shoukry N H, Brady K W, et al. Limited T cell receptor diversity of HCV-specific T cell responses is associated with CTL escape. J Exp Med, 2004, 200(3): 307-319.

[71] Alexander-Miller M A, Leggatt G R, Berzofsky J A. Selective expansion of high-or low-avidity cytotoxic T lymphocytes and efficacy for adoptive immunotherapy. Proc Natl Acad Sci USA, 1996, 93(9): 4102-4107.

[72] Sprent J, Surh C D. T cell memory. Annu Rev Immunol, 2002, 20: 551-579.

[73] Grayson J M, Zajac A J, Altman J D, et al. Cutting edge: increased expression of Bcl-2 in antigen-specific memory $CD8^+$ T cells. J Immunol, 2000, 164(8): 3950-3954.

[74] Sallusto F, Geginat J, Lanzavecchia A. Central memory and effector memory T cell subsets: function, generation, and maintenance. Annu Rev Immunol, 2004, 22: 745-763.

[75] Wherry E J, Teichgraber V, Becker T C, et al. Lineage relationship and protective immunity of memory CD8 T cell subsets. Nat Immunol, 2003, 4(3): 225-234.

[76] Amara R R, Villinger F, Staprans S I, et al. Different patterns of immune responses but similar control of a simian-human immunodeficiency virus 89.6P mucosal challenge by modified vaccinia virus Ankara (MVA) and DNA/MVA vaccines. J Virol, 2002, 76(15): 7625-7631.

[77] Heit A, Maurer T, Hochrein H, et al. Cutting edge: Toll-like receptor 9 expression is not required for CpG DNA-aided cross-presentation of DNA-conjugated antigens but essential for cross-priming of CD8 T cells. J Immunol, 2003, 170(6): 2802-2805.

[78] Tighe H, Takabayashi K, Schwartz D, et al. Conjugation of protein to immunostimulatory DNA results in a rapid, long-lasting and potent induction of cell-mediated and humoral immunity. Eur J Immunol, 2000, 30(7): 1939-1947.

[79] Dietrich G, Bubert A, Gentschev I, et al. Delivery of antigen-encoding plasmid DNA into the cytosol of macrophages by attenuated suicide Listeria monocytogenes. Nat Biotechnol, 1998, 16(2): 181-185.

[80] Darji A, Guzman C A, Gerstel B, et al. Oral somatic transgene vaccination using attenuated *S. typhimurium*. Cell, 1997, 91(6): 765-775.

[81] Lu W, Arraes L C, Ferreira W T, et al. Therapeutic dendritic-cell vaccine for chronic HIV-1 infection. Nat Med, 2004, 10(12): 1359-1365.

[82] Nestle F O, Alijagic S, Gilliet M, et al. Vaccination of melanoma patients with peptide-or tumor lysate-pulsed dendritic cells. Nat Med, 1998, 4(3): 328-332.

[83] Gilbert S C. T-cell-inducing vaccines-what's the future. Immunology, 2012, 135(1): 19-26.

[84] McMichael A J, Hanke T. HIV vaccines 1983-2003. Nat Med, 2003, 9(7): 874-880.

[85] Thaiss C A, Kaufmann S H. Toward novel vaccines against tuberculosis: current hopes and obstacles. Yale J Biol Med, 2010, 83(4): 209-215.

[86] Ryan A A, Nambiar J K, Wozniak T M, et al. Antigen load governs the differential priming of CD8 T cells in response to the bacille Calmette Guerin vaccine or Mycobacterium tuberculosis infection. J Immunol, 2009, 182(11): 7172-7177.

[87] Walker C M, Moody D J, Stites D P, Levy JA. $CD8^+$ lymphocytes can control HIV infection *in vitro* by suppressing virus replication. Science, 1986, 234(4783): 1563-1566.

[88] Koup R A, Safrit J T, Cao Y, et al. Temporal association of cellular immune responses with the initial control of viremia in primary human immunodeficiency virus type 1 syndrome. J Virol, 1994, 68(7): 4650-4655.

[89] Borrow P, Lewicki H, Hahn B H, et al. Virus-specific $CD8^+$ cytotoxic T-lymphocyte activity associated with control of viremia in primary human immunodeficiency virus type 1 infection. J Virol, 1994, 68(9): 6103-6110.

[90] Ogg G S, Jin X, Bonhoeffer S, et al. Quantitation of HIV-1-specific cytotoxic T lymphocytes and plasma load of viral RNA. Science, 1998, 279(5359): 2103-2106.

[91] Schmitz J E, Kuroda M J, Santra S, et al. Control of viremia in simian immunodeficiency virus infection by $CD8^+$ lymphocytes. Science, 1999, 283(5403): 857-860.

[92] Jin X, Bauer D E, Tuttleton S E, et al. Dramatic rise in plasma viremia after CD8(+)T cell depletion in simian immunodeficiency virus-infected macaques. J Exp Med, 1999, 189(6): 991-998.

[93] Rosenberg E S, Billingsley J M, Caliendo A M, et al. Vigorous HIV-1-specific $CD4^+$ T cell responses associated with control of viremia. Science, 1997, 278(5342): 1447-1450.

[94] Pitcher C J, Quittner C, Peterson D M, et al. HIV-1-specific $CD4^+$ T cells are detectable in most individuals with active HIV-1 infection, but decline with prolonged viral suppression. Nat Med, 1999, 5(5): 518-525.

[95] Oxenius A, Price D A, Easterbrook P J, et al. Early highly active antiretroviral therapy for acute HIV-1 infection preserves immune function of $CD8^+$ and $CD4^+$ T lymphocytes. Proc Natl Acad Sci USA, 2000, 97(7): 3382-3387.

[96] Soghoian D Z, Streeck H. Cytolytic CD4(+)T cells in viral immunity. Expert Rev Vaccines, 2010, 9(12): 1453-1463.

[97] Soghoian D Z, Jessen H, Flanders M, et al. HIV-specific cytolytic CD4 T cell responses during acute HIV infection predict disease outcome. Sci Transl Med, 2012, 4(123): 123ra25.

[98] Letvin N L, Rao S S, Montefiori D C, et al. Immune and Genetic Correlates of Vaccine Protection Against Mucosal Infection by SIV in Monkeys. Sci Transl. Med, 2011, 3(81): 81ra36.

[99] Sekaly R P. The failed HIV Merck vaccine study: a step back or a launching point for future vaccine development? J Exp Med, 2008, 205(1): 7-12.

[100] Walker B D, Burton D R. Toward an AIDS vaccine. Science, 2008, 320(5877): 760-764.

[101] Koup R A, Douek D C. Vaccine design for CD8 T lymphocyte responses. Cold Spring Harb Perspect Med, 2011, 1(1): a007252.

[102] Bennett M S, Ng H L, Ali A, et al. Cross-clade detection of HIV-1-specific cytotoxic T lymphocytes does not reflect cross-clade antiviral activity. J Infect Dis, 2008, 197(3): 390-397.

[103] Binley J M, Lybarger E A, Crooks E T, et al. Profiling the specificity of neutralizing antibodies in a large panel of plasmas from patients chronically infected with human immunodeficiency virus type 1 subtypes B and C. J Virol, 2008, 82(23): 11651-11668.

[104] Binley J M, Wrin T, Korber B, et al. Comprehensive cross-clade neutralization analysis of a panel of anti-human immunodeficiency virus type 1 monoclonal antibodies. J Virol, 2004, 78(23): 13232-13252.

[105] Gaschen B, Taylor J, Yusim K, et al. Diversity considerations in HIV-1 vaccine selection. Science, 2002, 296(5577): 2354-2360.

[106] 万延民, 仇超, 张晓燕, 等. HIV-1 感染的 T 细胞免疫应答与病毒免疫逃逸. 病毒学报, 2008, 24(4): 326-333.

[107] Burgers W A, van Harmelen J H, Shephard E, et al. Design and preclinical evaluation of a multigene human immunodeficiency virus type 1 subtype C DNA vaccine for clinical trial. J Gen Virol, 2006, 87(Pt 2): 399-410.

[108] Churchyard G J, Morgan C, Adams E, et al. A phase IIA randomized clinical trial of a multiclade HIV-1 DNA prime followed by a multiclade rAd5 HIV-1 vaccine boost in healthy adults (HVTN204). PLoS One, 2011, 6(8): e21225.

[109] McElrath M J, De Rosa S C, Moodie Z, et al. HIV-1 vaccine-induced immunity in the test-of-concept Step Study: a case-cohort analysis. Lancet, 2008, 372(9653): 1894-1905.

[110] Seaman M S, Xu L, Beaudry K, et al. Multiclade human immunodeficiency virus type 1 envelope immunogens elicit broad cellular and humoral immunity in rhesus monkeys. J Virol, 2005, 79(5): 2956-2963.

[111] Wang S, Kennedy J S, West K, et al. Cross-subtype antibody and cellular immune responses induced by a polyvalent DNA prime-protein boost HIV-1 vaccine in healthy human volunteers. Vaccine, 2008, 26(8): 1098-1110.

[112] Catanzaro A T, Roederer M, Koup R A, et al. Phase I clinical evaluation of a six-plasmid multiclade HIV-1 DNA candidate vaccine. Vaccine, 2007, 25(20): 4085-4092.

[113] Oldstone M B, Tishon A, Eddleston M, et al. Vaccination to prevent persistent viral infection. J Virol, 1993, 67(7): 4372-4378.

[114] Whitton J L, Sheng N, Oldstone M B, et al. A "string-of-beads" vaccine, comprising linked minigenes, confers protection from lethal-dose virus challenge. J Virol, 1993, 67(1): 348-352.

[115] Wee E G, Patel S, McMichael A J, et al. A DNA/MVA-based candidate human immunodeficiency virus vaccine for Kenya induces multi-specific T cell responses in rhesus macaques. J Gen Virol, 2002, 83(Pt 1): 75-80.

[116] Jaoko W, Nakwagala F N, Anzala O, et al. Safety and immunogenicity of recombinant low-dosage HIV-1 A vaccine candidates vectored by plasmid pTHr DNA or modified vaccinia virus Ankara (MVA) in humans in East Africa. Vaccine, 2008, 26(22): 2788-2795.

[117] Goonetilleke N, Moore S, Dally L, et al. Induction of multifunctional human immunodeficiency virus type 1 (HIV-1)-specific T cells capable of proliferation in healthy subjects by using a prime-boost regimen of DNA-and modified vaccinia virus Ankara-vectored vaccines expressing HIV-1 Gag coupled to $CD8^+$ T-cell epitopes. J Virol, 2006, 80(10): 4717-4728.

[118] Livingston B D, Newman M, Crimi C, et al. Optimization of epitope processing enhances immunogenicity of multiepitope DNA vaccines. Vaccine, 2001, 19(32): 4652-4660.

[119] De Groot A S, Marcon L, Bishop E A, et al. HIV vaccine development by computer assisted design: the GAIA vaccine. Vaccine, 2005, 23(17-18): 2136-2148.

[120] Wilson C C, McKinney D, Anders M, et al. Development of a DNA vaccine designed to induce cytotoxic T lymphocyte responses to multiple conserved epitopes in HIV-1. J Immunol, 2003, 171(10): 5611-5623.

[121] Gorse G J, Baden L R, Wecker M, et al. Safety and immunogenicity of cytotoxic T-lymphocyte poly-epitope, DNA plasmid (EP HIV-1090) vaccine in healthy, human immunodeficiency virus type 1 (HIV-1)-uninfected adults. Vaccine, 2008, 26(2): 215-223.

[122] Doria-Rose N A, Learn G H, Rodrigo A G, et al. Human immunodeficiency virus type 1 subtype B ancestral envelope protein is functional and elicits neutralizing antibodies in rabbits similar to those elicited by a circulating subtype B envelope. J Virol, 2005, 79(17): 11214-11224.

[123] Kothe D L, Li Y, Decker J M, et al. Ancestral and consensus envelope immunogens for HIV-1 subtype C. Virology,

2006,352(2):438-449.

[124] Nickle D C,Jensen M A,Gottlieb G S,et al. Consensus and ancestral state HIV vaccines. Science,2003,299(5612):1515-1518,author reply1515-1518.

[125] Rolland M,Jensen M A,Nickle D C,et al. Reconstruction and function of ancestral center-of-tree human immunodeficiency virus type 1 proteins. J Virol,2007,81(16):8507-8514.

[126] Santra S,Korber B T,Muldoon M,et al. A centralized gene-based HIV-1 vaccine elicits broad cross-clade cellular immune responses in rhesus monkeys. Proc Natl Acad Sci USA,2008,105(30):10489-10494.

[127] Korber B T,Letvin N L,Haynes B F. T-cell vaccine strategies for human immunodeficiency virus,the virus with a thousand faces. J Virol,2009,83(17):8300-8314.

[128] Fischer W,Perkins S,Theiler J,et al. Polyvalent vaccines for optimal coverage of potential T-cell epitopes in global HIV-1 variants. Nat Med,2007,13(1):100-106.

[129] Barouch D H,O'Brien K L,Simmons N L,et al. Mosaic HIV-1 vaccines expand the breadth and depth of cellular immune responses in rhesus monkeys. Nat Med,2010,16(3):319-323.

[130] Santra S,Liao H X,Zhang R,et al. Mosaic vaccines elicit $CD8^+$ T lymphocyte responses that confer enhanced immune coverage of diverse HIV strains in monkeys. Nat Med,2010,16(3):324-328.

[131] Nickle D C,Rolland M,Jensen M A,et al. Coping with viral diversity in HIV vaccine design. PLoS Comput Biol,2007,3(4):e75.

[132] Fischer W,Liao H X,Haynes B F,et al. Coping with viral diversity in HIV vaccine design:a response to Nickle et al. PLoS Comput Biol,2008,4(1):e15,author reply e25.

[133] Allen T M,Altfeld M. Crippling HIV one mutation at a time. J Exp Med,2008,205(5):1003-1007.

[134] Rolland M,Nickle D C,Mullins J I. HIV-1 group M conserved elements vaccine. PLoS Pathog,2007,3(11):e157.

[135] Smith S M. HIV CTL escape:at what cost? Retrovirology,2004,1:8.

[136] Wang Y E,Li B,Carlson J M,et al. Protective HLA class I alleles that restrict acute-phase $CD8^+$ T-cell responses are associated with viral escape mutations located in highly conserved regions of human immunodeficiency virus type 1. J Virol,2009,83(4):1845-1855.

[137] Yusim K, Kesmir C, Gaschen B, et al. Clustering patterns of cytotoxic T-lymphocyte epitopes in human immunodeficiency virus type 1(HIV-1)proteins reveal imprints of immune evasion on HIV-1 global variation. J Virol,2002,76(17):8757-8768.

[138] Letourneau S,Im E J,Mashishi T,et al. Design and pre-clinical evaluation of a universal HIV-1 vaccine. PLoS One,2007,2(10):e984.

[139] Xu J,Ren L,Huang X,et al. Sequential priming and boosting with heterologous HIV immunogens predominantly stimulated T cell immunity against conserved epitopes. AIDS,2006,20(18):2293-2303.

第四章　广谱中和抗体时代背景下的 HIV-1 T 细胞疫苗研究

随着抗病毒治疗的开展，HIV-1 感染已从一种不治之症转变为可控的慢性疾病，然而 HIV-1 感染依然不可完全治愈，且需终生治疗。因此，急需研发 HIV-1 疫苗以预防并最终从人类中根除其感染。

疫苗研发的根本目标是诱导产生保护性记忆性免疫反应以减少感染、疾病和死亡的发生[1,2]。免疫记忆是适应性免疫的标志，也是疫苗有效性的生物学基础。近年来，保护性记忆性免疫反应被分为保护相关性免疫（correlate of protection，CoP）、机制性保护相关性免疫（mechanistic correlate of protection，mCoP）和非机制性保护相关性免疫（nonmechanistic correlate of protection，nCoP）[1]。mCoP 是产生免疫保护的唯一原因，可包含体液免疫及细胞免疫的保护组分；CoP 可能是 nCoP 中的一种或是 mCoP；nCoP 并不能直接产生保护，但可通过与另外机制性保护相关性免疫产生关联来预测免疫保护[1]。目前对细胞免疫与体液免疫在抗感染及疫苗保护中的相对重要性仍有争论。在研发具有挑战性的病原体疫苗如 HIV-1、HCV 及疟疾疫苗的领域中，这种争论尤为激烈。事实上，这种争论已持续了一百多年，最早可以追溯到 Elie Metchnikoff 和 Louis Pasteur 倡导细胞免疫、Emil Behring 和 Shibasaburo Kitasato 倡导体液免疫的时代[3,4]。在绝大多数临床应用的疫苗中，病原特异性的记忆性 B 细胞和长效浆细胞产生的中和抗体是 CoP 或者 mCoP[2,5~7]。然而，对临床应用的减毒活疫苗[2,5~20]而言，如天花[10,20]、黄热病[10,18,19]、麻疹[8,9,17]和流感[11~13]疫苗，其病毒特异性记忆性 T 细胞（$CD8^+$ T 细胞和 $CD4^+$ T 细胞）也被认为是 CoP。由此推断，具有较好保护效果的 HIV-1 疫苗需要平衡而有效的体液免疫和细胞免疫。在黏膜部位，保护性抗体可在病毒入侵初期阻断游离病毒（cell free virus）进入靶细胞，从而阻断起始的病毒感染；然而，如果 HIV-1 是通过细胞与细胞间传播，则必须依赖病毒特异性 $CD8^+$ T 细胞来清除被病毒感染的细胞。尽管目前尚不清楚在自然感染时 HIV-1 是通过游离病毒还是细胞介导方式进行传播的，其二者的比例如何，但一些研究表明，细胞-细胞间病毒传播确实存在[21~24]。

在过去的 30 多年里，HIV-1 疫苗研究领域一直致力于诱导保护性细胞免疫和（或）体液免疫[25,26]。目前，尽管从 HV-1 慢性感染者体内分离得到了许多广谱中和抗体（broadly neutralizing antibody，bNAb）[27~29]，但研究者仍不知道该怎样通过 HIV-1 疫苗诱导产生这样的保护性抗体。广谱中和抗体基因转移或许是一种可以克服上述障碍的替代解决方案[30,31]，但不属于本文讨论范围。为诱导产生抗 HIV-1 的细胞免疫和（或）体液免疫，多种不同的 HIV-1 疫苗模式在非人灵长类动物上进行了测试，其中部分疫苗进入了临床试验。然而，旨在诱导病毒特异性 $CD8^+$ T 细胞应答、期望值甚高的美国默克公司艾滋病疫苗临床Ⅱ期试验结果令人失望[32,33]。在 HIV-1 疫苗临床试验历史上，泰国 RV144 HIV-1 大规模临床Ⅱb 试验首次显示有统计学意义的显著性保护，但保护率只有 31%[34]。泰国 RV144 临床试验疫苗并没有诱导出广谱中和抗体，也没有产生出强有力的病毒特异性 $CD8^+$ T 细胞应答。其诱导产生了针对包膜蛋白（Env）V1/V2 区抗体，这可能是产生保护的原因;高水平的 Env 特异性 IgA 抗体可能会减弱保护性抗体的作用[35],但具体的机制性保护相关免疫因素尚不清楚。

接下来,本章将着重综述保护性免疫记忆 T 细胞在控制 HIV-1 感染和疫苗研发方面的新研究进展。

第一节　特异性 $CD8^+$ T 细胞免疫应答可以控制 HIV-1 复制的研究证据

很多研究显示 HIV-1 特异性 $CD8^+$T 细胞在控制 HIV-1 感染方面具有重要作用:①在 HIV-1 急性感染期,特异性 $CD8^+$T 细胞免疫应答的出现与 HIV-1 病毒载量的下降在时间上相关[36,37];②全基因组关联研究(genome-wide association study)显示,人类白细胞抗原Ⅰ类(HLA-I)分子的多态性是影响 HIV 疾病进展的首要宿主遗传因素[38,39];③ 在猴免疫缺陷病毒(SIV)感染的非人灵长类动物恒河猴模型中,用 $CD8^+$T 细胞抗体将 $CD8^+$T 细胞耗竭会引起病毒复制快速升高[40,41];④HIV-1 特异性 $CD8^+$T 细胞免疫反应是促使病毒变异的重要原因[42~44]。最近研究 HIV-1 早期感染者,对入侵/始祖病毒(transmitted/founder virus)全基因组 $CD8^+$T 细胞表位的检测结果也证明病毒特异性 $CD8^+$T 细胞可以迅速对 HIV-1 施加免疫选择压力[45];⑤恒河猴静脉接种 SIV 后,在感染极早期(24h 以内)接受替诺福韦(Tenofovir)抗病毒治疗,可以诱导恒河猴产生具有控制病毒复制作用的 $CD8^+$T 细胞。这种病毒特异性 $CD8^+$ T 细胞,即使停药和在没有中和抗体的情况下,依然可以保持持久的抗病毒能力,抵御同源和异源的毒株的再次静脉攻击。而一旦用 $CD8^+$T 细胞抗体将 $CD8^+$T 细胞耗竭,则机体控制病毒的能力随之丧失,证明了机体控制病毒的能力是由病毒特异性 $CD8^+$T 细胞所介导的[46]。总而言之,这些数据显示特异性 $CD8^+$T 细胞在控制 HIV-1 复制方面起到了重要的作用。

第二节　病毒特异性记忆 T 细胞可阻断 HIV-1 黏膜传播

HIV-1 主要是通过黏膜途径传播,如宫颈、阴道、包皮、肛门和直肠黏膜(图 4. 1)。上文提到,HIV-1 特异性记忆 $CD8^+$T 细胞在控制病毒方面发挥重要作用。一般来说,抗原特异性的 T 细胞按照其分化程度、表型、功能和解剖分布特征可分为中央型记忆 T 细胞(central memory T cell,T_{CM})和效应型记忆 T 细胞(effector memory T cell,T_{EM})[47,48]。T_{EM} 细胞主要分布在外周非淋巴组织中,如阴道、子宫颈、阴茎包皮和直肠黏膜组织。与 T_{CM} 细胞相比,T_{EM} 细胞的分化程度更高,效应功能更强。因此,T_{EM} 细胞被认为是抵抗病毒入侵的第一道防线。相反,T_{CM} 细胞主要分布在次级淋巴组织(secondary lymphatic tissues)中,当再次遇到抗原时,可以迅速分化为 T_{EM} 细胞。因此,T_{CM} 细胞被认为是抵抗病原体入侵的第二道防线。最近研究发现了更多的记忆性 T 细胞亚群,如干细胞型记忆 T 细胞(T stem cell memory cell,T_{SCM})[49,50]和组织定居型记忆 T 细胞(tissue residential T cell,T_{RM})[51,52]。T_{RM} 细胞在细胞迁移、功能和组织分布方面不同于 T_{CM} 和 T_{EM} 细胞。从组织分布特征来看,T_{RM} 细胞是阻止病毒传播的关键细胞[51,52]。因此,除了循环型 $CD8^+$ T_{EM} 和 T_{CM} 细胞之外,HIV-1 疫苗应诱导提高病毒特异性 $CD8^+$ T_{RM} 细胞反应(图 4.1)。与 $CD8^+$记忆性 T 细胞不同,$CD4^+$记忆性 T 细胞在 HIV-1 传染与疫苗中的作用较复杂。HIV-1 特异性 $CD4^+$记忆 T 细胞在次级淋巴组织中对 B 细胞和 $CD8^+$T 细胞的免疫应答发挥重要的辅助作用,但这些位于侵入门户中的 HIV-1 特异性与非特异性 $CD4^+$记忆 T 细胞,以及初始 $CD4^+$T 细胞(naive $CD4^+$T cell)是 HIV-1 感染的主要靶细胞,故可以促进 HIV-1 局部扩增与传播[53~55]。因此,$CD4^+$ T 细胞起保护作用还是非保护作用取决于其组织分布[53,55~57]。

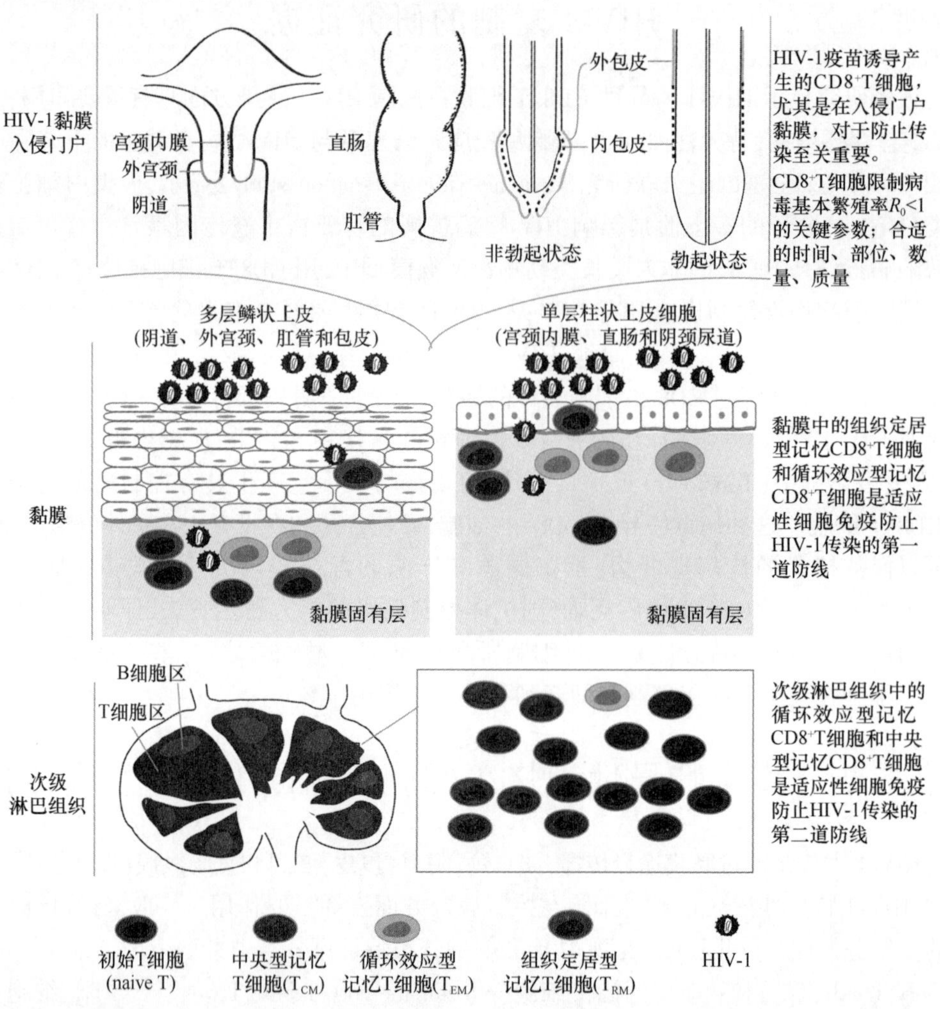

图 4.1 细胞免疫在 HIV-1 黏膜传播和预防中的作用示意图。图的上部显示 HIV-1 主要入侵门户,包括子宫颈内膜、宫颈、阴道、内包皮、外包皮、肛管和直肠黏膜。HIV-1 疫苗在适宜的时间(感染极早期,当入侵/始祖病毒和被感染细胞数仍很少时)、部位(侵入门户的黏膜)诱导充足数量和高质量的 $CD8^+$T 细胞,是清除病毒感染的细胞以便限制病毒基本繁殖率(basic reproductive rate, R_0)小于 1 的重要参数。图的中部显示黏膜由上皮细胞层和黏膜固有层组成,不同部位的黏膜分别由单层柱状上皮(绿线)或复层鳞状上皮(红线和黄线)或角化复层鳞状上皮覆盖(蓝绿色)覆盖。黏膜中的组织定居型记忆 $CD8^+$T 细胞(T_{EM})和循环效应型记忆 $CD8^+$T 细胞(T_{EM})是适应性细胞免疫防止 HIV-1 传染的第一道防线。图的下部显示次级淋巴组织中的循环效应型记忆 $CD8^+$ T 细胞和中央型记忆 T 细胞是适应性细胞免疫防止 HIV-1 传染扩散的第二道防线

关于细胞免疫反应拮抗 HIV-1 传播呈现出如下几点共识：①尽管在淋巴组织内 HIV-1 特异性 $CD4^+T$ 细胞对 B 细胞[58~60] 和 $CD8^+T$ 细胞[61~64] 有非常重要的辅助作用，但在病毒入侵的黏膜部位，病毒特异性 $CD4^+T$ 细胞作为靶细胞却能够促进 HIV-1 的传播；②虽然保护性抗体能够阻断游离 HIV-1 病毒感染靶细胞，但阻断细胞与细胞间 HIV-1 传播却需要病毒特异性 $CD8^+T$ 细胞[21-24]；③黏膜部位的 $CD8^+T_{RM}$ 细胞和循环型 $CD8^+T_{EM}$ 细胞可能是阻断 HIV-1 黏膜传播的第一道重要防线[58,59,65]；④次级淋巴组织中的循环效应型记忆 $CD8^+$ T 细胞和中央型记忆 T 细胞是适应性细胞免疫防止 HIV-1 扩散的第二道防线；⑤HIV-1 特异性的记忆性 $CD8^+T$ 细胞需要在合适的时间、部位，并且有合适的数量和质量时才能有效地阻断 HIV-1 的黏膜传播[55,66~68]，$CD8^+T_{RM}$ 细胞正是处于合适的部位，但仍需要进一步探讨它们在 HIV-1 黏膜传播和疫苗免疫情况下的数量和质量；⑥虽然 HIV-1 特异性 $CD8^+T$ 细胞的数量可以检测，但对其数量和功能进行准确定量仍存在一定的困难。例如，以第一型主要组织相容性复合体分子和病毒肽段复合物形成四聚体（tetramers）或多聚体为基础的检测技术、酶联免疫斑点检测（ELISPOT）技术、细胞内细胞因子染色技术（intracellular cytokines staining）以及颗粒酶 B 细胞毒性检测技术（granzyme B cytotoxicity assay）[66,69] 等为我们了解记忆性 $CD8^+T$ 细胞数量及部分功能提供了重要的信息；但这些指标的实际生物学意义，特别是在能否如实反映 $CD8^+T$ 细胞体内杀伤能力方面仍有争议。因此，很有必要建立能够更好地检测体内，特别是黏膜中 HIV-1 特异性 $CD8^+T$ 细胞功能的方法[70~73]，以便应用于黏膜 HIV-1 特异性 $CD8^+T$ 细胞的检测，因为目前绝大多数研究，尤其是临床试验，都是用外周血来评价保护性免疫反应，但这并不能如实地反映在黏膜部位发生的真实情况。

第三节　疫苗模式与 T 细胞免疫

许多不同的疫苗模式已经被应用在 HIV-1 疫苗研发中，并且不同的模式活化 T 细胞免疫应答的能力不同。灭活疫苗、亚单位疫苗，以及 DNA 疫苗或者复制缺陷型载体疫苗单独应用时都不能有效地诱导 T 细胞免疫反应[74,75]。而减毒活疫苗（LAV）、活载体疫苗，以及通过异源初免-加强的方式组合使用亚单位疫苗、DNA 疫苗、病毒颗粒样疫苗、活的载体疫苗或灭活载体疫苗则可以同时活化体液免疫和 T 细胞免疫。最近，RNA 疫苗作为 DNA 疫苗替代形式重新引起关注[76,77]，但它在 HIV-1 疫苗研究中的实际效用尚待进一步研究。

一、减毒活疫苗

减毒活疫苗是活化体液免疫反应和细胞免疫反应的最佳疫苗模式，可以诱导产生较好的抗感染免疫反应。在非人灵长类动物恒河猴模型中，与参与测试的所有其他疫苗形式相比，减毒的 SIVmac239Δnef 疫苗被证实具有最好的攻毒后保护效果[78,79]。出于安全因素，这种疫苗模式尚不能在人群中应用，但对其保护机制的研究却为 HIV-1 疫苗设计提供了许多借鉴。减毒活疫苗的保护效果与这种突变病毒的复制能力呈负相关，如 SIV-mac239Δ3 和 SIVmac239Δ5 的保护效果不及 SIVmac239Δnef[78]，并且这种保护效果与攻毒与疫苗免疫的间隔时间有关，免疫后间隔时间越久，保护效果越好[80,81]。例如，SIVmac239Δnef 免疫 5 周后，用 SIVmac251 对恒河猴静脉攻毒，没有保护效果，而免疫后 10 周、15 周和 26 周时有保护效果[81]。在阴道攻毒实验中的保护效果也呈现时间依赖特点（Paul Johnson，私人交流）。尽管时间依赖性的确切机制还不清楚，但很可能与病毒特异性细胞免疫成熟以及特异性抗体的数量和质量有关。SIVmac239Δnef 能诱导较强的 $CD8^+T$ 细胞反应、$CD4^+T$ 细胞反应及抗体反应[82]，并且能够为同源病毒攻击和异源病毒（SIVmac251、SHIV P89.6P、SIV E660）攻击提供保护[83]。Reynolds 等[84]报道，SIVmac239Δnef 减毒活疫苗免疫组的猴子能产生病毒特异性 $CD4^+T$ 和 $CD8^+T$ 细胞免疫反应，并可在异源毒株 SIV E660 攻击后控制病毒复制，其体内病毒载量比空白对照组的猴子低两个数量级。最近，Fukazawa 等[85]也报道，SIVmac239Δnef 减毒活疫苗对同源病毒静脉攻击的保护作用与其诱导的病毒特异性 $CD4^+T$ 和 $CD8^+T$ 细胞免疫反应相关。减毒活疫苗能够对黏膜攻毒产生保护性免疫反应，提示它可以诱导产生病毒特异性黏膜免疫应答，这可能是因为减毒活疫苗可以在体内提供较长时间的持续性抗原刺激。但减毒活疫苗的 mCoP 究竟是黏膜局部的定居型记忆 $CD8^+T$ 细胞，还是黏膜组织中的循环型效应型记忆 $CD8^+T$，或保护性抗体目前仍未可知。

二、载 体 疫 苗

载体疫苗可以是活载体或者非活载体疫苗。与减毒活疫苗类似，活载体 HIV-1 疫苗比非活载体疫苗具有更好的保护效力[65,78,86,87]。载体疫苗是利用病毒载体或者细菌载体表达 HIV-1 抗原基因的一类疫苗。痘病毒和腺病毒是两种最为常用的病毒载体。以痘病毒为载体的 SIV 或 HIV 疫苗于 20 世纪 80 年代开始在非人灵长类动物和健康志愿者中被尝试使用，可诱导出病毒特异性的抗体和细胞免疫反应[88,89]。出于安全的考虑，大多数用于 HIV-1 疫苗研发的痘病毒载体，如金丝雀痘（ALVAC）、改造后的安卡拉痘苗病毒（MVA）、痘病毒纽约株（NYVAC）、禽痘病毒（FPV）在哺乳动物细胞中不能有效复制；只有少数是具有复制能力的，如天坛株痘病毒载体[87,90~96]。非复制型和复制型的腺病毒载体都已经被用于 HIV-1 疫苗的研究中[87,97]。但是，默克公司的 STEP 临床试验发现，受试者体内预先存在的、针对常见血清型腺病毒（如 Ad5）的抗体反应与 HIV-1 感染率增加相关[33,73,98]。因此，稀有血清型腺病毒载体，如 Ad26 和 Ad35，逐渐被开发使用[99,100]。最近研究发现，即使在 HIV-1 疫苗中用稀有血清型 Ad 载体依然存在隐忧，因为预先存在的针对 Ad5 载体的细胞免疫应答十分保守，可以交叉识别稀有血清型腺病毒载体[101,102]。需要特别提到的是，表达 SIV Gag、Rev-Tat-Nef 融合蛋白以及 Env 蛋白的复制型猴巨细胞病毒载体也被应用于 SIV 疫苗研究中。在持续 133 天的免疫接种过程中，12 只恒河猴先后接受了分别表达以上三种抗原的重组猴巨细胞病毒载体疫苗的初免和最后一次混合疫苗加强，结果发现有 1/3 的恒河猴可以抵抗 SIVmac239 的攻击，而且保护效果与病毒特异性记忆性细胞免疫应答相关，而与体液免疫应答无关[65]。目前仍不清楚这种疫苗可否保护异源 SIV 病毒攻击。此外，细菌载体如重组卡介苗（rBCG）也被用于 HIV-1 疫苗的开发研究中。rBCG SIV 疫苗在非人灵长类动物模型中可诱导产生病毒特异性 $CD8^+T$ 细胞和抗体应答，但 Env 蛋白特异性的抗体应答非常微弱或缺失，这可能与外源 Env 蛋白在 rBCG 中的表达不稳定有关[103~107]。rBCG SIV 疫苗在非人灵长类动物模型中的保护效果差异很大，有的可以观察到明显的保护[108]，有的则没有[109]。最近筛选获得的、能够分泌高水平蛋白质的包皮垢分枝杆菌变异体，能够显著加强 SIV Gag 特异性 $CD8^+T$ 细胞免疫[110]。其他一些病毒和细菌载体也被用于 HIV 疫苗研究，在此不一一列举。简言之，HIV-1 载体疫苗的保护效果因载体的不同而不同，一般来说，单独使用都不足诱导足够的保护作用。因此，它们经常被用作异源初免—加强策略的组成成分[75,92]。

三、异源初免—加强

泰国 RV144 是异源初免加强策略的成功案例。HIV-1 疫苗临床试验联合组织(The HIV Vaccine Trials Network，HVTN)对同源和异源初免—加强策略进行了比较。HVTN 055 临床试验比较了同源重组禽痘病毒(rFVA)初免—加强、同源重组改造后的安卡拉痘苗病毒(vMVA)初免—加强、异源 rMVA 初免+ rFPV 加强；HVTN 065 临床试验比较了同源 rMVA 初免—加强、异源 DNA 初免和 rMVA 加强，发现异源比同源初免—加强可诱导出更好的 T 细胞免疫应答[92]。最近，另一项按随机、双盲、安慰剂对照设计执行的 Ⅰ 期临床试验结果显示，与 3 针 MVA 免疫相比，3 针 DNA 疫苗初免、1 针 MVA 加强不仅能够改善 T 细胞应答的广谱性和强度，还可以提高特异性 T 细胞的抑制病毒复制能力[111]。更多临床试验正测试不同疫苗模式和不同初免-加强组合效果[92,94,112](图 4.2)。

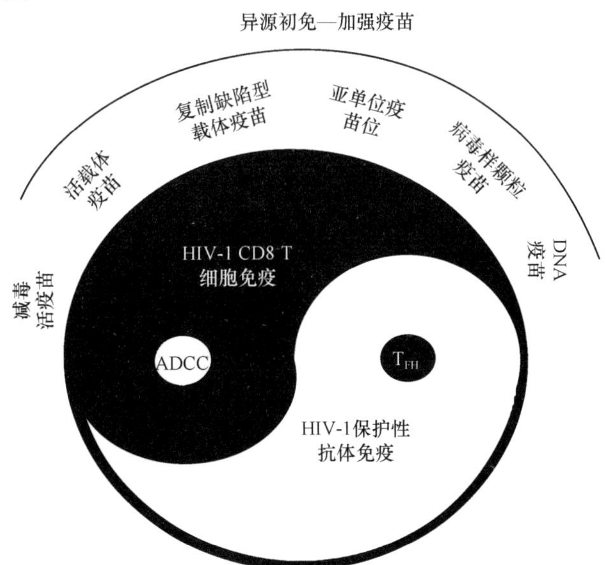

图 4.2　不同疫苗模式与 HIV-1 特异性 $CD8^+T$ 细胞免疫。“阴”和“阳”分别代表针对 HIV-1 的 $CD8^+$ T 细胞免疫反应和体液免疫反应，而滤泡 B 细胞辅助性 $CD4^+T$ 细胞(T_{FH})以及抗体依赖、细胞介导的细胞毒作用(ADCC)就是两者相互依存的例证。不同疫苗模式活化细胞免疫的能力对应于它们在“阴”中所占的面积。图中还展示了异源初免—加强策略及其常用的疫苗模式

小　结

综上所述,我们可以归纳出如下要点:①HIV-1 疫苗诱导产生的病毒特异性 $CD8^+T$ 细胞,尤其是位于入侵门户黏膜中的组织定居型记忆 $CD8^+T$ 细胞(T_{RM})和循环效应型 $CD8^+T$ 细胞(T_{EM}),对于防止 HIV-1 黏膜传染至关重要;②活载体疫苗以及通过异源初免—加强的方式组合使用亚单位疫苗、DNA 疫苗和灭活载体疫苗或活载体疫苗可以诱导 T 细胞免疫;③为了提高疫苗保护效果,应加强对活载体疫苗的研究以及在异源初免—加强组合中的应用研究;应加强对异源初免—加强疫苗的组合方式和接种时机与 $CD8^+T$ 分化、迁移、表型、功能、黏膜组织分布关系方面的进一步研究;④HIV-1 入侵门户黏膜中的病毒特异性 $CD4^+T$ 细胞作为靶细胞可促进 HIV-1 的传播。

展望未来,我们对最终研制出安全有效的 HIV-1 疫苗持乐观态度,因为泰国 RV144 临床试验展示出了新的希望,广谱中和抗体和 HIV-1 共同进化的研究为免疫原的设计和异源初免-加强免疫提供了新的提示[29]。未来人类对 HIV-1 的黏膜传播、免疫发病机制、病毒包膜蛋白结构、免疫原设计和载体生物学特性的进一步研究,终将使 HIV-1 疫苗的科学梦想成为现实。

致谢:感谢上海市公共卫生临床中心万延民、丁相卿、王婧、任艳琴、陈健、徐建青对本文纂写提供的帮助。

(李庆生)

参 考 文 献

[1] Plotkin S A, Gilbert P B. Nomenclature for immune correlates of protection after vaccination. Clinical Infectious Diseases, 2012, 54(11): 1615-1617.

[2] Plotkin S A. Correlates of protection induced by vaccination. Clinical and Vaccine Immunology, 2010, 17(7): 1055-1065.

[3] Silverstein A M. Cellular versus humoral immunology: a century-long dispute. Nat Immunol, 2003, 4(5): 425-428.

[4] Cavaillon J M. The historical milestones in the understanding of leukocyte biology initiated by Elie Metchnikoff. Journal of Leukocyte Biology, 2011, 90(3): 413-424.

[5] Plotkin S A. Correlates of vaccine-induced immunity. Clinical Infectious Diseases, 2008, 47(3): 401-409.

[6] Plotkin S A. Immunologic correlates of protection induced by vaccination. The Pediatric Infectious Disease Journal, 2001, 20(1): 63-75.

[7] Zepp F. Principles of vaccine design—lessons from nature. Vaccine. Supplement, 2010, 28, 3(0): C14-C24.

[8] Pan C H, Valsamakis A, Colella T, et al. Modulation of disease, T cell responses, and measles virus clearance in monkeys vaccinated with H-encoding alphavirus replicon particles. Proceedings of the National Academy of Sciences of the United States of America, 2005, 102(33): 11581-11588.

[9] Ota M O, Ndhlovu Z, Oh S, et al. Hemagglutinin protein is a primary target of the measles virus—specific HLA-A2—restricted $CD8^+$ T Cell response during measles and after vaccination. Journal of Infectious Diseases, 2007, 195(12): 1799-1807.

[10] Miller J D, Van der Most R G, Akondy R S, et al. Human effector and memory $CD8^+$ T cell responses to smallpox and yellow fever vaccines. Immunity, 2008, 28(5): 710-722.

[11] Slifka M K. Immunological memory to viral infection: Commentary. Current Opinion in Immunology, 2004, 16(4):

443-450.

[12] Amanna I J, Messaoudi I, Slifka M K. Protective immunity following vaccination: howis it defined? Hum Vaccin, 2008, 4 (4): 316-319.

[13] Cox R J. Correlates of protection to influenza virus, where do we go from here? Hum Vaccin Immunother, 2013, 9(2). Epnb ahead of print.

[14] Forrest B D, Pride M W, Dunning A J, et al. Correlation of cellular immune responses with protection against culture-confirmed influenza virus in young children. Clin Vaccine Immunol, 2008, 15(7): 1042-1053.

[15] Lillie P J, Berthoud T K, Powell T J, et al. Preliminary assessment of the efficacy of a T-cell-based influenza vaccine, MVA-NP+M1, in humans. Clin Infect Dis, 2012, 55(1): 19-25.

[16] McElhaney J E, Xie D, Hager W D, et al. T cell responses are better correlates of vaccine protection in the elderly. The Journal of Immunology, 2006, 176(10): 6333-6339.

[17] Griffin D E, Pan C H. Measles: old vaccines, new vaccines. Curr Top Microbiol Immunol, 2009, 330: 191-212.

[18] Gaucher D, Therrien R, Kettaf N, et al. Yellow fever vaccine induces integrated multilineage and polyfunctional immune responses. The Journal of Experimental Medicine, 2008, 205(13): 3119-3131.

[19] Akondy R S, Monson N D, Miller J D, et al. The yellow fever virus vaccine induces a broad and polyfunctional human memory $CD8^+$ T cell response. The Journal of Immunology, 2009, 183(12): 7919-7930.

[20] Hammarlund E, Lewis M W, Hansen S G, et al. Duration of antiviral immunity after smallpox vaccination. Nat Med, 2003, 9(9): 1131-1137.

[21] Mazurov D, Ilinskaya A, Heidecker G, et al. Quantitative Comparison of HTLV-1 and HIV-1 cell-to-cell infection with new replication dependent vectors. PLoS Pathog, 2010, 6(2): e1000788.

[22] Chen P, Hübner W, Spinelli M A, et al. Predominant mode of human immunodeficiency virus transfer between T cells Is mediated by sustained env-dependent neutralization-resistant virological synapses. Journal of Virology, 2007, 81(22): 12582-12595.

[23] Carr J M, Hocking H, Li P, et al. Rapid and efficient cell-to-cell transmission of human immunodeficiency virus infection from monocyte-derived macrophages to peripheral blood Lymphocytes. Virology, 1999, 265(2): 319-329.

[24] Abela I A, Berlinger L, Schanz M, et al. Cell-cell transmission enables HIV-1 to evade inhibition by potent CD4bs directed antibodies. PLoS Pathog, 2012, 8(4): e1002634.

[25] Koup R A, Douek D C. Vaccine design for CD8 T lymphocyte responses. Cold Spring Harbor Perspectives in Medicine, 2011, 1(1): a007252

[26] Robinson H L, Amara R R. T cell vaccines for microbial infections. Nat Med, 2005, 11(4 Suppl): 25-32

[27] Kwong P D, Mascola J R, Nabel G J. Rational design of vaccines to elicit broadly neutralizing antibodies to HIV-1. Cold Spring Harbor Perspectives in Medicine, 2011, 1(1): a007278

[28] Burton D R, Poignard P, Stanfield R L, et al. Broadly neutralizing antibodies present new prospects to counter highly antigenically diverse viruses. Science, 2012, 337(6091): 183-186.

[29] Liao H X, Lynch R, Zhou T, et al. Co-evolution of a broadly neutralizing HIV-1 antibody and founder virus. Nature, 2013, 496(7446): 469-476.

[30] Johnson P R, Schnepp B C, Zhang J, et al. Vector-mediated gene transfer engenders long-lived neutralizing activity and protection against SIV infection in monkeys. Nat Med, 2009, 15(8): 901-906.

[31] Balazs A B, Chen J, Hong C M, et al. Antibody-based protection against HIV infection by vectored immunoprophylaxis. Nature, 2012, 481(7379): 81-84.

[32] HIV vaccine failure prompts Merck to halt trial: Nature, 2007, 449(7161): 390.

[33] Watkins D I, Burton D R, Kallas E G, et al. Nonhuman primate models and the failure of the Merck HIV-1 vaccine in humans. Nature Medicine, 2008, 14(6): 617-621.

[34] Rerks-Ngarm S, Pitisuttithum P, Nitayaphan S, et al. Vaccination with ALVAC and AIDSVAX to prevent HIV-1 infection in Thailand. New England Journal of Medicine, 2009, 361(23): 2209-2220.

[35] Haynes B F, Gilbert P B, Mcelrath M J, et al. Immune-correlates analysis of an HIV-1 vaccine efficacy trial. New England

Journal of Medicine,2012,366(14):1275-1286.

[36] Borrow P,Lewicki H,Hahn B H,et al. Virus-specific CD8$^+$ cytotoxic T-lymphocyte activity associated with control of viremia in primary human immunodeficiency virus type 1 infection. Journal of Virology,1994,68(9):6103-6110.

[37] Koup R A,Safrit J T,Cao Y,et al. Temporal association of cellular immune responses with the initial control of viremia in primary human immunodeficiency virus type 1 syndrome. Journal of Virology,1994,68(7):4650-4655.

[38] Fellay J,Shianna K V,Ge D,et al. A whole-genome association study of major determinants for host control of HIV-1. Science,2007,317(5840):944-947.

[39] Carrington M,Walker B D. Immunogenetics of spontaneous control of HIV. Annu Rev Med,2012,63:131-145.

[40] Jin X,Bauer D E,Tuttleton S E,et al. Dramatic rise in plasma viremia after CD8$^+$ T cell depletion in simian immunodeficiency virus-infected macaques. The Journal of Experimental Medicine,1999,189(6):991-998.

[41] Schmitz J E,Kuroda M J,Santra S,et al. Control of viremia in simian immunodeficiency virus infection by CD8$^+$ lymphocytes. Science,1999,283(5403):857-860.

[42] Borrow P,Lewicki H,Wei X,et al. Antiviral pressure exerted by HIV-1-specific cytotoxic T lymphocytes (CTLs) during primary infection demonstrated by rapid selection ofCTL escape virus. Nat Med,1997,3(2):205-211.

[43] Phillips R E,Rowland-Jones S,Nixon D F,et al. Human immunodeficiency virus genetic variation that can escape cytotoxic T cell recognition. Nature,1991,354(6353):453-459.

[44] Price D A,Goulder P J,Klenerman P,et al. Positive selection of HIV-1 cytotoxic T lymphocyte escape variants during primary infection. Proc Natl Acad Sci USA,1997,94(5):1890-1895.

[45] Goonetilleke N,Liu M K,Salazar-Gonzalez J F,et al. The first T cell response to transmitted/founder virus contributes to the control of acute viremia in HIV-1 infection. The Journal of Experimental Medicine,2009,206(6):1253-1272.

[46] Lifson J D,Rossio J L,Piatak M Jr,et al. Role of CD8$^+$ lymphocytes in control of simian immunodeficiency virus infection and resistance to rechallenge after transient early antiretroviral Treatment. Journal of Virology, 2001, 75 (21): 10187-10199.

[47] Sallusto F,Lenig D,Förster R,et al. Two subsets of memory T lymphocytes with distinct homing potentials and effector functions. Nature,1999,401(6754):708-712.

[48] Sallusto F J,Geginat A. Lanzavecchia,central memory and effector memory T cell subsets:function,generation,and maintenance. Annual Review of Immunology,2004,22(1):745-763.

[49] Gattinoni L,Lugli E,Ji Y,et al. A human memory T cell subset with stem cell-like properties. Nat Med,2011,17(10): 1290-1297.

[50] Lugli E,Dominguez M H,Gattinoni L,et al. Superior T memory stem cell persistence supports long-lived T cell memory. The Journal of Clinical Investigation,2013,123(2):594-599.

[51] Gebhardt T,Wakim L M,Eidsmo L,et al. Memory T cells in nonlymphoid tissue that provide enhanced local immunity during infection with herpes simplex virus. Nat Immunol,2009,10(5):524-530.

[52] Masopust D,Choo D,Vezys V,et al. Dynamic T cell migration program provides resident memory within intestinal epithelium. The Journal of Experimental Medicine,2010,207(3):553-564.

[53] Li Q,Duan L,Estes J D,et al. Peak SIV replication in resting memory CD4$^+$ T cells depletes gut lamina propria CD4$^+$ T cells. Nature,2005,434(7037):1148-1152.

[54] Douek D C,Brenchley J M,Betts M R,et al. HIV preferentially infects HIV-specific CD4$^+$ T cells. Nature,2002,417 (6884):95-98.

[55] Li Q, Estes J D, Schlievert P M, et al. Glycerol monolaurate prevents mucosal SIV transmission. Nature, 2009, 458 (7241):1034-1038.

[56] McKinnon L R,Kaul R. Quality and quantity:mucosal CD4$^+$ T cells and HIV susceptibility. Curr Opin HIV AIDS,2012, 7(2):195-202.

[57] Monteiro P,Gosselin A,Wacleche V S,et al. Memory CCR6$^+$CD4$^+$ T cells are preferential targets for productive HIV type 1 infection regardless of their expression of integrin β7. The Journal of Immunology,2011,186(8):4618-4630.

[58] Breitfeld D,Ohl L,Kremmer E,et al. Follicular B helper T cells express CXC chemokine receptor 5,localize to B cell fol-

licles, and support immunoglobulin production. J Exp Med, 2000, 192(11): 1545-1552.

[59] Schaerli P, Willimann K, Lang A B, et al. Cxc chemokine receptor 5 expression defines follicular homing T cells with B cell helper function. The Journal of Experimental Medicine, 2000, 192(11): 1553-1562.

[60] Vinuesa C G. HIV and T follicular helper cells: a dangerous relationship. The Journalof Clinical Investigation, 2012, 122(9): 3059-3062.

[61] Shedlock D J, Shen H. Requirement for CD4 T cell help in generating functional CD8 T cell memory. Science, 2003, 300(5617): 337-339.

[62] Sun J C, Bevan M J. Defective CD8 T cell memory following acute infection without CD4 T cell help. Science, 2003, 300(5617): 339-342.

[63] Bourgeois C, Veiga-Fernandes H, Joret A M, et al. CD8 lethargy in the absence of CD4 help. European Journal of Immunology, 2002, 32(8): 2199-2207.

[64] Kalams S A, Walker B D. The critical need for CD4 help in maintaining effective cytotoxic T lymphocyte responses. J Exp Med, 1998, 188(12): 2199-2204.

[65] Hansen S G, Ford J C, Lewis M S, et al. Effector memory T cell responses are associated with protection of rhesus monkeys from mucosal simian immunodeficiency virus challenge. Nat Med, 2009, 15(3): 293-299.

[66] Migueles S A, Osborne C M, Royce C, et al. Lytic granule loading of $CD8^+$ T cells is required for HIV-infected cell elimination associated with immune control. Immunity, 2008, 29(6): 1009-1021.

[67] Shacklett B L, Critchfield J W, Ferre A L, et al. Mucosal T-cell responses to HIV: responding at the front lines. J Intern Med, 2009, 265(1): 58-66.

[68] Belyakov I M, Kuznetsov V A, Kelsall B, et al. Impact of vaccine-induced mucosal high-avidity $CD8^+$CTLs in delay of AIDS viral dissemination from mucosa. Blood, 2006, 107(8): 3258-3264.

[69] Packard B Z, Telford W G, Komoriya A, et al. Granzyme B activity in target cells detects attack by cytotoxic lymphocytes. The Journal of Immunology, 2007, 179(6): 3812-3820.

[70] Thakur A, Pedersen L E, Jungersen G. Immune markers and correlates of protection for vaccine induced immune responses. Vaccine, 2012, 30(33): 4907-4920.

[71] D'Souza M P, Altfeld M. Measuring HIV-1—specific T cell immunity: How valid are current assays? Journal of Infectious Diseases, 2008, 197(3): 337-339.

[72] Streeck H, Frahm N, Walker B D. The role of IFN-γ elispot assay in HIV vaccine research. Nat. Protocols, 2009, 4(4): 461-469.

[73] Sekaly R P. The failed HIV merck vaccine study: a step back or a launching point for future vaccine development? The Journal of Experimental Medicine, 2008, 205(1): 7-12.

[74] Liu M A. Immunologic basis of vaccine vectors. Immunity, 2010, 33(4): 504-515.

[75] Lu S. Heterologous prime-boost vaccination. Current Opinion in Immunology, 2009, 21(3): 346-351.

[76] Petsch B, Schnee M, Vogel A B, et al. Protective efficacy of *in vitro* synthesized, specific mRNA vaccines against influenza A virus infection. Nat Biotech, 2012, 30(12): 1210-1216.

[77] Geall A J, Verma A, Otten G R, et al. Nonviral delivery of self-amplifying RNA vaccines. Proceedings of the National Academy of Sciences, 2012, 109(36): 14604-14609.

[78] Koff W C, Johnson P R, Watkins D I, et al. HIV vaccine design: insights from live attenuated SIV vaccines. Nat Immunol, 2006, 7(1): 19-23.

[79] Ruprecht R M. Live attenuated AIDS viruses as vaccines: promise or peril? Immunological Reviews, 1999, 170(1): 135-149.

[80] Wyand M S, Manson K, Montefiori D C, et al. Protection by live, attenuated simian immunodeficiency virus against heterologous challenge. Journal of Virology, 1999, 73(10): 8356-8363.

[81] Connor R I, Montefiori D C, Binley J M, et al. Temporal analyses of virus replication, immune responses, and efficacy in rhesus macaques immunized with a live, attenuated simian immunodeficiency virus vaccine. Journal of Virology, 1998, 72(9): 7501-7509.

[82] Clements J E, Montelaro R C, Zink M C, et al. Cross-protective immune responses induced in rhesus macaques by immunization with attenuated macrophage-tropic simian immunodeficiency virus. J Virol, 1995, 69(5): 2737-2744.

[83] Mansfield K, Lang S M, Gauduin M C, et al. Vaccine protection by live, attenuated simian immunodeficiency virus in the absence of high-titer antibody responses and high-frequency cellular immune responses measurable in the periphery. Journal of Virology, 2008, 82(8): 4135-4148.

[84] Reynolds M R, Weiler A M, Weisgrau K L, et al. Macaques vaccinated with live-attenuated SIV control replication of heterologous virus. The Journal of Experimental Medicine, 2008, 205(11): 2537-2550.

[85] Fukazawa Y, Park H, Cameron M J, et al. Lymph node T cell responses predict the efficacy of live attenuated SIV vaccines. Nat Med, 2012, 18(11): 1673-1681.

[86] Excler J L, Parks C L, Ackland J, et al. Replicating viral vectors as HIV vaccines: Summary report from the IAVI-sponsored satellite symposium at the AIDS vaccine 2009 conference. Biologicals, 2010, 38(4): 511-521.

[87] Robert-Guroff M. Replicating and non-replicating viral vectors for vaccine development. Curr Opin Biotechnol, 2007, 18(6): 546-556.

[88] Zarling J M, Morton W, Moran P A, et al. T-cell responses to human AIDS virus in macaques immunized with recombinant vaccinia viruses. Nature, 1986, 323(6086): 344-346.

[89] Zagury D, Bernard J, Cheynier R, et al. A group specific anamnestic immune reaction against HIV-1 induced by a candidate vaccine against AIDS. Nature, 1988, 332(6166): 728-731.

[90] Jacobs B L, Langland J O, Kibler K V, et al. Vaccinia virus vaccines: Past, present and future. Antiviral Research, 2009, 84(1): 1-13.

[91] Parrino J, Graham B S. Smallpox vaccines: Past, present, and future. Journal of Allergy and Clinical Immunology, 2006, 118(6): 1320-1326.

[92] Day TMB, Frahm N, Morgan C. Immunogenicity data patterns emerging from cross trial comparisons. HVTNews, 2013, 4(2): 1-8.

[93] Shao Y, Li T, Wolf H, et al. The safety and immunogenicity of HIV-1 vaccines based on DNA and replication competent vaccinia vector in phase I clinical trial. Retrovirology, 2009, 6(Suppl 3): 404.

[94] Kent S J, Cooper D A, Chhi Vun M, et al. AIDS Vaccine for Asia Network (AVAN): expanding the regional role in developing HIV vaccines. PLoS Med, 2010, 7(9): e1000331.

[95] Sun C, Chen Z, Tang X, et al. Mucosal Prime with a replicating vaccinia-based vaccine elicits protective immunity against SIV challenge in rhesus monkeys. Journal of Virology, 2013, 87(10): 5669-5677

[96] Robinson H L, Montefiori D C, Johnson R P, et al. Neutralizing antibody-independent containment of immunodeficiency virus challenges by DNA priming and recombinant pox virus booster immunizations. Nat Med, 1999, 5(5): 526-534.

[97] Patterson L J, Kuate S, Daltabuit-Test M, et al. Replicating adenovirus-Simian immunodeficiency virus (SIV) vectors efficiently prime SIV-specific systemic and mucosal immune responses by targeting myeloid dendritic cells and persisting in rectal macrophages, regardless of immunization route. Clinical and Vaccine Immunology, 2012, 19(5): 629-637.

[98] Buchbinder S P, Mehrotra D V, Duerr A, et al. Efficacy assessment of a cell-mediated immunity HIV-1 vaccine (the Step Study): a double-blind, randomised, placebo-controlled, test-of-concept trial. The Lancet, 372(9653): 1881-1893.

[99] Penaloza-MacMaster P, Provine N M, Ra J, et al. Alternative serotype adenovirus vaccine vectors elicit memory T cells with enhanced anamnestic capacity compared to Ad5 vectors. Journal of Virology. 2013, 87(3): 1373-1384.

[100] Barouch D H, Kik S V, Weverling GJ, et al. International seroepidemiology of adenovirus serotypes 5, 26, 35, and 48 in pediatric and adult populations. Vaccine, 2011, 29(32): 5203-5209.

[101] Michael N L. Rare serotype adenoviral vectors for HIV vaccine development. The Journal of Clinical Investigation, 2012, 122(1): 25-27.

[102] Frahm N, DeCamp A C, Friedrich D P, et al. Human adenovirus-specific T cells modulate HIV-specific T cell responses to an Ad5-vectored HIV-1 vaccine. The Journal of Clinical Investigation, 2012, 122(1): 359-367.

[103] Leung N J, Aldovini A, Young R, et al. The kinetics of specific immune responses in rhesus monkeys inoculated with live recombinant BCG expressing SIV Gag, Pol, Env, and Nef proteins. Virology, 2000, 268(1): 94-103.

[104] Yasutomi Y, Koenig S, Haun S S, et al. Immunization with recombinant BCG-SIV elicits SIV-specific cytotoxic T lymphocytes in rhesus monkeys. The Journal of Immunology, 1993, 150(7): 3101-3107.

[105] Yu J S, Peacock J W, Jacobs W R Jr, et al. Recombinant mycobacterium bovis bacillus calmette-guérin elicits human immunodeficiency virus type 1 envelope-specific T lymphocytes at mucosal sites. Clinical and Vaccine Immunology, 2007, 14(7): 886-893.

[106] Chapman R, Shephard E, Stutz H, et al. Recombinant mycobacterium bovis BCG as an HIV vaccine vector. Curr HIV Res, 2010, 8(4): 282-298.

[107] Tullius M V, Harth G, Maslesa-Galic S, et al. A replication-limited recombinant mycobacterium bovis BCG vaccine against tuberculosis designed for human immunodeficiency virus-positive persons is safer and more efficacious than BCG. Infection and Immunity, 2008. 76(11): 5200-5214

[108] Someya K, Cecilia D, Ami Y, et al. Vaccination of rhesus macaques with recombinant mycobacterium bovis bacillus calmette-guérin Env V3 elicits neutralizing antibody-mediated protection against simian-human immunodeficiency virus with a homologous but not a heterologous V3 motif. Journal of Virology, 2005, 79(3): 1452-1462.

[109] Yasutomi Y, Koenig S, Woods R M, et al. A vaccine-elicited, single viral epitope-specific cytotoxic T lymphocyte response does not protect against intravenous, cell-free simian immunodeficiency virus challenge. Journal of Virology, 1995, 69(4): 2279-2284.

[110] Taylor N, Bahunde F, Thompson A, et al. Enhanced priming of adaptive immunity by mycobacterium smegmatis mutants with high-Level protein secretion. Clinical and Vaccine Immunology, 2012, 19(9): 1416-1425.

[111] Hayes P, Gilmour J, von Lieven A, et al. Safety and immunogenicity of DNA prime and modified vaccinia ankara virus-HIV subtype C vaccine boost in healthy adults. Clinical and Vaccine Immunology, 2013, 20(3): 397-408.

[112] Brown S A, Surman S L, Sealy R, et al. Heterologous prime-boost HIV-1 vaccination regimens in pre-clinical and clinical trials. Viruses, 2010, 2(2): 435-467.

第五章　黏膜疫苗与活化黏膜免疫应答策略

黏膜组织占据了绝大部分的人体内表面，为各种暴露于外部环境的体腔和内脏器官提供保护。黏膜包括胃肠道、泌尿生殖道和呼吸道的内壁[1]，是机体防御感染的最前线。其防御机制包括物理屏障、机械清除、化学降解、先天免疫，以及具有针对性的特异性黏膜免疫反应[2,3]。黏膜组织是一个隔离并独立于系统性免疫器官的重要的免疫系统[4]。健康人的黏膜组织含有人体 80% 的淋巴细胞，能在各种黏膜相关淋巴组织（mucosa-associated lymphoid tissue，MALT）之间转移[4]。

MALT 中的 B 淋巴细胞主要产生分泌型 IgA 或 sIgA，往往是以共价键连接的 sIgA 二聚体形式释放。这种独特的结构使 sIgA 更加稳定并更能抵抗多种消化酶。sIgA 被认为是黏膜表面最主要的保护性免疫球蛋白[4]。而 MALT 中的 T 淋巴细胞则行使着细胞毒性 T 淋巴细胞（CTL）功能（如 $CD8^+$ Tc 细胞），或是帮助诱导细胞免疫和抗体反应（如 $CD4^+$Th 细胞）[4]。当遇到外来抗原时，激活的 B 细胞和 T 细胞从诱发部位[如肠道的 Peyer 氏结（peyer's patches or aggregated lymphoid nodules）、口咽腔的鼻咽相关淋巴组织（nasal-associated lymphoid tissue，NALT）]迁移，穿过淋巴结和外周循环，最后归巢到效应部位[如肠道和呼吸道的黏膜固有层（lamina propria）和腺体组织]，引起抗原特异性 Th2 依赖性的 IgA 抗体，以及 Th1 和 CTL 依赖的细胞免疫反应的产生，由此在黏膜表面和组织内建立起防御体系。免疫细胞的这种归巢行为主要是由于它们上调表达一些特异性黏附分子和细胞因子受体（如 $\alpha_4\beta_7$）。这些分子或受体能够被黏膜中血管内皮细胞上的组织特异性受体识别，从而引导免疫细胞回到黏膜组织[5,6]。更重要的是，黏膜的诱导部位可以说是肠和呼吸系统的哨兵，是疫苗诱导特异性黏膜免疫反应的主要部位[7]。

然而，这层人体中最重要的保护屏障恰恰也是许多病原体的感染门户，超过 80% 的传染病病原体正是通过开放的黏膜表面侵入人体的。人类免疫缺陷病毒（HIV）是获得性免疫缺陷综合征（AIDS）的病原体，主要通过无保护的性接触而传播。阴道和直肠黏膜组织是 HIV 感染机体并完成传播、复制和增殖的最主要入口。利用猴免疫缺陷病毒（SIV）/恒河猴模型，Veazey 首次系统揭示了肠道黏膜淋巴组织是 SIV 感染的始发和主要部位，与感染途径无关[8]。在 SIV/HIV 急性感染期，不仅在肠黏膜中检测到很高的病毒载量，而且发现 $CD4^+$T 细胞大量损耗的部位是肠黏膜，而不是外周血。由于此时外周淋巴组织尚未发现类似的病理现象，肠道被认为是 SIV 感染早期病毒复制和 $CD4^+$T 细胞衰竭最主要的部位[8]。随后，研究者用带有 CCR5 嗜性的 HIV-1 外壳蛋白的人/猴免疫缺陷病毒（SHIV）感染猕猴，发现了相似的现象，说明黏膜淋巴组织正是 HIV-1 感染的始发和主要部位[9,10]。而事实上，在 HIV-1 感染和疾病的各个阶段，$CD4^+$T 细胞衰竭主要发生在胃肠道（GI）黏膜中的效应部位[11]。由于胃肠道黏膜中 $CD4^+$T 细胞的损耗惊人，即使经过 5 年以上的抗逆转录病毒药物抑制治疗，这种衰竭也很难挽回或修复[11,12]。因此，在 HIV 急性感染期即迅速开展抗逆转录病毒药物治疗，以避免胃肠道黏膜中 $CD4^+$T 细胞的损耗，已成为一个新的研究课题。

有研究专门探讨了 SIV 或 HIV-1 通过黏膜表面传播的早期事件，发现病毒复制不仅在激活和增殖的 $CD4^+T$ 细胞中，在静息 $CD4^+T$ 细胞中也有。而大多数 HIV-1 感染的静息 $CD4^+T$ 细胞能在抗逆转录病毒治疗后存活下来，对药物清除体内病毒造成极大的困难[13]。SIV 在感染早期并不急于扩散到系统循环中，而是集中在病毒侵入的黏膜部位[13,14]。而且，黏膜屏障极大地限制了宫颈组织受到感染，从而减少了最初感染的细胞数目[15]。感染初期基本检测不到组织内的病毒 RNA，也说明了只有很少一部分病毒能够通过黏膜屏障感染极少数易感的靶细胞[13,16]。最近的研究进一步揭示出一个戏剧性的进化瓶颈：绝大多数异性性接触传播的案例，真正传播给被感染者并在其体内成功复制建立成库的病毒只有一个。换句话说，性传播感染者体内的病毒绝大部分时候来源于一个始祖病毒（founder/transmitted virus）[17,18]。HIV-1 这种小规模的初始感染瓶颈，以及依赖连续传播才能在系统性淋巴组织建立起增殖性感染的特点，可以说是艾滋病病毒生存策略的一大漏洞，也为我们提供了一个采取干预措施以控制感染的机会[16]。这些对病毒感染早期事件的研究，为发现一种能在病毒传播部位诱导出保护性 HIV-1 免疫的黏膜疫苗提供了理论依据。

由于 HIV-1 的早期复制发生在阴道或直肠黏膜组织，保护性疫苗成功的关键就在于它能否在病毒传播的始发部位诱导出足够强大的保护性黏膜免疫。目前传统疫苗策略在预防 HIV-1 感染方面收效甚微，因此更需要强大的研究经费和社会资源用于开发能够诱导针对性传播病毒的保护性黏膜免疫疫苗。艾滋病黏膜疫苗的研发或许正是帮助最终遏制艾滋病流行的希望所在。当然，开发有效的艾滋病黏膜疫苗必须要深入研究黏膜免疫学并广泛尝试各种黏膜免疫接种策略。

第一节　HIV-1 黏膜感染的过程

一般认为，肠（直肠）黏膜是男性同性恋者之间传播 HIV-1 的主要通道。然而对于 SIV 感染恒河猴的研究表明，HIV-1/SIV 还可以通过口咽、子宫颈/阴道以及上消化道黏膜进入体内[19]。在黏膜没有损伤的情况下，HIV-1 可以通过 M 细胞、树突状细胞（dendritic cell，DC）和上皮细胞进入黏膜固有层[20]。尽管没有直接证据证明 M 细胞的传播作用，但恒河猴模型显示，口腔无损伤性接种 SIV 能很快引起扁桃体感染，而这里有着丰富的 M 细胞，说明 M 细胞能够摄取并转移病毒[21~23]。除了口腔以外，小肠和直肠黏膜也含有 M 细胞。

无论何种亚型，HIV-1 都是利用靶细胞表面的 CD4 作为第一受体。根据病毒所使用的辅助受体（coreceptor）的不同，一般将 HIV-1 分为两大表型：R5 趋向性病毒株利用趋化因子受体 CCR5 作为辅助受体，主要感染共同表达 CCR5 和 CD4 的 T 细胞、巨噬细胞和树突状细胞；X4 趋向性病毒株则使用趋化因子受体 CXCR4 作为辅助受体，主要感染共同表达 CXCR4 和 CD4 的 T 细胞。有趣的是，即使病毒携带者体内存在着两种表型的病毒，通过黏膜传播给被感染者的往往是 R5 趋向性病毒株，而非 X4 趋向性病毒株[24,25]。有报道认为，小肠上皮细胞表达一种可以替代 CD4 作为病毒感染受体的半乳糖酰基鞘氨醇（galactosylceramide）和 CCR5，而非 CXCR4，很可能是通过胞吞转运作用，在细胞未被感染的情况下选择性地将 R5 病毒送入体内[26]。由此可知，如果黏膜部位存在能与 CCR5 结合的竞争性趋化因子或是能抑制病毒与 CCR5 作用的抗体,就有可能起到有效的保护作用[27]。最近的研究表明,CCR5 抑制剂可以有效地保护恒河猴免于 SHIV 的阴道感染,为预防 HIV-1 的黏膜传播提供了新的思路[28]。

此外,研究已经证实 HIV-1 包膜蛋白(envelope)能够与树突状细胞(DC)上的一种 C 型凝集素(DC-SIGN,即 DC 表面特异性胞间黏附分子 3 结合非整合素)结合,而 DC 能够在严密无缝的上皮细胞之间穿梭,因此它们很可能携带 HIV-1 并传递给黏膜组织内的 T 细胞,帮助病毒扩散到二级淋巴器官[23,29]。这种途径对于缺乏 M 细胞的生殖道内的病毒感染尤为重要[19]。然而,以上所述都是科学家根据研究的数据得到的推测和假说,要完全了解 HIV-1 黏膜感染机制,还需要更加深入的研究。

一、树突状细胞介导的 HIV-1 反式感染机制

大量研究表明,树突状细胞(DC)在 HIV-1 黏膜感染和致病过程中起着重要作用[30,31]。DC 将捕获的 HIV-1 转移给 $CD4^+T$ 细胞可能有顺式(*cis-*)和反式(*trans-*)两种感染方式[32]。顺式是指 DC 可以被 HIV-1 直接感染,再传播给 $CD4^+T$ 细胞。反式则是指 DC 并不可以被 HIV-1 直接感染,但仍然可以携带病毒并传播给 $CD4^+T$ 细胞。有文章报道,DC 表面和内化的 HIV-1 都能形成 DC 介导的反式感染[32],而成熟 DC 似乎比未成熟 DC 更能介导 HIV-1 的反式感染[30,33]。然而也有研究者称 DC 介导的 HIV-1 的反式感染主要来自于 DC 表面的病毒[34]。由于所采用的实验方法不同,我们很难直接比较两种结果,但是内化的 HIV-1 可以活动到 DC 表面,因此有机会引起病毒的传播[35]。HIV-1 聚集的细胞间连接点(cell-cell junction)被称为感染/病毒突触(infection/virological synapse, VS)[36,37],能帮助 HIV-1 有效地从 DC 传播到 $CD4^+T$ 细胞。

DC 表面存在一些 HIV-1 附着因子,它们能帮助 DC 捕获并传播病毒。其中研究得最为广泛的就是 C 型凝集素 DC-SIGN,它是一些 DC 亚群细胞传播 HIV-1 的关键因子之一[30]。但是,DC 介导的 HIV-1 反式感染并不单单依赖于 DC-SIGN[30,32,38]。近年有研究发现一种 DC 特异性硫酸乙酰肝素蛋白多糖(syndecan-3)能够结合 HIV-1 病毒包膜糖蛋白(Env),从而促进 HIV-1 的反式感染[39]。因此,如果一种杀微生物剂能够同时阻止 HIV-1 与 DC-SIGN 和 syndecan-3 作用,则有可能控制 DC 介导的病毒传播。

细胞蛋白和信号通路与 DC-SIGN 相互作用,对 DC 介导的 HIV-1 传播具有一定的调节功能。白细胞特异性蛋白 1(leukocyte-specific protein 1, LSP1)是一种与白细胞运动相关的 F-肌动蛋白结合蛋白,与 DC-SIGN 结合后能将内化的 HIV-1 引导到 DC 的蛋白酶体然后降解[40]。阻止 DC 内 LSP1 的表达会增强 HIV-1 向 $CD4^+$ T 细胞的传播,说明 HIV-1 沿细胞骨架活动这一特性对于病毒传播至关重要[40]。HIV-1 或者 DC-SIGN 特异性抗体能够通过与人的白血病相关的 Rho 鸟苷酸交换因子(LARG)结合激活 DC-SIGN 信号,从而增强 Rho-GTP 酶的活性[41]。DC 中 LARG 的活化会促进 DC 与 T 细胞之间病毒突触的形成,由此帮助 HIV-1 向 $CD4^+$ T 细胞的传播。不仅如此,DC-SIGN 与一些病原体(包括 HIV-1)作用后激活 Raf-1 激酶依赖性乙酰化作用,调节 Toll 样受体(Toll-like receptor, TLR)信号[42]。由于 TLR 在由 DC 发起的获得性免疫过程中起着非常重要的作用,因此这种 DC 介导的信号通路很可能调控着机体针对各种病原体的免疫反应。

携带 HIV-1 的 DC 与体内各种 T 细胞亚群发生接触,从而介导病毒对 $CD4^+$T 细胞的传播和感染。初始性和记忆性 $CD4^+$T 细胞对于 HIV-1 的易感性不同,很有可能决定于 DC 的作用[43]。R5 HIV-1 主要感染效应记忆性 T 细胞(effector memory T),这类细胞是 HIV-1 在黏膜组织复制和储存的主要靶细胞。X4 HIV-1 通过 DC 更倾向于感染初始性 T 细胞(naive T)。因此 DC 能够帮助 HIV-1 在感染早期进入效应记忆性 T 细胞完成大量复制,然后在感染晚期帮助 X4 HIV-1 在初始性 T 细胞内进行复制[43]。

二、DC 中的顺式感染及病毒传播

与黏膜传播一样,非肠道传播也会选择 R5 HIV-1,但目前还不清楚是哪些类型的细胞负责这种选择。Cameron 与同事分选出血液中的单核细胞,建立了 HIV-1 非肠道感染模型,发现 HIV-1 优先感染与单核细胞和静息性 $CD4^+$ T 细胞相关的髓样 DC(mDC)和浆细胞样 DC(pDC)[44]。HIV-1 感染 DC 后能够产生子代病毒并建立起长期传播,说明被 HIV-1 感染的 DC 是体内重要的病毒储存库[30,45,46]。研究证实,HIV-1 增殖性感染 DC 需要膜融合介导的病毒进入[45,47],而 HIV-1 进入 DC 主要是通过细胞内吞作用,随后在 DC 内膜系统中被降解掉[32,48]。但是,体外实验证明,携带了 HIV-1 的 DC 如果在病毒被降解之前能遇到 $CD4^+$ T 细胞,反式感染就能成功发生[32,33,47,49]。Dong 等比较了未成熟 DC 和成熟 DC 介导的顺式和反式感染,发现这两种感染途径是各自独立的[45]。因此,体内不同的 DC 亚群可能各自独立地通过顺式和反式感染协助 HIV-1 传播。

HIV-1 病毒蛋白和一些宿主蛋白会影响 DC 内的病毒复制,从而调控病毒的传播效率。近年有研究发现 HIV-1 Nef 能够增强病毒从 DC 到 $CD4^+$T 细胞的传播。Nef 引起被 HIV-1 感染的 DC 表面 CD4 表达下调,从而增强病毒传播的机会。有趣的是,用特异性抗体封闭 DC 表面的 CD4 同样会增强 DC 介导的 HIV-1 反式感染[46],说明 CD4 和 Nef 是 DC 传播 HIV-1 过程中的调节因子。另外,HIV-1 在 DC 内的复制主要发生在转接蛋白 3 (adaptor protein 3,AP-3)丰富并含有 tetraspanin 的区域,而且病毒增殖依赖于 AP-3[50]。

三、$CD4^+$ T 细胞与巨噬细胞间的 HIV-1 传播

感染了 HIV-1 的 $CD4^+$ T 细胞能够启动细胞-细胞间传播,通过依赖 Env 和细胞骨架的病毒突触将病毒传染给其他 T 细胞[51,52]。据估计,HIV-1 通过细胞-细胞接触的传播要比游离于细胞外病毒的传播效率高 92 ~ 18 600 倍,而且病毒突触介导的 HIV-1 传播能够不受患者体内中和抗体的干预[51]。一些参与形成免疫学突触的细胞蛋白,如胞间黏附分子和 ZAP-70 激酶,也能促进病毒突触的形成,从而帮助 HIV-1 在 $CD4^+$ T 细胞之间传播[53,54]。不仅如此,感染了 HIV-1 的 $CD4^+$ T 细胞还能通过胞间膜纳米管(membrane nanotube)将病毒转移给未感染的 T 细胞[55],说明 HIV 利用了免疫细胞之间的胞间连接以加强病毒传播。

感染了 HIV-1 的巨噬细胞也是病毒的储存库,在 HIV-1 致病方面起到重要作用。感染后的巨噬细胞也可以通过病毒突触将 HIV-1 传染给 $CD4^+$ T 细胞[56,57]。巨噬细胞内的

HIV-1 主要在细胞膜或是细胞内膜结构完成组装[58~60],还能从非酸性内涵体出芽并累积在这里[61],说明 HIV-1 利用细胞内的非酸性组装结构来逃脱被降解的命运。

实验证明,一些糖类结合剂(carbohydrate-binding agent)能够抑制 HIV-1 感染巨噬细胞,从而阻止病毒进一步感染 $CD4^+$ T 细胞[62],因此可以用来制成杀微生物剂或抗病毒剂。HIV-1 能通过其 Env 蛋白启动一种信号保护被感染的巨噬细胞免于凋亡,因此利用药物保持被感染巨噬细胞的凋亡敏感性也是一种潜在的治疗策略[63]。另外,由于 HIV-1 感染会上调巨噬细胞内 Akt 激酶的活性,那么 PI3K/Akt 抑制剂就有可能被开发成一种能阻断 HIV-1 感染巨噬细胞的新型抗病毒药物[64]。

第二节　黏膜先天免疫屏障

黏膜先天免疫是保护机体的第一道防线,在病原体感染早期阶段,即特异性获得性免疫反应产生之前,具有重要的保护作用。先天免疫细胞,包括 DC、单核细胞、天然杀伤(natural killer,NK)细胞以及 γδ T 细胞最初是具有效应细胞功能的,但是后来在获得性免疫中主要作为调节性细胞。与获得性免疫的机制不同,先天免疫细胞不需要利用细胞表面免疫球蛋白或 T 细胞受体,也不依赖于主要组织相容性复合体(major histocompatibility complex,MHC),通常也不具记忆性。机体能快速产生针对 HIV-1 的先天免疫反应对于抑制病毒早期感染和防止病毒潜伏库的建立至关重要。

对感染者的调查发现,HIV-1 性传播一般需要与感染者多次的性接触才能发生[65],说明黏膜先天屏障和免疫确实起到一定的保护作用[66]。这种保护的确切机制目前还不得而知,但一定不能忽视黏膜的物理屏障作用(如酸性的黏液、排布严密的上皮细胞)。当使用激素使生殖道黏膜上皮细胞层变薄以后,SIV 就很容易通过阴道感染恒河猴[67];反之,SIV 就很不容易通过阴道感染恒河猴[68]。

一、细胞外先天免疫因子

生殖道黏膜处存在大量具有抗 HIV 活性的分泌性因子[69]。这些因子大体上可以分为两类:阳离子肽和分泌性小蛋白。除了直接影响 HIV 感染,许多因子具有先天免疫调节活性,帮助机体产生更广谱的先天性和获得性免疫反应。

防御素(defensin)就是一些由上皮细胞和白细胞分泌的阳离子肽,具有广谱抗细菌、抗真菌和抗病毒作用,包括抗 HIV-1 作用[70]。根据研究,它们抗 HIV-1 活性的机制可能包括直接灭活病毒、破坏 gp120 与 CD4 结合从而抑制病毒附着和进入细胞、下调辅受体的表达、诱导产生 β-趋化因子、阻止病毒与细胞的融合、控制病毒在细胞内的复制等[71~76]。同时,防御素还能介导免疫调节作用,吸引 T 细胞、单核细胞和 DC,调控细胞活性和细胞因子的产生[77~81]。这种免疫激活特性增加了 HIV-1 易感性细胞,因此有可能反而增强黏膜部位的病毒感染。因此,防御素在体内究竟是帮助 HIV-1 还是抵抗 HIV-1 还不很明了,需要进一步分析不同防御素的特性,选择性利用其抗 HIV-1 的一面,才有可能研制出抑制 HIV-1 黏膜传播的有效杀微生物剂。

乳清酸性蛋白(whey acidic proteins)一直被认为是具有广谱抗微生物活性的蛋白质。

其中的分泌性白细胞蛋白酶抑制剂(secretory leukocyte protease inhibitor,SLPI)和 Elafin 具有抗 HIV-1 活性,能够抑制病毒传播[82~85]。SLPI 通过与膜联蛋白Ⅱ(annexin Ⅱ)结合从而破坏该蛋白质介导的病毒与细胞之间的融合稳定性[84,85]。Elafin 大量表达在女性生殖道,其抗病毒的作用机制还不清楚[82]。另外,许多黏膜组织都表达的乳清酸性蛋白四二硫化物核心域 1(whey acidic protein four-disulfide core domain 1,WFDC1)/ps20,通过增强细胞黏附和调节胞外基质帮助促进 HIV-1 感染[86]。ps20 上调 CD54 和其他黏附蛋白以及 tetraspanins 的表达,这些蛋白质都与病毒突触的形成有关[87]。除了调控 HIV 感染,乳清酸性蛋白还具有抑制炎症反应的活性。实验证明,它们能抑制脂多糖(lipopolysaccharide,LPS)诱导的细胞因子,如肿瘤坏死因子 α(tumour necrosis factor,TNF-α)的产生[87],而 ps20 能抑制 Toll 样受体 3 介导产生干扰素 α(interferon α)。目前仍在研究介导乳清酸性蛋白发挥上述功能的分子,只有这样我们才有可能通过调节体内乳清酸性蛋白水平来限制免疫激活,避免肠相关淋巴组织(gut-associated lymphoid tissue,GALT)破损后细菌转移和 LPS 水平的提高,遏制进一步的免疫激活和更加剧烈的 HIV-1 复制[88,89]。

Ⅰ型干扰素是一种先天免疫的细胞因子,具有直接的抗 HIV-1 功能[90]和调控免疫活性及细胞凋亡的作用。它们通过跟通用受体结合而启动各种细胞内信号级联放大,最终上调相关基因的转录。宿主细胞内的Ⅰ型干扰素能在 HIV-1 感染的多个阶段阻止病毒复制[91]。因此,黏膜分泌液中的Ⅰ型干扰素能帮助控制感染部位病毒耐药性的产生。这类先天免疫因子同样也具有免疫激活功能,能够促进多种细胞,包括 DC、巨噬细胞、天然杀伤细胞和 T 细胞的激活及功能成熟[92]。由于局部免疫激活会增强 HIV-1 感染,因此黏膜部位的Ⅰ型干扰素同时也可能具有反作用。

综上所述,先天免疫调节因子对于 HIV-1 感染具有非常重要的调控作用,但我们还不了解这些作用的分子机制。目前的研究关键在于系统性地揭示这些因子结构与功能的关系,解开它们行使功能的模式,弄清 HIV-1 是如何调节其表达的。同时还要建立起一套能精确检测这些分泌性因子的方法,用于检测它们在 HIV-1 感染的不同时期的表达和调节情况。只有这样,我们才有可能将这些天然免疫调节因子很好地应用在今后的预防和治疗策略中[69]。

二、细胞内源性抗病毒因子

内源性抗病毒免疫(intrinsic antiviral immunity)是先天免疫的一种,能够直接抑制病毒的复制和组装,使某类病毒能够感染的细胞变成非允许细胞。内源性免疫主要通过特定细胞表达的一些限制因子发挥作用。虽然细胞本身也有表达,但这些因子在病毒感染的刺激下表达量大大增加。内源性病毒限制因子能够识别特定的病毒结构,然后迅速而直接地阻止病毒复制,这一点不同于通过诱导干扰素和其他抗病毒分子间接抑制病毒感染的模式识别受体(pattern-recognition receptor,PRR)[93]。目前研究得最为广泛的内源性免疫因子包括 APOBEC3G(apolipoprotein B mRNA editing enzyme,catalytic polypeptide-like 3G)、TRIM5α(tripartite motif 5α)、tetherin、SAMHD1 等。通过进化,HIV-1 和其他一些灵长动物慢病毒产生了特异性对抗策略,能够逃避这些宿主因子的限制作用[66]。

APOBEC3G(最初称为CEM15)是最早鉴定出的具有抗HIV-1活性的内源性抗病毒因子之一,是人们在研究HIV-1辅助蛋白Vif(viral infectivity factor)功能时发现的[94,95]。APOBEC3G属于胞嘧啶核苷脱氨酶家族,该家族在灵长动物体内包括7种蛋白质:APOBEC3A、APOBEC3B、APOBEC3C、APOBEC3DE、APOBEC3F、APOBEC3G、APOBEC3H。目前发现APOBEC3F和APOBEC3G是主要的抗HIV-1因子。通过与HIV Gag蛋白作用,它们被包装进HIV-1病毒颗粒。在病毒感染靶细胞后进行逆转录时,APOBEC3G将单链HIV DNA(反链)中的C脱氨变成U,结果导致HIV基因组发生G→A的突变。G→A突变往往引起翻译提前终止,从而使病毒不能正常复制[93,94]。艾滋病患者体内分离到的HIV病毒DNA常常带有G→A突变[96]。HIV-1 Vif通过一种E3连接酶复合物(由Cu15、elongins B和C,以及Rbx1组成)促进APOBEC3G的泛素化(ubiquitination),然后利用细胞内的蛋白酶将其降解[95]。Vif与APOBEC3G之间的作用具有种族特异性(species specific),例如,非洲绿猴的APOBEC3G仅仅是第128个氨基酸不同,却能够完全抵抗HIV-1 Vif介导的降解[97~100],因此这类因子成为目前抗病毒治疗研究的重点。有趣的是,研究者发现将SIV抗原和CCR5多肽连接到一种热激蛋白HSP70上,然后通过直肠途径免疫恒河猴,能够上调猴PBMC中的APOBEC3G mRNA,而且该现象持续达17周之久。不仅如此,恒河猴通过黏膜途径感染SIV以后,其外周血和回肠淋巴结中的$CD4^+CCR5^+T$细胞中APOBEC3G mRNA的量也显著增加[101]。然而,APOBEC3G表达的增加是否能抑制HIV的早期感染还是一个亟待研究的重要问题。

TRIM5α最早被认为是猴细胞的宿主因子,只能抑制HIV-1而不是SIVmac的感染[102,103],但最近的一项基因抑制研究发现人体内源TRIM5α也具有抗HIV-1活性[104]。TRIM5α是TRIM(tripartite-motif)家族中的一员。这类蛋白质的氨基末端拥有一个共同的构象:一个RING结构域、一个B-box结构域,以及一个卷曲螺旋(coiled-coil)结构域[102]。其羧基末端包括一个B30.2结构域,能够与病毒的衣壳蛋白(capsid)结合,对于该蛋白质的抗病毒活性至关重要,同时决定着其种族特异性[105]。例如,人TRIM5α能够抑制鼠白血病病毒(MLV),但不能抑制HIV-1和SIVmac。而恒河猴TRIM5α能抑制HIV-1,但不能抑制SIVmac。TRIM5α能在病毒逆转录之前阻止病毒的早期复制,可能是在病毒脱壳(uncoating)的过程中[105],因为体外实验发现TRIM5α能加速HIV-1的脱壳[106]。最新研究证实,TRIM5α还能协助先天免疫信号的转导,起到PRR的作用,识别许多逆转录病毒的衣壳蛋白,包括MLV、HIV和SIV[107]。

另外,人们在研究HIV-1辅助蛋白Vpu时发现了tetherin,也称为BST-2或CD317[108,109]。tetherin具有独特的结构,包括一个跨膜结构域和处于细胞外的长长的卷曲螺旋结构域。其氨基末端处于细胞内,tetherin的细胞内结构域能够结合与细胞内吞相关的网格蛋白接头(clathrin adaptor),其羧基末端为甘油磷酸肌醇(glycosylphosphatidylinositol)膜锚定(membrane anchor)结构,可能通过插入病毒外壳蛋白将成熟的病毒颗粒“束缚”在细胞表面而不让其释放[93]。被“束缚”住的病毒之后会被细胞内吞,最终在细胞内涵体(endosome)中被降解掉[110]。但是HIV-1 Vpu能够促进tetherin的降解,从而保护病毒成功释放。许多灵长动物慢病毒,如SIV,没有*vpu*基因,它们的Nef(negtative factor)蛋白却具有对抗猴源tetherin的作用[93]。

HIV-1在髓性细胞中的复制效率非常低,特别是DC,说明这类细胞中存在特异性的限制因子,然而这些因子的抗病毒作用可以通过加入 SIVmac 或 HIV-2 的 Vpx 蛋白而被克服[111]。最近研究者鉴定出这种能被 Vpx 克服的内源性因子为 SAMHD1[112,113]。SAMHD1 能够干扰 HIV-1 逆转录,并能抑制单核细胞来源的 DC 所产生的针对 HIV 的先天免疫反应[114]。Vpx 与 SAMHD1 结合并将其引到 DCAF1 和 DDB-CUL4 E3 泛素连接酶复合物进行泛素化,最终将其降解掉[93]。

尽管这些内源性因子由不同类型的细胞产生,然而发现它们的表达都能被干扰素上调[108,109],因此从这些因子着手有可能找到一条能帮助 HIV-1 疫苗开发的新途径。目前已经鉴定并筛选出 380 多种受干扰素刺激的基因(interferon-stimulating gene,ISG),而且联合表达某些 ISG 确实看到了更有效的抗病毒作用[66,115]。

三、先天免疫的细胞成分

DC 是先天免疫系统的重要组成部分,而黏膜部分的 DC 却同时具有限制和促进 HIV-1 感染的截然相反的作用。pDC 是体内 IFN-α 的重要来源,也是联系先天免疫与获得性免疫的重要纽带。pDC 功能的丧失是在 HIV-1 感染个体中最早观察到的免疫缺陷症状。受病毒刺激后的 pDC 能产生丰富的 Ⅰ 型干扰素,在局部和系统免疫系统中都起着抗病毒作用[116]。激活后的 pDC 从外周血向淋巴结迁移,在二级淋巴组织中与 NK 细胞作用[117],帮助 NK 细胞杀死被 HIV-1 感染的靶细胞[118]。pDC 产生的 IFN-α 能激活 $CD4^+$ 和 $CD8^+$ T 细胞,由此增强这些效应 T 细胞的功能。除此之外,有研究表明,受病毒刺激的 pDC 上调 CD80、CD86,以及 MCH-Ⅰ 和 MHC-Ⅱ 分子,具有抗原提呈细胞的功能,为 $CD4^+$ 和 $CD8^+$ T 细胞服务[119]。尽管 pDC 具有以上种种保护功能,但也有研究指出,HIV-1 急性感染往往引起 pDC 过度活跃并产生过量的Ⅰ型干扰素,反而加速了被感染者的疾病进程[120,121]。

先天免疫淋巴细胞群中的 NK 和 NKT 细胞能够应对感染迅速活化,介导效应细胞发挥作用,并能调节免疫反应,因此在设计 HIV-1 疫苗时有必要考虑到这类细胞。HIV-1 急性感染期,由于病毒的大量复制,外周血中的 NK 细胞被激活,比 $CD8^+$ T 细胞的大量增殖还要早[122]。不仅如此,此时的 NK 细胞还表现出很强的脱颗粒(degranulation)和细胞因子分泌能力,而且能持续整个早期感染阶段。据报道,血清呈阴性的 HIV-1 感染者体内 NK 细胞的活性增强,说明 NK 细胞可能还具有抑制病毒的功能[123,124]。NKT 细胞同时具有 NK 细胞和 T 细胞的性质,它们既表达 T 细胞受体,也具有 NK 细胞的标志性特征。目前对于 NKT 细胞在 HIV-1 急性和早期感染中的反应情况知道的不多。最近有研究称,SIV 急性感染会引起外周 $CD4^+$ NKT 细胞减少,而 $CD8^+$ NKT 细胞比例却有所增加,可能是抗原刺激引起的增殖效应[125]。

第三节　获得性免疫保护

目前我们还无法在人体黏膜部位诱导出持久而高水平的保护性抗体反应和高频率的细胞免疫反应,这成为研发有效的 HIV-1 疫苗的关键瓶颈之一。

一、黏膜体液反应

黏膜获得性免疫反应的一个重要特征就是分泌二价或多价 IgA(secretory IgA,sIgA)。不同于其他类型的抗体,sIgA 不会被黏膜表面大量的蛋白酶分解,主要得益于其二价结构和高度糖基化[4]。而且,有一种源于上皮细胞多聚免疫球蛋白受体(polymeric immunoglobulin receptor,pIgR)的糖基化片段,可以协助二价 IgA 经上皮细胞转运到上皮的游离面。sIgA 在黏膜防御中发挥着多种功能:它能捕获黏液中的病原微生物,阻止病原体与黏膜表面的直接接触,这种机制称为"免疫排斥。"抗原特异性的 sIgA 能够阻止病原体附着上皮细胞[126],或者在上皮细胞的囊泡结构内将入侵的病原体拦截[127,128]。构成上皮屏障的黏膜组织所分泌的大量二价 IgA,还能够通过抗体依赖细胞介导的细胞毒作用(antibody-dependent cell-mediated cytotoxicity,ADCC)破坏局部被感染的细胞,从而抑制黏膜感染[129,130]。

黏膜 sIgA 对于 HIV-1 的性传播有着重要的预防性作用[131]。有研究评估了从 HIV-1 高暴露持续血清阴性者(HEPSI)或感染者的血浆和黏膜样品中纯化得到的 sIgA 的中和活性[132~134]。他们发现,大部分人宫颈液中纯化出的 sIgA 都能特异性地中和不同亚型和表型的 HIV-1 原代分离株[132~134],而 HIV-1 低风险暴露者和未感染的血清阴性个体的宫颈液中则没有具有中和活性的 sIgA[132,133]。此外,来自高暴露持续血清阴性者的 HIV-1 gp41 特异性的黏膜 IgA,能够阻止 HIV-1 穿越上皮细胞和感染 $CD4^+T$ 细胞[135]。然而,对于赞比亚暴露未感染的性工作者的研究,却没有在阴道中检测到显著的抗 HIV-1 或 HIV-2 的 sIgA 或 IgG,而且她们的阴道分泌物都没有 HIV-1 中和活性[136,137]。正因为这些研究结果互相矛盾,才有必要深入研究黏膜疫苗诱导的中和性 IgA 或 IgG[131]。有趣的是,最近的一项研究表明,抗 CCR5 的 IgG 和 IgA 可能对高暴露持续血清阴性者之间的 HIV-1 性传播起到保护作用。众所周知,黏膜多聚 IgA 在抵御流感病毒引起的上呼吸道病变中起着主导作用[138,139],而对于 HIV-1 能否取得类似的效果还是个未知数。但有研究证实,将中和抗体 2F5 从 IgG 亚型转换成 IgA 得到功能性的多聚类 IgA 2F5,大大增加了该抗体的保护潜力,能够在体外干扰 HIV-1 穿过黏膜上皮层细胞[140]。

虽然 sIgA 是黏膜表面主要的体液保护成分,但黏膜中和 IgG 也很重要。女性生殖道含有大量分泌 IgG 的浆细胞[141],而且在子宫颈和阴道分泌物中,除了 IgA 也检测到高浓度的 IgG[142]。人体小肠中有 5%~15% 的黏膜浆细胞分泌 IgG[143],但是 IgG 很容易被肠黏液中的蛋白酶降解。不论是黏膜部位还是血清中,结构完整的 IgG 都具有潜在的中和能力,能够抑制病原体入侵黏膜部位和系统性的扩散,对多次受到低剂量 CCR5 嗜性的 SHIV 从阴道攻毒的恒河猴起到保护作用[144,145]。因此,最好能通过黏膜途径免疫,在黏膜组织同时诱导出保护性 IgA 和 IgG[4,141,142]。

二、黏膜细胞免疫

除了体液免疫反应,黏膜表面也存在细胞免疫(cell-mediated immunity,CMI),其主要功能性成分是一些能抑制细胞内病原体增殖的细胞因子和能够识别并裂解被感染细胞的细胞毒性 T 细胞(cytotoxic T cell)[146]。CMI 是黏膜部位早期防御线,因为 T 细胞在感染早期的 10 天内就能识别病原体核心蛋白肽,比中和抗体的产生要快得多[147]。

外源抗原被 M 细胞内化以后,释放到下层淋巴组织,然后由抗原提呈细胞(antigen presenting cell,APC)加工提呈给 $CD4^+$ T 细胞。$CD4^+$ T 细胞被 APC 激活后分化成表达细胞因子的效应辅助细胞,主要分为 Th1 和 Th2 两类。Th1 细胞主要帮助 $CD8^+$ T 细胞产生 CMI,而 Th2 细胞主要促进能分泌抗体的浆细胞和记忆性 B 细胞的产生。近年来又发现了一类新的 T 细胞亚群——Th17 细胞,具有刺激 B 细胞和黏膜免疫的重要功能。

$CD4^+$ Th1 细胞主要分泌一些细胞因子(如 IFN-γ、TNF-α),帮助完成针对细胞内病原体的 CMI 反应。细胞毒性 T 细胞一般分为非特异性和抗原特异性 MHC 限制性两种。前者主要是 NK 细胞,可以介导抗体依赖性细胞毒性,一般出现于免疫反应早期(1 ~ 3 天),它们遍布黏膜系统,对于感染早期控制病原体载量具有一定作用。第二种主要由抗原特异性 $CD8^+$T 细胞组成。两种 CMI 细胞都是通过以下两种机制发挥作用的。首先,这些细胞分泌大量针对感染的细胞因子,如 IFN-γ、TNF-α 和趋化因子 Rantes、巨噬细胞炎症蛋白[MIP]-1α 和[MIP]-1β,能在不伤害宿主细胞的情况下抑制细胞内病原体的生长[148]。此外,细胞毒性细胞识别并裂解被感染的细胞从而阻断病毒增殖。抗原特异性细胞毒性 $CD8^+$T 淋巴细胞(CTL)能识别被感染细胞表面提呈出来的病原体特异性抗原-MHC-Ⅰ复合体,并在 Th1 细胞的协助下破坏被感染细胞,从而抑制病原体的进一步扩散甚至能够终结感染。特异性 CTL 细胞可以通过分泌大量 IL-2 来激活非抗原特异性 NK 细胞[148]。

MALT 的 APC 细胞(DC、巨噬细胞和 B 细胞)将抗原连同 MCH-Ⅱ分子一起提呈给初始 $CD4^+$ T 细胞。激活后的 $CD4^+$ T 细胞分泌诸如 TGF-β、IL-10 等细胞因子,帮助能分泌 IgA 的黏膜 B 细胞(表达 J 链)完成抗体的类别转换(class switch)和分化[148]。激活的黏膜淋巴细胞迅速从 MALT 通过淋巴引流系统(draining lymphatics)到达肠系膜淋巴结(mesenteric lymph nodes),并进一步分化。随后,它们进入胸导管(thoracic duct)淋巴组织和外周血,通过趋向性归巢机制(preferential homing mechanisms)(表达 Mad-CAM-1 和 α4β7)被分配到更远的黏膜部位,最后分化为浆细胞。由此可知,黏膜免疫激活的第二信号来自于局部携带抗原的 DC、黏膜 $CD4^+$ T 细胞和一些细胞因子[148]。

Th17 细胞是近年发现的 $CD4^+$ T 细胞的又一个亚群,对黏膜免疫起着重要作用。Th17 细胞的激活需要 TGF-β 和 IL-6,还需要 IL-23 的帮助才能增殖成群[149~151]。这类细胞分泌细胞因子 IL-17A(也称为 IL-17),能够诱导表达和炎症反应有关的趋化因子、白细胞浸润(infiltration of leukocytes)以及活化能分泌抗原特异性 IFN-γ 的 T 细胞[152]。IL-17 还能激发趋化因子 CXCR9、CXCR10 和 CXCR11 的分泌,刺激黏膜部位能产生 IFN-γ 的 T 细胞。Jaffar 等研究者发现抗原特异性 Th17 细胞不仅能引导接触过抗原的白细胞汇集到 MALT,还能极大地促进上皮细胞中多价免疫球蛋白受体的表达,从而增加黏膜分泌物中 IgA 和 IgM 的水平[153]。最近,我们的研究发现 HIV-1 感染所导致的不可逆性的黏膜 Th1 和 Th17 细胞的同时丢失,可能是黏膜免疫保护作用瓦解,促使病毒在急性感染期得以在肠黏膜中快速繁殖,并导致 $CD4^+$ T 细胞大量损耗的重要原因[154]。

SIV/恒河猴模型研究显示 $CD8^+$细胞毒性 T 淋巴细胞(CTL)对抑制体内 SIV 病毒在急性和慢性感染期的复制起到关键性作用[155,156]。有研究者依据数学模型提出,人体其实能够针对入侵/始祖病毒很快产生 T 细胞反应,而且在急性感染期对血浆中的病毒确实有抑制作用[157]。除了黏膜抗体反应,高频率的黏膜细胞免疫反应对于控制局部增殖性感染和清除初始感染细胞的病毒库必不可少[157~161]。有研究在一些不易被 HIV-1 感染的性工作者的生殖道黏膜部位检测到 HIV-1 特异性 $CD8^+$ T 细胞反应,但在她们体内确实检测不到 HIV-1 病毒,进一步证实了细胞免疫的保护作用[162]。要控制住黏膜组织的 HIV-1,细胞免疫反应,特别是由 CTL 和 $CD4^+$辅助性 T 淋巴细胞介导的细胞免疫反应不可或缺[158~160,162]。众所周知,HIV/SIV 感染以及 AIDS 发病最主要的特征就是肠黏膜丧失功能,从而导致机会性感染的增加。特别值得重视的是,恒河猴体内产生的效应细胞越多,持续时间越长,控制病毒的复制和病情发展的效果就越好[163]。因此,能够诱导高频而广谱的细胞免疫反应的疫苗是控制病毒性传播的关键[157,164]。虽然已经发现了一些能诱导黏膜 CTL 反应的方法,但所诱导出的 CTL 要么强度弱,要么频率低,都无法彻底阻止病毒的初始复制和传播[158~160,165]。近年有研究发现,HIV-1 和 SIV 感染个体肠道中的 Th17 细胞明显减少,而且 Th17 细胞数减少程度与个体内机会感染病原体的扩散程度直接相关[166]。因此,如果能有办法修复或保持 HIV-1 感染者 GALT 中的 Th17 细胞,从而恢复其肠道上皮细胞的完整性,那么 HIV 黏膜传播就有可能得到抑制。

第四节　HIV-1 疫苗及黏膜疫苗研究现状

研发安全而有效的保护性 HIV-1 疫苗,可以说是遏制全球范围内 AIDS 传播整体计划中最首要的任务。然而自 1981 年首次确认 AIDS 流行以来,HIV-1 疫苗研究几乎尝试了所有成功应用于其他疾病的疫苗研发策略,但始终进展缓慢。一直到 2009 年,在泰国进行的 HIV-1 疫苗Ⅲ期临床试验(RV144)才首次在预防 HIV-1 感染上显示出一些效果(保护效率为 31%),为艾滋病疫苗的研究带来了新的希望。

一、HIV-1 疫苗应该是什么样的?

一个成功的,即具有保护性和清除性的 AIDS 疫苗,必须能够诱导足够浓度的高效价广谱中和抗体,在机体被感染的时候,阻止病毒粒子从上皮细胞表面转移到树突状细胞,或者直接阻止病毒对 $CD4^+$ 细胞的感染,同时还要能够在黏膜层快速诱导抗 HIV-1 的 $CD4^+$和 $CD8^+$T 细胞免疫反应[167]。如果有可能的话,疫苗诱导的保护作用应该在 HIV-1 引起黏膜 $CD4^+$T 细胞严重损伤或死亡之前发挥作用,那么就能不受细胞凋亡因子引起的免疫抑制的干扰[168]。目前,人们还不知道潜伏感染的 $CD4^+$T 细胞库是在黏膜及系统记忆性 B 和 T 细胞产生有效应答以前还是以后才建立的。但事实证明,预防措施对受 SIV 攻毒了 24h 以后(即暴露后,post exposure)的猴子来说效果不佳,说明潜伏感染的 $CD4^+$T 细胞库很可能是在 SIV 感染早期就已经建立[169]。因此,如果高频率的病毒特异性 $CD8^+$ T 细胞能在暴露后 24h 内出现于 HIV-1 进入的黏膜组织,就有可能迅速清除被 HIV-1 感染的 $CD4^+$T 细胞,防止病毒逃脱中和抗体或其他类型的保护性抗体,同时还能控制病毒载量,避免增殖性和潜伏性感染的发生。

此外,先天免疫系统会最早对感染作出应答,但一般认为先天免疫反应没有免疫记忆能力。如果有可能，成功的疫苗还应该能通过某种方式调动先天免疫阻止 HIV-1 传染。近些年研究发现，其实先天免疫系统也存在一些记忆性成分，包括天然杀伤 T 细胞[170]、γδT 细胞[171]，以及产生天然抗体的 B1 细胞和边缘区 B 细胞[172]。AIDS 疫苗是否能够募集这些细胞，从而快速、有效地应答黏膜表面的 HIV-1 传染还有待进一步证实。

二、研究中的候选 HIV-1 疫苗

由于 HIV-1 的多样性和快速变异、缺乏 HIV-1 可以直接感染的动物模型，以及不完全清楚 HIV-1 免疫保护的机制，AIDS 疫苗的研究已经经历了三十多年的风风雨雨，始终没有取得突破性的进展。默克公司以 rAd5 为载体的 HIV-1 疫苗的失败，昭示整个研究领域必须更深入研究 HIV-1 的免疫学和疫苗学。近日，通过解析 RV144 艾滋病疫苗可以保护某些受试者对抗 HIV-1 的机理，研究推测抗 HIV-1 包膜蛋白特殊区域（V1/V2）的特异性 IgG 抗体与疫苗接种者的 HIV-1 较低感染率可能相关。而血液中针对包膜结合抗体（IgA）水平越高，HIV-1 疫苗的保护效率看起来就越差[173]。这个结果为 HIV-1 候选疫苗包括黏膜疫苗的临床试验提供了有意义的帮助，同时也增加了不确定因素，特别是黏膜 IgA 的作用，更需要小心研究。

以 gp120 为免疫原的亚单位疫苗在人体有效性研究中失败以后，人们对各种类型的疫苗已经开展了大量的研究。最近几年，虽然在感染者体内发现了许多高效价的广谱中和抗体，但利用反向疫苗学还不能通过对这些抗体结构和功能的解析而实现免疫原设计的突破[174]。也就是说，通过免疫原的设计来诱导高效价的广谱中和抗体的疫苗研究还没有突破性的进展[175]。对于恒河猴的研究发现，SIV 减毒活疫苗可在黏膜部位诱导出特异性 CTL，大幅降低 SIV 黏膜攻毒引起的病毒血症（viremia），并取得了理想的保护效果[176~178]。然而，用减毒的活 HIV-1 作为人体疫苗的风险就太大，主要是减毒的 HIV-1 还会突变并导致艾滋病[179]。所以研究者对选择适当的抗原运输载体已经开展了大量的研究，包括尝试用其他病毒载体来刺激黏膜免疫，如减毒的活水泡性口炎病毒（VSV）、非复制型腺病毒、痘苗病毒［包括改良痘苗安卡拉株（MVA）载体］和委内瑞拉马脑炎病毒（VEE）。

在重组活病毒载体的研究中，对非复制型腺病毒和痘苗病毒载体的研究开展得最为深入。虽然非复制型腺病毒载体疫苗可以诱导很强的黏膜和系统性免疫反应[180]，但近期研究发现 Ad5 载体同时也会诱导出大量腺病毒特异性的中和抗体和细胞免疫反应。这些中和抗体与载体结合形成的免疫复合物能够促进 DC 成熟，从而帮助 HIV-1 的感染[181]。对 Ad5 载体疫苗会增加 HIV-1 感染的忧虑，使对这类疫苗的研究信心不足。可喜的是，Liu 等研究者发现，Ad26SIVgag/Ad5SIVgag 异种联合免疫方案能够诱导出很强的细胞免疫反应，而且这种反应水平与控制致病性 SIV 攻毒效果显著相关[182]。该研究证明，如果疫苗的免疫原性足够强大，细胞介导的免疫反应水平与保护效果成正比。也许，还可以克服 Ad5 载体疫苗会增加 HIV-1 感染的副作用。但这类疫苗通过黏膜途径接种是否可以产生更好的保护效果还有待进一步研究。最近，在巨细胞病毒为载体的 AIDS 疫苗研究中取得了新进展。24 只恒河猴注射了这种疫苗以后，其中 13 只可以完全抑制 SIV 病毒的感染，检测不到病毒活动的迹象，并且表现出长期持续的效果[183]。虽然该研

究缺乏病毒载体对照组，巨细胞病毒载体还有安全性问题，但细胞介导的免疫反应或许与保护效果有关。最近有文章报道，联合使用两种肌肉注射的SIV疫苗——腺病毒载体和痘病毒载体，可以保护猴子免受SIV的感染，而不仅仅控制猴子体内的病毒[184]。该研究进一步揭示了与保护有关的免疫反应特征，包括高浓度的Env结合抗体，特别是结合V2区域的抗体以及高水平的Gag特异性细胞免疫反应等[184]。当然，还是应该开展对各式异源“初次免疫—加强免疫(prime-boost)”疫苗方案，特别是通过黏膜途径接种的疫苗的评估。经过优化并能够刺激出宿主黏膜免疫反应的痘苗病毒或其他载体系统有可能产生更好的保护效果。

研究者将各式各样的新型生物媒介用于运载HIV-1抗原，包括惰性系统和重组活载体系统[3]。惰性系统主要是直接将HIV-1抗原与媒介组合，以提高其免疫原性，保护外源片段不被降解，并且增强黏膜表面吸收。惰性系统常用的媒介包括脂质体、免疫刺激复合物(ISCOM)、乳酸和凝集素，但它们大多数都还处于临床前研究的早期阶段。既然这些载体在体外操作起来很容易，如果能将HIV-1抗原输送进抗原提呈细胞(APC)，可能会有助于提高这类黏膜疫苗的免疫原性。而重组活载体系统方面，多项研究使用细菌载体来表达HIV-1抗原。一种通过Ⅲ型沙门氏菌分泌系统表达HIV-1 Gag的口服型减毒鼠伤寒沙门氏菌已经做过了Ⅰ期临床实验，即在健康人群中检测其安全性和免疫原性[185]。虽然超过80%的受试者产生了针对载体抗原的黏膜免疫反应，但针对HIV-1 Gag的特异性反应水平非常不理想，而且一些高剂量组的受试者还出现了严重不良反应，如腹泻、发烧和转氨酶异常，因此该疫苗亟待进一步减毒和更深入的实验室研究[186]。

三、HIV-1黏膜疫苗的研究

疫苗的设计，除了考虑免疫原和载体外，选择合适的免疫途径同样重要[187~190]，因为免疫途径对于疫苗所诱导的免疫反应的数量和质量都具有重要的影响[191]。通常来说，系统免疫途径接种主要诱导外周和系统性免疫反应，往往很难产生高水平的黏膜免疫反应。而黏膜途径接种则主要诱导黏膜免疫反应，不但能在抗原接触部位，还能在一些相对较远的黏膜部位产生IgA等抗体反应[192]。虽然体外实验已经证实HIV-1特异性IgA具有抗病毒活性，但是目前还没有证据能直接证明生殖道分泌物中IgA的保护作用[193]。

在过去三十年里，不少HIV-1候选疫苗已经进入到人体临床试验，但这些疫苗大都是通过系统免疫途径接种，而且在疫苗效果评估时很少考虑到黏膜部位免疫反应的水平和特征[193]。我们一般将通过黏膜途径接种而能在病原体侵入的黏膜部位诱导出特异性免疫反应的疫苗称为黏膜疫苗。HIV-1黏膜疫苗发展的阻碍主要在于对人体黏膜免疫反应的分析存在巨大的困难[194,195]。

由于当前HIV传播主要以性传播为主，因此能在生殖道诱导出特异性免疫反应的HIV-1疫苗显得尤为重要。然而对于动物和人的研究都表明，通过阴道途径接种疫苗抗原，特异性抗体反应仅仅局限在接种部位，不能扩散到较远的黏膜部位，更不能刺激出系统性反应[193]。而且，没有办法通过生殖道途径给男性免疫疫苗[196]。但也有报道称，动物模型实验显示，阴道途径免疫也能诱导出很强的免疫反应。Kato与同事们从生殖道黏膜给小鼠免疫一种HIV-1多肽疫苗，并以霍乱毒素为佐剂。研究者在小鼠粪便和阴道冲洗液中都检测到 HIV-1 特异性的 IgA 抗体。不仅如此,受免疫的小鼠体内还产生了相当水平的 HIV-1 CTL 反应[197]。而另一项研究将含有 HIV gp140 蛋白的高分子凝胶通过阴道途径接种兔子,结果诱导出系统性和黏膜性 IgG,而且发现动物生殖道分泌物中存在 IgA 抗体[198]。然而,在一项Ⅰ期临床试验中,34 名女性通过鼻腔或阴道途径接种了重组 HIV-1 gp160MN/LAI 蛋白。尽管结果表明该疫苗没有副作用,但被免疫者的血清、唾液、子宫颈-阴道及鼻腔分泌物中都检测不到针对 HIV-1 包膜蛋白的 IgA 抗体[199]。

也有一些 HIV 疫苗采用直肠途径进行免疫,但现有研究都没能诱导出广泛的抗体反应,仅能在免疫局部检测到少量 IgG 和 IgA 的产生[3,200~202]。一项Ⅰ期临床试验对志愿者通过肌肉初次免疫一种表达 HIV p17/p24 的病毒样颗粒(viral-like particle)疫苗三次,再通过直肠途径加强免疫两次,仍然没能诱导出广泛的体液和细胞免疫反应[203]。由此可知,直肠免疫在大型动物及人体中只能产生较弱的免疫反应,加之免疫方法不易,又很难定量直肠组织的效应细胞,使得这一免疫方式难以被应用到临床中[193]。

口腔免疫也能诱导出黏膜和系统性免疫反应,而且使用安全,操作简单,不需要无菌针头,非常适合于医疗资源不足的发展中国家[204]。然而这一免疫方式也存在一些难以克服的问题,如容易引起免疫耐受、需要大剂量的抗原、抗原在胃肠道中的稳定性难以保证,以及缺乏安全而有效的黏膜佐剂等,大大限制了口腔疫苗的开发[205,206]。因此,到现在只有少数几个口腔途径免疫的 HIV-1 疫苗进入到了临床试验阶段,而结果显示口腔免疫很难在黏膜部位诱导出 HIV-1 特异性细胞和体液免疫[185,207,208]。

不少临床和临床前研究发现,鼻腔途径免疫(逐滴或喷雾方式)不但能在鼻相关淋巴组织(nasal-associated lymphoid tissue,NALT)和肺中,还能在相对较远的女性生殖道产生免疫反应[209~211]。而且,能诱导出同样水平的抗体反应所需的鼻腔免疫剂量比其他黏膜途径所需的剂量要小得多[212]。不仅如此,鼻腔免疫比直肠或阴道免疫操作起来方便得多,而且不需要用针头,这是鼻腔免疫的另一重要优势[213]。各式各样的疫苗形式都曾采用鼻腔途径免疫进行评估,包括多肽抗原、DNA 疫苗、活细菌或病毒载体等[214~216]。研究发现,把黏膜和系统性免疫途径结合起来,能够提高黏膜和系统性免疫反应水平[217~219]。有研究结合 DNA 肌肉注射-MVA 鼻腔免疫方案接种恒河猴,然后用 SHIV-89.6P 通过直肠途径攻毒。结果所有免疫后的动物都产生了记忆性 $CD4^+T$ 细胞,而且有效控制了病毒载量[220]。另一研究将表达 SIV 基因(*env*/*rev*、*gag* 和 *nef*)的 Ad5 载体同时通过鼻腔和口腔途径接种恒河猴,发现该方式诱导出的系统性和黏膜细胞免疫反应比单独通过口腔免疫效果好,而接受该方案免疫的猴子比其他组猴子的病毒载量要低得多[221]。不久后,Kaufman 与同事们发现,Ad 载体通过肌肉途径免疫就能够诱导出很强的黏膜细胞免疫[180],而相比之下,鼻腔免疫的效果反而不如肌肉途径好[222]。由此可知,免疫途径对于疫苗作用的发挥确实有着重要的影响,不同的载体可能需要不同的运送方式才能起到最佳效果,因此有必要对各种载体广泛尝试不同的免疫途径,从而建立具有针对性的最佳免疫方案。

有报道已经证明,痘苗病毒载体疫苗能够诱导针对传染病病原体的黏膜免疫反应[202,223,224]。例如,无论是通过黏膜或是系统性途径接种重组型减毒活痘苗病毒疫苗 NYVAC/SIVgpe,都能在恒河猴黏膜组织引起 gag 特异性 $CD8^+T$ 细胞反应[161]。此外,经黏膜途径免疫 MVA 为载体的疫苗能有效地诱导出针对各种呼吸道病毒的保护性反应,如SARS冠状病毒、流感和呼吸道合胞病毒[225~231]。鼻内接种以MVA为载体的HIV-1疫苗(名为MVA-HIV)能够产生黏膜反应,但是通过阴道免疫时却丧失了免疫原性[224]。有一些免疫方式已经在动物模型中试用了。首先是鼻内共同免疫MVA-HIV和霍乱毒素(CT)佐剂,结果显著增强了免疫小鼠黏膜表面针对HIV-1抗原的细胞免疫和体液免疫反应。然而CT不能用于人体,于是研究发现可以用一些细胞因子,如IL-1、IL-12、IL-18和GM-CSF作为替代,帮助鼻腔免疫诱导出黏膜和系统性CTL[232]。这些候选佐剂对于MVA-HIV的功能活性还有待研究。第二种是HIV DNA初次免疫-MVA-HIV鼻腔免疫加上CT加强的异源免疫方式。该方式在小鼠脾脏内诱导出的细胞免疫反应比不加CT佐剂免疫高10倍[224]。此外,一项使用恒河猴的研究发现,鼻腔免疫SHIV DNA(加上IL-2/Ig DNA)和rMVA两种疫苗诱导出黏膜和系统性免疫反应,而且保护那些受到致病性SHIV-89.6P直肠攻毒的个体免于发病[233]。另一项研究发现,先给恒河猴直肠免疫一种能产生复制缺陷型SHIV颗粒的DNA,然后用rMVA-SHIV加强免疫,能产生病毒特异性黏膜、系统性IgA和细胞介导的免疫反应[202],而且能有效延缓AIDS发病[202,234]。虽然这些研究成果很鼓舞人心,但是黏膜途径接种的疫苗与传统疫苗相比,优势并不是非常显著。例如,肌肉注射异源DNA/MVA疫苗方案对于猴子的保护水平与上述方案相当[235]。由于非复制型MVA-HIV的黏膜免疫原性很低,所以急需新的方法来改进痘病毒载体系统[224]。

最近,我们报道了一种全新的黏膜疫苗载体——复制型改良痘苗病毒天坛株(MVTT)[236]。我们利用SARS冠状病毒的刺突糖蛋白作为测试抗原,对MVA-S和MVTT-S进行了直接比较,发现MVTT-S和MVA-S诱导中和抗体反应的水平显著不同。MVTT-S通过鼻腔和口腔途径免疫诱导出的中和抗体反应最强,比黏膜方式接种MVA-S诱导出的中和抗体高100多倍[237,238]。进而我们发现,通过鼻腔免疫的MVTT载体在体内的分布十分广泛,包括肺、脾脏、肾等器官,以及子宫颈等黏膜组织。相反,如果通过肌肉途径免疫,我们只能在腹股沟引流淋巴结中追踪到MVTT[239]。因此,这些结果表明MVTT-S会优先瞄准黏膜免疫系统,相对于MVA载体系统优势显著。我们在MVTT基础上构建出SIV黏膜疫苗,并在小鼠和恒河猴两种动物模型中进行了效果评估。结果显示,通过黏膜途径初次免疫MVTT载体疫苗后再用rAd5载体疫苗通过肌肉途径加强免疫能够诱导出高水平的黏膜和系统性免疫。这种全新的疫苗策略能够保护恒河猴抵御高致病性毒株SIVmac239通过直肠途径的攻毒[240]。

第五节 展望

保护性HIV-1疫苗的研发迫在眉睫,却面临着重重阻碍。困难是来自多方面的,包括HIV-1本身的多样化、感染早期形成潜伏感染的$CD4^+T$细胞库、疫苗诱导免疫应答清除传染病毒的最佳时期短暂。目前合成的包膜蛋白不能诱导广谱的抗HIV-1中和抗体,HIV-1感染$CD4^+T$细胞并诱导大量的$CD4^+T$细胞死亡,缺乏有效的人用黏膜疫苗的载体和佐剂,等等。因此在大力开发能够诱导针对HIV-1性传播的保护性黏膜免疫的疫苗的同时,更要加强免疫学及疫苗学方面的基础性研究。此外,引进最新、最好的技术探索获得性免疫和先天免疫的未知领域也很重要。这些技术包括全基因组方面的研究技术[241]、全新的宿主和病毒的 DNA 及 RNA 测序技术，以及对于 HIV-1 复制相关基因的全基因组功能研究[242]。

通过对动物模型的研究，我们知道如果将有效的黏膜疫苗与免疫效应分子结合起来有可能预防和控制 HIV 的黏膜传播。目前的最大难题是如何将这些知识应用到疫苗设计中，并帮助我们建立起一套能准确监控免疫反应（包括体液、细胞、黏膜和系统免疫反应）的全面而具有可比性的疫苗评价体系。目前的研究结果表明，HIV-1 黏膜疫苗应该是以病毒颗粒或减毒活病毒为载体，还要包括能够激活先天免疫系统的组分[167]。理想的 HIV-1 黏膜疫苗应该采用“初次免疫-加强免疫”的免疫策略，以诱导出黏膜和系统两个方面的免疫反应。要找到一种有效的黏膜艾滋病疫苗，必须先要深入研究黏膜免疫学，并且在遵循天然防御规则的前提下，广泛尝试包括疫苗黏膜接种在内的各种疫苗策略[7]。人类与 HIV-1 之间的斗争已持续了三十多年，艾滋病疫苗研究与发展仍然任重而道远。这场斗争的胜利也许需要几代临床和基础研究者的不断奋斗，直到 AIDS 的流行被人类控制住的那一天。

（陈志伟　唐　娴）

参考文献

[1] Holmgren J, Czerkinsky C, Lycke N. Mucosal immunity: implications for vaccine development. Immunobiology, 1992, 184 (2-3): 157-179.

[2] Schneider T, Ullrich R, Zeitz M. Gastrointestinal manifestations of HIV infection. Z Gastroenterol, 1994, 32(3): 174-181.

[3] Holmgren J, Czerkinsky C. Mucosal immunity and vaccines. Nat Med, 2005, 11(4 Suppl), S45-53.

[4] Mestecky J. Mucosal Immunology. Burlington, MA: Elsevier Academic Press. 2005.

[5] Brandtzaeg P. Review article: Homing of mucosal immune cells--a possible connection between intestinal and articular inflammation. Aliment Pharmacol Ther, 1997, 11 (Suppl 3), 24-37; discussion 37-39.

[6] Kunkel E J, Butcher E C. Plasma-cell homing. Nat Rev Immunol, 2003, 3(10): 822-829.

[7] Tang X, Chen Z. The development of an AIDS mucosal vaccine. Viruses, 2010, 2(1): 283-297.

[8] Veazey R S, Demaria M, Chalifoux L V. Gastrointestinal tract as a major site of $CD4^+$ T cell depletion and viral replication in SIV infection. Science, 1998, 280(5362): 427-431.

[9] Harouse J M, Gettie A, Tan R C. Distinct pathogenic sequela in rhesus macaques infected with CCR5 or CXCR4 utilizing SHIVs. Science, 1999, 284(5415): 816-819.

[10] Chen Z, Zhao X, Huang Y. $CD4^+$ lymphocytopenia in acute infection of Asian macaques by a vaginally transmissible subtype-C, CCR5-tropic Simian/Human Immunodeficiency Virus (SHIV). J Acquir Immune Defic Syndr, 2002, 30(2): 133-145.

[11] Brenchley J M, Schacker T W, Ruff L E. $CD4^+$ T cell depletion during all stages of HIV disease occurs predominantly in the gastrointestinal tract. J Exp Med, 2004, 200(6): 749-759.

[12] Mehandru S, Poles M A, Tenner-racz K. Primary HIV-1 infection is associated with preferential depletion of $CD4^+$ T lymphocytes from effector sites in the gastrointestinal tract. J Exp Med, 2004, 200(6): 761-770.

[13] Zhang Z, Schuler T, Zupancic M, et al. Sexual transmission and propagation of SIV and HIV in resting and activated $CD4^+$ T cells. Science, 1999, 286(5443): 1353-1357.

[14] Spira A I, Marx P A, Patterson B K, et al. Cellular targets of infection and route of viral dissemination after an intravaginal inoculation of simian immunodeficiency virus into rhesus macaques. J Exp Med, 1996, 183(1): 215-225.

[15] Smith S M, Baskin G B, Marx P A. Estrogen protects against vaginal transmission of simian immunodeficiency virus. J In-

fect Dis, 2000, 182(3): 708-715.

[16] Miller C J, Li Q, Abel K, et al. Propagation and dissemination of infection after vaginal transmission of simian immunodeficiency virus. J Virol, 2005, 79(14): 9217-9227.

[17] Salazar-Gonzalez J F, Salazar M G, Keele B F, et al. Genetic identity, biological phenotype, and evolutionary pathways of transmitted/founder viruses in acute and early HIV-1 infection. J Exp Med, 2009, 206(6): 1273-1289.

[18] Keele B F, Giorgi E E, Salazar-Gonzalez J F, et al. Identification and characterization of transmitted and early founder virus envelopes in primary HIV-1 infection. Proc Natl Acad Sci USA, 2008, 105(21): 7552-7557.

[19] Kozlowski P A, Neutra M R. The role of mucosal immunity in prevention of HIV transmission. Curr Mol Med, 2003, 3(3): 217-228.

[20] Neutra M R, Pringault E, Kraehenbuhl J P. Antigen sampling across epithelial barriers and induction of mucosal immune responses. Annu Rev Immunol, 1996, 14: 275-300.

[21] Baba T W, Trichel A M, An L, et al. Infection and AIDS in adult macaques after nontraumatic oral exposure to cell-free SIV. Science, 1996, 272(5267): 1486-1489.

[22] Stahl-Hennig C, Steinman R M, Tenner-Racz K, et al. Rapid infection of oral mucosal-associated lymphoid tissue with simian immunodeficiency virus. Science, 1999, 285(5431): 1261-1265.

[23] Cameron P U, Freudenthal P S, Barker J M, et al. Dendritic cells exposed to human immunodeficiency virus type-1 transmit a vigorous cytopathic infection to $CD4^+$ T cells. Science, 1992, 257(5068): 383-387.

[24] Wolinsky S M, Wike C M, Korber B T, et al. Selective transmission of human immunodeficiency virus type-1 variants from mothers to infants. Science, 1992, 255(5048): 1134-1137.

[25] Zhu T, Mo H, Wang N, et al. Genotypic and phenotypic characterization of HIV-1 patients with primary infection. Science, 1993, 261(5125): 1179-1181.

[26] Meng G, Wei X, Wu X, et al. Primary intestinal epithelial cells selectively transfer R5 HIV-1 to $CCR5^+$ cells. Nat Med, 2002, 8(2): 150-156.

[27] Belyakov I M, Berzofsky J A. Immunobiology of mucosal HIV infection and the basis for development of a new generation of mucosal AIDS vaccines. Immunity, 2004, 20(3): 247-253.

[28] Veazey R S, Ketas T J, Dufour J, et al. Protection of rhesus macaques from vaginal infection by vaginally delivered maraviroc, an inhibitor of HIV-1 entry via the CCR5 co-receptor. J Infect Dis, 2010, 202(5): 739-744.

[29] Geijtenbeek T B, Kwon D S, Torensma R, et al. DC-SIGN, a dendritic cell-specific HIV-1-binding protein that enhances trans-infection of T cells. Cell, 2000, 100(5): 587-597.

[30] Wu L, Kewalramani V N. Dendritic-cell interactions with HIV: infection and viral dissemination. Nat Rev Immunol, 2006, 6(11): 859-868.

[31] Piguet V, Steinman R M. The interaction of HIV with dendritic cells: outcomes and pathways. Trends Immunol, 2007, 28(11): 503-510.

[32] Wang J H, Janas A M, Olson W J, et al. Functionally distinct transmission of human immunodeficiency virus type 1 mediated by immature and mature dendritic cells. J Virol, 2007, 81(17): 8933-8943.

[33] Turville S G, Santos J J, Frank I, et al. Immunodeficiency virus uptake, turnover, and 2-phase transfer in human dendritic cells. Blood, 2004, 103(6): 2170-2179.

[34] Cavrois M, Neidleman J, Kreisberg J F, et al. *In vitro* derived dendritic cells trans-infect CD4 T cells primarily with surface-bound HIV-1 virions. PLoS Pathog, 2007, 3(1), e4.

[35] Wu L. Biology of HIV mucosal transmission. Curr Opin HIV AIDS, 2008, 3(5): 534-540.

[36] Mcdonald D, Wu L, Bohks S M, et al. Recruitment of HIV and its receptors to dendritic cell-T cell junctions. Science, 2003, 300(5623): 1295-1297.

[37] Piguet V, Sattentau Q. Dangerous liaisons at the virological synapse. J Clin Invest, 2004, 114(5): 605-610.

[38] Boggiano C, Manel N, Littman D R. Dendritic cell-mediated trans-enhancement of human immunodeficiency virus type 1 infectivity is independent of DC-SIGN. J Virol, 2007, 81(5): 2519-2523.

[39] De Witte L, Bobardt M, Chatterji U, et al. Syndecan-3 is a dendritic cell-specific attachment receptor for HIV-1. Proc Natl

Acad Sci USA,2007,104(49):19464-19469.

[40] Smith A L,Ganesh L,Leung K,et al. Leukocyte-specific protein 1 interacts with DC-SIGN and mediates transport of HIV to the proteasome in dendritic cells. J Exp Med,2007,204(2):421-430.

[41] Hodges A,Sharrocks K,Edelmann M,et al. Activation of the lectin DC-SIGN induces an immature dendritic cell phenotype triggering Rho-GTPase activity required for HIV-1 replication. Nat Immunol,2007,8(6):569-577.

[42] Gringhuis S I,Den Dunnen J,Litjens M,et al. C-type lectin DC-SIGN modulates Toll-like receptor signaling via Raf-1 kinase-dependent acetylation of transcription factor NF-kappaB. Immunity,2007,26(5):605-616.

[43] Groot F,Van Capel T M,Schuitemaker J,et al. Differential susceptibility of naive,central memory and effector memory T cells to dendritic cell-mediated HIV-1 transmission. Retrovirology,2006,3:52.

[44] Cameron P U,Handley A J,Baylis D C,et al. Preferential infection of dendritic cells during human immunodeficiency virus type 1 infection of blood leukocytes. J Virol,2007,81(5):2297-2306.

[45] Dong C,Janas A M,Wang J H,et al. Characterization of human immunodeficiency virus type 1 replication in immature and mature dendritic cells reveals dissociable *cis*-and *trans*-infection. J Virol,2007,81(20):11352-11362.

[46] Wang J H,Janas A M,Olson W J,et al. CD4 coexpression regulates DC-SIGN-mediated transmission of human immunodeficiency virus type 1. J Virol,2007,81(5):2497-2507.

[47] Janas A M,Dong C,Wang J H,et al. Productive infection of human immunodeficiency virus type 1 in dendritic cells requires fusion-mediated viral entry. Virology,2008,375(2):442-451.

[48] Hladik F,Sakchalathorn P,Ballweber L,et al. Initial events in establishing vaginal entry and infection by human immunodeficiency virus type-1. Immunity,2007,26(2):257-270.

[49] Frank I,Stossel H,Gettie A,et al. A fusion inhibitor prevents spread of immunodeficiency viruses,but not activation of virus-specific T cells,by dendritic cells. J Virol,2008,82(11):5329-5339.

[50] Garcia E,Nikolic D S,Piguet V. HIV-1 replication in dendritic cells occurs through a tetraspanin-containing compartment enriched in AP-3. Traffic,2008,9(2):200-214.

[51] Chen P,Hubner W,Spinelli M A,et al. Predominant mode of human immunodeficiency virus transfer between T cells is mediated by sustained Env-dependent neutralization-resistant virological synapses. J Virol,2007,81(22):12582-12595.

[52] Jolly C,Mitar I,Sattentau Q J. Requirement for an intact T-cell actin and tubulin cytoskeleton for efficient assembly and spread of human immunodeficiency virus type 1. J Virol,2007,81(11):5547-5560.

[53] Jolly C,Mitar I,Sattentau Q J. Adhesion molecule interactions facilitate human immunodeficiency virus type 1-induced virological synapse formation between T cells. J Virol,2007,81(24):13916-13921.

[54] Sol-Foulon N,Sourisseau M,Porrot F,et al. ZAP-70 kinase regulates HIV cell-to-cell spread and virological synapse formation. Embo J,2007,26(2):516-526.

[55] Sowinski S, Jolly C, Berninghausen O, et al. Membrane nanotubes physically connect T cells over long distances presenting a novel route for HIV-1 transmission. Nat Cell Biol,2008,10(2):211-219.

[56] Groot F,Welsch S,Sattentau Q J. Efficient HIV-1 transmission from macrophages to T cells across transient virological synapses. Blood,2008,111(9):4660-4663.

[57] Gousset K,Ablan S D,Coren L V,et al. Real-time visualization of HIV-1 GAG trafficking in infected macrophages. PLoS Pathog,2008,4(3):e1000015.

[58] Jouvenet N,Neil S J,Bess C,et al. Plasma membrane is the site of productive HIV-1 particle assembly. PLoS Biol,2006, 4(12):e435.

[59] Welsch S,Keppler O T,Habermann A,et al. HIV-1 buds predominantly at the plasma membrane of primary human macrophages. PLoS Pathog,2007,3(3):e36.

[60] Deneka M, Pelchen-Matthews A, Byland R, et al. In macrophages, HIV-1 assembles into an intracellular plasma membrane domain containing the tetraspanins CD81,CD9,and CD53. J Cell Biol,2007,177(2):329-341.

[61] Jouve M,Sol-Foulon N,Watson S,et al. HIV-1 buds and accumulates in "nonacidic" endosomes of macrophages. Cell Host Microbe,2007,2(2):85-95.

[62] Pollicita M,Schols D,Aquaro S,et al. Carbohydrate-binding agents(CBAs)inhibit HIV-1 infection in human primary

monocyte-derived macrophages(MDMs) and efficiently prevent MDM-directed viral capture and subsequent transmission to $CD4^+$ T lymphocytes. Virology, 2008, 370(2): 382-391.

[63] Swingler S, Mann A M, Zhou J, et al. Apoptotic killing of HIV-1-infected macrophages is subverted by the viral envelope glycoprotein. PLoS Pathog, 2007, 3(9): 1281-1290.

[64] Chugh P, Bradel-Tretheway B, Monteiro-Filho C M, et al. Akt inhibitors as an HIV-1 infected macrophage-specific antiviral therapy. Retrovirology, 2008, 5: 11.

[65] Gray R H, Wawer M J, Brookmeyer R, et al. Probability of HIV-1 transmission per coital act in monogamous, heterosexual, HIV-1-discordant couples in Rakai, Uganda. Lancet, 2001, 357(9263): 1149-1153.

[66] Wang Y, Lehner T. Induction of innate immunity in control of mucosal transmission of HIV. Curr Opin HIV AIDS, 2011, 6(5): 398-404.

[67] Duerr A, Warren D, Smith D, et al. Contraceptives and HIV transmission. Nat Med, 1997, 3(2): 124.

[68] Smith S M, Makuwa M, Lee F, et al. SIVrcm infection of macaques. J Med Primatol, 1998, 27(2-3): 94-98.

[69] Borrow P, Shattock R J, Vyakarnam A. Innate immunity against HIV: a priority target for HIV prevention research. Retrovirology, 2010, 7: 84.

[70] Nakashima H, Yamamoto N, Masuda M, et al. Defensins inhibit HIV replication *in vitro*. AIDS, 1993, 7(8): 1129.

[71] Quinones-Mateu M E, Lederman M M, Feng Z, et al. Human epithelial beta-defensins 2 and 3 inhibit HIV-1 replication. AIDS, 2003, 17(16): F39-48.

[72] Guo C J, Tan N, Song L, et al. Alpha-defensins inhibit HIV infection of macrophages through upregulation of CC-chemokines. AIDS, 2004, 18(8): 1217-1218.

[73] Chang T L, Vargas J Jr, DelPortillo A, et al. Dual role of alpha-defensin-1 in anti-HIV-1 innate immunity. J Clin Invest, 2005, 115(3): 765-773.

[74] Sun L, Finnegan C M, Kish-Catalone T, et al. Human beta-defensins suppress human immunodeficiency virus infection: potential role in mucosal protection. J Virol, 2005, 79(22): 14318-14329.

[75] Gallo S A, Wang W, Rawat S S, et al.. Theta-defensins prevent HIV-1 Env-mediated fusion by binding gp41 and blocking 6-helix bundle formation. J Biol Chem, 2006, 281(27): 18787-18792.

[76] Furci L, Sironi F, Tolazzi M, et al. Alpha-defensins block the early steps of HIV-1 infection: interference with the binding of gp120 to CD4. Blood, 2007, 109(7): 2928-2935.

[77] Territo M C, Ganz T, Selsted M E, et al. Monocyte-chemotactic activity of defensins from human neutrophils. J Clin Invest, 1989, 84(6): 2017-2120.

[78] Yang D, Chertov O, Bykovskaia S N, et al. Beta-defensins: linking innate and adaptive immunity through dendritic and T cell CCR6. Science, 1999, 286(5439): 525-528.

[79] Yang D, Chen Q, Chertov O, et al. Human neutrophil defensins selectively chemoattract naive T and immature dendritic cells. J Leukoc Biol, 2000, 68(1): 9-14.

[80] Funderburg N, Lederman M M, Feng Z, et al. Human-defensin-3 activates professional antigen-presenting cells via Toll-like receptors 1 and 2. Proc Natl Acad Sci USA, 2007, 104(47): 18631-18635.

[81] Shi J, Aono S, Lu W, et al. A novel role for defensins in intestinal homeostasis: regulation of IL-1beta secretion. J Immunol, 2007, 179(2): 1245-1253.

[82] Iqbal S M, Ball T B, Levinson P, et al. Elevated elafin/trappin-2 in the female genital tract is associated with protection against HIV acquisition. AIDS, 2009, 23(13): 1669-1677.

[83] Jana N K, Gray L R, Shugars D C, et al. Human immunodeficiency virus type 1 stimulates the expression and production of secretory leukocyte protease inhibitor(SLPI) in oral epithelial cells: a role for SLPI in innate mucosal immunity. J Virol, 2005, 79(10): 6432-6440.

[84] Ma G, Greenwell-Wild T, Lei K, et al. Secretory leukocyte protease inhibitor binds to annexin II, a cofactor for macrophage HIV-1 infection. J Exp Med, 2004, 200(10): 1337-1346.

[85] Py B, Basmaciogullari S, Bouchet J, et al. The phospholipid scramblases 1 and 4 are cellular receptors for the secretory leukocyte protease inhibitor and interact with CD4 at the plasma membrane. PLoS One, 2009, 4(3): e5006.

[86] Alvarez R, Reading J, King D F, et al. WFDC1/ps20 is a novel innate immunomodulatory signature protein of human immunodeficiency virus (HIV)-permissive CD4+ CD45RO+ memory T cells that promotes infection by upregulating CD54 integrin expression and is elevated in HIV type 1 infection. J Virol, 2008, 82(1): 471-486.

[87] Bingle C D, Vyakarnam A. Novel innate immune functions of the whey acidic protein family. Trends Immunol, 2008, 29(9): 444-453.

[88] Jiang W, Lederman M M, Hunt P, et al. Plasma levels of bacterial DNA correlate with immune activation and the magnitude of immune restoration in persons with antiretroviral-treated HIV infection. J Infect Dis, 2009, 199(8): 1177-1185.

[89] Ancuta P, Kamat A, Kunstman K J, et al. Microbial translocation is associated with increased monocyte activation and dementia in AIDS patients. PLoS One, 2008, 3(6): e2516.

[90] Yamamoto J K, Barre-Sinoussi F, Bolton V, et al. Human alpha-and beta-interferon but not gamma-suppress the *in vitro* replication of LAV, HTLV-III, and ARV-2. J Interferon Res, 1986, 6(2): 143-152.

[91] Pitha P M. Multiple effects of interferon on the replication of human immunodeficiency virus type 1. Antiviral Res, 1994, 24(2-3): 205-219.

[92] Tough D F. Type I interferon as a link between innate and adaptive immunity through dendritic cell stimulation. Leuk Lymphoma, 2004, 45(2): 257-264.

[93] Yan N, Chen Z J. Intrinsic antiviral immunity. Nat Immunol, 2012, 13(3): 214-222.

[94] Sheehy A M, Gaddis N C, Choi J D, et al. Isolation of a human gene that inhibits HIV-1 infection and is suppressed by the viral Vif protein. Nature, 2002, 418(6898): 646-650.

[95] Sheehy A M, Gaddis N C, Malim M H. The antiretroviral enzyme APOBEC3G is degraded by the proteasome in response to HIV-1 Vif. Nat Med, 2003, 9(11): 1404-1407.

[96] Vartanian J P, Meyerhans A, Asjo B, et al. Selection, recombination, and G-A hypermutation of human immunodeficiency virus type 1 genomes. J Virol, 1991, 65(4): 1779-1788.

[97] Bogerd H P, Doehle B P, Wiegand H L, et al. A single amino acid difference in the host APOBEC3G protein controls the primate species specificity of HIV type 1 virion infectivity factor. Proc Natl Acad Sci USA, 2004, 101(11): 3770-3374.

[98] Mangeat B, Turelli P, Liao S, et al. A single amino acid determinant governs the species-specific sensitivity of APOBEC3G to Vif action. J Biol Chem, 2004, 279(15): 14481-14483.

[99] Schrofelbauer B, Chen D, Landau N R. A single amino acid of APOBEC3G controls its species-specific interaction with virion infectivity factor (Vif). Proc Natl Acad Sci USA, 2004, 101(11): 3927-3932.

[100] Xu H, Svarovskaia E S, Barr R, et al. A single amino acid substitution in human APOBEC3G antiretroviral enzyme confers resistance to HIV-1 virion infectivity factor-induced depletion. Proc Natl Acad Sci USA, 2004, 101(15): 5652-5657.

[101] Wang Y, Bergmeier L A, Stebbings R, et al. Mucosal immunization in macaques upregulates the innate APOBEC 3G anti-viral factor in CD4(+) memory T cells. Vaccine, 2009, 27(6): 870-881.

[102] Stremlau M, Owens C M, Perron M J, et al. The cytoplasmic body component TRIM5alpha restricts HIV-1 infection in Old World monkeys. Nature, 2004, 427(6977): 848-853.

[103] Sayah D M, Sokolskaja E, Berthoux L, et al. Cyclophilin A retrotransposition into TRIM5 explains owl monkey resistance to HIV-1. Nature, 2004, 430(6999): 569-573.

[104] Zhang X, Kondo M, Chen J, et al. Inhibitory effect of human TRIM5alpha on HIV-1 production. Microbes Infect, 2010, 12(10): 768-777.

[105] Wolf D, Goff S P. Host restriction factors blocking retroviral replication. Annu Rev Genet, 2008, 42: 143-163.

[106] Stremlau M, Perron M, Lee M, et al. Specific recognition and accelerated uncoating of retroviral capsids by the TRIM5alpha restriction factor. Proc Natl Acad Sci USA, 2006, 103(14): 5514-5519.

[107] Pertel T, Hausmann S, Morger D, et al. TRIM5 is an innate immune sensor for the retrovirus capsid lattice. Nature, 2011, 472(7343): 361-365.

[108] Neil S J, Zang T, Bieniasz P D. Tetherin inhibits retrovirus release and is antagonized by HIV-1 Vpu. Nature, 2008, 451(7177): 425-430.

[109] Van Damme N, Goff D, Katsura C, et al. The interferon-induced protein BST-2 restricts HIV-1 release and is downregulated from the cell surface by the viral Vpu protein. Cell Host Microbe, 2008, 3(4): 245-252.

[110] Evans D T, Serra-Moreno R, Singh R K, et al. BST-2/tetherin: a new component of the innate immune response to enveloped viruses. Trends Microbiol, 2010, 18(9): 388-396.

[111] Goujon C, Jarrosson-Wuilleme L, Bernaud J, et al. With a little help from a friend: increasing HIV transduction of monocyte-derived dendritic cells with virion-like particles of SIV(MAC). Gene Ther, 2006, 13(12): 991-994.

[112] Hrecka K, Hao C, Gierszewska M, et al. Vpx relieves inhibition of HIV-1 infection of macrophages mediated by the SAMHD1 protein. Nature, 2011, 474: (7353) 658-661.

[113] Laguette N, Sobhian B, Casartelli N, et al. SAMHD1 is the dendritic-and myeloid-cell-specific HIV-1 restriction factor counteracted by Vpx. Nature, 2011, 474(7353): 654-657.

[114] Manel N, Hogstad B, Wang Y, et al. A cryptic sensor for HIV-1 activates antiviral innate immunity in dendritic cells. Nature, 2010, 467(7312): 214-217.

[115] Schoggins J W, Wilson S J, Panis M, et al. A diverse range of gene products are effectors of the type I interferon antiviral response. Nature, 2011, 472(7344): 481-485.

[116] Fitzgerald-Bocarsly P, Jacobs E S. Plasmacytoid dendritic cells in HIV infection: striking a delicate balance. J Leukoc Biol, 2010, 87(4): 609-620.

[117] Megjugorac N J, Young H A, Amrute S B, et al. Virally stimulated plasmacytoid dendritic cells produce chemokines and induce migration of T and NK cells. J Leukoc Biol, 2004, 75(3): 504-514.

[118] Mavilio D, Lombardo G, Kinter A, et al. Characterization of the defective interaction between a subset of natural killer cells and dendritic cells in HIV-1 infection. J Exp Med, 2006, 203(10): 2339-2350.

[119] Fitzgerald-Bocarsly P, Dai J, Singh S. Plasmacytoid dendritic cells and type I IFN: 50 years of convergent history. Cytokine Growth Factor Rev, 2008, 19(1): 3-19.

[120] Mandl J N, Barry A P, Vanderford T H, et al. Divergent TLR7 and TLR9 signaling and type I interferon production distinguish pathogenic and nonpathogenic AIDS virus infections. Nat Med, 2008, 14(10): 1077-1087.

[121] Campillo-Gimenez L, Laforge M, Fay M, et al. Nonpathogenesis of simian immunodeficiency virus infection is associated with reduced inflammation and recruitment of plasmacytoid dendritic cells to lymph nodes, not to lack of an interferon type I response, during the acute phase. J Virol, 2010, 84(4): 1838-1846.

[122] Alter G, Teigen N, Ahern R, et al. Evolution of innate and adaptive effector cell functions during acute HIV-1 infection. J Infect Dis, 2007, 195(10): 1452-1460.

[123] Scott-Algara D, Truong L X, Versmisse P, et al. Cutting edge: increased NK cell activity in HIV-1-exposed but uninfected Vietnamese intravascular drug users. J Immunol, 2003, 171(11): 5663-5667.

[124] Montoya C J, Velilla P A, Chougnet C, et al. Increased IFN-gamma production by NK and $CD3^+/CD56^+$ cells in sexually HIV-1-exposed but uninfected individuals. Clin Immunol, 2006, 120(2): 138-146.

[125] Fernandez C S, Chan A C, Kyparissoudis K, et al. Peripheral NKT cells in simian immunodeficiency virus-infected macaques. J Virol, 2009, 83(4): 1617-1624.

[126] Hutchings A B, Helander A, Silvey K J, et al. Secretory immunoglobulin A antibodies against the sigma1 outer capsid protein of reovirus type 1 Lang prevent infection of mouse Peyer's patches. J Virol, 2004, 78(2): 947-957.

[127] Lamm M E. Interaction of antigens and antibodies at mucosal surfaces. Annu Rev Microbiol, 1997, 51: 311-340.

[128] Kaetzel C S, Robinson J K, Chintalacharuvu K R, et al. The polymeric immunoglobulin receptor (secretory component) mediates transport of immune complexes across epithelial cells: a local defense function for IgA. Proc Natl Acad Sci USA, 1991, 88(19): 8796-8800.

[129] Van Egmond M, Damen C A, Van Spriel A B, et al. IgA and the IgA Fc receptor. Trends Immunol, 2001, 22(4): 205-211.

[130] Black K P, Cummins J E, Jackson S, et al. Serum and secretory IgA from HIV-infected individuals mediate antibody-dependent cellular cytotoxicity. Clin Immunol Immunopathol, 1996, 81(2): 182-190.

[131] Alexander R, Mestecky J. Neutralizing antibodies in mucosal secretions: IgG or IgA? Curr HIV Res, 2007, 5(6):

588-593.

[132] Devito C,Hinkula J,Kaul R,et al. Mucosal and plasma IgA from HIV-exposed seronegative individuals neutralize a primary HIV-1 isolate. AIDS,2000,14(13):1917-1920.

[133] Devito C,Hinkula J,Kaul R,et al. Cross-clade HIV-1-specific neutralizing IgA in mucosal and systemic compartments of HIV-1-exposed,persistently seronegative subjects. J Acquir Immune Defic Syndr,2002,30(4):413-420.

[134] Broliden K,Hinkula J,Devito C,et al. Functional HIV-1 specific IgA antibodies in HIV-1 exposed,persistently IgG seronegative female sex workers. Immunol Lett,2001,79(1-2):29-36.

[135] Tudor D,Derrien M,Diomede L,et al. HIV-1 gp41-specific monoclonal mucosal IgAs derived from highly exposed but IgG-seronegative individuals block HIV-1 epithelial transcytosis and neutralize CD4(+)cell infection:an IgA gene and functional analysis. Mucosal Immunol,2009,2(5):412-426.

[136] Dorrell L,Hessell A J,Wang M,et al. Absence of specific mucosal antibody responses in HIV-exposed uninfected sex workers from the Gambia. AIDS,2000,14(9):1117-1122.

[137] Schneider J A,Alam S A,Ackers M,et al. Mucosal HIV-binding antibody and neutralizing activity in high-risk HIV-uninfected female participants in a trial of HIV-vaccine efficacy. J Infect Dis,2007,196(11):1637-1644.

[138] Pastori C,Weiser B,Barassi C,et al. Long-lasting CCR5 internalization by antibodies in a subset of long-term nonprogressors:a possible protective effect against disease progression. Blood,2006,107(12):4825-4833.

[139] Renegar K B,Small P A,Baykins L G,et al. Role of IgA versus IgG in the control of influenza viral infection in the murine respiratory tract. J Immunol,2004,173(3):1978-1986.

[140] Wolbank S,Kunert R,Stiegler G,et al. Characterization of human class-switched polymeric(immunoglobulin M [IgM] and IgA)anti-human immunodeficiency virus type 1 antibodies 2F5 and 2G12. J Virol,2003,77(7):4095-4103.

[141] Eriksson K,Quiding-Jarbrink M,Osek J,et al. Specific-antibody-secreting cells in the rectums and genital tracts of nonhuman primates following vaccination. Infect Immun,1998,66(12):5889-5896.

[142] Kozlowski P A,Williams S B,Lynch R M,et al. Differential induction of mucosal and systemic antibody responses in women after nasal, rectal, or vaginal immunization: influence of the menstrual cycle. J Immunol, 2002, 169 (1): 566-574.

[143] Brandtzaeg P,Baekkevold E S,Farstad I N,et al. Regional specialization in the mucosal immune system:what happens in the microcompartments? Immunol Today,1999,20(3):141-151.

[144] Hessell A J, Poignard P, Hunter M, et al. Effective, low-titer antibody protection against low-dose repeated mucosal SHIV challenge in macaques. Nat Med,2009,15(8):951-954.

[145] Hessell A J,Rakasz E G,Poignard P,et al. Broadly neutralizing human anti-HIV antibody 2G12 is effective in protection against mucosal SHIV challenge even at low serum neutralizing titers. PLoS Pathog,2009,5(5):e1000433.

[146] Nilsen E M,Lundin K E,Krajci P,et al. Gluten specific,HLA-DQ restricted T cells from coeliac mucosa produce cytokines with Th1 or Th0 profile dominated by interferon gamma. Gut,1995,37(6):766-776.

[147] Offit P A,Cunningham S L,Dudzik K I. Memory and distribution of virus-specific cytotoxic T lymphocytes(CTLs)and CTL precursors after rotavirus infection. J Virol,1991,65(3):1318-1324.

[148] Tiwari S,Agrawal G P,Vyas S P. Molecular basis of the mucosal immune system:from fundamental concepts to advances in liposome-based vaccines. Nanomedicine(Lond),2010,5(10):1617-1640.

[149] Veldhoen M,Hocking R J,Atkins C J,et al. TGFbeta in the context of an inflammatory cytokine milieu supports de novo differentiation of IL-17-producing T cells. Immunity,2006,24(2):179-189.

[150] Mangan P R,Harrington L E,O´quinn D B,et al. Transforming growth factor-beta induces development of the T(H)17 lineage. Nature,2006,441(7090):231-234.

[151] Bettelli E,Carrier Y,Gao W,et al. Reciprocal developmental pathways for the generation of pathogenic effector TH17 and regulatory T cells. Nature,2006,441(7090):235-238.

[152] Martin-Orozco N,Muranski P,Chung Y,et al. T helper 17 cells promote cytotoxic T cell activation in tumor immunity. Immunity,2009,31(5):787-798.

[153] Jaffar Z,Ferrini M E,Herritt L A,et al. Cutting edge:Lung mucosal Th17-mediated responses induce polymeric Ig re-

ceptor expression by the airway epithelium and elevate secretory IgA levels. J Immunol, 2009, 182(8): 4507-4511.

[154] Peng Q, Chen Z, Wang H, et al. Imbalances of gut-homing CD4+ T cell subsets in HIV-1 infected Chinese patients. J Acquir Immune Defic Syndr, 2013, 64(1): 25-31.

[155] Jin X, Bauer D E, Tuttleton S E, et al. Dramatic rise in plasma viremia after CD8(+)T cell depletion in simian immunodeficiency virus-infected macaques. J Exp Med, 1999, 189(6): 991-998.

[156] Schmitz J E, Kuroda M J, Santra S, et al. Control of viremia in simian immunodeficiency virus infection by CD8+ lymphocytes. Science, 1999, 283(5403): 857-860.

[157] Goonetilleke N, Liu M K, Salazar-Gonzalez J F, et al. The first T cell response to transmitted/founder virus contributes to the control of acute viremia in HIV-1 infection. J Exp Med, 2009, 206(6): 1253-1272.

[158] Vogel T U, Reynolds M R, Fuller D H, et al. Multispecific vaccine-induced mucosal cytotoxic T lymphocytes reduce acute-phase viral replication but fail in long-term control of simian immunodeficiency virus SIVmac239. J Virol, 2003, 77(24): 13348-13360.

[159] Evans D T, Chen L M, Gillis J, et al. Mucosal priming of simian immunodeficiency virus-specific cytotoxic T-lymphocyte responses in rhesus macaques by the Salmonella type III secretion antigen delivery system. J Virol, 2003, 77(4): 2400-2409.

[160] Baig J, Levy D B, Mckay P F, et al. Elicitation of simian immunodeficiency virus-specific cytotoxic T lymphocytes in mucosal compartments of rhesus monkeys by systemic vaccination. J Virol, 2002, 76(22): 11484-11490.

[161] Stevceva L, Alvarez X, Lackner A A, et al. Both mucosal and systemic routes of immunization with the live, attenuated NYVAC/simian immunodeficiency virus SIV(gpe) recombinant vaccine result in gag-specific CD8(+)T-cell responses in mucosal tissues of macaques. J Virol, 2002, 76(22): 11659-11676.

[162] Kaul R, Plummer F A, Kimani J, et al. HIV-1-specific mucosal CD8+ lymphocyte responses in the cervix of HIV-1-resistant prostitutes in Nairobi. J Immunol, 2000, 164(3): 1602-1611.

[163] Li Q, Skinner P J, Ha S J, et al. Visualizing antigen-specific and infected cells *in situ* predicts outcomes in early viral infection. Science, 2009, 323(5922): 1726-1729.

[164] Bourinbaiar A S, Metadilogkul O, Jirathitikal V. Mucosal AIDS vaccines. Viral Immunol, 2003, 16(4): 427-445.

[165] Jiang J Q, Patrick A, Moss R B, et al. CD8+ T-cell-mediated cross-clade protection in the genital tract following intranasal immunization with inactivated human immunodeficiency virus antigen plus CpG oligodeoxynucleotides. J Virol, 2005, 79(1): 393-400.

[166] Raffatellu M, Santos R L, Verhoeven D E, et al. Simian immunodeficiency virus-induced mucosal interleukin-17 deficiency promotes Salmonella dissemination from the gut. Nat Med, 2008, 14(4): 421-428.

[167] Haynes B F, Shattock R J. Critical issues in mucosal immunity for HIV-1 vaccine development. J Allergy Clin Immunol, 2008, 122(1): 3-9; quiz 10-11.

[168] Huber L C, Jungel A, Distler J H, et al. The role of membrane lipids in the induction of macrophage apoptosis by microparticles. Apoptosis, 2007, 12(2): 363-374.

[169] Emau P, Jiang Y, Agy M B, et al. Post-exposure prophylaxis for SIV revisited: animal model for HIV prevention. AIDS Res Ther, 2006, 3: 29.

[170] O'leary J G, Goodarzi M, Drayton D L, et al. T cell-and B cell-independent adaptive immunity mediated by natural killer cells. Nat Immunol, 2006, 7(5): 507-516.

[171] Shen Y, Zhou D, Qiu L, et al. Adaptive immune response of Vgamma2Vdelta2+ T cells during mycobacterial infections. Science, 2002, 295(5563): 2255-2258.

[172] Lopes-Carvalho T, Foote J, Kearney J F. Marginal zone B cells in lymphocyte activation and regulation. Curr Opin Immunol, 2005, 17(3): 244-250.

[173] Haynes B F, Gilbert P B, Mcelrath M J, et al. Immune-correlates analysis of an HIV-1 vaccine efficacy trial. N Engl J Med, 2012, 366(14): 1275-1286.

[174] Walker L M, Huber M, Doores K J, et al. Broad neutralization coverage of HIV by multiple highly potent antibodies. Nature, 2011, 477(7365): 466-470.

[175] Walker L M, Phogat S K, Chan-Hui P Y, et al. Broad and potent neutralizing antibodies from an African donor reveal a new HIV-1 vaccine target. Science, 2009, 326(5950):285-289.

[176] Nilsson C, Makitalo B, Thorstensson R, et al. Live attenuated simian immunodeficiency virus(SIV) mac in macaques can induce protection against mucosal infection with SIVsm. AIDS, 1998, 12(17):2261-2270.

[177] Cromwell M A, Veazey R S, Altman J D, et al. Induction of mucosal homing virus-specific CD8(+) T lymphocytes by attenuated simian immunodeficiency virus. J Virol, 2000, 74(18):8762-8766.

[178] Tenner-Racz K, Stahl H C, Uberla K, et al. Early protection against pathogenic virus infection at a mucosal challenge site after vaccination with attenuated simian immunodeficiency virus. Proc Natl Acad Sci USA, 2004, 101(9):3017-3022.

[179] Gorry P R, Mcphee D A, Verity E, et al. Pathogenicity and immunogenicity of attenuated, nef-deleted HIV-1 strains *in vivo*. Retrovirology, 2007, 4:66.

[180] Kaufman D R, Liu J, Carville A, et al. Trafficking of antigen-specific $CD8^+$ T lymphocytes to mucosal surfaces following intramuscular vaccination. J Immunol, 2008, 181(6):4188-4198.

[181] Perreau M, Pantaleo G, Kremer E J. Activation of a dendritic cell-T cell axis by Ad5 immune complexes creates an improved environment for replication of HIV in T cells. J Exp Med, 2008, 205(12):2717-2725.

[182] Liu J, O'brien K L, Lynch D M, et al. Immune control of an SIV challenge by a T-cell-based vaccine in rhesus monkeys. Nature, 2009, 457(7225):87-91.

[183] Hansen S G, Ford J C, Lewis M S, et al. Profound early control of highly pathogenic SIV by an effector memory T-cell vaccine. Nature, 2011, 473(7348):523-527.

[184] Barouch D H, Liu J, Li H, et al. Vaccine protection against acquisition of neutralization-resistant SIV challenges in rhesus monkeys. Nature, 2012, 482(7348):89-93.

[185] Kotton C N, Lankowski A J, Scott N, et al. Safety and immunogenicity of attenuated Salmonella enterica serovar Typhimurium delivering an HIV-1 Gag antigen via the Salmonella Type III secretion system. Vaccine, 2006, 24(37-39):6216-6224.

[186] Lewis G K. Live-attenuated Salmonella as a prototype vaccine vector for passenger immunogens in humans: are we there yet? Expert Rev Vaccines, 2007, 6(3):431-440.

[187] Walker R I. New strategies for using mucosal vaccination to achieve more effective immunization. Vaccine, 1994, 12(5):387-400.

[188] Kyd J M, Cripps A W. Killed whole bacterial cells, a mucosal delivery system for the induction of immunity in the respiratory tract and middle ear: an overview. Vaccine, 1999, 17(13-14):1775-1781.

[189] Kyd J, Cripps A. Identifying vaccine antigens and assessing delivery systems for the prevention of bacterial infections. J Biotechnol, 2000, 83(1-2):85-90.

[190] Cripps A W, Kyd J M, Foxwell A R. Vaccines and mucosal immunisation. Vaccine, 2001, 19(17-19):2513-2515.

[191] Belyakov I M, Ahlers J D. What role does the route of immunization play in the generation of protective immunity against mucosal pathogens? J Immunol, 2009, 183(11):6883-6892.

[192] Holmgren J, Czerkinsky C, Eriksson K, et al. Mucosal immunisation and adjuvants: a brief overview of recent advances and challenges. Vaccine, 2003:21(Suppl 2):S89-95.

[193] Azizi A, Ghunaim H, Diaz-Mitoma F, et al. Mucosal HIV vaccines: a holy grail or a dud? Vaccine, 2010, 28(24):4015-4026.

[194] Jackson S, Prince S, Kulhavy R, et al. False positivity of enzyme-linked immunosorbent assay for measurement of secretory IgA antibodies directed at HIV type 1 antigens. AIDS Res Hum Retroviruses, 2000, 16(6):595-602.

[195] Kozlowski P A, Cu-Uvin S, Neutra M R, et al. Mucosal vaccination strategies for women. J Infect Dis, 1999, 179(Suppl 3), S493-498.

[196] Parr E L, Parr M B. A comparison of antibody titres in mouse uterine fluid after immunization by several routes, and the effect of the uterus on antibody titres in vaginal fluid. J Reprod Fertil, 1990, 89(2):619-625.

[197] Kato H, Bukawa H, Hagiwara E, et al. Rectal and vaginal immunization with a macromolecular multicomponent peptide vaccine candidate for HIV-1 infection induces HIV-specific protective immune responses. Vaccine, 2000, 18(13):

1151-1160.

[198] Curran R M, Donnelly L, Morrow R J, et al. Vaginal delivery of the recombinant HIV-1 clade-C trimeric gp140 envelope protein CN54gp140 within novel rheologically structured vehicles elicits specific immune responses. Vaccine, 2009, 27 (48): 6791-6798.

[199] Pialoux G, Hocini H, Perusat S, et al. Phase I study of a candidate vaccine based on recombinant HIV-1 gp160 (MN/LAI) administered by the mucosal route to HIV-seronegative volunteers: the ANRS VAC14 study. Vaccine, 2008, 26 (21): 2657-2666.

[200] Lagranderie M, Winter N, Balazuc A M, et al. A cocktail of Mycobacterium bovis BCG recombinants expressing the SIV Nef, Env, and Gag antigens induces antibody and cytotoxic responses in mice vaccinated by different mucosal routes. AIDS Res Hum Retroviruses, 1998, 14 (18): 1625-1633.

[201] Hamajima K, Hoshino Y, Xin K Q, et al. Systemic and mucosal immune responses in mice after rectal and vaginal immunization with HIV-DNA vaccine. Clin Immunol, 2002, 102 (1): 12-18.

[202] Wang S W, Bertley F M, Kozlowski P A, et al. An SHIV DNA/MVA rectal vaccination in macaques provides systemic and mucosal virus-specific responses and protection against AIDS. AIDS Res Hum Retroviruses, 2004, 20 (8): 846-859.

[203] Lindenburg C E, Stolte I, Langendam M W, et al. Long-term follow-up: no effect of therapeutic vaccination with HIV-1 p17/p24: Ty virus-like particles on HIV-1 disease progression. Vaccine, 2002, 20 (17-18): 2343-2347.

[204] Fooks A R. Development of oral vaccines for human use. Curr Opin Mol Ther, 2000, 2 (1): 80-86.

[205] Grdic D, Smith R, Donachie A, et al. The mucosal adjuvant effects of cholera toxin and immune-stimulating complexes differ in their requirement for IL-12, indicating different pathways of action. Eur J Immunol, 1999, 29 (6): 1774-1784.

[206] Czerkinsky C, Holmgren J. Enteric vaccines for the developing world: a challenge for mucosal immunology. Mucosal Immunol, 2009, 2 (4): 284-287.

[207] Lambert J S, Keefer M, Mulligan M J, et al. A Phase I safety and immunogenicity trial of UBI microparticulate monovalent HIV-1 MN oral peptide immunogen with parenteral boost in HIV-1 seronegative human subjects. Vaccine, 2001, 19 (23-24): 3033-3042.

[208] Wright P F, Mestecky J, Mcelrath M J, et al. Comparison of systemic and mucosal delivery of 2 canarypox virus vaccines expressing either HIV-1 genes or the gene for rabies virus G protein. J Infect Dis, 2004, 189 (7): 1221-1231.

[209] Russell M W, Moldoveanu Z, White P L, et al. Salivary, nasal, genital, and systemic antibody responses in monkeys immunized intranasally with a bacterial protein antigen and the Cholera toxin B subunit. Infect Immun, 1996, 64 (4): 1272-1283.

[210] Imaoka K, Miller C J, Kubota M, et al. Nasal immunization of nonhuman primates with simian immunodeficiency virus p55gag and cholera toxin adjuvant induces Th1/Th2 help for virus-specific immune responses in reproductive tissues. J Immunol, 1998, 161 (11): 5952-5958.

[211] Bergquist C, Johansson E L, Lagergard T, et al. Intranasal vaccination of humans with recombinant cholera toxin B subunit induces systemic and local antibody responses in the upper respiratory tract and the vagina. Infect Immun, 1997, 65 (7): 2676-2684.

[212] Durrani Z, Mcinerney T L, Mclain L, et al. Intranasal immunization with a plant virus expressing a peptide from HIV-1 gp41 stimulates better mucosal and systemic HIV-1-specific IgA and IgG than oral immunization. J Immunol Methods, 1998, 220 (1-2): 93-103.

[213] Partidos C D, Delmas A, Steward M W. Structural requirements for synthetic immunogens to induce measles virus specific CTL responses. Mol Immunol, 1996, 33 (16): 1223-1229.

[214] Vajdy M, Singh M. Intranasal delivery of vaccines against HIV. Expert Opin Drug Deliv, 2006, 3 (2): 247-259.

[215] Pun P B, Bhat A A, Mohan T, et al. Intranasal administration of peptide antigens of HIV with mucosal adjuvant CpG ODN coentrapped in microparticles enhances the mucosal and systemic immune responses. Int Immunopharmacol, 2009, 9 (4): 468-477.

[216] Brave A, Hallengard D, Schroder U, et al. Intranasal immunization of young mice with a multigene HIV-1 vaccine in combination with the N3 adjuvant induces mucosal and systemic immune responses. Vaccine, 2008, 26 (40):

5075-5078.

[217] Mantis N J, Kozlowski P A, Mielcarz D W, et al. Immunization of mice with recombinant gp41 in a systemic prime/mucosal boost protocol induces HIV-1-specific serum IgG and secretory IgA antibodies. Vaccine, 2001, 19 (28-29): 3990-4001.

[218] Eo S K, Gierynska M, Kamar A A, et al. Prime-boost immunization with DNA vaccine: mucosal route of administration changes the rules. J Immunol, 2001, 166(9): 5473-5479.

[219] Bruhl P, Kerschbaum A, Eibl M M, et al. An experimental prime-boost regimen leading to HIV type 1-specific mucosal and systemic immunity in BALB/c mice. AIDS Res Hum Retroviruses, 1998, 14(5): 401-407.

[220] Manrique M, Micewicz E, Kozlowski P A, et al. DNA-MVA vaccine protection after X4 SHIV challenge in macaques correlates with day-of-challenge antiviral $CD4^+$ cell-mediated immunity levels and postchallenge preservation of $CD4^+$ T cell memory. AIDS Res Hum Retroviruses, 2008, 24(3): 505-519.

[221] Zhou Q, Hidajat R, Peng B, et al. Comparative evaluation of oral and intranasal priming with replication-competent adenovirus 5 host range mutant (Ad5hr)-simian immunodeficiency virus (SIV) recombinant vaccines on immunogenicity and protective efficacy against SIV(mac251). Vaccine, 2007, 25(47): 8021-8035.

[222] Kaufman D R, Bivas-Benita M, Simmons N L, et al. Route of adenovirus-based HIV-1 vaccine delivery impacts the phenotype and trafficking of vaccine-elicited $CD8^+$ T lymphocytes. J Virol, 2010, 84(12): 5986-5996.

[223] Kent S J, Dale C J, Ranasinghe C, et al. Mucosally-administered human-simian immunodeficiency virus DNA and fowlpoxvirus-based recombinant vaccines reduce acute phase viral replication in macaques following vaginal challenge with CCR5-tropic SHIVSF162P3. Vaccine, 2005, 23(42): 5009-5021.

[224] Gherardi M M, Perez-Jimenez E, Najera J L, et al. Induction of HIV immunity in the genital tract after intranasal delivery of a MVA vector: enhanced immunogenicity after DNA prime-modified vaccinia virus Ankara boost immunization schedule. J Immunol, 2004, 172(10): 6209-6220.

[225] Chen Z, Zhang L, Qin C, et al. Recombinant modified vaccinia virus Ankara expressing the spike glycoprotein of severe acute respiratory syndrome coronavirus induces protective neutralizing antibodies primarily targeting the receptor binding region. J Virol, 2005, 79(5): 2678-2688.

[226] Bisht H, Roberts A, Vogel L, et al. Severe acute respiratory syndrome coronavirus spike protein expressed by attenuated vaccinia virus protectively immunizes mice. Proc Natl Acad Sci USA, 2004, 101(17): 6641-6646.

[227] Degano P, Schneider J, Hannan C M, et al. Gene gun intradermal DNA immunization followed by boosting with modified vaccinia virus Ankara: enhanced $CD8^+$ T cell immunogenicity and protective efficacy in the influenza and malaria models. Vaccine, 1999, 18(7-8): 623-632.

[228] Sutter G, Wyatt L S, Foley P L, et al.. A recombinant vector derived from the host range-restricted and highly attenuated MVA strain of vaccinia virus stimulates protective immunity in mice to influenza virus. Vaccine, 1994, 12 (11): 1032-1040.

[229] Olszewska W, Suezer Y, Sutter G, et al. Protective and disease-enhancing immune responses induced by recombinant modified vaccinia Ankara (MVA) expressing respiratory syncytial virus proteins. Vaccine, 2004, 23(2): 215-221.

[230] De Waal L, Wyatt L S, Yuksel S, et al. Vaccination of infant macaques with a recombinant modified vaccinia virus Ankara expressing the respiratory syncytial virus F and G genes does not predispose for immunopathology. Vaccine, 2004, 22(8): 923-926.

[231] Wyatt L S, Whitehead S S, Venanzi K A, et al. Priming and boosting immunity to respiratory syncytial virus by recombinant replication-defective vaccinia virus MVA. Vaccine, 1999, 18(5-6): 392-397.

[232] Staats H F, Bradney C P, Gwinn WM, et al. Cytokine requirements for induction of systemic and mucosal CTL after nasal immunization. J Immunol, 2001, 167(9): 5386-5394.

[233] Bertley F M, Kozlowski P A, Wang S W, et al. Control of simian/human immunodeficiency virus viremia and disease progression after IL-2-augmented DNA-modified vaccinia virus Ankara nasal vaccination in nonhuman primates. J Immunol, 2004, 172(6): 3745-3757.

[234] Makitalo B, Lundholm P, Hinkula J, et al. Enhanced cellular immunity and systemic control of SHIV infection by com-

bined parenteral and mucosal administration of a DNA prime MVA boost vaccine regimen. J Gen Virol, 2004, 85 (Pt 8): 2407-2419.

[235] Amara R R, Villinger F, Altman J D, et al. Control of a mucosal challenge and prevention of AIDS by a multiprotein DNA/MVA vaccine. Science, 2001, 292(5514): 69-74.

[236] Yu W, Fang Q, Zhu W, et al. One time intranasal vaccination with a modified vaccinia Tiantan strain MVTT(ZCI) protects animals against pathogenic viral challenge. Vaccine, 2010, 28(9): 2088-2096.

[237] Huang X, Lu B, Yu W, et al. A novel replication-competent vaccinia vector MVTT is superior to MVA for inducing high levels of neutralizing antibody via mucosal vaccination. PLoS One, 2009, 4(1): e4180.

[238] Lu B, Yu W, Huang X, et al. Mucosal immunization induces a higher level of lasting neutralizing antibody response in mice by a replication-competent smallpox vaccine: vaccinia Tiantan strain. J Biomed Biotechnol, 2011, 970424.

[239] Liu H, Yu W, Tang X, et al. The route of inoculation determines the tissue tropism of modified vaccinia Tiantan expressing the spike glycoprotein of SARS-CoV in mice. J Med Virol, 2010, 82(5): 727-734.

[240] Sun C, Chen Z, Tang X, et al. Mucosal priming with a replicating-vaccinia virus-based vaccine elicits protective immunity to simian immunodeficiency virus challenge in rhesus monkeys. J Virol, 2013, 87(10): 5669-5677.

[241] Telenti A, Goldstein D B. Genomics meets HIV-1. Nat Rev Microbiol, 2006, 4(11): 865-873.

[242] Brass A L, Dykxhoorn D M, Benita Y, et al. Identification of host proteins required for HIV infection through a functional genomic screen. Science, 2008, 319(5865): 921-926.

第六章　DNA 载体及相关疫苗

自 20 世纪 80 年代导致艾滋病的人类免疫缺陷病毒(HIV-1)被发现以来,世界各国的科学家们一直在不懈地努力研究安全、有效的艾滋病疫苗。艾滋病疫苗的研究几乎尝试了所有过去已经成功建立的疫苗类型,包括从传统的灭活疫苗、减毒活疫苗到新型的蛋白亚单位疫苗。但这些现有的疫苗类型都由于安全性和有效性等种种原因而不能成为有效的艾滋病疫苗。各种新型疫苗,尤其是经载体介导的疫苗的出现,在艾滋病疫苗的研究中受到很大的重视。DNA 疫苗是经载体介导的一种新型艾滋病疫苗类型。DNA 疫苗的发明本身是疫苗发展历史上的一个重要的里程碑,它为艾滋病疫苗的研究提供了崭新的平台和不同于过去的理念。DNA 疫苗已在艾滋病疫苗的各项研究中得到不同程度的应用,预计未来会有更多应用方面的重要进展。

在过去的两个世纪中,疫苗的大规模使用为预防和控制世界上主要传染病、提高人类健康水平作出了巨大的贡献,而疫苗技术的不断完善和进步在这个过程中起到了无比重要的作用。从 1796 年天花疫苗的问世和 1885 年预防狂犬病疫苗的研制成功,到 20 世纪 50 年代脊髓灰质炎疫苗的发明及 80 年代大规模重组蛋白疫苗技术的应用,乃至 2006 年推出的人乳头状瘤病毒病毒样颗粒(virus-like particle,VLP)疫苗,每一次都是由一种新型疫苗的出现而引导的一场疫苗技术的革命。DNA 疫苗最终也很有可能在疫苗史上占据同样重要的地位。

发明于 1992～1993 年的 DNA 疫苗的学名应为核酸疫苗,它可以以 DNA 或 RNA 的形式存在,由此而被世界卫生组织(World Health Organization,WHO)命名。由于技术条件的限制,绝大多数核酸疫苗采用环状质粒 DNA 的形式,因此常被称为 DNA 疫苗。与传统疫苗不同,DNA 疫苗的有效抗原成分并不是 DNA 本身,而是编码抗原成分的基因物质。在 DNA 疫苗正式发现之前,早在 20 世纪 60 年代就已有实验报道将病毒基因物质导入动物细胞内来引起病毒的复制感染[1,2]。到了 90 年代初,裸露的非病毒 DNA 分子被证明可以直接注射到动物肌肉内表达重组蛋白,从而奠定了核酸疫苗的生物学基础[3]。随后在 1992～1993 年,科研人员发现将人生长激素基因注入小鼠体内后,可以在小鼠体内检测到人生长激素表达,小鼠会产生针对人生长激素的抗体,将这种现象称为“基因免疫”(genetic immunization)[4]。同时,美国另外两个研究团队分别独立发现用编码流感病毒蛋白的 DNA 质粒注射入小鼠肌肉后,可诱导小鼠产生针对流感病毒抗原的免疫应答,并能保护免疫鼠免于致死性攻击[5~7]。

DNA 免疫的细胞生物学机制是“体内转染”。DNA 疫苗载体本质上是一个哺乳类细胞表达载体质粒。科学家将感兴趣的特定抗原基因插入一个高效的真核表达载体,以构建所需的 DNA 疫苗。DNA 疫苗通常包括两个部分:在细菌中扩增生产的单元和在哺乳动物细胞表达的单元。前者包括质粒在细菌内进行扩增和选择一些必需的序列,主要功能是让 DNA 疫苗质粒在细菌内高效复制生产,在被大量纯化后供 DNA 免疫使用。后者包括在哺乳动物细胞内表达所需的启动子/增强子序列、多腺苷酸加尾序列等。另外,根据靶抗原的不同,特定的抗原基因需要优化,以达到 DNA 疫苗在体内的高效表达。

DNA 疫苗一旦进入动物或人类宿主后,被各种宿主细胞摄取,抗原基因编码的蛋白质得以表达作为疫苗的抗原。这种内源性表达的抗原可以比较容易地与抗原提呈细胞上的Ⅰ类和Ⅱ类主要组织相容性复合体(major histocompatibility complex, MHC)分子结合,从而比其他外源性抗原能更有效地诱导抗原特异性的 $CD4^+$ 或 $CD8^+$ T 细胞反应[8]。诱导抗原特异性 T 细胞免疫反应是 DNA 疫苗被发现早期最吸引人的主要特点。

与传统疫苗相比,核酸疫苗有多种独特的优势:①核酸疫苗在宿主体内表达蛋白质,从而可以较好地维持蛋白质的天然构象;②能同时有效诱导 B 细胞和 T 细胞的免疫反应,尤其是诱导抗原特异性的 $CD8^+$ T 细胞反应是其他多种传统疫苗很难达到的;③DNA 疫苗的质粒构建方便,可以在宿主菌中大量复制,生产工艺简单快捷,提取和纯化成本较低,便于在发展中国家生产和推广;④理化性质稳定,多种质粒 DNA 可以同时混合使用,干燥制备后的质粒 DNA 可以在常温条件下保存和运输;⑤具有较高的安全性,经过多年来各种人体实验证明,DNA 疫苗的安全性较高,副反应较少见[9~13]。DNA 疫苗的发明,为艾滋病疫苗和其他一些原来认为比较难开发的疫苗提供了一种新的免疫技术平台[14~18]。鉴于本书是关于艾滋病疫苗的专著,本章以下有关 DNA 疫苗的介绍将围绕艾滋病 DNA 疫苗的研发历史回顾介绍这一领域的进展和最新概念。

第一节　DNA 疫苗在艾滋病疫苗研究中的应用

从 DNA 疫苗技术出现,艾滋病就是其应用的一个主要对象,艾滋病 DNA 疫苗的研究对整个 DNA 疫苗技术的发展起到了极大的推动作用。DNA 疫苗最初用于艾滋病疫苗的研究是在 20 世纪 90 年代早期,美国宾夕法尼亚大学的科学家(David Weiner 和王宾)以及马萨诸塞大学医学院的科学家(Harriet Robinson 和卢山),分别率先在小动物实验中证明 DNA 疫苗技术可以诱导针对艾滋病病毒的特异性免疫反应。90 年代中期,由于利用包膜糖蛋白而开发的亚单位蛋白疫苗未能在动物和人体实验中诱导出抗野毒株的中和抗体,如何能诱导抗艾滋病病毒的细胞免疫成为当时非常重要的目标。鉴于 DNA 疫苗有别于多种传统疫苗,非常适合诱导细胞免疫反应,它的出现立刻受到极大重视,同时也带动了其他载体疫苗的研发,如病毒性载体在艾滋病疫苗领域的研究。

艾滋病病毒有三个主要结构蛋白:包膜糖蛋白(Env)、核心蛋白(Gag)和病毒酶类蛋白(Pol)。包膜糖蛋白前体为 gp160,成熟的包膜糖蛋白经蛋白酶切割为两个亚单位,即细胞外的 gp120 亚单位和与细胞膜相连的 gp41 亚单位,它们以非共价键连接在一起。包膜糖蛋白在病毒表面形成三聚体,能诱导机体产生抗艾滋病病毒的抗体,特别是中和抗体。核心蛋白和病毒酶类则是病毒细胞免疫的主要靶抗原。艾滋病 DNA 疫苗可以单独表达包膜糖蛋白(Env)、核心蛋白(Gag)和病毒酶类蛋白(Pol)等单个结构蛋白抗原[19~24],也可以同时表达多个结构蛋白抗原[25~27]。DNA 疫苗也曾经被用来表达 Tat 和 Nef 等非结构性蛋白[16,28]。DNA 疫苗还可以用来表达含多种抗原的病毒样颗粒[17]。

DNA 疫苗应用面临的主要挑战是如何提高其在人体内的免疫原性。20 世纪 90 年代中后期,艾滋病 DNA 疫苗开始在人体中进行一些早期的临床试验,结果发现免疫原性很差,尤其是一些没有经过优化的 DNA 疫苗仓促进行人体试验,给整个领域的发展带来了负面的影响[29,30]。但这些短期的挫折也促进了 DNA 疫苗更多新的改进和优化,尤其重要的是使人们对 DNA 疫苗如何激活免疫系统有了很多新的认识,从而在整体战略发展上为如何恰当使用 DNA 疫苗开辟了新的思路。近几年来艾滋病 DNA 疫苗的研究出现了许多新的发展,尤其是在人体实验方面。以下各节将为 DNA 疫苗的发展过程提供一个全面的回顾性总结。

第二节 艾滋病 DNA 疫苗载体的优化

优化载体是 DNA 疫苗被发明后的一项重要任务,其主要目标是提高抗原表达水平和抗原表达质量,从而最终提高 DNA 疫苗的免疫原性。对 DNA 疫苗载体的优化可以在载体的每一个元件上加以改进,但最后不外乎是通过以下两个环节:①提高抗原基因的整体转录水平;②在蛋白质翻译水平提高靶抗原蛋白的表达水平。

提高抗原基因的整体转录水平,主要通过为 DNA 疫苗载体选配具有高效的启动子和终止子[31~33]。早期哺乳类细胞表达载体所用的启动子来自人类肿瘤病毒,如肉瘤病毒和 SV40 等。后来发现来自非肿瘤病毒,如人类巨细胞病毒(human cytomegalovirus,CMV)的启动子也具有很高的效率。现在 CMV 启动子应用最广泛,主要是由于它可以在许多不同类型的哺乳动物组织内启动高水平的基因转录。但 CMV 含有不同的启动子,各种广泛应用的启动子长短和序列也不尽相同,需要比较选择。终止子是位于抗原插入基因序列下游 11~30 个核苷酸位置上的 poly(A)信号,也是抗原基因转录后正确终止以及 mRNA 出核所必需的。许多核酸疫苗使用牛生长激素终止子序列或者公开阅读区下游的内源性终止子序列。除了 CMV 启动子,其他高效启动子如具有 HTLV-1 R 区修饰的 CMV 启动子 CMV/R[34,35],也在艾滋病毒 DNA 疫苗得到使用。对启动子、终止子等调控元件的优化是提高 DNA 疫苗性能的最基本构建。

病毒基因在哺乳类细胞中的表达会受到病毒基因密码子使用偏向的影响[1,2]。密码子优化成为构建艾滋病病毒 DNA 疫苗的一个重要考虑因素。艾滋病病毒基因是 A/U(T)丰富的序列,而哺乳动物基因组的 GC 含量却相对较高[3,4]。密码子优化的基本原理是表达基因的信使 RNA(mRNA)和宿主细胞在翻译过程所具有的转运 RNA(tRNA)要匹配,如果某个表达基因偏重于有些密码子(同时决定了下一步信使 RNA 的类型),而用来表达该基因的哺乳动物细胞主要含有的 tRNA 类型如果不同,这个基因在该细胞的蛋白质表达就会受到限制。由于密码子的兼容性和偏向,多数氨基酸可以由一个以上的密码子编码,但艾滋病病毒和哺乳动物细胞基因编码同一氨基酸时使用某些特定密码子的频率并不相同,从而影响病毒基因蛋白的表达。通过改变艾滋病病毒抗原基因的密码子,尽量使用哺乳动物细胞偏向的密码子,艾滋病毒蛋白在哺乳动物细胞中的表达可显著提高[5,6]。这种单纯基因序列改变,同时保持氨基酸序列不变的过程称为密码子优化。密码子优化后病毒抗原 mRNA 的翻译提高了哺乳动物细胞中 tRNA 的利用率。同时,我们的研究发现密码子优化后的艾滋病病毒包膜抗原 DNA 疫苗不仅可以提高 mRNA 的翻译效率,同时还增加了 mRNA 的稳定性[36],从而在多个环节上提高最终抗原表达的水平。这是由于艾滋病毒的基因中存在影响 mRNA 稳定性的序列,密码子优化的同时也消除或减少存在于野生型 mRNA 稳定性的序列[5,6]。与野生型没有优化的 DNA 疫苗相比,密码子优化后的艾滋病毒 DNA 疫苗在转染哺乳动物细胞后，mRNA 在细胞内的水平可以明显地在高水平维持较长时间，促进艾滋病毒抗原的表达，并最终有效地提高 DNA 疫苗的免疫原性[5,6]。

第三节 艾滋病 DNA 疫苗抗原本身的优化

抗原设计(antigen engineering)对于艾滋病疫苗非常重要，无论是诱导广谱中和抗体或是诱导具有交叉反应的细胞免疫，抗原的构象是决定最终免疫反应质量的关键。当艾滋病病毒抗原基因被重新组装到一个载体疫苗例如 DNA 疫苗之后，该抗原的表达不再是原来完整病毒表达的一部分，其构象并不一定能和该抗原在艾滋病病毒中表达的构象一样，因此需要做各种抗原的优化设计。抗原优化设计的本质是蛋白质优化设计(protein engineering)。单纯把一段艾滋病病毒抗原基因不加改变地装到 DNA 疫苗载体中往往不能达到最佳效果。通过对艾滋病病毒抗原蛋白的编码序列进行有目的的修改，才能提高抗原表达的有效剂量和保持抗原原有的蛋白质空间构象，保证 DNA 疫苗的免疫原性和保护效率。以下是几种常用的方法。

一、人组织型纤溶酶原激活因子信号肽序列的使用

DNA 疫苗抗原在哺乳类细胞内进行表达，从抗原蛋白的翻译生产到最终抗原能被免疫系统利用，其中有很多细胞内步骤，这些步骤对翻译后的蛋白质修饰至关重要，也影响到抗原蛋白经过不同细胞器的过程。但这些处理对于各种艾滋病病毒抗原是不同的。例如，对于包膜蛋白，很重要的一步是选用正确的信号肽序列。艾滋病病毒包膜蛋白的天然信号肽往往含有正电荷氨基酸，会增加蛋白质在细胞内的滞留，阻碍包膜蛋白作为分泌型蛋白释放到细胞外。这一过程也会进而影响到抗原蛋白的修饰，并可能对包膜蛋白的折叠和空间构象产生影响[7]，最终改变其诱导机体产生的特异性免疫反应的质量。由于使用包膜蛋白抗原的主要目的是诱导保护性抗体反应，分泌到细胞外的抗原应能更好地诱导特异的抗体反应。我们的结果证明用人组织型纤溶酶原激活因子(human tissue plasminogen activator, tPA)的信号肽序列替代艾滋病病毒包膜糖蛋白原有的信号肽，可以显著地增加包膜蛋白的生产和分泌，显著提高包膜糖蛋白的免疫原性[36]。

相反，如果一个艾滋病疫苗的目的是诱导高效的细胞免疫反应，如表达 Gag 抗原的 DNA 疫苗，则该疫苗抗原基因的设计应让翻译后的 Gag 蛋白被转运到细胞内的特定区域以达到与Ⅰ类和Ⅱ类主要组织相容性复合体的结合，从而诱导对应的 $CD4^+$ 和 $CD8^+$ T 细胞免疫反应。这需要避免使用传统信号肽，尤其是分泌型信号肽，尽量保留原有 *gag* 基因靠近 N 端的编码序列，包括潜在的脂肪酸化位点(未发表结果)。

二、通过包膜蛋白的截短以提高免疫原性

有时一个完整的艾滋病病毒包膜蛋白需要加以截短以提高免疫原性。全长的天然包膜蛋白是 gp160，含有能与表面受体结合的亚单位 gp120，以及与细胞膜相连并介导病

毒与细胞融合的亚单位 gp41。用 DNA 疫苗分别表达 gp160、gp140(含包膜蛋白完整的细胞外部分,即 gp120+gp41 的细胞外部分)或 gp120,我们发现 gp120 型 DNA 疫苗的表达效率最高,在家兔免疫试验中诱导最高的抗体反应,而 gp140 次之,gp160 型 DNA 疫苗的免疫原性最低[37]。

三、包膜蛋白部分抗原区域或位点的修饰

DNA 疫苗也可以被用来对包膜蛋白部分抗原区域或位点加以修饰,如可变区、潜在 N 类糖化位点及 CD4 结合位点等。当艾滋病毒株 89.6 的包膜蛋白 N7(N197Q)氨基酸被突变,其原有的糖基化位点功能消除,从而诱导出更高的中和抗体反应[38]。但有些抗原修饰并不能达到预想的目标。例如,去除 V1/V2 和 V3 可变区后,虽然包膜蛋白 DNA 疫苗在兔体内的整体免疫原性可以有所提高,用 ELISA 检测到比用未去除可变区的包膜蛋白 DNA 疫苗高的抗体反应,可是原来包膜蛋白 DNA 疫苗诱导产生的中和抗体活性没有提高甚至会削弱[39]。

近年来从患者中获得多株具有广谱中和活性的单克隆抗体,分别针对 CD4 结合位点(包括 IgG1b12、VRC01 和 VRC03 等)和 gp41 外部近膜区(membrane-proximal external region,MPER)(包括 2F5、4E10 和 E8)。如何设计能有效诱导针对 CD4 结合位点和 MPER 表位的抗原,成为目前艾滋病疫苗的工作重点。DNA 疫苗构建简单,是一个可以较快地在动物中探索验证多种不同抗原设计的理想平台。从 DNA 疫苗研究得到的结果可以进一步用到其他类型疫苗的抗原设计中。

DNA 疫苗还可以用来从天然病毒株中筛选较好的抗原。艾滋病病毒的一个特点是高变异性。从不同病毒株分离的抗原能否诱导出不同质量的免疫反应,是艾滋病疫苗发展中遇到的关键问题。早期艾滋病 DNA 疫苗研究中所表达的包膜糖蛋白和包括 Gag-Pol 在内的其他抗原,大都是从 T 细胞系适应(T cell line-adapted,TCLA)的实验室病毒株分离而来的。从实验室毒株中得到的抗原,与全球艾滋病病毒感染者中正在流行的原始病毒株抗原,无论在基因序列还是免疫原性上都有非常明显的差异。过去基于实验室毒株建立的亚单位蛋白疫苗,不能有效诱导针对原始病毒株的广泛交叉免疫反应,特别是不能中和原始病毒株(primary isolate)。用 TCLA 病毒株抗原研制的疫苗,在灵长类动物试验和人体临床试验中都未能诱导出广泛交叉的免疫保护反应。

我们利用 DNA 疫苗的易操作性,已构建 60~80 个 DNA 疫苗以表达来自多种不同亚型病毒株的包膜蛋白抗原,经过兔免疫试验研究,发现仅有 10%~15% 的包膜蛋白能诱导广谱中和抗体(未发表结果)。这一发现可以指导我们开发下一轮进入人体试验的艾滋病疫苗。如果不是使用 DNA 疫苗技术,如此规模的包膜蛋白抗原筛选工作将很难完成。

第四节　DNA 疫苗免疫途径

免疫途径是影响艾滋病 DNA 疫苗免疫效果的主要因素。DNA 疫苗在刚被发明的时候,主要用传统的针头肌肉注射。由于不用其他任何理化手段来提高 DNA 疫苗的效率,故被称为“裸露”的 DNA 疫苗。其后,多种旨在提高 DNA 导入效果的方法被加以尝试应

用，DNA 疫苗转染宿主细胞的能力有所提高，其免疫原性也有相应程度的增加。尽管这些方法的具体操作形式很不一样，但是总体归纳起来，DNA 疫苗免疫途径不外乎两大类：化学性的免疫途径和物理性的免疫途径。

化学方法中最基本的是将艾滋病 DNA 疫苗溶解在普通临床可接受的溶剂，如生理盐水和磷酸钠盐缓冲液中，通过传统的肌肉注射或皮内注射把 DNA 注射到体内。然而，利用这种方法 DNA 疫苗转染细胞的效率很低（尤其是在灵长类动物和人体试验），通常需要大剂量的 DNA 疫苗，但最后的效果仍然很差。为了增加 DNA 疫苗在体内的转染效率，有些科研团队试图用高分子聚合物与 DNA 疫苗混合后进行免疫，以提高转染宿主细胞的效率。例如，用可生物降解的聚合物微颗粒或者脂质体能增强 DNA 疫苗的免疫原性，其有效性在小鼠、非人灵长类和人体试验中得到一定程度的证实[40~42]。聚乳酸或者壳聚糖等聚合物也可被用来包裹核酸疫苗质粒，然后通过针头注射或者黏膜途径（口服、滴鼻等）来递送聚合物——质粒复合体。运用这些方法的原理是让树突状细胞能较有效地摄取以复合体形式存在的 DNA 疫苗，并高表达协同刺激分子，以提高免疫应答。另外，脂质体还可以保护 DNA 疫苗在进入宿主细胞的过程中免遭快速降解，从而提高 DNA 疫苗的转染效率和免疫原性。近年来，随着各种纳米颗粒新材料的发明，利用纳米颗粒作为导入介质的探索也得到较多的重视。但是无论单纯用生理盐水还是加上各种新型材料，这些方法的共同特点是 DNA 疫苗最终还是以液体试剂的形式导入，因而是一种化学的手段。最终 DNA 疫苗质粒仍需要通过细胞膜结构才能进入细胞，这类导入方式的效率尤其在人体试验中仍然较低[24]。

相比之下，利用压力、电流、冲击波等物理手段，可以使 DNA 疫苗转染细胞的效率得到较大的提高。在 DNA 疫苗发明后不久，一种称为基因枪的导入方式就被证明可以很有效地在动物试验中诱导高效价的免疫反应。这一技术后来又被称为颗粒介导的表皮提呈技术（particle-mediated epidermal delivery，PMED），主要特点是利用金颗粒作为载体把 DNA 疫苗在高压无害气体的推动下直接递送到表皮细胞内。这种方法使用的质粒剂量很少（几微克至数十微克），即可诱导较高的免疫反应[24, 43, 44]。基因枪免疫接种是文献报道中唯一单独使用 DNA 疫苗，不加任何其他物质，也未和其他疫苗联合应用，就可以在健康志愿者体内诱导出保护级抗体水平的免疫方式。在乙肝表面抗原 DNA 疫苗的Ⅰ期临床试验中，三组健康志愿者分别接受了基因枪免疫，每组的乙肝表面抗原 DNA 疫苗的剂量分别仅为 1μg、2μg 或 4μg。三次免疫后，所有受试者都产生了乙肝表面抗原特异的保护性抗体反应（超过 10MIU/ml），以及乙肝病毒特异性的 $CD4^+$ 和 $CD8^+$ T 细胞反应[45, 46]。另一个甲型流感 H3 亚型血凝素 DNA 疫苗的Ⅰ期临床试验结果也表明，受试者在分别接受三个剂量（1μg、2μg 或 4μg）的基因枪免疫后，均诱导产生血凝抑制（hemagglutination inhibition，HAI）抗体反应[43]。这两个试验同时证明 DNA 疫苗基因枪免疫方法在人体具有良好的安全性和耐受性。颗粒介导的 DNA 疫苗免疫的原理是以物理方式借助外力直接将 DNA 疫苗质粒输送到表皮细胞内，直接转染角质细胞和树突状细胞等表达 DNA 疫苗所编码的抗原，诱导体液免疫和细胞免疫反应。继各种动物模型证实之后，人体临床试验的较高免疫反应结果进一步证实了直接输送 DNA 疫苗到细胞内的重要性和可行性。虽然颗粒介导的 DNA 疫苗免疫方式是一种极具应用前景的免疫方式，但是十几年来这种 DNA 疫苗免疫技术一直被控制在个别生物医药企业手中，既没有用来进一步推广 DNA 疫苗的发展，也限制了这一技术的广泛应用。目前还没有使用基因枪进行艾滋病 DNA 疫苗临床试验的报道。

电穿孔(electroporation)是另一种应用物理手段进行核酸疫苗导入的技术。应用电穿孔进行体外(*in vitro*)或者离体(*ex vivo*)的基因转移已有比 DNA 疫苗更长的历史。近十年来的研究已证明,应用电穿孔进行体内(*in vivo*)的基因转移也很有效[24,47~50]。使用这一技术时，首先用普通针头将 DNA 疫苗注射到肌肉或皮内，在疫苗注射局部再给予低电压(50~200V/cm)的多个长方波电脉冲(20~30ms),以提高 DNA 疫苗转染细胞的水平。无论是在小鼠、山羊和牛,还是在非人类灵长目动物体内,都可以应用电穿孔技术诱导较高水平的细胞免疫和体液免疫反应。与传统的肌肉注射相比,电穿孔可以在灵长类动物提高艾滋病 DNA 疫苗免疫后针对 Gag-Pol 和 Nef 的 $CD8^+$ T 细胞免疫反应,以及包膜蛋白的抗体免疫反应。目前有数种电穿孔装置正在进行人体临床应用效果的评估。由于这种方法对细胞和组织的破坏较大，评价这种疫苗免疫方式的安全性就更显重要，值得关注的是这一方法是否会增加 DNA 插入基因组的机会[51]。同时,志愿者对这一介导方式的接受程度也将影响到这一技术能否被广泛使用。2011 年美国的一个课题组完成了用电穿孔方法导入候选艾滋病 DNA 疫苗(ADVAX)的 Ⅰ 期临床试验。在肌肉注射 ADVAX DNA 疫苗后再进行电穿孔,4 个试验组分别接受不同剂量多价的艾滋病毒疫苗(0.2mg、1mg、或 4mg ADVAX DNA 疫苗或生理盐水安慰剂)。在第三次接种后,电穿孔免疫诱导的艾滋病毒抗原特异性的细胞免疫高于单纯肌肉注射,细胞内细胞因子染色分析检测到分泌多种细胞因子的 $CD4^+$ 和 $CD8^+$ 多功能 T 细胞反应[52]。这一实验同时证明了电穿孔导入的多价艾滋病 DNA 疫苗在志愿者中具有良好的安全性和耐受性。但这一实验的结果并未达到人们对电穿孔所预期的免疫效果,加上较大剂量 DNA 质粒的使用,实验的综合结果多少令人失望。目前利用另一种电穿孔技术的艾滋病 DNA 疫苗人体试验正在进行中,初步分析表明其结果可能有较大的提高。

至于基因枪和电穿孔这两种基因导入方法孰优孰劣，我们曾经以 H5N1 流行性感冒病毒的血凝素作为抗原制备核酸疫苗进行了相关研究。以传统肌肉注射为对照,分别以基因枪和电穿孔方法免疫小鼠和新西兰白兔，分析各种方法诱导血凝素特异性的抗体水平、T 细胞和 B 细胞免疫应答。结果证实,基因枪和电穿孔方法明显比肌肉注射有效，但这两种物理导入方法的总体效率相差不多。此外还发现,电穿孔方法与传统肌肉注射方法一样,主要诱导 Th1 型免疫应答,而基因枪免疫接种则主要诱导 Th2 型免疫应答。这些发现对今后如何在进行人体临床试验时选择和优化核酸疫苗的导入方式具重要指导意义。

近年来，根据直接转染抗原提呈细胞可以增强 DNA 疫苗免疫原性的假说，一些基于树突状细胞的新颖局部免疫技术也在研发中[53~62]。例如,经皮微针(transcutaneous microneedle)等能够穿过皮肤角质层,直接达到皮肤中的树突状细胞,是一种提呈核酸疫苗至皮肤组织的新探索。另外,“文身法”可以在去除角质细胞层后将含有细胞因子编码的质粒核酸疫苗“画”到皮肤上,可诱导艾滋病毒包膜蛋白特异性的细胞免疫和体液免疫应答。也有利用低频超声作为一种独特的物理方法促进质粒核酸疫苗进入体内组织。除此之外,针对黏膜组织的 DNA 疫苗免疫方式也在探索中。这些方法虽然思路新颖，但目前还未能达到基因枪和电穿孔方法在肌肉和皮肤组织导入的免疫效果。

第五节 DNA 疫苗初免结合其他疫苗形式的异型追加联合免疫方式

一个有效的疫苗通常需要多次免疫接种才能达到预期的保护效率。传统的疫苗是经过用同一疫苗的多次接种以加强免疫效果;而近年来的研究结果表明,初免和加强免疫可以用含有相同抗原的不同类型疫苗(异型)来进行,而且这种异型追加联合免疫方式(heterologous prime-boost)的免疫效果往往超过相同疫苗的加强免疫。这一发现的理论基础还在进一步研究中,但其对于各种新型疫苗的研发,尤其是对艾滋病疫苗的研究,具有重要指导意义。

1992 年,艾滋病疫苗首次在猴子身上进行了这种异型追加联合免疫试验。动物先接受了重组痘病毒表达的 SIVmne gp160 抗原免疫,然后用杆状病毒表达的 SIVmne gp160 蛋白疫苗进行加强免疫。经这种联合疫苗接种的猴子,能够产生保护性免疫,从而在动物受到 SIVmne 病毒静脉攻击时免予被感染[63]。这成为早期 HIV/SIV 疫苗研究工作中最好的免疫保护结果,具有里程碑意义。在随后的研究中,相同的结果也在其他灵长类动物模型中得到证实,例如,给黑猩猩接种能够表达艾滋病病毒包膜蛋白的重组痘病毒后,再用蛋白质或多肽进行加强免疫,可显著提高特异性抗体反应。2009 年秋天在泰国完成的 RV144 艾滋病疫苗人体试验,就是使用金丝雀痘病毒载体初免—亚单位蛋白疫苗追加免疫的结果。与安慰剂组相比,异型疫苗联合追加免疫组取得了 31% 的保护效果,这一结果第一次证明了艾滋病疫苗的可行性。

与此相同,DNA 疫苗初免-其他疫苗形式追加免疫的形式也已在动物和早期临床人体试验中展现了良好的免疫效果。从免疫学的基础来探讨,病毒载体和 DNA 疫苗载体有很多相似之处,两种方法都需要在体内表达抗原,因而都能有效地诱导 $CD4^+$ T 细胞反应,再反过来帮助产生较高的抗体反应和 $CD8^+$ T 细胞反应。DNA 疫苗和病毒载体疫苗也有一些重要的不同之处。世界上有相当大的人群已有针对许多常用的病毒载体本身的免疫反应,从而减低该载体的效率。基于同样的原因,病毒载体疫苗不能多次使用,否则会诱导或加强对载体本身的免疫反应。另外,DNA 疫苗仅表达抗原基因,能达到集中免疫(immune focusing)的效果。而病毒载体疫苗还同时表达多种载体无关蛋白,有可能“稀释”对靶基因抗原如艾滋病抗原的免疫效果。在安全性上,DNA 疫苗也应比病毒载体疫苗具有较好的安全性。

基于这些原因,采用 DNA 疫苗进行初免的异型追加联合免疫方式应该是一种合理有效的手段,而且已经在艾滋病疫苗的研究中取得了相当多的成果。以下是两种目前主要的联合免疫方式。

一、艾滋病 DNA 疫苗初免-亚单位蛋白疫苗加强免疫

20 世纪 90 年代末已有试验结果显示在用表达艾滋病病毒实验室株包膜蛋白的 DNA 疫苗免疫动物后,用重组包膜蛋白疫苗追加免疫可以提高血清中特异的抗体水平,但主要是中和较敏感的实验室病毒适应株[64, 65]。随后,以艾滋病病毒 JR-FL 毒株的包膜蛋白

为抗原,通过 DNA 疫苗初免-蛋白疫苗加强免疫,在免疫的家兔中产生了高质量的抗体,第一次以这种异型疫苗联合免疫的方式刺激产生了可以中和 JR-FL 这样一个较难被中和毒株的抗体[66]。此后,多个实验室的结果证实 DNA 疫苗初免-蛋白疫苗追加免疫是能提高中和抗体水平的一种有效的免疫手段[8,67]。

当 DNA 疫苗单独使用时,其免疫方式对免疫效果有很大的影响。因此,当 DNA 疫苗仅仅被用来做初免时,一个关键的问题是免疫方式是否仍然很重要。我们在恒河猴中比较了不同 DNA 疫苗的免疫方式对初免和加强免疫的影响。尽管基因枪免疫比传统的肌肉或皮内注射在 DNA 疫苗初免后可以引起更高水平的艾滋病病毒抗原特异性抗体免疫反应,一旦在包膜蛋白加强免疫后,接受任何一种方式 DNA 初免的动物都会产生更高的抗体反应,而且最终的抗体滴度非常相近。这一结果表明 DNA 疫苗初免本身比在初免后能达到的抗体水平更重要,而且这种联合免疫的方式并不需要使用较复杂的基因枪或电穿孔仪器,免疫成本较低,能在第三世界国家得到更广泛的应用。

此外,恒河猴在接受艾滋病病毒包膜蛋白 DNA 疫苗加 Nef DNA 疫苗初免后,主要被诱导的是 Th1 型细胞免疫反应,特异性抗体并没有被检测到。一旦用包膜蛋白疫苗进行加强免疫后,不仅检测到高滴度抗体反应,还产生了高水平且平衡的 Th1 和 Th2 细胞免疫反应[68]。在用大剂量 SHIV-89.6P 攻击后,单独使用蛋白疫苗或 DNA 疫苗免疫的动物抑制病毒复制的保护水平很低,而 DNA 疫苗初免—蛋白疫苗加强免疫组却能很好地抑制病毒的复制。DNA 疫苗初免—蛋白疫苗加强免疫后,不仅可以提高抗原特异性的 T 细胞免疫反应和中和抗体水平,更重要的是,DNA 初免可以改变抗体和细胞免疫的质量[69,70]。例如,DNA 初免后产生的抗体不仅具有更高的亲和力,而且会产生高质量的针对包膜蛋白空间构象的、类似于 CD4 结合位点的广谱中和抗体,同时还会有效诱导免疫记忆细胞的产生。这些都是任何单独一种艾滋病疫苗所难达到的。

二、艾滋病 DNA 疫苗初免-病毒载体疫苗加强免疫

DNA 疫苗应用的另一个重要平台是异型 DNA 疫苗初免-病毒载体疫苗加强免疫。VaxGen 的亚单位蛋白疫苗Ⅲ期临床试验未能取得任何保护结果,其中一个重要原因是仅用重组 gp120 蛋白作为免疫原,不仅不能产生高效的抗体反应,而且不能诱导 T 细胞免疫。传统的减毒活疫苗通常可以刺激 T 细胞免疫,但是由于对艾滋病减毒活疫苗安全性的担忧,限制了此类疫苗的使用。DNA 疫苗和病毒载体疫苗已成为诱导 T 细胞免疫反应的主要方式,尤其是当这两种方法以 DNA 疫苗初免—病毒载体疫苗加强免疫的形式联合使用时,更可以诱导较强的 T 细胞免疫反应。从一系列灵长类动物试验的研究来看,艾滋病病毒的包膜蛋白、Gag-Pal 和其他抗原经 DNA 疫苗初免+病毒载体疫苗追加免疫,一般均可以产生良好的 T 细胞免疫反应。DNA 疫苗初免—病毒载体疫苗加强免疫,还可以提高机体产生的抗体反应。例如,DNA 疫苗初免后重组腺病毒 Ad5 加强,与 Ad5 单独免疫相比,包膜蛋白和 Gag 特异的 T 细胞反应(包括多功能 $CD127^+$ 中央和效应记忆性 T 细胞反应)提高近 7 倍,包膜蛋白特异的抗体滴度提高近 100 倍[71]。

Robinson 等也指出,在 DNA 疫苗初免后,用表达相应抗原的 MVA 病毒载体加强,在恒河猴中不仅可以提高抗体水平,更重要的是增强了抗体的亲和力,而后者可能与免疫

保护相关[40]。

能作为追加免疫的病毒载体有多种,包括痘病毒安卡拉株载体(MVA)[41, 42]、金丝雀痘病毒载体(ALVAC)[44]、痘病毒纽约株载体(NYVAC)[47]、各种腺病毒载体[48]和水疱性口炎病毒载体(VSV)[49]等。

第六节　多价艾滋病 DNA 疫苗

艾滋病疫苗发展的一个主要障碍是病毒具有高度变异性。依据病毒的遗传变异,HIV-1 病毒分为三个不同的群(M、N、O)。M 群包括了 11 个亚型(A ~ K 亚型)和多个重组亚型,目前世界各地约 99% 的 HIV-1 病毒感染属于 M 群。过去用个别免疫原研制的疫苗,不论是针对 T 细胞免疫反应的 Merck STEP 试验,还是针对抗体反应的 VaxGen Ⅲ期临床试验,都以失败而告终。因此,一个成功的艾滋病疫苗,需要能有效对抗许多不同亚型的病毒株。诱导广谱的抗体和细胞免疫反应是艾滋病疫苗的主要目标和研究方向。由于传统疫苗构建、表达和各种工艺的复杂性,大大限制了其用于构建多价疫苗的可能性。而 DNA 疫苗容易操作,在抗原初步选择的基础上可以同时构建多个候选疫苗,组成不同的多基因、多价艾滋病疫苗进行试验研究。

经过采用多价包膜蛋白抗原组分,我们在动物和人体进行了一系列的试验。用 DNA 疫苗初免—蛋白质疫苗追加免疫方式,含 3 ~ 8 价 gp120 抗原的多价疫苗能够在兔子试验中诱导针对多株艾滋病病毒野生株的广谱中和抗体,而单价疫苗诱导的中和抗体只能中和非常少数的病毒[50]。在恒河猴的免疫研究中,我们使用多价 gp120 抗原的 DNA 疫苗初免—蛋白疫苗加强免疫,不仅可以产生高水平的特异性抗体,更重要的是免疫组 6 只恒河猴中的 4 只在接受 SHIV 病毒的攻击后得到完全的保护,而对照组 7 只猴子全部感染[58]。因此,多价抗原加上 DNA 疫苗初免-蛋白疫苗追加免疫方式已被证明是一条有效的、激发高质量中和抗体的技术路线。

第七节　艾滋病 DNA 疫苗临床试验进展

自 DNA 疫苗的发明到现在已有二十年,在各种动物模型中开展了大量的免疫原性及安全性的研究,结果良好。但 DNA 疫苗是否能被正式接受作为人类疫苗的新免疫方法,最终取决于其人体临床试验的结果。Weiner 团队于 1998 年首次报道了艾滋病 DNA 疫苗用于Ⅰ期临床试验,迄今已有逾几十个艾滋病疫苗临床试验中涉及 DNA 疫苗。

这些 DNA 疫苗的临床试验包括两类:单独使用 DNA 疫苗或 DNA 结合其他疫苗的异型联合加强免疫。DNA 疫苗单独免疫的初期,如 1998 年,美国科学家用携带有 *rev* 基因的 gp160 DNA 疫苗在无症状的 HIV-1 感染者中初步证明在人体使用的可行性[29, 59, 60]。紧随其后,瑞士的科学家也报道了 gp160 DNA 疫苗在类似志愿者中进行的免疫原性和安全性的研究[61]。这些研究结果表明,gp160 DNA 疫苗诱导机体产生的抗原特异性免疫反应很有限,仅仅刺激产生了非常低水平的 T 细胞免疫反应,而基本上没有检测到包膜蛋白特异的抗体反应。同时这些试验证明,DNA 疫苗临床使用安全,没有毒副作用,也不会引起针对 DNA 本身的抗体和其他自身免疫性疾病,这为后续的各种 DNA 疫苗临床试验提供了重要的安全信息。

此后多个不同的Ⅰ期临床试验进一步在 HIV-1 阴性的健康志愿者中进行了免疫原性和安全性的试验。这些艾滋病 DNA 疫苗的设计包括了多种艾滋病病毒抗原，如针对诱导中和抗体的包膜蛋白、针对诱导细胞免疫的 Gag、Pol 和 Nef 抗原，以及编码多个抗原的病毒样颗粒。这些在健康志愿者中进行的Ⅰ期临床试验进一步表明，艾滋病病毒 DNA 疫苗具有良好的安全性和耐受性，但是免疫原性很低。DNA 疫苗在人体的低免疫原性使人们一度质疑艾滋病 DNA 疫苗的发展和应用前景。

针对低免疫原性的问题，许多科研团队将重点放在如何提高 DNA 疫苗的免疫原性方面。这方面的工作开始时主要采用两个方法：①使用 DNA 疫苗佐剂，包括和能表达各种细胞因子（如 IL-12）的 DNA 质粒混合使用，从放大免疫效应入手；②使用脂质体和多聚糖苷类高分子（如聚乙烯亚胺—甘露糖和葡萄糖苷）等物质以加强 DNA 疫苗的体内细胞导入效率。虽然这些方法在小动物试验中能提高 DNA 疫苗的效果，但对人体试验的帮助不大。关键在于化学性的 DNA 质粒导入效率太低，在这种低水平的基础上任何免疫刺激因子的作用也就比较有限。

其他试图提高 DNA 疫苗免疫效率的工作包括使用较大剂量的 DNA 疫苗（单次注射 4～8mg 或更高），探索一些非传统的免疫方式，如表皮纳米贴片（transcutaneously nano-patch）和无针生物注射 Biojector 等，但是这些方法对 DNA 疫苗在人体内免疫原性的提高很有限。另外，额外仪器和制剂的添入，还会增加 DNA 疫苗在人体使用的复杂性和成本，对艾滋病疫苗这一需在发展中国家广泛使用的产品而言，可行性进一步降低。

通过十多年的努力，目前基本上可以判定有两条技术路线可以真正使 DNA 疫苗最后成为进入人体临床应用的免疫方式。

第一条路线是使用物理导入方法。在本章前面已介绍过，基因枪和电穿孔法对 DNA 疫苗的导入相当有效。用基因枪导入的人体试验是迄今单纯 DNA 疫苗使用所获得的最好免疫效果，但这一方法现在由于知识产权和方法完善等限制，短期内还不可能被广泛使用。其次是用电穿孔法，这一方法目前刚刚开始进行各种人体试验，最后的免疫效果和水平、DNA 剂量要求、安全性和普通人群的接受程度、设备成本等将最终决定这一方法能否被接受成为大规模使用的免疫手段。

第二条路线是使用 DNA 疫苗初免-其他疫苗追加免疫的异型联合免疫方式。近年来，这一方式不仅在动物试验中非常显著地提高了艾滋病 DNA 疫苗的免疫原性，而且在人体试验中也呈现良好的应用前景。在过去几年中，艾滋病 DNA 疫苗以初免的方式与其他疫苗联合免疫已在多个Ⅰ期和个别Ⅱ期临床试验中使用。

在 VaxGen 以抗包膜蛋白抗体为目标的 gp120 包膜蛋白单独免疫的Ⅲ期临床试验失败后，很多研究集中在以 T 细胞免疫为中心的疫苗。然而，2007 年 9 月，美国国立卫生研究院宣布，Merck 公司主持的Ⅱb 期 STEP 试验，使用重组腺病毒 5 型（Ad5）非复制载体表达多基因（HIV-1 *gag/pol/nef*）疫苗，虽然疫苗免疫组能诱导一定水平的抗原特异的 T 细胞免疫，但是与安慰剂组相比，疫苗免疫组不但没有减少艾滋病病毒的感染，感染者的比例还有所增加，该临床试验因此被迫提前中止。Merck 公司的腺病毒载体疫苗是腺病毒载体概念在艾滋病疫苗研制的先驱，STEP 试验结果意外受挫，对艾滋病疫苗的发展带来的负面影响是不言而喻的。除了由于针对腺病毒的抗体在人群普遍存在外，重组腺病毒在免疫后可以进一步增加针对病毒载体自身的抗体，从而影响其编码的艾滋病病毒抗原在体内的表达并影响其免疫原性，很难多次使用。其他病毒载体疫苗也面临同样的处境和问题，多次使用会产生针对病毒载体的抗体，削弱其免疫能力。一个解决的办法是采用 DNA 疫苗初免，使机体预先对艾滋病病毒抗原致敏，当病毒载体疫苗作为追加免疫使用时，机体的免疫系统会首先对艾滋病病毒抗原产生反应，而不是产生针对病毒载体的免疫反应。目前多个采用 DNA 疫苗初免-病毒载体疫苗加强免疫的艾滋病疫苗进入Ⅰ期临床试验，其中病毒载体主要是痘病毒载体（包括弱化修饰的 MVA、NYVAC 和禽痘病毒载体）和腺病毒载体（Ad5 或其他稀有血清型）。初步结果证明这种联合免疫方式在受试者中安全，并且能增强病毒载体疫苗的免疫原性[47, 62, 72~74]。

另外一种重要的联合免疫方式是艾滋病 DNA 疫苗以初免的方式与亚单位蛋白疫苗进行联合免疫，这一方法侧重于抗体的诱导，具有更好的应用前景。尽管 VaxGen 的包膜蛋白 gp120 疫苗的单独使用没有达到预期的保护效果，但是亚单位蛋白疫苗本身还是有其优势的，特别是在人体诱导高水平抗体的能力，如乙肝表面抗原亚单位疫苗和人乳头瘤病毒的亚单位疫苗已在人群中成功使用。艾滋病包膜蛋白的蛋白亚单位疫苗，一旦与 DNA 疫苗联合使用，可以大大加强 DNA 疫苗或蛋白疫苗单独使用所能取得的特异性免疫效果。

我们团队组织开展了艾滋病 DNA 疫苗和包膜蛋白疫苗联合使用的首个Ⅰ期临床试验，这一试验在 2004 年开始、2006 年结束，并在 2008 年发表免疫结果[75, 76]。这一试验采用多价多基因 DNA 疫苗初免-蛋白疫苗加强免疫的技术路线，DNA 疫苗初免包括了 6 个 DNA 疫苗质粒，分别编码 HIV-1 A、B、C 和 E 亚型的 5 个包膜蛋白（gp120）（其中 B 亚型含 2 个不同的 gp120 抗原）和 1 个 C 亚型的 Gag 蛋白（p55）。蛋白加强免疫使用与 DNA 疫苗同源、经 CHO 细胞表达的 5 价 gp120 蛋白。DNA 疫苗的免疫方式采用了肌肉注射和皮内注射两种方式加以对比。研究结果表明，DNA 初免后，体内的特异性抗体水平很低，但是经一次蛋白加强免疫后很快就能诱导产生高水平的 gp120 特异性抗体。受试者的血清抗体可以高效中和 HIV-1 的敏感毒株（中和抗体滴度可超过 1∶2000），并能较广谱地中和表达 HIV-1 A、B、C、D 和 E 亚型且对中和抗体不敏感包膜蛋白的假病毒。100% 的受试者产生了包膜蛋白特异性抗体，同时诱导产生了多功能的 T 细胞免疫反应[14,15]。这是迄今为止艾滋病疫苗在临床试验中可以展示的最好试验结果。

利用在以上人体试验中收集的血清，我们对另外两个美国国立卫生研究院艾滋病疫苗试验网络临床试验（HVTN-041 和 HVTN-203）的受试者血清的抗体质量进行了比较。HVTN-041 的受试者接受了 gp120 疫苗的单独多次免疫，HVTV-203 受试者接受了重组金丝雀痘病毒初免-gp120 蛋白加强免疫。比较结果表明，这三个临床试验都诱导产生了高水平 gp120 特异的血清抗体反应，但是只有用 DNA 疫苗初免的受试者血清中有较广谱的中和抗体和 CD4 结合位点特异的抗体。这些结果证明 DNA 疫苗初免有助于诱导针对空间构象结构敏感的抗体反应，和蛋白疫苗联合使用，在人体可以诱导高质量的针对重要广谱中和抗体表位的抗体反应。根据以上结果，利用同样 DNA 疫苗初免-蛋白疫苗加强免疫方法的新一代艾滋病疫苗正在进入 GMP 生产阶段，有望于不久的将来进入下一步的临床试验。

（王世霞　张　璐　卢　山）

参考文献

[1] Martin M A, Axelrod D. SV40 gene activity during lytic infection and in a series of SV40 transformed mouse cells. Proc Natl Acad Sci USA, 1969, 64(4): 1203-1210.

[2] Martin M A, Axelrod D. Polyoma virus gene activity during lytic infection and in transformed animal cells. Science, 1969,164(3875): 68-70.

[3] Wolff J A, Malone R W, Williams P, et al. Direct gene transfer into mouse muscle *in vivo*. Science, 1990,247(4949 Pt 1): 1465-1468.

[4] Tang D C, DeVit M, Johnston S A. Genetic immunization is a simple method for eliciting an immune response. Nature, 1992,356(6365): 152-154.

[5] Ulmer J B, Donnelly J J, Parker S E, et al. Heterologous protection against influenza by injection of DNA encoding a viral protein. Science, 1993,259(5102): 1745-1749.

[6] Robinson H L, Hunt L A, Webster R G. Protection against a lethal influenza virus challenge by immunization with a haemagglutinin-expressing plasmid DNA. Vaccine, 1993,11(9): 957-960.

[7] Fynan E F, Webster R G, Fuller D H. DNA vaccines: protective immunizations by parenteral, mucosal, and gene-gun inoculations. Proc Natl Acad Sci USA, 1993,90(24): 11478-11482.

[8] Beddows S, Franti M, Dey A K, et al. A comparative immunogenicity study in rabbits of disulfide-stabilized, proteolytically cleaved, soluble trimeric human immunodeficiency virus type 1 gp140, trimeric cleavage-defective gp140 and monomeric gp120. Virology, 2007,360(2): 329-340.

[9] Robertson J, Griffiths E. WHO guidelines for assuring the quality of DNA vaccines. Biologicals, 1998,26(3): 205-212.

[10] Pal R, Yu Q, Wang S, et al. Definitive toxicology and biodistribution study of a polyvalent DNA prime/protein boost human immunodeficiency virus type 1 (HIV-1) vaccine in rabbits. Vaccine, 2006,24(8): 1225-1234.

[11] Faurez F, Dory D, Le Moigne V, et al. Biosafety of DNA vaccines: New generation of DNA vectors and current knowledge on the fate of plasmids after injection. Vaccine, 28(23): 3888-3895.

[12] Lu S, Wang S, Grimes-Serrano J M. Current progress of DNA vaccine studies in humans. Expert Rev Vaccines, 2008,7(2): 175-191.

[13] Smith H A. Regulation and review of DNA vaccine products. Dev Biol (Basel), 2000,104: 57-62.

[14] Wang B, Ugen K E, Srikantan V, et al. Gene inoculation generates immune responses against human immunodeficiency virus type 1. Proc Natl Acad Sci USA, 1993,90(9): 4156-4160.

[15] Wang R, Doolan D L, Le T P, et al. Induction of antigen-specific cytotoxic T lymphocytes in humans by a malaria DNA vaccine. Science, 1998,282(5388): 476-480.

[16] Boyer J D, Ugen K E, Wang B, et al. Protection of chimpanzees from high-dose heterologous HIV-1 challenge by DNA vaccination. Nat Med, 1997,3(5): 526-532.

[17] Lu S, Santoro J C, Fuller D H, et al. Use of DNAs expressing HIV-1 Env and noninfectious HIV-1 particles to raise antibody responses in mice. Virology, 1995,209(1): 147-154.

[18] Hoffman S L, Doolan D L, Sedegah M, et al. Toward clinical trials of DNA vaccines against malaria. Immunol Cell Biol, 1997,75(4): 376-381.

[19] Lu S. Developing DNA vaccines against immunodeficiency viruses. Curr Top Microbiol Immunol, 1998,226: 161-173.

[20] Yoshizawa I, Soda Y, Mizuochi T, et al. Enhancement of mucosal immune response against HIV-1 Gag by DNA immunization. Vaccine, 2001,19(20-22): 2995-3003.

[21] Casimiro D R, Chen L, Fu T M, et al. Comparative immunogenicity in rhesus monkeys of DNA plasmid, recombinant vaccinia virus, and replication-defective adenovirus vectors expressing a human immunodeficiency virus type 1 gag gene. J Virol, 2003, 77(11): 6305-6313.

[22] Qiu J T, Song R, Dettenhofer M, et al. Evaluation of novel human immunodeficiency virus type 1 Gag DNA vaccines for protein expression in mammalian cells and induction of immune responses. J Virol, 1999,73(11): 9145-9152.

[23] Catanzaro A T, Roederer M, Koup R A, et al. Phase I clinical evaluation of a six-plasmid multiclade HIV-1 DNA candidate vaccine. Vaccine, 2007,25(20): 4085-4092.

[24] Casimiro D R, Tang A, Perry H C, et al. Vaccine-induced immune responses in rodents and nonhuman primates by use of a humanized human immunodeficiency virus type 1 pol gene. J Virol, 2002,76(1): 185-194.

[25] Ellenberger D, Li B, Smith J, et al. Optimization of a multi-gene HIV-1 recombinant subtype CRF02_AG DNA vaccine for expression of multiple immunogenic forms. Virology, 2004,319(1): 118-130.

[26] Amara R R, Smith J M, Staprans S I, et al. Critical role for Env as well as Gag-Pol in control of a simian-human immunodeficiency virus 89. 6P challenge by a DNA prime/recombinant modified vaccinia virus Ankara vaccine. J Virol, 2002,76(12): 6138-6146.

[27] Huang Y, Kong W P, Nabel G J. Human immunodeficiency virus type 1-specific immunity after genetic immunization is enhanced by modification of Gag and Pol expression. J Virol, 2001,75(10): 4947-4951.

[28] Krohn K, Stanescu I, Blazevic V, et al. A DNA HIV-1 vaccine based on a fusion gene expressing non-structural and structural genes of consensus sequence of the A-C subtypes and the ancestor sequence of the F-H subtypes. Preclinical and clinical studies. Microbes Infect, 2005,7(14): 1405-1413.

[29] MacGregor R R, Boyer J D, Ugen K E, et al. First human trial of a DNA-based vaccine for treatment of human immunodeficiency virus type 1 infection: safety and host response. J Infect Dis, 1998,178(1): 92-100.

[30] Ugen K E, Nyland S B, Boyer J D, et al. DNA vaccination with HIV-1 expressing constructs elicits immune responses in humans. Vaccine, 1998,16(19): 1818-1821.

[31] Robinson H L, Lu S, Feltquate D M, et al. DNA vaccines. AIDS Res Hum Retroviruses, 1996,12(5): 455-457.

[32] Robinson H L, Torres C A. DNA vaccines. Semin Immunol, 1997,9(5): 271-283.

[33] Liu M A. DNA vaccines: a review. J Intern Med, 2003,253(4): 402-410.

[34] Barouch D H, Yang Z Y, Kong W P, et al. A human T-cell leukemia virus type 1 regulatory element enhances the immunogenicity of human immunodeficiency virus type 1 DNA vaccines in mice and nonhuman primates. J Virol, 2005, 79(14): 8828-8834.

[35] Ledgerwood J E, Pierson T C, Hubka S A, et al. A West Nile virus DNA vaccine utilizing a modified promoter induces neutralizing antibody in younger and older healthy adults in a phase I clinical trial. J Infect Dis, 203(10): 1396-1404.

[36] Wang S, Farfan-Arribas D J, Shen S, et al. Relative contributions of codon usage, promoter efficiency and leader sequence to the antigen expression and immunogenicity of HIV-1 Env DNA vaccine. Vaccine, 2006, 24 (21): 4531-4540.

[37] Lu S, Wyatt R, Richmond J F, et al. Immunogenicity of DNA vaccines expressing human immunodeficiency virus type 1 envelope glycoprotein with and without deletions in the V1/2 and V3 regions. AIDS Res Hum Retroviruses, 1998, 14(2): 151-155.

[38] Li Y, Cleveland B, Klots I, et al. Removal of a single N-linked glycan in human immunodeficiency virus type 1 gp120 results in an enhanced ability to induce neutralizing antibody responses. J Virol, 2008,82(2): 638-651.

[39] Hu S L, Stamatatos L. Prospects of HIV Env modification as an approach to HIV vaccine design. Curr HIV Res, 2007, 5(6): 507-513.

[40] Zhao J, Lai L, Amara R R, et al., Preclinical studies of human immunodeficiency virus/AIDS vaccines: inverse correlation between avidity of anti-Env antibodies and peak postchallenge viremia. J Virol, 2009,83(9): 4102-4111.

[41] Liu J, Hellerstein M, McDonnel M, et al. Dose-response studies for the elicitation of CD8 T cells by a DNA vaccine, used alone or as the prime for a modified vaccinia Ankara boost. Vaccine, 2007,25(15): 2951-2958.

[42] Smith J M, Amara R R, Campbell D, et al. Robinson, DNA/MVA vaccine for HIV type 1: effects of codon-optimization and the expression of aggregates or virus-like particles on the immunogenicity of the DNA prime. AIDS Res Hum Retroviruses, 2004,20(12): 1335-1347.

[43] Drape R J, Macklin M D, Barr L J, et al. Epidermal DNA vaccine for influenza is immunogenic in humans. Vaccine, 2006,24(21): 4475-4481.

[44] Bridge S H, Sharpe S A, Dennis M J, et al. Blanchard, Heterologous prime-boost-boost immunisation of Chinese cyno-

molgus macaques using DNA and recombinant poxvirus vectors expressing HIV-1 virus-like particles. Virol J, 2011, 8: 429.

[45] Roberts L K, Barr L J, Fuller D H, et al. Clinical safety and efficacy of a powdered Hepatitis B nucleic acid vaccine delivered to the epidermis by a commercial prototype device. Vaccine, 2005,23(40): 4867-4878.

[46] Roy M J, Wu M S, Barr L J, et al. Induction of antigen-specific $CD8^+$ T cells, T helper cells, and protective levels of antibody in humans by particle-mediated administration of a hepatitis B virus DNA vaccine. Vaccine, 2000,19(7-8): 764-778.

[47] Harari A, Bart P A, Stohr W, et al. An HIV-1 clade C DNA prime, NYVAC boost vaccine regimen induces reliable, polyfunctional, and long-lasting T cell responses. J Exp Med, 2008,205(1): 63-77.

[48] Cox K S, Clair J H, Prokop M T, et al. Casimiro, DNA gag/adenovirus type 5 (Ad5) gag and Ad5 gag/Ad5 gag vaccines induce distinct T-cell response profiles. J Virol, 2008,82(16): 8161-8171.

[49] Racek T, Jarmy G, Jassoy C. Induction of humoral and cellular immune responses in mice by HIV-derived infectious pseudovirions. AIDS Res Hum Retroviruses, 2006,22(11): 1162-1166.

[50] Wang S, Pal R, Mascola J R, et al. Polyvalent HIV-1 Env vaccine formulations delivered by the DNA priming plus protein boosting approach are effective in generating neutralizing antibodies against primary human immunodeficiency virus type 1 isolates from subtypes A, B, C, D and E. Virology, 2006,350(1): 34-47.

[51] Wang Z, Troilo P J, Wang X, et al. Detection of integration of plasmid DNA into host genomic DNA following intramuscular injection and electroporation. Gene Ther, 2004,11(8): 711-721.

[52] Vasan S, Hurley A, Schlesinger S J, et al. *In vivo* electroporation enhances the immunogenicity of an HIV-1 DNA vaccine candidate in healthy volunteers. PLoS One, 6(5): e19252.

[53] Peachman K K, Rao M, Alving C R. Immunization with DNA through the skin. Methods, 2003,31(3): 232-242.

[54] Babiuk S, Baca-Estrada M E, Pontarollo R, et al. Topical delivery of plasmid DNA using biphasic lipid vesicles (Biphasix). J Pharm Pharmacol, 2002,54(12): 1609-1614.

[55] Cheng J Y, Huang H N, Tseng W C, et al. Transcutaneous immunization by lipoplex-patch based DNA vaccines is effective vaccination against Japanese encephalitis virus infection. J Control Release, 2009,135(3): 242-249.

[56] Heckert R A, Elankumaran S, Oshop G L, et al. Vakharia, A novel transcutaneous plasmid-dimethylsulfoxide delivery technique for avian nucleic acid immunization. Vet Immunol Immunopathol, 2002,89(1-2): 67-81.

[57] Wang J, Hu J H, Li F Q, et al. Strong cellular and humoral immune responses induced by transcutaneous immunization with HBsAg DNA-cationic deformable liposome complex. Exp Dermatol, 2007,16(9): 724-729.

[58] Pal R, Wang S, Kalyanaraman V S, et al. Immunization of rhesus macaques with a polyvalent DNA prime/protein boost human immunodeficiency virus type 1 vaccine elicits protective antibody response against simian human immunodeficiency virus of R5 phenotype. Virology, 2006,348(2): 341-353.

[59] Boyer J D, Chattergoon M A, Ugen K E, et al. Weiner, Enhancement of cellular immune response in HIV-1 seropositive individuals: A DNA-based trial. Clin Immunol, 1999,90(1): 100-107.

[60] MacGregor R R, Boyer J D, Ciccarelli R B, et al. Safety and immune responses to a DNA-based human immunodeficiency virus (HIV) type I env/rev vaccine in HIV-infected recipients: follow-up data. J Infect Dis, 2000, 181(1): 406.

[61] Weber R, Bossart W, Cone R, et al. Phase I clinical trial with HIV-1 gp160 plasmid vaccine in HIV-1-infected asymptomatic subjects. Eur J Clin Microbiol Infect Dis, 2001,20(11): 800-803.

[62] Cebere I, Dorrell L, McShane H, et al. Phase I clinical trial safety of DNA- and modified virus Ankara-vectored human immunodeficiency virus type 1 (HIV-1) vaccines administered alone and in a prime-boost regime to healthy HIV-1-uninfected volunteers. Vaccine, 2006,24(4): 417-425.

[63] Hu S L, Abrams K, Barber G N, et al. Protection of macaques against SIV infection by subunit vaccines of SIV envelope glycoprotein gp160. Science, 1992,255(5043): 456-459.

[64] Richmond J F, Lu S, Santoro J C, et al. Studies of the neutralizing activity and avidity of anti-human immunodeficiency virus type 1 Env antibody elicited by DNA priming and protein boosting. J Virol, 1998,72(11): 9092-9100.

[65] Barnett S W, Rajasekar S, Legg H, et al. Vaccination with HIV-1 gp120 DNA induces immune responses that are boosted by a recombinant gp120 protein subunit. Vaccine, 1997, 15(8): 869-873.

[66] Wang S, Arthos J, Lawrence J M, et al. Enhanced immunogenicity of gp120 protein when combined with recombinant DNA priming to generate antibodies that neutralize the JR-FL primary isolate of human immunodeficiency virus type 1. J Virol, 2005, 79(12): 7933-7937.

[67] Law M, Cardoso R M, Wilson I A, et al. Antigenic and immunogenic study of membrane-proximal external region-grafted gp120 antigens by a DNA prime-protein boost immunization strategy. J Virol, 2007, 81(8): 4272-4285.

[68] Koopman G, Mortier D, Hofman S, et al. Immune-response profiles induced by human immunodeficiency virus type 1 vaccine DNA, protein or mixed-modality immunization: increased protection from pathogenic simian-human immunodeficiency virus viraemia with protein/DNA combination. J Gen Virol, 2008, 89(Pt 2): 540-553.

[69] Vaine M, Wang S, Crooks E T, et al. Improved induction of antibodies against key neutralizing epitopes by human immunodeficiency virus type 1 gp120 DNA prime-protein boost vaccination compared to gp120 protein-only vaccination. J Virol, 2008, 82(15): 7369-7378.

[70] Vaine M, Wang S, Liu Q, et al. Profiles of human serum antibody responses elicited by three leading HIV vaccines focusing on the induction of Env-specific antibodies. PLoS One, 2010, 5(11): e13916.

[71] Koup R A, Roederer M, Lamoreaux L, et al. Priming immunization with DNA augments immunogenicity of recombinant adenoviral vectors for both HIV-1 specific antibody and T-cell responses. PLoS One, 2010, 5(2): e9015.

[72] Jaoko W, Karita E, Kayitenkore K, et al. Safety and immunogenicity study of Multiclade HIV-1 adenoviral vector vaccine alone or as boost following a multiclade HIV-1 DNA vaccine in Africa. PLoS One, 2010, 5(9): e12873.

[73] Mulligan M J, Russell N D, Celum C, et al. Robinson, Excellent safety and tolerability of the human immunodeficiency virus type 1 pGA2/JS2 plasmid DNA priming vector vaccine in HIV type 1 uninfected adults. AIDS Res Hum Retroviruses, 2006, 22(7): 678-683.

[74] McCormack S, Stohr W, Barber T, et al. EV02: a Phase I trial to compare the safety and immunogenicity of HIV DNA-C prime-NYVAC-C boost to NYVAC-C alone. Vaccine, 2008, 26(25): 3162-3174.

[75] Bansal A, Jackson B, West K, et al. Goepfert, Multifunctional T-cell characteristics induced by a polyvalent DNA prime/protein boost human immunodeficiency virus type 1 vaccine regimen given to healthy adults are dependent on the route and dose of administration. J Virol, 2008, 82(13): 6458-6469.

[76] Wang S, Kennedy J S, West K, et al. Cross-subtype antibody and cellular immune responses induced by a polyvalent DNA prime-protein boost HIV-1 vaccine in healthy human volunteers. Vaccine, 2008, 26(31): 3947-3957.

第七章　艾滋病疫苗用病毒载体及其特点

艾滋病疫苗的研发称得上是人类疫苗发展历史上耗资最大、参与研究人员最多、持续时间最长、试验方案最多但至今尚未取得成功的疫苗项目。由于传统疫苗思路在艾滋病疫苗上不奏效,促使各种新设计思路用于艾滋病疫苗的研究。用基因载体携带 HIV 病毒抗原进行艾滋病疫苗研发便属于各种尝试中的一个重要方向。

载体疫苗是将病原体的某些基因插入到质粒载体或病毒载体中,通过转染或感染方法导入体内细胞中,并表达出这些基因编码的蛋白质;这些蛋白质作为免疫原从被转导的细胞中分泌出来激发体液免疫,或在 APC 细胞内加工提呈激发细胞免疫。1983 年 MOSS 等[1]用携带 HBV 表面抗原基因的重组痘病毒成功表达了 HBsAg,随后又证明了其作为疫苗对 HBV 病毒攻击猩猩的免疫保护作用[2]。这是载体疫苗研究最早的成功报道,之后基因载体包括病毒载体和 DNA 载体用于疫苗的研究报道日益增加[3]。

载体疫苗之所以受到研究者青睐,是因为它们具有与天然病原体感染相似的细胞内抗原表达、加工和抗原提呈过程,能有效激发针对目标抗原的细胞免疫和体液免疫反应,尤其是对于那些难研制的疫苗,如艾滋病疫苗、结核疫苗、疟疾疫苗等,载体疫苗已经成为其主要发展方向。然而,由于疫苗研发周期长、注册难度大、安全性要求高等,注册的载体疫苗数量还十分有限。因此,安全、有效的人用载体疫苗发展还有很长的路要走。

第一节　病毒载体概况

基因载体是指携带外源基因及其表达调控元件的核酸分子。基因载体借助转染或感染方法进入细胞内,在细胞内转录及表达外源基因。基因载体在细胞内可以分为复制、有限复制和不复制几种类型。依据基因载体转导细胞的方式可分为病毒载体和非病毒载体两大类。基因载体在其组成上包含 4 个层次。

(1) 外源基因(transgene):是基因载体搭载的对象。这里的外源基因可以是 cDNA,也可以是反义核酸、核酶、miRNA、siRNA 等。

(2) 表达系统(expression system):指外源基因在细胞中表达成蛋白质或 RNA 所需的所有表达元件,如启动子、增强子、poly(A)信号等。

(3) 载体元件(vector element):指构建体 DNA 或 RNA 复制和包装所需的元件,如腺病毒的 ITR、逆转录病毒的 LTR、病毒包装信号等,以及质粒 DNA 的复制起点等。

(4) 导入系统(delivery system):指将基因及其载体导入细胞中的材料。对于病毒载体,其导入系统是病毒外壳或外膜;对于非病毒载体,导入系统则是“人工包材”,如脂质体、多聚阳离子等。

另外,基因载体的给药方式对于其体内应用的效果也十分重要。主要的给药方式有静脉注射、肌肉注射、皮下注射、口服、吸入、瘤内注射等。

一、病毒载体的特点

病毒载体是基因载体的一部分，主要是利用病毒自身的基因组来搭载外源基因和表达元件，形成具有感染性的完整病毒颗粒。常见的病毒载体包括痘病毒（poxvirus）、腺病毒（adenovirus）、腺相关病毒（adeno-associated virus，AAV）、甲病毒（alphavirus）、仙台病毒（sendai virus）、流感病毒（influenza virus）、黄热病毒（yellow fever virus）等种类。在自然界中存在的病毒种类非常多，而成功地改造成病毒载体系统并被广泛应用的却不到10种，说明组建一个具有实用性的病毒载体系统并不是一件容易的事情。病毒载体系统的组建依赖于对病毒基因组结构、病毒蛋白功能以及病毒生活周期的了解及分子操作。

病毒载体具有以下特点。

（1）具有天然病毒对细胞的感染能力。病毒载体对于敏感细胞的转导效率往往较高，并且应用起来操作简便。

（2）不同病毒载体具有不同的细胞嗜性。这是由病毒感染细胞时使用的细胞受体及辅助受体决定的。人们可以利用病毒载体的不同嗜性来实现体内基因转导的相对靶向性。遗憾的是，多数病毒载体都具有泛嗜性，很难做到专嗜某种特殊种类的细胞，因此往往需要同时利用其他手段如给药途径、离体细胞转染等方式来增加专嗜性。

（3）病毒载体的制备完全是生物学过程。病毒载体中遗传物质的复制和包装过程与野生型病毒相似，因此病毒载体的包装和制备方法依赖于对其来源病毒的生活周期、基因组结构、病毒基因及调控元件功能、病毒外壳或外膜特性的了解。

二、病毒载体的安全性

病毒载体具有病毒的“感染性”而存在安全性问题。安全性考虑主要包括以下两个方面。

（一）生物安全性

生物安全性主要是针对人群、操作者和环境的危害而言的。一般认为非病毒载体的生物安全性比病毒载体要好。多数病毒载体的生物安全级别都是BSL2（biosafety level 2）级，如腺病毒载体、痘病毒载体、逆转录病毒载体、慢病毒载体、单纯疱疹病毒载体、EBV病毒载体等。有些病毒载体是BSL1级的，如AAV病毒载体和杆状病毒载体、单嗜性的小鼠白血病病毒（moloney muvine leukemia virus，MMLV）。AAV病毒载体如果携带和表达致癌基因或毒性基因，也归入BSL2级。一般而言，BSL1级的病毒载体不需要生物安全审批，而BSL2/3级的病毒载体则需要生物安全委员会审批并在符合要求的设施中进行操作。

（二）人体毒性

病毒载体对人体的毒性可分为细胞毒性、免疫毒性和遗传毒性三个层面。

(1) 细胞毒性:指基因载体接触细胞后对细胞产生的毒性作用。有几种因素可造成细胞毒性:基因载体的导入系统的材料导致,如非病毒载体的脂质体或多聚物浓度过高可以产生直接的细胞毒性;仙台病毒的外膜蛋白之一 F 蛋白本身就能引起细胞融合的病理变化;高滴度的腺病毒载体本身也具有明显的细胞毒性。另外,细胞被复制型病毒感染后,由于病毒复制以及病毒蛋白的表达也会导致细胞病理变化(cellular pathetic effect,CPE)。

(2) 免疫毒性:病毒载体对于机体而言是异源性的,进入机体后会激发机体产生免疫反应,而过度的免疫反应会造成机体损害。腺病毒载体就是一个明显的例子。几乎所有的病毒载体对于免疫功能正常的机体都具有免疫原性,因此反复应用都会影响所携带基因的转导效果。

(3) 遗传毒性:有些病毒载体如逆转录病毒在进入细胞后会把携带的基因整合到细胞染色体中,从而导致某些基因失活或被激活,并且这种基因水平的变异还会随着细胞分裂传下去;如果整合到生殖细胞的染色体中,这种变异还会传给下一代。我们把这种毒性称为染色体毒性或遗传毒性。

第二节　艾滋病疫苗常用的病毒载体

用于 HIV 疫苗的主要病毒载体有痘病毒载体、腺病毒载体、腺相关病毒载体、甲病毒载体等。这些病毒载体的结构特点各不相同,包装策略和生产方法也有很大区别,接种到机体后产生的免疫反应特点也不相同。病毒载体进入体内后会激发机体产生针对病毒颗粒和转基因产物的天然免疫和特异性免疫反应。虽然机体对于不同病毒载体的免疫反应有共性,但由于每种病毒载体有其自身的免疫激活信号,进一步又受到特定组织环境的影响,因此会表现出不同的免疫特性,这些特性在疫苗设计中都需要加以考虑。这里我们着重介绍痘病毒载体、腺病毒载体和腺相关病毒载体。

一、痘病毒载体

(一) 痘病毒的结构和生活周期

痘病毒是动物病毒中体积最大、结构最复杂的病毒。痘病毒分为两个亚科,即脊索动物痘病毒亚科和昆虫痘病毒亚科。脊索动物痘病毒亚科包括正痘病毒属、禽痘病毒属、羊痘病毒属、兔痘病毒属、猪痘病毒属、副痘病毒属、软疣痘病毒属和牙塔痘病毒属共 8 个属。昆虫痘病毒亚科则只含有昆虫痘病毒 A、B、C 3 个属。

痘病毒粒子呈砖形,具有双层脂质外膜、一个双凹面的核心体和两个侧小体,其基因组为两端交叉闭锁的线性双链 DNA 分子。不同种属的痘病毒基因组长度变化比较大,痘苗病毒长度为 130 ~ 360kb,而鸡痘病毒基因组长度达到 300kb。病毒编码的蛋白质或多肽数量为 150 ~ 200kDa。

痘病毒的整个生活周期都在宿主细胞的胞浆中进行,为此痘病毒基因组中自行携带了编码 DNA 聚合酶、RNA 聚合酶、转录因子和 DNA 生物合成元件的基因,还有大量编码病毒结构蛋白的基因。痘病毒在大约 20h 内完成一个复制周期。与大多数 DNA 病毒一样,病毒基因转录是有序调节的,早期启动子在DNA复制之前活化,中期和晚期启动子在DNA复制之后活化。痘病毒易在其感染的细胞内形成胞浆内包涵体,其中含有病毒粒子;只有一小部分病毒经出芽方式离开感染细胞,大部分病毒粒子滞留在感染细胞内,一个感染细胞可以产生上万个病毒粒子。

(二) 痘病毒载体的特点

痘病毒载体是最早并且最广泛应用的疫苗载体。痘病毒疫苗载体是从正痘病毒和禽痘病毒发展而来的,天花病毒(variola virus)和牛痘病毒(vaccinia virus)属于前者,而鸡痘病毒(fowlpox)和金丝雀病毒(canarypox)属于后者。痘病毒具有以下特点:①稳定好,成本低,易于生产,可冻干保存;②病毒复制和基因表达在胞浆中进行;③基因组包装容量的可变性高,可以缺失大段病毒基因片段或插入大段外源基因而不失去感染性;④具有诱导针对外源基因产物的体液免疫和细胞免疫的能力,一次接种之后可以终身免疫;⑤可以进行有效的黏膜免疫等。这些优点使痘病毒载体成为十分有用的疫苗研究工具和候选载体。

通过发展在人体细胞中复制能力受限的痘病毒载体,包括减毒的痘病毒毒株如MVA和NYVAC,使它们在传代过程中失去某些主要的致病基因,或者宿主受限的基于金丝雀痘病毒(ALVAC)或鸡痘病毒(TROVAC)载体的禽痘病毒毒株,痘病毒的生物安全性问题得到了很好的解决。这些病毒载体具有诱发针对特异性抗原强烈的体液免疫和细胞免疫能力。

用痘病毒载体做疫苗始于野生动物的狂犬疫苗RABORALV-RG®。用TK缺陷的哥本哈根痘苗病毒株携带狂犬的G蛋白给红狐、浣熊、郊狼口服免疫,成功消除了野生动物狂犬病。随后痘病毒疫苗被用于其他传染病预防,包括艾滋病、日本脑炎、麻疹、疟疾和丙型肝炎。

(三) 痘病毒载体的构建和制备

痘病毒载体的构建策略是将外源基因及表达元件置于与痘病毒基因组中的一段序列同源的基因片段中构成穿梭质粒,转染敏感细胞后用野生型痘病毒感染,使其在细胞内发生同源重组而获得重组痘病毒图7.1。*TK*基因是最常用的同源臂。外源基因片段插入或替代*TK*基因后使其失活,缺乏*TK*基因活性的重组痘病毒可以用5-溴-2-脱氧尿苷(5-BrdU)筛选。

重组痘病毒载体常用原代鸡胚成纤维细胞或Vero细胞进行制备,其他细胞包括BHK-21、HEK293等也能有效支持痘病毒产毒性复制。减毒的痘病毒载体或不同种属来源的痘病毒载体需要选择其敏感细胞作为生产细胞。

痘病毒载体的纯化一般包括以下步骤:①收集被感染的生产细胞(如原代鸡胚成纤维细胞);②破碎细胞释放病毒,离心去除沉淀,收集细胞裂解液;③加核酸酶(如Benzonase)消化宿主来源的DNA;④超滤法或蔗糖密度滴度超速离心法纯化病毒;⑤用离子交换层析或亲和层析法进一步纯化病毒。由于痘病毒颗粒直径大,用常规的0.22μm膜过滤除菌损失很大,因此一般靠整个纯化过程的无菌化操作来保证最终制

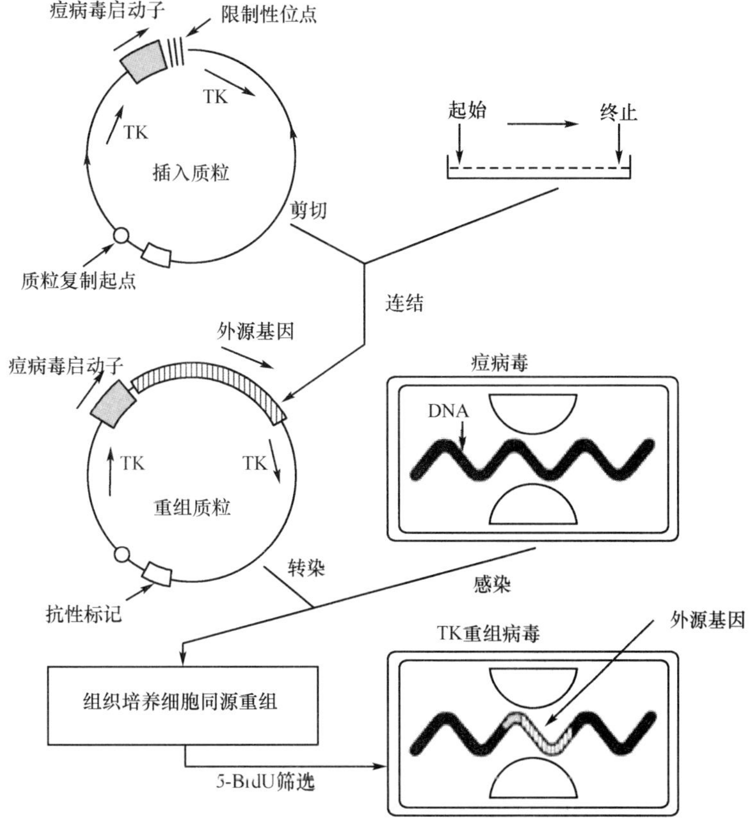

图 7.1　外源基因插入痘病毒载体的原理示意图

品的无菌。

（四）痘病毒载体在艾滋病疫苗中的应用

有多种痘病毒载体被应用到艾滋病疫苗的研究中，约有 8 个以上不同的痘病毒载体方案进入人体临床试验，包括痘病毒 MVA 株、NYVAC 株、痘苗病毒天坛株、金丝雀痘病毒（ALVAC）等。其中方案 RV144 进入了Ⅲ期临床试验，这也是至今唯一一个被证明有一定效果的艾滋病疫苗方案[4]。RV144 是迄今全球最大的艾滋病疫苗临床试验，是在泰国实施的初免—加强艾滋病疫苗方案（the Thai prime-boost AIDS vaccine trial）的代称。该方案是用一种金丝雀痘病毒疫苗 ALVAC-HIV［vCP1521］共免疫 4 次，后 2 次同时用重组的 gp120 蛋白亚单位疫苗（AIDSVAX B/E）加强。该方案取得的进展为未来艾滋病疫苗方案的设计指出了方向。

二、腺病毒载体

（一）腺病毒的结构和生活周期

1953 年，Rowe 等从人的扁桃体组织中第一次分离到腺病毒。腺病毒分为两个属：哺乳动物腺病毒属和禽类腺病毒属。Ad 是一种无包膜的双链 DNA 病毒,在自然界广泛分布,至今已经分离到100 种以上不同血清型的各种腺病毒,其中人的腺病毒有50 种以上。完整的腺病毒颗粒为二十面体对称结构,直径 70 ~ 90nm。衣壳含有 240 个六联体(hexon)、12 个五联体(penton)、12 根纤毛(fiber),以及一些小蛋白,如 VI、VIII、IX、IIIa 等。哺乳动物腺病毒的基因组 DNA 长约 36kb,基因组的两端各有约 100bp 的反向末端重复序列 (inverted terminal repeat, ITR)。ITR 与末端蛋白 (TP) 相结合,与基因组复制及早期基因的转录有关。

腺病毒通过其纤毛(fiber)蛋白羧基端的球状结构域与细胞表面特异性受体结合(CAR 或 CD46)[4,5],同时病毒的五邻体蛋白(peton)与细胞表面的整联蛋白(integrins)相互作用,通过细胞内吞完成病毒的内化[6]。进入细胞的腺病毒在细胞内微管的辅助下被转运至细胞核,并最终在核孔复合物前完成脱衣壳过程,然后病毒基因组被释放到细胞核内。腺病毒基因组末端结合蛋白 TP 与细胞核基质发生作用,启动基因组的转录。以病毒基因组 DNA 的复制为分界点,分为早期转录区和晚期转录区,前者有 E1A、E1B、E2、E3 和 E4 共 5 个非连续的转录单位;后者只有一个转录单位,受主要晚期启动子 (major late promoter, MLP) 调控。晚期转录单位经过 mRNA 的剪切加工,形成 L1 ~ L5 共 5 种 mRNA 家族。早期转录区各区所编码的蛋白质大多是非结构蛋白,与病毒的复制、调控以及与宿主细胞相互作用有关,而主要晚期转录区编码组成衣壳的大部分结构蛋白。病毒基因组的复制及结构蛋白的大量表达会诱导病毒开始进入子代病毒颗粒的装配阶段。胞浆中翻译的六邻体、五邻体等结构蛋白成分进入细胞核后组装成完整的病毒外壳,在基因组左端的包装信号及多种蛋白质的协助下,病毒 DNA 从左端开始包装进病毒外壳,形成成熟的病毒颗粒。在病毒感染晚期,通过破坏细胞骨架中的中间丝结构裂解细胞,从而释放子代病毒。

(二) 腺病毒载体的特点

腺病毒载体具有转导效率高、外源基因表达水平较高、基因组不整合至染色体中因而没有遗传毒性、制品稳定性较好、病毒制备工艺成熟等优点;腺病毒载体包装容量至少 5 ~ 7kb,可满足大多数抗原基因的装载需求。腺病毒载体可激发强烈的特异性细胞免疫和体液免疫,因此被广泛用于各种疫苗的研究中。最为常用的腺病毒载体是人腺病毒 5 型(Ad5)载体。由于人群中比较普遍存在抗 Ad5 的中和抗体,导致应用 Ad5 载体时的转导效率大打折扣,因此陆续发展了各种其他血清型或嵌合型的腺病毒载体。

(三) 腺病毒载体的构建和制备

早期的腺病毒载体是通过将腺病毒基因组质粒与带有腺病毒基因同源臂的穿梭质粒共转染 HEK293 细胞,经过同源重组获得重组腺病毒。当时的重组效率比较低,而且易产生野生型腺病毒。之后发展了多种商品化的腺病毒载体包装系统,使得重组腺病毒的获得变得容易。比较常用的腺病毒包装系统有 AdEasy 系统和 AdMax 系统。AdEasy 系统是在工程菌中先获得插入了外源基因的重组质粒,再转染 HEK293 细胞获得重组腺病毒;而 AdMax 系统则是通过两个质粒共转染、利用 Cre-loxP 重组酶体系直接在 HEK293

细胞中产生重组腺病毒。获得的重组腺病毒经过 PCR 鉴定、空斑纯化得到用于生产的毒种。

腺病毒载体的生产方法和工艺比较成熟，一般是用 HEK293 细胞进行生产制备。然而由于 HEK293 细胞中携带的腺病毒 *E1* 基因片段与重组进而腺病毒载体基因组中的序列有部分重复，导致发生同源重组进而产生具有复制能力的腺病毒（replication competent adenovirus，RCA）的可能。RCA 是腺病毒制品安全性的必检项目之一。改用 PER C6 细胞[5]代替 HEK293 细胞生产重组腺病毒减少了 RCA 产生的概率。

重组腺病毒的纯化步骤包括：①收集被重组腺病毒感染的细胞；②重悬于缓冲液如 PBS 中，用高压均质机或反复冻融三次破碎细胞，离心去除沉淀，收集裂解液；③用阴离子交换层析收集腺病毒峰，透析获得纯化的腺病毒制品。

（四）腺病毒载体在艾滋病疫苗中的应用

重组腺病毒载体疫苗在临床研究中主要有两个方面的应用，一是预防性疫苗，二是治疗性疫苗。美国 NIH 的在线数据库 ClinicalTrials. gov 中收录的重组腺病毒载体相关疫苗的临床研究有 43 个，针对艾滋病的共有 25 个，其中 19 个处于临床Ⅰ期阶段、6 个处于临床Ⅱ期阶段。针对病毒性病原的腺病毒载体疫苗除了 HIV 以外还有伊波拉（Ebola）、H5N1 及丙型肝炎（HCV）疫苗，这些方案还都处于临床Ⅰ期阶段。Merck 公司的 HIV 疫苗（MRK Ad5 HIV-1 gag/pol/nef）使用相同腺病毒载体免疫两次，临床前就在猴子实验中能诱导很强的 T 细胞反应，并能抵御 SIV/HIV 嵌合病毒 SHIV-89. 6P 的攻击；在Ⅰ期临床中也表现出很好的安全性和免疫原性；但是临床Ⅱb 期研究（称为 STEP 或 Merck 023/HVTN 502）发现，与安慰剂对照组相比，实验组不仅没有减少 HIV 的感染，相反，在 Ad5 中和抗体较高并且未进行包皮环切术的男性中，HIV 感染率比对照组明显增加[6,7]，从而宣告了 Merck HIV 疫苗临床试验（STEP）失败。这一结果使得 HIV 重组腺病毒载体疫苗的临床研究大多处于停滞状态。近年来使用 DNA 疫苗初免、重组腺病毒加强的 HIV 疫苗已重新获得批准，并开始了临床研究[8]。国内重组腺病毒载体疫苗还都处于临床前研究阶段，未见进入临床试验的报道。

三、腺相关病毒载体

（一）AAV 病毒的结构和生活周期

AAV 病毒是微小病毒科（Parvoviridae）家族的成员之一，是一类无包膜、二十面体结构的单链线性 DNA 病毒，直径为 20 ~ 26nm，基因组大小为 4. 7 ~ 6. 0kb。AAV 病毒最初是在腺病毒液中发现的一种“污染”成分，后发现它是一种比腺病毒小得多的病毒，往往与腺病毒伴随存在，故而称为“腺相关病毒”。

AAV 病毒具有 100 种以上血清型或变种。AAV1-6 型曾分离到病毒，而其他型或变种的 AAV 则是在基因组中发现的，并没有真正分离到病毒。根据基因组中扩增到的 AAV 病毒外壳蛋白编码基因差异程度进行型或变种的命名。AAV2 是最早发现的、也是最先改造成载体的 AAV 病毒。

以 AAV2 为例,其病毒基因组结构如图 7.2 所示。基因组的两端是两个长度 145nt 的倒转重复结构(inverted terminal repeat, ITR)。这两个元件对于 AAV 病毒的拯救、复制、包装和整合都是必不可少的。在两个 ITR 之间有两个可读框,其中上游可读框编码 4 种 Rep 蛋白(Rep78、Rep68、Rep52、Rep40),下游可读框编码 3 种 Cap 蛋白(VP1、VP2、VP3)。

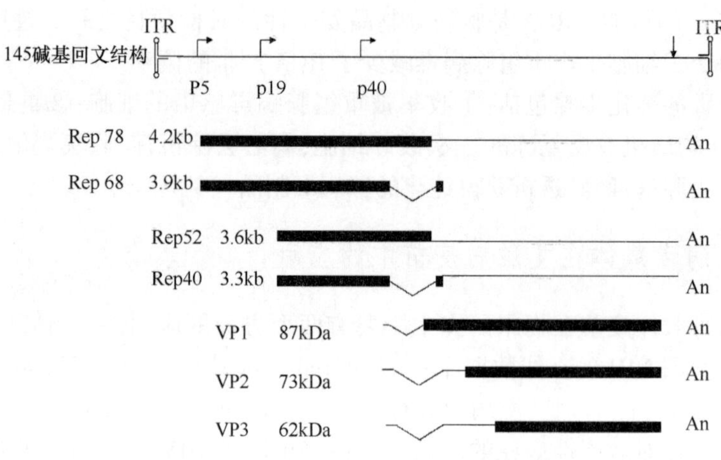

图 7.2 AAV 病毒的基因组结构示意图

Rep78 和 Rep68 蛋白由 p5 启动子起始的 mRNA 翻译而成,具有 ATP 酶和螺旋酶的功能,与 AAV 病毒基因表达的调控有关。在非允许的条件下(没有辅助病毒和刺激因素),Rep 蛋白只有微量表达,这种表达又能抑制其他基因进一步表达,因此阻止 AAV 病毒 DNA 的复制;在允许条件下(如有辅助病毒存在),Rep 蛋白的表达被激活,从而启动其他 AAV 病毒基因的表达以及 AAV 病毒从整合状态的拯救和病毒 DNA 的复制。Rep52 和 Rep40 蛋白由 p19 启动子起始的 mRNA 翻译而成,它们参与了病毒的装配,对于 AAV 病毒单链 DNA 和病毒壳粒的积累是必需的。

Cap 蛋白由 p40 启动子起始的 mRNA 翻译而成,剪切后分别编码三个结构蛋白 VP1、VP2、VP3,分子质量分别为 87kDa、73kDa 和 61kDa,在成熟毒粒中的比例大约为 1∶1∶10。VP1 对病毒颗粒的稳定性或感染性是必要的,VP2 在病毒样颗粒的装配中起重要作用,VP3 是病毒颗粒外壳的主要成分。

AAV 病毒的生活周期有两种形式。一种是潜伏感染形式。在没有辅助病毒存在的时候,AAV 病毒颗粒进入细胞后运输到细胞核,脱衣壳后有限表达 Rep 蛋白,促使病毒基因组整合到宿主染色体中形成潜伏感染状态。通过潜伏感染,AAV 病毒基因组得以同细胞共存。野生型的 AAV 病毒倾向于整合到人基因组 19 号染色体长臂的特定位置。带有 AAV 病毒潜伏感染的细胞从形态上往往看不出与未感染细胞的差别。AAV 病毒生活周期的另一种形式是产毒性感染方式,往往是在有辅助病毒(腺病毒或疱疹病毒)感染存在时发生。这时 AAV 病毒 Rep 蛋白和 Cap 蛋白都大量表达,基因组 DNA 大量复制,最后形成子代 AAV 病毒颗粒。腺病毒作为 AAV 的辅助病毒,参与提供辅助功能的基因包括 *E1A*、*E1B*、*E2A*、*E4* 和 *VA RNA*。单纯疱疹病毒提供辅助功能的基因包括 *ICP0*、*ICP4*、*UL5*、*UL8*、*UL52*、*UL29* 等。

（二）AAV 病毒载体的特点

AAV 病毒载体具有安全性好、宿主范围广、理化性质稳定及长期表达外源基因的特点，因而在基因治疗、疫苗和其他基因转移研究中都得到广泛应用。

AAV 病毒载体的良好安全性源于其不致病性，至今没有发现某种人类疾病是由 AAV 病毒感染引起的。野生型的 AAV 病毒感染细胞后倾向于整合到染色体中，这个作用是需要 Rep 蛋白参与的；而 AAV 病毒改造成载体后，重组 AAV 病毒中由于去除了 *rep* 基因，因此，这种整合特性就基本上丢失了。研究认为，AAV 病毒载体介导的整合概率 <2%，大部分 AAV 基因组在细胞内是以细胞核内染色体外附加子（episome）形式存在的。这些附加子 DNA 在细胞内有一定程度的复制，并与细胞核内的组蛋白等成分形成稳定的微染色体结构。在肌细胞、肝细胞、神经细胞等终末分化的细胞中，AAV 病毒载体介导的外源基因往往能长期稳定地表达。

与痘病毒和腺病毒等“大型”载体不同，AAV 载体是一种很“干净”的载体，表现在形成的重组病毒颗粒中基因组结构不含有任何病毒编码基因，仅保留两端 145nt 长的 ITR 元件，也就是说 AAV 病毒载体的容量几乎全部用于搭载外源基因和表达元件。而在痘病毒和腺病毒载体中，搭载的外源基因及表达元件只占载体病毒基因组的很小一部分，虽然经过改造的痘病毒和腺病毒载体可以是复制缺陷性的，但仍会有大量来自载体本身的病毒基因表达，因此形成高“背景噪声”。这些病毒基因的表达对于疫苗而言有时充当了佐剂的作用，但过多种类的病毒基因表达对于免疫系统也是一种不必要的负担。

AAV 的天然免疫原性较弱，它不激发 Ⅰ 型干扰素反应；在转导组织中激发的细胞因子和化学因子反应也短暂而有限。AAV 可以引发 TLR（Toll-like receptor）信号途径激活（如 TLR-9）。AAV 也可以与补体反应；补体 C3 和补体受体 1/2 对于 AAV 的体液免疫是必需的，而对于天然免疫反应则不需要。

机体接种 AAV 之后会发生针对 AAV 外壳或转基因产物的体液免疫反应，这些反应因靶器官、给药途径、AAV 的血清型、外源基因及表达盒和剂量设计方案不同而异。对于不同血清型 AAV 中和抗体的人群流行性调查数据显示，针对 AAV2 的中和抗体最为普遍，其次是 AAV1、AAV7 和 AAV8 最少。体内预存的或应用 AAV 载体后机体产生的中和抗体对于 AAV 载体的转导有明显的对抗作用，也是妨碍同一种血清型的 AAV 载体反复注射的主要因素。

（三）AAV 病毒载体的构建和制备

由于 AAV 病毒是微小病毒科依赖病毒属的成员，其复制需要有辅助病毒如腺病毒或疱疹病毒的参与，因此 AAV 病毒载体的包装和制备比其他病毒载体更为复杂。最早的 AAV 载体包装采用两个质粒共转染后用野生型腺病毒作为辅助病毒超感染的方法，这种方法的缺点之一是获得的 AAV 病毒载体滴度低且制品中混有腺病毒并不易除干净。之后 AAV 包装系统最大的改进是三质粒共转染方法的建立：采用携带外源基因及元件的 AAV 载体质粒、携带 AAV 编码基因 *rep* 和 *cap* 的质粒和携带腺病毒基因（*E2A*、*E4 ORF6*、*VA RNA*）的质粒共转染 HEK293 细胞，获得重组 AAV 病毒而不产生腺病毒。这种方法巧妙地利用了 HEK293 细胞中存在的 *E1* 基因对于 AAV 病毒包装的必需性,以及磷酸钙共沉淀方法对 HEK293 细胞转染的高效性,成功实现了重组 AAV 病毒的高效包装,以至于该策略至今仍是国际上 AAV 病毒载体生产的主流。然而,质粒共转染方法包装系统的缺点是需要大量提取高质量的质粒 DNA;需要熟练掌握磷酸钙共沉淀转染技术;最为严重的是不便于扩大生产规模。为了克服这些缺点,产生了多种新的 AAV 包装策略。在国内 AAV 载体的制备多采用吴小兵等发明的"一种病毒感染一株细胞"的生产策略[9]。该方法通过将载体质粒导入细胞建成稳定的载体细胞株,用辅助病毒感染载体细胞株即可把整合存在的 AAV 载体基因组从染色体中拯救出来并大量扩增,最后包装到 AAV 外壳中。该策略的主要优点是用感染代替了转染,便于扩大生产规模。

AAV 载体的纯化步骤包括:①收集转染或辅助病毒感染的细胞;②重悬于缓冲液如 PBS 中,用高压均质机或反复冻融法破碎细胞,收集细胞裂解液,离心去除沉淀;③用氯化钠\聚乙二醇法沉淀,氯仿抽提[10];④进一步用密度梯度超速离心或离子交换层析方法获得纯化的 AAV 病毒。

(四) AAV 载体在艾滋病疫苗研究中的应用

AAV 病毒载体因其体内转导效率和表达水平高以及长期表达外源基因的特点而在载体疫苗研究中受到关注和应用。首个进入临床试验的 AAV 载体介导的艾滋病疫苗是 tgAAC09,也是目前唯一的一个进入临床试验的 AAV 载体方案。该方案的 I 期临床试验结果显示 tgAAC09 具有良好的安全性,但其免疫原性比较弱。不少研究发现用 AAV 载体携带的外源基因在体内表达更多地表现出对表达产物的免疫耐受而不是免疫反应。因此,预计 AAV 载体用做疫苗载体并不理想,而更适合用于遗传病的基因治疗。

值得一提的是,用 AAV 载体在体内表达抗 HIV 病毒膜蛋白中和抗体基因的研究取得了显著效果[11]。如果能找到抗 HIV 病毒的广谱中和抗体,这一策略有望用于艾滋病的预防和治疗。

(董小岩　吴小兵)

参 考 文 献

[1] Smith G L, Mackett M, Moss B. Infectious vaccinia virus recombinants that express hepatitis B virus surface antigen. Nature, 1983,302 (5908): 490-495.

[2] Moss B, Smith G L, Gerin J L, et al. Live recombinant vaccinia virus protects chimpanzees against hepatitis B. Nature, 1984,311 (5981): 67-69.

[3] Anderson R J, Schneider J. Plasmid DNA and viral vector-based vaccines for the treatment of cancer. Vaccine, 2007,25 (Suppl 2): B24-34.

[4] Haynes B F, Gilbert P B, McElrath M J, et al. Immune-correlates analysis of an HIV-1 vaccine efficacy trial. N Engl J Med, 2012,366 (14): 1275-1286.

[5] Fallaux F J, Bout A, van der Velde I, et al. New helper cells and matched early region 1-deleted adenovirus vectors prevent generation of replication-competent adenoviruses. Hum Gene Ther, 1998,9(13): 1909-1917.

[6] Hutnick N A, Carnathan D G, Dubey S A, et al. Baseline Ad5 serostatus does not predict Ad5 HIV vaccine-induced ex-

pansion of adenovirus-specific $CD4^+$ T cells. Nat Med, 2006,15(8): 876-878.

[7] O'Brien K L, Liu J, King S L, et al. Adenovirus-specific immunity after immunization with an Ad5 HIV-1 vaccine candidate in humans. Nat Med, 2009,15(8): 873-875.

[8] 柳云帆,吴小兵,阮力. 腺病毒载体在疫苗研究中的应用. 生物技术通讯,2011,22(4):552-558.

[9] Wu Z J, Wu X B, Hou Y D. Construction of a recombinant herpes simplex virus which can provide packaging function for recombinant adeno-associated virus. Chin Sci Bull, 1999,44(5): 715-719.

[10] Wu X, Dong X, Wu Z, et al. A novel method for purification of recombinant adeno-associated virus vectors on a large scale. Chin Sci Bull, 2001,46(6): 485-489.

[11] Balazs A B, Chen J, Hong C M, et al. Antibody-based protection against HIV infection by vectored immunoprophylaixs. Nature, 2011,481(7379): 81-84.

第八章　DNA 疫苗和病毒载体疫苗的生产工艺

第一节　DNA 疫苗的生产工艺

一、抗 原 基 因

抗原基因的确定和获得是 DNA 疫苗研制的前提条件,相关疾病的抗原基因选择,主要是根据多种保护性抗原在诱导机体免疫保护过程中的作用,筛选出理想的一个或者几个抗原基因作为构建 DNA 疫苗的候选基因。据相关文献报道,通常选择病原体表面糖蛋白编码基因用以构建 DNA 疫苗。DNA 疫苗表达的蛋白质抗原在机体细胞内被正常地加工和修饰(如糖基化等),从而诱导机体对病原体产生相应的免疫反应。对于容易产生变异的病毒(HIV),选择各亚型共有的核心蛋白保护序列的编码基因构建 DNA 疫苗,抗原产生跨株系的免疫保护反应,避免病毒变异产生的免疫逃避等问题。确定 DNA 疫苗抗原基因方法有以下几种。

(1) 将亚单位疫苗的编码基因作为候选基因。亚单位疫苗已经取得一定的研究成果,有的研究已有效地用于临床实践,将编码这些抗原的基因作为候选基因是研制 DNA 疫苗有效的捷径。例如,结核杆菌的热激蛋白 P65 和抗原 85、乙肝表面抗原(HBsAg)、流感病毒的核蛋白(NP)、血凝素(HA)和基质蛋白(matrix protein)的基因目前都已作为 DNA 疫苗研制的候选基因。

(2) 从病原体中筛选保护性抗原基因。有些亚单位疫苗的抗原是明确的,可直接用于 DNA 疫苗的研制,但多数疫苗的有效成分并未得到完全确认,对于这些病原体抗原成分的分析和分离是相关 DNA 疫苗研制的关键。从病原体中筛选保护性抗原基因可采用表达文库免疫法(将特定病原体表达文库中的基因插入到相应的表达质粒中,利用基因免疫的方法筛选病原体基因组中具有免疫保护功能的基因)、免疫筛选法(用发病的机体阳性血清作为探针,在病原体 cDNA 文库中筛选抗原克隆)、水解蛋白获得与抗体特异性结合的抗原等。

二、表 达 载 体

真核表达载体作为 DNA 疫苗的主体,既要保证能够在哺乳动物细胞内实现高水平地表达目的基因,又要保证基因本身不复制并且不会整合到宿主染色体中[1]。最基本的元件包括:启动子、增强子、非甲基化的 CpG 的序列、内含子序列、翻译起始序列、转录终止序列等,这些元件都可以直接影响基因表达的效率,从而影响 DNA 疫苗的免疫效果。

(1) 超螺旋:核酸中富含 AT 区域的双螺旋易受内源性单链核酸酶影响,在分子内部形成单链区域。这些序列会促进质粒超螺旋数量的减少,导致质粒绝大部分为开环结构。

(2) 稳定性:回文序列不稳定,通常为正向或者反向重复序列。质粒含有 Z DNA-forming 序列(如 CpG 序列中嘧啶核苷酸与嘌呤核苷酸交替出现的序列),在分批发酵过程中不稳定[2,3]。在 pUC 质粒中,寡嘧啶核苷酸或寡嘌呤核苷酸序列有助于二聚物的形成,进而形成三股螺旋的 DNA 结构[4]。

(3) 复制中间产物:当起始端接近或类似巨细胞病毒启动子时反向重复容易终止,导致产生大量中间产物片段[5]。仅多拷贝质粒会出现这种现象。

(4) 真核表达:功能元件的定向会影响质粒在真核细胞中功能的发挥[6,7]。许多原核序列在真核细胞中或与真核转录因子结合时,其基因表达效果不佳[8~10]。卡那霉素抗性标示的基因已经被证实可以显著影响相邻 CMV 启动子的表达,即影响质粒的收益[11,12]。

(5) 抗生素抗性:卡那霉素抗性是大部分载体选择的标签。一般不采用氨苄青霉素抗性[13],因为部分人群对 β-内酰胺类抗生素有变态反应。在多拷贝数和/或稳定期的四环素抗性标签对大肠杆菌宿主是有毒的[14~16]。

三、DNA 疫苗发酵

DNA 疫苗工程菌的发酵不需要考虑大肠杆菌中表达蛋白药物的影响因素,而只需要考虑为细菌的增殖和重组质粒的扩增提供最适的环境条件。这是与其他蛋白质药物工程菌的不同之处[17~19]。临床研究结果显示,开环、直线型质粒 DNA 没有超螺旋质粒 DNA 治疗效果好。在分离纯化过程中,其他形式的质粒很难与超螺旋的质粒分离开。因此,发酵过程也应进行优化,以保持高比例的超螺旋质粒[20,21]。设计 DNA 疫苗工程菌的发酵工艺时的首要目标是在单位体积产量(mg/L)和单位质量产量(mg/g)方面都最大限度地获得超螺旋质粒。优化高产、经济的发酵,也有利于质粒 DNA 下游处理工艺的简化[22,23]。所以高水平发酵是质粒 DNA 生产的关键。

影响质粒 DNA 产量的因素很多,如培养基、温度、pH、溶解氧、发酵方式等,通过测定菌体浓度、碳源与氮源消耗、罐压、空气流量、搅拌转数、温度、pH、溶解氧等参数的情况,及时调节与控制,使工程菌处于增殖和质粒扩增的最优化环境[24,25]。

(一) 培养基

培养基成分可极大程度地影响超螺旋质粒的比例和产量。高密度发酵需要提供维持能量、生物量和细胞生长平衡所需的大量营养物质。科研人员对重组蛋白工程菌发酵培养基已进行了深入研究,DNA 疫苗工程菌的培养基研究在其基础上还需考虑细胞中的表达核苷酸材料和复制所需的能量,同时尽量减少其他细胞的代谢。

在制定生产质粒 DNA 的培养基配方时,应考虑超螺旋质粒的比例和产量、细菌产量、批次一致性、不能给下游纯化带来潜在的影响。发酵培养基含有碳源、氮源、各种无机盐、微量元素、生长因子(维生素、氨基酸、嘌呤和嘧啶)。应避免在培养基使用动物源性成分和抗生素。王志军等研究了营养条件对质粒 DNA 产率的影响,结果表明,葡萄糖是质粒 DNA 合成过程中较佳的碳源,蛋白胨是较佳的氮源,外源核苷也影响质粒 DNA 的产量,而在 M9G 培养基中添加了 Gly、Asp、Glu 后质粒 DNA 的产量也有所提高。C/N 比例对最终菌体量和生长速率都没有影响,但对质粒 DNA 的产量影响较大。O'Kennedy 等也报道了培养基中 C/N 比例对质粒产率、稳定性的影响,C/N 比例增大 10 倍,质粒产率也随之增大 10 倍。

丰富的培养基有时会使工程菌生长过快,质粒 DNA 没有充足的时间拷贝,造成工程菌中质粒 DNA 拷贝数减少,因此培养基浓度要控制在恰当的水平,维持工程菌较低的生长速率,一般维持 $\mu = 0.1/h$ 左右。另外,工程菌生长过快,培养液变得黏稠,传质状况很差,工程菌需要较多的能量来维持其生存环境,会带来很多副产物。基于以上原因,采用流加补料培养是比较有效的方式。

(二) 温度

发酵中除了满足工程菌的营养需要外,保持工程菌生长和重组质粒扩增的最适温度也是相当重要的。工程菌生长和重组质粒护增都是酶促反应,温度是保证酶活性的重要条件,因此发酵中必须调整适宜的温度。大肠杆菌生长的最佳温度是 37℃,在发酵初期使用低温度(30 ~ 37℃),以保证低的生长速率,使质粒有充分的时间进行复制,细菌内质粒的拷贝数增加。在发酵中后期可以提高温度至 37℃。然而,分批发酵时较低的温度(30 ~ 37℃)会降低最大比生长速率。温度过高也可诱发选择性质粒扩增。

(三) pH

培养基的 pH 是反映工程菌在一定条件下代谢活动的综合指标,是发酵的一项重要参数。发酵过程中由于工程菌的新陈代谢,会使培养液中有机酸或氨基氮积累,从而使培养液 pH 发生一定的变化。发酵的起始阶段,由于菌体产生的蛋白酶水解培养基中的蛋白胨,产生铵离子,使培养基 pH 上升呈碱性,然后随着菌体量的增多,铵离子利用增加,发酵产生的有机酸积累,使 pH 下降到酸性范围(pH 6.5 ~ 7.0)。此时的 pH 最有利于工程菌的生长,为菌体的生长阶段。菌体量达到一定的数量后,调节 pH 呈碱性(pH 7.0 ~ 7.5),有利于质粒 DNA 的合成。随着菌体量的增多、基质的耗尽、菌体蛋白酶的活跃,培养液中的氨基氮含量增加,随之培养液中 pH 上升,此时应该终止发酵。

在适合工程菌生长和质粒 DNA 扩增的条件下,菌体本身具有一定的 pH 调节能力,但是外界条件变化过于剧烈时,菌体就会失去调节能力,使培养液 pH 发生波动。根据发酵不同阶段工程菌的最适 pH 不同,一般采用中间补料的方式维持 pH 在合适的范围内。当 pH 过低时,可通过中间补加氨水、尿素、硫酸铵来调节 pH;当 pH 较高时,采用按需要补糖来控制 pH 可获得持久的高产。比恒速补糖,产量可提高 25%。比恒速即流量恒定,其最大特点是微生物进行线性生长。

(四) 溶解氧

好氧工程菌深层培养时需要适量的溶解氧以维持其呼吸代谢,溶解氧不足会造成代谢异常和产量降低,当工程菌处于对数生长期时,摄氧量往往呈现峰值,需氧量大于供氧量,此时培养液中的溶解氧值会下降,我们可以通过提高搅拌转数和/或通气流量改善溶解氧水平,必要时以降低生长速率为代价。低水平溶解氧对工程菌的生长有一定的抑制作用,但并不影响重组质粒的大量扩增,每个工程菌的中的拷贝数是增加的。过了对数生长期,工程菌的需氧量一般会减少,培养液中溶解氧浓度随之上升。过低的溶解氧会影响质粒的稳定性,研究表明,当溶氧浓度降到空气氧饱和度的 5% 时,会加速质粒的不稳定性。溶解氧浓度过大的起伏变化也会影响质粒的稳定性。

(五) 发酵方式

常用的发酵方式主要有连续式操作、分批式操作、流加式操作三种类型。连续式操作因其培养方式复杂、工程菌易退化等原因,在 DNA 疫苗的发酵中一般不采用。

1. 分批式操作

分批式操作是指培养基一次性加入发酵罐,在适宜的条件下将工程菌接入,发酵完成后将全部发酵物料取出的操作方式。分批式操作最大的优点就是工艺简单。在一个批次发酵中,所有的营养液被用来满足工程菌的生长和质粒 DNA 的复制。分批发酵需要一个合理的接种量(5%~10%)来缩短工程菌的延迟期。延迟期过后进入对数生长期,工程菌快速生长,营养成分迅速消耗。随着菌体浓度的增加,工程菌生长速度逐渐减慢,进入生长稳定期。由于发酵产物是含有高拷贝质粒 DNA 的工程菌,所以要采用有利于细菌生长的培养条件,延长对数生长期以提高产量。正如前面所讲,质粒 DNA 生产需要较低的生长速率。分批发酵生长速率的降低只能通过降低 μ_{max} 的方式,在较低温度下、在不同培养基条件下的生长都符合这一现象。分批培养时,30℃、甘油为碳源、$\mu_{max} \leq 0.3/h$,都可以有效防止有害的乙酸积累和质粒生长速率的不稳定[17]。使用高于葡萄糖浓度的甘油也不会有抑制作用,这种方式经常用于高收率的发酵工艺。研究表明,在 37℃、正常培养条件下,分批发酵的一般表达量可达 100mg/L 左右。

2. 流加式操作

流加式操作是指先将一定量的培养基加入发酵罐内,在适宜条件下将工程菌接入发酵罐中,反应过程中将特定的限制性基质按照一定的要求加入发酵罐内,以控制限制性基质或发酵参数保持恒定的操作方式。

质粒 DNA 生产最适合采用流加式操作。通过控制限制性基质的加入量,控制生长速率低于 μ_{max},调节营养成分供给方式,使其基本完全消耗,补料发酵的结果带来高的菌体表达量。渐进的补料速度能够满足菌体的需求,同时残留的营养成分几乎为零,低于抑制浓度。由于过高的营养成分造成的过度代谢反应被降低,避免了过度抑制乳酸形成。补料发酵开始于分批发酵过程阶段,工程菌被接种到初始体积培养基中,其中包含所有非限制性基质,并限定了基质的初始浓度。一旦细胞耗尽初始底物时,就开始补加限制性基质。在工业水平上,补料策略可以按事先设定的程序(线性、阶梯、指数或稳定),也可以通过控制溶氧、pH、底物浓度、代谢活性、菌体浓度等指标来制定。一些质粒流加式操作发酵工艺的研究数据表明,质粒最终浓度可达到100~250mg/L。

US5955323专利[26]公开了反馈流加过程中采用溶解氧和pH(如DO-stat和pH-stat)的自动补给方式,当溶解氧和pH高于设定值时,自动供给营养成分维持一个比较低的生长速率。22h的发酵后,质粒收率为98mg/L。US6664078专利[27]描述以溶解氧作为控制点的流加培养方式,在复合培养基和合成培养基条件下,高浓度的$MgSO_4$能够提高超螺旋质粒单体的均一性。例如,大肠杆菌DH5α生产质粒pUT649(4618bp)时,使用甘油、酵母培养基,发酵41h后,可得到质粒产量为230mg/L、菌体产量为60g DCW(菌体干重)/L的产物。

下面介绍公开的三个发酵工艺,质粒产量均大于500mg/L。

Merck(WO2005078115专利[28])公开了一个质粒DNA的制备方法:高拷贝质粒大肠杆菌采用流加式操作进行培养,高产率的工程菌选择接种到复合培养基中,高拷贝质粒大肠杆菌菌落为灰色,接种到合成培养基中,高拷贝质粒大肠杆菌菌落为米色,灰色菌落与米色菌落交叉的中心为棕色。在专利中采用是大肠杆菌DH5α菌株。通过筛选,高拷贝质粒大肠杆菌被分离确定。采用合成培养基、流加式操作进行培养,连续流加营养成分为60%或50%甘油和25%谷氨酸钠。

举例:对15L体积的培养基进行18批次流加发酵培养观察,流加液为60%甘油,恒定的流加速度,当碳消耗速率(CER)达到35mmol/L/h时开始补给,流加速度范围2~12g/L/h。当流加速度达到8~12g/L/h,质粒最大的产率为30~32μg/mg DCW(菌体干重),质粒的体积产量从0.2g/L培养液到1.3g/L培养液。专利的发酵过程在文献也有报道,7.3kb质粒体积产量高达1.6g/L, 39mg质粒/g DCW[29,30]。

Boehringer Ingelheim(WO2005097990专利[31])公布,在细菌对数生长期阶段采用指数流加方式流加合成培养基,会使工程菌的比生长速率降低,增加质粒拷贝。相比较DH5α和DH10B,大肠杆菌JM108能获得了较高的质粒产量,超螺旋质粒比例>90%。在培养液中加入0.2g/L异亮氨酸能够很好地解决缬氨酸毒性的问题,即在大肠杆菌K-12菌株中缬氨酸抑制异亮氨酸的合成。虽然异亮氨酸不是工程菌增长所必需的氨基酸,但添加异亮氨酸会使质粒产量显著增加。比较加入异亮氨酸和未加入异亮氨酸的两种流加发酵操作,两种发酵过程工程菌增长几乎相同,加入异亮氨酸质粒的收获为633mg/L,而未加入的质粒的收获为398mg/L[32,33]。质粒在relA菌株中产量普遍提高,是因为降低了对氨基酸缺乏的影响,使质粒DNA能够连续复制[34]。异亮氨酸的添加似乎也会增强这种影响。如将流加阶段分为两部分,首先指数流加方式被用于维持特定的生长速率$\mu=0.25/h$,指数速率补料10h后,采用线性常数补料10h。该工艺质粒质量产量和体积产量分别为20~30mg/g DCW和500~800mg /L。

Nature Technology Corporation(WO2006023546专利[35])公开了几种流加发酵工艺,含有质粒的大肠杆菌在补料过程中降低温度,生长速率受到限制,之后随着温度的升高,菌体继续生长以积累质粒,通过温度的调整,降低生长速率,提高了质粒的收率和纯度。这一过程利用了多拷贝质粒的温度敏感性。在首选工艺中,初始温度设定在30℃,此时质粒稳定保持在较低水平使积累生物量。在此期间,利用指数补给策略将比生长速率控制在约为$\mu=0.12/h$。当温度变为42℃,细胞OD_{600}在25~60范围内时开始诱导质粒积累,继续指数补给持续15h。温度变化前质粒产量仍然很低。温度变化后质粒的收获会大幅度提高。值得一提的是，温度变化后，在 37℃ 恒温条件下，补料液和补料方式没有改变的情况下，工程菌中质粒的累积速率明显高于工程菌的生长速率。当温度从 30℃ 调整到 42℃ 时，质粒体积产量能够达到 1.5～2.1g/L，收率也高达 43mg 质粒/g DCW。在这个工艺中，超螺旋的质粒比例高达 96%[36,37]。这个工艺比较简单，可以应用于高拷贝的 pUC 质粒，并且不需要筛选高产细胞系的单克隆。

四、DNA 疫苗裂解

经过发酵获得的大肠杆菌必须经过裂解才能将质粒 DNA 释放出来。细胞破碎的方法主要分为两类[38]：物理破碎法（加压破碎、机械研磨、超声波破碎、反复冻融、热处理）和化学破碎法（表面活性剂处理、低渗溶液处理、碱处理、溶菌酶）。

分离质粒的细胞破碎方法必须选择对质粒 DNA 损伤最小的方法，同时也要避免宿主细胞染色体 DNA 被剪切成更难与质粒 DNA 分离的小片段。因此，与纯化蛋白质之类的小分子的方法相比，用于质粒纯化的方法更为严格。从高密度菌体中释放质粒 DNA 的方法，既要考虑到质粒的完整性，又要尽可能限制难分离的杂质的释放，如大肠杆菌宿主 DNA 片段。

上述的物理和化学破碎方法已被单独或联合应用于质粒 DNA 的纯化中。目前使用最广泛的两种方法是碱裂解法和热裂解法，同时在这两种方法的使用中加入表面活性剂和溶菌酶以协助工程菌裂解。

（一）碱裂解

众所周知，Birnboim 和 Doly 碱裂解法提取质粒 DNA 在分子生物学实验室中得到了广泛应用[39]。在一些文章中探讨这种方法经过适当的调整也可以应用在 DNA 疫苗大规模制备工艺中[40～44]。

一般来讲，标准碱裂解方法中裂解时间为 5min，长时间的裂解会引起质粒 DNA 的不可逆变性。确定碱裂解时间，一是通过对裂解混合物黏度的测定，二是通过细胞数量计算与裂解时间的关系[45]。结果表明，大肠杆菌 DH5α 与裂解液混合 40s 后细胞开始完全裂解，80～120s 后染色体 DNA 完全变性。较长的反应时间会引起染色体 DNA 被剪切降解。

最适宜碱裂解的 pH 根据宿主细胞的不同和质粒的不同而不同。大规模碱裂解生产中，混合不充分会导致局部 pH 强碱性，引起质粒 DNA 不可逆的变性。剧烈的混合过程也可能损坏质粒 DNA，使染色体 DNA 破碎。在实验室规模，可用手温和地混合。在大规模制备过程中，由于大的体积量人工混合是不可能的，同时人员差异也无法保证工艺的重现性，因此，可采用机械搅拌的方式进行细胞裂解，这个裂解混合装置需要一些控制参数。US6395516[46] 专利公开了一种专门用来进行细胞裂解混合的装置，它使用挡板技术，产生低的涡轮剪切力，通过黏度系数的变化监测裂解程度。

连续流动装置已经解决了大规模生产质粒的问题，在搅拌槽中实现了大体积的温和搅拌，因为不需要批次之间的间歇操作，这个装置更容易操作。此外，可以利用中和步骤之前管路(如 US5837529[47]、US6664049[48]、WO2006060282[49])及容器(如 US6699706[50])中的停留时间来严格控制裂解反应时间。流动裂解设备如图 8.1 所示。

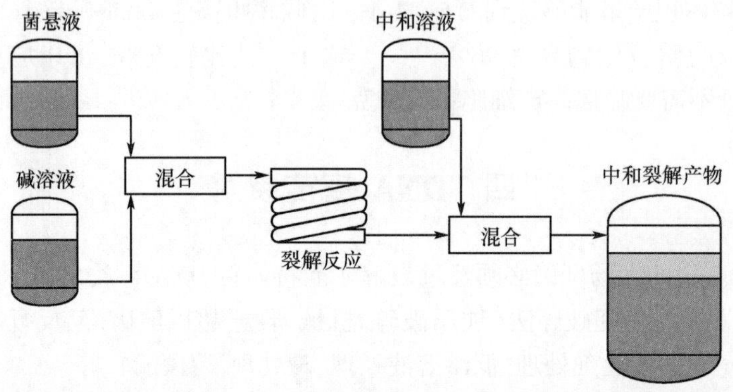

图 8.1　流动裂解设备菌悬液与碱溶液按一定比例混合,以一定的流速通过特定长度的反应管路(控制反应时间),然后再按一定比例与中和溶液中和,被中和的液体流入容器放置

(二) 热裂解

Quigley 报道将热裂解的方法应用于质粒分离,这是碱裂解法之后应用最广泛的方法[51]。Merck 公司开发了适合大规模热裂解处理的工艺方法(US6197552[52]),细菌用改良的 STET 缓冲液(50mmol/L Tris,50 ~ 100mmol/L EDTA, 8% 蔗糖,2% Triton X-100,pH 8.0 ~ 8.5)混合,制成菌悬液,按一定的流速泵入热交换器中,出口的温度能够达到 70 ~ 100℃,导致细菌的裂解。溶解产物用离心的方法去除细胞碎片、蛋白质、染色体 DNA,留下溶解的 RNA 和质粒 DNA。选择性使用溶菌酶,能够使质粒 DNA 浓度提高 4 ~ 5 倍。同时发现将 EDTA 的浓度从 50mmol/L 增加到 100mmol/L,可以降低导致质粒 DNA 开环的内源性 DNA 酶的浓度。他们还报道了热裂解获得的质粒比化学裂解更容易复性。

(三) 机械破碎

应用机械破碎方法(剪切法、超声法、匀质法、喷雾法)对质粒 DNA 的分离都不适合,因为会引起 DNA 的损伤。文献报道,应用超声法、喷雾法和匀质法都能够使质粒 DNA 完成破坏,经优化条件后采用珠磨设备破碎,结果超过 90% 的质粒 DNA 未被破坏。专利 US645528[53] 报道了碰撞射流匀质器可释放出多达 50% 的完好质粒 DNA。

使用阳离子缩合剂(如聚赖氨酸、精胺、亚精胺)能够保护 DNA 在机械破碎中免受损伤。这种缩合剂也会引起 DNA 包裹不溶性细胞碎片形成颗粒。颗粒经过清洗再溶,能够得到质粒 DNA 的浓缩液。使用缩合剂还能降低裂解溶液的黏度。

(四) 溶菌酶裂解

Merck 公司开发了一种在 20℃ 或 37℃ 条件下进行溶菌酶裂解的工艺(WO2006083721[54]),调整适当的碱性 pH,使染色体 DNA 变性。为了降低黏度,加入 PEG 使染色体 DNA 和宿主细胞碎片发生絮凝。用低速离心方法去除絮凝产物。在碱裂解过程中维持 pH 范围,降低了对剪切力的要求。因此,溶菌酶裂解质粒的过程不需要碱裂解和热裂解工艺中对设备的要求。这个方法的局限性是需要大量的重组酶,在澄清液中还残留着高浓度的基因组 DNA,给下游纯化带来困难。

(五) 自溶裂解

T4 噬菌体系统应用于细胞裂解(US20016258560[55])。在这个系统中,细胞内溶素在细胞质中表达。在细胞内溶素和细胞蛋白共表达的过程中,膜上形成了一个沟槽(跨膜缩氨酸或蛋白质),细胞内溶素可以分泌到细胞周质中。细胞内溶素含有阿拉伯糖,反复冻融后可引起大肠杆菌细胞溶解。

相对于碱裂解和热裂解方法,自溶法不会选择性地使基因组 DNA 变性。由于含有高浓度的残留基因组 DNA,裂解产物的黏度很大。对于蛋白质产品,应加入非限制性核酸酶或者在宿主周质中表达核酸酶,降低裂解产物的黏度。但这种方法不能应用在质粒产品上,因为质粒能够被核酸酶降解和损坏。同时对于蛋白质产品,自溶方法不是必须要应用的(因为高密度细胞裂解可以应用常规的设备来完成),因为碱裂解和热裂解方法是制约质粒制备工艺的瓶颈,所以自溶裂解法在质粒纯化工艺中具有巨大的应用潜能[56~58]。

五、DNA 疫苗的纯化

下游纯化工艺的目的是去除裂解液中所有杂质,获得高纯度的质粒 DNA。质粒制备的大部分成本为下游纯化的成本。高成本主要来源于以下两个方面:其一,质粒 DNA 在发酵过程产物中所含的比例非常小;其二,质粒 DNA 与宿主核酸的分离是非常困难的。因此,下游工艺的设计目标是用最小成本获得高纯度、安全的、最大收率的产品。

选择工艺时必须考虑质粒的大小。例如,大质粒(>11kb)相比较小质粒而言,终端 0.22μm 的除菌膜过滤工艺的效果非常不佳,会造成膜堵塞和较低的回收率。例如,分子质量大小为 20kb 的腺病毒转染质粒就不能选用膜过滤工艺。因此,纯化工艺的选择必须依据质粒的尺寸,参考所选择方法适用的尺寸范围灵活地选择和应用。

此外,在发酵和下游纯化工艺中要考虑质粒形态的不确定性问题,包括线性质粒、多聚体质粒、开环质粒和不可逆变性质粒。在下游纯化工艺中,或高或低的 pH 和高的剪切力都会产生非正常形态质粒 DNA,各种形态质粒 DNA 的比例与质粒 DNA 的尺寸大小有关。下游工艺最优化的设计,既要在工艺过程中限制非正常形态质粒 DNA 的产生,同时也要去除在发酵工艺和裂解工艺中产生的非正常形态质粒 DNA。

开发一个纯化工艺时,首先要确定质粒 DNA 的最终要求纯度和杂质物质的允许残留度。主要的杂质为宿主蛋白、宿主 DNA、RNA 和细菌内毒素。目前临床质粒 DNA 的质量标准在第十三章中列出。现行的工艺方法生产的质粒产品能够符合这个要求。目前仍在讨论的问题是临床应用的质粒 DNA 产品残余蛋白和宿主 DNA 的指标应更低一些。已经上市批准的蛋白质产品,残余宿主蛋白的指标为 0.1g/L,残余宿主 DNA 的指标为<100pg/剂量[59,60]。

在下游工艺中包括许多的操作步骤：核酸酶处理，选择性沉淀，杂质选择性吸附，超滤（TFF），色谱分离（阴离子交换色谱、疏水层析、亲和层析、分子筛层析），双水相。

（一）DNA 疫苗的色谱纯化前处理

1. 核酸酶处理

目前常见的方法是在裂解溶液中加入牛源性 RNA 酶降解 RNA。尽管这种方法能够明显地去除 RNA 和降解高分子 RNA，但由于引入了牛源性 RNA 酶，从安全的角度来看是不可取的，如朊病毒引起的疯牛病。事实上，人们越来越希望在发酵和纯化工艺中所使用的材料均为无动物源性材料。

为了克服这一缺点，科研人员开发了专门用于表达重组牛 RNA 酶的大肠杆菌菌株。为了不破坏细胞生长期间大肠杆菌基因的表达，重组牛 RNA 酶通过分泌信号表达在大肠杆菌周质中。裂解后，重组牛 RNA 酶与 RNA 混合将其降解。

在回收超螺旋质粒 DNA 的过程中，应用 DNA 酶能降解大肠杆菌的基因组 DNA，例如，可以在部分纯化的质粒 DNA 溶液中加入 ATP 依赖的外切核酸酶。碱裂解或热裂解时不能直接加入 DNA 酶，因为 DNA 酶通常比 RNA 酶还脆弱，会在碱性/SDS 环境下失活。因此，碱裂解或热裂解大规模生产质粒 DNA 时，不能应用 DNA 酶作为去除基因组 DNA 的方法。

科研人员已经开发出了一种利用内源性核酸酶去除基因组 DNA 的方法[61,62]。早期的方法对所有 DNA 均有损伤，质粒 DNA 相对染色体 DNA 损伤的程度要小一些，内源性核酸酶能够破坏基因组 DNA 的位点从而降解基因组 DNA。应用一些特定方法，用限制性内切核酸酶割开基因组 DNA，限制性内切核酸酶的活性是受热敏感性的甲基化酶控制的，调整温度能够使甲基化酶失活，导致基因组 DNA 降解并随后被内源性外切核酸酶消化。然而，基因组 DNA 的减少是有限的，因为现有的质粒需要重新进行设计来减到相关的酶切位点，所以这种方法没有应用的普遍性。

2. 选择性沉淀

选择性沉淀是蛋白质分离纯化的常用方法，在 DNA 疫苗生产工艺过程中也应用沉淀剂浓缩质粒。在实验室规模，经常使用异丙醇或乙醇作为沉淀剂，但在大规模生产中，大量的异丙醇或乙醇会成为火灾的隐患。

使用去垢剂溴化十六烷基三甲基铵（CTAB）作为复性剂[63,66]，可以复性和纯化裂解液中的质粒。向含有基因组 DNA、开环 DNA 和超螺旋质粒 DNA 的混合溶液中逐步添加 CTAB，应用分级沉淀的方法将质粒 DNA 与 RNA、蛋白质和细菌内毒素分开，之后调节盐离子浓度来溶解质粒 DNA。基因组 DNA、开环 DNA、线性 DNA 能够与超螺旋 DNA 分开，在于 CTAB 浓度的精确控制，因此在分级沉淀中应进行浊度和黏度的实时监控。

还可以选择聚乙二醇（PEG）作为选择性沉淀剂[67~69]。应用高分子多羟基聚合物 PEG-8000，能从裂解产物中沉淀出约 10% 的质粒。先用低浓度 PEG（4%）沉淀分离出杂质 DNA（如染色体 DNA），再用高浓度 PEG（10%）沉淀出质粒 DNA。在 DNA 疫苗生产过程中应用高盐沉淀能够去除一些 RNA 和大部分的内毒素，之后再从 PEG 沉淀中溶解质粒 DNA。

3. 选择性吸附

水合硅酸钙可以作为选择性吸附应用于染色体 DNA、开环 DNA 和其他杂质 DNA 的去除。一般应用在 CTAB 质粒复性之后的工艺。水合硅酸钙能够吸附的主要杂质为：CTAB、内毒素、基因组 DNA、质粒降解产物，吸附的其他杂质包括宿主蛋白、RNA 和去垢剂[70~74]。基因组 DNA 和开环 DNA 的吸附力大于超螺旋 DNA。吸附力的强度依赖于二价阳离子的离子强度，调整盐浓度能使开环 DNA 与吸附性极弱的超螺旋 DNA 分开。

4. 切向流过滤

在 DNA 疫苗纯化中使用切向流过滤方法（tangential flow filtration，TFF）应用到细胞收获、浓缩、缓冲液更换和小分子杂质的去除等步骤[75~78]。

碱裂解后，以 500 ~ 1000kDa 为截留分子质量、聚苯醚砜材质 0.046m^2 面积的膜包可以处理 10 ~ 15g 菌体量。在没有使用 RNA 酶的情况下，将裂解液孵化 20 ~ 24h，足够降解 RNA，然后用 TFF 方法去除。在过滤前先循环回流 10 ~ 15min，在过滤层形成一个凝胶层减少质粒的损失。

由于特定质粒的产量是可变的，所以要根据质粒的数量选择滤膜的规格而不是根据处理的菌体量，尤其对高密度发酵产物而言，根据菌体量确定的滤膜规格可能导致滤膜面积不够处理现有的质粒产量。

（二）色谱纯化

目前应用几种不同原理的色谱层析，能够有效减少相关杂质含量，制备出符合临床要求的质粒 DNA 产品。传统的色谱层析在质粒 DNA 纯化上应用的局限性是对质粒 DNA 吸附能力较低，低结合力限制了层析方法应用于大规模质粒制备。

1. 离子交换层析

阴离子交换色谱特别适合对聚阴离子结构质粒 DNA 的捕获。在阴离子交换树脂上所带的正电荷与带负电荷的质粒 DNA 相互作用，通过增加离子强度的洗脱液选择性地洗脱，可以去除杂质、回收质粒 DNA。阴离子交换色谱能使质粒 DNA 和蛋白质及小分子的核酸片段分开，但对于大尺寸的 DNA 分子，包括质粒 DNA 和宿主 DNA 的分离比较困难。

目前存在多种商业化的阴离子交换树脂，根据其所携带的官能团可将阴离子交换剂分为强、弱两种。强阴离子填料具备强的位点，在宽的 pH 范围内均能保存带正电荷的状态。季铵（Q）是最常见的强离子交换剂官能团。弱阴离子交换介质，如 DEAE，在高 pH 条件下处于去质子化状态，使其失去自身正电荷[79~85]。

质粒 DNA 与阴离子交换介质表面发生相互作用导致质粒 DNA 与阴离子交换介质结合。因为对于大分子质量的质粒 DNA 扩散速度是比较慢的，结合只能发生在表面上，这就限制了载量和结合的能力。所以许多专利文献都致力于提高质粒 DNA 载量的研究[86~95]。例如,改良阴离子交换树脂(Fractogel® EMD TMAE),相对于常规阴离子交换树脂来说,阴离子交换树脂的结合能力得到了改善;在开始阴离子层析前,加入 1% PEG-8000 于质粒 DNA 溶液中,阴离子交换色谱的质粒 DNA 的回收率从 20% 提高到 80% 。阴离子交换膜(Pall Mustang™ Q)能够增加质粒 DNA 载量和流速,相对于传统的阴离子交换介质,吸附能力提高 20 ~25 倍,流速提高 55 ~550 倍。

2. 体积排阻层析

体积排阻层析又称分子筛层析,其原理是根据分离物的分子大小进行分离。体积排阻层析弥补了离子交换色谱不能彻底去除染色体 DNA 碎片和内毒素这一缺点。选择合适的填料(Sephacryl S1000)可以将 DNA 分子与 RNA 分离,去除内毒素。但这取决于质粒 DNA 和基因组 DNA 的相对浓度,相对浓度较低可以提高质粒 DNA 和基因组 DNA 的分辨率。利用串联体积排阻色谱相当于增加了柱长,因此可提高质粒 DNA 和基因组 DNA 的分辨率,但此法因有较高的稀释作用而导致回收率降低。低流速和较小的上样体积可提高分离效率,由于蛋白质的存在,体积排阻色谱纯化质粒 DNA 处理量低而限制了其应用。含不纯物较少的样品在增加浓度后可提高处理量。另外,体积排阻色谱兼有脱盐之效,可用于更换缓冲液体系,因此体积排阻色谱应该作为质粒 DNA 下游工艺中最终纯化步骤之一。

3. 疏水层析

疏水色谱是利用超螺旋质粒同其他分子的疏水性不同而进行分离的。在高盐浓度下,质粒 DNA 分子紧紧缠绕在一起,疏水碱基折叠并隐藏于双螺旋之中,质粒同填料未发生疏水作用便被洗脱下来,这是由于铵离子的筛过效应减少了 DNA 骨架上磷酸基团的静电排斥作用。其他的污染物如宿主 DNA 在碱裂解中大多转变为单链,RNA 分子本质为单链分子,而开环和线性质粒因为含有更多的单链成分、单链核酸因为有更多的疏水基团暴露出来,与填料发生不同程度的疏水作用,从而可以与质粒 DNA 分子分离开来。内毒素分子中存在类脂 A,可同疏水填料发生疏水交互作用,提示疏水色谱可用来去除残余的内毒素[96~99]。

4. 金属螯合亲和层析

利用金属螯合亲和层析(immobilized ion affinity chromatography,IMAC)可以选择性地去除质粒 DNA 中的核酸杂质。二价铜-亚氨基二乙酸(IDA)树脂对质粒 DNA 和基因组 DNA 的结合力较弱,对单链 RNA 和单链 DNA 有较强的结合能力[100~102],通过热变性,能使基因组 DNA 变成单链 DNA,与质粒 DNA 分开,使基因组 DNA 的残留量达到 <0. 00008% 。

5. 双水相体系

Albertsson 在 1962 年首次提出利用双水相体系(aqueous two phase system,ATPS)可以分离核酸和其他生物大分子。ATPS 应用在质粒 DNA 的纯化,采用聚合物-盐系统(PEG-磷酸钾)和聚合物-聚合物系统(热分离双相聚合物-左旋糖苷),通过调整系统参数

(聚合物的分子质量、离子强度等)使质粒 DNA 在一个水相中,杂质在另一个水相中,从而达到分离的目的。ATPS 通常应用在裂解后第一步纯化步骤中[103~108]。

对未澄清的碱裂解溶液直接采用 PEG-盐溶液 ATPS 分离质粒 DNA,质粒 DNA 相分离后,ATPS 仍然可以反复应用。

第二节　病毒载体疫苗的生产工艺

一、病毒载体疫苗工艺流程

以病毒为载体的预防用活疫苗是指将外源目的基因片段构建在病毒载体中,重组后的病毒载体导入机体后可表达目的蛋白,目的蛋白通过刺激机体产生特异性免疫学反应而达到预防某种疾病的目的。相对传统疫苗,病毒载体为新型疫苗,还处于临床或临床前研究阶段。《预防用以病毒为载体的活疫苗制剂的技术指导原则》[109]要求所使用的病毒载体、生产用细胞、目的基因等信息清楚、明确,表达产物的分析方法要准确、可控。病毒载体疫苗下游生产工艺在传统疫苗基础上,借助于现代发展的生产设备、检测手段逐步完善起来。

二、腺病毒载体疫苗的生产工艺

腺病毒是病毒载体疫苗中常用的病毒载体,它的优点在于转染效率高、可操作性好、能携带较大的目的基因片段、可制备高效价的病毒颗粒,易于工业化生产,既能感染分裂期细胞,也可感染非分裂期细胞,具有安全、致病性低等优点。重组腺病毒的产率高,规模化生产工艺成熟,制剂稳定性好,有效促进了其规范的应用[110,111]。常用的细胞系为人胚肾细胞(HEK293)、人胚胎视网膜细胞(PER. C6)、人肺腺癌细胞(A594)。下面以 HEK293 为例加以说明。

(一) 293 细胞培养

293 细胞是用 5 型腺病毒 75 株系转化,含有 Ad5 E1 区的人胚肾细胞。它是加拿大 McMaster 大学的 Graham 与 Miley 于 1976 年用 DNA 转染技术构建而成的。293 细胞是贴壁依赖型成上皮样细胞,表现出典型的腺病毒转化细胞的表型,细胞允许 Ad5 和其他血清型腺病毒在其上增殖。293 细胞为人亚三倍体细胞系。293 细胞在无 Ca^{2+} 或含 Ca^{2+} 培养基中可同样生长,也可生长在血清浓度降低的培养基中。293 细胞一般为贴壁培养,通过驯化后可以无血清悬浮培养。293 细胞大规模贴壁培养可以通过转瓶、填充床反应器、微载体培养实现。

转瓶培养:一般用于小量培养到大规模培养的过渡阶段,或作为生物反应器接种细胞准备的一条途径。与传统静止单层培养相比,转瓶具有三大优点:为细胞提供较大的生长表面;轻微的转动可以防止培养液中形成的某些成分对细胞生长可能产生的影响;细胞大部分时间仅覆盖一薄层培养液,有利于气体交换。293 细胞的转瓶培养过程中,由于293细胞对生长环境的改变较为敏感,细胞容易成团,因此维持稳定的温度、酸碱度和转动速度对细胞正常、均匀生长至关重要。在5~6天的培养周期中,细胞量可增殖20倍。

填充床反应器培养:此种培养方式中,细胞贴附于固定的表面生长,不因为搅拌而跟随培养液一起流动,因此比较容易更换培养液,不需要特殊的分离细胞和培养液的设备,可以采用灌流培养获得高细胞密度,能有效地获得一种产品;但扩大规模较难,不能直接监控细胞的生长情况,故多用于制备用量较小、价值高的生物药品。

NBS公司的CelliGen反应器是常用的填充床生物反应器,用于细胞的贴壁培养时可使用篮式搅拌系统和圆盘状载体。此载体是直径6mm的无纺聚酯纤维圆片,具有很高的表面积与体积比($1200cm^2/g$),有利于获得高细胞密度。篮式搅拌系统和载体培养是目前贴壁细胞培养使用最多的方式,除用于293细胞的培养外,还用于杂交瘤细胞培养、HeLa细胞培养、CHO细胞培养及其他细胞培养。此种方式培养293细胞,细胞接种后贴壁快,接种1h后细胞贴壁率可达98%以上,采用灌流培养。整个培养周期7~10天,细胞增殖25~50倍。

微载体培养:微载体是目前公认的最有发展前途的一种动物细胞大规模培养技术,其兼具悬浮培养和贴壁培养的优点,放大容易。目前微载体培养广泛用于培养各种类型细胞,生产蛋白质产品,如293细胞、成肌细胞、Vero细胞、CHO细胞。常用商品化微载体有三种:Cytodex、Cytopore和Cytoline。

常用的微载体生物反应器为:贝朗公司的BIOSTAT反应器,使用双桨叶无气泡通气搅拌系统;NBS公司的CelliGen、CelliGen Plus™和Bioflo3000反应器,使用Cell-lift双筛网搅拌系统。GE公司的WAVE生物反应器使用中空纤维实现灌注培养。这几种系统都能实现培养细胞和收获产物的有效分离。微载体培养293细胞,首先要选择合适的微载体类型和搅拌速度。接种细胞可用1L Spinner微载体培养系统或是其他贴壁培养方式准备,采用灌流培养,培养周期10~15天,能达到的细胞密度为$5\times10^6\sim1\times10^7$/ml。

无血清悬浮培养:无血清悬浮培养是用已知人源或动物来源的蛋白或激素代替动物血清的一种细胞培养方式,它能减少后期纯化工作,提高产品质量,正逐渐成为动物细胞大规模培养的研究新方向。要实现293细胞无血清悬浮培养,必须先将贴壁培养293改造为悬浮培养293S细胞并寻找适合高密度无血清培养的培养液配方。

悬浮培养时,由于缺少血清和蛋白的保护作用,293S对剪切力的敏感度增加,难以达到高密度培养,导致293S产生病毒的数量比贴壁培养低5~10倍左右。细胞接种后,灌流培养7天,达到细胞密度5×10^6/ml,增殖5~10倍。

(二)接种、培养细胞和收获

将细胞从工作细胞库中取出,使细胞解冻,并在恒湿箱中在37℃和10% CO_2条件下增殖。每2~4天进行一次传代培养,直至达到能够接种的细胞密度,在生物反应器中首先加入细胞培养液。当运行条件稳定时接种细胞,细胞培养条件根据不同的细胞条件有所不同,一般为搅拌速度为100~250r/min;pH在6.7~7.7,温度为34~37℃;DO为20%~60%,根据不同的细胞条件,操作人员有能力优化培养的各种参数。随着细胞的生长,生物反应器罐体内葡萄糖浓度逐步降低,乳酸浓度逐步上升;当罐体内葡萄糖浓度降低至 1.0~1.5g/L 时开始灌流培养,往罐体内灌加和流出一定速度的培养液并维持罐体内葡萄糖浓度为 1.0g/L 左右。

腺病毒生产优化中遇到的一个问题是所谓的“细胞密度效应”。在分批模式操作中,一些参考文献提示在腺病毒生产中存在感染时的最佳细胞密度。最佳密度为 5×10^5 ~ 1×10^6 个细胞/ml。在一批搅拌罐生物反应器中产生腺病毒(Ad5),直至大约 9×10^5 个细胞/ml 时,每个细胞的病毒生产率仍保持恒定,但是在大约 1×10^6 个细胞/ml 时突然下降。超过 2×10^6 个细胞/ml 时,无感染性病毒颗粒可检测出。产量随感染的细胞密度而下降。在连续培养操作中,感染时的最佳细胞密度为 1×10^7 个细胞/ml。

当生物反应器内的细胞量达到 1×10^6 ~ 1×10^7 个/ml 时即接种重组腺病毒。接种病毒之前,用病毒培养液置换反应器内的细胞培养液;接种病毒,其 MOI 为 30~300。接种病毒后,当葡萄糖浓度下降至 1.0~1.5g/L 时开始灌流培养,通过灌加和流出一定体积的培养液,维持反应器灌体内葡萄糖浓度为 1.0g/L 左右。

接种病毒后定期取样,检测罐体内培养液中病毒浓度,当病毒浓度达到一定浓度(如 1×10^{10} vp/ml)时,开始收集病毒悬液。

(三) 细胞裂解

腺病毒的裂解特性可以有两种不同方式的病毒产生。第一种方式是在细胞裂解之前收获病毒,应用外部因素裂解细胞。第二种方式是在通过产生的病毒(几乎)完成细胞裂解之后收获病毒上清(例如,专利 US6485958,其描述了不用外部因素裂解宿主细胞而收获腺病毒)。对于后一种方式,需要较长时间以实现完全的细胞裂解及因此的病毒高产量。但宿主细胞内含物逐步释入培养基中对于获得的病毒的完整性和产量是不利的。一般选择应用外部因素裂解细胞以收获腺病毒。

裂解方法有反复冻融、固体剪切、高渗/低渗裂解、液体剪切、超声处理、高压挤压、去污剂裂解,以及上述方法的组合等。常规操作使用 0.1%~5% (m/V) 范围的 Triton X-100 去污剂。也可加入 1~100IU/ml 范围浓度的核酸酶用于除去大部分细胞碎片、核酸,从而降低细胞裂解物的黏度。

(四) 超滤

将得到的细胞悬液离心或过滤后,从细胞裂解物中除去细胞碎片及其他杂质,使裂解液得到澄清,通过切向流超滤浓缩,截留分子质量为 300kDa 或 500kDa,将裂解液浓缩并更换浓缩液的溶液体系,为柱层析做准备。

(五) 色谱纯化

由于腺病毒的带电性,一般选择阴离子交换层析,强阴离子交换介质 Source 15Q、弱阴离子交换介质 DEAE 都可以选择,接下来用分子筛对病毒进一步纯化,更换缓冲体系。此外,还有文献报道使用阴离子交换层析与流化床层析柱一起纯化腺病毒颗粒;阴离子交换膜层析产物(如 Pall 公司 Mustang™ 系列)也适合纯化腺病毒颗粒。

(六) 佐剂

腺病毒载体用作疫苗,存在于药物可接受赋形剂和(或)稀释剂中。佐剂作为辅料,进一步增加对于应用的抗原决定簇的免疫应答,如磷酸铝佐剂。

三、腺相关病毒载体的生产工艺

腺相关病毒(adeno-associated virus, AAV)属微小病毒科(Parvoviridae),是一种依赖性病毒(dependovirus)。因其最初是在纯化的腺病毒液中发现的一种污染成分,故而得名。已发现 AAV 至少有 8 种血清型,即 AAV1 ~ AAV8。目前通用的 AAV 载体都是基于第 2 血清型,即 AAV2。AAV2 基因组为 4681 个核苷酸组成的单链 DNA,正负链 DNA 均可以相同的效率被包装到病毒颗粒中,包装出的病毒在感染性上没有差别。基因组的两末端为 145bp 的倒转末端重复序列(inverted terminal repeat, ITR)。其作为病毒疫苗载体具有如下优势:①安全性好,未发现人类疾病与野生型 AAV 相关;②宿主范围广,可转导分裂细胞和非分裂细胞;③野生型 AAV 可整合到人基因组 19 号染色体上的特定部位(无功能区);④基因组小,便于用常规的重组 DNA 技术进行操作;⑤物理性质稳定,56℃不被灭活,能抵抗多种有机溶剂的处理;⑥能在宿主体内长期稳定的表达外源基因;⑦免疫原性弱。研究表明,AAV2 对多种组织细胞都具有较好的转导效率。在猴子的实验中表达可持续 5 年以上。因此,AAV2 被认为是病毒疫苗很有前途的载体。迄今为止,全球有大约 50 个临床试验正在进行中,包括Ⅰ期和Ⅱ期阶段,其中对前列腺癌的研究已经进入Ⅲ期。逐步增长的临床试验数从侧面反映了对其生产能力和效率需求的提升[112,113]。

常用的细胞系为人胚肾细胞(HEK293)、非洲绿猴肾细胞(Vero)、人宫颈癌细胞(HeLa),辅助病毒为腺病毒或疱疹病毒,含有 AAV2 基因组两端的 ITR 穿梭载体质粒。

(一) 载体细胞株的构建、培养及收集

将获得的抗原基因插入到穿梭质粒的多克隆位点,并将获得的重组质粒导入包装细胞,利用载体骨架上的抗性基因进行选择培养,得到稳定传代并携带重组载体质粒的细胞株。

接种 HEK293 至专用发酵罐中,当 HEK293 细胞培养到适当的密度时,将适量的 rAAV 质粒加入发酵罐中,进行转染培养。质粒要转染时,发酵罐暂时停止转动,加入质粒后作轻微搅拌后,再停止 1h,再轻微搅拌几次,再停止 1h,在 5 ~6h 内,每小时进行相同操作,使 HEK293 细胞能很好地受到 rAAV 转染,直至大部分细胞受到转染。监测发酵培养中各项参数指标(如氧分压、二氧化碳分压、发酵 pH、温度、葡萄糖浓度、氨浓度、呼吸比等)。培养过程中不断补充新鲜的培养基。当 HEK293 与 rAAV 质粒全部转染时,肉眼观察,可见大量细胞呈簇状,此时通过过滤或离心收集细胞。

(二) 细胞破碎

收集细胞经匀浆机(或超声波)破碎,将得到的细胞悬液离心或过滤后,从细胞裂解物中除去细胞碎片及其他杂质,使裂解液得到澄清,通过切向流超滤将裂解液浓缩,并更换浓缩液的溶液体系,为柱层析做准备。

(三) 色谱纯化

由于腺相关病毒带电性,可以选择阴离子交换层析,接下来用分子筛对病毒进一步纯化,更换缓冲体系。AAV2 载体的主要受体是硫酸肝素糖蛋白,常用于选择的分离介质是肝素亲和介质。最后将病毒液转移至透析袋,在 4℃ 下透析,后经安全性和生物活性检测,即得到所需的 GMP 条件下重组腺相关病毒载体产品。

四、痘病毒载体疫苗的简单工艺

痘病毒为病毒颗粒较大的一类 DNA 病毒,结构复杂。病毒粒呈长方形或椭圆形。有核心、侧体和包膜,核心含有与蛋白结合的病毒 DNA。DNA 为线型双链,鸟嘌呤和胞嘧啶碱基含量低。病毒粒中有 30 种以上的结构蛋白和几种酶,核心蛋白中含依赖于 DNA 的 RNA 多聚酶。病毒在细胞质内增殖,形成包涵体,病毒粒由微绒毛或由细胞裂解而释放。痘病毒是另一种有希望的病毒载体,人类已经使用天花疫苗成功地消灭了天花,因此该病毒载体的安全性较高[114,115]。最常用是痘苗病毒安卡拉株和纽约株。我国也有人使用痘苗病毒复制型天坛株和痘苗病毒复制缺陷型天坛株,二者均能在鸡胚细胞中良好繁殖,后者在人源细胞中不能繁殖或繁殖很差,但保留良好的免疫原性,两者均可作为研发艾滋病疫苗的病毒载体,后者的安全性好于前者。

(一) 原代鸡胚成纤维细胞(CEF)的制备

取 8 ~ 10 日龄受精 SPF 鸡蛋,在层流罩中用镊子无菌取出鸡胚,放入平皿,去除头及内脏,用洗胚液清洗后,用剪子将胚胎剪碎成 2 ~ 3mm 组织块,加胰蛋白酶 37℃ 消化适当时间,倒出上层胰蛋白酶液体,加入细胞分散液,用吹打管反复吹打,制备成鸡胚细胞悬液,过滤到细胞生长液瓶中,充分摇匀后,分到细胞培养转瓶中。

(二) 病毒接种、培养、收获和纯化

1. 病毒接种和培养

取转瓶中的细胞悬液,显微镜下进行细胞计数,根据计数结果,接种适量稀释的工作种子批毒种,充分摇匀后置 33 ~ 35℃ 培养 96 ~ 120h,观察细胞病变。

2. 细胞收获

镜下观察 CEF 细胞发生全病变后,将转瓶中的培养液倒出,加入玻璃珠和适量生理

盐水,摇动转瓶将细胞全部摇下,即为细胞收获液。

3. 病毒收获

将细胞收获液经 4000r/min 离心沉淀后,用 Tris-HCl 重新悬浮细胞,倒入不锈钢研磨缸中,在冰浴条件下研磨破碎细胞,再经超声破碎后加入适量胰酶,经 37℃一定时间消化,4℃ 离心,取上清液,即为病毒收获液。

4. 病毒纯化

将病毒收获液用 20%~50% 蔗糖密度梯度,于 4℃ 13500r/min 离心,弃上清液,用 PBS-生理盐水悬浮沉淀,并用低能量超声波分散病毒,即为病毒原液,经检验后储存在-60℃以下。

5. 成品制备

病毒原液检定合格后,加入适量保护剂,冻干制备成成品,进行成品项目检定。

(殷玉和　孔　维　刘保奎)

参 考 文 献

[1] Carnes A E, Williams J A. Plasmid DNA manufacturing technology. Recent Patents on Biotechnology, 2007,1(2): 151-166.

[2] Bichara M, Schumacher S, Fuchs R P. Genetic instability within monotonous runs of CpG sequences in *Escherichia coli*. Genetics,1995, 140(3):897-907.

[3] Cooke J R, McKie E A, Ward J M, et al. Impact of intrinsic DNA structure on processing of plasmids for gene therapy and DNA vaccines. J Biotechnol,2004, 114(3): 239-254.

[4] Kato M. Polypyrimidine/polypurine sequence in plasmid DNA enhances formation of dimer molecules in *Escherichia coli*. Dimerization of plasmid DNA in *Escherichia coli*. Mol Biol Rep,1993, 18(3):183-187.

[5] Levy J. Avoidance of undesirable replication intermediates in plasmid propagation US Patent. US20046709844 (2004).

[6] Leite J P, Cousin C, Heysen A, et al. Negative effect of a cis-acting pBR322 element on adenovirus E1a gene expression. Gene,1989, 82(2):351-356.

[7] Peterson D O, Beifuss K K, Morley K L. Context-Dependent Gene expression: *cis*-acting negative effects of specific prokaryotic plasmid sequences on eukaryotic genes. Molec Cell Biol,1987, 7(4):1563-1567.

[8] Tully D B, Cidlowski J A. pBR322 contains glucocorticoid regulatory element DNA consensus sequences. Biochem Biophys Res Commun,1987, 144(1):1-10.

[9] Ghersa P, Whelan J, Pescini R, et al. Commonly used cat reporter vectors contain a cAMP-inducible, cryptic enhancer that co-operates with NF-kappa B-sites. Gene,1994, 151(1-2):331-332.

[10] Kushner P J, Baxter J D, Duncan K G, et al. Eukaryotic regulatory elements lurking in plasmid DNA: the activator protein-1 site in pUC. Mol Endocrinol,1994, 8(4):405-407.

[11] Brandsma J L. DNA vaccine design. Methods Mol Med, 2006, 127:3-10.

[12] Williams J A, Luke J, Johnson L, et al. pDNAVACCultra vector family: high throughput intracellular targeting DNA vaccine plasmids. Vaccine,2006, 24(21):4671-4676.

[13] Williams J A. WO2006078979 2006

[14] Snyder L A, Satishchandran C. Chimeric kanamycin resistance gene. US Patent. US5851804 (1998)

[15] Chiang C S, Bremer H. Stability of pBR322-derived plasmids. Plasmid,1988, 20(3):207-220.

[16] Valenzuela M S, Siddiqui K A, Sarkar B L. High expression of plasmid-encoded tetracycline resistance gene in *E. coli* causes a decrease in membrane-bound ATPase activity. Plasmid,1996, 36(1):19-25.

[17] Valenzuela M S, Ikpeazu E V, Siddiqui K A. *E. coli* growth inhibition by a high copy number derivative of plasmid pBR322. Biochem Biophys Res Commun,1996, 219(3):876-883.

[18] Carnes A E. Fermentation design for the manufacture of therapeutic plasmid DNA. BioProcess Intl,2005, 3:36-41.

[19] Lin-Chao S, Bremer H. Effect of the bacterial growth rate on replication control of plasmid pBR322 in *Escherichia coli*. Mol Gen Genet,1986, 203(1): 143-149.

[20] O'Kennedy R D, Baldwin C, Keshavarz-Moore E. Effects of growth medium selection on plasmid DNA production and initial processing steps. J Biotechnol,2000: 76(2-3):175-183.

[21] Dorman C J, Barr G C, Bhriain N N, et al. DNA supercoiling and the anaerobic and growth phase regulation of tonB gene expression. J Bacteriol,1988, 170(6): 2816-2826.

[22] Goldstein E, Drlica K. Regulation of bacterial DNA supercoiling: plasmid linking numbers vary with growth temperature. Proc Natl Acad Sci USA,1984, 81(13):4046-4050.

[23] Hopkins D J, Betenbaugh M J, Dhurjati P. Effects of dissolved oxygen shock on the stability of recombinant *Escherichia coli* containing plasmid pKN401. Biotechnol Bioeng,1987, 29(1): 85-91.

[24] Namdev P K, Irwin N, Thompson B G, et al. Effect of oxygen fluctuations on recombinant *Escherichia coli* fermentation. Biotechnol Bioeng,1993, 41(6): 666-670.

[25] Durland R H, Eastman E M. Manufacturing and quality control of plasmid-based gene expression systems. Adv Drug Deliver Rev,1998, 30(1-3): 33-48.

[26] Lahijani R, Hulley G, Soriano G, et al. High-yield production of pBR322-derived plasmids intended for human gene therapy by employing a temperature-controllable point mutation. Hum Gene Ther,1996, 7(16):1971-1980.

[27] Chen W. Automated high-yield fermentation of plasmid DNA in *Escherichia coli*. US5955323 (1999).

[28] Schmidt T, Friehs K, Flaschel E, et al. Method for the isolation of ccc plasmid DNA. US Patent. US20036664078 (2003).

[29] Chartrain M, Bentley L K, Krulewicz B A, et al. Process for large scale production of plasmid DNA by *E. coli* Fermentation. WO2005078115 (2005).

[30] Listner K, Bentley L K, Chartrain M. A simple method for the production of plasmid DNA in bioreactors. Methods Mol Med,2006, 127:295-309.

[31] Listner K, Bentley L, Okonkowski J, et al. Development of a highly productive and scalable plasmid DNA production platform. Biotechnol Prog,2006, 22(5):1335-1345.

[32] Huber H, Weigl G, Buchinger W. Fed-batch fermentation process and culture medium for the production of plasmid DNA in *E. coli* on a manufacturing scale. WO2005097990(2005).

[33] Lawther R P, Calhoun D H, Adams C W, et al. Molecular basis of valine resistance in *Escherichia coli* K-12. Proc Natl Acad Sci USA,1981, 78(2):922-925.

[34] Andersen D C, Swartz J, Ryll T, et al. Metabolic oscillations in an *E. coli* fermentation. Biotechnol Bioeng,2001, 75(2):212-218.

[35] Wegrzyn G. Replication of plasmids during bacterial response to amino acid starvation. Plasmid,1999, 41(1):1-16.

[36] Carnes A E, Williams J A. Process for plasmid DNA fermentation. World Patent Application. WO2006023546 (2006).

[37] Carnes A E, Hodgson C P, Williams J A. Inducible *Escherichia coli* fermentation for increased plasmid DNA production. Biotechnol Appl Biochem,2006, 45(Pt3):155-166.

[38] Plasmid DNA for vaccine manufacture: high-yield production and rapid analysis. Downstream 41: 8-11. 2007 General Electric Company.

[39] Stanbury P F, Whitaker A, Hall S J. Principles of Fermentation Technology. 2nd ed. 2003. Burlington MA: Butterworth-Heinemann.

[40] Birnboim H C, Doly J. A rapid alkaline extraction procedure for screening recombinant plasmid. DNA. Nucleic Acids Res,1979, 7(6):1513-1523.

[41] Eon-Duval A, Gumbs K, Ellett C. Precipitation of RNA impurities with high salt in a plasmid DNA purification process: use of experimental design to determine reaction conditions. Biotechnol Bioeng,2003, 83(5): 544-553.

[42] Shamlou P A. Scaleable processes for the manufacture of therapeutic quantities of plasmid DNA. Biotechnol Appl Biochem,2003, 37(3): 207-218.

[43] Levy M S, O'Kennedy R, Shamlou P A, et al. Biochemical engineering approaches to the challenges of producing pure plasmid DNA. Trends Biotechnol,2000, 18(7): 296-305.

[44] Ferreira G N, Cabral J M, Prazeres D M. Development of process flow sheets for the purification of supercoiled plasmids for gene therapy applications. Biotechnol Prog,1999, 15(4): 725-731.

[45] Ciccolini L A S, Shamlou P A, Titchener-Hooker N. A mass balance study to assess the extent of contaminant removal achieved in the operations for the primary recovery of plasmid DNA from *Escherichia coli* cells. Biotechnol Bioeng,2002, 77(7): 796-805.

[46] Ciccolini L A, Shamlou P A, Titchener-Hooker N J, et al. Time course of SDS-alkaline lysis of recombinant bacterial cells for plasmid release. Biotechol Bioeng,1998, 60(6): 768-770.

[47] Nienow A W, Hitchock A G, Riley G L. Vessel for mixing a cell lysate. US20026395516 (2002).

[48] Wan N C, McNeilly D S, Christopher C W. Improved *E. coli* plasmid DNA production. US5837529 (1998).

[49] Chevalier M. Method and device for cell lysis. US Patent. US20036664049 (2003).

[50] Detraz N J F, Rigaut G. Mixing devices for chemical lysis of cells. WO2006060282 (2006).

[51] Brooks R C. Cell lysis method using a vortex mixer. US Patent. US20046699706 (2004).

[52] Holmes D S, Quigley M. A rapid boiling method for the preparation of bacterial plasmids. Anal Biochem,1981, 114(1):193-197.

[53] Lee A L, Sagar S. Method for large scale plasmid purification. US Patent. US20016197553 (2001).

[54] Jem K J. Mechanical disruption of bacterial cells for plasmid recovery. US Patent. US20026455287 (2002).

[55] Boyd D B, Kristopeit A J, Lander R J, et al. Upstream and a downstream purification process for large scale production of plasmid DNA. WO2006083721 (2006).

[56] Leung W S, Swartz J R. Process for bacterial production of polypeptides. US Patent. US520016258560(2001).

[57] Cooke G D, Cranenburgh R M, Hanak J A J, et al. A modified *Escherichia coli* protein production strain expressing staphylococcal nuclease, capable of auto-hydrolysing host nucleic acid. J Biotechnology,2003, 101(3): 229-239.

[58] Huisman G W, Luo L Z, Peoples O P. Microbial strains and process for the manufacture of biomaterials. US Patent. US2004014197 (2004)

[59] Boynton Z L, Koon J J, Brennan E M, et al. Reduction of cell lysate viscosity during processing of poly (3-hydroxyalkanoates) by chromosomal integration of the staphy-lococcal nuclease gene in Pseudomonas putida. Appl Environ Micro, 1999,65(4): 1524-1529.

[60] CBER draft guidance, Guidance for FDA Review Staff and Sponsors Content and Review of Chemistry, Manufacturing, and Control (CMC) Information for Human Gene Therapy Investigational New Drug Applications (INDs)

[61] Wolter T, Richter A. Assays for controlling host-cell impurities in biopharmaceuticals. Bioprocess International,2005, 2: 2-6.

[62] Hanak J A J, Williams S G. Purification of cellular components that are substantially RNA free. US Patent. US20046780632 (2004).

[63] Cooke G D, Cranenburgh R M, Hanak J A J, et al. Purification of essentially RNA free plasmid DNA using a modified *Escherichia coli* host strain expressing ribonuclease A. J. Biotechnology,2001, 85(3): 297-304.

[64] Willson III R C, Murphy J. Methods and compositions for biotechnical separations using selective precipitation by compaction agents. US Patent. US20036617108 (2003).

[65] Murphy J C, Wibbenmeyer J A, Fox G E, et al. Purification of plasmid DNA using selective precipitation by compaction agents. Nat Biotechnol,1999, 17(8): 822-823.

[66] Mourich D V, Munks M W, Murphy J C, et al. Spermine compaction is an efficient and economical method of producing vaccination-grade DNA. J Immunol Methods,2003, 274(1-2):257-264.

[67] DeWalt B W, Murphy J C, Fox G E, et al. Compaction agent clarification of microbial lysates. Protein Expr Purif, 2003, 28(2):220-223.

[68] Lander R J, Winters M A, Meacle F J, et al. Fractional precipitation of plasmid DNA from lysate by CTAB. Biotechnol Bioeng,2002, 79(7):776-784.

[69] Budahazi G, Goff B. Process for purification of plasmid DNA. WO2004060277 (2004).

[70] Kostal J, Mulchandani A, Chen W. Affinity purification of plasmid DNA by temperature-triggered precipitation. Biotechnol Bioeng,2004, 85(3): 293-297.

[71] Zhang J P, Wang Q, Smith T R, et al. Endotoxin removal using a synthetic adsorbent of crystalline calcium silicate hydrate. Biotechnol Prog,2005, 21(4):1220-1225.

[72] Wang Q, Zhang J P, Smith T R, et al. An electrokinetic study on a synthetic adsorbent of crystalline calcium silicate hydrate and its mechanism of endotoxin removal. Colloids Surf B Biointerfaces,2005, 44(2-3):110-116.

[73] Winters M A, Richter J D, Sagar S L, et al. Plasmid DNA purification by selective calcium silicate adsorption of closely related impurities. Biotechnol Prog,2003, 19(2): 440-447.

[74] Ghose S, Forde G M, Slater N K H. Affinity absorption of plasmid DNA. Biotechnol Prog,2004, 20(3): 841-850.

[75] Hine A V, Darby R A J. Purification of DNA molecules. WO2006003355 (2006).

[76] Kendall D, Lye G J, Levy M S. Purification of plasmid DNA by an integrated operation comprising tangential flow filtration and nitrocellulose adsorption. Biotechnol Bioeng,2002, 79(7):816-822.

[77] Eon-Duval A, MacDuff R H, Fisher C A, et al. Removal of RNA impurities by tangential flow filtration in an RNase-free plasmid DNA purification process. Anal Biochem,2003, 316(1): 66-73.

[78] Kahn D W, Butler M D, Cohen D L, et al. Purification of plasmid DNA by tangential flow filtration. Biotechnol Bioeng,2000, 69(1):101-106.

[79] Butler M D, Cohen D L, Kahn D, et al. Method for rnase- and organic solvent-free plasmid DNA purification using tangential flow filtration. WO0107599 (2001).

[80] Varley D L, Hitchcock A G, Weiss A M, et al. Production of plasmid DNA for human gene therapy using modified alkaline cell lysis and expanded bed anion exchange chromatography. Bioseparation,1999, 8(1-5):209-217.

[81] Ferreira G N, Cabral J M, Prazeres D M. Purification of supercoiled plasmid DNA using chromatographic processes. J Mol Recognit,1998, 11(1-6): 250-251.

[82] Prazeres D M, Schluep T, Cooney C. Preparative purification of supercoiled plasmid DNA using anion-exchange chromatography. J Chromatogr A,1998, 806(1): 31-45.

[83] Ferreira G N, Cabral J M, Prazeres D M. Anion exchange purification of plasmid DNA using expanded bed adsorption. Bioseparation,2000, 9(1):1-6.

[84] Ferreira G N, Cabral J M, Prazeres D M. Studies on the batch adsorption of plasmid DNA onto anion-exchange chromatographic supports. Biotechnol Prog,2000, 16(3):416-424.

[85] Eon-Duval A, Burke G. Purification of pharmaceutical-grade plasmid DNA by anion-exchange chromatography in an RNase-free process. J Chromatogr B Analyt Technol Biomed Life Sci,2004, 804(2):327-335.

[86] Diogo M M, Queiroz J A, Prazeres D M. Chromatography of plasmid DNA. J Chromatogr A,2005, 1069(1):3-22.

[87] Nochumson S, Durland R, Yu-Speight A, et al. Process and equipment for plasmid purification. US Patent. US20067026468 (2006).

[88] Horn N, Budahazi G, Marquet M. Purification of plasmid DNA during column chromatography. US Patent. US5707812 (1998).

[89] Murphy J C, Fox G E, Willson R C. Enhancement of anion-exchange chromatography of DNA using compaction agents. J Chromatogr A,2003, 984(2): 215-221.

[90] Urthaler J, Schlegl R, Podgornik A, et al. Application of monoliths for plasmid DNA purification development and transfer to production. J Chromatogr A,2005, 1065(1):93-106.

[91] Hanora A, Savina I, Plieva F M, et al. Direct capture of plasmid DNA from non-clarified bacterial lysate using polycation-grafted monoliths. J Biotechnol,2006, 123(3):343-355.
[92] Jungbauer A, Hahn R. Monoliths for fast bioseparation and bioconversion and their applications in biotechnology. J Sep Sci,2004, 27(10-11):767-778.
[93] Bencina M, Podgornik A, Strancar A. Characterization of methacrylate monoliths for purification of DNA molecules. J Sep Sci,2004, 27(10-11):801-810.
[94] Branovic K, Forcic D, Ivancic J, et al. Application of short monolithic columns for fast purification of plasmid DNA. J Chromatogr B Analyt Technol Biomed Life Sci,2004, 801(2):331-337.
[95] Strancar A, Podgornik A, Barut M, et al. Short monolithic columns as stationary phases for biochromatography. Adv Biochem Eng Biotechnol,2002, 76:49-85.
[96] Necina R, Urthaler J, Strancar A, et al. Method and device for isolating and purifying a polynucleotide of interest on a manufacturing scale. WO03051483 (2003).
[97] Ramasubramanyan N. Methods of DNA purification and purified DNA. US Patent. US20056953686 (2005).
[98] Ramasubramanyan N. Methods of DNA purification and purified DNA. WO0073318 (2000).
[99] de Franca Teixeira dos Prazeres D F, Fonseca Rodrigues Diogo M M, de Sampail Rodrigues Queiroz J. Purification of plasmid DNA by hydrophobic interaction chromatography. US Patent. US20077169917 (2007).
[100] de Franca Teixeira dos Prazeres D F. Fonseca Rodrigues Diogo M M, de Sampail Rodrigues Queiroz J. Purification of plasmid DNA by hydrophobic interaction chromatography. WO0204027 (2002).
[101] Murphy J C, Jewell D L, White K I, et al. Nucleic acid separations utilizing immobilized metal affinity chromatography. Biotechnol Prog,2003, 19(3): 982-986.
[102] Willson R C, Murphy J C. Nucleic acid separation using immobilized metal affinity chromatography. WO0246398 (2002).
[103] Cano T, Murphy J C, Fox G E, et al. Separation of genomic DNA from plasmid DNA by selective renaturation with immobilized metal affinity capture. Biotech Prog,2005, 21(5):1472-1477.
[104] Albertsson P A. Partition of double-stranded and single-stranded deoxyribonucleic acid. Arch Biochem Biophys Supplement,1962,suppl 1:264-270.
[105] Ribeiro S C, Monteiro G A, Cabral J M S, et al. Isolation of plasmid DNA from cell lysates by aqueous two-phase systems. Biotechnol Bioeng,2002, 78(4):376-384.
[106] Ribeiro S C, Monteiro G A, Martinho G, et al. Quantitation of plasmid DNA in aqueous two-phase systems by fluourescence analysis. Biotechnol Lett,2000, 22:1101-1104.
[107] Frerix A, Müller M, Kula M R, et al. Scalable recovery of plasmid DNA based on aqueous two-phase separation. Biotechnol Appl Biochem,2005, 42(Pt1):57-66.
[108] Frerix A, Geilenkirchen P, Müller M, et al. Separation of genomic DNA, RNA and open circular plasmid DNA from supercoiled plasmid DNA by combining denaturation, selective renaturation and aqueous two-phase extraction. Biotechnol Bioeng,2007, 96(1):57-66.
[109] Poulet H, Minke J, Pardo M C, et al. Development and registration of recombinant veterinary vaccines-The example of the canarypox vector platform. Vaccine,2007,25(30):5606-5612.
[110] 预防用DNA疫苗临床前研究技术指导原则.2003. 国家食品药品监督管理总局. 2003年3月20日
[111] Nadeau I, Kamen A. Production of adenovirus vector for gene therapy. Biotechnol Adv,2003,20(7-8):475-489.
[112] Kesmodel S, Prabakaran I, Canter R, et al. Virus-mediated oncolysis of thyroid cancer by a replication-selective adenovirus driven by a thyroglobulin promoter-enhancer region. J Clin Endocrinol Metab,2005,90(6):3440-3448.
[113] Tavassoli M, Guelen L, Luxon B A, et al. Apoptin: specific killer of tumor cells? Apoptosis,2005,10(4):717-724.
[114] Kotin R M, Siniscalco M, Samulski R J, et al. Site-specific integration by adeno-associated virus. Proc Natl Acad Sci USA,1990,87(16):2211-2215.
[115] Weyer J, Rupprecht C E, Nel L H. Poxvirus-vectored vaccines for rabies-A review. Vaccine, 2009, 27(51): 7198-7201.

第九章　蛋白类艾滋病疫苗原理及临床研究进展

20世纪80年代开始,艾滋病(AIDS)已逐渐成为当今世界的一个重要的公共卫生问题,其蔓延速度之快、死亡率之高,对全球经济发展、社会稳定和人民健康造成了严重危害。截至目前,尚没有针对艾滋病病原体——人类免疫缺陷病毒(HIV)的特效根除方法。最新的抗HIV药物已有了很大进展,目前美国食品药品监督管理局(FDA)已批准20多个药物用于艾滋病的治疗,但是价格昂贵,效果有限,而且这些药物都只能在一定程度上延缓AIDS进程,尚不能达到彻底清除患者体内人类免疫缺陷病毒的目的,因此还不能广泛应用于艾滋病患者群当中。经过多年的潜心研究,科学家们开始认识到,虽然现在还不能很快找到一种彻底清除HIV感染者体内病毒的办法,但如果能使HIV病毒在血液中的含量保持在较低的水平,就有可能控制HIV感染者永远不发展成为艾滋病患者。部分研究已经表明,通过接种疫苗来诱导人体对HIV-1的免疫是可行的。因此,要是能够研究制备出一种疫苗,能通过增强机体免疫效应的作用机制来控制艾滋病感染者体内HIV的数量,将会是非常有价值的。目前,世界各国都在努力研制HIV疫苗,探索控制艾滋病的可能性。然而,基于经典的免疫学方法研制出的HIV疫苗,到目前为止还没有得到非常让人信服的成果。在此期间,研究者先后尝试了多种艾滋病疫苗的研制,如HIV灭活疫苗和减毒活疫苗、HIV亚单位疫苗、活载体病毒蛋白疫苗及DNA疫苗等,其中有些已获得了令人鼓舞的实验室数据,并进入临床人体试验。然而,在今天要开发一种安全、有效而廉价的艾滋病疫苗仍然面临很多挑战。

第一节　艾滋病疫苗的问题:为何经典方法没有研制出成功的疫苗?

HIV被确定为艾滋病的致病原已经将近30年了,但是目前仍然没有一例艾滋病疫苗获得使用许可。这种令全世界众多科学家失望的局面,一方面归因于疫苗研发过程需要很长的时间,另一方面是因为经典的疫苗接种方法并不适用于HIV病毒。另外,由于HIV病毒具有高突变性进而导致的快速筛选进化,很大程度上阻碍了免疫系统对病毒的持续识别。对于一些常见的急性病毒性疾病病原体,如天花病毒和脊髓灰质炎病毒,在对再次感染产生免疫的个体中,自然感染占了一大部分。因此,在疫苗研发过程中可以设计疫苗接种方案来模拟没有不良后遗症的自然感染。然而对于持久性入侵的病毒,免疫系统并不能毫无困难地彻底消除再次感染,尽管如此,在某些情况如人类乳头瘤病毒(HPV),相对明确的疫苗诱导具有病毒中和活性IgG的方法是行之有效的。然而,对于变异性很高的逆转录病毒HIV来说,经典的疫苗策略已行不通,而且为什么出现这个情况值得我们考虑。

包括猕猴在内的动物模型研究提供了大量的证据,证明了与对抗其他病毒一样,机体通过中和抗体抵抗HIV或者SHIV的攻击。然而,为了抵抗全球范围内各种变异类型的艾滋病病毒,中和抗体的反应本应该是非常广泛的,可是通过传统的疫苗途径并未很成功地诱导出这样的免疫反应。2002 年和 2007 年,两项分别以诱导体液和细胞免疫为目的并完成了大规模Ⅱb 或Ⅲ期临床试验的艾滋病候选疫苗研究先后宣布失败。2009 年,一项超过 16 000 名志愿者参与的将二者结合起来的大规模疫苗研究(RV144 实验)虽然宣称取得 31% 的预防效果,但因试验人群 HIV 感染率太低等原因并未得到国际社会广泛的认可。通过实验后续的数据分析,研究者发现包括 RV144 实验在内,很多研究报告报道尽管在缺乏血清中和抗体时仍有一定程度的抗体保护作用,但是这个保护作用一般不会特别强烈,因此人们更多将注意力集中到 HIV 中和抗体。

作为最成熟、最经典的疫苗策略,蛋白质类疫苗仍然是 HIV 疫苗应用及临床试验的重要组成成分,预计未来将仍然是 HIV 疫苗领域主要的研发方向。由于在大多数情况下,蛋白质是体内直接发挥生物功能的分子,因此从狭义上讲,HIV 蛋白类疫苗可能包含了重组蛋白亚单位疫苗、多肽疫苗、病毒样颗粒(virus-like particle,VLP)疫苗;而从广义上讲,HIV 蛋白类疫苗可以引申为通过异源活病毒载体携带 HIV 基因来表达 HIV 病毒蛋白的疫苗,如痘苗病毒、杆状病毒和腺病毒。本章将就目前 HIV 蛋白类疫苗的作用原理、临床研究进展及未来发展方向进行综述。

第二节 艾滋病蛋白疫苗的几种类型及其作用原理

一、灭活病毒疫苗和减毒活疫苗

迄今为止,疫苗的原理主要是依赖于直接模拟病原体,基于此种原理的实际应用已有很多成功的先例。在很多病毒性传染病的预防工作中,都采用了针对病原体的灭活疫苗或减毒活疫苗来在达到预防疾病感染的目的,因为此类疫苗能够模仿具有生物活性的病毒,将整个病毒颗粒提呈给免疫系统,引起广泛的免疫影响。减毒活疫苗、灭活病毒以及病毒样颗粒可以被用来模拟自然感染,同时加强免疫记忆。

减毒活疫苗即经改造的病毒被用作疫苗,这种疫苗结构与野生病毒非常接近,因此能引起广泛的细胞免疫和体液免疫反应,已成功地用于脊髓灰质炎、麻疹等疾病的预防。早期研究表明,*nef* 基因缺失的猴免疫缺陷病毒(simian immunodeficiency virus,SIV)减毒病毒能保护恒河猴免受 SIV 感染[1]。但经过长期研究发现,*nef* 基因或 *vpr* 基因缺失的 SIV 减毒病毒仍然可以恢复致病性[2]。科学家们也曾试图用同样的方法来预防 HIV 感染。一些试验结果亦证明:这种疫苗注入体内,可使患者血清 HIV 抗原转阴,减慢疾病进展速度。然而,这些方法至今没有成功研制出 HIV 疫苗。人体试验结果也表明,经过改造的 HIV 减毒活疫苗不能有效地预防 HIV 感染;相反,接种这种疫苗的人经过一段时间后均患 AIDS[3]。究其原因,这一方面与制备方法上的难度有关,另一方面也与 HIV 包膜蛋白 Envelope 形成刺突状的特殊结构有很大联系,HIV 包膜蛋白刺突是糖蛋白 gp120 和 gp41 的异源二聚体,二聚体可以在病毒表面形成三聚体,通过结合靶细胞表面的第一受体 CD4 以及辅助受体 CCR5 或 CXCR4 调节进入细胞。第一,目前认为 HIV Env 三聚体是中和抗体的唯一靶点,相对于刺突的保守区域,其功能可变区是典型的免疫显性区域

(图 9.1)。此处的差异是体现 HIV 型别的一个重要特征部位,因此,抗 HIV 的中和抗体反应具有高度的种属特异性。第二,Env 刺突抗原区域的高度变异性意味着 HIV 病毒株的类型数量非常大,而且和传统概念上的病毒血清型没有关联。第三,由于 HIV 刺突的不稳定性,所以大部分基于病毒颗粒研制的疫苗并不能完整地模拟免疫显性区,产生的病毒表面 Env 缺乏完善的功能,从而不能诱导中和抗体反应。第四,HIV 病毒颗粒表面的 Env 分子拷贝数相对较低,以至于和流感病毒一类的病毒表面分布着高密度 Env 包膜蛋白的病毒相比,HIV 对 B 细胞的活化作用相当弱。第五,其他因素,如借助抗细胞蛋白抗体的诱导,能够解决病毒颗粒免疫原免疫原性较差的困难。尽管目前几经尝试使用了多种方法来克服这些困难,包括具有异源包装蛋白的假型化 HIV,涉及利用 VLP 或者使用二硫键连接 Env 阻止 gp120-gp41 分裂,但是这些方法还没有在非人类灵长类动物模型体内诱导产生有效的异源抗体反应。同时,有人对这种疫苗的安全性表示怀疑,担心这种疫苗引起感染,造成不良后果。而且值得注意的是,由于 HIV 有通过基因突变逆转为致病性病毒的风险,人们始终担心 HIV 减毒活疫苗潜在恢复致病性的能力,因此 HIV 减毒活疫苗在人体中使用具有很大的安全责任问题。

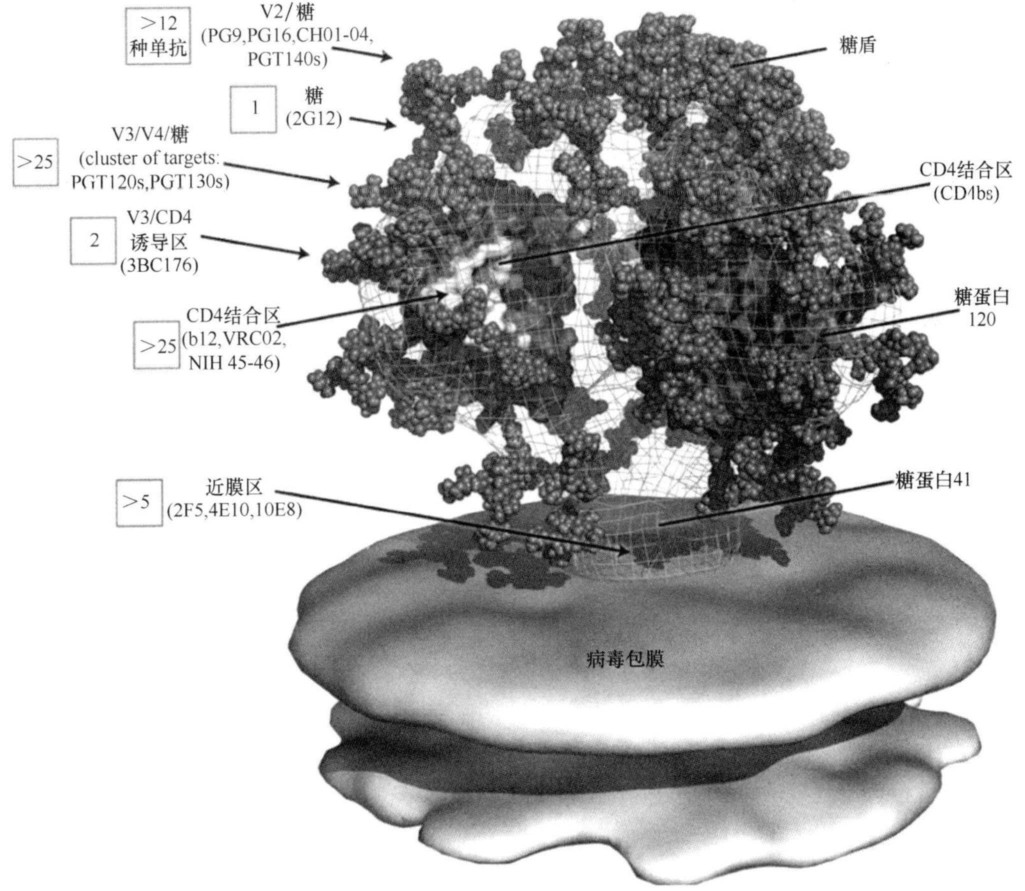

图 9.1　HIV-1 Env 刺突免疫显性区域及中和表位[4]

灭活疫苗技术是利用化学、物理或者简单加热的方法，使病毒失去在人体内生长复制的能力，但仍然能引起人体免疫系统的反应。灭活疫苗一直被公认为最经典的疫苗，已成功地用于流感、乙型脑炎等疾病的预防。实验证明，将灭活的猴免疫缺陷病毒（SIV）免疫猕猴后，其体内可产生抗 SIV 的保护作用，但是这种保护与 SIV 病毒类型有关，猴体的免疫反应不是很强烈[5]。随后发现，猕猴体内所产生的保护性免疫不是病毒特异性的，而是针对含病毒细胞的，有时甚至也针对不含病毒的细胞[6]。还有研究表明，用灭活的 HIV-1 全病毒接种两只恒河猴可保护动物免遭经过履行的猴免疫缺陷病毒（SHIV）的攻击[7]。上述实验结果促进了利用灭活病毒和 SHIV 模型对非人类灵长类动物免受感染的保护作用的研究。另外，Baba[8]等也曾指出，将去掉 *nef* 和 *vpr* 基因的 SIV 减毒活疫苗免疫小猕猴，在第一次病毒血症后，从外周血中不能分离到病毒，但随后通过几个月到几年的观察发现病毒血症出现反弹，有些猕猴已发生了包括 AIDS 在内的疾病。还有研究表明，用一株自然减毒的 SIV 活毒株（SIVmac A11）接种猕猴可以阻止毒性 SIV 毒株在成年和新生猕猴中致病，但不能预防病毒感染[9]。另外，目前的一致看法是理想的疫苗应该既能引起体液免疫又能激发细胞免疫，尤其是细胞免疫。但至今难以证实 HIV 灭活疫苗能否有效地诱导机体产生细胞免疫应答。目前的研究还难以证实这类疫苗能否诱导人体产生细胞毒性 T 淋巴细胞（CTL）免疫应答，并且 HIV 基因组有整合人细胞 DNA 的可能，这些均制约了 HIV 灭活疫苗的发展。美国 Immune Response 公司的 Remune 是一种祛除了 gp120 蛋白的治疗性灭活 HIV 疫苗。前期研究表明，它能有效诱导 HIV 特异性 $CD4^+$ T 细胞免疫反应[10]。但是在经过了近二十年的人体临床试验后，该公司宣布停止其Ⅲ期临床试验，原因是它并不能明显地提高抗逆转录病毒治疗 HIV 的效果。目前在加拿大、英国和意大利同时进行的另一项有关 Remune 的Ⅰ/Ⅱ期临床试验是在对 HIV 感染者采取鸡尾酒疗法的策略性暂停疗法前，使用 Remune 和 Amplivax（美国 Idera 医药公司的一种寡核苷酸免疫佐剂）来治疗 HIV。临床前研究表明，这种联合疫苗可以在动物体内诱导强烈的 HIV 特异性免疫反应。另外，许多研究人员希望通过删除对 HIV 的复制必不可少的基因来制备其变异缺陷株，使其在引起强烈免疫反应的同时又不会使人患上艾滋病，但目前还没有取得有效的研究成果。

同时，最重要的仍然是出于安全性的考虑，HIV 减毒活疫苗和灭活疫苗目前更多只是在实验室进行研究，大规模的人体临床试验还有待时日。

二、重组蛋白亚单位疫苗

HIV 重组蛋白亚单位疫苗是最早进入Ⅲ期临床试验阶段的 HIV 疫苗，它是利用细菌、酵母和真核细胞等表达系统高效表达并纯化 HIV 病毒抗原蛋白，免疫人体后产生针对 HIV 病毒的免疫反应。但是，临床试验数据显示这类疫苗基本不能引起机体产生细胞免疫，而且诱导产生的中和抗体普遍较弱。尽管如此，此类疫苗仍是 HIV 疫苗研究的重点方向，研究人员希望通过设计新的 HIV 膜蛋白免疫原，或对天然 HIV 膜蛋白进行改造，使其能诱导机体产生比较强的中和抗体。

三、重组 Env 三聚体亚单位疫苗

以乙肝病毒疫苗的成功研制为基础,通过使用与之类似的方法,生产一种抗 HIV 的保护性疫苗,通过 gp120 亚单位免疫原诱导 Env 特异性的体液免疫反应。不幸的是,临床实验结果表明,由 gp120 单体分子诱导产生的抗体,不能中和 HIV 病毒株,阻止 HIV 感染,减少病毒数量,或者减缓疾病进程。因此,在此之后的时间里,人们更加专注于和免疫原相似的可溶性重组 Env 三聚体的研制,致力于更好地模仿天然 HIV Env 刺突的结构。实际上,如果说中和抗体和 Env 三聚体的结合在中和反应中是必要而又充分的,那么对于广谱中和抗体反应来说,重组天然三聚体则代表了一个很好的起点(图 9.2)。然而,由于功能性 HIV 刺突的不稳定性,gp160 经过细胞内源 Furin 蛋白酶剪切形成 gp120 和 gp41,两者再通过一种较弱的非共价作用力结合,因此对模拟天然刺突结构的重组三聚体的研制提出了挑战。曾经有研究者尝试通过引入二硫键共价连接 gp120 和 gp41,或者删除 gp160 的 Furin 蛋白酶切割位点以使蛋白酶调节的蛋白质无法通过水解作用产生非共价连接的 gp120 和 gp41 亚基,以及在 gp41 胞外域进行三聚体修饰,包括以上方法在内的多种方法都曾用来增加重组三聚体的稳定性。然而,到目前为止,人工重组 Env 三聚体的尝试还没有完整显现出模拟天然 HIV 刺突的抗原性特征,而且这些免疫原诱导产生的中和抗体反应,相对于那些由单分子 gp120 诱导产生的反应,反应强度仅仅有较微弱的提升。尽管如此,值得庆幸的是,对于基于病毒颗粒设计的疫苗,颗粒表面 Env 刺突结构引起的机体免疫已经可以诱导出显著的病毒亚型特异性的非中和抗体反应。

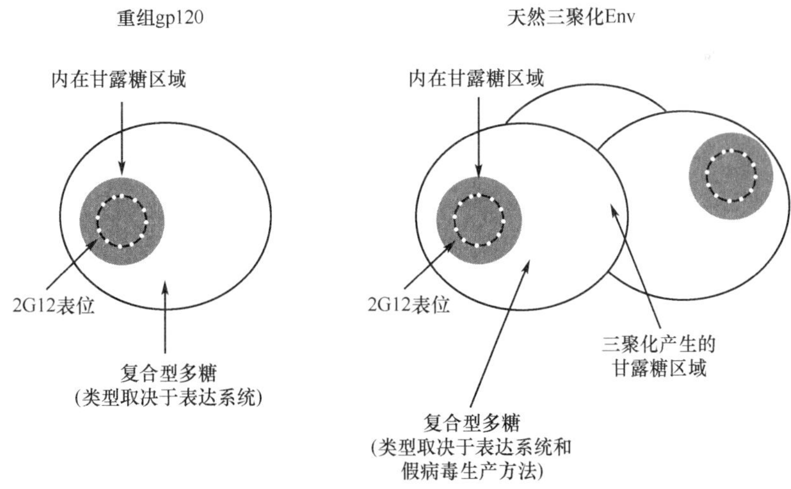

图 9.2 HIV-1 重组 gp120 亚单位和 Env 三聚体结构的糖基化修饰模型比较[4]

亚单位疫苗即重组的病毒膜蛋白单体或多肽,由一种或一种以上 HIV 蛋白的非传染性颗粒构成,有包装的逆转录病毒核酸序列,故安全性良好。一项试验表明,给猩猩接种纯化的 CHO 细胞表达的 gp120 而非 gp160(裂解位点受到修饰),可以保护机体免受由低剂量的同类 HIV 毒株攻击而导致的感染[11]。另外,美国 VaxGen 公司研制的重组 gp120 蛋白疫苗是唯一已进入人体Ⅲ期临床试验的 HIV-1 疫苗。但该疫苗是单体重组蛋白,刺

激产生的中和抗体谱较窄，抗 HIV-1 野生株的攻击力有限。因此，为了提高该类疫苗的保护能力，需要继续研制接近天然 HIV-1 的重组 Env 包膜糖蛋白，以及进一步了解 Env 包膜糖蛋白天然结构和免疫侵入机制。

四、基于 gp41 的 HIV 亚单位疫苗

（一）HIV-gp41 的结构功能区

HIV-1 gp41 为跨膜糖蛋白，由 345 个氨基酸组成，相对分子质量为 41 000，能介导 HIV 进入靶细胞的过程。HIV-1 gp41 分为膜外区（aa 512 ~ 683）、跨膜区（aa 684 ~ 705）和胞内区（aa 705 ~ 856）三个部分[12]。膜外区直接参与 HIV 包膜和靶细胞膜的融合，可分为 5 个功能区：①融合多肽（FP，aa 512 ~ 527）；②polar 区（PR，aa 525 ~ 543）；③N 端重复序列（NHR，aa 546 ~ 581）和 C 端重复序列（CHR，aa 628 ~ 661）；④抗原决定环（ID 环，aa 598 ~ 604）；⑤富含色氨酸的近膜区（MPER，aa 660 ~ 683）。天然状态下，FP 被包埋在 gp120/gp41 复合物中，仅当 gp120 与靶细胞膜上的 CD4 受体结合后才瞬间暴露，通过倾斜插入细胞膜导致膜去极化而引起膜融合。NHR 和 CHR 在病毒与宿主细胞膜融合中发挥至关重要的作用。在融合过程之中，3 分子的 NHR 和 CHR 发生反向结合，形成六螺旋束稳定结构（six helix-bundle，6-HB），导致 gp41 发生构象变化，介导病毒膜与靶细胞膜的融合。

MPER 的结构和功能在艾滋病亚单位疫苗的设计中发挥重要作用[13]。MPER 为 gp41 胞外区 C 端最后的 24 个氨基酸，高度保守（图 9. 1）。MPER 是目前发现的多个具有广谱中和活性的抗 HIV-1 单克隆抗体（bNAb）共同识别的部位，因而其结构和功能的研究在艾滋病疫苗设计中十分重要。

（二）针对 HIV-1 gp41 的中和抗体

中和抗体能与病毒颗粒结合，引起“中和”反应，在病毒进一步感染靶细胞之前将其“消灭”。因此，若在机体暴露于 HIV 之前就存在这一类抗体，将可以预防感染的发生。HIV-1 为 RNA 病毒，亚型多、变异快，特别是膜蛋白上的主要中和抗体表位，在机体免疫系统压力下极易发生突变。为此，HIV 感染者产生的大多数针对 HIV 抗原的抗体，要么没有中和活性，要么中和谱窄，难以有效地控制和清除 HIV 的感染。

尽管如此，通过分离纯化以及噬菌体呈现等抗体技术，近年来也发现了多个具有广谱中和活性的 mAb，如 2F5、4E10、Z13、D5 和 M44 等，而且它们能识别 gp41 的保守区域。这些广谱中和抗体的出现，为 HIV 疫苗的研究带来了新的希望。

1. 2F5、4E10 和 Z13

2F5、4E10 是从艾滋病患者血液中分离得到的具有广谱中和作用的 mAb。2F5 的识别位点为位于 gp41 包膜糖蛋白的 MPER 区的线性序列（ELDKWA）（aa 662 ~ 667）。这一抗原表位在后来的 17-mer 线性表位（aa 655 ~ 671）研究中也得到了证实。Binley 等采用假病毒体系，发现 2F5 能中和 67% 的不同 HIV 毒株，定点突变分析表明其关键的结合残基为 DKW[14]。

Cardoso 等发现 4E10 也可中和近百种不同的 HIV 毒株[15]。Zwick 等证明 4E10 能识别 MPER 上与 2F5 表位相邻的线性序列 NWFDIT(aa 671 ~ 676),其中 W672、F673 和 T676 是 4E10 结合必不可少的,且在病毒中和反应中发挥重要作用[16]。Z13 为从噬菌体抗体库筛选获得的具有中和活性的 Fab 片段,其抗原表位与 2F5 和 4E10,尤其是后者的表位重叠,都能识别 MPER 的核心区。有趣的是,Z13 不与 HIV-1 IIIB 的 gp41 结合。比较 JR- FL 和 IIIB 两种 HIV 病毒株的序列发现,IIIB 上抗原表位的氨基酸序列存在差异(NWFNIT),这揭示了 D674 为 Z13 表位的关键氨基酸。

2. D5 和 8K8

晶体结构研究表明,gp41 NHR 三聚体的沟槽上存在疏水口袋,是抗 HIV 融合多肽和小分子融合抑制剂的共同结合位点。如果抗体能和疏水口袋结合,可能也具有中和活性。因此,包含疏水口袋的 NHR 三聚体抗原,可能能够诱导具有广谱中和活性的抗体产生。Miller 等采用噬菌体呈现技术,从正常人 B 细胞 scFvs 抗体库中采用模拟 NHR 三聚体的多肽 IZN36 以及 5-Helix 进行淘选,获得一个具有中和活性能与 NHR 疏水口袋结合的单链抗体(scFv),命名为 D5[17]。D5 对多个 HIV-1 临床分离株的复制具有抑制作用,为开发基于 gp41 NHR 三聚体的亚单位疫苗研究提供了“概念论证”(proof-of-concept)的依据。Nelson 等采用类似的噬菌体呈现技术,从采用 NHR 三聚体 N35(CCG)- N13 免疫的兔血 B 细胞 scFvs 抗体库抗体库和 HIV 感染者 B 细胞单链抗体库中分离得到兔 8K8 scFv 和人 DN9 scFv,均能特异性地识别 N35(CCG)- N13,且其抗原表位与 D5 部分重叠,但结合的特异性比 D5 更强[18]。假病毒检测体系检测发现 8K8 能中和 B 和 C 亚型的 HIV-1 病毒株。另一个人 mAb T3 的 Fab 片段,能分别阻断 D5 和 8K8 与 N35(CCG)- N13 的结合,但没有中和活性,表明 gp41 NHR 三聚体诱导产生的抗体并不都具有中和活性。

3. M44 和 M48

通常基于 gp41 片段的抗原产生的抗体中和活性均不高。为了增强 gp41 抗体的特异性,Zhang 等从血清具有高滴度且广泛中和活性的 HIV 阳性但长期不进展者的 B 细胞抗体库中,采用不同病毒来源的重组 gp140 进行竞争性抗原筛选,找到了 gp41 特异性的 M48 mAb。相对于 4E10 和 Z13,M48 对各种 HIV-1 野生毒株的中和活性更强,识别的抗原位点也不一样。此外,还报道了新的能中和 22 种不同亚型 HIV-1 病毒株的 M44 mAb[19]。M44 能与 5-Helix 和 gp41 六螺旋束结合,但不与 NHR 三聚体结合,这表明 M44 的抗原表位在 CHR,而且是空间表位。

(三) 基于 gp41 的 HIV 疫苗设计

上面提到的这些具有广泛中和活性的 mAb,其识别的均为 gp41 的线性或空间表位。因此,针对它们在 gp41 上的抗原表位来进行疫苗抗原设计,有可能在动物和人体中诱导出类似的广谱中和抗体,从而成为艾滋病候选亚单位疫苗。

1. 基于 gp41 融合中间态的疫苗设计

现在普遍认为在 gp41 介导膜融合的过程中存在一个融合中间态,即前发夹结构。

在这个结构中,NHR 为三聚体。D5 等 mAb 能够识别该三聚体结构。NHR 三聚体也是衍生于 CHR 的抗 HIV 多肽的结合位点,因此 NHR 三聚体诱导产生的抗体可能具有中和活性。为此,构建 NHR 三聚体抗原,模拟 gp41 融合中间态构象,有望成为 HIV 亚单位疫苗的抗原。

Ni 等设计了一个三聚体蛋白 HR121,即单链多肽 HR1-HR2-HR1。在 HR121 中,三分子的 HR1-HR2 能形成六聚体,从而诱导 C 端的 HR1 能形成 NHR 三聚体[20]。HR121 具有抑制 HIV 与靶细胞膜融合的活性,但这一蛋白质是否可诱导中和抗体的产生目前未见报道。

Louis 等设计了 N35(CCG)-N13,通过与 C34 的结合,可诱导 NHR 三聚体结构,并通过链间二硫键进一步稳定构象。用该三聚体多肽作为抗原免疫动物,产生的抗血清无明显的中和作用[21]。然而,从中纯化的与 N35CCG-N13 有高亲和力的 IgG 具有很好的中和作用,表明由于 gp41 的融合中间态存在短暂且具有空间位阻,只有与 NHR 三聚体结构具有高亲和力的抗体才能有效地中和病毒。这为基于 gp41 融合中间态的疫苗的设计提供了线索。

2010 年,Bianchi 等设计了一系列 gp41 前发夹中间过渡态的 NHR 三聚体模拟多肽,并系统分析了这些多肽的免疫反应[22]。他们采用一株对融合抑制剂非常敏感的 HIV 病毒株,发现这些模拟多肽免疫产生的血清和纯化的 IgG 具有中和活性,为基于 gp41 前发夹中间过渡态的抗原设计提出了新的起点。将衍生于 NHR 的多肽与能自发形成三聚体的多肽序列 Fd 融合,构建了一系列的 NHR 三聚体蛋白,如 N46Fd、N36Fd、N28Fd 等。这些 NHR 三聚体蛋白能非常有效地抑制 HIV 与靶细胞膜融合和 HIV 感染。进一步将 N46Fd 与人 IgG 的 Fc 段序列进行融合,表达的 N46Fd Fc 为三聚体融合蛋白。将该融合蛋白免疫小鼠,能产生具有抗 HIV 活性的免疫小鼠血清,中和不同亚型的 HIV 毒株复制的滴度达到 1 : 100 ~ 1 : 600,分离纯化的 IgG 也具有中和活性[23],有望作为 HIV 亚单位疫苗抗原进一步研究开发。值得指出的是,自然感染过程中 HIV-1 gp41 NHR 三聚体融合中间态可能诱导很多抗体,但由于中间态暴露时间短、空间位阻等原因导致抗体难以与 gp41 相应区域接触而鲜有中和活性。因此,在基于 NHR 三聚体的疫苗设计时,这一点应引起高度重视。

2. 基于 gp41 的融合蛋白疫苗设计

HIV-1 gp41 序列相对保守,含有多个 B 细胞抗原表位。Zhang 等假设延长抗原蛋白的半衰期能增强疫苗的稳定性,从而促进抗体的分泌和成熟[24]。她们将截短的 HIV-1 89. 6 病毒株的 gp41 与人 IgG 的 Fc 融合,构建了融合蛋白 gp41 Fc。该融合蛋白能稳定存在于溶液中,并保持着高度的免疫原性,免疫的兔血清与 gp41 Fc 结合的滴度高达 1 : 10 万。纯化的兔 IgG 能中和多种 HIV-1 和 HIV-2 毒株,ELISA 分析表明其识别 gp41 上的非构象表位,尤其是 gp41 的抗原决定环(aa 598 ~ 604)。但该研究为报道兔免疫血清的抗 HIV 活性,因此 gp41 Fc 蛋白能否作为亚单位疫苗还需进一步在小鼠、豚鼠等多种动物上进行验证。

3. 基于 MPER 中和抗体抗原表位的 HIV 疫苗设计

MPER 区易被抗体接近并且高度保守,但通过 MPER 抗原表位来获得 HIV-1 中和抗体的研究却屡受挫折，一直没有 MPER 多肽免疫动物能成功诱导出广谱中和抗体产生的报道。

2F5、4E10 是从 HIV 感染者中分离出来的 bNAb，但在人体自然感染 HIV 的过程中，也很难诱生靶向 gp41 MPER 并能中和多种 HIV-1 毒株的 bNAb。Hinz 等研究表明，gp41 的 NHR 与 MPER 融合成两个首尾相连的三链卷曲螺旋蛋白（HA- gp41）免疫兔，获得的兔血清存在抗 MPER 的抗体，但没有显著的中和活性[25]，可见 MPER 区的三聚体化仍然不能诱导可与这一保守片段反应的中和抗体。

最近，Correia 等运用计算机辅助的方法设计了一个抗原表位支架，即把连续的结构性抗原表位植入支架蛋白，实现抗原表位的构象稳定性和抗原提呈[26]。虽然这种抗原表位支架能模拟 4E10 抗原表位的构象，增强该表位的免疫原性，但和线性表位多肽相比，该抗原表位支架与 4E10 的亲和力更强，能消除 HIV 阳性血清的抗 HIV 作用。用这种抗原表位支架免疫兔，诱导出的抗体具有类似 4E10 的结构特异性，为下一步刺激产生具有中和活性的抗体奠定了基础。

2F5 和 4E10 的抗原表位在 MPER 上，但 Haynes 等证明了这两个抗体还是自身抗体，能与心磷脂等自身抗原反应。基于 MPER 的 HIV-1 多肽疫苗未能诱导类似抗体的产生，很可能是因为自身抗原也参与抗原表位的形成。2F5 和 4E10 与脂质的交叉反应也为我们展示了 MPER 免疫原的膜环境。脂质共价附着在源于 MPER 的多肽上，或许能促进 MPER 免疫原的体液免疫反应。Watson 等比较 8 种脂类分子偶联到 2F5 表位肽的免疫作用，结果发现固醇和胆固醇半琥珀酸酯（CHEMS）能显著提高 BALB/c 小鼠特异性抗体的滴度（6.4×10^4），而软脂酸和卵磷脂则未能诱导特异性抗体反应[27]。

2F5 的这一与脂质结合的特性也有不同的观点，例如，Scherer 等研究了这些具有广泛中和活性 mAb 的自身反应性及其与不同脂质的结合能力[28]，结果发现 2F5 没有自身反应性，与抗原表位结合并非绝对需要磷脂。相反，4E10 可与多种脂类结合，但其中和作用与其非特异性的膜结合无关，而与特异性且方向变化的多肽/脂质结合有关。因此，采用脂质修饰 MPER 多肽作为抗原以诱导类似 2F5 的广泛中和抗体的产生，还需更为深入的研究。

4. 基于 gp41 CBD 多肽的疫苗设计

Caveolin-1 是胞膜小窝（caveolae）的标志性骨架蛋白，其序列的 N 端和 C 端都朝向胞内，中间第 102～134 位氨基酸残基具有疏水性。整个蛋白质形成发夹样结构，分为两个胞质区，参与多种生物学活动。Hovanessian 等发现 gp41 上有一个保守的 caveolin-1 结合基序（caveolin binding motif，CBM），并根据 caveolin-1 结合区域（caveolin binding domain，CBD）的一致序列，设计合成了相应的 CBD 多肽 SLEQIWNNMTWMQWDK（aa 618～633），命名为 CBD1[29]。免疫兔子后发现 CBD1 能诱导抑制各种野生型 HIV-1 分离株感染的抗体，中和活性的滴度为 50～200。机制研究表明，gp41 可与 caveolin-1 以稳定的络合物形式存在。抗 CBD1 的抗体能够阻止 gp41 和 caveolin-1 的相互作用，可见基于 CBD1 的多肽有可能发展成 HIV/AIDS 的 B 细胞表位候选疫苗。最近的动物试验表明，将 CBD1 多肽与 T 辅助抗原表位融合，或者 CBD1 和 T 辅助抗原表位多肽共免疫食蟹猴，均可诱导出高滴度中和 HIV-1 感染的血清，中和活性滴度可达 300～400[30]，表明 CBD1 在与某些 T 细胞表位抗原联用，可望作为独特的免疫原制备有效的 HIV 亚单位疫苗。

五、合成多肽类疫苗

HIV 合成肽疫苗是利用 HIV Env 包膜糖蛋白 gp120 第三可变区(V3 loop)的免疫原性,用人工方法将这段肽链连接于其他大分子上而形成的疫苗。一般的合成肽疫苗都具有一个脂肪酸尾部,形成脂肪肽。合成肽疫苗能诱导和加强 CTL 免疫反应。动物试验和人体试验都表明,HIV 合成肽疫苗能诱导产生 HIV 中和抗体和广泛的细胞免疫反应,并且能够明显增强受试者的细胞免疫应答。由于它仅仅需要通过化学合成 HIV 包膜蛋白的肽链,工艺简单、无安全顾虑,因此是较早进入临床人体试验的一种 HIV 疫苗。但由于 HIV gp120 V3 区在不同种属的 HIV 病毒株间具有很显著的差异性,研制成功能够诱导广谱免疫保护作用的 HIV 合成肽疫苗尚需时日。

六、活载体病毒蛋白疫苗

将编码病毒蛋白的基因插入其他活病毒或细胞基因组中并用之感染动物或人体,使外源基因在宿主细胞表达,可产生对基因产物及载体的免疫应答。活病毒载体包括重组痘苗病毒、杆状病毒和腺病毒等。现在在 HIV 疫苗领域,研究较多的是痘病毒疫苗。痘病毒疫苗在感染宿主细胞胞浆中复制,无致癌性,此类疫苗可诱导机体产生细胞免疫和体液免疫,且疫苗易于生产和保存。尽管如此,但对其安全性问题仍应加以关注。HIV 感染导致机体免疫抑制,若载体在体内变异,既威胁患者本身的生命,又对其他 AIDS 患者造成威胁。目前已报道进入Ⅱ期临床试验的金丝雀痘病毒载体疫苗被证明可产生持久的体液免疫和细胞免疫应答。因为鸟类痘病毒在人体的细胞中没有完整的复制周期,所以其安全性相对较好。

Gag 蛋白是 HIV-1 主要结构蛋白之一,具有诱导机体体液免疫和细胞免疫的功能,其氨基酸序列相对保守,抗原变异较少,有自我装配功能,如今,研究 Gag 蛋白也是 AIDS 蛋白类疫苗研究的新方向。我国曾有学者通过实验利用天坛株痘苗病毒作为活病毒载体,将 HIV-1 中国流行株 *gag* 和 *hIL-2* 基因在重组痘苗病毒中共表达,观察其免疫效果。实验结果表明,该重组痘病毒疫苗能使小鼠的 $CD4^+$、$CD8^+$ T 细胞数升高,脾细胞增殖能力增强,并能够诱导小鼠产生特异性的抗 HIV 抗体以及 CTL 反应。Micro Genesys 公司用痘苗 gp160 免疫人体后,再用 rgp160 追加免疫 2 周,即可产生中和抗体[31],仅用痘苗 gp160 接种人体也可刺激 $CD8^+$ CTL 反应。利用腺病毒载体表达 Gag 和 Env,其中 Gag 重组病毒能使小鼠和猴产生抗 HIV 中和抗体,而 Env 重组病毒能使犬产生抗 HIV 中和抗体[32]。

七、病毒样颗粒(VLP)疫苗

病毒样颗粒疫苗代表着一类通过衣壳蛋白自组装成颗粒状态的亚单位疫苗,可以近似地代表其来源病毒的各种特征[33~35]。

由于 HIV 具有通过基因突变逆转为致病性病毒的风险,HIV 减毒活疫苗在人体中的使用具有很大的安全和责任问题。因此,对于一种既安全又有效的疫苗的需求催生了病毒样颗粒疫苗。与经典的模拟病毒类疫苗产品相比,这种疫苗在各个阶段均没有感染性物质的存在。而且,病毒样颗粒疫苗往往由于其较大的体积,并且免疫原性物质在疫苗颗粒单体上有很多个拷贝,因此具有较好的免疫原性。另外,很多 VLP 可以为自己提供一种类似佐剂的作用,可以同时激活体液和细胞免疫反应,同时允许 Th1-和 Th2-型免疫反应。尽管如此,VLP 作为疫苗的缺点是它们不能自身复制,必须施以相对大的使用量,这表明 VLP 疫苗的应用必须伴随着大量生产,在这种前提下如果产品不能广泛投入使用,意味着极其昂贵的药物价格。目前,虽然 VLP 产品已经出现在酵母体系生产重组乙型肝炎病毒表面抗原(HBsAg)、酵母体系和昆虫细胞体系生产人乳头状瘤病毒 HPV VLP 当中,但是它们高昂的生产成本引发的高价格(尤其与已经普及的乙型肝炎疫苗对比),导致它们未被列入大多数国家的基础疫苗免疫计划清单。

有研究证实,由于 HIV 病毒样颗粒(VLP)具有很强的免疫原性及很好的安全性,作为 HIV 的候选疫苗备受学者们的重视。采用此类重组颗粒性抗原能够激发免疫系统快速产生中和抗体,即介导体液免疫应答,同时又能介导细胞免疫应答,加速清除细胞结合的病毒。HIV-1 Pr55 Gag VLP 模型被用来获得更具抗原性的结构,如展示特异性表位以及同时诱导两类免疫反应[36,37]。为了增强 HIV-1 Env 的抗原性,提供更有空间构象的表位,gp120 分子穿膜区与 Epstein-Barrvirus(EBV)gp220/350 融合(Env-Gag-hybrid VLP),可以在不影响聚合状态前提下,增强 gp120 分子在 VLP 表面的含量和稳定性[38,39]。HIV-VLP 在 BALB/C 小鼠体内可以显示出 HIV-1 特异性 CTL 免疫原性,并诱导广谱的中和抗体反应[40,41]。

如前所述,VLP 的高产量生产体系及成本控制是病毒样颗粒疫苗发展的重要限制因素。近几年,科学工作者一直致力于新生产体系的试验开发。在一项最近的研究中,我国的科研工作者报道了通过稳定转染方法在果蝇 S2 细胞生产出 HIV-1 VLP[42],该产物可以较好地展现 Env 表位,诱导 2G12、b12、VRC01、4E10 中和抗体,为艾滋病疫苗研究注入了新的希望。相信未来更多的深入研究将为病毒样颗粒这种新型疫苗在艾滋病疫苗的应用方面展现出不可估量的前景。

第三节　艾滋病蛋白类疫苗相关临床试验结果

艾滋病疫苗临床试验多数在发达国家进行,近年来发展中国家也开展了此类疫苗的临床试验。已进行过艾滋病疫苗临床试验的地区有:北美洲(美国、加拿大),南美洲(巴西、海地、古巴等),欧洲(法国、英国、意大利、德国、比利时、瑞士等),亚洲(泰国、中国、印度),非洲(肯尼亚、南非、乌干达等)。国际上已经过Ⅱ/Ⅲ期临床试验测试获得一定免疫效果评价的艾滋病疫苗见表 9.1。

表 9.1　已完成Ⅱ期/Ⅲ期的 HIV-1 疫苗临床试验[43]

类型	研究方案	疫苗组分	期数	人数	地点	试验结果
痘苗-蛋白质	RV144	ALVAC-HIV vCP1521/AIDSVAX MN-CM244 rgp120	Ⅲ	16 403	泰国	31% 有效率
痘苗-蛋白质	HVTN203	ALVAC vCP1452/MN-GNE8 rgp120 (B)	Ⅱ	330	美国	16% 有 IFNγ 反应

续表

类型	研究方案	疫苗组分	期数	人数	地点	试验结果
痘苗-蛋白质	HIVNET 026	ALVAC vCP1452/MN rgp120(B)	Ⅱ	200	国际	无免疫原性
痘苗-蛋白质	AVEG 202/HIVNET 014	ALVAC-HIV vCP205/SF2 rgp120 (B)	Ⅱ	420	美国	33% 有 CD8^{+} 反应
DNA-痘苗	IAVI 010	DNA-HIVA/MVA-HIVA(A)	Ⅱa	115	东非	极低IFNγ反应
DNA-痘苗	HVTN 205	GeoVax JS7 DNA/MVA HIV62(B)	Ⅱ	225	美国,秘鲁,南非	进行中
DNA-Ad5	RV172	VRC-HIVDNA016-00-VP/VRC-HIVADV014-00-VP(A,B,C)	Ⅰ/Ⅱa	324	东非	63% 有 IFNγ 反应
DNA-Ad5	HVTN 204	VRC-HIVDNA016-00-VP/VRC-HIVADV014-00-VP(A,B,C)	Ⅱa	480	美洲,南非	>60% 有 IFNγ 反应
DNA-Ad5	HVTN 505	VRC-HIVDNA016-00-VP/VRC-HIVADV014-00-VP(A,B,C)	Ⅱb	1350	美国	进行中
DNA-Ad5	HVTN 502/Merck 023	MRKAd5 HIV-1 gag/pol/nef(B)	Ⅱb	3000	美国	无效;瞬时感染风险
DNA-Ad5	HVTN 503	MRKAd5 HIV-1 gag/pol/nef	Ⅱb	3000	南非	无效
痘苗-蛋白质	ACTG 326	ALVAC vCP1452/AIDSVAX B/B	Ⅰ/Ⅱ	48	美国	安全;无免疫原性
多肽	ANRS VAC 18	LIPO-5	Ⅱ	156	法国	> 60% 有 CD8^{+}反应
蛋白质-蛋白质	AVEG 201	rgp120/HIV-1 SF-2/MNrgp120	Ⅱ	296	美国	87% NAb;59% DTH 反应
AAV	IAVI A002	tgAAC09	Ⅱ	84	南非	25% 有 IFNγ 反应
蛋白质	VAX 003	AIDSVAX B/E	Ⅲ	2500	泰国	无效
蛋白质	VAX 004	AIDSVAX B/B	Ⅲ	5400	美国	无效

一、组蛋白亚单位疫苗试验

(一) 蛋白亚单位单独使用

早期的(20 世纪 80 年代末至 90 年代初)候选艾滋病疫苗临床试验试图效仿乙肝疫苗的作用机制,即模拟表达在病毒颗粒表面的抗原来构建重组亚基或合成肽片段引发人体产生中和抗体。对于 HIV-1,即包膜糖蛋白 gp120 和 gp41。这些抗原通常能够引起人体产生较强的结合抗体、有限的中和抗体(NAb)和 CD4^{+} T 细胞应答,而非 CD8^{+} T 细胞应答[44]。另一个艾滋病疫苗的尝试已经通过Ⅰ/Ⅱ期临床试验,显示出较好的安全性和免疫原性[45],该预防性 HIV-1 疫苗(VAX004)首次进行了Ⅲ期临床疗效试验,其调查的重组 HIV-1 包膜糖蛋白亚基(rgp120)来自一个实验室培养的菌株 MN 株,第二个包膜糖蛋白来自首次分离出的亚型 B(GNE8)(AIDSVAX B/B′),与氢氧化铝佐剂进行共同免疫。参与该项研究的实验者为与男性或女性具有潜在高风险 HIV-1 性传播性行为的男性,这些参与者来自于美国的 61

个区域,以及波多黎各、加拿大、荷兰[46,47]。参与试验者接种疫苗或者安慰剂,免疫程序为0个月、1个月、6个月、12个月、18个月、24个月和30个月。

3598例接种疫苗组和1805例安慰剂组中感染率分别为6.7%和7.0%。感染后,包括病毒载量、CD4⁺ T细胞计数、首次开始抗逆转录病毒治疗的时间间隔、感染病毒的遗传特性等在内的指标,均未见到显著性差异。更为值得注意的是,疫苗诱导结合抗体的反应与病毒感染风险呈负相关。对于所有的8个抗体类型,未受感染的疫苗接种者比受感染的疫苗接种者的平均抗体反应往往要稍高一点,表明这种抗体反应:①造成受HIV感染风险的上升(低免疫反应者中)和下降(高免疫反应者中);②代表了与受到HIV感染风险的致病机制相反的相关性。对此另有一些观点强调指出,疫苗在非洲裔美国人中诱导产生了较高的抗体滴度和保护性,然而多样化的疫苗受试者采样方法削弱了这一发现,并且因此导致实验数据显示出中和抗体水平与感染发生率没有相关性[48]。

在泰国曼谷进行的一项艾滋病疫苗的尝试通过Ⅰ/Ⅱ期临床试验,同样显示出了较好的安全性和免疫原性[49],是世界上第二个进入Ⅲ期临床药效试验的候选疫苗(VAX003)。这项研究首次代表了在发展中国家进行的药效试验,而且该项研究首次将研究对象对准了静脉吸毒者(IDU)人群。该疫苗含有两种类型的重组包膜糖蛋白(rgp120)抗原,一种来自于MN亚型,另一种来自在中国仓鼠卵巢(CHO)细胞产生的CRF_AE(A244)分离毒株,并与氢氧化铝佐剂共同免疫。共计2546例注射吸毒者入选了1999年3月至2000年8月的该项疫苗药效试验,于0个月、1个月、6个月、12个月、18个月、24个月和36个月分别接受疫苗接种或安慰剂。试验结果显示,受到HIV感染的不良事件是比较少的,而且发生在疫苗组和安慰剂组之间的频率相同。该疫苗的功效经计算约为0.1%(95% CI,230.8%,23.8%),并且数项第二终点指标未能观察到效果[50,51]。

在另一项基于Env亚单位的艾滋病疫苗Ⅰ期和Ⅱ期临床试验中,2099例未感染者中有23例被诊断患有HIV-1感染。第二终点指标无显著差异,包括病毒载量、CD4⁺ T淋巴细胞计数及Env gp120 V3环氨基酸序列[52]。

进一步的分析指出,VAX004诱导抗体介导的细胞免疫产生的病毒抑制率与ADCVI水平和艾滋病毒感染呈负相关关系。这种效应是由FC-G Ⅱa和Ⅲa基因多态性引起的[53]。最近,Gilbert等报道指出了VAX004引起的低水平的中和抗体[54],尽管如此,当相同的数据使用两个不同的分析方法(Monogram和TZM-BL)来分析,就产生了中和抗体和感染率的反向相关性。

(二) DNA疫苗初次免疫蛋白亚单位增强

采用DNA疫苗初次免疫、随后用蛋白疫苗增强策略的HIV疫苗研究至今仅见一项报道,该研究进入了Ⅰ期临床人体试验。多价DNA疫苗包含5个质粒,每一个编码密码子优化的包含有gp120序列的蛋白质,分别来自HIV-1亚型A、B、C、E,同时还有第6个质粒编码HIV-1 C亚型的*gag*基因。蛋白质增强组分包括与上述DNA组分中的质粒相对应的5种gp120蛋白,辅以QS-21佐剂和环糊精作为赋形剂[55]。DNA疫苗的给药分为两种不同剂量的肌内注射(IM),以及一个剂量的皮内注射(ID)。该疫苗策略引起了跨亚型的艾滋病毒特异性T细胞反应,以及抵抗不同遗传背景HIV-1病毒的高滴度血清抗体反应。然而这些令人兴奋的结果被随后观察到的43%的接受蛋白疫苗接种者产生的迟发型超敏反应所缓和,另外有两名受试者出现了与注射重组包膜蛋白和QS21佐剂相关的脉管炎症状[56]。

早期裸质粒DNA疫苗单独使用存在着免疫原性弱、免疫反应缺乏耐久性等缺点[57~61]。这些观察结果使得研究者们转向追求其他替代的策略来进一步增强机体的免疫反应[62]。现代通用的策略是使用DNA疫苗作为初次免疫,加上一种不同来源的增强免疫物质,最具代表性的即直接辅以HIV蛋白亚单位疫苗或通过活病毒载体携带HIV基因表达抗原蛋白。电穿孔是一种很有前途的方法,已被用来提高在非人灵长类动物体内的转染率[63,64],以及应用在最近的几个HIV-1病毒预防性DNA疫苗人体试验[65](NCT00991354和NCT01260727)。

二、合成多肽疫苗试验

截至目前,已有数种合成肽类物质被作为潜在的预防性HIV-1疫苗进行研究。通过截取Env gp120 V3环的序列进行肽类疫苗合成,免疫后可以在某些实验动物中诱导出具有中和活性的抗体,但在恒河猴和黑猩猩中表现出免疫耐受性。通过制备一种十聚化的V3环多抗原肽并与氢氧化铝佐剂共用进行免疫,在受试人群中显示出较好的安全性,但产生的淋巴组织增生反应既不合适也不够强烈[66]。单纯的多肽免疫在体内通常不能诱导出I类限制性$CD8^+$ T细胞反应,但有些脂肪肽却能够引起较强的反应[67,68]。在这个概念的基础上,一项II期人体临床试验在132名志愿者中评估了HIV-LIPO-5疫苗(5个长链脂肪肽Gag 17-35、253-284、Pol 325-355、Nef 66-97、116-145,包含多个$CD8^+$和$CD4^+$ T细胞抗原表位,附加一个棕榈酰基尾区)。疫苗接种策略如下:于0周、4周、12周、24周,通过肌肉注射(IM)接种高、中、低三种剂量之一,经IFN-γ酶联免疫斑点法(ELISpot)测定外周血单核细胞,证实在2/3的疫苗接种者(不论何种剂量)体内引起了$CD8^+$的反应,约一半的疫苗接种者(不论何种剂量)出现$CD4^+$反应[69]。基于这些研究进展,预计未来的艾滋病疫苗研究将有可能将脂肽作为一种组分纳入初次免疫–再次增强方案(prime-boost)中。

三、重组痘病毒和蛋白亚单位疫苗Prime-Boost疫苗试验

痘病毒具有一些特性使它们成为优秀的外源基因表达传递系统,如允许大容量外源DNA整合(痘苗病毒可以整合超过25 000个碱基对),以及适合胞浆内基因表达的特性,也是痘病毒家族成员的共有特征。使用痘病毒成功进行重组基因表达的尝试于1982年首次被报道,并且已经应用于多种研究活动,如蛋白质结构/功能关系、蛋白质加工和细胞内转运、抗原提呈、细胞和体液免疫的决定因素分析,以及重组活疫苗。在痘病毒属中,不同类型间比较有意义的差异表现为宿主特异性和对宿主预存免疫的敏感性[70,71]。

四、新型金丝雀痘病毒表达载体在HIV疫苗中的广泛应用

ALVAC是一种重组的金丝雀痘病毒(canary pox virus,CPV)为基础,在单次感染人体

后非复制性情况下高效表达外源蛋白的载体[72],展现出优秀的免疫传递功能。尽管目前还没有一种获得正式许可的、基于 ALVAC 载体的人类疫苗,但是当下有几种此类疫苗已经更加清楚地展现出商业化生产的可行性。当前市场 5 个已上市兽用金丝雀痘疫苗:Recombitek Caninedistemper(犬瘟热病毒)、Purevax(狂犬病毒[猫用])、Recombitek WNV(西尼罗河病毒[马用])、Eurifel(猫白血病病毒)、Proteqflu(流感病毒[马用])。因为 CPV 是鸟病原体,重组金丝雀痘病毒载体感染后,无法在人体内复制,预测它们不会在疫苗接种者间传播,或是传送到未接种疫苗的接触者[73,74]。在豚鼠和猕猴模型中,MN/LAI-2 型 gp160 蛋白显著提升了 ALVAC-HIV 初次免疫的抗体反应[75,76]。ALVAC-HIV-1 载体表达 Env 包膜蛋白能有效地保护猕猴免受高剂量黏膜病毒侵染,而当与 gp120 抗原蛋白共同应用于疫苗时,这种保护效果更佳[76,77]。

目前已有多个 HIV-1 的插入片段尝试过插入到 ALVAC 载体当中,而且业已在人体试验中得到广泛的安全性和免疫原性评价数据[78,79]。现已有三种重组 ALVAC HIV-1 疫苗进入Ⅱ期临床研究。ALVAC HIV-1 vCP205 表达 5 个基因的蛋白质产物:Gag p55、Gag p15、Protease 的一个片段(HIV-1 LAI)、gp120 的一个片段、gp41 锚定穿膜区(HIV-1 MN)[80]。该疫苗在美国进行的Ⅱ期临床试验显示出一定的中和抗体诱导水平,大约 1/3 的受试者产生了抗 HIV-1 杀伤性 T 细胞 CTL 反应,无论在高危人群还是正常人群中。更为复杂的 ALVAC HIV-1 质粒 vCP1433 和 vCP1452 旨在提供更高效的蛋白质表达水平,并产生更为持久的 $CD8^+$ CTL 反应,两者都能表达 Gag、Protease、Nef、Pol、部分 Env。

两项在泰国进行的疫苗Ⅰ/Ⅱ期临床试验中采用 vCP1521(一种 vCP205 类似载体,仅 Env 亚型有区别,CRF01-AE 型替代了 MN 型 gp120),并利用三种不同的蛋白亚单位进行初免后增强。

在 RV132(vCP1521 + rgp160 92TH023 或 rgp120 CM235/SF2/MF59)试验中,大多数受试者(68%~93%)产生了针对 SF2、TH023、CM235 中某一型的 gp120 淋巴细胞增殖反应,而 84% 的受试者产生了针对 TCLA E 亚型的中和抗体[81]。

在 RV135 试验中,受试者接受 vCP1521 加上高或低剂量 rgp120(MN/A244),辅以氢氧化铝佐剂无论接受何种蛋白亚单位疫苗增强[82],58% 和 67% 的人产生了 A244 特异性增殖反应,而 71% 的人产生了 E 亚型 HIV-1 的中和抗体反应,23% 的接种者产生 HIV 特异性 $CD8^+$ CTL 反应。超过 85% 的疫苗接种者中也观察到强烈的 ADCC 活性[83]。基于这些令人振奋的临床试验数据,vCP1521 初次免疫,高剂量的 300mg MN rgp120 和 300mg A244 增强免疫,被选为后来应用于一项Ⅱb 期临床药效试验——RV144 试验当中。

五、RV144 试验——艾滋病疫苗保护效率概念的首次证实

经过疫苗 RV135 组合的初步试验,低聚体 92TH023 gp160 或二价 gp120 B/ E 疫苗通过预定的免疫原性标准药效试验被选为候选疫苗用于进一步的测试。泰国的 RV144III 期临床试验,为全世界艾滋病疫苗领域首次提供了艾滋病毒疫苗可以提供保护功效的证据[84]。RV144 试验始于 2003 年 10 月,试验对象是在泰国选取的 1.6 万多名年龄在 18 ~ 30 岁的志愿者。其艾滋病病毒检测均为阴性,且其感染风险与普通人群的平均水平相当。其中,一组志愿者被注射了“联合疫苗”,另一对照组则只被注射了安慰剂。疫苗组

在0个月、1个月、3个月、6个月接种ALVAC vCP1521,并且在3个月和6个月注射AIDSVAX B/E rgp120进行免疫增强,随后连续42个月进行跟踪随访。结果显示,在8197名接受疫苗注射的志愿者中,51人感染了艾滋病病毒,而在对照组的8198人中,有74人感染,即注射疫苗组感染风险降低了31.2%。

试验显示出31.2%的疗效是经过数据整理后的意向性治疗分析(不包括那些虽然属于随机人群,但在初次接种后随访感染艾滋病毒的)(95% CI:1.1,52.1,$P=0.04$)后得出的结论。虽然以下这些不包含在预先设定的分析计划中,疫苗的保护效率在接种后12个月似乎比较高一些(60%,95% CI:22,80),表明目前的这种疫苗提供了一种早期快速但非持久性的疫苗效果(Michael NL. 2009. Primary and sub-group analyses of the Thai Phase Ⅲ HIV Vaccine Trial. AIDS Vaccine Conference. Paris,France.)。

在完成所有免疫接种的HIV阴性的志愿者中,20%出现了针对Gag或Env的$CD8^+$ ELISpot反应。细胞内细胞因子染色显示主要为Gag或Env(34%及1.4%)的$CD4^+$反应。针对gp120的淋巴细胞增殖效应为MN 90%和A244 87%。在受接种12个月时,酶联免疫吸附ELISA对gp120 A244、gp120 MN和p24阳性值分别为98.6%、98.6%、52.1%。最为引人瞩目的是,随着时间的推移,免疫原性在衰减,最后一次免疫6个月以后,gp120 B/AE结合抗体下降10倍。

六、来自RV144的启示——未来研发方向:痘病毒载体和蛋白亚单位联合使用

客观而言,一种疫苗具有降低不足1/3感染风险的免疫效果,远未达到可以大规模进入临床应用的标准,但其重要意义在于,它驱散了人类在艾滋病疫苗研究领域长期踯躅不前的阴霾,给人们带来了成功抗击艾滋病的新希望。

通过反复的临床研究,科学家发现并行地探索新颖痘载体和gp120蛋白增强剂/佐剂来提高保护效能是十分必要的。痘病毒载体,如NYVAC载体研究值得考虑,因为它似乎能比ALVAC产生更为强烈的细胞和体液免疫反应。虽然目前这与保护效果的关联性仍是未知的,但促使人们定性和定量地将其与RV144试验结果在免疫原性方面进行评估。RV144采用的rgp120佐剂为氢氧化铝,是一个相对弱的佐剂。一些研究使用更有效的佐剂如MF59,通过Ⅰ期临床试验显示出它可以辅助rgp120产生更强的免疫原性。除此之外,开发新的临床试验检测手段,加速临床研究设计,快速、高效地筛选掉效果不佳的候选疫苗,也是未来的研究路径主要探索的方向的一部分[85,86]。

RV144的免疫原性及有效性目前仍然在进一步讨论,而匹配特定区域流行的HIV亚型一定程度上限制了研究进展。研究如何增加艾滋病候选疫苗的价数,使其能捕捉更广泛的艾滋病毒亚型,将可能提供一个全球有效的艾滋病预防疫苗。如果获得这一进展,将会启动协调一致的艾滋病毒消灭运动,就像曾经的消灭天花战役[87]。这些因素都促使发展广谱艾滋病疫苗,足以为疫苗接种者提供广泛的保护效能。作为一种非常有前途的方法,使用多价疫苗,"马赛克样"覆盖范围跨HIV亚型的艾滋病毒T细胞表位插入[88,89],复制缺陷的腺病毒AD26载体马赛克样嵌入HIV-1 Gag、Pol、Env抗原,被证实可以增强猕猴细胞免疫反应的广度和深度[89],AD26和AD35 HIV-1候选疫苗同样有此种效应。组合MVA马赛克样

插入载体的疫苗目前也已经开始进入I期临床试验,正在向前推进。

第四节　未来艾滋病蛋白类疫苗的设计目标和发展方向

考虑到上述艾滋病临床试验进展中所提出的问题,未来 HIV 疫苗的发展面临着诸多挑战,我们建议应该设定若干个目标,基于这些原则理性地设计 HIV 疫苗(图 9.3),研制更多趋于理想状态的 HIV 蛋白类疫苗,进行进一步的临床人体试验。

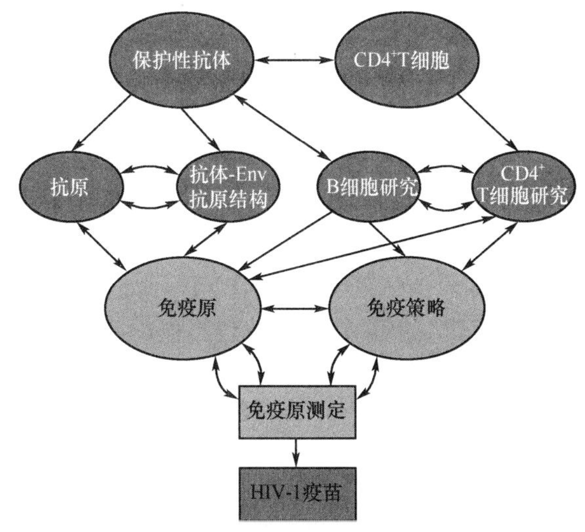

图 9.3　HIV-1 疫苗研究开发的优化方案[4]

一、开发基于 bnMAb 识别表位的免疫原

随着时间推移,大部分的 HIV 感染者广泛出现中和反应,包括一些具有显著血清中和效价的“精英中和剂”。然而中和表位靶向在 Env 上的中和剂相对较少,例如,CD4 结合位点(CD4bs)、多糖依赖性表位、四级结构依赖性表位和膜近端胞外区(membrane-proximal external region,MPER)。广泛中和单克隆抗体(broadly newtralozing monoclonal antibody,bnMAb)更加精确地定义这些表位,如设计 Env 分子或支架以及多价多糖形式。然而,这些方法由于一些原因失败了,可能的原因如下:①直到最近,仅有少数 bnMAb 可以利用,所有基于 CD4bs 设计免疫原的尝试都依据唯一抗 CD4bs 的 bnMAb:b12。②针对 bnMAb 2G12 识别的多糖表位在此抗体特殊交换区域构型方面存在问题,这个多糖表位从前被认为是识别包绕在 gp120 周围的多糖保护罩所必需的。然而,新的数据提出了疑问,并提出疫苗定位的新方法,针对保护罩或者是穿透保护罩形成一种蛋白质——多糖复合免疫原。③在 Env gp41 的 MPER 上的连续抗原提供了引人瞩目的疫苗靶点,并在相关多肽引发强烈反应方面取得一些成果。然而, MPER 一直被认为和自身反应性相关,因此在诱导这些抗体上可能存在一些问题。

对于很多病毒疫苗来说,中和抗体是保护机体最好的抗体,而且对于 HIV,在猕猴模型中 NAb 已经被发现可以提供强烈的保护作用来抵抗黏膜的感染。因此,HIV 疫苗研究的一个主要目的应该是发现免疫原和诱导产生中和抗体的免疫策略,由于 HIV

Env 序列的高变异性,应该发现更具有特异性的广泛中和抗体。正如之前所说的,全面描绘出 HIV Env 刺突识别的 bnAb 的结构是很重要的。最近使用单一 B 细胞技术生产的大量有效的 bnMAb 已经开始揭示新的广泛中和表位,并且更加准确的定义 Env 刺突上的"脆弱位点"。

总之,基于表位设计抗原的挑战是那些广泛保守并暴露的适合作为疫苗靶点的抗原,在天然的环境中只能诱导很轻微的抗体反应。而当 bnAb 反应被诱导时,相应的 bnMAb 易于出现不同寻常的特征,如高水平的结构突变、插入/缺失、CDRH3 长环、翻译后修饰、多反应性,以及稀有的结构修饰。

总体来说,成功的疫苗在免疫原设计和免疫过程上要求相当精巧,远远超过现在的正常水平。

二、明确 Env 糖基化过程及三聚体包装机制,生产更稳定的功能性 Env 刺突抗原

正如之前讨论的,功能性 HIV Env 刺突是中和抗体的唯一靶点。但是很明显,由于刺突的不稳定性,很有可能不会对天然的刺突产生免疫;感染性病毒表达多种类型的 Env,以至于对于免疫系统来说,自然感染代表了复杂的 Env 分子的混合物。一些通过模拟功能性 Env 刺突的抗原轮廓,生产纯净稳定 Env 的方法正在进行中。第一,制备具有各种各样 bnMAb 的重组 Env 三聚体的共结晶的方法正在尝试。第二,冷冻电子显微镜和冷冻电子断层成像技术的分辨率和研究方法有待提高。第三,多种分子展示和选择方法正在研究中。第四,gp120/gp41 的扇形面分析被用来检测潜在的 gp120-gp41 交联稳定位点。应该注意的是,即使稳定的三聚体免疫原可以被设计,但是构建方法不当有可能会抑制 Env 三聚体分子的免疫反应。

将近一半的 gp120 分子包含保护蛋白主链的 N 端多糖。分析这些糖类的结构对研究 Env 的折叠以及结合受体是很关键的。尽管已经使用质谱分析法分析了重组 Env 蛋白和天然病毒 Env 的糖基化轮廓,但是在这些 Env 中还没有完全明确糖基化的特异性位点。这样的分析将会深入了解特殊的多糖在 gp120 单体和天然 HIV Env 三聚体中形成或保护抗体表位的作用,有利于免疫原的设计。值得注意的是,最新的研究表明功能性 Env 三聚体与单体 gp120 耐受甘露糖苷酶的程度不同;在不同的细胞系中表达相同的重组 gp120 时,会出现大量不同的低聚型甘露糖,以及不同种类的复合型多糖。这些在多糖构成上的不同具有直接的免疫学意义,gp120 的酶修饰能够显著改变抗体对 gp120 的反应。同时,重组 gp120 已经被广泛应用于动物研究和人类疫苗试验,因此必须要考虑不同的糖基化模式对 Env 抗原性和免疫原性上的影响。

三、开发更为高产量、低成本的病毒样颗粒生产体系

昆虫细胞是来自昆虫的一类真核细胞。昆虫细胞的体外培养日益受到人们的重视。其原因有两个方面:第一,作为宿主表达高度特异性的病毒,这些病毒可以引起昆虫流行病,但对人畜和植物无害,因而可作病毒杀虫剂;第二,昆虫多角体病毒可以高水平表达蛋白,其

基因片段可以用来构建重组病毒以高效表达外源基因，生产某些药用蛋白。因此，昆虫细胞的体外培养正逐渐成为生产用于农业和人类健康保健用的生物产品的重要手段。

开发利用植物细胞生产体系，高等植物是一个重要的并且仍然被利用的药物来源。而新的植物细胞培养技术为那些有药用意义的植物的有控制的生产提供了支持，从而为免去大规模的植物培植和收获提供了可能性。

四、为免疫原评测开发恰当的动物模型系统

一种经典又原始的进行免疫原评测的方法是在小动物体内进行血清抗体反应，如鼠和兔，这可作为一种“守门人”测量法来决定是否继续在人体使用该种免疫原。考虑到之前描述的 bnAb 的一些特征，这种方法对于 HIV 可能不太合适。另外一种方法是利用对 bnMAb 的了解制造模型，这个模型系统能够以高通量的形式评测用于人体的免疫原和免疫策略诱导 bnAb 的能力。这种方法的实例就是创立一个带有不同人类 bnMAb 种系形式的转基因小鼠。这些小鼠可以被用来筛选多种多样的 Env 抗原，因为它们具有诱导 $bnMAb^+$ 鼠 B 细胞进入生发中心，以及成熟分化为可产生完全活性抗体的 B 细胞。带有 bnMAb 种系的 B 细胞和 bnMAb 突变的 B 细胞的对比能够被用来决定是否从“幼稚”B 细胞受体（B cell receptor，BCR）开始免疫的抗原也会刺激体细胞突变“成熟”BCR 分泌抗体。就像之前描述的，高通量免疫原评测中包括带有人类组分的转基因小鼠和小鼠 BLT 模型。另一种方法是生产结合 NHP bnMAb 的种系，以及相应成熟的人 bnAb。种系 NHP Ab 和免疫原之间分了相互作用的鉴定会造成免疫原反复改进，然后能够作为候选疫苗来研究。无论是敲入小鼠还是 NHP，预计通过 B 细胞和 $CD4^+$ T 细胞的分析，指导免疫原和免疫策略的重新设计来生产最理想的疫苗。

五、鉴定 Env 免疫中有效 B 细胞反应

T 滤泡辅助性细胞（T follicular helper，Tfh）是新鉴定出的免疫反应细胞，和其他的 $CD4^+$ T 细胞不同，它是特异性辅助 B 细胞，并且对于 GC（germinal center）的形成是必需的。同样的，Tfh 细胞对于大部分中和抗体、GC 的发展，以及 B 细胞反应是关键的。大量的 HIV 特异性 Tfh 细胞存在于 HIV 感染者的淋巴结。Tfh 细胞分化的诱导是一个多因素的过程，不仅涉及树突状细胞的最佳活性，特别是 ICOSL 配基的表达，ICOSL 通过接合 T 细胞上的 ICOS 调节最佳的 T 细胞活性，而且涉及 B 细胞保持 Tfh 细胞反应的最佳活性。但目前这个 Tfh 细胞产生的“危险信号”仍不明确。这些信号和佐剂的识别对于合理的疫苗设计是非常重要的。因此，在一个多步骤过程中决定 Tfh 细胞诱导的信号是重要的，通过体外筛选诱导 ICOSL 及其他关于 DC 和 B 细胞的使用的 Tfh 信号，并验证候选疫苗诱导 Tfh 分化的能力。

六、汇集各种关键信息、设计免疫原和免疫策略去诱导广谱 HIV 中和抗体反应

截至目前，很多免疫原已经被设计出来，或基于目前所知的 HIV Env 三聚体结构和

bnMAb 识别表位仍在设计中。这些免疫原正通过很多种方法构建,而且不仅基于免疫原和成熟 bnMAb 相互作用,还基于和 bnMAb 构型的相互作用。更多分析免疫反应的新工具的加入,如系统生物学、抗体深度测序、单个 B 细胞抗体分离方法,这些努力在免疫原设计和免疫策略进一步丰富方面将会起到非常重要的作用。随着上述目标的逐步实现,这些信息被整合起来进一步改善设计策略。在整个过程中限制研究速度最重要的因素之一是免疫原的效果预测评价。而目前的研究现状是,似乎排除了最理想的评估检测项目——人类,而最佳候选者是猕猴或者表达人类抗体的小动物。

总之,未来艾滋病疫苗设计目标的核心假设就是:成功的 HIV 疫苗应该诱导产生保护性抗体,同时 B 细胞和 $CD4^+$ T 细胞反应的组合对于长期维持疫苗保护作用是非常关键的。明确临床前模型中诱导保护性 B 细胞和 $CD4^+$ T 细胞反应的免疫疗法是至关重要的,这会为预防性人类 HIV 疫苗提供生产策略指导。

小　结

目前全球 HIV 感染和艾滋病日趋严重,抗 HIV 疫苗的研制也日益受到人们的重视,并取得了一些可喜的进展。如今在 HIV 疫苗研制中比较现实的目标是制备出的疫苗能在初始感染时降低其感染水平,并在以后能有效控制病毒复制水平,以减缓临床病程进展。随着人们对 HIV 的深入研究,将不断开发出新的改良疫苗,最终逐步接近并实现预防和治疗艾滋病的宏大目标。

(张文艳　吕铭宇)

参考文献

[1] Doucet A J, Hulme A E, Sahinovic E, et al. Characterization of LINE-1 ribonucleoprotein particles. PLoS Genet,2010, 6(10). pii:e1001150.

[2] Smith B F, Yue Y, Woods P R, et al. An intronic LINE-1 element insertion in the dystrophin gene aborts dystrophin expression and results in Duchenne-like muscular dystrophy in the corgi breed. Lab Invest, 2011,91(2): 216-231.

[3] Del Re B, Marcantonio P, Capri M, et al. Evaluation of LINE-1 mobility in neuroblastoma cells by in vitro retrotransposition reporter assay: FACS analysis can detect only the tip of the iceberg of the inserted L1 elements. Exp Cell Res, 2010, 316(20): 3358-3367.

[4] Beck C R, Collier P, Macfarlane C, et al. LINE-1 retrotransposition activity in human genomes. Cell,2010,141(7): 1159-1170.

[5] Guatelli J C. Interactions of viral protein U (Vpu) with cellular factors. Curr Top Microbiol Immunol,2009, 339: 27-45.

[6] Tokarev A, Skasko M, Fitzpatrick K, et al. Antiviral activity of the interferon-induced cellular protein BST-2/tetherin. AIDS Res Hum Retroviruses, 2009,25(12): 1197-1210.

[7] Sauter D, Schindler M, Specht A, et al. Tetherin-driven adaptation of Vpu and Nef function and the evolution of pandemic and nonpandemic HIV-1 strains. Cell Host Microbe,2009,6(5): 409-421.

[8] Gupta R K, Mlcochova P, Pelchen-Matthews A, et al. Simian immunodeficiency virus envelope glycoprotein counteracts tetherin/BST-2/CD317 by intracellular sequestration. Proc Natl Acad Sci USA,2009, 106(49): 20889-20894.

[9] Bao W, Jurk J. Origin and evolution of LINE-1 derived "half-L1" retrotransposons (HAL1). Gene,2010,465(1-2): 9-16.

[10] Hammonds J, Spearman P. Tetherin is as tetherin does. Cell,2009, 139(3): 456-457.

[11] Sakuma T, Noda T, Urata S, et al. Inhibition of Lassa and Marburg virus production by tetherin. J Virol, 2009, 83(5): 2382-2385.

[12] Mangeat B, Gers-Huber G, Lehmann M, et al. HIV-1 Vpu neutralizes the antiviral factor Tetherin/BST-2 by binding it and directing its beta-TrCP2-dependent degradation. PLoS Pathog, 2009, 5(9): e1000574.

[13] Ortiz M, Guex N, Patin E, et al. Evolutionary trajectories of primate genes involved in HIV pathogenesis. MolBiol Evol, 2009, 26(12): 2865-2875.

[14] Lim E S, Emerman M. Simian immunodeficiency virus SIVagm from African green monkeys does not antagonize endogenous levels of African green monkey tetherin/BST-2. J Virol, 2009, 83(22): 11673-11681.

[15] Mansouri M, Viswanathan K, Douglas J L, et al. Molecular mechanism of BST2/tetherindownregulation by K5/MIR2 of Kaposi's sarcoma-associated herpesvirus. J Virol, 2009, 83(19): 9672-9681.

[16] Wong S K, Connole M, Sullivan J S, et al. A New World primate deficient in tetherin-mediated restriction of human immunodeficiency virus type 1. J Virol, 2009, 83(17): 8771-8780.

[17] Douglas J L, Viswanathan K, McCarroll M N, et al. Vpu directs the degradation of the human immunodeficiency virus restriction factor BST-2/Tetherin via a {beta} TrCP-dependent mechanism. J Virol, 2009, 83(16): 7931-7947.

[18] Mitchell R S, Katsura C, Skasko M A, et al. Vpu antagonizes BST-2-mediated restriction of HIV-1 release via beta-TrCPand endo-lysosomal trafficking. PLoS Pathog, 2009, 5(5): e1000450.

[19] Jia B, Serra-Moreno R, Neidermyer W, et al. Species-specific activity of SIV Nef and HIV-1 Vpu in overcoming restriction by tetherin/BST2. PLoS Pathog, 2009, 5(5): e1000429.

[20] Goffinet C, Allespach I, Homann S, et al. HIV-1 antagonism of CD317 is species specific and involves Vpu-mediated proteasomal degradation of the restriction factor. Cell Host Microbe, 2009, 5(3): 285-297.

[21] Rollason R, Korolchuk V, Hamilton C, et al. A CD317/tetherin-RICH2 complex plays a critical role in the organization of the subapical actin cytoskeleton in polarized epithelial cells. J Cell Biol, 2009, 184(5): 721-736.

[22] Dube M, Roy B B, Guiot-Guillain P, et al. Suppression of Tetherin-restricting activity upon human immunodeficiency virus type 1 particle release correlates with localization of Vpu in the trans-Golgi network. J Virol, 2009, 83(9): 4574-4590.

[23] McNatt M W, Zang T, Hatziioannou T, et al. Species-specific activity of HIV-1 Vpu and positive selection of tetherin transmembrane domain variants. PLoS Pathog, 2009, 5(2): e1000300.

[24] Miyagi E, Andrew A J, Kao S, et al. Vpu enhances HIV-1 virus release in the absence of Bst-2 cell surface down-modulation and intracellular depletion. Proc Natl Acad Sci USA, 2009, 106(8): 2868-2873.

[25] Kaletsky R L, Francica J R, Agrawal-Gamse C, et al. Tetherin-mediated restriction of filovirus budding is antagonized by the Ebola glycoprotein. Proc Natl Acad Sci USA, 2009, 106(8): 2886-2891.

[26] Sakuma T, Sakurai A, Yasuda J. Dimerization of tetherin is not essential for its antiviral activity against Lassa and Marburg viruses. PLoS One, 2009, 4(9): e6934.

[27] Jouvenet N, Neil S J, Zhadina M, et al. Broad-spectrum inhibition of retroviral and filoviral particle release by tetherin. J Virol, 2009, 83(4): 1837-1844.

[28] Waheed A A, Ablan S D, Soheilian F, et al. Inhibition of human immunodeficiency virus type 1 assembly and release by the cholesterol-binding compound amphotericin B methyl ester: evidence for Vpu dependence. J Virol, 2008, 82(19): 9776-9781.

[29] Nomaguchi M, Fujita M, Adachi A. Role of HIV-1 Vpu protein for virus spread and pathogenesis. Microbes Infect, 2008, 10(9): 960-967.

[30] Gupta R K, Towers G J. A tail of Tetherin: how pandemic HIV-1 conquered the world. Cell Host Microbe, 2009, 6(5): 393-395.

[31] Iwabu Y, Fujita H, Kinomoto M, et al. HIV-1 accessory protein Vpu internalizes cell-surface BST-2/tetherin through transmembrane interactions leading to lysosomes. J Biol Chem, 2009, 284(50): 35060-35072.

[32] Choi I S, Estecio M R, Nagano Y, et al. Hypomethylation of LINE-1 and Alu in well-differentiated neuroendocrine tumors (pancreatic endocrine tumors and carcinoid tumors). Mod Pathol, 2007, 20(7): 802-810.

[33] Garcia-Perez J L, Doucet A J, Bucheton A, et al. Distinct mechanisms for trans-mediated mobilization of cellular RNAs by the LINE-1 reverse transcriptase. Genome Res, 2007, 17(5): 602-611.

[34] Ramos K S, He Q, Kalbfleisch T, et al. Computational and biological inference of gene regulatory networks of the LINE-1 retrotransposon. Genomics, 2007, 90(2): 176-185.

[35] Garcia-Perez J L, Marchetto M C, Muotri A R, et al. LINE-1 retrotransposition in human embryonic stem cells. Hum Mol Genet, 2007, 16(13): 1569-1577.

[36] Morrish T A, Garcia-Perez J L, Stamato T D, et al. Endonuclease-independent LINE-1 retrotransposition at mammalian telomeres. Nature, 2007, 446(7132): 208-212.

[37] Babushok D V, Kazazian H H. Progress in understanding the biology of the human mutagen LINE-1. Hum Mutat, 2007, 28(6): 527-539.

[38] Tangkijvanich P, Hourpai N, Rattanatanyong P, et al. Serum LINE-1 hypomethylation as a potential prognostic marker for hepatocellular carcinoma. Clin Chim Acta, 2007, 379(1-2): 127-133.

[39] Simoes-Barbosa A, Arganaraz E R, Barros A M, et al. Hitchhiking Trypanosomacruziminicircle DNA affects gene expression in human host cells via LINE-1 retrotransposon. MemInst Oswaldo Cruz, 2006, 101(8): 833-843.

[40] Oricchio E, Sciamanna I, Beraldi R, et al. Distinct roles for LINE-1 and HERV-K retroelements in cell proliferation, differentiation and tumor progression. Oncogene, 2007, 26(29): 4226-4233.

[41] Waters P D, Dobigny G, Waddell P J, et al. Evolutionary history of LINE-1 in the major clades of placental mammals. PLoS One, 2007, 2(1): e158.

[42] O'Connell R J, Kim J H, Corey L, et al. Human immunodeficiency virus vaccine trials. Cold Spring Harb Perspect Med, 2012, 2(12): a007351.

[43] Neil S J, Zang T, Bieniasz P D, et al. Tetherin inhibits retrovirus release and is antagonized by HIV-1 Vpu. Nature, 2008, 451(7177): 425-430.

[44] Martinez J G, Perez-Escuredo J, Castro-Santos P, et al. Hypomethylation of LINE-1, and not centromeric SAT-alpha, is associated with centromeric instability in head and neck squamous cell carcinoma. Cell Oncol (Dordr), 2012, 35(4): 259-267.

[45] Boeke C E, Baccarelli A, Kleinman K P, et al. Gestational intake of methyl donors and global LINE-1 DNA methylation in maternal and cord blood: prospective results from a folate-replete population. Epigenetics, 2012, 7(3): 253-260.

[46] Sheng W, Wang H, Ma X, et al. LINE-1 methylation status and its association with tetralogy of fallot in infants. BMC Med Genomics, 2012, 5(1): 20.

[47] Hoshimoto S, Kuo C T, Chong K K, et al AIM1 and LINE-1 epigenetic aberrations in tumor and serum relate to melanoma progression and disease outcome. J Invest Dermatol, 2012, 132(6): 1689-1697.

[48] Kitkumthorn N, Tuangsintanakul T, Rattanatanyong P, et al. LINE-1 methylation in the peripheral blood mononuclear cells of cancer patients. Clin Chim Acta, 2012, 413(9-10): 869-874.

[49] Lu Y K, Yao X, Luo L W, et al. Benzyl 5-phenyl-pyrazolo-[5,1-a]isoquino-line-1-carboxyl-ate. ActaCrystallogr Sect E Struct Rep Online, 2011, 67(Pt 12): e3488.

[50] Pavicic W, Joensuu E I, Nieminen T, et al. LINE-1 hypomethylation in familial and sporadic cancer. J Mol Med (Berl), 2012, 90(7): 827-835.

[51] Iwagami S, Baba Y, Watanabe M, et al. Pyrosequencing assay to measure LINE-1 methylation level in esophageal squamous cell carcinoma. Ann Surg Oncol, 2012, 19(8); 2726-2732.

[52] Gao Y, Baccarelli A, Shu X O, et al. Blood leukocyte Alu and LINE-1 methylation and gastric cancer risk in the Shanghai Women's Health Study. Br J Cancer, 2012, 106(3): 585-591.

[53] Giorgi G, Marcantonio P, Del Re B. LINE-1 retrotransposition in human neuroblastoma cells is affected by oxidative stress. Cell Tissue Res, 2011, 346(3): 383-391.

[54] Vitullo P, Sciamanna I, Baiocchi M, et al. LINE-1 retrotransposon copies are amplified during murine early embryo development. Mol Reprod Dev, 2012, 79(2): 118-127.

[55] Ramzy I I, Omran D A, Hamad O, et al. Evaluation of serum LINE-1 hypomethylation as a prognostic marker for hepa-

tocellular carcinoma. Arab J Gastroenterol,2011, 12(3): 139-142.

[56] Kopera H C, Moldovan J B, Morrish T A, et al. Similarities between long interspersed element-1 (LINE-1) reverse transcriptase and telomerase. Proc Natl Acad Sci USA,2011, 108(51): 20345-20350.

[57] Munoz-Lopez M, Macia A, Garcia-Cañadas M, et al. An epi [c] genetic battle: LINE-1 retrotransposons and intragenomic conflict in humans. Mob Genet Elements,2011, 1(2): 122-127.

[58] Ohka F,Natsume A, Motomura K, et al. The global DNA methylation surrogate LINE-1 methylation is correlated with MGMT promoter methylation and is a better prognostic factor for glioma. PLoS One,2011,6(8): e23332.

[59] Raiz J, Damert A, Chira S,et al. The non-autonomous retrotransposon SVA is trans-mobilized by the human LINE-1 protein machinery. Nucleic Acids Res, 2012,40(4): 1666-1683.

[60] Wissing S, Munoz-Lopez M,Macia A, et al. Reprogramming somatic cells into iPS cells activates LINE-1 retroelement mobility. Hum Mol Genet, 2012,21(1): 208-218.

[61] Beck C R, Garcia-Perez J L, Badge R M, et al. LINE-1 elements in structural variation and disease. Annu Rev Genomics Hum Genet,2011,12: 187-215.

[62] Dai L, Huang Q,Boeke J D. Effect of reverse transcriptase inhibitors on LINE-1 and Ty1 reverse transcriptase activities and on LINE-1 retrotransposition. BMC Biochem,2011,12: 18.

[63] Wagstaff B J, Barnerssoi M, Roy-Engel A M. Evolutionary conservation of the functional modularity of primate and murine LINE-1 elements. PLoS One, 2011,6(5): e19672.

[64] Martin S L. Nucleic acid chaperone properties of ORF1p from the non-LTR retrotransposon, LINE-1. RNA Biol,2010, 7(6): 706-711.

[65] Mirabello L, Savage SA, Korde L, et al. LINE-1 methylation is inherited in familial testicular cancer kindreds. BMC Med Genet,2010,11: 77.

[66] Singer T, McConnell M J,Marchetto M C, et al. LINE-1 retrotransposons: mediators of somatic variation in neuronal genomes? Trends Neurosci, 2010,33(8): 345-354.

[67] Wolff E M, Byun H M. Han H F, et al. Hypomethylation of a LINE-1 promoter activates an alternate transcript of the MET oncogene in bladders with cancer. PLoS Genet,2010,6(4): e1000917.

[68] Kitkumthorn N, Mutirangura A. LINE-1 methylation difference between ameloblastoma and keratocysticodontogenic tumor. Oral Dis,2010,16(3): 286-291.

[69] Belancio V P, Roy-Engel A M, Pochampally R R, et al. Somatic expression of LINE-1 elements in human tissues. Nucleic Acids Res,2010,38(12): 3909-3922.

[70] St Laurent G 3rd, Hammell N, McCaffrey T A. A LINE-1 component to human aging: do LINE elements exact a longevity cost for evolutionary advantage? Mech Ageing Dev,2010,131(5): 299-305.

[71] Khatua A K, Taylor H E,Hildreth J E, et al. Inhibition of LINE-1 and Aluretrotransposition by exosomesencapsidating APOBEC3G and APOBEC3F. Virology,2010, 400(1): 68-75.

[72] Sacristan S, Vigouroux M, Pedersen C, et al. Coevolution between a family of parasite virulence effectors and a class of LINE-1 retrotransposons. PLoS One,2009, 4(10): e7463.

[73] Crow M K. Long interspersed nuclear elements (LINE-1): potential triggers of systemic autoimmune disease. Autoimmunity,2010, 43(1): 7-16.

[74] Cruickshanks H A, Tufarelli C. Isolation of cancer-specific chimeric transcripts induced by hypomethylation of the LINE-1 antisense promoter. Genomics,2009, 94(6): 397-406.

[75] Fryer A A, Nafee T M, Ismail K M, et al. LINE-1 DNA methylation is inversely correlated with cord plasma homocysteine in man: a preliminary study. Epigenetics,2009, 4(6): 394-398.

[76] Cantrell M A, Carstens B C, Wichman H A, et al. X chromosome inactivation and Xist evolution in a rodent lacking LINE-1 activity. PLoS One,2009, 4(7): e6252.

[77] Montoya-Durango D E, Liu Y, Teneng I, et al. Epigenetic control of mammalian LINE-1 retrotransposon by retinoblastoma proteins. Mutat Res,2009, 665(1-2): 20-28.

[78] Rebuzzini P, Castiglia R,Nergadze S G, et al. Quantitative variation of LINE-1 sequences in five species and three sub-

species of the subgenus Mus and in five Robertsonian races of Musmusculusdomesticus. Chromosome Res, 2009, 17(1): 65-76.

[79] Piskareva O, Clynes M, Barron N. Detection and cloning of LINE-1 elements in CHO cells. Cytotechnology, 2007, 54(1): 69.

[80] Repanas K, Fuentes G, Cohen S X, et al. Insights into the DNA cleavage mechanism of human LINE-1 retrotransposon endonuclease. Proteins, 2009, 74(4): 917-928.

[81] Waters P D, Dobigny G, Waddell P J, et al. LINE-1 elements: analysis by fluorescence in-situ hybridization and nucleotide sequences. Methods Mol Biol, 2008, 422: 227-237.

[82] Wallace N, Wagstaff B J, Deininger P L, et al. LINE-1 ORF1 protein enhances Alu SINE retrotransposition. Gene, 2008, 419(1-2): 1-6.

[83] Pornthanakasem W, Kongruttanachok N, Phuangphairoj C, et al. LINE-1 methylation status of endogenous DNA double-strand breaks. Nucleic Acids Res, 2008, 36(11): 3667-3675.

[84] Shuangshoti S, Hourpai N, Pumsuk U, et al. Line-1 hypomethylation in multistage carcinogenesis of the uterine cervix. Asian Pac J Cancer Prev, 2007, 8(2): 307-309.

[85] Teneng I, Stribinskis V, Ramos K S, et al. Context-specific regulation of LINE-1. Genes Cells, 2007, 12(10): 1101-1110.

[86] Iacopetta B, Grieu F, Phillips M, et al. Methylation levels of LINE-1 repeats and CpG island loci are inversely related in normal colonic mucosa. Cancer Sci, 2007, 98(9): 1454-1460.

[87] Goodier J L, Zhang L, Vetter M R, et al. LINE-1 ORF1 protein localizes in stress granules with other RNA-binding proteins, including components of RNA interference RNA-induced silencing complex. Mol Cell Biol, 2007, 27(18): 6469-6483.

[88] Sironen A, Vilkki J, Bendixen C, et al. Infertile Finnish Yorkshire boars carry a full-length LINE-1 retrotransposon within the KPL2 gene. Mol Genet Genomics, 2007, 278(4): 385-391.

[89] Repanas K, Zingler N, Layer LE, et al. Determinants for DNA target structure selectivity of the human LINE-1 retrotransposon endonuclease. Nucleic Acids Res, 2007, 35(14): 4914-4926.

第十章　佐剂的研制和发展

第一节　疫苗佐剂的研究历史及现状

现代疫苗的使用越来越离不开佐剂,尤其是以基因工程产物为特征的抗原必须辅以佐剂才能达到良好的免疫效果。可以说疫苗就是抗原+佐剂的产品。佐剂是什么? 最早"佐剂"的叫法来源于拉丁语"adjuvare"一词,意为"帮助",所以免疫佐剂是指与抗原同时或预先注射,能够增强机体针对抗原的适应性免疫应答,延长疫苗保护时间,降低抗原使用剂量,或诱导特定免疫反应类型的制剂。佐剂在疫苗应用中的作用主要有:①增强抗原的免疫原性,使无或免疫原性差的抗原性物质变为有效免疫原;②增强机体对抗原刺激的反应性,提高免疫应答产生抗体的滴度,减少抗原用量,延长免疫反应的记忆性;③改变抗体类型,使产生 IgM 转变为产生 IgG;④诱导特定免疫类型的免疫反应,如铝佐剂可以诱导 Th2 型免疫反应。

佐剂被用来增强疫苗免疫作用已有 80 多年的历史。1926 年,Glenny 等发现明矾沉淀白喉毒素能产生一种微粒,极大地增强了机体对抗原的特异性免疫应答,从而拉开了佐剂使用的序幕[1]。近年来,佐剂研究已从凭经验反复试验转向更为理性并涉及免疫学、生物化学、药学、物理化学多个学科领域的研究。目前按照来源不同主要将佐剂划分为化学合成佐剂和生物来源佐剂两大类。其中,化学合成佐剂又可以细分为油佐剂、水溶性佐剂、无机盐佐剂和脂类佐剂,目前 FDA 临床批准的两个佐剂铝佐剂(铝盐)与 MF59 均为化学佐剂,分别为无机盐佐剂和油佐剂的代表。近年来,更多的水溶性有机化合物被逐渐证明具有佐剂功效,如之前被用于治疗胃酸的药物西咪替丁(Cimetidine)[2, 3]。由于化学佐剂的主要作用是刺激机体产生各类细胞因子等作用分子,从而促进免疫细胞分化增强免疫反应,因此近年来研究人员开始使用生物分子作为佐剂,定向加强疫苗的免疫效果。生物佐剂根据目前的研究状况可细化为细胞因子佐剂(主要通过各类淋巴细胞亚群所特有的细胞因子作为佐剂定向加强免疫效果)和模式识别受体(pattern-recognition receptor,PRR)或与炎症小体激活有关的佐剂(通过刺激体内这些分子激活机体固有免疫反应,增强疫苗免疫效果)[4]。

佐剂增强免疫应答的机制尚未完全阐明,不同佐剂的作用也各不相同。简而言之,佐剂的作用机制有以下三种:①佐剂与抗原同时注入机体,可以改变抗原的物理性状,有利于抗原缓慢释放,延长抗原在体内的滞留时间;②被佐剂吸附的抗原易被抗原提呈细胞吞噬,此外某些佐剂还可以增强先天免疫反应,促进对抗原的处理,在局部形成炎症反应;③刺激淋巴细胞增殖与分化,从而增强和扩大免疫应答的效应,延长免疫的记忆性。目前,在研的佐剂多种多样,作用机制也不尽相同,在疫苗筛选佐剂的过程中要充分考虑所用抗原的特性以及针对的感染性疾病的特征来选用相应类型的佐剂以增强其免疫反应。

作为疫苗的重要组成成分,佐剂在疫苗研发中对于免疫效果的增强起着不可替代的作用,而佐剂的研发也日益受到科研人员的重视。在 HIV 疫苗的研究与开发中,佐剂的开发及其作用机理的深入研究也将会对疫苗研发的成功与否起到重要的影响。

第二节 化学佐剂

一、油 佐 剂

自传统油佐剂——完全弗氏佐剂(Freund's complete adjuvant,FCA)问世以来,由于其对细胞免疫和体液免疫的强大免疫增强效果,一直是佐剂研究中的一个热点。然而 FCA 的毒性较大,并不宜作为人用疫苗佐剂[5]。近年来对治疗性疫苗的需求及新一代弱免疫原性疫苗的开发与日俱增,新型油佐剂的研究取得新进展,其产品主要分为两类:一类是与 FCA 类似的乳剂型佐剂,如诺华公司开发的 MF59 和 GSK 公司开发的 AS02 等;另一类是微粒型佐剂(如 CAF01、GSK 开发的 AS03 等)。

(一)乳剂型佐剂

1. MF59

MF59 是一种水包油的乳剂,成分包含 1% 鲨烯、0.5% Tween80 和 0.5% 三油酸聚山梨酯,经过高压均质后,形成了一种稳定的水包油乳液。由于它不仅可以激活体液免疫,还可以激活细胞免疫,因此在许多人用疫苗中都取得了较好的免疫效果,被用于诺华公司的流感疫苗"复立达"中。在欧洲,它是第一个被批准的添加佐剂的流感疫苗。在 HIV 疫苗的动物试验中,Lian 等的研究中发现使用 MF59,可使 GP140 亚单位疫苗在兔和猕猴体内激起比 GP140 或 GP160 全长蛋白疫苗更高的体液和细胞免疫反应[6];Susan W. Barnett 等在猕猴中的研究表明,采用 MF59 佐剂的 Env 亚单位疫苗可以有效保护实验组,避免 HIV 的感染[7];Burke 等的研究则表明 MF59 和 CpG 两种佐剂的配合使用,可以有效地提高 gp140Δ2 亚单位疫苗的中和抗体滴度,更为 MF59 在 HIV 疫苗中的应用提供了实验依据和广阔前景[8]。

2. AS02

AS02 是一种水包油佐剂,其成分含有单磷脂 A(MPL)和皂角苷(QS-21),是由英国葛兰素史克公司研制的 MPL 和 QS-21 系统佐剂中的一种,作为疟疾疫苗佐剂已在临床Ⅱ期中显示出了良好的增强体液免疫效果,并证明了其安全性。在 HIV 疫苗的动物试验中,Zhang 等证明采用 AS02 佐剂,可以使 gp140R2 疫苗在兔子体内产生较高的中和抗体水平[9];Voss 等在猴子的实验中证明,加入了 AS02 佐剂的 gp120 疫苗可以有效地降低感染 SIV 病毒猴体内的病毒载量,有效地抑制 $CD4^+$ T 细胞的下降,并且可以保护猴子在 2.5 年的时间内避免病毒的感染[10]。

(二)微粒型佐剂

1. AS01

AS01是一种含有单磷脂A(MPL)和皂角苷(QS-21)的脂质体,能诱导强烈的抗体应答并伴有Th1型和CTL反应,其中MPL和QS-21均可单独作为免疫刺激性佐剂使用,也是由英国英国葛兰素史克公司所研制的AS系统佐剂中的一种。在临床I期实验中,加入了AS01的4个混合表位的HIV疫苗,比无佐剂组可激起更高的抗体水平,更高而持久的$CD4^+$ T细胞的反应[8,11];Cranage在gp140的亚单位重组疫苗中应用了AS01佐剂,也有效地提高了猴体内的中和抗体水平。这些结果都证明了AS01在HIV疫苗中的作用和研究前景[12]。

2. CAF01

CAF01是在阳离子脂质体的基础上由二甲基双十八烷基溴化铵和合成分枝杆菌免疫调节因子TDB所形成的,不仅可以激起强烈的细胞免疫反应,还可以产生较高水平的IgG2抗体。这个系统有效地产生和维持了多功能T细胞的作用,对诱导增强的细胞介导的免疫应答起到重要的作用。Agger等在小鼠的实验中证明加入CAF01的疫苗组可以产生更好的体液免疫效果,有效地保护小鼠免受病原感染,预示着CAF01可能作为一种抗感染型的疫苗佐剂,可以使疫苗产生更高水平的体液免疫反应[13]。

3. 黄色棕榈蜡

棕榈蜡是从生长于南美洲巴西东北部的棕榈树叶上提取的天然植物蜡,由于其有良好的乳化性、附着性及黏度和硬度的调整性,具备了作为疫苗投递系统的潜质。Arias等在体外研究表明,棕榈蜡纳米颗粒吸附gp140蛋白抗原后,可以通过Toll样受体有效地激活人的DC细胞,并且在小鼠的体内试验中进一步证实此纳米投递系统可以有效地激活体液免疫和细胞免疫反应,并且无炎症产生。此佐剂还具有黏膜系统激活能力,所以在HIV疫苗研发中,它可能发展成为是一种潜在的黏膜佐剂[14]。

二、水 佐 剂

水溶性佐剂在使用过程中无需乳化步骤,配制简单,同时,没有油佐剂引起的过敏反应、注射困难等问题。同时,水溶性佐剂容易联合其他各种疫苗共同使用,因此水溶性佐剂是一种很有潜力的佐剂类型。

目前用于HIV疫苗的水溶性佐剂根据成分可以分成杀菌剂佐剂、植物来源佐剂、人工合成化合物佐剂等。下面以目前用于临床试验的HIV疫苗水溶性佐剂为例分别进行介绍。

虽然抗逆转录病毒药物的大规模使用已经较大地减少了HIV的传播,但是作为HIV重要传播途径的性传播途径仍然造成了HIV的持续传播和暴发。最近研究的一项关于减少HIV传播的策略是采用局部杀菌剂Pro2000[15],Pro2000为阴离子聚合物,是一种阴道内给药的抗 HIV-1 感染的杀菌剂。以往多项恒河猴体内试验显示,Pro2000 阴道凝胶能有效地防止 HIV-1 的传播。但是最新发表在《柳叶刀》上的一项研究结果表明,阴道凝胶 Pro2000 不能阻止非洲妇女感染 HIV[16]。尽管如此,Pro2000 在阴道的局部使用中有很高的安全性,没有证据显示其局部的毒性和刺激性,而且 Pro2000 在阴道中有很长的存留时间。基于这些特质,Pro2000 仍然是用于阴道给药的 HIV 疫苗的理想佐剂。Wegmann 等研究者将 Pro2000 联合 HIV-1 Env 抗原进行阴道给药,在小鼠和兔子中增强了 Env 特异性的黏膜 IgA 和 IgG 抗体水平。在体外试验中,Pro2000 能够保护人类阴道灌洗液对抗原糖蛋白的降解。另外,Pro2000 能够抑制 TLR4 的激活从而减少局部的炎症性细胞因子的产生,降低 HIV-1 感染的风险。

植物来源的皂苷作为疫苗佐剂已经使用了很长时间。水溶性部分 QS-21 由于其低毒性和潜在的佐剂活性已经得到了广泛的研究。但是 QS-21 的主要问题是引起红细胞溶解和注射部位的短期疼痛。皂苷的作用机理是插入到细胞膜,在细胞膜上形成孔洞,这一机制可能促进了杀伤性 T 细胞对抗原的加工提呈途径,从而增强免疫反应[4]。提取自皂皮树树皮中的 Quil-A 以及它的衍生物都在研究中广泛用作佐剂,而 Quil-A 发挥作用的主要成分正是 QS-21。Quil-A 能够起到比铝佐剂更强的增强抗体反应的作用[17]。QS-21 已经用于 HIV 疫苗的Ⅰ期和Ⅱ期临床试验。葛兰素史克公司开发的广泛用于临床试验的疫苗佐剂系统 AS02 也是由 MPL 和 QS-21 组成的水包油乳状液。AS02 已经广泛用于 HIV 疫苗的临床试验中,并取得了一定的增强效果。另外,乌克兰 Ekomed[18]公司从 26 种药用植物中提取研制成功了一种口服的免疫调节剂 Dzherelo,它能够作为免疫佐剂用于 HIV 的治疗,目前已经在南非获得批准。

很多人工合成的水溶性化合物也能起到佐剂的作用。氯喹从 1944 年开始应用于临床,最初用来治疗疟疾,以后用途逐渐扩大。最近发现氯喹具有免疫调节作用并可用于治疗自主免疫疾病。氯喹是一种弱碱性物质,能够在细胞内的胞内体中积累导致液泡 pH 升高,从而抑制胞内体的成熟以及核酸结合在 TLR7 和 TLR9 上。HIV-1 必须通过 TLR7 激活 pDC,因此氯喹是一个阻止 HIV-1 引起的激活和下游 T 细胞激活的有力候选者。Martinson[19]等研究者的结果表明,氯喹能够通过上调 MyD88 信号途径分子 IRF-7、IRAK-4 和 IFN-α、IDO 和 PDL-1 的表达抑制 pDC 的激活和成熟。作者认为在 HIV 的感染中,慢性 TLR 激活和 pDC 产生的 IFN-α 造成了免疫系统激活和免疫细胞的功能失调,因此通过利用氯喹阻断或调控这些信号通路能够干扰 HIV 的发病机理。另外,CRL8623[20]是一种新型的嵌段共聚物佐剂分子,能够和质粒 DNA 结合,引起更强的 T 细胞免疫反应,特别是偏向于更多的抗原特异性的 CD8 T 细胞反应。这一治疗策略目前已经用于临床评估。随着化学合成的快速发展,相关的人工合成水溶性化合物种类也越来越多,这给我们筛选有效地用于 HIV 疫苗的佐剂提供了更大的选择空间。

三、无机盐佐剂

当一些无机盐与疫苗一起注射或预先注入机体时,可减少抗原的用量,同时增强机体对抗原的免疫应答,这些具有佐剂作用的无机盐被称为无机盐佐剂,如铝佐剂。

（一）铝佐剂

1926 年，Glenny 观察到含有铝佐剂沉淀的白喉类毒素（diphtheria toxity，DT）悬液比类毒素本身具有更好的免疫效果，因而发现了铝佐剂的佐剂功能，从此铝佐剂被广泛应用于人类及动物疫苗的制备[21，22]。目前，铝佐剂主要有氢氧化铝、磷酸铝和明矾三种，而通常使用的铝佐剂是氢氧化铝佐剂。铝佐剂增强免疫反应的具体机制还不是很明确，但目前认为有两种主要的机制。一种机制是铝佐剂吸附抗原后，增强抗原的比表面积，增强了抗原性，更好地被免疫细胞识别；另一种机制是铝佐剂可引起注射局部肉芽肿，使抗原在局部组织内缓慢释放，延长了抗原被识别的时间[23~25]。近两年的研究成果显示，铝佐剂可以激活炎症小体复合体，促进前炎症因子的释放，如 IL-1β 和 IL-18，从而增强先天免疫，进而增强免疫反应[26]。铝佐剂对增加血清抗体产生通常有效，但会引起注射部位反应，诱导细胞免疫的能力较弱，因而在一定程度上限制了它的应用。

1988 年 Varmus 等将重组的 HIV-1gp120 蛋白和铝佐剂一起免疫黑猩猩，发现可以有效诱导体液和细胞免疫反应，gp120 特异性的中和抗体在体外中和 HIV-1 病毒，但是免疫后的黑猩猩并不能抵抗 HIV-1 病毒的感染[27]。此后的不少研究者发现 HIV-1gp120 蛋白和铝佐剂的结合是非常弱的，可能与铝佐剂的成分有关，它们可以导致 gp120 蛋白从铝佐剂中脱离出来。1995 年，Powell 等将 gp120 蛋白和铝佐剂一起免疫豚鼠、兔子和狒狒，发现初次免疫后，铝佐剂具有很好的佐剂作用，加强免疫后佐剂作用大大减弱，说明 gp120 蛋白和铝佐剂一起免疫的策略需要优化[28]。2011 年，Hem 等将不同剂量的 HIV-1gp140 蛋白和铝佐剂一起免疫小鼠，发现不同剂量的 gp140 蛋白和铝佐剂结合能力是不同的，所得到的免疫效果也不同[29]。2000 年，Chen 等将 HIV-1 病毒的中和抗体表位多肽和铝佐剂一起免疫小鼠和兔子，能够诱导产生大量的中和抗体[30]。

（二）氢氧化铁胶体

1999 年，Mannhalter 首次将氢氧化铁胶体作为疫苗佐剂，可以增强机体的体液和细胞免疫反应，而且氢氧化铁胶体可以增强 HIV-1 外膜特异性细胞毒性 T 淋巴细胞（cytotoxic T lymphocyte，CTL）的反应[31]。无机盐佐剂可以有效增强体液免疫反应，但是提高细胞免疫反应的效果较差，与其他类型佐剂配伍使用将会在 HIV 疫苗的使用上起到更好地佐剂作用。

第三节　生物分子佐剂

一、细胞因子佐剂

（一）DC 细胞因子佐剂

1. DC 细胞因子佐剂

树突状细胞（dendritic cell，DC）是体内专职的、功能最强的、分布最广泛的抗原提呈细胞。它能高效地摄取、加工处理和提呈抗原，激活 $CD8^+$CTL 反应和 $CD4^+$ T 辅助细胞的能力，启动特异性免疫应答。同时，DC 是连接天然免疫和获得性免疫的桥梁，它除了对获得性免疫应答具有重要的触发和调控作用外，还可以通过分泌大量的细胞因子和直接接触，对天然免疫产生重要的影响。因此，DC 处于启动、调控并维持免疫应答的中心环节。

DC 细胞因子佐剂是指某些细胞因子（如 GM-CSF 等）同疫苗一起或者预先注射到机体内，通过调节抗原提呈细胞尤其是 DC 的数量和功能来增强免疫应答强度。近年来的研究表明，DC 细胞因子佐剂在 HIV 等疾病的治疗中可能得到有效应用。

2. 粒细胞-巨噬细胞集落刺激因子

粒细胞-巨噬细胞集落刺激因子（granulocyte-macrophage colony-stimulating factor，GM-CSF）是造血细胞的重要生长因子，主要由活化的 T 细胞、单核巨噬细胞、内皮细胞和成纤维细胞产生，参与刺激中性粒细胞、单核细胞、巨噬细胞和嗜酸性粒细胞集落形成。它能够在局部募集 DC，并提高其数量和存活率。

Svanholm[32] 等研究发现，在皮下注射表达 GM-CSF 的质粒可以增强表达 Nef 蛋白的 HIV-1 DNA 疫苗抗原特异性的 T 细胞反应和体液免疫反应，而且只有当表达 GM-CSF 的 DNA 疫苗注射在相同部位时才能够发挥佐剂的作用。Kim[33] 等也报道同时注射表达 GM-CSF 的质粒和 HIV DNA 疫苗，能够增强 HIV DNA 疫苗诱导的抗体反应和抗原特异性 T 淋巴细胞增殖反应。那么将 GM-CSF 的基因与 HIV-1 DNA 疫苗在同一载体中表达是否也会产生佐剂的效果呢？于是，Lee[34] 等将 HIV-1 病毒中诱导免疫抑制作用的基因（*tat*、*nef*）进行缺失，并构建了缺失免疫抑制基因的 HIV-1 DNA 疫苗和共表达 GM-CSF 的 HIV-1 DNA 疫苗质粒，免疫大鼠后发现单独注射改造过的 HIV-1 DNA 疫苗仅能激起比较弱的 T 细胞反应，不能激起体液免疫反应，注射共表达 GM-CSF 基因的 HIV-1 DNA 疫苗可显著增强体液性免疫应答，但是对于 $CD4^+$ T 细胞应答基本没有影响。

同时研究证明，病毒特异性 $CD4^+$ T 细胞应答在控制 HIV 病毒复制感染中也发挥着重要作用。将表达 GM-CSF 的质粒与 HIV-1 gp120 DNA 疫苗共同注射增强抗原特异性的 $CD4^+$ T 细胞应答的能力有限，而 Barouch[35] 等将共表达 gp120 和 GM-CSF 的双顺反子质粒通过肌肉注射的方式免疫小鼠可显著增强 $CD4^+$ T 细胞应答。

既然将细胞因子与 DNA 疫苗共表达在同一载体与分别表达在两个载体共同注射对于激发免疫反应是有区别的，那么细胞因子作为佐剂对 DNA 疫苗免疫调节或免疫增强作用是否与其表达时间相关？Kusakabe[36] 等将表达 GM-CSF 的质粒与 HIV-1 DNA 疫苗在不同时间进行注射，发现将表达 GM-CSF 的质粒早于 DNA 疫苗 3 天在相同部位肌肉注射免疫小鼠，主要诱导 Th2 细胞免疫应答；而将表达 GM-CSF 的质粒与 DNA 疫苗同时肌肉注射免疫小鼠，主要诱导 Th1/Th2 细胞免疫应答；如果将表达 GM-CSF 的质粒晚于 DNA 疫苗 3 天在相同部位肌肉注射免疫小鼠，则主要诱导 Th1 型细胞应答。可见表达 GM-CSF 的质粒免疫接种时间对 HIV-1 DNA 疫苗特异性 Th1/Th2 细胞应答是有影响的。

高滴度的中和抗体及诱导病毒特异性 CTL 反应是一种有效的 HIV 疫苗必须具备的，之前的研究表明 GM-CSF 作为佐剂可以显著增强体液免疫水平，但是对于激活病毒特异性 CTL 反应是很弱的。Moore[37]等研究发现,表达 GM-CSF 的质粒也能够增强 HIV-1 Env DNA 疫苗诱导产生的 IFN-γ 和 CTL 应答,而且与 HIV 抗原有相关性。

(二) Th1 型细胞因子佐剂

Th1 型细胞因子佐剂可以协同增强抗原的细胞免疫水平尤其是 Th1 型免疫反应。Th1 型细胞因子佐剂主要包括 IFN-γ、IL-12、IL-2[38, 39],参与免疫调节和免疫保护。不同疾病往往有不同型别的免疫反应参与其中。针对不同的病原,疫苗和免疫策略激活不同的免疫反应往往也是目前疫苗研究中重要部分。机体激活的 Th1 免疫反应往往在抵抗病毒尤其是抗 HIV 病毒中起到重要的作用,这为将这些细胞因子应用于佐剂筛选提供了可能的理论基础。接下来我们将对目前 HIV 疫苗佐剂研究中比较重要的几种 Th1 细胞因子进行逐一介绍。

1. IFN-γ

IFN-γ(γ-干扰素),又称Ⅱ型干扰素,由 DC 细胞和 $CD4^+$ T 细胞分泌,在保护性免疫反应中起到重要的作用[40],被广泛应用于各种疫苗的佐剂,引发有效的免疫反应,增强抗体和迟发型超敏反应,并且激活辅助性 T 细胞和保护反应[41]。研究发现,IFN-γ 作为佐剂发挥效用的方式可能是通过影响 DC 细胞的抗原提呈和成熟,亦有可能直接作用于 T 细胞,从而激活 Th1 型细胞免疫。McCormick[42]于 2001 年通过构建了 IFN-γ 和 HIV 表面糖蛋白 gp120 的融合蛋白(fusion protein)疫苗,免疫 12μg 融合蛋白后,ELISA 检测 gp120 特异性抗体明显增强,同时作为 Th1 型反应标志的 IgG2a 反应水平也显著增强,而作为 Th2 免疫反应的标志细胞因子 IL-4 并未检测到明显变化。免疫后检测脾脏中 Th1 型细胞免疫水平发现,IFN-γ-gp120 融合蛋白组激活的 $CD4^+$ T 细胞分泌 IFN-γ 的能力也明显强于不加 IFN-γ 的实验组。DNA 疫苗往往能激活较强的细胞免疫水平,在 HIV DNA 疫苗的研究中,细胞因子佐剂的选择也得到广泛研究和应用。Kim[38]在 2000 年的研究发现 IFN-γ、IL-4、IL-13 的质粒联合 DNA 疫苗,相比于 IL-13、IL-4,IFN-γ 作为分子佐剂增强了疫苗的 Th1 免疫反应,Th1 细胞分泌 IFN-γ 和 IL-12 细胞因子的能力明显增强。

因此,IFN-γ 作为分子佐剂在 HIV 疫苗的研究中可能是一个较强力手段和工具,提供了可供选择的增强 Th1 反应的佐剂分子。

2. IL-12

IL-12(白细胞介素-12)由 IL-12 p40 和 p70 两个亚基组成,常由单核细胞系细胞分泌,且人与小鼠的 IL-12 不具有交叉反应性。IL-12 作为一个强力的细胞因子,可作用于淋巴细胞分泌 IL-2、IFN-γ、TFN-α 等细胞因子[43],这些 Th1 型细胞因子的产生恰恰是我们所希望的。因子 IL-12 分子佐剂在 HIV 疫苗中也有较多的研究。

2010 年 12 月,Profectus Biosciences 公司宣布其治疗和预防性疫苗佐剂 GENEVAX™-IL-12pDNA 在临床Ⅰ期试验中发现能够有效激活疫苗诱导的 Th1 和 CTL 免疫反应。该研究中,对 48 名 HIV 阴性健康志愿者免疫实验性 HIV DNA 疫苗 PENNVAX™-B,递送方式为电击,比较有无 GENEVAX™-IL-12 质粒作为佐剂免疫后的免疫反应。实验方法为随机双盲多中心研究。胞内细胞因子染色流式检测发现，GENEVAX™-IL-12 能够有效增加疫苗接受者 $CD4^+$和 $CD8^+$反应激活的比例。三次免疫后 90.9%（20/22）的受者能够检测到激活的抗原特异性 Th1 细胞反应。

Abaitua[44] 2006 年以 HIV Env 蛋白为抗原、MVA（modified vaccinia virus Ankara）重组病毒为载体，联合 IL-12 分子佐剂免疫 Blab/C 小鼠。IL-12 能激活 2～3 倍的 anti-env 的 $CD8^+$ T 免疫反应。检测血清和脾脏中 IFN-γ 和 IL-12 的表达发现，IL-12 可有效增强 Th1 型细胞免疫反应和 Th1 型细胞因子的分泌。

3. IL-2

IL-2（白细胞介素-2）由 DC 等细胞分泌，促进淋巴细胞如 T 细胞的增殖、分化，现在发现具有多效性生物功能，影响 T 细胞反应，与抗原一起减少 T 细胞凋亡[45]。在 HIV 感染时，IL-2 的分泌是缺乏的，所以目前 Francesca Sabbatini 已将 IL-2 应用于 HIV 患者的临床治疗，IL-2 联合 HAART 治疗可以有效增加 PBMC 分泌 TNF-α、IFN-γ 并减少 IL-10 的分泌，激活 Th1 细胞免疫反应，增强对病毒感染的保护。

（三）Th2 型细胞因子佐剂

$CD4^+$ T 细胞参与机体的免疫和炎症反应，其中 Th2 型细胞在调节适应性免疫和维持免疫平衡中起到重要的作用。Th2 细胞产生 IL-4、IL-5、IL-10、IL-13 等细胞因子。Th2 细胞是体液免疫必不可少的部分，在促进抗体分泌、机体防御病原体中十分重要[46]，常与过敏和纤维化疾病相关。IL-4 在 $CD4^+$ T 细胞从幼稚状态向 Th2 细胞分化过程中起到重要的作用。IL-13 与 IL-4 一样，表现出诱导 B 细胞形态转变和抗体类型转化的功能，且可抑制 HIV 在单核细胞内的复制，促进上皮细胞表达 VCAM-1[47]。

在机体对 HIV 的抗病毒免疫反应中，抗体尤其是中和抗体被认为是有重要作用的。中和抗体结合病毒颗粒，诱导病毒被清除且阻止病毒黏附侵入细胞[48]。因此，IL-4、IL-13 可作为潜在的有效分子佐剂应用于 HIV 疫苗的研发中[49]。

2000 年 Kim[50] 利用 Th2 细胞因子 IL-4 cDNA 为 HIV DNA 疫苗 pCEnv 和 pCSGag/Pol 的分子佐剂，通过联合免疫恒河猴后检测抗原特异性体液免疫反应的强度。研究发现，IL-4 可促进明显的抗体产生。同时，多次免疫后中和抗体的水平也显著提高，在对病毒的保护免疫中发挥重要作用。作者同时在另一篇报道中尝试利用 IL-2/IL-4、IL-12 等因子作为 SIV 疫苗佐剂，比较发现 IL-4 可促进高滴度的抗体，且促进 Th2 细胞分泌 IL-4、IL-13 等细胞因子[51]。

目前，应用于 HIV DNA 疫苗佐剂研究中的 Th2 细胞因子应用还较少，需要更多更广泛的研究。例如，IL-5、IL-10、IL-13 cDNA 的质粒与不同 HIV 抗原共同免疫，以期提高中和抗体和 Th2 型细胞的免疫反应，增强抗病毒作用。

（四）Th17 型细胞因子佐剂

在 HIV 感染者中，有一类细胞免疫反应同样参与机体对病毒的抵抗免疫反应——Th17 型细胞免疫[52]。Th17 细胞是一类在 TGF-β 和 IL-6、IL-1β 诱导下，以分泌 IL-17、

IL-21、IL-23 为标志的一群细胞，上调中性粒细胞趋化因子、抗菌肽和其他促炎因子[53]，在抗病毒及真菌和细菌感染中起到重要的保护作用和有效的免疫反应。在 HIV 疫苗的研制中，如何激活机体的 Th17 型细胞免疫已成为目前研究的一个方向[54]。目前激活机体 Th17 细胞的细胞因子佐剂主要是 IL-21、IL-23。

IL-21 与 IL-2、IL-4 一样属于Ⅰ型细胞因子。目前的研究表明，IL-21 具有调节 T、B、NK、DC 细胞的功能，积极参与免疫反应，主要来源于激活的 $CD4^+$ T 细胞，如 TFh（辅助性滤泡 T 淋巴细胞）、Th17 细胞。Niu[55] 2010 年在类风湿性关节炎 RA 的研究中证明 IL-21 与 Th17 在关节液中的量存在正相关，且 IL-21 可促进 Th17 的增殖分化并抑制 *Foxp*3 基因的表达，作为一种自分泌因子参与调解人 Th17 在 RA 疾病进展。可能成为 HIV 疫苗研究中有效的佐剂。

Elizabeth[56] 2006 年利用质粒表达的 IL-21 联合 HIV-1 的 Env 蛋白作为抗原的 DNA 疫苗（gp140 DeltaCF 载体表达修饰过的 Env）免疫小鼠。利用表达 Env 糖蛋白（vBD3）腺病毒感染小鼠为攻毒模型，实验观察到 IL-21 质粒可以帮助维持对病毒的抵抗，并促进 $CD8^+CD128^+$记忆性 T 细胞的数量和 Env（121～129）特异性 $CD8^+$ T 细胞分泌 IFN-γ。

IL-23，由 IL-12p40 和 p19 链组成，常由 DC、巨噬细胞分泌，参与 Th17 的诱导、维持、增殖和下游细胞因子如 IL-17 等的表达，在细菌感染时可诱导 IFN-γ 分泌及 T 细胞增殖反应同时，诱导 Th17 细胞的免疫反应。Th17 的缺失可增加对 Candida、Streptococcal 等寄生虫和细菌的易感性及致病性[53]。

Yang 在 2011 年利用 IL-23 表达的质粒联合 RSV 重组蛋白疫苗 G1F/M2 的研究证明，IL-23 增强抗原可诱导 Th 细胞分泌 IFN-γ 和 CTL 杀伤反应。在针对 HCV 核心蛋白的 DNA 疫苗研究中，比较 GMCSF 和 IL-23 编码的质粒作为佐剂对于免疫反应增强效果的，结果发现，IL-23 可促进 T 细胞的增殖和 IFN-γ 分泌，以及 IgG2a 在血清中的水平，整个免疫反应偏向细胞免疫[57]。但是在 HIV DNA 疫苗研究中应用较少，需要进一步的研究。

（五）记忆性 T 细胞细胞因子佐剂

在抗病毒感染免疫中，$CD8^+$ T 细胞可通过释放穿孔素、颗粒酶淋巴毒素等直接杀伤被感染细胞，或者通过 Fas/FasL 途径诱导被感染细胞的凋亡。因此治疗性疫苗是否可以诱导出较好的 $CD8^+$ T 细胞反应，尤其是记忆性 $CD8^+$ T 细胞，是抗病毒感染成败的关键一步。研究表明，HIV-1 的长期无进展者除了具有完整的抗原特异性的 $CD4^+$ T 细胞反应外，更重要的是有长效的 $CD8^+$CTL 细胞的存在。

DNA 疫苗在诱导细胞免疫方面具有无可比拟的优势，但是其只能活化有限的短期细胞免疫反应。细胞因子中有一些细胞因子含有通用的 γ 受体链亚基（γc），称为 γc 细胞因子。这类细胞因子大多参与记忆性细胞产生的过程，如 IL-2、IL-4、IL-7、IL-15、IL-21 都与 T 细胞反应有关[58]，其中 IL-15、IL-7、IL-12、IL-21 等以增强 Th1 型细胞应答为主，可以增强 $CD8^+$ T 细胞效应及记忆性 $CD8^+$ T 细胞功能。如果用这类细胞因子作为佐剂，可以更好地提高 HIV-1 疫苗的效果。

在 T 细胞免疫应答的记忆期,IL-15 是记忆性 $CD8^+$ T 细胞产生和维持的关键因子。它是唯一能在体外直接诱导记忆性 $CD44^+CD8^+$ T 细胞增殖的细胞因子,可促进 $CD8^+$记忆性 T 细胞分化和抑制其细胞凋亡。IL-7 可以增加记忆性 $CD8^+$ T 细胞的稳定,静息和活化的记忆性 T 细胞都依赖于 IL-7 才能持续存活,同时 IL-7 也是效应 $CD8^+$ T 细胞转变为记忆性 T 细胞的关键因子。研究表明,将编码 IL-7 或 IL-15 的质粒与 HIV-1 Gag-DNA 纳米颗粒疫苗一同免疫给小鼠,结果显示:①两者均可增强 Gag 特异性的 $CD8^+$ T 细胞,但都对于 IL-4 的表达水平没有影响,IL-15 比 IL-7 的效果要好;②两者都可以增强 Gag 特异性的中枢记忆性 T 细胞;③在 DNA 疫苗和蛋白质疫苗进行 Prime-Boost 的免疫策略中,IL-15 可同时诱导更多的抗原特异性 $CD8^+$效应 T 细胞和记忆性 T 细胞,IL-17 并未诱导出较高的 $CD8^+$ T 细胞反应,但诱导 IL-4 的表达水平上升,或许是因为 IL-4 抑制了 Th1 的缘故[59]。

IL-21 是 IL-2 家族的成员,同时具有 IL-2 和 IL-15 的功能。IL-21 可以增强小鼠和人的 $CD8^+$效应 T 细胞的增殖分化、细胞活性及 IFN-γ 的分泌,增强和维持 $CD8^+$ T 细胞效应。IL-21 应用于肿瘤疫苗免疫小鼠,可以排斥肿瘤细胞并诱发肿瘤特异性免疫反应。在运用 IL-21 和 IL-15 作为 HIV-1 Env DNA 疫苗的佐剂的研究中发现,在 Env 重组的牛痘疫苗病毒 vBD3 攻毒试验中,IL-21 可以增强 gp140CFIHxB2/89. 6 疫苗对小鼠产生的保护效果,使病毒滴度降低了 $3\log_{10}$。而且在给予疫苗 5 天后每只小鼠给予 20μg IL-21 会产生更好的效果,保护效果持续 6 个月。编码 IL-21 与 IL-15 的质粒可以协同作用,比起单独运用,能更好地增强抗原特异性的 $CD8^+$记忆性 T 细胞,从而增强动物对于病毒 vBD3 的抵抗能力。它们也可以增强 HLA-A2 限制性的多肽表位 $Env_{121\text{-}129}$(KLTPLCVTL)的 $CD8^+CD127^+$记忆性 T 细胞,增强 $CD8^+$ T 细胞功能。此外,IL-21 和 IL-15 还可部分替代 $CD4^+$ T 细胞的功能,促进抗原特异性的 $CD8^+$ T 细胞产生。单独使用 IL-21 比 IL-15 能更好地诱导长效的 $CD8^+$ T 细胞[60]。

IL-12 为 DC 细胞分泌的细胞因子,可以促进 NK 细胞和 T 淋巴细胞的发育。IL-12 促进抗原特异性的 $CD4^+$ T 细胞成熟、分泌 Th1 细胞因子,从而促进抗原特异性 $CD8^+$ T 细胞发挥细胞毒性作用。在流感 DNA 疫苗的研发中发现 IL-12 作为佐剂可以使保护效果持续至 6 个月,说明 IL-12 也可以促进抗原特异性的记忆性细胞的产生[61]。研究人员在用编码 IL-12 质粒与 SIV 的 DNA 疫苗一起免疫恒河猴时,发现 IL-12 可增强 SIV 特异性的效应和记忆性 $CD8^+$ T 细胞。此外,IL-12 还能促进分泌 IFN-γ 的记忆性 $CD8^+$ T 细胞分泌 TNF,即双能 $CD8^+$ T 细胞,同时降低该 T 细胞表面 PD-1 的表达水平,恢复 $CD8^+$ T 细胞的功能。用 SIV-DNA+IL-5 加强免疫可增强该细胞的数量[62]。

因此,研究并开发这些细胞因子作为佐剂,可进一步增强 HIV 治疗性疫苗在机体中诱导的 $CD8^+$记忆性 T 细胞的水平,对于抗病毒感染和机体的恢复有一定的积极意义。

(六) 趋化细胞因子佐剂

趋化因子(chemokine)是一类能够激发淋巴细胞趋化性的小分子分泌性蛋白,能够介导炎症部位动员和招募白细胞,在炎症反应中有重要作用[63]。获得性免疫反应需要抗原提呈细胞和抗原特异性淋巴细胞定位于淋巴器官的特定区域中,这一过程需要在趋化因子的介导下完成。除此之外,趋化因子还可以诱导其他细胞因子的极化并调节免疫反应的强弱。鉴于趋化因子的功能特点,外源趋化因子可以作为佐剂来增强治疗性疫苗的免疫原性。目前主要集中在将趋化因子作为核酸疫苗佐剂的研究上。

研究表明,在 HIV 的感染中,趋化性细胞因子有助于控制 HIV 在体内的复制和传播,至少在感染初期,能延缓 HIV 感染的速度[64]。这一发现为 HIV 和趋化因子之间架起了一座桥梁,也使得趋化因子作为 HIV 疫苗的佐剂来增强 HIV 疫苗的免疫原性提供了可能。

趋化因子能调节核酸疫苗诱导免疫应答的大小和方向。目前用作核酸疫苗佐剂的趋化因子主要是 C-X-C 亚族(亚族)的 IL-8、IP-10 和 C-C 亚族(亚族)的 MCP-1、MIP-2、RANTES(活化 T 细胞调节的、正常 T 细胞表达和分泌的分子)、MCP-3、MDC 及 β-defensin2 等。这些佐剂多用在 HSV 疫苗中,在 HIV 疫苗的研究中对趋化因子佐剂的应用还比较少。

MIP-1 是 $CD8^+$ T 细胞分泌的 C-C 类趋化因子,MIP-1、MIP-1 可抑制 HIV 感染。Lu[65]等在研究抗 HIV 核酸疫苗时发现 MIP-1 具有免疫佐剂效应。将 MIP-1 表达质粒和 HIV DNA 核酸疫苗通过肌肉或鼻腔同时注射给小鼠,发现联合接种所诱导的 CTL 活性和迟发性超敏反应(delayed type hypersensitivity, DTH)反应比单独接种 HIV 疫苗时所诱导的 CTL 和 DTH 活性显著增强;联合免疫后 HIV 特异血清抗体亚类 IgG1/IgG2a 比值明显降低,间接表明诱发了以 Th1 型反应为主的免疫应答;肌注部位单核细胞明显侵润,鼻黏膜接种部位分泌型 IgA 水平显著提高。上述研究表明,MIP-1 分子是一种强效免疫佐剂,能特异性激发 Th1 型反应。

TCA3 是趋化因子家族的一员,能够募集和激活单核细胞、巨噬细胞和中性粒细胞。Tsuji[66]等用 TCA3 的表达质粒和 HIV-1 的 gp160 糖蛋白的表达质粒共同肌肉注射小鼠后,发现 TCA3 能使特异性 CTL 效应较单独 DNA 疫苗提高 2 倍,DTH 也明显加强,IgG2a 略有上升,说明 TCA3 可以加强抗原特异的 Th1 型免疫应答。

2002 年,Biragyn[67]等将编码 HIV-1 gp120 的 DNA 疫苗与 β-defensin2、MCP-3 或 MDC 基因融合,诱发机体产生了高滴度的 gp120 中和抗体;MCP-3 或 β-defensin2 与 gp120 的融合基因还诱导了系统和黏膜 $CD8^+$ CTL 反应[64]。

研究者认为,MIP-2 与 HSV 的 DNA 疫苗共免疫可以提高 IFN-γ 的分泌水平,从而得以在黏膜途径免疫中快速清除病毒[68];RANTES 与 HSV-2 的 DNA 疫苗共同注射小鼠促进了 $CD4^+$ Th 细胞的增生,降低了 HSV-2 感染后小鼠的死亡率[68];将 CCL21 或者 CCL19 和 HSV 抗原共表达的质粒免疫后也能够增强 T 细胞应答及细胞因子分泌[69]。

以上研究结果表明,多种趋化因子作为佐剂都能够增强 HSV 疫苗的免疫原性,这为对趋化因子作为 HIV 疫苗佐剂的研究提供了理论基础。

二、模式识别受体(PRR)相关佐剂

免疫系统对抗外来病原,首先需要识别并区分外来抗原和自身抗原。这一识别过程通过模式识别受体(pattern recognition receptor, PRR)完成。

真菌、细菌和病毒等病原感染时，树突状细胞、巨噬细胞的模式识别受体通过识别病原具有（机体自身不具有）的模式配体（pathogen-associated molecular pattern，PAMP），激活下游信号及细胞因子，产生天然免疫反应[70]。表 10.1 中总结了目前所知的 PRR 及其配体信息，其中大部分为 2005 年后新发现的 PRR。

表 10.1　PRR 及其配体和免疫反应

<table>
<tr><th colspan="2">PRR 类型</th><th>PAMP</th><th>下游信号分子</th><th>下游细胞因子</th></tr>
<tr><td rowspan="11">Toll 样受体（TLR）细胞表面受体</td><td>TLR1</td><td>细菌脂多肽</td><td rowspan="11">MyD88，TRAF，caspase
IRF，NF-κB，AP-1</td><td rowspan="11">IL-1β
TNF-α
IFN-α，IFN-β
IFN-γ</td></tr>
<tr><td>TLR2</td><td>细菌脂蛋白
细菌脂多肽</td></tr>
<tr><td>TLR3</td><td>病毒 dsRNA</td></tr>
<tr><td>TLR4</td><td>内毒素（LPS）</td></tr>
<tr><td>TLR5</td><td>细菌鞭毛</td></tr>
<tr><td>TLR6</td><td>真菌糖多肽</td></tr>
<tr><td>TLR7-8</td><td>合成分子</td></tr>
<tr><td>TLR9</td><td>细菌 CpG DNA</td></tr>
<tr><td>TLR10</td><td>细菌 DNA</td></tr>
<tr><td>TLR11</td><td>细菌蛋白</td></tr>
<tr><td>NOD1</td><td rowspan="6">胞内病原分子</td><td rowspan="6">MyD88，TRAF，caspase
IRF，NF-κB，AP-1</td><td rowspan="6">IL-1β
TNF-α
IFN-α，IFN-β
IFN-γ</td></tr>
<tr><td rowspan="6">NOD 样受体（NLR）细胞内受体</td><td>NOD2</td></tr>
<tr><td>NAIPs</td></tr>
<tr><td>NLRCs</td></tr>
<tr><td>NLRPs</td></tr>
<tr><td>NLRX</td></tr>
<tr><td rowspan="2">RIG-1 样受体（RLR）</td><td>RIG-1</td><td rowspan="2">胞内病毒 RNA</td><td rowspan="2">MyD88，TRAF，caspase
IRF，NF-κB</td><td rowspan="2">IL-1β
IFN-α，IFN-β</td></tr>
<tr><td>MDA5</td></tr>
<tr><td rowspan="2">C 类凝集素受体（CLR）</td><td>Dectin-1</td><td>葡聚糖</td><td rowspan="2">MyD88，TRAF，caspase
IRF，NF-κB</td><td rowspan="2">IL-1β
IFN-α，IFN-β</td></tr>
<tr><td>DC-SIGN</td><td>甘露糖</td></tr>
<tr><td rowspan="4">胞内 DNA 感知分子（CDS）</td><td>DAI</td><td rowspan="4">胞内双链 DNA</td><td rowspan="4">MyD88，TRAF，caspase
IRF，NF-κB</td><td rowspan="4">IL-1β
IFN-α，IFN-β</td></tr>
<tr><td>RIG-I</td></tr>
<tr><td>LRRFIP1</td></tr>
<tr><td>AIM2</td></tr>
</table>

资料来源：Highwire & Pubmed，截至 2012，02，07.

基于以上工作，疫苗和佐剂工作者希望可以利用这些先天免疫反应，在免疫时加入 PAMP 配体作为佐剂，从而增强疫苗效果。由于 TLR 发现较早，研究工作充分，目前佐剂研究较多集中在利用 TLR 的天然配体和合成激活剂作为佐剂，激活先天免疫反应（表 10.2）。

表 10.2　PRR 及 PAMP 作为佐剂的文献数

PRR 类型	首次报道(年)	激活型配体作为佐剂增强效果	竞争型配体作为佐剂失活效果	抑制型配体作为佐剂抑制效果
TLR	1996	629	32	3
NLR	2002	18	—	—
RLR	2002	—	—	—

资料来源:Highwire & Pubmed,截至 2012,02,07.

在实验动物上研究得到效果后,研究人员将有效的 PRR 配体作为佐剂应用于临床试验,观察患者,尤其是感染和肿瘤等疾病的患者的免疫反应,从中可以评估 PRR 配体的应用前景[71~73]。

表 10.3　PRR 及 PAMP 作为佐剂的临床试验

PRR 类型	临床实验数
TLR	11
NLR	—
RLR	—

资料来源:Clinical Trials,截至 2012,02,07.

长期以来,DNA 被认为只具有较弱的免疫原性,难以引起机体强烈的免疫反应。DNA 免疫调节作用被人们广泛认知和重视始于 20 世纪 80 年代。1984 年,Tokunaga 等首次报道牛结核分枝杆菌[*Mycobactetium bovis*, Bacille Calmette-Guérin(BCG)]提取物中的 DNA 片段具有抗肿瘤活性[74]。随后 Tokunaga 小组根据编码 BCC 蛋白的 cDNA 合成了不同序列的寡脱氧核苷酸(oligo deoxy nucleotides, ODN),在对这些 ODN 免疫学特性的研究中发现,并非所有的 ODN 都能引起机体的免疫反应,只有那些含有一个或多个回文序列的 ODN 才具有免疫学活性。用不同生物 DNA 提取物免疫小鼠,发现细胞、病毒和无脊椎动物的 DNA 片段可以活化 NK 细胞,诱导 IFN 的产生,而脊椎动物的 DNA 片段则无此活性。进一步研究发现,并非所有含回文序列的 ODN 均有活性,只有那些含有诸如 AGCGCT、AACCTT 和 CACCTG 等刺激性回文序列的 ODN 才能触发免疫反应。随着研究的深入,人们发现所有刺激性回文序列均是以未甲基化的 CpG 双核苷为核心的,而在脊椎动物 DNA,对 CpG 的抑制也主要发生在以 CpG 为核心的刺激性序列上。因此得出如下结论:以未甲基化 CpG 双核苷为核心的特定核苷酸序列是 DNA 具有免疫学活性的重要条件,免疫系统通过对这些特定序列的识别来诱发针对外源性 DNA 的免疫应答。进一步研究表明,CpG ODN 是一个 PAMP,其作用受体是 PRR 中的一种 Toll 样受体 9(Toll-like receptor 9, TLR9),TLR9 是属于 TLR 家族中的一员,它们都是重要的模式识别受体,能通过识别不同病原体的 PAMP,在连接有固有免疫和特异性免疫的关键环节发挥极为重要的作用。

目前研究结果表明,CpG 具有免疫活性的条件为:①碱基数目不能少于 8 个,否则不能引起免疫刺激;②CpG 核心序列的两侧需要 2 个 57 嘌呤和 2 个 37 嘧啶,且当 5′端为 GpA、3′端为 TpC 或 TpT 时活性最强;③硫代磷酸酯修饰后的 CpG,因增强了 CpG ODN 抗核酸酶降解的能力,延长了其半衰期,从而相应地增强了其免疫活性;④必须含有未甲基化的 CpG,如果 CpG 缺失或胞嘧啶发生甲基化,则其活性丧失[75]。

CpG-DNA 可以刺激 B 细胞。CpG-DNA 无需 T 细胞辅助就能直接激活 B 细胞。通过 B 细胞抗原受体信号与 CpG-DNA 诱导的信号共同驱动 B 细胞增殖、提高抗原免疫效应,促进 IL-6、IL-10 及免疫球蛋白的分泌,以及细胞表面 CD80,CD86,MHC-Ⅰ和 MHC-Ⅱ的表达上调;另外,CpG-DNA 还可以引起免疫球蛋白类型的转换(从 IgE 到 IgG),这可能是由于它与抗原受体之间的协同作用导致细菌抗原特异性 B 细胞的优势激活,并在 TH1 辅助 T 细胞和 APC 的协助下分泌 IgG。

CpG-DNA 可以刺激 T 细胞。由 CpG 特征结构诱生的 IL-2 和 TNF-α 可活化 $CD4^+$细胞,促其分泌 IFN-γ 和 MAF。CpG 特征结构还可诱生 CTL,这可能是由于 B 细胞的活化促进了共刺激分子(如 CD86 和 CD25)的表达,或因 CpG 特征结构改变了 T 细胞对 TCR 活化信号的敏感性而造成的。

CpG-DNA 也不能直接激活 NK 细胞,但能通过其他类型的外周血单个核细胞或细胞因子 IL-12、IFN-α 介导 NK 细胞活化。活化的 Th1 细胞、CTL 及 NK 细胞能够分泌 IFN-α,继而促使抗体发生类型转换,产生 Th1 相关的同种型抗体 IgG2。NK 细胞还能够通过释放穿孔素或通过 fast/fasL 途径而发挥其生物学效应[76]。

CpG-DNA 作为 PAMP 危险信号进入机体后,它可以模仿感染的过程,募集大量的 APC 到炎症部位。炎症处激活的内皮细胞分泌的化学活性物可发挥重要的免疫刺激作用。CpG-DNA 能加速树突状细胞的成熟过程,其成熟化加速导致其功能增强,继而 CTL 的效应也得以增加。除树突状细胞外,CpG-DNA 还可对单核细胞、巨噬细胞和 NK 细胞有明显的活化作用,加强细胞因子 IL-1、IL-6、集落刺激因子(GM-CSF)、TNF、IFN-γ、MHC-Ⅱ、B7 的表达,发挥细胞杀伤效应。巨噬细胞分泌的 IL-12 能够激活 T 细胞及 NK 细胞,而 T 细胞及 NK 细胞分泌的 IFN-α 能够增强巨噬细胞的免疫效应,从而使得免疫细胞之间形成了一个自我放大的回路[77]。

在佐剂的研究中,人们逐渐认识到固有免疫对获得性免疫的促进作用。疫苗免疫的过程实际上分为三个阶段:第一阶段为抗原识别和 APC 的活化,第二阶段为抗原提呈,第三阶段为体液免疫或细胞免疫应答。大量研究资料表明,CpG-DNA 在疫苗免疫的各个阶段都可以发挥作用,增强机体抗原的免疫应答。具体机制包括:使抗原特异性 B 细胞优先被激活;抑制 B 细胞凋亡;增强免疫球蛋白 IgG 类转换,使免疫微环境倾向于 Th1 途径;促进 DC 成熟并分化,刺激细胞毒性 T 淋巴细胞产生;与抗原耦合后能促进抗原被细胞摄入,降低抗原用量;此外,多肽或蛋白质的半胱氨酸残基能与硫代修饰的 CpG-DNA 自发形成二硫化物,提高 CTL 效应。

CpG ODN 可能有助于对逆转录病毒感染的治疗,由于病毒必须进入胞内并在其中进行复制,CpG 活化免疫途径可以选择性地阻碍这种严格的病毒复制。有研究表明,CpG ODN 作用于 HIV 的 rev,可以选择性地作为人外周血单核细胞中 HIV 复制的潜在抑制剂,诱导小鼠体内免疫系统的激活而导致脾脏增大[78]。需要进一步的研究来证实 CpG ODN 在治疗 HIV 感染中的可能用途。

除了激活 TLR9 的 CpG 等 DNA 序列以外。目前其他激活 PRR 和 PAMP 的配体方面的基础性研究可以参考近期的综述文章[70, 72]。期待未来有更多的研究工作尝试利用

TLR、NLR、RLR、CLR 和 CDS 的配体作为佐剂，达到增强或调节免疫反应的目的。同时，更多的工作可能会集中在分析多个 PRR 配体的相互联系，以达到多效合一的目的（图 10.1）。

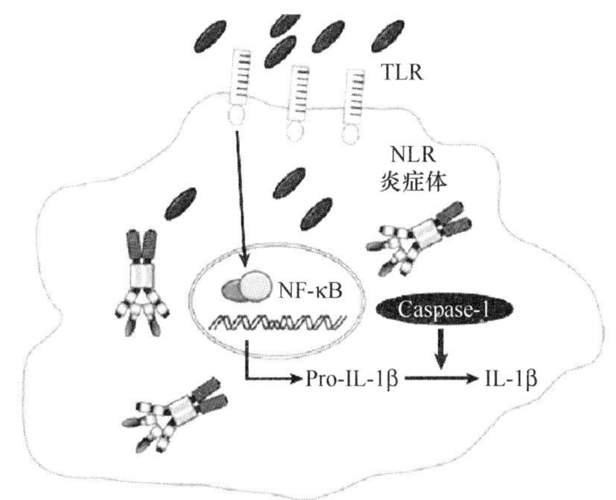

图 10.1　TLR 与 NLR 共同反应，激活先天免疫反应[79]

三、其他生物分子佐剂

（一）细胞表面分子及配体佐剂

能否激活 T 细胞是产生细胞免疫的关键。激活 T 细胞至少需要两种信号：第一种信号是 T 细胞表面的特异性抗原识别受体（TCR）和抗原提呈细胞上与 MHC 复合物结合的抗原多肽的相互作用；第二种信号是抗原提呈细胞上共刺激分子与 T 细胞上相应的共刺激分子受体的结合作用。如果缺乏第二种信号，T 细胞难以激活。共刺激分子及其受体有很多种，如 CTLA-4、VCAM-1、VLA-4、LFA-3、CD2B7-1、ICAM-1、ICAM-2、LFA-12 和 CD28 等。

基因免疫的抗原提呈可能与传统疫苗免疫后的抗原提呈类似。通常，有效的免疫刺激后，抗原经过专一的抗原提呈细胞加工传递给 T 淋巴细胞。肌肉免疫基因疫苗后抗原在肌肉中表达。肌肉细胞能够表达或者经过诱导后表达黏附分子、细胞因子、MHC-Ⅰ和 MHC-Ⅱ类分子。肌肉组织表达共刺激分子的能力有限，而共刺激分子正是有效提呈抗原所需要的。CD80（B7-1）和 CD86（B7-2）分子与 T 细胞表面 CD28/CTLA4 分子相结合，提供了除 T 细胞受体 /MHC 复合肽之外的第二信号，这种信号促使表达 IL-2 受体和激活 T 细胞。

共刺激分子 CD80 和 CD86（B7-1 和 B7-2）是两个功能上相关的细胞表面标志分子，它们在诱导 T 细胞介导的免疫应答中起着重要作用。B7 分子的作用目前备受重视。将 B7 基因与抗原基因共同免疫机体能够诱发机体产生比较强的细胞免疫应答。对于 B7 基因重组表达质粒与抗原基因疫苗共免疫能够增强 CTL 应答的一种解释是，肌肉细胞通过表达原先缺少的共刺激分子 B7 而被赋予了 APC 的功能。B7 基因重组表达质粒肌肉注射后，在肌细胞内表达 B7 分子。在注射前先将两者混合，同时转染一些细胞并在其中表达抗原和共刺激分子。共表达这两种蛋白质分子能够作为 T 细胞介导免疫时的 APC，这种非专一性 APC 同样具有抗原提呈能力。例如，将纤维肉瘤细胞注入淋巴器官后能有效地提呈抗原。虽然这些成纤维细胞自身不能产生共刺激分子,但它们能以淋巴细胞提供的共刺激信号来激活 T 细胞。用包含 B7-1 基因的肿瘤基因疫苗免疫机体后,肿瘤抗原免疫原性加强。

对于 B7 分子,增强 CTL 免疫的另一种解释是,当重组质粒直接注射到肌肉组织后,少数专一性 APC 或者是 DC 的间质细胞捕获重组质粒。平时典型的 APC 以低水平持续表达共刺激分子,经过激活后则很快转为高水平表达。B7 分子引发的 CTL 应答增强是否是由于 CD86 分子转入了 APC 后起作用目前还不能肯定,但是 CTL 增强效应表明 CD86 分子共免疫使非专一的 APC 提呈抗原能力增强。

CD40 属于 NGFR-SF 成员的 Ⅰ 型跨膜蛋白,主要由 B 细胞、造血前体细胞、树突状细胞、活化的 T 细胞、胸腺上皮细胞和一些肿瘤细胞分泌。CD40 配体(CD154)属于 Ⅱ 型跨膜蛋白,主要由活化的 $CD4^+$ T 细胞分泌。CD40 主要具有以下三种功能:①CD40 信号对 B 细胞诱导的 T 细胞应答很重要,如果阻断 CD40 与 CD154 的相互作用,导致外周 T 细胞产生免疫耐受性;②参与对 TD 抗原诱发抗体应答的调节;③参与胸腺细胞的阴性选择。

在自然情况下,B7-1 或者 B7-2 的细胞都能够给机体提供相似的共刺激水平,但是在肌肉中表达的抗原 B7-2 和 T 细胞结合的情况与专一的 APC 有区别。特别是当 B7-2 与 MHC Ⅰ类抗原共表达时,不会产生 MHC-Ⅱ类分子,从而直接驱动 MHC-Ⅰ限制的 $CD8^+$ 杀伤细胞。将 B7-1 和 B7-2 的表达质粒与 HIV *env* 和 *rev* 抗原基因疫苗共免疫后,发现当 B7-2 表达质粒与基因疫苗共免疫时,迟发型超敏反应和 CTL 活性显著增强,而 B7-1 与基因疫苗共免疫则没有这种影响。B7-2 分子比 B7-1 分子在增强 T 细胞介导的免疫应答方面作用更强。B7-2 增强 CTL 免疫应答效应可以由抗 IFN-γ 抗体阻断,表明 B7-2 的增强效应可能是通过依赖 IFN-γ 的机制起作用的。另外,有研究表明 B7-1 基因和乙肝抗原基因在同一腺病毒载体中体内共表达比单独使用抗原基因更能够诱导病毒抗原特异性 CTL 应答。将没有免疫原性的突变型流感病毒核蛋白 NP 与 B7-2 基因构建在同一个表达载体上,它们免疫后机体能够显著增加针对流感病毒核蛋白 NP 的表位特异性 CTL 应答。用 B7-1 和 B7-2 基因的重组表达质粒与编码 HIV-1 的抗原基因疫苗一起免疫机体,虽然不能使体液免疫反应显著增强,但是发现共免疫 B7-2 基因后 CTL 应答显著增强, Th 细胞增殖明显。如果只是免疫 B7-1 基因,这种免疫变化则不明显。对于 B7-1 和 B7-2 分别在诱导 T 细胞介导的免疫应答中的作用有两种不同的观点。一种观点认为 B7-1 和 B7-2 在调节免疫应答中的作用各不相同。B7-1 和 B7-2 刺激 T 细胞分别向 Th1 和 Th2 方向发展。在免疫应答过程中 B7-2 基因比 B7-1 基因先表达,其中 B7-2 在未激活的 APC 上持续表达,而 B7-1 在激活后的 APC 上表达。B7-2 分子在诱导早期免疫应答的 APC 和 T 细胞相互作用时起重要作用。另一种观点认为 B7-1 和 B7-2 都是 CD28 和 CTLA-4 的配体,两者与受体结合和共刺激特性极为相似。尽管 B7-1 和 B7-2 的同源性只有 28%,但是 B7-1 和 B7-2 共刺激分子分别都可以与 α-CD3 一起共同诱导 T 细胞增殖和产生细胞因子。

(二) 氨基酸及多肽类佐剂

1. 蛋白酶

蛋白酶与细胞膜蛋白具有较高的亲和性,通常由细菌产生。蛋白酶可以作为疫苗佐剂,也可以充当疫苗载体蛋白。由于本身的疏水性,蛋白酶可以自我折叠形成空球状结构,这种结构可以被免疫系统识别,导致免疫反应的激发。蛋白酶可以与其他大分子结合在一起作为疫苗使用,能够更大幅度地激发免疫反应,这些分子包括蛋白质、多糖或脂多糖等。蛋白酶已经作为佐剂广泛用于黏膜免疫。蛋白酶有望应用于 HIV 疫苗佐剂,由于其可以有效激发黏膜免疫反应,因而可以帮助口腔、阴道、肛门等处的黏膜抵抗病毒的浸染。

2. KLH

KLH 是一种强力的免疫刺激蛋白,是由软体动物镇眼帽贝产生的。大多数研究证明 KLH 主要引起 $CD4^+$ T 细胞应答,能帮助产生强而持久的 Th 细胞应答。另外,KLH 作为一种重要潜能的新抗原物质,可使研究者监测特异性免疫反应。在早期的研究中,其只是作为一种半抗原的载体分子,但近期已把它的应用范围扩大,主要用在肿瘤研究中。

3. 酪氨酸-MPL

L-酪氨酸已被广泛用于 200 万种以上变应原的脱敏研究,它作为一种替代性佐剂,可激发机体产生 Th1 型免疫应答和高水平特异性 IgG。L-酪氨酸通过在注射部位形成不溶性抗原沉积物而逐渐发挥其生物学功能,达到变应原脱敏的目的。而 MPL 是一种典型的 Th1 型免疫应答诱导剂,L-酪氨酸与 MPL 的结合分别在不同的临床试验中进行。现已证实,L-酪氨酸-MPL 可有效地诱导机体快速脱敏,同时结果也表明,通过舌下途径投递 L-酪氨酸-MPL 结合也可获得有效的脱敏效果。

4. 胸腺肽

1966 年 Goldstein 首先从小牛胸腺中提取并命名为胸腺素(胸腺肽),研究表明,胸腺肽可以促进淋巴细胞的转化,增强巨噬细胞的吞噬活性,对机体免疫功能具有增强和抑制作用,是一种高效的免疫调节剂,主要应用于临床治疗免疫缺陷病、自身免疫性疾病、肿瘤等,取得了较理想的效果。胸腺肽虽然免疫增强作用较好,但是价格昂贵,大规模推广有一定难度。

5. 胞壁酰二肽(MDP)及其衍生物

MDP 是 1974 年 Ellouz 等从分枝杆菌细胞壁中分离得到的具有活性的最小结构片段,是分枝杆菌的重要免疫活性成分之一。其主要成分为 *N*-乙酰胞壁酸-L-丙氨酸-D-异谷氨酰胺,分子质量小于 500Da,具有很强的佐剂活性,能增强体液免疫和细胞免疫,提高疫苗、菌苗、病毒亚单位及寄生虫苗的保护力。

MDP 的主要作用是活化巨噬细胞,在注射部位形成肉芽肿,吸引吞噬细胞,进一步增强吞噬细胞和淋巴细胞活性,使其更易捕获抗原。其优点是:①注射局部反应轻微,极少发生局部化脓等不良反应;②无抗原性和过敏原性,反复注射,不产生抗体也不产生过敏反应;③无致癌作用;④分子质量小,对生物学降解作用有抵抗力,可以口服。MDP 虽具有很强的佐剂活性,但存在致热原性(pyrogenicity),在动物体内会引起赖特尔过敏综合征(Reiter's syndrome)。

（三）类毒素佐剂

1. 霍乱毒素

霍乱毒素（cholera toxin，CT）是霍乱弧菌分泌的一种具有二磷酸腺菌（ADP）-核糖基转移酶活性的毒素蛋白，是霍乱弧菌引起腹泻的主要因素。研究发现，CT 也是一种很强的免疫原和黏膜免疫佐剂[80]。

作为一种黏膜免疫佐剂，CT 可直接作用于免疫系统，提高整体的反应强度，使针对抗原的免疫反应增强。CT 发挥佐剂作用的机制有多种可能性，这主要归因于它具有以下分子特性：①CT 作为肠毒素，在肠内的蛋白酶、胆汁盐及其他化合物存在时相当稳定；②CTB 亚单位能与 GM1 受体有较高的亲和力，由于 GM1 存在于绝大多数哺乳动物细胞表面（不仅仅是上皮细胞，也包括 T 细胞、B 细胞或抗原提呈细胞），因而 CTB 能够与大多数细胞结合，从而可能介导抗原进入；③由于 CTA 亚单位的 ADP-核糖基转移酶活性与抗原提呈细胞之间的相互作用，因而可直接激活免疫系统，促进肠黏膜免疫系统对 CT 的摄取和提呈；④CT 可能作用于神经细胞，使之释放细胞因子或者神经递质，间接地提高免疫系统的反应能力[81]。

作为佐剂，CT 可诱导 DC 成熟。DC 是体内重要的 APC，出现在包括黏膜上皮在内的许多组织中。未成熟的 DC 局限在非淋巴器官中摄取和处理外源性抗原，受抗原刺激后，上调对 T 细胞刺激有重要作用的膜分子，如 MHC、B7.1、B7.2 和黏附分子等，从而成熟为效应性免疫刺激 APC。CT 可以促进巨噬细胞的功能。巨噬细胞（Mψ）是体内另一类重要的 APC，可以摄取、加工、提呈抗原，提供第一刺激信号，也可活化后表达细胞因子等增强免疫应答。黏膜免疫主要通过 Th2 型应答产生的 IgA、IgG、IgM 等抗体应答来实现。众所周知，CT 作为黏膜佐剂，能增强其协同处理的蛋白质抗原的 $CD4^{+}$ Th2 应答。CT 能引起 Thl 向 Th2 极化。

目前已有将 CT 作为 HIV 疫苗佐剂的尝试。2005 年，日本的研究人员将 HIV 表面蛋白 gp120 片段与 CT 片段结合在一起，然后将这种新型的疫苗用于猴子实验。研究人员把这种疫苗喷到猴子的鼻腔内，结果发现，这种疫苗可以调动猴子体内的免疫系统识别艾滋病病毒表面的蛋白质，并进而产生攻击艾滋病病毒的抗体。

2. 大肠埃希菌不耐热肠毒素

产肠毒素大肠埃希菌（*Enterotoxigenic Escherichia coli*，ETEC）是一类致人和幼畜腹泻的最常见的致病性大肠埃希菌，初生幼畜感染后常因剧烈水样腹泻和迅速脱水而死亡，发病率和病死率均很高。ETEC 产生不耐热肠毒素（heat-labile enterotoxin LT）和耐热肠毒素（heat-stable enterotoxin ST）两种肠毒素。LT 不仅具有毒性作用，而且还具有良好的免疫原性和免疫佐剂作用[82]。

LT 为寡聚蛋白，由 1 个 A 亚基和 5 个 B 亚基经非共价键结合。对 LTA 和 LTB 在 LT 毒素分子活性中的功能基本清楚，LTA 具有 ADP-核糖转移酶活性，是 LT 的毒力活性部位，进入细胞后，通过 G 蛋白介导的 ADP-核糖基化反应破坏胞内 cAMP 的降解与平衡，引起 cAMP 水平上升，刺激肠黏膜细胞过度分泌水和电解质，导致腹泻。B 亚基是 LT 的免疫原性部位，是受体结合部位，主要与细胞膜上 GM1 神经节苷脂特异性结合形成通道，有利于 A 亚基进入靶细胞。全 LT 分子及无毒的 LTB 亚基均具有良好的抗原性，在免疫学上有重要意义。

LT 与 CT 是最有潜在功能的黏膜免疫佐剂，它们在结构、功能和免疫原性方面有高度的相似性。然而，作为黏膜免疫佐剂，LT 比 CT 更具优势，主要表现在两个方面。①LT 免疫诱导 B 细胞产生靶抗原的 IgM、IgG（包括 IgG1、IgG2a、IgG2b 亚型）、sIgA 抗体，而 CT 诱导产生特异的 IgG（包括 IgG1、IgG2b 亚型）、IgE、sIgA 抗体，其中 IgE 是诱发速发型超敏反应的抗体，它的存在大大限制了 CT 作为黏膜佐剂的安全性。②LT 诱导的免疫反应受 $CD4^+$ 的 Th1、Th2 细胞调节，而 CT 诱导的免疫反应只受 Th2 细胞调节（也有研究表明 CT 在不同程度上受 Th1 的调节）。Th1 细胞选择性地分泌 IL-2、IFN-γ 和 TNF-β；Th2 细胞多分泌 IL-4、IL-5、IL-6 和 IL-10。这两种细胞在免疫系统中有不同的作用，Th1 参与细胞免疫，而 Th2 细胞参与 IgG 亚型、IgE 和 sIgA 抗体反应，即体液免疫。LT 能同时诱导细胞免疫和体液免疫，所以 LT 的佐剂活性明显优于 CT。

LT 作为免疫佐剂的研究报道很多，如在对破伤风毒素、无活性的流感病毒毒素、幽门螺旋杆菌、重组脲酶、脑膜炎球菌、沙门菌、减毒的狂犬病病毒、肺炎球菌的表面蛋白、麻疹病毒的合成蛋白等的研究中都有应用。

第四节　佐剂前景展望

设计一个有效的 HIV 疫苗，需要较好地理解固有免疫对适应性免疫的作用，并将这些知识运用到候选的疫苗载体和佐剂的研发中。合理地利用 TLR、NLR、RLR、CLR 和 CDS 的配体作为佐剂，以激活 DC 和其他抗原提呈细胞为靶点的新策略，将有效地提高蛋白质疫苗和 DNA 疫苗的免疫原性。以下几点在新佐剂的设计中值得关注：开发以 TLR 或非 TLR PRR 为靶点并能与候选 HIV 疫苗一起被试验的新佐剂；寻找以 DC 优化抗原和佐剂提呈到靶点的技术平台。

免疫抑制药物作为 HIV 疫苗佐剂鲜有报道，利用免疫抑制药物的免疫和抗病毒特性来控制病毒的复制也是一条途径。免疫抑制药物能够减少激活的 $CD4^+$ T 细胞数目，控制大量的病毒产物，也可能阻止 $CD4^+$ T 细胞进入淋巴组织，阻断抗原提呈从而遏制 HIV 感染。使用药物干扰 HIV 生活周期的策略是作用于 HIV 的靶细胞，而不是作用于病毒的酶，因而避免了抗药性的 HIV 病毒变异体的产生。但这种策略也存在缺点，对于长期的感染来说临床上的益处还不是很确定。

但是从新药安全性评价的角度考虑，新型分子成为佐剂的可能性会遇到较大的挑战，所以在近期也应该考虑另外一个策略，即重新发现和开发一些具有佐剂功能的临床药物。一旦发现老药具有佐剂效果，进入临床试验的难度将远远低于新分子作为佐剂的难度。尽管近年来在这方面已有了一些发现和免疫学评价，但总体的技术还有待发展[2,83,84]。两种或多种分子佐剂联合使用，使其激活功能有所放大或扩展也不失为一种好的方法。

总之，HIV 佐剂的研发道路还很长，佐剂的作用机理更需要进一步研究，相信在不久的将来，人类终将战胜艾滋病。也许等到那一天，我们才会更深刻地体会到佐剂在 HIV

疫苗中所起到的不一般作用。

（王　宾　耿　爽　钟一维　邹　强）

参考文献

[1] Vogel F R. The role of adjuvants in retroviral vaccines. Int J Immunopharmacol, 1995,17(2): 85-90.

[2] Wang J, Su B, Ding Z, et al. Cimetidine enhances immune response of HBV DNA vaccination via impairment of the regulatory function of regulatory T cells. Biochem Biophys Res Commun, 2008,372(3): 491-496.

[3] Zhang W, Wang J, Su B, et al. Cimetidine augments Th1/Th2 dual polarized immune responses to recombinant HBV antigens. Vaccine, 2011,29(29-30): 4862-4868.

[4] Lee M S, Kim Y J. Signaling pathways downstream of pattern-recognition receptors and their cross talk. Annu Rev Biochem, 2007,76:447-480.

[5] Li Y, Svehla K, Mathy N L, et al. Characterization of antibody responses elicited by human immunodeficiency virus type 1 primary isolate trimeric and monomeric envelope glycoproteins in selected adjuvants. Journal of Virology, 2006,80(3): 1414-1426.

[6] Lian Y, Srivastava I, Gómez-Român V R, et al. Evaluation of envelope vaccines derived from the South african subtype C human immunodeficiency virus type 1 TV1 strain. Journal of Virology, 2005,79(21): 13338-13349.

[7] Burke B, Gómez-Román V R, Lian Y, et al. Neutralizing antibody responses to subtype B and C adjuvanted HIV envelope protein vaccination in rabbits. Virology, 2009,387(1): 147-156.

[8] Barnett S W, Burke B, Sun Y, et al. Antibody-mediated protection against mucosal simian-human immunodeficiency virus challenge of macaques immunized with alphavirus replicon particles and boosted with trimeric envelope glycoprotein in MF59 adjuvant. Journal of Virology, 2010,84(12): 5975-5985.

[9] Zhang P F, Cham F, Dong M, et al. Extensively cross-reactive anti-HIV-1 neutralizing antibodies induced by gp140 immunization. Proceedings of the National Academy of Sciences, 2007,104(24): 10193-10198.

[10] Voss G, Manson K, Montefiori D, et al. Prevention of disease induced by a partially heterologous AIDS virus in rhesus monkeys by using an adjuvanted multicomponent protein vaccine. Journal of Virology, 2003,77(2): 1049-1058.

[11] Van Braeckel E, Bourguignon P, Koutsoukos M, et al. An adjuvanted polyprotein HIV-1 vaccine induces polyfunctional cross-reactive $CD4^+$ T cell responses in seronegative volunteers. Clinical Infectious Diseases, 2011,52(4): 522-531.

[12] Cranage M P, Fraser C A, Cope A, et al. Antibody responses after intravaginal immunisation with trimeric HIV-1CN54 clade C gp140 in Carbopol gel are augmented by systemic priming or boosting with an adjuvanted formulation. Vaccine, 2011,29(7): 1421-1430.

[13] Agger E M, Rosenkrands I, Hansen J, et al. Cationic liposomes formulated with synthetic mycobacterial cordfactor (CAF01): A versatile adjuvant for vaccines with different immunological requirements. PLoS One, 2008, 3(9): e3116.

[14] Arias M A, Loxley A, Eatmon C, et al. Carnauba wax nanoparticles enhance strong systemic and mucosal cellular and humoral immune responses to HIV-gp140 antigen. Vaccine, 2011,29(6): 1258-1269.

[15] Wegmann F, Krashias G, Lühn K, et al. A novel strategy for inducing enhanced mucosal HIV-1 antibody responses in an anti-inflammatory environment. PLoS One, 2011,6(1): e15861.

[16] McCormack S, Ramjee G, Kamali A, et al. PRO2000 vaginal gel for prevention of HIV-1 infection (Microbicides Development Programme 301): a phase 3, randomised, double-blind, parallel-group trial. Lancet, 2010,376(9749): 1329-1337.

[17] Roner M R, Sprayberry J, Spinks M, et al. Antiviral activity obtained from aqueous extracts of the Chilean soapbark tree (Quillaja saponaria Molina). J Gen Virol, 2007,88(Pt1): 275-285.

[18] Nikolaeva L G, Maystat T V, Volyanskii Y L, et al. Effect of immunomodulating adjuvant dzherelo (immunoxel) in HIV infected patients receiving standard antiretroviral therapy. Open Virol J, 2009,3: 31-36.

[19] Martinson J A, Montoya C J, Usuga X, et al. Chloroquine modulates HIV-1-induced plasmacytoid dendritic cell alpha interferon: implication for T-cell activation. Antimicrobial Agents and Chemotherapy, 2010,54(2): 871-881.

[20] Caulfield M J, Wang S, Smith J G, et al. Sustained peptide-specific gamma interferon T-cell response in rhesus macaques immunized with human immunodeficiency virus gag DNA vaccines. J Virol, 2002,76(19): 10038-10043.

[21] Allison A C, Byars N E. Immunological adjuvants: desirable properties and side-effects. Mol Immunol, 1991,28(3): 279-284.

[22] Brewer J M, (How) do aluminium adjuvants work? Immunol Lett, 2006,102(1): 10-15.

[23] Lindblad E B. Aluminium adjuvants--in retrospect and prospect. Vaccine, 2004,22(27-28): 3658-3668.

[24] HogenEsch H. Mechanisms of stimulation of the immune response by aluminum adjuvants. Vaccine, 2002,20 Suppl 3: S34-39.

[25] Morefield G L, Sokolovska A, Jiang D, et al. Role of aluminum-containing adjuvants in antigen internalization by dendritic cells in vitro. Vaccine, 2005,23(13): 1588-1595.

[26] Lambrecht B N, Kool M, Willart M A, et al. Mechanism of action of clinically approved adjuvants. Curr Opin Immunol, 2009,21(1): 23-29.

[27] Berman P W, Gregory T J, Riddle L,et al. Human immunodeficiency virus type 1 challenge of chimpanzees immunized with recombinant envelope glycoprotein gp120. Proc Natl Acad Sci USA, 1988,85(14): 5200-5204.

[28] Weissburg R P, Berman P W, Cleland J L, et al. Characterization of the MN gp120 HIV-1 vaccine: antigen binding to alum. Pharm Res, 1995,12(10): 1439-1446.

[29] Hansen B, Malyala P, Singh M, et al. Effect of the strength of adsorption of HIV 1 SF162dV2gp140 to aluminum-containing adjuvants on the immune response. J Pharm Sci, 2011,100(8): 3245-3250.

[30] Ding J, Lu Y, Chen Y. Candidate multi-epitope vaccines in aluminium adjuvant induce high levels of antibodies with predefined multi-epitope specificity against HIV-1. FEMS Immunol Med Microbiol, 2000,29(2): 123-127.

[31] Leibl H, Tomasits R, Brühl P, et al. Humoral and cellular immunity induced by antigens adjuvanted with colloidal iron hydroxide. Vaccine, 1999,17(9-10): 1017-1023.

[32] Svanholm C, Lowenadler B, Wigzell H. Amplification of T-cell and antibody responses in DNA-based immunization with HIV-1 Nef by co-injection with a GM-CSF expression vector. Scand J Immunol, 1997,46(3): 298-303.

[33] Kim J J, Yang J S, Lee D J, et al. Macrophage colony-stimulating factor can modulate immune responses and attract dendritic cells *in vivo*. Hum Gene Ther, 2000,11(2): 305-321.

[34] Lee A H, Suh Y S, Sung Y C. DNA inoculations with HIV-1 recombinant genomes that express cytokine genes enhance HIV-1 specific immune responses. Vaccine, 1999,17(5): 473-479.

[35] Barouch D H, Santra S, Tenner-Racz K, et al. Potent $CD4^+$ T cell responses elicited by a bicistronic HIV-1 DNA vaccine expressing gp120 and GM-CSF. J Immunol, 2002,168(2): 562-568.

[36] Kusakabe K, Xin KQ, Katoh H, et al. The timing of GM-CSF expression plasmid administration influences the Th1/Th2 response induced by an HIV-1-specific DNA vaccine. J Immunol, 2000,164(6): 3102-3111.

[37] Moore A C, Kong W P, Chakrabarti B K, et al. Effects of antigen and genetic adjuvants on immune responses to human immunodeficiency virus DNA vaccines in mice. J Virol, 2002,76(1): 243-250.

[38] Kim J J, Yang J S, Montaner L, et al. Coimmunization with IFN-gamma or IL-2, but not IL-13 or IL-4 cDNA can enhance Th1-type DNA vaccine-induced immune responses *in vivo*. J Interferon Cytokine Res, 2000,20(3): 311-319.

[39] Kim J J, Ayyavoo V, Bagarazzi M L, et al. *In vivo* engineering of a cellular immune response by coadministration of IL-12 expression vector with a DNA immunogen. J Immunol, 1997,158(2): 816-826.

[40] Orme I M, Roberts A D, Griffin J P, et al. Cytokine secretion by CD4 T lymphocytes acquired in response to Mycobacterium tuberculosis infection. J Immunol, 1993,151(1): 518-525.

[41] Heath A W. Cytokines as immunological adjuvants. Pharm Biotechnol, 1995,6: 645-658.

[42] McCormick A L, Thomas M S, Heath A W. Immunization with an interferon-gamma-gp120 fusion protein induces enhanced immune responses to human immunodeficiency virus gp120. J Infect Dis, 2001,184(11): 1423-1430.

[43] Ahlers J D, Dunlop N, Alling D W, et al. Cytokine-in-adjuvant steering of the immune response phenotype to HIV-1

vaccine constructs: granulocyte-macrophage colony-stimulating factor and TNF-alpha synergize with IL-12 to enhance induction of cytotoxic T lymphocytes. J Immunol, 1997,158(8): 3947-3958.

[44] Abaitua F, Rodríguez JR, Garzón A ,et al. Improving recombinant MVA immune responses: potentiation of the immune responses to HIV-1 with MVA and DNA vectors expressing Env and the cytokines IL-12 and IFN-gamma. Virus Res, 2006,116(1-2): 11-20.

[45] Leone A, Picker L J, Sodora D L. IL-2, IL-7 and IL-15 as immuno-modulators during SIV/HIV vaccination and treatment. Curr HIV Res, 2009,7(1): 83-90.

[46] Becker Y. The changes in the T helper 1 (Th1) and T helper 2 (Th2) cytokine balance during HIV-1 infection are indicative of an allergic response to viral proteins that may be reversed by Th2 cytokine inhibitors and immune response modifiers--a review and hypothesis. Virus Genes, 2004,28(1): 5-18.

[47] Bailer R T, Lee B, Montaner L J. IL-13 and TNF-alpha inhibit dual-tropic HIV-1 in primary macrophages by reduction of surface expression of CD4, chemokine receptors CCR5, CXCR4 and post-entry viral gene expression. Eur J Immunol, 2000,30(5): 1340-1349.

[48] Li Y, O'Dell S, Walker L M, et al. Mechanism of neutralization by the broadly neutralizing HIV-1 monoclonal antibody VRC01. J Virol, 2011,85(17): 8954-8967.

[49] Morioka T, Yamanaka K, Mori H, et al. IL-4/IL-13 antagonist DNA vaccination successfully suppresses Th2 type chronic dermatitis. Br J Dermatol, 2009,160(6): 1172-1179.

[50] Kim J J, Yang J S, Van Cott T C, et al. Modulation of antigen-specific humoral responses in rhesus macaques by using cytokine cDNAs as DNA vaccine adjuvants. J Virol, 2000,74(7): 3427-3429.

[51] Kim J J, Simbiri K A, Sin J I ,et al. Cytokine molecular adjuvants modulate immune responses induced by DNA vaccine constructs for HIV-1 and SIV. J Interferon Cytokine Res, 1999,19(1): 77-84.

[52] Louis S, Dutertre CA, Vimeux L, et al. IL-23 and IL-12p70 production by monocytes and dendritic cells in primary HIV-1 infection. J Leukoc Biol, 2010,87(4): 645-653.

[53] Kagami S. IL-23 and Th17 cells in infections and psoriasis. Nihon Rinsho Meneki Gakkai Kaishi, 2011,34(1): 13-19.

[54] Hartigan-O'Connor D J, Hirao L A, McCune J M, et al. Th17 cells and regulatory T cells in elite control over HIV and SIV. Curr Opin HIV AIDS, 2011,6(3): 221-227.

[55] Niu X, He D, Zhang X, et al. IL-21 regulates Th17 cells in rheumatoid arthritis. Hum Immunol, 2010,71(4): 334-341.

[56] Bolesta E, Kowalczyk A, Wierzbicki A, et al. Increased level and longevity of protective immune responses induced by DNA vaccine expressing the HIV-1 Env glycoprotein when combined with IL-21 and IL-15 gene delivery. J Immunol, 2006,177(1): 177-191.

[57] Hartoonian C. Ebtekar M, Soleimanjahi H, et al. Effect of immunological adjuvants: GM-CSF (granulocyte-monocyte colony stimulating factor) and IL-23 (interleukin-23) on immune responses generated against hepatitis C virus core DNA vaccine. Cytokine, 2009,46(1): 43-50.

[58] Schluns K S, Lefrancois L. Cytokine control of memory T-cell development and survival. Nat Rev Immunol, 2003, 3(4): 269-279.

[59] Calarota SA, Dai A, Trocio J N, et al. IL-15 as memory T-cell adjuvant for topical HIV-1 DermaVir vaccine. Vaccine, 2008,26(40): 5188-5195.

[60] Bolesta E, Kowalczyk A, Wierzbicki A, et al. Increased level and longevity of protective immune responses induced by DNA vaccine expressing the HIV-1 Env glycoprotein when combined with IL-21 and IL-15 gene delivery. The Journal of Immunology, 2006,177(1): 177-191.

[61] Chattergoon M A, Saulino V, Shames J P, et al. Co-immunization with plasmid IL-12 generates a strong T-cell memory response in mice. Vaccine, 2004,22(13-14): 1744-1750.

[62] Halwani R, Boyer J D, Yassine-Diab B, et al. Therapeutic vaccination with simian immunodeficiency virus (SIV)-DNA +IL-12 or IL-15 induces distinct CD8 memory subsets in SIV-Infected macaques. The Journal of Immunology, 2008,180(12): 7969-7979.

[63] Watson M L. Chemokines--linking receptors to response. Immunology, 2002,105(2): 121-124.

[64] Cocchi F, DeVico A L, Garzino-Demo A, et al. Identification of RANTES, MIP-1 alpha, and MIP-1 beta as the major HIV-suppressive factors produced by CD8$^+$ T cells. Science, 1995,270(5243): 1811-1815.

[65] Lu Y, Xin K Q, Hamajima K, et al. Macrophage inflammatory protein-1alpha (MIP-1alpha) expression plasmid enhances DNA vaccine-induced immune response against HIV-1. Clin Exp Immunol, 1999,115(2): 335-341.

[66] Doyle H A, Murphy J W. Role of the C-C chemokine, TCA3, in the protective anticryptococcal cell-mediated immune response. The Journal of Immunology, 1999,162(8): 4824-4833.

[67] Biragyn A, Belyakov I M, Chow Y H, et al. DNA vaccines encoding HIV-1 gp120 fusions with proinflammatory chemoattractants induce systemic and mucosal immune responses. Blood, 2002. 100(4):1153-1159.

[68] Eo S K, Kumaraguru U, Rouse B T. Plasmid DNA encoding CCR7 ligands compensate for dysfunctional CD8$^+$ T cell responses by effects on dendritic cells. J Immunol, 2001,167(7): 3592-3599.

[69] Sin J, Kim J J, Pachuk C, et al. DNA vaccines encoding interleukin-8 and RANTES enhance antigen-specific Th1-type CD4(+) T-cell-mediated protective immunity against herpes simplex virus type 2 *in vivo*. J Virol, 2000,74(23): 11173-11180.

[70] Lee M S, Kim Y J. Signaling pathways downstream of pattern-recognition receptors and their cross talk. Annu Rev Biochem, 2007,76: 447-480.

[71] O'Neill L A, Bryant C E, Doyle SL. Therapeutic targeting of Toll-like receptors for infectious and inflammatory diseases and cancer. Pharmacol Rev, 2009,61(2): 177-197.

[72] Ishihara S, Rumi M A, Ortega-Cava CF, et al. Therapeutic targeting of toll-like receptors in gastrointestinal inflammation. Curr Pharm Des, 2006,12(32): 4215-4228.

[73] O'Neill L A. Bryant C E, Doyle S L. Therapeutic targeting of Toll-like receptors for inflammatory and infectious diseases. Curr Opin Pharmacol, 2003,3(4): 396-403.

[74] Tokunaga T, Yamamoto H, Shimada S, et al. Antitumor activity of deoxyribonucleic acid fraction from Mycobacterium bovis BCG. I: Isolation, physicochemical characterization, and antitumor activity. Vol. 72. 1984, Cary, NC, ETATS-UNIS: Oxford University Press.

[75] Krieg A M, Yi A K, Matson S, et al. CpG motifs in bacterial DNA trigger direct B-cell activation. Nature, 1995,374(6522): 546-549.

[76] Ballas Z K, Krieg A M, Warren T, et al. Divergent Therapeutic and Immunologic Effects of Oligodeoxynucleotides with Distinct CpG Motifs. The Journal of Immunology, 2001,167(9): 4878-4886.

[77] Sester D P, Beasley S J, Sweet M J, et al. Bacterial/CpG DNA down-modulates colony stimulating factor-1 receptor surface expression on murine bone marrow-derived macrophages with concomitant growth arrest and factor-independent survival. The Journal of Immunology, 1999,163(12): 6541-6550.

[78] Branda R F, Moore A L, Mathews L, et al. Immune stimulation by an antisense oligomer complementary to the rev gene of HIV-1. Biochemical Pharmacology, 1993,45(10): 2037-2043.

[79] Bagley K C, Lewis G K, Fouts T R. Adjuvant activity of the catalytic A1 domain of cholera toxin for retroviral antigens delivered by genegun. Clinical and Vaccine Immunology. 18(6): 922-930.

[80] Spangler B D. Structure and function of cholera toxin and the related Escherichia coli heat-labile enterotoxin. Microbiological Reviews, 1992,6(4): 622-647.

[81] Nataro J P, Kaper J B. Diarrheagenic *Escherichia coli*. Clinical Microbiology Reviews, 1998,11(1): 142-201.

[82] Zou Q, Yao X, Feng J, et al. Praziquantel facilitates IFN-gamma-producing CD8$^+$ T cells (Tc1) and IL-17-producing CD8$^+$ T cells (Tc17) responses to DNA vaccination in mice. PLoS One, 2011,6(10): e25525.

[83] Zhang W, Du X, Zhao G, et al. Levamisole is a potential facilitator for the activation of Th1 responses of the subunit HBV vaccination. Vaccine, 2009,27(36): 4938-4946.

第十一章　治疗性艾滋病疫苗

尽管目前的高效抗逆转录病毒治疗（high active antiretroviral treatment，HAART）已经大大延长了从感染人免疫缺陷病毒（human immunodeficiency virus，HIV）到进展为艾滋病的时间，降低了艾滋病的死亡率，但长期用药导致的耐药性毒株的产生、药物相关的毒副作用及患者的依从性等问题依然是限制成功治疗艾滋病的因素。因而，预防性疫苗才是控制艾滋病的重要手段。但是，迄今为止预防性艾滋病疫苗的临床试验还未取得最终成功。因此，在研发出有效的预防性疫苗之前，我们必须利用现有的知识改进治疗方法，力求找到可以持久降低病毒水平的新方法。一个可能的方案就是在抗病毒化学药物抑制病毒复制的同时采用治疗性疫苗免疫或应用免疫调节剂。与防止 HIV 感染的预防性艾滋病疫苗的目的不同，治疗性疫苗的目的旨在加强感染了 HIV 的个体内已经存在的针对病毒的免疫反应，增强感染者控制病毒复制的能力。如果经过临床实验证实，治疗性疫苗安全、有效，且价格便宜、使用方便，其将有可能减少或替代抗病毒药物的使用，成为一种在全世界 HIV 感染者中应用的有效的治疗方法。

1987 年，Salk 首次提出通过治疗性疫苗免疫治疗 HIV-1 感染[1]。Salk 认为，由于病毒特异性免疫反应的存在使得从 HIV-1 起始感染到发展为艾滋病经历了较长时间，如果这种免疫反应能够得到加强，将有助于进一步降低病毒载量，延缓疾病进展，并能降低传染给他人的机会。实际上，已经证实 HIV-1 感染者体内的病毒特异性细胞免疫反应在控制 HIV-1 复制中起重要作用[2~6]，而且这种特异性免疫反应的存在与长期不进展相关[7~9]。因此，通过治疗性疫苗免疫来增强感染者体内已经存在的病毒特异性免疫反应和/或产生新的免疫反应，可能是替代 HAART 的最佳选择。尤其是在 HAART 治疗不能普及的发展中国家，治疗性疫苗可能是治疗艾滋病的重要手段。对接受 HAART 治疗的 HIV 感染患者，治疗性疫苗可能是一种重要的辅助治疗方法。作为一种辅助 HAART 治疗的方案，可以减少抗逆转录病毒药物的用量，从而减轻其副作用，允许更长的停药间歇，减少由于病毒突变导致的免疫逃避的发生。

迄今为止，已经在实验动物体内进行了许多治疗性 HIV 或 SIV 疫苗的研究，在 HIV 感染者中已经完成或正在进行的治疗性艾滋病疫苗临床试验已经有 140 多个，其中有些已经进入Ⅱ期或Ⅲ期有效性评价[10]。研究的治疗性艾滋病疫苗主要包括重组蛋白疫苗、多肽疫苗、DNA 疫苗、重组病毒载体疫苗、细胞因子如 IFNα、全灭活 HIV 疫苗、病毒样颗粒疫苗、树突状细胞疫苗等。本章重点介绍治疗性艾滋病疫苗所面临的挑战、评价治疗性艾滋病疫苗的动物模型、治疗性艾滋病疫苗的种类及临床研究进展。

第一节　治疗性艾滋病疫苗所面临的挑战

治疗性疫苗的目的是通过疫苗免疫诱导或增强 HIV 特异性免疫反应。理想的情况是，这些免疫反应能控制病毒复制至检测不到的水平，模拟不治疗即可控制病毒复制且不进展为艾滋病的少数感染者的状态。这也被称为“功能治愈”，在其他许多感染中都可以发现这种状态（如疱疹病毒或结核）。但是，现阶段一个更容易达到并且有重要意义的目的是产生的免疫反应可以使感染者停止使用抗逆转录病毒药物或者推迟药物的应用。预防性疫苗的目的是通过外源抗原刺激机体免疫系统产生免疫反应，从而防止某种特定病原体的感染。HIV 感染者体内已经产生了 HIV 特异性免疫反应，但未能控制感染，也不能防止以后感染其他毒株。治疗性疫苗的概念是在这个假定的基础上提出的，即通过增强已有的或诱导新的抗-HIV 免疫反应来改变疾病的自然进程。在一个 HIV 感染者的外周血中有大量循环的抗原，因此，不太可能是由于抗原数量不足导致有效免疫反应水平低下。外源抗原的提呈可能会增强已有的免疫反应或者诱导出与自然感染所诱导的免疫反应不同的反应。这种增强或新诱导的免疫反应会进一步控制病毒复制并延缓疾病进展。

一、未接受抗逆转录病毒治疗的 HIV 感染者中的 HIV 特异性免疫反应

在未进行抗逆转录病毒治疗的情况下，免疫系统是否能控制病毒复制？甚至是否只在有限的时间段内控制病毒复制？一个主要的问题是能控制病毒复制的免疫反应的类型还不清楚，尽管观察到不同的反应类型随着 HIV 感染阶段的不同而变化。Barouch 等最近发表的预防性疫苗的结果提示，针对感染的保护反应主要由 env 特异性抗体介导，而感染后病毒复制的控制与针对 gag 的细胞免疫反应相关[11]。Picker 小组在 SIV 感染的恒河猴中进行的 CMV 载体疫苗的研究提示，诱导效应记忆 T 细胞反应（而不是中心记忆 T 细胞反应）对控制病毒复制起重要作用[12]。抗 HIV 细胞毒性 T 淋巴细胞（cytotoxic T lymphocytes，CTL）反应在研究的所有急性 HIV 感染中都能检测到，并且认为它可以降低血浆病毒载量峰值到稳定水平（调定点），通常在急性期末达到调定点[13,14]。因此，推测 CTL 在急性感染期对控制病毒复制发挥重要作用。但是，还不清楚在急性感染期中和抗体是否有助于控制病毒复制，因为观察到这些抗体的出现延迟并不与 HIV 复制的变化相关[15]。跟 CTL 和中和抗体不同，在急性 HIV 感染期有 HIV 特异性 $CD4^+$ T 细胞的克隆缺失，因而推测缺乏这些细胞的反应可能是这一阶段不能控制病毒复制的原因[13,14]。实际上，在急性感染阶段发生大量病毒感染，多个组织中记忆性 $CD4^+$ T 细胞丢失，HIV 主要感染 HIV 特异性 $CD4^+$ T 细胞[16]。这些发现可以解释为什么治疗性疫苗诱导的短暂 HIV 特异性 $CD4^+$而不是 $CD8^+$ T 细胞激活对 HIV 复制起决定性作用[17]，这对未来治疗性疫苗的设计提供了重要线索。

有研究提示，在慢性 HIV 感染患者高水平的 T 细胞免疫反应确实可以限制 HIV 病毒复制、保护不发生 $CD4^+$ T 细胞丢失和控制疾病进展。尽管在多数感染患者中病毒复制可以引起进行性免疫功能受损，不可避免地进展为艾滋病，但也有少数免疫功能比较好的人或者称长期不进展者，他们有比较强而持久的抗 HIV CTL，辅助 T 细胞及中和抗体反应。这些免疫反应与在未进行抗逆转录病毒治疗下能控制病毒复制、血浆中病毒水平极低或检测不到相关[13]。在缺失 $CD8^+$ T 淋巴细胞的恒河猴感染模型及免疫缺陷的小鼠模型中都已观察到 CTL 反应在控制病毒复制中起重要作用的直接证据[18~20]。而且，在

人和动物模型中都有清楚的证据表明 HIV 特异性辅助 T 细胞反应对获得能控制病毒复制的特异性 CTL 反应至关重要[21,22]。在动物模型中进行的研究表明高水平中和抗体可以阻断感染,不管病毒的暴露途径如何[23]。也有报道血浆病毒持续并快速进化以逃逸中和,表明中和抗体具有一定的选择压力。中和抗体反应也许可以解释在原发 HIV 感染的前几个月中观察到的包膜基因发生广泛变异的原因[24]。

尽管在 HIV 感染的急性和慢性阶段都能检测到 HIV 特异性免疫反应,但这些免疫反应在多数患者中不能控制病毒复制至检测不到的水平,也不能阻止感染进展至艾滋病。许多研究者推测选择性逃逸 $CD8^+$ T 细胞和其他免疫反应是不能控制 HIV 复制的主要原因[25~28]。有些研究提示选择性逃逸 $CD8^+$T 细胞反应代表了 HIV 序列变异的主要驱动力。Allen 等评价了 4 例 HIV 感染患者中的病毒进化和适应性 $CD8^+$ T 细胞反应的关系,对这些患者在急性感染后跟踪研究了 5 年。在非包膜区几乎 2/3 的氨基酸突变归因于 $CD8^+$ T 细胞选择压力。在该研究中,优先选择的突变残基和相同突变的重复选择表明在病毒进化中有明显的生物化学的约束。而且,由免疫介导的选择压力诱发的某些突变对病毒复制能力有影响[29]。这些发现有助于选择在治疗性疫苗中使用哪些表位以避免或限制病毒对 HIV CTL 反应的逃逸。除了病毒逃逸,在 HIV 感染中不能有效控制病毒复制是免疫功能缺陷的第二个表现。尽管在多数 HIV 感染患者中存在能分泌 IFN-γ 的 $CD4^+$ 和 $CD8^+$ T 细胞,但通常缺乏增生性 $CD4^+$ T 细胞反应[30,31],而且 $CD8^+$ T 细胞的细胞毒活性常有缺陷[32~34]。这些 $CD4^+$和 $CD8^+$ T 细胞功能不足的一个可能的解释是,这些患者中树突状细胞的抗原递呈功能受损,从而导致 Th1 和 CTL 细胞反应功能受损[35,36]。$CD4^+$ T 细胞不能正常增生及扩增,反过来又影响 $CD8^+$ T 细胞的细胞毒活性[30,37]。在动物模型中,$CD4^+$ T 细胞分泌的细胞因子明显减少,在原发感染血浆病毒载量达到峰值时即开始减少[38]。在感染患者中 HIV 特异性 $CD4^+$ T 细胞的选择性感染可能解释为什么在 HIV 感染中这种 $CD4^+$ T 细胞反应水平会迅速下降[15]。总之,细胞和体液免疫反应都对控制 HIV 感染起重要作用。病毒逃逸及这些免疫反应的功能受损可能解释为什么在 HIV 感染中能持续维持病毒复制,这也是治疗性艾滋病疫苗需要解决的两个主要挑战。

二、抗逆转录病毒治疗对 HIV 特异性免疫反应的影响

抗逆转录病毒治疗对免疫系统的有益作用是通过增加循环中天然 $CD4^+$ T 淋巴细胞的绝对计数,同时减少有激活标志的 T 淋巴细胞数并恢复对记忆性抗原的反应来实现的[39]。但是,尽管抗逆转录病毒治疗临床有效,这种治疗本身并不能彻底清除感染,甚至如果能连续应用超过 60 年的话也不可能根除病毒[40]。这主要是由于治疗不能清除以原病毒 DNA 形式整合的潜伏 HIV,病毒仍可以低水平复制,从而使细胞至细胞的感染成为可能[41]。而且抗逆转录病毒治疗不能恢复针对 HIV 的特异性免疫反应,实际上,由于暴露的抗原减少反而降低特异性 CTL 反应水平[42]。有报道证实在抗逆转录病毒治疗的患者中,针对 HIV P24 抗原的辅助 T 细胞的增生性反应并不能反映 $CD4^+$或 $CD8^+$ T 细胞免疫表型或功能的改善。实际上,在接受抗逆转录病毒治疗的患者中观察到病毒血症水平有少量增加[43]。这可以解释在停止抗逆转录病毒治疗后的几天或几周内发生的病毒载

量的快速“反弹”[44]。甚至在 HIV 感染非常早期即开始抗逆转录病毒治疗的患者中也会发生这种反弹，理论上这些患者的免疫系统仍然保持得比较好（循环的 $CD4^+$ T 淋巴细胞数大于 500/ml；血浆病毒载量 5000 ~ 10 000copies/ml）。同样，这种病毒的动态变化甚至会发生在免疫系统几乎完全恢复的情况下，T 淋巴细胞及其亚群处于动态平衡以及对多克隆刺激和记忆性抗原有反应能力的情况[45]。总之，这些资料提示治疗性艾滋病疫苗的首要挑战是阐明可以诱导新的能控制病毒复制的 HIV 特异性反应，即使是部分控制也可。如果可以的话，这将是判断不同的治疗性艾滋病疫苗方案是否能进行深入研究的依据。

三、现阶段治疗性艾滋病疫苗面临的问题

目前已有一些治疗性艾滋病疫苗完成了早期试验，正在进行更深入的研究。但是，III 期治疗性艾滋病疫苗的费用将会比较昂贵。例如，疫苗生产相关的费用、在其他治疗干预的同时开展有效性试验所需的费用，以及检测终点相关的费用等都会比较高。治疗性艾滋病疫苗试验的另一个潜在缺点是有可能会促进 HIV/AIDS 疾病进展，增加 HIV 感染者的病死率。另一方面，治疗性免疫的结果也有可能是有益的，如能减轻抗逆转录病毒治疗的耐药性、减轻药物的毒性。治疗性疫苗临床试验中受试者招募也存在很多困难。在治疗性艾滋病疫苗临床试验中招募的受试者必须是 HIV 感染者，他们会关心能否对他们的 HIV 感染状况及参与临床试验的情况进行保密。对少数民族的招募也存在很大困难。在美国治疗性艾滋病疫苗试验中选用的人群主要是白人（疫苗组和安慰剂组都能达到 70%）。找到一个能进行临床研究的治疗性 HIV 疫苗也面临很大挑战。尽管有上述种种困难，治疗性疫苗还是有可能成为预防性疫苗之外的可行的选择。

第二节　评价治疗性艾滋病疫苗的动物模型

之前许多重要的疫苗在进行临床试验前并未在动物体内评价其免疫原性，而预防性和治疗性艾滋病疫苗都在临床试验前进行非人灵长类动物体内免疫原性的评价[46]。早期用于研究治疗性艾滋病疫苗的动物模型主要是 HIV 感染的猩猩。在这些研究中，用纯化的、gp120 缺失的、灭活的 HIV 病毒颗粒联合 IFA（Remune）或编码 gp160 和 Rev 的质粒 DNA 免疫慢性感染 HIV-1 的猩猩[47~49]。这些疫苗可以增强病毒特异性免疫反应并能改变血浆病毒载量。但是，由于过高的费用以及 HIV-1 感染的猩猩数量有限，限制了这类研究的开展，因此不能充分证明治疗性免疫的确切效果。

研究人员随后开始寻找研究 HIV 的其他动物模型，首先研究的是猴免疫缺陷病毒（simian immunodeficiency virus，SIV）感染的猴模型。SIV 与 HIV 同属灵长类动物慢病毒家族，它们的核苷酸之间有 40% 的同源性，生物学特性及基因组结构也类似，但疾病进展过程不同。后来又构建了猴-人嵌合免疫缺陷病毒（simian-human immunodeficiency virus，SHIV）用于感染非人灵长类动物，可以快速出现与艾滋病类似的免疫缺陷症状。使用非人灵长类动物模型，如 SIVmac239，SIVmac251 或 SHIV 感染的恒河猴，人们取得了很多重要研究结果，在疫苗开始临床试验之前的临床前研究中发挥了重要作用。

Hel 等用 SIVmac251 感染恒河猴,在感染早期给予 HAART 治疗,然后进行治疗性疫苗免疫,观察是否影响疾病进程[50,51]。结果显示重组痘病毒(NYVAC 或 ALVAC)载体疫苗在 HAART 治疗后 SIV 感染得以控制的猴体内可以持续产生辅助 T 细胞及细胞毒性 T 淋巴细胞反应。在 SIVmac251 原发感染后单独应用 HAART 治疗,随后再停止 HAART 治疗的方案在大多数实验猴中可以控制病毒血症。因此,在 SIVmac251 感染的恒河猴中早期 HAART 治疗的作用可能会影响 HAART 治疗中断后治疗性疫苗效果的评价。Rosenwirth 等采用另外的方法评价抗逆转录病毒联合治疗性疫苗免疫对 SHIV 感染的恒河猴的作用[52]。该研究中 4 只恒河猴感染 SHIV 都超过 1 年,仅给予(*R*)-9-(2-磷酸甲氧基丙基)-腺嘌呤(PMPA)治疗,或药物治疗联合疫苗免疫(抗病毒治疗后 42 天免疫 MVA 疫苗,84 天免疫 SFV 疫苗,两种疫苗均表达 HIV-1 env 和 SIVgag/pol,nef,tat,rev)。MVA 和 SFV 疫苗免疫后并未检测到针对 SHIV 抗原的体液和细胞免疫反应的增强。但是,SFV 加强免疫 4 周后,停止使用 PMPA 治疗,2 只受试的恒河猴中有 1 只病毒载量有明显抑制。治疗性疫苗免疫没有改变 PMPA 停药前后的 $CD4^+$ T 细胞数。

Tryniszewska 等进行的研究表明,在慢性感染的实验猴中治疗性疫苗的免疫可以有效降低停止 HAART 治疗后的病毒载量水平[53]。在 SIVmac251 感染的恒河猴给予 HAART 治疗,免疫表达 SIVgag/pol 和 env 的痘病毒疫苗(NYVAC),病毒特异性辅助 T 细胞及 CTL 反应可显著增强;而且,在 HAART 治疗中断后能控制病毒血症,病毒水平与特异性免疫反应的增加成负相关。尽管这些研究最早证实治疗性疫苗在动物模型中 HAART 治疗中断后可控制病毒血症,但这种作用并不持久,在 HAART 治疗停止后 9 个月,病毒载量升高至与对照组相当的水平。

抗原负载的自体树突状细胞(DC)可诱导较强的抗原特异性免疫反应,已经进行了较多试验,是一种有希望的治疗性艾滋病疫苗。在 SIV 感染的恒河猴模型中,Lu 等观察了抗原负载的自体 DC 在没有抗逆转录病毒治疗的情况下的免疫效果[54]。试验恒河猴在 SIVmac251 感染后 56 天开始接受 AT-2 灭活的 SIVmac251 负载的自体 DC 免疫,共 5 次,每次间隔 2 周。10 只中有 7 只病毒特异性细胞免疫反应水平增加,病毒载量水平下降 2 个对数级,$CD4^+$ T 细胞计数增加。有趣的是,3 只免疫治疗后不能控制病毒水平的恒河猴,血液及淋巴组织中病毒特异性免疫反应都降低。尽管这些结果还需进一步验证,但该研究仍给治疗性疫苗免疫带来了希望,也许在不给予抗逆转录病毒治疗的情况下,通过疫苗免疫能改变 HIV 感染过程。

第三节 治疗性艾滋病疫苗的种类及临床研究进展

大多数治疗性艾滋病疫苗之前都作为预防性疫苗进行过研究。早期以传统方法制备的疫苗如全灭活病毒疫苗(Remune)或重组蛋白(gp120)疫苗增强 HIV 特异性免疫反应的效果不太明显,研究结果并不令人满意,免疫原性不持久,对病毒载量没有控制作用。近几年又发展起来许多新型的疫苗制备方法,包括以载体技术为基础的 DNA 和重组病毒载体疫苗,以及树突状细胞为基础的疫苗等。在 HIV 感染患者中开展了许多以上述新型疫苗为基础的临床研究。

一、全灭活病毒疫苗

"Remune"是研究得最多的一种全灭活病毒疫苗,曾经被研究者寄予厚望。Remune是美国免疫反应公司用HUT-78-T细胞培养的gp120缺失的全灭活病毒,它编码A亚型包膜蛋白和G亚型Gag,与不完全弗氏佐剂联合使用。在HIV感染的猩猩中进行了临床前安全性及免疫原性评价后,Remune在艾滋病患者中进行了许多临床试验[55]。Remune对临床症状有一定改善,可以增加$CD4^+$及$CD8^+$ T细胞计数,增加体重,稳定病毒载量,没有出现严重不良反应。23例受试者中有9例(39%)P24抗体水平增加,25例受试者中有12例(48%)产生迟发型超敏反应。长期随访发现有超敏反应的受试者临床表现更好(在$CD4^+$ T细胞计数、机会性感染、死亡时间等方面)。进一步研究证实有或无抗逆转病毒治疗的情况下都有免疫原性[56~59]。然而,在2527例HIV感染者中进行的多中心III期临床试验中,由于Remune不能改善临床结果及疾病进展而被提前终止[60]。但是,这个试验中的部分患者的病毒载量、$CD4^+$ T细胞计数及HIV特异性免疫反应水平都有所好转,而且后来的其他研究也有显示Remune可能会延缓疾病进程、降低病毒载量[61]。由于上述临床试验结果的不一致性,研究者又设计了将Reumne和Amplivax佐剂联合使用的治疗性疫苗IR103,初步取得了较好的结果。31例没有接受过抗HIV药物治疗但参加早期的Remune临床研究的患者每隔12周接受1次IR103或Remune注射,共注射5次。4周及12周后检测发现IR103比Remune更有效地激发了HIV特异性免疫反应。但尚不清楚Remune是否与抗HIV药物联合使用甚至不使用抗HIV药物都能使HIV阳性患者更健康、寿命更长[62]。在一个随机、双盲、安慰剂对照研究中,在急性感染期给予HAART治疗的HIV感染患者中给予安慰剂,表达env、gag、pol及nef的ALVAC或ALVAC+Remnue免疫,在分析性治疗中断后,三组之间病毒反弹情况无差异[63]。

二、亚单位疫苗

亚单位疫苗作为治疗性疫苗应用的基础是诱导HIV特异性$CD4^+$ T细胞反应的疫苗能改善抗病毒免疫,延缓疾病进展。研究人员采用多种策略设计了多肽和重组蛋白为基础的治疗性艾滋病疫苗,包括重组包膜糖蛋白、HIV p24多肽(Vacc-4x)、Tat蛋白、Nef-Tat融合蛋白和包膜糖蛋白联合辅以AS02A佐剂等[64~73]。已经开展了多个以重组gp120或gp160作为免疫原的治疗性疫苗临床试验,既有单独使用的,也有与抗逆转录病毒治疗联合应用的。尽管某些试验中可以观察到特异性淋巴细胞增生反应水平增高,但临床并无改善。

Vacc-4x包含对应于HIV-1 P24蛋白保守区的4个合成肽,是HLA-A2表位限制性的。为了使免疫原能充分地暴露给抗原提呈细胞,将疫苗与粒—巨噬细胞集落刺激因子(granulocyte-macrophage colony-stimulating factor, GM-CSF)一起通过皮内注射途径免疫[67]。40例接受抗逆转录病毒治疗的HIV感染患者给予低剂量或高剂量Vacc-4x免疫,26周内共免疫8次。90%的患者可诱导出HIV特异性免疫反应,有剂量相关性,并与

HLA 单倍型相关[69]。因此,在患者中将抗逆转录病毒治疗停用了 14 周。在治疗中断前有强的迟发型超敏反应的患者有更低的 HIV RNA 水平[67]。对长期 HIV 特异性免疫反应及临床结果也进行了观察。在免疫结束后 1.5 年,Vacc-4x 诱导的细胞免疫反应水平无变化,62% 的患者仍可中断抗逆转录病毒治疗[68]。

在动物试验中进行的有效性研究提示,抗-Tat 的免疫反应与疾病进展缓慢相关[74],因而有必要对 Tat 蛋白为基础的疫苗进行深入研究。第一个随机、双盲、安慰剂对照的 Tat 蛋白疫苗 I 期临床试验是在无症状 HIV 感染者中进行的[72]。疫苗具有很好的耐受性,在所有受试者中都能诱导/维持 Tat 特异性辅助 T 细胞反应,并且产生广谱的、有功能的抗 Tat 抗体。而且,在最后一次免疫后 2.5 年,仍可在受试者中检测到 Tat 特异性体液及细胞免疫反应[71]。之后又在 87 例成功治疗的 HIV 感染者中进行了 Ⅱ 期临床研究,证实 Tat 蛋白疫苗安全、有免疫原性[74];同时有细胞和生化激活标志的降低,以及调节性 T 细胞数量的持续增加,这与 $CD4^+$ T 细胞及 B 淋巴细胞百分比和绝对计数的增加、$CD8^+$ T 细胞和 NK 淋巴细胞百分比的减少相关。由此推测,在接受抗逆转录病毒治疗的患者中免疫 Tat 蛋白疫苗可以帮助恢复免疫系统的动态平衡。因此研究人员建议将免疫系统功能的改善作为治疗性疫苗试验主要终点的观测项目之一[75]。

在接受抗逆转录病毒治疗的慢性 HIV 感染者中进行的 gp120/NefTat/AS02A 治疗性疫苗临床试验证实该疫苗安全、耐受性好、能诱导较强的 gp120 特异性 $CD4^+$ T 细胞反应,多数受试者产生了 HIV 特异性 $CD4^+$ T 细胞反应及 $CD8^+$ T 细胞增生反应[74]。

三、质粒 DNA 疫苗

DNA 疫苗是以在原位表达所需抗原的细菌质粒为基础的疫苗,可以诱导 Th1 型免疫反应。质粒 DNA 疫苗与其他疫苗相比有如下优点:能表达病毒抗原和“分子佐剂”,如细胞因子和共刺激分子;可以重复使用却不产生抗载体的免疫反应。1998 年报道了第一个质粒 DNA 疫苗治疗 HIV 感染的临床试验,9 例无症状 HIV 感染者接种编码 HIV-1 *nef*、*rev* 或 *tat* 调节基因的 DNA 疫苗后,疫苗能诱导 HIV 特异性细胞免疫反应,但不能控制病毒复制或改变 $CD4^+$ T 细胞计数[76]。该疫苗在接受抗逆转录病毒治疗的患者中应用也产生了类似的结果[77]。在接受抗逆转录病毒治疗的患者中还进行了另外两个 DNA 疫苗的临床试验:一个编码 *env/rev* 和 *gag/pol* 基因[78],另一个编码融合的 A 亚型 p24/p17 和一个细胞毒性 T 细胞表位[79]。这两种疫苗都很安全,但刺激 $CD4^+$ 和 $CD8^+$ T 细胞反应的能力都较弱。基于这些结果,研究人员尝试采用新的疫苗提呈策略以提高 DNA 疫苗的免疫原型。DermaVir 是一种表达 15 个 HIV 抗原的质粒 DNA,与聚乙烯亚胺甘露糖和葡萄糖一起制备成纳米颗粒,通过树突状细胞在局部(皮肤)应用,从而可将 DNA 编码的抗原提呈至朗格汉斯细胞[80]。这种疫苗也在分析性治疗中断的情况下进行了临床研究[81]。尽管与单独采用分析性治疗中断组相比,这种 DNA 疫苗能诱导更宽、更高水平的 HIV 特异免疫反应,但是疫苗对病毒反弹、调定点的病毒载量及 $CD4^+$ T 细胞计数没有影响。

四、病毒载体疫苗

由于 Remune、亚单位疫苗及 DNA 疫苗等产生的免疫反应都比较弱,研究人员开始用病毒载体作为免疫原以提高免疫反应。活的重组载体疫苗可以是病毒载体或细菌载体，携带编码 HIV 抗原的基因。这种以活的病毒载体为基础的 HIV 疫苗是一类非常有希望的艾滋病疫苗。病毒载体可以有效地把 HIV 基因带入宿主细胞，以类似 HIV 自然感染的方式在细胞内表达抗原并提呈。在人类试验中研究得最多的疫苗载体是痘病毒[82]，包括金丝雀痘病毒载体（canary pox virus，ALVAC）、修饰的痘苗病毒安卡拉株（modified vaccinia virus ankara，MVA）、禽痘病毒载体（fowl pox virus，FPV）等，除痘病毒外另一个研究的比较多的载体是腺病毒（adenovirus，Ad）。

（一）金丝雀痘病毒载体

金丝雀痘病毒载体（ALVAC）是一种重组金丝雀痘病毒载体疫苗。基于 B 亚型 LAI 序列的 ALVAC vCP1433 和 vCP1452 已经作为治疗性疫苗应用在几个研究中。开放的 ANRS 094 临床研究中，受试者每个月注射 1 次 ALVAC，共注射 4 次，显示有很好的安全性和免疫原性[83]。在 ANRS093 研究中，给稳定接受 HAART 治疗的慢性 HIV 患者肌肉注射 ALVAC 和 HIV 脂多肽 Lipo-6T 共 4 次，然后再给予 3 个周期的 scIL-2，该试验中还包含一组仅接受 HAART 治疗的对照。在结构性治疗中断之后，疫苗组有更多的患者维持低病毒调定点（分别是 24% 和 5%），而且这种现象与疫苗诱导的 $CD4^+$ T 细胞反应水平增高相关[84]。ACTGA5024 试验是一个在接受 HAART 治疗的患者中进行的随访研究，共分 4 个组：安慰剂对照组、ALVAC-HIV 组、scIL-2+安慰剂对照组、ALVAC-HIV+ scIL-2 组。在结构性治疗中断后 12 周检测病毒反弹，两个 ALVAC-HIV 免疫组的病毒载量都降低 0. 5 个对数级，而 IL-2 仅能增加 $CD4^+$ T 细胞，不能降低病毒载量[85]。这些早期的研究提示 ALVAC 免疫可以部分阻止接受 HAART 治疗的慢性 HIV 患者的病毒反弹。正如前面已经提到的，在急性期开始治疗的患者中进行的双盲、安慰剂对照的试验（QUEST）中，单独免疫 ALVAC-HIV 或 ALVAC-HIV 与 Remune 同时免疫能产生免疫反应，但在 HAART 治疗停止后 24 周不能很好地控制病毒[86]。另外一个在慢性 HIV 患者中进行的类似试验（CTN173）也证实疫苗不能降低病毒调定点，但可延缓病毒反弹，推迟重新开始 HAART 治疗的时间，并且与 IFN-γ 和 IL-2 的反应水平增高相关[87]。在 ORVACS 研究中的结果也比较令人失望，这个试验在接受 HAART 治疗的慢性 HIV 患者中比较了 ALVAC vCP1452 注射 3 次或 4 次及安慰剂的效果。疫苗的免疫原性很好，但疫苗免疫组都比安慰剂组有更高水平的病毒反弹，更早开始药物治疗[88]。更低水平的 $CD4^+$ T 细胞低谷和更高水平的疫苗诱导 HIV 特异性 $CD4^+$ T 细胞的细胞因子反应可以预测这种副作用[89]。这个结果与预防性 STEP 试验有点类似，疫苗诱导的 $CD4^+$ T 细胞激活可能解释对 HIV 易感性增加的原因[90]。这些不同的 ALVAC 试验的结果各不相同。但是，这些研究提示必须仔细考察患者的基线特征（如治疗前病毒载量和最低点 $CD4^+$ T 细胞计数），而且证实疫苗诱导的免疫激活可能起有益作用，也可能起副作用。尽管控制病毒反弹需要激活 HIV 特异性 T 细胞，但免疫刺激也可能增加 $CD4^+$靶细胞的产毒性感染。

（二）修饰的痘苗病毒安卡拉株

修饰的痘苗病毒安卡拉株（MVA）是在 20 世纪 70 年代末消灭天花的过程中开发出

的病毒载体。它是将痘苗病毒在鸡胚细胞传代 570 多次后获得的[91]，基因组序列长 178kb，包含 193 个可读码，编码 177 个基因，其中 25 个基因有断裂和（或）突变，导致编码的蛋白质不完整。这些突变可以影响与宿主相互作用的蛋白质或某些结构蛋白，从而产生减毒的表型。MVA 作为预防天花的疫苗，已经在超过 12 万人中应用。在包括高危患者在内的临床研究中，还没有发现 MVA 疫苗相关的副作用[91,92]。良好的安全性及较高的免疫原性使 MVA 成为一个非常合适的疫苗载体。即使在预先存在抗体的情况下，MVA 也能刺激抗体及 T 细胞免疫反应[93]。

有几个研究使用表达 SIV 的 MVA 在接受抗病毒治疗的感染恒河猴中进行了疫苗治疗效果的评价。在 SIV 感染的动物中使用 MVA gag-pol/MVA env 或 MVA tat-ref-nef，同时给予非核苷类逆转录酶抑制剂 PMPA，可以降低疫苗免疫组结构性治疗中断后的病毒反弹[94]。在另一个实验中，表达 *gag* 和 *env* 的 MVA 与腺病毒载体疫苗联合应用能更持久地降低病毒载量、增加 $CD4^+$ T 细胞计数，而且与抗 SIV-的细胞及体液免疫反应增加相关[95]。在接受 HAART 治疗的 HIV 感染患者中，表达 nef 的 MVA 可以诱导 $CD8^+$ 及 $CD4^+$ T 细胞反应，在治疗中断后的病毒反弹水平更低[96]。在 16 例接受 HAART 治疗的慢性感染病人中进行的另外一个实验，采用表达 A 亚型共享序列 p24/p17 及多个 $CD8^+$ T 细胞表位的 MVA，能使 $CD4^+$ 和 $CD8^+$ T 细胞反应的强度和宽度都增加，而且 $CD8^+$ T 细胞在体外可以抑制 HIV-1 复制[97]。尤其是抑制病毒复制的特性对发挥治疗性疫苗的效果更为重要。其他研究小组也开发了一些有希望的 HIV MVA 疫苗，在健康人或 HIV 感染者中可诱导多功能 $CD4^+$ 和 $CD8^+$ T 细胞反应[98,99]，还有一些治疗性疫苗试验也即将进入临床。

（三）禽痘病毒载体

禽痘病毒（FPV）作为一种新型的痘病毒载体，其作为疫苗研究具有很多优势，表现在基因表达水平高、本身即具有佐剂活性、很容易得到高的滴度等。一个澳大利亚的研究小组比较了两种重组禽痘病毒载体：一种仅表达 B 亚型 gag/pol（称为部分构建子，或 PC）；另一种除表达 gag/pol 外，还共表达人 IFN-γ（称为完全构建子，或 FC），还有安慰剂对照。35 例接受 HAART 治疗的受试者随机分成三组（12 例安慰剂，11 例 PC，12 例 FC），在 0、4 周及 12 周分别接受 1 次肌肉注射免疫，在坚持 HAART 治疗的同时随访 52 周[100]。随后，部分受试者（7 例安慰剂、8 例 PC 及 10 例 FC）开始 20 周的结构性治疗中断[101]。结果 FC 组患者病毒反弹水平（+0. 96log）明显低于安慰剂对照组（+1. 80log）和 PC 组（+1. 78log）。在疫苗免疫期间 T 细胞免疫反应非常弱，在结构性治疗中断期间，ELISPOT 检测三个组的 IFN-γ 水平都增加，但在安慰剂组增加的水平更多。而在事后的归因分析中，发现 FC 组 9 例中有 5 例在 52 周（结构性治疗中断开始的时间）时检测到针对 HIV p24 的 IgG2 抗体，而 PC 组和安慰剂组都未检出。这些抗体的存在与低水平病毒反弹相关[102]。很明显，在疫苗中引入 IFN-γ 基因起到了有益作用，提示 IgG2 抗体与保护作用相关。

（四）腺病毒载体

重组腺病毒载体（AdV）一直是基因治疗和疫苗研究的热点，由于腺病毒载体突出的安全性特点及较大的外源基因容量,其在临床研究中的应用也较多,主要是在基因治疗领域。世界上第一个基因治疗药物重组腺病毒 rAd-p53 于 2004 年 1 月 20 日在我国获得国家准字号生产批文正式上市,rAd-p53 被用于头颈部鳞癌、乳腺癌、食道癌、卵巢癌、脑瘤、支气管肺泡癌等的临床研究中,结果证明腺病毒 DNA 不整合到宿主细胞基因组中,对人体无遗传毒性。自从美国 FDA 1995 年批准 rAd-p53 用于人体试验至今,没有任何因使用 rAd-p53 而引发肿瘤及其他遗传性疾病的报道。

编码 SIV*gag*、*env* 及 *nef*(有或没有 IL-15 表达盒)的复制缺陷型人 Ad5 和 Ad35 在慢性 SIVmac251 感染的恒河猴中应用,同时给予恰当的治疗,然后进行结构性治疗中断。结果发现 SIV 特异性 T 细胞反应增强,但对病毒反弹无影响[103]。美国艾滋病临床试验机构 ACTG 的 A5197 试验是一个双盲、安慰剂对照的临床试验,目的是评价默克 5 型腺病毒疫苗(MRKAd5)控制 HIV 复制的效果。MRKAd5 是携带 *gag* 基因的复制缺陷型重组腺病毒疫苗。疫苗组 76 例,安慰剂组 37 例。有趣的是,在结构性治疗中断后 16 周,疫苗组血浆病毒载量下降了 0.5 个对数级[104]。尽管在 SIV 感染的恒河猴中的治疗性疫苗试验结果并不令人满意,但 ACTG 在接受 HAART 治疗的慢性 HIV 患者中进行的试验结果给我们带来了一些希望。

总之,尽管在临床试验中多数病毒载体疫苗能诱导 HIV 特异性免疫反应,但这些疫苗控制病毒复制的效果有限,因而仍需继续探索新的疫苗策略。

五、树突状细胞为基础的治疗性疫苗

树突状细胞(dendritic cell,DC)是最专业的抗原加工和提呈细胞(antigen-processing and presenting cell,APC),能诱导 $CD4^+$ 和 $CD8^+$ T 淋巴细胞的原发和继发免疫反应[105]。已经在实验动物和人体内进行了一些树突状细胞为基础的治疗性疫苗试验。树突状细胞能通过 MHC-Ⅰ类及-Ⅱ类分子途径加工蛋白,分别刺激 $CD8^+$ 或 $CD4^+$ T 细胞。抗原可以以多种形式提供给 DC:多肽、完整的蛋白质或凋亡的细胞,也可以以基因的形式通过编码抗原的 DNA 或 mRNA 转染 DC。

(一)抗原多肽和重组蛋白

使用抗原多肽是一种有效的负载方法,但是 DC 也可以用重组 HIV 蛋白负载[106]。理论上,外源蛋白主要诱导 MHC(HLA)-Ⅱ类分子限制性 $CD4^+$ T 细胞,而多肽根据其结合的Ⅰ类分子或Ⅱ类分子,既可刺激 $CD4^+$ T 细胞,又可刺激 $CD8^+$ T 细胞。在人体进行的第一个小规模临床试验是由 Kundu 主持的,结果提示 HIV 多肽或蛋白质负载的自体 DC 在没有接受治疗、$CD4^+$ T 细胞计数正常的患者中有很好的耐受性,并且可以增强 HIV 特异性免疫反应[107]。在另一个试验中,4 例接受 HAART 治疗的、HLA-A2402 表型的患者在结构性治疗中断期间给予应用合成多肽负载的自体 DC 6 次,没有观察到病毒载量或 $CD4^+$ T 细胞有显著变化[108]。De Rose 等在猪尾猕猴中进行了一个有趣的试验,将血液在体外与重叠的 SIV 肽库或培养基接触 1h,然后再回输。这个试验重复了 7 次。SIV 特异性 $CD4^+$ 和 $CD8^+$ T 细胞反应被诱导出来,并且,有意义的是,与培养基对照组相比,疫苗免疫的动物在1年内病毒水平要低10倍[109]。但是,肽库和蛋白质都面临一个问题,即很难涵盖所有的HIV序列和HLA多态性。

(二)全灭活病毒

全灭活HIV病毒颗粒已经通过DC免疫应用于小鼠、猴及人体试验。在严重的联合免疫缺陷(severe combined immunodeficiency disease,SCDI)小鼠中,以重建的人PBMC进行了两个预防性疫苗试验。Yoshida及其同事使用IL-4 DC(例如,在IL-4和GM-CSF存在时,单核细胞分化成DC,通过IFN-α促其成熟),而Lapenta及其同事使用IFN-DC(例如,在IFN-α和IL-4存在的情况下单核细胞分化为DC)。两个试验中,自体DC都以AT-2灭活的R5嗜性B亚型病毒负载:HIV-1SF-162[110]和HIV-1JR-CSF[111]。以病毒负载的DC免疫后,在体内均产生了HIV特异性$CD4^+$和$CD8^+$ T细胞反应。而且,一旦同源病毒感染,有证据显示有部分保护。在同一时期,Lu等发表了在中国恒河猴中进行治疗性免疫的文章[54]。他们使用AT-2灭活的SIVmac251负载IL-4 DC,以典型的"Jonuleit"鸡尾酒细胞因子IL-1β、TNF-α、IL-6和前列腺素E2促其成熟[112]。所有动物在免疫后10天都有明显的病毒载量下降和$CD4^+$ T细胞增加,而且观察到SIV特异性细胞免疫反应水平的增强。该作者还报道了在未接受治疗的18例慢性HIV感染者中进行的用AT-2灭活的自体病毒负载IL-4DC疫苗免疫的试验,该试验产生了有效的HIV特异性T细胞免疫反应,18例患者中有8例病毒持续抑制90%以上[113]。根据统计分析,控制病毒复制需要有强的病毒特异性$CD4^+$ T辅助细胞来诱导和维持病毒特异性$CD8^+$ T效应细胞。在另一个临床试验中,Garcia使用热灭活的自体病毒负载IL-4 DC,12例接受HAART治疗的HIV感染患者在结构性治疗中断后24周可部分控制病毒复制[114]。与Lu等的观察相反,Garcia的研究中产生的HIV特异性细胞免疫反应水平较弱且持续时间短。该作者也在未治疗的HIV感染患者中进行了热灭活病毒负载的IL-4 DC疫苗的双盲临床试验[115]。在48周时疫苗组与对照组相比病毒载量水平更低。然而,这些结果与HIV特异性免疫反应成负相关。很清楚,尽管Lu和Garcia的疫苗策略都对降低病毒载量有积极作用,但病毒载量与T细胞反应的相关性不同。这种不一致是否由不同的灭活过程(AT2和热灭活)或其他因素所致还需进行深入研究。西班牙巴塞罗那大学Felipe Garcia及其同事使用热灭活病毒负载DC进行了一项随机双盲安慰剂对照的临床试验。经过12周的临床试验,在22名接种疫苗的患者中,有12人HIV病毒载量降低了90%以上。11名接受对照注射的患者中只有1人获得了相似的结果。24周后,疫苗的效力开始下降,在剩余的20名疫苗接种患者中,有7人病毒载量下降了90%,对照组10名患者无一人病毒载量下降。与Lu等的结果类似,这种病毒载量水平的下降与HIV特异性T细胞免疫反应水平增加相关[116]。这一结果表明研制治疗性疫苗是有可能的。

不幸的是,由于变量因素太多,以灭活病毒负载DC很难进行标准化:感染细胞类型和激活状态,病毒灭活的方法,制备过程中抗原的数量。而且,为了消除感染任何生物的风险,需要对灭活过程进行严格的质量控制测试。

(三)活病毒载体

正如前面已经提到的,直接免疫携带HIV基因的禽痘病毒载体(ALVAC)的几个研究产生了不一致的结果。近来,在一个Ⅰ/Ⅱ期临床试验中,比较了以钥孔虫戚血兰素(keyhole limpet hemocyanin,KLH)作为佐剂直接注射ALVACvCP1452和以KLH作为佐剂注射体外感染ALVACvCP1452的自体IL-4DC的效果。注射3次之后,受试者经历最少12周的结构性治疗中断。两组都有病毒载量反弹,HIV特异性免疫反应也没有差异[117]。

(四) mRNA和DNA

负载HIV编码抗原的核酸cDNA或mRNA,很容易标准化。它不存在感染性风险,因而更易进行临床申报。在我们看来,以cDNA转染IL-4 DC不如mRNA有吸引力。因为cDNA电穿孔可引起更多的细胞死亡,表达水平更低,这可能是由于进入细胞核对转化条件要求更苛刻。以编码抗原的mRNA转染仅要求进入细胞质即可,并且能有效地负载DC并刺激HIV特异性T细胞[118]。以编码HIV蛋白的mRNA电穿孔导入DC制备的疫苗已经进行了多个临床研究。在AGS-004试验中,给9个HAART治疗的患者免疫自体IL-4 DC,该DC以电穿孔方式导入编码CD40L和自体HIV Gag、Vpr、Rev和Nef抗原的mRNA。患者在HAART治疗的同时每月接受1次疫苗注射[119]。9例患者中有7例有增生性$CD8^+$ T细胞反应。这种疫苗在Ⅱ期临床试验中能部分控制病毒[120]。最近,Allard等开展了另一个临床试验,17例接受HAART治疗的HIV感染者每4周接受1次通过电穿孔导入编码B亚型TatRevNef融合蛋白mRNA的自体IL-4 DC,共免疫4次。最后一次免疫后4周,中断药物治疗[121]。17例患者中有6例在结构性治疗中断后可维持停用药物达69周。但是,这个临床结果并不优于以前的结构性治疗中断的对照组,尽管可以增强疫苗特异性$CD4^+$和$CD8^+$ T细胞反应[122]。同时,Vanhaml等的研究小组进行了另一个Ⅰ/Ⅱ期临床试验,受试者为6例接受稳定HAART治疗的HIV感染者。给受试者免疫导入了与Allard等试验中相同的编码B亚型TatRevNef融合蛋白mRNA的自体IL-4 DC和表达B亚型Gag mRNA的IL-4 DC。免疫后,Gag特异性免疫反应的强度、宽度和增生能力都有增加。但是无法观察病毒学指标的变化,因为患者没有进行结构性治疗中断。但来自接种者的$CD8^+$ T细胞可以在体外抑制疫苗相关的ⅢB病毒对自体$CD4^+$ T细胞的超感染[102]。DC为基础的治疗性疫苗的安全性非常好,而且可以诱导HIV-1特异性免疫反应,但目前仅有4个研究报道有与免疫相关的病毒学反应[123]。

(五) 体内靶向树突状细胞

目前的治疗性疫苗策略主要在体外操作自体DC。这种免疫策略操作费力、复杂,又比较昂贵,不适合在发展中国家应用。一个可能的解决办法就是将适当的抗原直接在体内运输至DC并刺激DC。在动物实验中进行的第一次尝试是将蛋白抗原与针对DC-特异性膜分子的抗体制成复合物,如DC-SIGN或DEC-205[124,125]。未来的策略可能采用运送可生物降解的纳米颗粒,它能在体内被DC摄取,如DermaVir patches疫苗[126]。

小 结

早期的治疗性疫苗主要在没有接受治疗或接受一两种药物治疗的患者中应用非特异性(如IFN和IL)和HIV特异性(如remune)免疫制剂。在有些病例中观察到阳性结果,但这些临床试验规模都比较小,而且通常控制得不好。在过去的 10 ~ 15 年中,治疗性免疫的概念作为 HAART 治疗的补充得到了进一步发展,最终目的是能减少甚至取代药物治疗。

治疗性疫苗免疫的首要目的是刺激有效的 HIV 特异性 T 细胞反应,主要是细胞毒性/病毒抑制性 $CD8^+$ T 细胞反应,避免增加靶细胞对 HIV 的易感性。要达到此目的,蛋白质及颗粒抗原不是最佳选择,因为它们主要刺激 $CD4^+$ T 细胞和 B 细胞,而目前认为在感染后抗体并不起免疫保护作用,$CD8^+$ T 细胞可能起重要的免疫保护作用。

在恒河猴中重复肌肉注射编码不同 HIV 抗原的质粒 DNA 疫苗和细胞因子可以有效地降低病毒载量,但这种效果尚未在人体中证实,尽管已经试验了多次。但是,可通过改进 DNA 疫苗的构建、增强运送系统使 DNA 疫苗的免疫原性得以提高。DNA 疫苗具有稳定、没有感染性风险的优点,应用时的环境不复杂,但由于它属于基因治疗领域,因而有严格的规定。

重组病毒载体在治疗性疫苗试验中已经有了广泛的应用,多数使用痘病毒(如金丝雀痘病毒、禽痘病毒和 MVA),还有一些使用腺病毒。在感染/治疗的恒河猴及患者中都观察到一些令人鼓舞的 T 细胞免疫反应的结果,结构性治疗中断后有些还观察到病毒载量的下降。但是,广泛使用的金丝雀痘病毒载体平台 ALVAC 也产生了不同的结果,表明相类似的试验也可能产生不一致的结果。这可能是抗 HIV $CD8^+$ T 细胞免疫增强的有益作用和非特异性免疫激活(包括 HIV 感染的易感性增加)的不利作用之间微妙平衡的结果。

以 DC 为基础的治疗性免疫有多种应用策略,包括不同的抗原形式及相应的负载方法。自体灭活病毒负载的 DC 在控制病毒方面取得了不错的结果。安全而制备过程又不复杂的(如 RNA)DC 疫苗的相关试验已经开始进行,前期的结果提示还需改进并进一步简化制备方法。

我们对能控制 HIV 病毒复制的免疫反应的了解还非常有限,导致细胞和体液免疫反应降低的原因也不清楚。尽管树突状细胞疫苗初步的研究结果显示比较有希望,但治疗性疫苗在最好的情况下产生的治疗效果还不是很满意,还需加倍努力以了解 HIV 感染保护、病毒学控制及免疫功能退化的机制。因为如果不了解这些知识,很难研发出有效的治疗性艾滋病疫苗。鉴于目前药物治疗的毒性及长期有效性问题,迫切需要坚持治疗性疫苗的研究。

(冯　霞)

参 考 文 献

[1] Salk J. Prospects for the control of AIDS by immunizing seropositive individuals. Nature, 1987,327(6122): 473-476.

[2] Koup R A, Safrit J T, Cao Y, et al. Temporal association of cellular immune responses with the initial control of viremia in primary human immunodeficiency virus type 1 syndrome. J Virol, 1994,68(7):4650-4655.

[3] Borrow P, Lewicki H, Hahn B H, et al. Virus-specific $CD8^+$ cytotoxic T-lymphocyte activity associated with control of viremia in primary human immunodeficiency virus type 1 infection. J Virol, 1994,68(9):6103-6110.

[4] Musey L, Hughes J, Schacker T, et al. Cytotoxic-T-cell responses, viral load, and disease progression in early human immunodeficiency virus type 1 infection. N Engl J Med, 1997,337(18): 1267-1274.

[5] Ogg G S, Jin X, Bonhoeffer S, et al. Quantitation of HIV-1-specific cytotoxic T lymphocytes and plasma load of viral RNA. Science,1998,279(5359): 2103-2106.

[6] Betts M R, Ambrozak D R, Douek D C, et al. Analysis of total human immunodeficiency virus (HIV)-specific CD4(+) and CD8(+) T-cell responses: Relationship to viral load in untreated HIV infection. J Virol, 2001, 75 (24): 11983-11991.

[7] Rinaldo C, Huang X L, Fan Z F, et al. High levels of anti-human immunodeficiency virus type 1 (HIV-1) memory cytotoxic T-lymphocyte activity and low viral load are associated with lack of disease in HIV-1-infected long-term nonprogressors. J Virol,1995,69(9): 5838-5842.

[8] Ogg G S, Kostense S, Klein M R, et al. Longitudinal phenotypic analysis of human immunodeficiency virus type 1-specific cytotoxic T lymphocytes: correlation with disease progression. J Virol, 1999,73(11):9153-9160.

[9] Geldmacher C, Currier J R, Herrmann E, et al. CD8 T-cell recognition of multiple epitopes within specific Gag regions is associated with maintenance of a low steady-state viremia in human immunodeficiency virus type 1-seropositive patients. J Virol, 2007,81(5):2440-2448.

[10] http://www. clinicaltrials. gov/ct2/results/map? term=therapeutic+HIV+vaccine&cond=% 22Acquired+Immunodeficiency+Syndrome% 22

[11] Barouch D H, Liu J, Li H, et al. Vaccine protection against acquisition of neutralization-resistant SIV challenges in rhesus monkeys. Nature, 2012,482(7383): 89-93.

[12] Hansen S G, Ford J C, Lewis M S, et al. Profound early control of highly pathogenic SIV by an effector memory T-cell vaccine. Nature,2011,473(7348):523-527.

[13] Rosenberg E S, Billingsley J M, Caliendo A M, et al. Vigorous HIV-1-specific $CD4^+$ T cell responses associated with control of viremia. Science,1997,278(5342):1447-1450.

[14] Rosenberg E S, Altfeld M, Poon S H, et al. Immune control of HIV-1 after early treatment of acute infection. Nature, 2000,407(6803):523-526.

[15] Moore J P, Cao Y, Ho D D, et al. Development of the anti-gp120 antibody response during seroconversion to human immunodeficiency virus type 1. J Virol,1994,68(8):5142-5155.

[16] Douek D C, Brenchley J M, Betts M R, et al. HIV preferentially infects HIV-specific $CD4^+$ T cells. Nature, 2002,417(6884):95-98.

[17] Papagno L, Alter G, Assoumou L, et al. Comprehensive analysis of virus-specific T-cells provides clues for the failure of therapeutic immunization with ALVAC-HIV vaccine. AIDS, 2011,25(1):27-36.

[18] Schmitz J E, Kuroda M J, Santra S. Control of viremia in simian immunodeficiency virus infection by $CD8^+$ lymphocytes. Science,1999,283(5403): 857-860.

[19] Metzner K J, Jin X, Lee F V, et al. Effects of *in vivo* CD8(+) T cell depletion on virus replication in rhesus macaques immunized with a live, attenuated simian immunodeficiency virus vaccine. J Exp Med, 2000,191(11):1921-1931.

[20] de Quiros J C, Shupert W L, McNeil A C, et al. Resistance to replication of human immunodeficiency virus challenge in SCID-Hu mice engrafted with peripheral blood mononuclear cells of nonprogressors is mediated by CD8(+) T cells and associated with a proliferative response to p24 antigen. J Virol, 2000,74(4):2023-2028.

[21] Day C L, Walker B D. Progress in defining CD4 helper cell responses in chronic viral infections. J Exp Med, 2003,198(12):1773-1777.

[22] Hel Z, Nacsa J, Tryniszewska E, et al. Containment of simian immunodeficiency virus infection in vaccinated macaques: correlation with the magnitude of virusspecific pre- and postchallenge $CD4^+$ and $CD8^+$ T cell responses. J Immunol, 2002,169(9):4778-4787.

[23] Nishimura Y, Igarashi T, Haigwood N L, et al. Transfer of neutralizing IgG to macaques 6 h but not 24 h after SHIV infection confers sterilizing protection: implications for HIV-1 vaccine development. Proc Natl Acad Sci USA, 2003,100(25):15131-15136.

[24] Richman D D, Wrin T, Little S J, et al. Rapid evolution of the neutralizing antibody response to HIV type 1 infection. Proc Natl Acad Sci USA,2003,100(7): 100:4144-4149.

[25] Gao X, Bashirova A, Iversen A K, et al. AIDS restriction HLA allotypes target distinct intervals of HIV-1 pathogenesis. Nat Med, 2005,11(12):1290-1292.

[26] Feeney M E, Tang Y, Pfafferott K, et al. HIV-1 viral escape in infancy followed by emergence of a variant-specific CTL response. J Immunol, 2005,174(12):7524-7530.

[27] Allen T M, Altfeld M, Geer S C, et al. Selective escape from CD8$^+$ T-cell responses represents a major driving force of human immunodeficiency virus type 1 (HIV-1) sequence diversity and reveals constraints on HIV-1 evolution. J Virol, 2005,79(21):13239-13249.

[28] Allen T M, Yu X G, Kalife E T, et al. De novo generation of escape variant-specific CD8$^+$ T-cell responses following cytotoxic T-lymphocyte escape in chronic human immunodeficiency virus type 1 infection. J Virol, 2005, 79(20): 12952-12960.

[29] Leslie A J, Pfafferott K J, Chetty P, et al. HIV evolution: CTL escape mutation and reversion after transmission. Nat Med, 2004,10(3):282-289.

[30] Pitcher C J, Quittner C, Peterson D M, et al. HIV-1-specific CD4$^+$ T cells are detectable in most individuals with active HIV-1 infection, but decline with prolonged viral suppression. Nat Med, 1999,5(5):518-525.

[31] Plana M, Garcia F, Gallart M T, et al. Lack of T-cell proliferative response to HIV-1 antigens after one year of HAART in very early HIV-1 disease. Lancet, 1998,352(9135):1194-1195.

[32] Yokomaku Y, Miura H, Tomiyama H, et al. Impaired processing and presentation of CTL epitopes are major escape mechanisms from CTL immune pressure in Human Immunodeficiency Virus type 1 infection. J Virol, 2004, 78(3): 1324-1332.

[33] Seder RA, Ahmed R. Similarities and differences in CD4$^+$ and CD8$^+$ effector and memory T cell generation. Nat Immunol, 2003,4(9):835-842.

[34] Yang O O, Sarkis P T, Trocha A, et al. Impacts of avidity and specificity on the antiviral efficiency of HIV-1-specific CTL. J Immunol, 2003,171(7):3718-3724.

[35] Donaghy H, Gazzard B, Gotch F, et al. Dysfunction and infection of freshly isolated blood myeloid and plasmacytoid dendritic cells in patients infected with HIV-1. Blood, 2003,101(11): 4505-4511.

[36] Chehimi J, Campbell D E, Azzoni L, et al. Persistent decreases in blood plasmacytoid dendritic cell number and function despite effective highly active antiretroviral therapy and increased blood myeloid dendritic cells in HIV-infected individuals. J Immunol, 2002,168(9): 4796-4801.

[37] McNeil A C, Shupert W L, Iyasere C A, et al. High-level HIV-1 viremia suppresses viral antigen-specific CD4(+) T cell proliferation. Proc Natl Acad Sci USA, 2001,98(24):13878-13883.

[38] McKay P F, Barouch D H, Schmitz J E, et al. Global dysfunction of CD4 T-lymphocyte cytokine expression in simian-human immunodeficiency virus/SIV-infected monkeys is prevented by vaccination. J Virol, 2003,77(8):4695-4702.

[39] Autran B, Carcelain G, Li T S, et al. Positive effects of combined antiretroviral therapy on CD4$^+$ T cell homeostasis and function in advanced HIV disease. Science, 1997,277(5322):112-116.

[40] Blankson J N, Persaud D, Siliciano R F. The challenge of viral reservoirs in HIV-1 infection. Annu Rev Med, 2002, (53):557-593.

[41] Zhang L, Ramratnam B, Tenner-Racz K, et al. Quantifying residual HIV-1 replication in patients receiving combination antiretroviral therapy. N Engl J Med, 1999,340(21):1605-1613.

[42] Gamberg J, Barrett L, Bowmer M I, et al. Factors related to loss of HIV-specific cytotoxic T lymphocyte activity. AIDS, 2004,18(4):597-604.

[43] Lange C G, Xu Z, Patterson B K, et al. Proliferation responses to HIVp24 during antiretroviral therapy do not reflect improved immune phenotype or function. AIDS, 2004,18(4):605-613.

[44] Ruiz L, Martinez-Picado J, Romeu J, et al. Structured treatment interruption in chronically HIV-1 infected patients after long-term viral suppression. AIDS, 2000,14(4):397-403.

[45] Reekie J, Gatell J M, Yust I, et al. Fatal and nonfatal AIDS and non-AIDS events in HIV-1-positive individuals with high CD4 cell counts according to viral load strata. AIDS, 2011,25(18):2259-2268.

[46] Egan M A. Current prospects for the development of a therapeutic vaccine for the treatment of HIV type 1 infection. AIDS Res Hum Retroviruses, 2004, 20(8): 794-806.

[47] Gibbs C J Jr, Peters R, Gravell M, et al. Observations after human immunodeficiency virus immunization and challenge of human immunodeficiency virus seropositive and seronegative chimpanzees. Proc Natl Acad Sci USA, 1991, 88(8): 3348-3352.

[48] Boyer J D, Ugen K E, Chattergoon M, et al. DNA vaccination as anti-human immunodeficiency virus immunotherapy in infected chimpanzees. J Infect Dis, 1997, 176(6): 1501-1509.

[49] Ugen K E, Boyer J D, Wang B, et al. Nucleic acid immunization of chimpanzees as a prophylactic/immunotherapeutic vaccination model for HIV-1: prelude to a clinical trial. Vaccine, 1997, 15(8): 927-930.

[50] Hel Z, Nacsa J, Tsai W P, et al. Equivalent immunogenicity of the highly attenuated poxvirus-based ALVAC-SIV and NYVACSIV vaccine candidates in SIVmac251-infected macaques. Virol, 2002, 304(1): 125-134.

[51] Hel Z, Venzon D, Poudyal M, et al. Viremia control following antiretroviral treatment and therapeutic immunization during primary SIV251 infection of macaques. Nat Med, 2000, 6(10): 1140-1146.

[52] Rosenwirth B, Bogers W M, Nieuwenhuis I G, et al. An anti-HIV strategy combining chemotherapy and therapeutic vaccination. J Med Primatol, 1999, 28(4-5): 195-205.

[53] Tryniszewska E, Nacsa J, Lewis M G, et al. Vaccination of macaques with long-standing SIVmac251 infection lowers the viral set point after cessation of antiretroviral therapy. J Immunol, 2002, 169(9): 5347-5357.

[54] Lu W, Wu X, Lu Y, et al. Therapeutic dendritic-cell vaccine for simian AIDS. Nat Med, 2003, 9(1): 27-32.

[55] Levine A M, Groshen S, Allen J, et al. Initial studies on active immunization of HIV-infected subjects using a gp120-depleted HIV-1 Immunogen: long-term follow-up. J Acquir Immune Defic Syndr Hum Retrovirol, 1996, 11(4): 351-364.

[56] Moss R B, Ferre F, Levine A, et al. Viral load, CD4 percentage, and delayed-type hypersensitivity in subjects receiving the HIV-1 immunogen and antiviral drug therapy. J Clin Immunol, 1996, 16(5): 266-271.

[57] Kundu-Raychaudhuri S, Sevin A, Kilgo P, et al. Effect of therapeutic immunization with HIV type 1 recombinant glycoprotein 160 ImmunoAG vaccine in HIV-infected individuals with $CD4^+$ T cell counts of ≥500 and 200-400/mm3 (AIDS Clinical Trials Group Study 246/946). AIDS Res Hum Retroviruses, 2001, 17(15): 1371-1378.

[58] Turner J L, Kostman J R, Aquino A, et al. The effects of an HIV-1 immunogen (Remune) on viral load, CD4 cell counts and HIV-specific immunity in a double-blind, randomized, adjuvant-controlled subset study in HIV infected subjects regardless of concomitant antiviral drugs. HIV Med, 2001, 2(2): 68-77.

[59] Birx D L, Loomis-Price L D, Aronson N, et al. Efficacy testing of recombinant human immunodeficiency virus (HIV) gp160 as a therapeutic vaccine in early-stage HIV-1-infected volunteers. rgp160 Phase II Vaccine Investigators. J Infect Dis, 2000, 181(3): 881-889.

[60] Kahn J O, Cherng D W, Mayer K, et al. Evaluation of HIV-1 immunogen, an immunologic modifier, administered to patients infected with HIV having 300 to 549×106/L CD4 cell counts: A randomized controlled trial. JAMA, 2000, 284(17): 2193-2202.

[61] Fernandez-Cruz E, Navarro J, Rodriguez-Sainz C, et al. The potential role of the HIV-1 immunogen (Remune) as a therapeutic vaccine in the treatment of HIV infection. Expert Rev Vaccines, 2003, 2(6): 739-752.

[62] http://aidsmeds. com/articles/1645_9506. shtml

[63] Kinloch-de Loes S, Hoen B, Smith D E, et al. Impact of therapeutic immunization on HIV-1 viremia after discontinuation of antiretroviral therapy initiated during acute infection. J Infect Dis, 2005, 192(4): 607-617.

[64] Gorse G J, Simionescu R E, Patel G B. Cellular immune responses in asymptomatic human immunodeficiency virus type 1 (HIV-1) infection and effects of vaccination with recombinant envelope glycoprotein of HIV-1. Clin Vaccine Immunol, 2006, 13(1): 26-32.

[65] Pontesilli O, Guerra E C, Ammassari A, et al. Phase II controlled trial of post-exposure immunization with recombinant gp160 versus antiretroviral therapy in asymptomatic HIV-1-infected adults. VaxSyn Protocol Team. AIDS, 1998, 12(5): 473-480.

[66] Schooley R T, Spino C, Kuritzkes D, et al. Two double-blinded, randomized, comparative trials of 4 human immunode-

ficiency virus type 1 (HIV-1) envelope vaccines in HIV-1-infected individuals across a spectrum of disease severity: AIDS Clinical Trials Groups 209 and 214. J Infect Dis, 2000,182(5):1357-1364.

[67] Kran A M, Sommerfelt M A, Sørensen B, et al. Reduced viral burden amongst high responder patients following HIV-1 p24 peptide-based therapeutic immunization. Vaccine, 2005,182(31):4011-4015.

[68] Kran A M, Sørensen B, Sommerfelt M A, et al. Long-term HIV-specific responses and delayed resumption of antiretroviral therapy after peptide immunization targeting dendritic cells. AIDS,2006,20(4):627-630.

[69] Kran A M, S? rensen B, Nyhus J, et al. HLA- and dose-dependent immunogenicity of a peptide-based HIV-1 immunotherapy candidate (Vacc-4x). AIDS,2004,18(14):1875-1883.

[70] Ensoli B, Bellino S, Tripiciano A, et al. Therapeutic immunization with HIV-1 Tat reduces immune activation and loss of regulatory T-cells and improves immune function in subjects on HAART. PLoS One, 2010,5(11):e13540.

[71] Longo O, Tripiciano A, Fiorelli V, et al. Phase I therapeutic trial of the HIV-1 Tat protein and long term follow-up. Vaccine, 2009,27(25-26):3306-3312.

[72] Ensoli B, Fiorelli V, Ensoli F, et al. The therapeutic phase I trial of the recombinant native HIV-1 Tat protein. AIDS, 2008,22(16):2207-2209.

[73] Lichterfeld M, Gandhi R T, Simmons R P, et al. Induction of strong HIV-1-specific $CD4^+$ T cell responses using an HIV-1 gp120/NefTat vaccine adjuvanted with AS02A in ARV treated HIV-1-infected individuals. J Acquir Immune Defic Syndr, 2012,59(1):1-9.

[74] Ensoli B, Bellino S, Tripiciano A, et al. Therapeutic immunization with HIV-1 Tat reduces immune activation and loss of regulatory T-cells and improves immune function in subjects on HAART. PLoS One, 2010,5(11):e13540.

[75] Fernandez-Cruz E, Moreno S, Navarro J, et al. Therapeutic immunization with an inactivated HIV-1 Immunogen plus antiretrovirals versus antiretroviral therapy alone in asymptomatic HIV-infected subjects. Vaccine, 2004,22(23-24): 2966-2973.

[76] Calarota S, Bratt G, Nordlund S, et al. Cellular cytotoxic response induced by DNA vaccination in HIV-1-infected patients. Lancet, 1998,351(9112):1320-1325.

[77] Hejdeman B, Boström AC, Matsuda R, et al. DNA immunization with HIV early genes in HIV type 1-infected patients on highly active antiretroviral therapy. AIDS Res Hum Retroviruses, 2004,20(8):860-870.

[78] MacGregor R R, Boyer J D, Ugen K E, et al. Plasmid vaccination of stable HIV positive subjects on antiviral treatment results in enhanced CD8 T-cell immunity and increased control of viral "blips". Vaccine, 2005, 19 (17-18): 2066-2073.

[79] Dorrell L, Yang H, Iversen A K, et al. Therapeutic immunization of highly active antiretroviral therapy-treated HIV-1-infected patients: safety and immunogenicity of an HIV-1 gag/poly-epitope DNA vaccine. AIDS, 2005, (12): 1321-1323.

[80] Lisziewicz J, Trocio J, Xu J, et al. Control of viral rebound through therapeutic immunization with DermaVir. AIDS, 2005,19(1):35-43.

[81] Gudmundsdotter L, Wahren B, Haller B K, et al. Amplified antigenspecific immune responses in HIV-1 infected individuals in a double blind DNA immunization and therapy interruption trial. Vaccine,2011,29(33):5558-5566.

[82] Pantaleo G, Esteban M, Jacobs B, et al. Poxvirus vector-based HIV vaccines. Curr Opin HIV AIDS, 2010,5(5): 391-396.

[83] Tubiana R, Carcelain G, Vray M, et al. Therapeutic immunization with a human immunodeficiency virus (HIV) type 1-recombinant canarypox vaccine in chronically HIV-infected patients: The Vacciter Study (ANRS 094). Vaccine, 2005,23(34):4292-4301.

[84] Levy Y, Gahery-Segard H, Durier C, et al. Immunological and virological efficacy of a therapeutic immunization combined with interleukin-2 in chronically HIV-1 infected patients. AIDS, 2005,19(3):279-286.

[85] Kilby J M, Bucy R P, Mildvan D, et al. A randomized, partially blinded phase 2 trial of antiretroviral therapy, HIV-specific immunizations, and interleukin-2 cycles to promote efficient control of viral replication (ACTG A5024). J Infect Dis, 2006,194(12):1672-1676.

[86]Kinloch-de Loes S, Hoen B, Smith D E, et al. Impact of therapeutic immunization on HIV-1 viremia after discontinuation of antiretroviral therapy initiated during acute infection. J Infect Dis,2005,192(4):607-617.

[87] Angel J B, Routy J P, Tremblay C, et al. A randomized controlled trial of HIV therapeutic vaccination using ALVAC with or without Remune. AIDS,2011,25(6):731-739.

[88] Autran B, Murphy R L, Costagliola D, et al. Greater viral rebound and reduced time to resume antiretroviral therapy after therapeutic immunization with the ALVAC-HIV vaccine (vCP1452). AIDS,2008,22(11):1313-1322.

[89] Papagno L, Alter G, Assoumou L, et al. Comprehensive analysis of virus-specific T-cells provides clues for the failure of therapeutic immunization with ALVAC-HIV vaccine. AIDS, 2011,25(1):27-36.

[90] Frahm N, Decamp A C, Friedrich D P, et al. Human adenovirus-specific T cells modulate HIV-specific T cell responses to an Ad5-vectored HIV-1 vaccine. J Clin Invest, 2012,122(1):359-367.

[91] Stickl H, Hochstein-Mintzel V, Mayr A, et al. MVA vaccination against smallpox: clinical tests with an attenuated live vaccinia virus strain (MVA) (author's transl). Dtsch Med Wochenschr, 1974,99(47):2386-2392.

[92] Stickl H A. Smallpox vaccination and its consequences: first experiences with the highly attenuated smallpox vaccine "MVA". Prev Med,1974,3(1):97-101.

[93] Ramírez J C, Gherardi M M, Esteban M. Biology of attenuated modified vaccinia virus Ankara recombinant vector in mice: virus fate and activation of Band T-cell immune responses in comparison with the Western Reserve strain and advantages as a vaccine. J Virol, 2000,74(2):9239-9233.

[94] Uberla K, Rosenwirth B, Ten Haaft P,et al. Therapeutic immunization with Modified Vaccinia Virus Ankara (MVA) vaccines in SIV-infected rhesus monkeys undergoing antiretroviral therapy. J Med Primatol,2007,36(1):2-9.

[95] Shimada M, Wang H B, Kondo A, et al. Effect of therapeutic immunization using Ad5/35 and MVA vectors on SIV infection of rhesus monkeys undergoing antiretroviral therapy. Gene Ther, 2009,16(2):218-228.

[96] Harrer E, Bauerle M, Ferstl B, et al. Therapeutic vaccination of HIV-1-infected patients on HAART with a recombinant HIV-1 nef-expressing MVA: safety, immunogenicity and influence on viral load during treatment interruption. Antivir Ther, 2005,10(2):285-300.

[97] Dorrell L, Williams P, Suttill A, et al. Safety and tolerability of recombinant modified vaccinia virus Ankara expressing an HIV-1 gag/multiepitope immunogen (MVA. HIVA) in HIV-1-infected persons receiving combination antiretroviral therapy. Vaccine, 2007,25(17):3277-3283.

[98]Greenough T C, Cunningham C K, Muresan P, et al. Safety and immunogenicity of recombinant poxvirus HIV-1 vaccines in young adults on highly active antiretroviral therapy. Vaccine, 2008,26(52):6883-6893.

[99] Climent N, Guerra S, Garcia F, et al. Dendritic Cells Exposed to MVA-Based HIV-1 Vaccine Induce Highly Functional HIV-1-Specific CD8 T Cell Responses in HIV-1-Infected Individuals. PLoS One, 2011,6(5):e19644.

[100] Emery S, Workman C, Puls R L, et al. Randomized, placebo-controlled, phase I/IIa evaluation of the safety and immunogenicity of fowlpox virus expressing HIV gag-pol and interferon-gamma in HIV-1 infected subjects. Hum Vaccin, 2005,1(6):232-238.

[101] Emery S, Kelleher A D, Workman C, et al. Influence of IFNgamma co-expression on the safety and antiviral efficacy of recombinant fowlpox virus HIV therapeutic vaccines following interruption of antiretroviral therapy. Hum Vaccin, 2007,3(6):260-267.

[102] French M A, Tanaskovic S, Law M G, et al. Vaccine-induced IgG2 anti-HIV p24 is associated with control of HIV in patients with a 'high-affinity' FcgammaRIIa genotype. AIDS, 2010,24(13):1983-1990.

[103] Soloff A C, Liu X, Gao W, et al. Adenovirus 5- and 35-based immunotherapy enhances the strength but not breadth or quality of immunity during chronic SIV infection. Eur J Immunol, 2009,39(9):2437-2449.

[104] Schooley R T, Spritzler J, Wang H, et al. AIDS clinical trials group 5197: a placebo-controlled trial of immunization of HIV-1-infected persons with a replication-deficient adenovirus type 5 vaccine expressing the HIV-1 core protein. J Infect Dis, 2010,202(5):705-716.

[105] Bottomly K. T cells and dendritic cells get intimate. Science, 1999,283(5405):1124-1125.

[106] Rinaldo C R. Dendritic cell-based human immunodeficiency virus vaccine. J Intern Med, 2009,265(1):138-158.

[107] Kundu S K, Engleman E, Benike C, et al. A pilot clinical trial of HIV antigen-pulsed allogeneic and autologous dendritic cell therapy in HIV-infected patients. AIDS Res Hum Retroviruses, 1998,14(7):551-560.

[108] Ide F, Nakamura T, Tomizawa M, et al. Peptide-loaded dendritic-cell vaccination followed by treatment interruption for chronic HIV-1 infection: a phase 1 trial. J Med Virol, 2006,78(6):711-718.

[109] De Rose R, Fernandez C S, Smith M Z, et al. Control of viremia and prevention of AIDS following immunotherapy of SIV-infected macaques with peptide-pulsed blood. PLoS Pathog, 2008,4(5):e1000055.

[110] Lapenta C, Santini S M, Logozzi M, et al. Potent immune response against HIV-1 and protection from virus challenge in hu-PBL-SCID mice immunized with inactivated virus-pulsed dendritic cells generated in the presence of IFNalpha. J Exp Med, 2003,198(2):361-367.

[111] Yoshida A, Tanaka R, Murakami T, et al. Induction of protective immune responses against R5 human immunodeficiency virus type 1 (HIV-1) infection in hu-PBL-SCID mice by intrasplenic immunization with HIV-1-pulsed dendritic cells: possible involvement of a novel factor of human CD4(+) T-cell origin. J Virol,2003,77(16):8719-8728.

[112] Jonuleit H, Wiedemann K, Muller G, et al. Induction of IL-15 messenger RNA and protein in human blood-derived dendritic cells: a role for IL-15 in attraction of T cells. J Immunol, 1997,158(6):2610-2615.

[113] Lu W, Arraes L C, Ferreira W T, et al. Therapeutic dendritic-cell vaccine for chronic HIV-1 infection. Nat Med, 2004,10(12):1359-1365.

[114] Garcia F, Ruiz L, de Quiros J C L-B, et al. Immunotherapy and therapeutic vaccines in HIV infection. Enferm Infecc Microbiol Clin, 2005,23(Suppl 2):84-104.

[115] Garcia F, Climent N, Assoumou L, et al. A therapeutic dendritic cell-based vaccine for HIV-1 infection. J Infect Dis, 2011,203(4):473-478.

[116] García F, Climent N, Guardo A C, et al. A dendritic cell-based vaccine elicits T cell responses associated with control of HIV-1 replication. Science Translational Medicine, 2013,5(166):166ra2.

[117] Gandhi R T, O'Neill D, Bosch R J, et al. A randomized therapeutic vaccine trial of canarypox-HIV-pulsed dendritic cells vs. canarypox-HIV alone in HIV-1-infected patients on antiretroviral therapy. Vaccine, 2009, 27 (43): 6088-6094.

[118] Van Tendeloo V F, Ponsaerts P, Lardon F, et al. Highly efficient gene delivery by mRNA electroporation in human hematopoietic cells: superiority to lipofection and passive pulsing of mRNA and to electroporation of plasmid cDNA for tumor antigen loading of dendritic cells. Blood, 2001,98(1):49-56.

[119] Rougy J P, Boulassel M R, Yassine-Diab B, et al. Immunologic activity and safety of autologous HIV RNA-electroporated dendritic cells in HIV-1 infected patients receiving antiretroviral therapy. Clin Immunol, 2010, 134 (2): 140-147.

[120] Routy J P, Nicolette C. Arcelis AGS-004 dendritic cell-based immunotherapy for HIV infection. Immunotherapy, 2010,2(4):467-476.

[121] Allard S D, De Keersmaecker B, de Goede A L, et al. A Phase I/IIa Immunotherapy Trial of HIV-1-Infected Patients with Tat, Rev and Nef expressing dendritic cells followed by treatment interruption. Clin Immunol, 2012,142(3): 252-268.

[122] Van Gulck E, Vlieghe E, Vekemans M, et al. RNA-based dendritic cell vaccination induces potent antiviral T-cell responses in HIV-1-infected patients. AIDS, 2012,26(4):F1-F12.

[123] Garcia F. Functional cure of HIV infection: the role of immunotherapy. Immunotherapy, 2012,4(3):245-248.

[124] Ahlers J D, Belyakov I M. Strategies for recruiting and targeting dendritic cells for optimizing HIV vaccines. Trends Mol Med, 2009,15(6):263-274.

[125] Trumpfheller C, Longhi M P, Caskey M, et al. Dendritic cell-targeted protein vaccines: a novel approach to induce T cell immunity. J Intern Med, 2012,271(2):183-192.

[126] Lori F. DermaVir: A plasmid DNA-based nanomedicine therapeutic vaccine for the treatment of HIV/AIDS. Expert Rev Vaccines, 2011,10(10):1371-1384.

下篇　艾滋病疫苗的评价

第十二章　艾滋病疫苗实验室检测方法学的验证

目前进入临床试验和处于临床研究阶段的艾滋病疫苗种类很多,包括蛋白疫苗、多肽疫苗、以DNA为载体的疫苗、以非复制性或复制性病毒或细菌为载体的疫苗,以及使用各种传统和现代技术研制的其他疫苗,而且各种疫苗所采用的目的蛋白和基因也各不相同。正是由于艾滋病疫苗的复杂性,故检测和评价该疫苗的实验方法也种类繁多,不仅涉及理化检测、生化检测、生物检测等常用技术方法,而且还需要建立一些针对该类疫苗的特异性检测方法。有些检测方法比较成熟,已经用于其他制品的检测和评价;有些方法可能仅是在文献中有所报道,还没有纳入对制品的常规检测中;更多的是某一类疫苗的特异性检测方法,是疫苗研制者针对疫苗特点所建立的具有针对性的检测方法。无论何种方法,在用于疫苗技术指标和质量的常规检测之前,都需要进行验证。即使在其他实验室已作为常规检测方法,在转移到另一个实验室时,也需要进行方法学转移或确认。已确认或验证的实验方法的任何一个参数或条件发生变化,并且这种变化程度超过原来的验证范围时(如仪器性能发生了改变,或者样品基质发生了变化时),也都需要再次验证。

方法验证的目的是证明所采用的分析方法适合于相应检测要求和目的,保证得到一致的、可靠的和准确的测定结果。方法学验证是建立一个好的分析方法不可缺少的重要组成部分。通过方法学验证,可以对采用该方法所得到的检测结果的质量和可靠性进行充分的评估。目前,世界各地区和各国的药品监管机构、药典以及制药行业都建立了专门的指导原则,对药品分析方法验证进行了明确的规定和要求。

第一节　与分析方法验证相关的指导原则和法规要求

一、分析方法验证相关的指导原则和法规要求

目前,美国、欧盟、日本、澳大利亚、中国等国家和地区的药品监管机构以及"人用药品注册技术要求国际协调会"(International Conference on Harmonization of Technical Requirements for Registration of Pharmaceuticals for Human Use, ICH)、世界卫生组织(World Health Organization, WHO)、国际标准化组织(International Organization for Standardization, ISO)等国际组织都有专门的方法学验证指导原则[1~8]。其中,美国食品药品监督管理局(U. S. Food and Drug Administration, FDA)在2000年和2001年分别发布了《化学药品分析步骤和分析方法验证指导原则》和《生物分析方法验证指导原则》;欧洲药品监督管理局(EMA)于2004年发布的GMP指导原则中对分析方法验证有明确的要求,并于2011年7月21日发布了《生物分析方法验证指南》(Guideline on Bioanalytical Method Validation)",2012年2月1日生效,用于药代动力学和毒代动力学研究中生物样品定量测定的

分析方法验证的指南(the guideline focuses on the validation of the biolanalytical methods generating quantitative concentration data used for pharmacokinetic and toxicokinetic parameter determinations)。该指南详述了生物药品定量分析方法的验证项目、验证步骤和验证参数的标准要求。

ICH 在 1995 年和 1996 年分别发布了 Q2A《分析步骤验证——定义和术语》和 Q2B《分析步骤验证——方法学》;ISO/IEC 17025 于 2005 年发布的《检测和校准实验室通用要求》5. 4. 5 节中对分析方法验证提出了非常具体的规定和要求[4,8]。

另外,美国药典(USP)、欧洲药典(EP)、日本药局方(JP)、中国药典(ChP)和国际药典(In. P)等药典都有专门的附录收载有分析方法验证指导原则[7~12]。

二、分析方法"验证"和"确认"的区别

关于分析方法"验证(validation)"和"确认(verification)"这两个概念在实际工作经常被混淆,很多人认为这两个词是一个意思。在 USP 中明确将这两个概念区分开来,USP 附录〈1225〉"分析方法验证(validation of compendial methods)"中明确指出:方法学验证是要根据要求对分析方法所有参数进行验证,验证的结果用于说明该方法适用于某个特定样品的分析检测,对于自己内部建立的方法推荐进行方法学验证。USP 附录〈1226〉"分析方法确认(verification of compendial methods)"中指出:一个实验室是否有能力来操作(运行)一个已经经过验证的分析方法,当实验室接收到一个转移来的方法时,需要进行方法确认。

三、影响实验室数据质量的因素

分析方法验证的目的是证明所采用的分析方法适合于相应检测要求和目的。仅仅依靠方法学验证是不能够保证测定结果的一致性、准确性和可靠性的,方法学验证只是分析方法质量保证体系中的一个组成部分。影响分析结果准确性的因素至少有四个,即分析仪器确认、分析方法验证、系统适用性试验和通过质控样品来进行的分析过程的质量控制。分析仪器确认是指根据标准要求对仪器进行测试和检查,结果要符合要求。换句话说,就是这台仪器适用于这个要进行验证的方法,而这个方法就要在这台经过确认的仪器上进行验证,而且通过验证证明该方法适用于相应的检测要求和目的。方法学验证是和分析仪器相关联的,如果我们采用其他厂家生产的或其他型号的分析仪器,那么这个经过验证的方法就要在新仪器上重新进行验证。仪器确认和方法学验证完成后,就用该方法在该仪器上进行系统适用性试验,系统适用性试验的目的是保证在选定的试验条件下整个试验体系符合实验者的要求。在试验开始后,我们还要在相同条件下对已知量的样品或者标准物质进行检测,以保证分析操作的准确性。

综上所述,方法学验证是介于仪器确认和系统适用性试验之间的一个影响分析结果准确性的关键因素。分析方法应该在经过确认的仪器上验证。在方法学验证过程中,应该确定系统适用性试验的参数和标准范围。

第二节 验证参数以及验证过程中所考虑的影响因素

分析方法的验证过程是在实验室完成的。实验室通过试验设计和测试,来确定被验证的方法是否能够满足该方法拟定检测用途的要求。在第一部分中我们提到了许多国家和地区的药品监管机构、国际组织都有各自的分析方法验证指导原则,这些指导原则中要求的验证参数也不尽相同,而且不同指导原则对有些参数的定义也存在差异,为了能够有一个统一的术语和定义,来自欧盟、美国和日本药品监管机构和制药工业的专家组成 ICH 工作小组制定了方法学验证参数定义、验证要求的相关 ICH 指导原则,该原则是目前方法学验证最具代表性的一个指导原则。表 12.1 中列出了 ChP、USP、EP 和 ISO 17025 中定义和要求的方法学验证参数。

表 12.1 不同国际组织和药典要求的方法学验证参数

参数	机构
专属性/特异性(specificity)	USP, EP, ChP, ICH
选择性(selectivity)	ISO 17025
精密度(precision)	USP, EP, ChP, ICH
重复性(repeatability)	ICH, ChP, ISO 17025
中间精密度(intermediate precision)	ICH, ChP
重现性(reproducibility)	ICH, ChP, USP 和 ISO 17025
准确度(accuracy)	USP, EP, ChP, ICH, ISO 17025
线性(linearity)	USP, EP, ChP, ICH, ISO 17025
范围(range)	USP, ChP, ICH
检测限(detection limit)	USP, EP, ChP, ICH, ISO 17025
定量限(quantitation limit)	USP, EP, ChP, ICH, ISO 17025
耐用性(robustness)	USP, EP, ISO 17025
粗放性(ruggedness)	USP, ChP, ICH

一、专属性/特异性/选择性

ICH 对专属性的定义:专属性是指可能存在某些组分(如杂质、降解物、基质等)时,对被分析物准确、可靠测定的能力。ChP 和 USP 对专属性的定义与 ICH 保持一致。ISO 17025 和其他一些国际学会(如国际纯粹与应用化学联合会 IUPAC 和国际分析化学家协会 AOAC)采用“选择性(selectivity)”来替代“专属性(specificity)”一词,因为他们认为专属性是指被分析物是单一组分的情况,而选择性则包括了多组分样品。

鉴别反应、杂质检查和含量测定方法,均应考察其专属性。如方法不够专属,应采用多个方法予以补充。

(1) 鉴别反应:应能显示区分可能存在的结构十分相关化合物的能力。用含有被分析物质的正反应(与已知对照品对照)加上不含被测物质样品的负反应进行确证,并确证正反应不是与被分析物结构相似或十分相关的物质产生的。

(2) 杂质检查:进行的所有分析方法能给出被测物质中杂质的精确的量(如有关物质检查、重金属限度检查、有机挥发性杂质检查)。

(3) 含量测定:给出正确结果,样品中被分析物含量或效价的准确结果。

含量测定分析方法,其专属性应能显示该分析方法不受杂质或基质存在的影响。实际做法是可向检测物中加入适量杂质,或相应基质作为空白对照检测,检测测定结果是否受这些杂质或基质的影响。

如果杂质或降解产物得不到,可将对含有杂质或降解产物的样品的测定结果与用另一种已确证了的方法所测定的结果进行比较(如药典方法,或其他经验证的方法),以说明其专属性。而且这种结果的比较应该包括对储存在相应苛刻条件下的样品测定结果的比较(如光、热、湿度、酸或碱水解,以及氧化)。含量测定分析方法,应比较分析这些结果;色谱纯度检查应比较杂质的检出情况。

ICH 有关文件说明,当使用色谱分析方法时,验证资料中应附代表性色谱图,以显示其选择性好坏,应标明各个峰。采用二极管阵列检测器(UV-visible diode array detector, DAD)可以对峰纯度进行检测。一般的做法是在被检测色谱峰的上升阶段和下降阶段各取一个时间点(尽量对称)截取相应的光谱图,如果两张光谱图显示一致,那么就表明该色谱峰是纯的,只含有单一组分;如果不一致,那么该色谱峰就是不纯的,至少含有两种以上组分。现代的色谱工作站能够对色谱峰自动进行峰纯度检测,并且给出纯度因子,采用目视检查和峰纯度检查相结合的方法,基本上就可以满足了峰纯度判断的要求。但是对于有些化学结构上十分相近的物质,尤其是化合物的代谢产物,与母体化合物结构十分相似,如果这些物质存在共出峰的情况,那么二极管阵列检测器就很容易得出假阴性的结果(即光谱显示色谱峰是纯的,但实际上存在共出峰现象)。对于这种情况,就要采用选择性更高的质谱检测器。判断的方法跟二极管阵列检测器基本上一致,即在被检测色谱峰的上升阶段和下降阶段各取一个时间段比对相应的分子离子峰,就很容易判断出峰纯与否。

对于分析生物来源的样品,验证专属性的时候还需考虑到生物基质的干扰效应。通常的生物基质包括尿、血、土壤、水或者食物。优化样品前处理过程可以最大程度地消除生物基质对被分析物测定的干扰。对于一个定量方法来说,至少要测定 5 份不同来源的基质对照,才能够说明不存在基质干扰作用。

二、精　密　度

ICH 对精密度(precision)的定义:分析方法的精密度指的是规定条件下对均质样品多次取样进行一系列检测,其结果的接近程度(离散程度)。精密度可以从三个层次考虑:重复性、中间精密度、重现性。精密度考察应使用均质的、可信的样品。如果得不到,可用人为配置的样品或样品溶液进行研究。分析方法的精密度通常以多次测量结果的变异性、标准偏差或变异系数来表达。

在相同条件下,由同一个分析人员测定所得结果的精密度称为重复性;在同一个实验室,不同时间由不同分析人员用不同设备测定结果之间的精密度称为中间精密度;在不同实验室由不同分析人员测定结果之间的精密度称为重现性。

含量测定和杂质的定量测定应考虑方法的精密度。

(1) 重复性(repeatability):在规定范围内,至少用9个测定结果进行评价。例如,设计3个不同浓度,每个浓度各分别制备3份供试品溶液进行测定,或将相当于100%浓度水平的供试品溶液,用至少测定6次的结果进行评价。

(2) 中间精密度(intermediate precision):为考察随机变动因素对精密度的影响,因而设计方案进行中间精密度试验。变动因素为不同日期、不同分析人员、不同设备。

(3) 重现性(reproducibility):法定标准采用的分析方法,应进行重现性试验。例如,建立药典分析方法时,通过协同检验得出重现性结果。协同检验的目的、过程和重现性结果均应记载在起草说明中。应注意重现性试验用的样品本身的质量均匀性和储存运输中的环境影响因素,以免影响重现性结果。

(4) 数据要求:均应报告标准偏差、相对标准偏差和可信限。

三、准确度和回收率

ICH 对准确度(accuracy)的定义:分析方法的准确度指的是真实值或认可的参考值与测量值之间的相近程度。准确度有时也称真实度,一般用回收率(%)(recovery rate)表示。准确度应在规定的范围内测试。

在计算含量测定方法的准确度时,可用已知纯度的对照品或供试品进行,或用本法所得结果与已知准确度的另一个方法测定的结果进行比较。

如该分析方法已经测试并求出了精密度、线性和专属性,在准确度也可推算出来的情况下,这一项可不必再做。

在规定范围内,至少用9个测定结果进行评价。例如,设计3个不同浓度,每个浓度各分别制备3份供试品溶液,进行测定。应报告已知加入量的回收率(%),或测定结果平均值与真实值之差及其相对标准偏差或可信限。

四、线性和校准曲线

ICH 对线性(linearity)的定义:分析方法的线性是指在给定的范围内检测结果与样品中被分析物的浓度(量)成比例关系的能力。

应在规定的范围内测定线性关系。可用一储备液经精密稀释,或分别精密称样,制备一系列供试样品的方法进行测定,至少制备5份供试样品。以测得的响应信号作为被测物浓度的函数作图,观察是否呈线性,再用最小二乘法进行线性回归。必要时,响应信号可经数学转换,再进行线性回归计算。

数据要求:应列出回归方程、相关系数和线性图。

五、范　　围

ICH 对范围(range)的定义:分析方法的范围是指样品中被分析物的较高浓度(量)和较低浓度(量)之间的一个区间,并已证实在此区间内,该方法具有合适的准确性、精密度和线性。

范围应根据分析方法的具体应用和线性、准确度、精密度结果和要求确定,不同方法以及不同的检测样品其范围的要求不同。

六、检　测　限

ICH 对检测限(detection limit)的定义:某一分析方法的检测限是指样品中的被分析物能够被检测到的最低量,但不一定要准确定量。

常用的测定检测限的方法如下。

(1) 目视法:用已知浓度的被测物,试验出能被可靠地检测出的最低浓度或量。

(2) 信噪比法:用于能显示基线噪声的分析方法,即把已知低浓度试样测出的信号与空白样品测出的信号进行比较,计算出能被可靠地检测出的最低浓度或量。一般以信噪比(S/N)为 3∶1 或 2∶1 时相应浓度或注入仪器的量确定检测限。

(3) 数据要求:应附测试图谱,说明测试过程和检测限结果。

七、定　量　限

ICH 对定量限(quantitation limit)的定义:某一分析方法的定量限是指在合适的准确性和精密度下,能够定量测定样品中被分析物的最低量。它是样品中含量低的化合物定量测定的参数,特别适用于杂质/降解产物的测定。

常用信噪比法确定定量限。一般以 S/N 为 10∶1 时相应浓度或注入仪器的量确定定量限。

八、粗　放　性

ICH 中没有采用粗放性(ruggedness)这个词,而是采用了重复性来替代了粗放性的含义,这里两者所代表的内容相同。在 USP 中粗放性定义为:在不同的条件下(如不同的实验室、不同的分析人员、不同的分析仪器、不同的试验环境、不同的材料等)试验结果的重现程度。粗放性是考察试验条件在正常预期的实验室之间和分析操作人员之间的变动范围之内试验结果的重现程度。通常是采用不同实验室在均质样品中分别取样检测的方法来评价一个分析方法的粗放性。

九、耐　用　性

ICH 对耐用性(robustness)的定义:某一分析方法的耐用性是指在试验参数被故意地发生细小改变时,检测不受影响的能力,用于说明方法正常使用时的柔韧性(皮实性)。在分析方法开始建立时,就应该考虑其耐用性。如果测试条件要求苛刻,应该在方法中写明注意事项。典型的变动因素有:被测溶液的稳定性、样品的提取次数、时间等。液相色谱法中典型的变动因素有:流动相的组成和 pH、不同厂牌或不同批号的同类型色谱柱、柱温、流速等。气相色谱法变动因素包括:同厂牌或不同批号的同类型色谱柱、固定相、不同类型的固定液、柱温、分流比、进样口和检测器温度等。

经试验，应说明小的变动能否通过设计的系统适用性试验，以确保方法有效。

十、稳　定　性

样品在被注入色谱仪进行分析之前会经过一个供试品溶液制备过程，包括提取、转移、在进样小瓶中储存等。在这些制备过程中样品可能会发生降解，从而会影响测定结果的准确性。在这种情况下，在方法学验证过程中就应该考虑供试品溶液和对照品溶液的稳定性问题。一般会采用同一个供试品溶液每隔 1h 进样直至 26h，通过检查检测结果的一致性来判断供试品溶液的稳定性（stability）。

稳定性考察对于确定供试品溶液开始制备到进样之间最长的允许时间非常重要，同时对于评价分析方法是否具有检测出样品中微量降解产物的能力也十分重要。在稳定性考察试验一定要按照样品真实的储存条件来进行，因为被分析物的降解程度直接与其储存条件、化学特性、样品基质和包装系统的稳定性相关。稳定性实验应该考察样品在接收后并在实际储存条件下长时间存放（当储存条件为冷冻储存时）、短时间存放（室温下连续测定几批样品后）并经过冻融周期后的稳定性。稳定性试验研究中设立的试验条件一定要反映样品真实的处理和储存条件。

稳定性试验中，一定要用对照品储备液来配制一系列对照品溶液进行测试用于判断供试品溶液的稳定性。对供试品溶液和内标溶液来说，要评价其在室温条件下至少 6h 的稳定性，然后将其信号相应与新鲜配制的溶液信号进行比对。采用重复进样供试品溶液计算信号响应 RSD 的方法来进行系统适用性试验，如果 RSD 不超过短期系统精密度的 20%，那么就认为系统适用性试验成立。如果发现随着时间的推移供试品溶液的含量有所下降，那么需要计算出供试品溶液保持温度的最长允许时间。

ICH 指导原则中还推荐了采用强制降解产生降解产物的方法（这些方法包括高温、高湿、光降解等）来评价方法的专属性，这么做的目的是人为在供试品溶液中产生预期样品中会存在的杂质。一般来说，强制降解的条件强度为 5%～20% 的被分析物产生降解为宜。

另外，推荐考察在不同冻融周期条件下的稳定性（长期和短期储存）。以下是生物分析中的一些常用试验条件。

（1）冻融稳定性：应该在三个冻融周期后评价被分析物的稳定性。各至少三份的低浓度和高浓度样品储存在规定的储存温度下 24h，然后自然融解。

（2）短期温度稳定性：各至少三份的低浓度和高浓度样品在室温下融解后放置 4～24h（根据实际测试分析过程中该样品要在室温下存放多长时间来确定）后进行测定。

（3）长期稳定性：长期稳定性的评价持续时间应该超过第一批样品接收开始到最后一个样品分析完毕之间的时间跨度。各至少三份的低浓度和高浓度样品在与被研究样品存放在相同的条件下，然后对其进行分析以评估长期稳定性。所有稳定性样品的浓度都应该与反推出的长期稳定性开始第一天时对照品溶液浓度的平均值进行比对。

（4）供试品溶液的稳定性：供试品溶液的稳定性考察，应该将进样小瓶在自动进样器上放置的时间考虑在内。供试品溶液稳定性考察的时间应该比整批样品全部分析时间要长，然后根据最初的校准曲线来计算供试品溶液的浓度以评估稳定性。

第三节 验证步骤

在实验室进行方法学验证的时候,应该采用与该方法今后拟定常规测定的样品相类似的样品进行。验证步骤应该事先按照先后顺序一步步写好,验证过程中严格按照验证步骤来进行。

一、分析方法的生命周期

与分析仪器的确认和计算机系统的验证一样,分析方法的验证并不是一个独立的事件。方法学验证开始于某个实验人员想建立一个新的分析方法,结束于该方法不再使用。一个典型的方法学验证过程包括:确定方法的检测范围;确定验证标准;开始进行验证;方法用于常规质控分析。

方法学验证的第一步是确定方法的检测范围,这其中包括:被测物的浓度范围、样品基质、使用的仪器和方法使用的地点。当我们确定了检测范围后我们就可以确定验证参数和可接受的限度范围。接下来就是制定详细的验证程序步骤,包括所有的实验细节。所有的实验操作都要严格按照所制定的验证步骤来进行,验证完成后将验证数据与可接受的限度范围进行比较。最后,建立常规质量控制方法,该方法中要包括系统适用性试验和质控样品分析。所有的实验条件和验证数据都要在最终的验证报告中体现出来。

二、验证计划

一个成功的方法学验证需要不同部门之间良好的合作,包括:注册事务部、质量保证部、质量控制部以及分析方法研发部。因此,我们就需要事先建立一个周密的验证计划。该计划应该具体包括以下内容:

(1) 目的和范围;

(2) 词汇表;

(3) 相关不同部门的职责;

(4) 方法参数和验证方法;

(5) 验证步骤;

(6) 验证结果接受标准;

(7) 系统适用性试验方法和参数;

(8) 方法修改和再验证;

(9) 药典方法确认;

(10) 方法转移;

(11) 涉及的 SOP 目录;

(12) 批准过程,相关档案;

(13) 项目计划、实验步骤和验证报告模板。

三、方法使用范围和验证标准

在方法验证的早期就应该确定方法使用范围和相关的验证标准。同样,方法使用范围的确定也需要不同部门之间的相互合作,包括市场部、分析部、质控和质保部,经常碰到的问题包括:

(1) 该方法检测什么样品?

(2) 该方法检测什么化合物?

(3) 被测物的目标浓度是多少?

(4) 样品基质是什么?

(5) 存在检测的干扰物吗? 如果存在,需要对其进行检测和定性吗?

(6) 有相关的法律和注册方面的要求吗?

(7) 哪些是需要定量测定,哪些是需要定性测定的?

(8) 最低检测限和最低定量限是多少?

(9) 目标浓度范围是多少?

(10) 期望的精密度和准确度是多少?

(11) 期望的耐用性是多强?

(12) 应该采用哪种分析仪器? 该方法是只使用于一台特定仪器还是适用于相同型号的所有仪器?

(13) 该方法只是用于一个特定的实验室还是用于全球所有相关实验室?

(14) 操作这个方法对分析人员有什么特殊要求?

验证开始之前确定方法使用范围对验证内容的确定非常重要。举例来说,如果一个方法是想适用于不同仪器生产商提供的同一种仪器,那么验证的工作量就会很大,如果事先确定了该方法只适用于一台特定的仪器,那么就不需要对其他仪器生产商的仪器进行验证,那么验证的内容就会大大减少并真正落在方法需要验证的内容上。

四、确定验证参数和限度范围

对于一个高效的验证过程来说,非常重要的一点是确定正确的验证参数和这些参数的限度范围。需要根据方法的使用用途来确定验证的参数(表 12.2)。对于一个特定的分析方法来说,没有必要对所有的方法学验证参数都要逐个进行验证。例如,一个对痕量物质进行定性检测的方法,就没有必要验证该方法的定量限和全浓度范围内的线性。

表 12.2　ICH 指导原则中规定的不同检验目的需要验证的参数

参数	杂质测定			
	鉴别	定量	限度	含量测定
准确度	–	+	–	+
精密度			–	
重复性	–	+	–	+

续表

参数	鉴别	杂质测定		含量测定
		定量	限度	
中间精密度	−	+	−	+
重现性	−	+	−	+
专属性	+	+	+	+
检测限	−	−	+	−
定量限	−	+	−	−
线性	−	+	−	+
范围	−	+	−	+

五、验证准备和执行

一旦验证内容和标准范围确定下来,就要根据验证步骤详细的准备验证并执行验证实验,并进行完整记录。

(1) 验证准备:良好的准备工作对验证的有效实施至关重要,准备过程中需要注意的是使用合格的实验材料、合格的分析仪器和合格的分析人员。

(2) 执行验证:目前没有一个正式的官方指导原则规定验证过程中参数的具体验证顺序。以下是 HPLC 方法常见的验证顺序:

①专属性/选择性;②保留时间和峰面积重现性;③线性,最低定量限,最低检测限和范围;④不同浓度水平的准确度;⑤中间精密度;⑥重复性。

通常将耗时最长的项目(中间精密度和重复性)放到最后进行验证。有时候有些参数可以同时进行验证,如峰面积精密度的数据可以用来进行线性计算。

六、验证报告和其他文件

当分析方法建立好并通过验证后,应该起草一个验证报告。验证报告应该包括足够的信息使得其他实验人员根据这个报告能够重现这个验证过程。验证报告中一般包括以下内容:

(1) 目的和方法使用范围;

(2) 方法学总结;

(3) 被分析化合物和样品基质;

(4) 所有实验过程中使用的化学试剂、标准物质、质控样品的名称、纯度、来源和具体配制过程;

(5) 安全警示;

(6) 验证参数和详细的验证操作过程;

(7) 数据处理过程;

(8) QC 样品分析程序和系统适用性试验步骤和标准限度;

(9) 典型色谱图、回归曲线；
(10) 验证参数可接受范围；
(11) 总结和结论；
(12) 实验人员和批准人员。

第四节　方法转移

当分析方法在两个不同实验室之间转移时，接收方法的实验室需要证明能够成功地在本实验室中运行该方法。常见的方法转移情况有：分析方法由公司的研发实验室转移到质控实验室；由于生产线转移使分析方法从A生产地点转移到B生产地点；分析方法由某公司转移到合同公司；由于X公司购买了Y公司的产品，方法由Y公司转移到X公司。而对于艾滋病疫苗的研究来讲，方法转移更为普遍，因为大部分检测方法都是从不同实验室转移而来的，而且实验室研究阶段所用的检测方法在疫苗进入临床研究或后续的生产中，还要将相应的检测方法转移到生产部门，做好方法转移的验证显得尤为重要。目前来说，很多大型跨国制药企业都建立了其内部的方法学转移指导文件和规程，但没有一个官方指导原则来具体说明接收方法的实验室是如何来具体进行操作的。唯一比较有名的一个指导性文件是2009年美国药典附录专家委员会在美国药典论坛上发表了一篇题为《分析方法转移——新附录的建议》的论述性文章。该文章中将最常见的方法转移验证归纳为：比对性测试；两个实验室或两个生产工厂之间的联合验证；全部或部分方法验证或再验证；免除方法转移验证。

一、方法转移类型

(一) 比对性测试

比对性测试是检测实验室之间方法转移最常采用的操作步骤。方法转出实验室和接收实验室都对选定的同一份典型样品进行检测分析。在方法转移之前，要注意确保方法接收实验室的工作人员对方法中涉及的关键参数有详细的了解。另外很重要的是建立一份详细的转移步骤程序、方法操作详细步骤和双方实验室有关人员之间建立良好的沟通。转移程序上要说明检测内容和双方实验室的职责，同时要确定各参数的转移可接收范围。如果接收实验室采用该方法对样品测定的结果符合转移之前确定的相关接受标准，那么就说明该方法可以在接受实验室使用。被测样品的数量与方法的重要性、复杂性和接受实验室此前是否有操作此类方法的经验有关。

比对性测试中考虑的因素包括：
(1) 被测样品的数量、批次(如2～5批)；
(2) 被测样品的浓度级别(如1～3个浓度)；
(3) 重复测定次数(如4～6次)；
(4) 被分析物个数(如1～2个)；
(5) 分析时间(如2～5天)；

(6) 来自一个或多个企业的分析仪器(两个实验室都用相同的仪器)。

(二) 两个或多个实验室之间的联合验证

一个替代比对性测试的方法就是方法接受实验室对方法进行验证,如方法接收实验室可以参加实验室间的方法学粗放性测试。原则上说,这也是一种特殊形式的比对性测试。这个方法的一个好处是关于方法学验证和转移的内容可以在不同实验室之间分享。这只有在所有方法接收实验室都计划在同一时间运行该方法时才能够实现。应该建立正式的方法转移文件,并且提前确立并批准方法转移程序和方法转移接收标准。

(三) 免方法转移验证

在这种情况下,传统的方法转移验证可以省略。当免方法转移验证适用时,方法接收实验室可以在没有比对性测试或者方法验证的情况下接受方法操作步骤。免方法转移验证必须非常小心的使用,并要说明理由和记录在案。通常免方法转移验证的理由可以包括:方法接收实验室已经对与被转移的方法非常类似的方法非常有操作经验了;或者是最早建立并验证被转移方法的人现在已经转到方法接收实验室工作了。

二、方法转移步骤

对方法转移应该有完整的计划、实施和记录。以下举例说明一个完整的比对性测试方法转移需要进行的步骤。

(1) 建立转移计划。计划包括:活动、时间表、方法转移人和接收人。该项目计划应该是建立在公司分析方法转移程序基础之上的。

(2) 建立转移步骤程序。该程序包括:转移目的、转移范围、转移人和接收人的职责、试验物品、试验仪器和方法参数;转移程序还包括完整的检测步骤、限度标准,以及支持性的色谱图和光谱图。此外,还要包括被测样品的批号、每批进样次数、进样程序和偏差的处理。

(3) 建立试验操作 SOP,包括样品制备、标准物质和数据处理。

(4) 试验人员培训。方法转移实验室人员对方法接收实验室人员进行相关培训。培训内容包括操作细节、方法学和以前他们碰到的实际问题。

(5) 在双方实验室分布操作该方法。对实验结果进行比对和分析。

(6) 如果出现了任何问题,找到原因。如果达不到接收标准的要求,找到具体原因并解决问题。

(7) 方法转移过程中起草的所有文件都需要双方实验室的质量保证负责人签字认可。

第五节 生物分析和生物检测方法验证

在对生物基质(如血液、血清、血浆或者尿液)中的药物或者代谢产物进行定量测定时,要用到生物分析方法(bioanalytical method)。这些方法的测定结果用于评价药物的临床前和临床试验效果,包括生物等效性、生物利用度、药代动力学和毒代动力学等,这对于药品研发来说是至关重要的。在药品注册时,这些研究材料都要提交给药品监管当局进行审评。

如果单从分析方法的手段和操作来说,生物分析方法和化学药品分析方法属于同一范畴。都是采用分析仪器(液相色谱、气相色谱、质谱等)和手段对被测物进行定性和定量分析检测。但由于样品的特殊性,相对于化学药品分析方法来说,生物分析方法更加复杂和困难。这是因为生物样品中含有很多复杂的生物基质,这些生物基质对被分析物的准确测定干扰很大,即所谓的基质效应(matrix effect),如何尽可能地消除基质效应,进行合适的样品前处理,是保证生物分析方法准确有效的关键;另外,生物样品的量一般都非常少,给样品分析和方法验证带了很多不便;除此之外,由于生物分析方法的结果用于计算药代动力学结果,进而评价药物在体内的行为,因此对生物分析结果的准确性和可靠性要求非常高。正是因为生物分析方法的以上特点,因此,相对于化学药品分析方法来说,生物分析方法的验证更加复杂和繁琐。但由于采用的分析手段和试验操作基本一致,因此两者方法验证的基本原则和验证项目总体上也是一致的。

相对于化学药品分析方法验证来说,生物分析方法验证开展相对较慢。在 20 世纪 80 年代末期,相关的药品监管机构和科研人员才开始意识到生物分析方法和方法验证的重要性。当时没有任何相关的指导原则和标准。此后美国 FDA 和美国药学家协会(AAPS)于 1990 年、2000 年和 2006 年召开了三次"生物分析方法和生物分析方法参数验证研讨会",这三次会议是生物分析方法历史上最为重要的三次会议,FDA 于 2006 年发布了关于生物分析方法的第一个指导原则"定量生物分析方法验证和操作——色谱和配体结合检定最佳操作"。此后,欧洲药品监督管理局(EMA)于 2011 年 7 月 21 日发布了《生物分析方法验证指南》(Guideline on Bioanalytical Method Validation)[13],2012 年 2 月 1 日生效。这是迄今为止关于生物分析方法最为详尽的指导原则,对生物分析方法验证的基本原理和指导思想,以及各个参数的验证和验证数据的分析统计进行了全面的阐述,尤其对生物分析方法特有的验证参数——基质效应和稀释均一性(dilution integrity)等重点内容进行了详述。

生物制品(包括:疫苗、抗体、细胞因子、酶等)的分析方法一般通常叫做"生物检测方法(biologicalassay, or bioassay)"。根据 ICH 的定义[4],生物检测的内容包括:测定某个特定器官对某个生物制品的生物学反应、测定细胞水平的生化或者生理学反应、免疫学作用下的酶反应速率或者生物学反应,以及配体或者受体结合反应。生物和由于生物制品的复杂性,生物检测方法的范围很广,包括理化分析方法、效价测定方法、细胞活性测定、酶活性测定、免疫测定等,随着新技术和新生物制品的不断出现,生物检测的范围仍在继续不断扩大。由于方法的多样性,因此长期以来,国际上很难形成一个统一的生物检测方法验证指导原则。我们在日常的检验工作和生物检测方法建立的过程中,也缺乏相应的参考标准和指导文件。2013 年 5 月 1 日开始正式执行的最新版本的美国药典(USP 36),在其附录〈1032〉"生物检测方法设计和建立(design and development of biological assay)"、〈1033〉"生物检测方法验证(biological assay validation)"和〈1034〉"生物检测数据的分析(analysis of biological assay)"中,对生物检测方法的建立和验证进行了比较全面的阐述,这是目前国际上最新的,也是内容最为全面的关于生物分析方法验证的指导原则和参考文件,非常具有借鉴意义[14~16]。

一、生物检测方法验证基本概念

生物检测是生物制品生产和上市后质量控制不可缺少的一部分。由于生物检测种类的多样性(如动物试验、细胞活性、细胞因子检测等),而且检测结果与被测样品的生物结构紧密相关,检测过程中,许多操作因素和样品本身的生物学特点都会试验结果产生影响,因此,相对于常规的化学药品分析来说,生物检测的最大特点是变异性大。一个生物检测方法建立起来后,需要对其进行充分的验证,以保证其能够满足拟定的用途,达到产品质量可控的目的。一般来说,生物检测方法验证的参数包括相对准确度(relative accuracy)、特异性(specificity)、中间精密度(intermediate precision)和范围(range)。另外,虽然生物检测法一般不要求验证耐用性,但是在验证开始之前,要对方法的耐用性进行考察和评估。一个完整的生物检测方法要有验证方案(包括样品选择、重复测定次数等)、验证参数标准范围,以及数据统计分析。

二、生物检测方法验证基本要素

对于一个生物检测方法来说,一次检验(a run)是指在分析方法准确性和精密度能够获得保证的一段时间内进行的分析检测工作。具体来说,一次检测一般是指一个分析人员,在一个实验室内采用同一组仪器在相对较的短时间内(一般指一天)所进行的分析检测工作。而一次检测(an assay)是指用一组试验数据来判断供试样品相对与标准品的效价。一次检验可以包括多次检测、一次检测或者是一部分检测。在实际工作中,需要对样品进行多次检验,以获得准确可靠的检验结果。

一般来说,生物检测用标准品的活性(效价)赋值是1.0或者100%,通过比对标准品和样品的浓度-反应曲线来计算被测样品的效价值,按照此方法计算出来样品的效价值是一个没有单位的数值,该值表示被测样品相对与标准品的相对效价值。有时候,会根据标准品的某些特性,给标准品赋予一个效价值(如蛋白质浓度)。在这种情况下,被测样品的实际效价值是所测得的相对效价值乘以标准品的效价值。一般来说,标准品和被测样品的浓度-反应曲线之间有两种关系。第一种是平行直线或平行曲线(如四因素Logistic回归)关系,就是标准品的浓度-反应曲线和被测样品的浓度-反应曲线形状相同,唯一的区别就是两者在横坐标(浓度的对数值)轴上有一段平移距离;第二种是等截距相交直线关系,即就是标准品的浓度-反应曲线和被测样品的浓度-反应曲线均为直线,在纵坐标轴上有相同的截距,只是两条直线的斜率不同。

为了考察生物检测方法的相对准确度和确定检测范围,可以采用标准品来作为方法学验证样品,对标准品溶液进行系列稀释来判断“稀释线性”,即测定的相对效价和已知效价之间的线性关系。除此之外,方法学验证还要对相对效价测定结果之间的差异性(variability)进行考察。虽然耐用性在生物测定方法建立阶段就已经进行了考察,但是对于一些关键的试验参数,如培养时间、培养温度、细胞代数等,也要在方法学验证过程中进行考察，尤其是当这些参数能够影响方法学验证参数时（例如一个对温度敏感的试剂，不同批次的该试剂对温度的敏感性不同）。由于每次检验之间有些参数的变化对检验结果可能造成影响，如不同的分析人员、不同的分析仪器、不同来源的试剂等，因此在设计方法学验证方案时，应该考虑以上影响因素。以上因素结合起来对检测结果造成的影响称为检测方法的“中间精密度”（intermediate precision, IP）。对检测结果之间的差异性进行充分的研究考察，包括考察每次检测内（intra-assay）和检验间（inter-run）的影响因素，能够帮助实验室最终确定合适的检测方案以及预测最终所报告的检测结果内在的差异性。最终报告的检测结果可以是多次检测结果的平均值。同时，差异性的考察也可以有助于确定检测需要的最小样品量及系列浓度水平（个数）。

特异性（也叫选择性）的考察，需要证明方法能够特异性地对被测分子进行定量测定，不存在基质效应。基质的来源包括生产过程中带入的成分，以及样品本身的降解成分。也可以采用其他的分析方法对样品的中基质进行定性或者定量测定，以更好地证明所采用的生物测定方法具有特异性。

（一）生物检测方法验证方案

一个完整的生物测定方法验证方案应该包括：验证过程中使用样品的数量和类型；验证设计（包括检验内和检验间因素考察）；平行测定次数；拟定的验证参数，以及每个参数验证结果可接受的范围和试验数据分析方案。注意，对于生物检测方案验证来说，用是否发现统计学显著性差异来判断参数的验证结果是否达到可接受的范围是不合适的，应该采用其他的等同方法来判断参数的验证结果是否达到可接受的范围。

另外，在验证开始之前，需要阐述清楚什么是检测、检验，以及样品质量标准的一些标准要求（如系统适用性、相似性）。根据方法建立的完善程度，在方法学验证过程中，根据验证数据，可以对以上参数进行更新或者修订。当检测方法发生变更时，需要进行额外的验证试验，以支持所做出的变更。

生物检测方法验证方案应该包括验证参数的可接受范围。在验证方案中应该包括当每个参数的验证结果没有达到可接受范围的要求时需要采取的步骤。这可以包括缩窄效价测定范围，或者是改变方法中的平行测定次数。

（二）生物检测方法验证结果记录

应该有专门的验证报告，以记录生物检测方法验证结果。验证报告应该证明被验证的检测方法适用于拟定的检测用途，采用此方法进行质量控制检测，生物制品的质量可控。验证报告也可以证明，通过采取一些纠正措施（corrective action）（如增加平行测定次数）来获得更多的可靠检测结果的方式，被验证的分析方法也能够满足凝定的检测要求。验证报告中应该包含原始数据和中间的数据分析结果，也就是说，除了总的中间精密度结果之外，还要包括方差分量分析结果）。这样能够保证当独立的资料评审员在审评该验证报告时，他可以再现整个的方法学验证过程。验证报告应该对每个验证参数都做出考察，然后有一个总的结论说明方法可行，制品质量可控。对于验证方案中出现的偏差应该进行记录，并说明理由。如果有必要，方法学验证报告的结论应该明确说明需要采取后续措施(follow-up action)。后续措施可以包括修改系统适用性试验标准规定范围、改变平行样品测定次数等。如果在验证的过程中参考了验证前的试验数据和结果,在验证报告中也需要进行说明,并作为验证报告的一部分。验证前试验包括检测方法耐用性考察、和检测方法的适用性试验,在方法的耐用性考察中,方法中的主要参数已经确定,几个关键参数的可接受范围也已经确定。在方法的适用性试验中,采用建立好的检测方法对样品进行检验,以考察该方法是否能满足常规质控检验的要求。在方法建立阶段进行的验证前试验和适用性试验有助于对方法各个操作参数的理解和认识。

(三) 生物检测方法验证设计

生物检测方法验证用样品应该是能够代表被测样品特性的典型样品,方法验证应该能够对方法操作的各个参数进行有效的考察和评估。对于相对准确度的验证来说,我们验证采用的样品的相对效价范围就要包涵被测样品的效价范围。对于那些效价标准范围很宽或者内在不稳定的生物制品来说,在验证的时候我们就要选择那些效价值跨度款的样品来进行验证,但对于比较稳定或者批间一致性较好的制品来说,我们可以选取效价范围较窄的样品来进行验证。验证时至少需要 3 个水平的效价值,如果想得到比较可靠的试验结果,我们推荐采用 5 个水平的效价值。如果相对准确度和中间精密度验证的结果符合要求,那么验证时所采用的效价水平就可以做为该检测方法的检测范围。如果在有些效价水平相对准确度和中间精密度的验证的结果不符合要求,那么该检测方法的检测范围就要缩窄。为了达到常规质控检测可能出现的效价范围(如进行稳定性试验时),可以对常规样品在加速条件下进行处理以获得验证用样品。另外,需要采用多因素分析的方法,人为的改变样品中基质相对与被分析成分的量,对于样品中基质对检测带来的影响进行系统全面的分析,通常样品基质包括:辅料、工艺成分和结合成分等。一般来说,样品基质对分析结果的考察在生物检测方法的建立阶段进行,即在样品的放行检验和稳定性考察之前进行。

生物检测方法验证方案需要综合考虑检测过程中的所有因素。检测结果差异性的来源包括:供试品制备、不同次检验间因素,以及同次检验内因素。在对检测结果差异性进行综合判断和分析时,需要考虑以上所有因素。在每次验证时,供试品溶液的制备和标准品溶液的制备应该相对独立进行。

要根据每个试验因素可能对试验和结果产生的影响来确定验证试验中所确定的平行样测定次数。不同次检验结果间的差异性通常是由检测操作参数引起的,这些参数在方法建立过程中就已经设定好,包括温度、pH、培养时间等;也可以由检验设计引起,包括动物个数、浓度水平、每个浓度水平平行样数、稀释范围等;也可以由检测质量标准的标准规定范围引起;也可以由统计分析引起(当主要试验指标是判断供试品之间的相似度和估计对照品效价时)。通常,在检测方法建立阶段就会对试验操作和设计(包括检验间和检验内的设计)进行详细规定,而且这些内容可以成为最终检测方法操作步骤的一部分。需要单独进行验证试验来考察中间精密度。也可以采用试验设计(design of experiment, DOE)的方式,人为来改变那些对检测结果有显著影响的参数来考察中间精密度。采用嵌入型设计(nest design)或者交错型设计(cross design)的试验设计结构,可以揭示检测结果差异性的重要来源,同时也能够保证为本检测方法长期差异性提供一个典型预测。在方法验证过程中,没有必要非得适用检测方法中的操作步骤,这写操作步骤的目的是用来对供试品进行常规检测,从而报告供试品的检测结果。一个设计良好的验证方案应该包括了那些能够带来不同次检验间和同次检验内结果差异性的因素,能对每个因素对检测结果差异性的贡献程度做出准确的估算和预测。

需要对验证试验数据按照验证步骤中列出的“数据分析计划”进行深入的分析研究。这些分析研究包括每个参数验证结果的统计学分析和相关的图表,以及它们是否达到了验证标准的要求。为了满足统计学假设的需要,在大多数情况下,需要对供试品的相对效价值取对数后进行统计分析。这些统计学假设包括:所有检测数据呈正态分布;验证过程中检测结果的差异性呈一致性。可以采用盒形图(box plot)或者概率图(probability plot)等图形法来对统计假设进行验证。在收集一定量历史数据的基础之上,可以采用正态分布检验来对正态分布统计假设进行验证。如果统计假设不成立,那么需要采用替代的统计方法来对数据进行分析,有时候需要计算验证参数的置信区间。

(四) 生物检测方法验证策略

对于一个生物检测方法来说,需要验证的参数包括:相对准确度、特异性、中间精密度(包括重复性)和范围。对于一个相对效价测定生物检测方法来说,基本上不需要考虑本章前三节所述的化学药品分析检测方法需要验证的参数(如检测限、定量限等),这些参数基本上与效价测定方法无关。但当方法如果是体内测定效价或者响应值,那么就需要考虑以上因素。同样,一般来说线性这个参数和大部分生物测定方法无关,但是如果是相对效价测定方法的话,就需要考察方法的线性关系(稀释线性)。因此,生物检测方法需要验证哪些参数,需要具体情况具体考虑,不能一概而论。以下对生物检测需要验证的三个基本参数的验证进行参数。

1. 相对准确度

以相对效价测定方法为例,相对准确度(relative accuracy)是指所测得的相对效价和样品的实际相对效价之间的关系。换句话说,相对准确度是指所测得的相对效价的对数值与样品的实际相对效价对数值的单位斜率。确定相对效价测得方法相对准确度最常用的方法是将对照品或者已知效价的样品进行系列稀释,然后测定每个稀释水平的效价,将测得的效价与目标效价(已知效价)进行比较,这种方式通常称为“稀释线性研究”。采用估计相对偏倚(estimated relative bias)的方法在每个稀释水平对稀释线性研究的结果进行统计分析,并且分析所有稀释水平相对偏倚的趋势。按照式(12.1)计算每个稀释水平的相对偏倚:

$$\text{相对偏倚}=100\times\left(\frac{\text{测定效价}}{\text{目标效价}}-1\right)\% \tag{12.1}$$

测定效价对数值与目标效价对数值分别做为纵坐标和横坐标所绘点拟合曲线的估计斜率做为偏倚的趋势。当然,测定效价应该满足一定的可接受范围。如果在所有稀释水平相对偏倚没有趋势,那么每个稀释水平的估计偏倚要达到验证方案中所事先列出的标准接受范围。

2. 特异性

对于含有复杂基质的制品或者中间体来说,特异性(specificity)是指证明检测方法不受样品中基质或者生产过程中带入样品中的其他成分的干扰。特异性考察可以通过测定平行稀释的加入或不加入潜在干扰成分(基质)的标准品系列溶液来进行。如果加入潜在干扰成分的标准品系列溶液的效价测定曲线与不加入潜在干扰成分的标准品系列溶液的效价测定曲线相似,并且效价测定值都在预期值的范围之内(即两个系列溶液的效价测定值也相同),那么该生物测定方法就认为对所测定的物质具有特异性。在进行曲线相似性比较和效价值比较时,可以进行等效性检验。

生物检测方法的特异性也指检测方法能够区分出在结构上相关联的不同的生化药物分子的能力。检测人员需要对这些结构类似物有充分的了解和认识,知道这些分子有可能对分析检测造成干扰。

3. 中间精密度

因为很多因素会对检测结果产生影响,如分析人员、仪器和试剂等,因此生物检测方法验证方案中应该包括对这些因素的考察。所谓的中间精密度(intermediate precision, IP)是指在一个实验室中,在正常的检测条件下,对样品进行多次测定结果之间的差异性。中间精密度是 ICH 和 USP 使用的专业词汇,中间精密度通常也被称为"检验间差异性(inter-run variability)"。中间精密度主要是评价生物检测方法中随着时间推移的那些会发生变化的参数对检验结果的影响程度。总体来说,这些影响是颁布可避免的,如分析人员的变化(新的分析人员)、使用新批次的试剂等。

当采用多因素试验设计来设计验证方案时,首先应该采用图表的形式对每个对试验结果产生的影响的因素进行评估,选择出那些对试验结果差异性有显著性影响的因素,这些重要因素确定后,再采取相应的试验操作步骤来减少他们对试验结果的影响,如严格控制检测操作条件和严格控制检验间因素的差异性(分析人员、仪器和试剂批次等)。

各个因素对生物检测方法总体中间精密度的影响程度可以通过对验证结果进行方差分量分析来判断。最好采用可以用受限最大似然估计(restricted maximum likelihood estimation, REML)进行混合模型分析的统计软件来进行方差分量分析。

方差分量分析得出的方法分量估计表示为:$\sigma^2_{检验内}$和$\sigma^2_{检验间}$,分别对应检验内(intra-run)和检验间(inter-run)差异,这两个值可以用来估算检测方法的中间精密度以及不同检验模式(bioassay format)检验结果之间的差异性。在这里,中间精密度表达为差异的百分几何相关系数(percent geometric coefficient of variation, % GCV),具体见式(12.2)。其中,对相对效价测定值取以自然对数为底的对数值。

$$中间精密度=100\times(e^{\sqrt{\sigma^2_{检验间}+\sigma^2_{检验内}}}-1)\% \tag{12.2}$$

如果进行了 k 次检验,每次检验重复 n 次,那么所有检验结果之间的差异性(检测模式差异性,format variability)可以按照式(12.3)表达:

$$检测模式差异性=100\times(e^{\sqrt{\sigma^2_{检验间}/k+\sigma^2_{检验内}/(nk)}}-1)\% \tag{12.3}$$

上述检测模式公式适用于各种用途的生物检测(如批签发和稳定性研究)的检测模式差异性考察。

4. 范围

生物检测方法的检测范围(range)是指被检测物的效价(浓度)范围,在此范围内,检测方法具有合适的相对准确度和中间精密度。一般是通过稀释线性研究来的到检测方法的范围,这里要注意一点,检测方法的范围一定要涵盖质量标准中被测物的效价(浓度)范围。对于稳定性试验研究来说,为了减少样品稀释的次数,可以对分析方法进行合适的验证,以放宽范围。

(五) 验证参数标准范围

在确定验证参数标准范围时,需要同时考虑保证尽可能保证检测方法的可靠性和验证的可操作性。对于有质量标准范围的一个特定制品来说,可以根据检测结果会落在标准范围之外的风险程度来确定方法学验证参数标准范围。过程能力指数(process capability index, Cpm)可以用来计算生物测定结果的相对偏倚(relative bias, RB)和中间精密度。过程能力指数可以按照式(12.4)表示:

$$\mathrm{Cpm} = \frac{\mathrm{USL} - \mathrm{LSL}}{6 \cdot \sqrt{\sigma^2_{产品} + \mathrm{RB}^2 + \sigma^2_{\mathrm{RA}}}} \tag{12.4}$$

式中,USL 和 LSL 分别代表产品质量标准的上限和下限;RB 是生物检测的相对偏倚;$\sigma^2_{产品}$和 σ^2_{RA} 分别指被测产品之间的差异性(比如批间差异)和放行检测结果之间的差异性(与检测模式有关)。

关于 σ^2_{RA} 和 Cpm 的计算将在本章第六节(方法学验证举例)详述。

以上公式要求我们事先知道被测产品批间差异性。由于质量控制人员对于产品的研发、生产和质量标准设定过程了解十分有限,以上公式仅用于设定验证参数标准范围。

过程能力指数(Cpm)范围空间的确定要根据实际情况来考虑。通过 Cpm,我们可以预测有多少批次样品的检验结果会不符合质量标准要求。有些质量控制实验室要求 Cpm 的值大于或等于 1.3,这意味着每 10 000 批样品中,大概有 1 批样品的效价测定值不符合质量标准要求。

当一个产品的生物检测方法质量标准范围还没有确定时,可以根据方法学考察的结果来先确定相对偏倚或者中间精密度的可接受范围。一般来说,化学分析方法和免疫分析方法结果之间的差异性相对较小,检验结果的百分变异系数(percent coefficient of variation, %CV)或百分相对标准偏差(percent relative standard deviation, %RSD)基本上都在 10% 以内,但是对于大部分生物检测来说(如效价测定),检测结果和实验操作的差异性就很大,一般以百分几何相关系数(percent geometric coefficient of variation, %GCV)来表示。在生物检测中,方法学验证的主要目的是通过验证来表明方法适用于拟定用途;建立合适的检测步骤和模式;并且采用此方法能够得到稳定可靠的检验数据。在验证报告中也可以包含关于设立产品质量标准范围的相关支持性数据和结论。

(六) 方法的维护

当一个生物检测方法验证完成后,就可以使用此方法进行产品质量控制。但是,有必要对方法的长期适用性进行观察。通过采用统计过程控制表(statistical process control, SPC)对标准品的剂量反应曲线和常规样品质量控制检测数据进行统计分析,就可以很容易地实现对方法的长期观察和监测。统计过程控制表的目的是在早期发现生物检测方法出现的任何偏移。如果在统计过程控制表中发现了方法出现偏移的趋势,应该分析造成该偏移趋势的原因,并提出解决方法。如果需要修改方法,或者是由于别的原因(如检测技术的变化)造成方法出现重大变更,修改后的方法必须要经过再次验证,或者设计一个桥接研究(bridging study),并采用等效性检验,证明修订后的方法和修订前的方法检测结果之间具有相关性。

(七) 统计学的考虑

在进行生物测定方法学验证和数据分析时,需要从统计学的角度来分析和考虑。应根据测定方法本身的特点来选择合适的统计方法,所选择的统计方法应该能够对验证数据进行合理的分析和解释。

1. 统计分析的范围

对生物测定方法学验证数据的统计分析,必须能够保证获得准确可靠的验证结论。一般来说,生物测定结果接近对数正态分布,对数正态分布是一种右偏态分布(正偏态分布),变量具有异质性,标准偏差与响应值成比例。一般来说,理想的统计条件是原始检测数据具有对称性,分布应该接近正态分布,并且在整个效价范围内的测定结果之间具有变量异质性。一般来说,将生物测定所得出的效价结果进行对数转换后的数据基本上能满足以上两个条件。取对数时,对数的底数为多少没有关系,只要保证在整个数据分析过程中对数的底数保持一致即可。如果采用自然对数为底进行数据转换和分析,那么在计算最终的生物测定结果时就按照自然对数的反对数进行数据转换。

还是以相对效价测定为例,当进行方法学验证对原始数据取对数时,最好选择呈现对数平均分布的验证效价水平。例如,选择0.50、0.71、1.00、1.41和2.00这5个效价水平,每个数据是它相邻两个数据的几何平均值(geometric mean, GM),即0.50和1.00这两个数据,它们的几何平均值正好是0.71,计算如下:

$$\text{几何平均值(GM)} = \sqrt{0.50 \times 1.00} = 0.71 \qquad (12.5)$$

同样,验证结果的计算收到对数分度的影响。响应结果的预测应该根据测定的相对效价的几何平均值来进行,差异性以百分几何相关系数(% GCV)表示。将测定的相对效价对数值之间的标准偏差取反对数(S_{log})来计算GCV,公式如下:

$$GCV = \text{antilog}(S_{log}) - 1 \qquad (12.6)$$

在对数正态分布数据中,采用GCV而不是RSD(相对标准偏差)来表示数据之间的偏差。这样就可以保证在整个统计分析过程中一直使用经过对数转换的数据。由标准偏差计算出来的置信区间应该与由经过对数转换数据的平均和标准偏差计算出来的置信区间一致。表 12.3 中列出了一个样品在 1.00 效价水平上测定的相对效价值的几何平均值(GM)、相对偏倚和% GCV,表中的数据采用以自然对数 e 为底对数转换。

表 12.3　GM 和%GCV 计算实例

RP[1]	ln RP	RP[1]	ln RP	
1.1299	0.1221	1.1321	0.1241	
0.9261	-0.0768	1.0499	0.0487	
1.1299	0.1221			
1.0143	0.0142	平均	0.0485	GM = 1.0497
1.0027	0.0027			RB = 4.97%
1.0316	0.0311	SD	0.715	% GCV = 7.4%

1:RP(相对效价)是表 12.6 中 8 次检验中多个重复测定结果的几何平均值。

给相对效价值对数值取反对数计算出相对效价测定值的 GM,然后按照以下公式进一步计算出相对偏倚(RB),即测定结果与目标结果之间的百分差异。

$$GM = e^{平均} = e^{0.0485} = 1.0497 \tag{12.7}$$

$$RB = 100 \times \left(\frac{GM}{目标效价} - 1\right)\% = 100 \times \left(\frac{1.0497}{1.00} - 1\right)\% = 4.97\% \tag{12.8}$$

然后按照式(12.9)计算百分几何变异系数(% GCV),

$$\% GCV = 100 \times (e^{SD} - 1)\% = 100 \times (e^{0.0715} - 1)\% = 7.4\% \tag{12.9}$$

注意,这里计算出的% GCV 与表 12.8 中列出的 1.00 效价水平上计算出的中间精密度(8.5%)不同。本表的计算采用的数据是单次检验内平行样检测的平均数据,而表 12.8 的中间精密度的是代表了所有平行样检测结果之间的差异性。

2. 报告验证结果的置信区间

以上对于方法学验证数据的统计分析结果,如 GM 或者% GCV 等,都是一个数值点,为了更加合理的表征统计分析结果可能分布的范围,对于以上各个数值点我们还要计算其置信区间,数值点结合置信区间是对验证参数最为合理的统计分析。表 12.3 中所举实例的相对效价对数平均值的 90% 置信区间(CL_{ln})计算如下:

$$\begin{aligned} CL_{ln} &= 平均值 \pm t_{df} \cdot SD/\sqrt{n} \\ &= 0.0485 \pm 1.89 \cdot 0.0715/\sqrt{8} = (0.0007, 0.0963) \end{aligned} \tag{12.10}$$

百分相对偏倚的置信区间计算如下:

$$CL_{RB} = 100 \times \left(\frac{e^{0.0007}}{1.00} - 1\right)\%, 100 \times \left(\frac{e^{0.0963}}{1.00} - 1\right)\% = (0.07\%, 10.1\%) \tag{12.11}$$

统计常数 1.89 通过查 t 值表获得,其中自由度(degree of freedom, df)为测定次数减 1(df=8-1=7)。

3. 判断验证结果是否满足标准要求

生物检测方法验证完毕后,将验证数据与验证标准范围相比,检验方法是否能够满足拟定的用途。不要将验证数据是否满足验证标准范围的要求与样品效价的测定结果是否满足质量标准范围要求相混淆。样品的质量标准中应该体现方法验证标准设定过程。

常用的一个判断方法验证结果是否满足验证标准要求的方法是将验证数据的置信区间与验证标准要求进行比较。如果验证数据的置信区间落在了验证标准要求范围之内,那么则认为验证结果达到了标准要求。这是一种标准的统计学方法,也是常说的“等效性检验(equivalence test)”。注意,不要将等效性检验与显著性检验(significance test)(例如,t 检验是用来证明两组数据之间是有显著性差异的)。如果一个显著性检验的 P 值大于0.05(相当目标值包含在参数的置信区间之内),就说明没有充分的证据证明参数与目标值之间有差异。这与“参数满足标准规定要求”这个结论是不同的。在验证试验设计的时候,有可能设计的平行样份数太少,或者验证数据之间的差异性太大,而导致不能够发现被验证参数与目标值之间存在有意义的差异。另外,显著性检验还可以发现被验证参数与目标值之间可以忽略的微小差异,如图12.1所示。

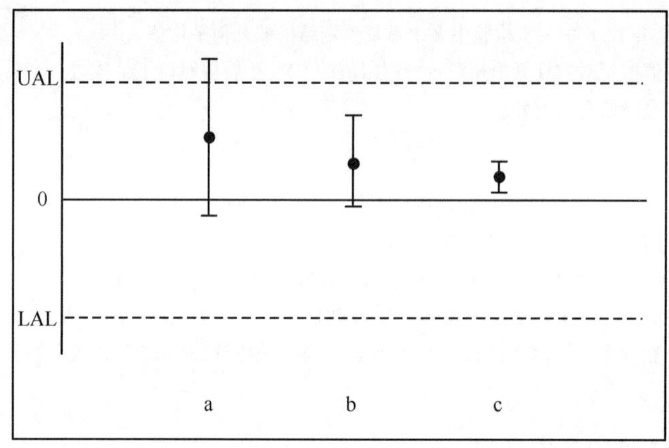

图12.1　带有置信区间的验证结果与标准规定相比较的情况

图12.1中间过零点的水平方向实线代表验证参数目标值(百分相对偏倚率为0%),LAL和UAL两条虚线分布代表该参数验证结果的标准规定范围。在a情况下,验证结果的置信区间涵盖了目标值,因此我们可以根据显著性检验来得出结论认为没有充分的证据表明验证结果与目标值之间有显著差异。但是,虽然我们的结果(图中菱形黑点代表)落在了标准规定范围之内,但我们从图上可以清楚地看出置信区间超出了标准规定范围的上限,这就说明真实的相对偏倚有可能在可接受范围之外。在b情况下,验证结果的置信区间落在了标准规定范围之内,说明满足验证标准要求。c情况的置信区间虽然也落在标准规定范围之内,但是没有涵盖目标值,这就说明验证结果与目标值之间有显著性差异,但由于置信区间落在了标准规定范围之内,所以对c情况来说,认为验证结果是可以接受的。

根据前面计算的90%可信限结果,我们可以判断1.00效价水平的百分相对偏倚是否符合标准规定的要求。假设标准规定是不得超过+12%,那么因为百分相对偏倚的90%置信区间(0.07%,10.1%)落在了100×[(1/1.12)-1]%,100×[(1.12/1)-1]% =(-11%,12%)这个区间之内,可以得出结论认为在1.00效价水平的相对偏倚是可接受的。注意,在等效性检验中我们采用90%而不是采用传统的95%可信限,这是生物检测统计中常用的做法,与化学药品中的生物等效性研究单双侧检验采用的方法相同。

4. 做出错误结论的风险和验证试验次数

在生物检测中采用统计学分析，判断方法验证的试验结果是否符合验证标准规定的要求，存在一定的风险。其中一类风险是虽然实际上验证结果不符合验证标准规定的要求，但是我们通过统计学分析认为它符合；另外一类风险是验证结果符合验证标准规定的要求，但是统计学分析的结果认为它不符合。造成以上两类风险的一个主要因素是检测样品的数量。

通过一个良好的试验设计可以同时减少以上两类风险发生的概率。试验设计的内容包括验证中检验次数的确定，尤其是要确定好能够在相对偏倚上能够达到验证标准规定要求的最小检验次数，按照式(12.12)计算：

$$n \geqslant \frac{(t_{\alpha,df} + t_{\beta/2,df})^2 \sigma_{\mathrm{IP}}^2}{\theta^2} \tag{12.12}$$

式中，$t_{\alpha,df}$ 和 $t_{\beta,df}$ 是 t 分布点；α 和 β 是单侧检验中第一类和第二类错误，与在验证中得出错误结论的风险有关；df 是验证试验的自由度（一般是检验次数 $n-1$）；σ_{IP}^2 是对中间精密度的初步估计；θ 是标准规定范围。

举例来说，如果相对偏倚的标准接受范围是±0.11log（就是说 $\theta=0.11$），那么生物检测的差异性是：

$$\sigma_{\mathrm{IP}} = 0.076\log$$

设 $\alpha=\beta=0.05$，那么：

$$n \geqslant \frac{(1.89 + 2.36)^2 0.076^2}{0.11^2} \approx 8 \text{ 次检验}$$

注意，以上计算检验次数的方法是假设生物测定过程中没有内在偏倚。更为传统的计算检验次数的方法是考虑到生物测定过程中存在偏倚（非 0 偏倚），但这势必会导致增加检验次数来减少因为偏倚对验证结论的影响。以我们上面的情况为例，如果存在一个约为 2% 的内在偏倚的话，检验次数就要增加到 10 次。

另外要注意的一点，需要根据做出错误验证结论的风险程度确定 α 和 β 的值。

5. 采用混合效应统计模型分析方法验证结果

许多关于生物检测方法学验证都涉及多因素试验设计。这些因素中包括固定效应（如效价水平）和随机效应（如分析人员、检验次数和平行样份数等）。统计学上把包含规定效应和随机效应的统计模式叫做“混合效应模式（mixed effects model）”，混合效应模式的统计分析一般都需要统计软件来完成。我们可以将统计的分析结果总结在一个变量分析表中（方差分析表），这样做的首要目的是判断哪些是关键的试验参数。混合效应模式的统计结果包括参数的分析计算和估算出的标准误，利用标准误我们就可以判断参数的验证结果是否符合验证标准规定要求。同时也能得到每个效价水平测定结果的相对偏倚和置信区间，通过对所有效价水平的数据进行分析，统计模型可以得出整个方法的相对偏倚和中间精密度。同样，通过固定效应模型也可以获得验证参数的方差分量，也可以将所有样品和效价水平的验证结果进行综合。

6. 统计设计

我们可以采用多因素试验设计或者套层(nesting)设计等统计学设计来组织和设计生物检测方法学验证试验。对于那些对试验结果有关键影响或者在检测方法长期使用过程中容易发生变化的参数,我们方法学验证试验设计时,一定要将其考虑在内。通过合理的试验设计,试验数据的分析结果就会将带来差异性的因素体现出来,然后我们根据验证结果来确定合适的检测策略或者步骤,来消除或者控制这些差异性。

表 12.4 举例说明了一个包含多个分析人员、多个细胞培养方法,以及多个批次试剂的验证试验的多因素试验设计。

表 12.4 多因素实验设计实例(三因素)

分析次数	分析人员	细胞培养	试剂批次
1	1	1	1
2	1	1	2
3	1	2	1
4	1	2	2
5	2	1	1
6	2	1	2
7	2	2	1
8	2	3	2

在本试验设计中,每个分析人员采用两种细胞培养方法和两个批次的试剂进行试验。表 12.4 是一个全因素试验设计,因为所有可能的因素组合都进行了考虑,设计在方案内。有时候,为了减少试验次数,当涉及三个因素以上的方法学验证时,也可以考虑采用部分因素试验设计。举例来说,如果一个分析人员在一次检验中进行了四次试验,那么我们就可以进行一个"分割试验设计(split-unit design)",以分析人员作为主要因素(全因素设计),以细胞培养方法和试剂批次做为次要因素(部分因素设计)来进行试验设计。与筛查试验不同,为了对方法精密度进行一个准确的评价,方法学验证试验设计应该尽可能多涉及的因素,每个因素尽可能涉及多个效价(浓度)水平。每次验证试验应该随机进行,以减少验证试验次序和时间对验证结果带来的潜在影响。

图 12.2 举例说明了一个采用套层设计方案的方法验证方案,在此方案中,每个细胞培养板套层两份平行样,每个分析人员套层两个细胞培养板。

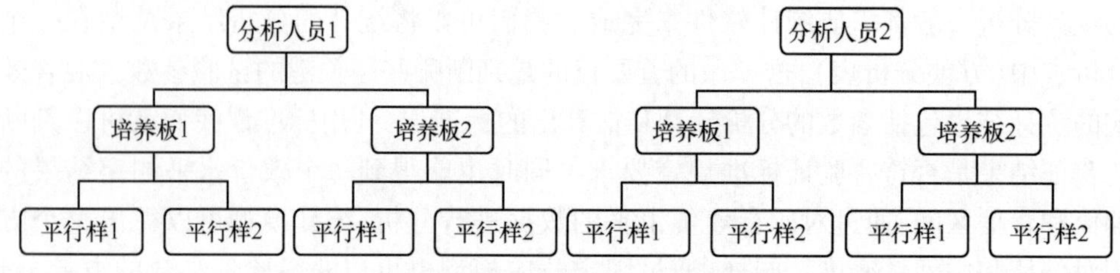

图 12.2 两个分析人员的套层试验设计方案

图 12.2 所述的试验设计中的任何一种，都能够对验证结果的方差因素进行考察。这些方差因素可以用来确定造成试验结果差异性的主要因素，从而可以进一步优化试验方案和步骤，提高试验的精密度。需要注意的是，有时候在生物检测方法建立阶段就已经确定了这些关键因素，在这种情况下，方法学验证的目的就主要是进一步确认这些关键因素对试验结果的影响程度，以及确认试验方案是否满足试验精密度的要求。

7. 有效数字

一个生物检测方法检测结果的有效数字的位数取决于该方法的精密度。一般来说，% GCV 在 2%~20% 的生物检测方法的检测结果可以保留 2 位有效数字。注意不要把有效数字的位数和小数点后的位数弄混淆。对于经过对数转换的数据和没有经过对数转换的原始数据来说，有效数字修约的原则适用与经过对数转换的数据，这是因为经过对数转换的数据之间的变异和比例总是保持恒定的，而原始数据的变异性具有加和性。注意，大部分检测结果都是经过一系列计算得出的，只对最终将要报告的计算结果进行一次性的有效数字修约。同样，样品的质量标准数值中也要有合适的有效数字位数。

三、生物制品常规质量控制

只要方法的精密度和准确度都在可接受的范围之内，就可以采用经过验证的方法对生物制品进行一次性的分析和检测。如果精密度和准确度不符合要求，那么就可能平行测定 2 份甚至 3 份样品。

在常规质控分析过程中，应该建立监测准确度和回收率的方法，以保证试验数据的质量。以下是关键的几个因素：

(1) 在建立标准曲线时，需要采用多个浓度点，必须要覆盖最低浓度和最高浓度；

(2) 标准曲线的范围必须要覆盖未知样品的浓度范围，并且还要覆盖最低定量限样品浓度；

(3) 不推荐通过标准曲线最高和最低浓度(最低定量限)外推未知样品浓度的方法。这种情况下，需要重现建立标准曲线或者将最高浓度的样品稀释后再进行测定；

(4) 每一批分析的样品都应该包括空白基质(不含内标的基质)、空白样品(含有内标的基质)和至少 6 份供试品；

(5) 质控样品和加入已知样的样的基质样品都应该和供试品仪器分析检测，并且每隔几个供试品就检测一个质控样品；

(6) 质控样品数量不得低于被测样品的 5%；

(7) 质控样品应该设定 3 个浓度，每个浓度平行 2 份，如最低定量限浓度、中等浓度和高浓度各 2 份溶液；

(8) 6 份质控样品中，至少 4 份的测定结果落在其真值的 15% 之内，另外 2 份落在 15% 之外的样品不能是同一个浓度的样品；

(9) 生物分析过程中，应该建立系统适用性试验操作步骤、接受标准和检查频率。系统适用性试验不能够替代质控样品的分析。

第六节 方法验证举例

以美国药典[15]附录生物测定方法学验证实例和欧洲药典对核酸扩增法测定细胞培养物中支原体的方法学验证[11]为例，阐述生物检测方法验证具体原则的应用和要求。

一、美国药典附录生物测定方法学验证实例

假设5.2部分所举例子中被测制品的相对效价质量标准规定范围为0.71～1.41。根据在本章5.2节所阐述的"验证标准要求范围"中的Cpm，我们可以计算出在不同中间精密度(IP)和相对偏倚(RB)要求下检验出现异常结果(out of specification, OOS)的概率，见表12.5。

表12.5 Cpm和不同RB和IP情况下OOS出现的概率

LSL-USL	IP/%	RB/%	Cpm	OOS概率/%
0.71～1.41	20	20	0.54	10.5
0.71～1.41	8	12	0.94	0.48
0.71～1.41	10	5	1.55	0.0003

下面举例说明当IP为8%和RB为12%($n=3$)时Cpm的计算。根据5.2节中的公式，我们有：

$$\mathrm{Cpm}=\frac{\ln(1.41)-\ln(0.71)}{6\times\sqrt{[\ln(1.08)]^2/3+[\ln(1.12)]^2}}=0.94$$

$$\text{OOS的概率}=2\times\varphi(-3\times0.94)=0.0048(0.48\%)$$

式中，φ代表标准正态分布累积分布函数。

从表12.5中可以看出，当IP≤8%和RB≤12%时，我们能够得到满意的试验结果，此时出现OOS的概率小于1%。可以采用在5.1节"统计学考虑"、"做出错误结论的风险和验证试验次数"中给出的验证试验次数的公式，计算出一个要求标准偏倚为12%的验证方案需要进行的试验次数(设% $GCV_{IP}=8\%$，$\alpha=\beta=0.05$)，计算如下：

$$n\geqslant\frac{(1.89+2.36)^2\cdot[\ln(1.08)]^2}{[\ln(1.12)]^2}\approx 8\text{ 次(试验)}$$

在验证过程中，设定多个平行样组以及进行多次试验有助于单独对检验间和检验内的差异性进行考察，从而降低验证结果达不到标准要求的风险。

在验证过程中，采用了5个效价水平(0.50、0.71、1.00、1.41和2.00)。在每个效价水平分别由2个有经验的分析人员采用连个批次的培养基进行2次试验。也可以采用部分因素试验设计将其他因素考虑设计在内。在实际验证过程中，为了能够对分析方法长期适用性有一个充分的考察和了解，实验室应该对每个因素尽可能多的设计效价水平。在本例中，针对每个培养基，每个分析人员在每个效价水平进行了2次验证。每次验证按照质量标准规定操作步骤，对标准品进行全范围系列稀释，同时还制

备了 2 份独立的供试品系列稀释溶液。在每次验证的时候,进行平行样的相对效价检测,所有检测结果见表 12.6。注意,每次试验中,因为分析人员和培养基批次没有发生变化,所以从统计学的角度来说,每个效价水平的两个平行样的测定值之间并不是完全独立的。

表 12.6　两个分析人员、两个培养基批次的验证试验方案举例

培养基批次/	1/1		1/2		2/1		2/2	
分析人员	1	2	1	2	1	2	1	2
检验次数	1	2	1	2	1	2	1	2
0.50	0.5215	0.4532	0.5667	0.5054	0.5222	0.5179	0.5314	0.5112
0.50	0.5026	0.4497	0.5581	0.5350	0.5017	0.5077	0.5411	0.5488
0.71	0.7558	0.6689	0.6843	0.7050	0.6991	0.7463	0.6928	0.7400
0.71	0.7082	0.6182	0.8217	0.7143	0.6421	0.6877	0.7688	0.7399
1.00	1.1052	0.9774	1.1527	0.9901	1.0890	1.0314	1.1459	1.0273
1.00	1.1551	0.8774	1.1074	1.0391	0.9233	1.0318	1.1184	1.0730
1.41	1.5220	1.2811	1.5262	1.4476	1.4199	1.3471	1.4662	1.5035
1.41	1.5164	1.3285	1.5584	1.4181	1.4025	1.4255	1.5495	1.5422
2.00	2.3529	1.8883	2.3501	2.2906	2.2402	2.1364	2.3711	2.0420
2.00	2.2307	1.9813	2.4013	2.1725	2.0966	2.1497	2.1708	2.3126

我们一般采用散点图的形式来体现检测结果的不规则性。一个设计良好的散点图可以有效的揭示那些没有满足验证标准要求的验证结果,同时也可以显示出不同效价水平测定结果之间差异的异质性。本例验证结果的散点图见图 12.3。图 12.3 中还包括了一条单位线(unite line)(单位线为通过原点斜率为 1 的一条直线)。

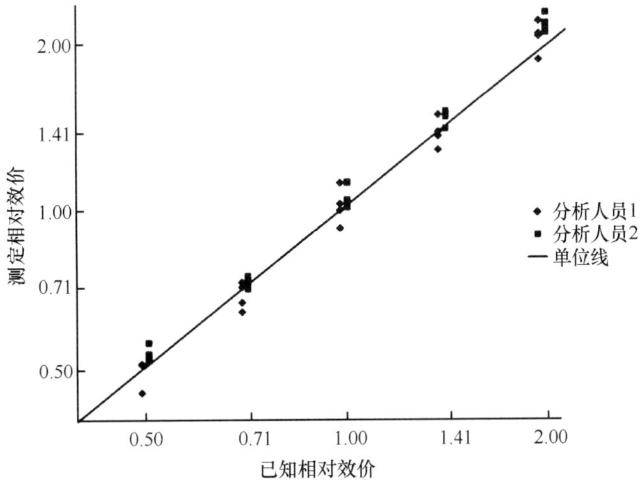

图 12.3　验证结果与样品效价水平散点图

对于验证数据的正式分析可以包括以下两个步骤:①评价方法的中间精密度;②评价方法的相对准确度(每个效价水平或者整体效价水平)。注意,我们这里采用的计算和统计是在假设所有的检测结果是一个平衡数集(balanced dataset)的基础上进行的。对于不平衡的试验设计或者不平衡的数集(即有些效价测定结果缺失)的情况,应该采用受限最大似然估计(restricted estimation maximum likelihood,REML)分析模型来进行。

(一) 中间精密度

可以采用方差分量分析对每个效价水平的中间精密度进行分析考察,对于平衡数据集(本例中的数据)来说,可以采用标准的单因素方差分析(one-way ANOVA)来进行数据统计分析。表 12.7 中列出了 0.50 效价水平的方差分析过程。

表 12.7 0.5 效价水平相对效价对数值的方差分析

方差来源	自由度	平方和	均方	期望均方
检验	7	0.055317	0.007902	Var(Erro)+2Var(Run)
误差	8	0.006130	0.000766	Var(Erro)
总离差	15	0.061447		
		方差分量估计		
		=0.003568		
		=0.000766		

表 12.7 中就是一个典型的方差分析过程。其中没有包括分析人员和培养基批次这两个因素的方差来源,这是因为这两个因素所包含的水平数太少(只有两个水平)。表中的"检验"这个因素代表了不同分析人员采用不同批次培养基所进行的所有检验次数。"期望均方"是产生均方的各方差分量的线性组合。Var(Error)代表估计误差之间的变异,与估计误差的均方[Ms(Error)]相等:Var(Error)= Ms(Error)= 0.000 766。Ms(Run)代表检验间因素的均方,Var(Run)代表检验间因素的方差,按照以下公式计算 Var(Run):

$$\text{Ms(Run)} = \text{Var(Error)} + 2\text{Var(Run)}$$

$$\text{Var(Run)} = \frac{\text{MS(Run)} - \text{MS(Error)}}{2} = \frac{0.007\,902 - 0.000\,766}{2} = 0.003\,568$$

根据以上方差分量的计算结果,按照以下公式计算 0.50 效价水平生物检测方法的整体中间精密度:

$$\text{中间精密度} = 100\times(e^{\sqrt{\text{Var(Run)}+\text{Var(Error)}}}-1)\% = 100\times(e^{\sqrt{0.003568+0.000766}}-1)\% = 6.8\%$$

根据以上统计方法,所有效价水平统计分析的结果见表 12.8。

表 12.8 每个效价水平验证结果的方差分析

	效价水平					
统计参数	0.50	0.71	1.00	1.41	2.00	平均
Var(Run)	0.003568	0.00648	0.003639	0.003135	0.002623	0.002723
Var(Error)	0.000766	0.004303	0.002954	0.000577	0.002258	0.002172
总体	6.8%	7.3%	8.5%	6.3%	7.2%	7.2%

如果所有效价水平的方差变量都基本相同,那么就可以将所有效价水平数据综合在一起统一进行分析。通常我们可以采用一种叫做启发式方法(heurisitc method)来进行这种数据分析。我们假设最大方差与最小方差的比值不得超过10(之所以选10是英文在验证试验中有限的验证次数)。那么,所有验证试验之间的这个比值是0.003 639/0.000 648=5.6,每个验证试验之内的这个比值是0.004 303/0.000 577=7.5,这两个比值都满足不超过10的标准要求。如果说某个效价水平出现了极端数值,或者这个比值大于了10,那么在后续的分析中就要剔除这个极端数值和比值大于10的这个效价水平。

可以采用具有混合效应统计功能的统计软件来进行相关的统计分析。统计的时候需要考虑试验设计的不平衡性、试验人员或者培养基批次带来的随机效应,以及每个效价水平带来的固定效应(详见第五节中"统计学考虑和采用混合效应模型分析验证结果")。为了判断分析人员和培养基批次对生物测定结果差异性的整体贡献,可以独立的考察分析人员和培养基批次的方差分量。

本例中,可以对每个效价水平的方差分量值进行平均来计算检测方法的中间精密度。只有是平衡设计的验证方案(如每个效价水平的平行样份数是相同的)才能够采用这种统一平均的方法。由于本例是采用了平衡设计,因此我们可以认为本方法的中间精密度是7.2% GCV。

由于有些情况下需要报告验证结果的测量不确定度,那么需要计算检测方法中间精密度的95%可信限的上限数值。本例中间精密度95%可信限的上限是11.8GCV。相对与整个试验设计来说,每个效价水平的数据十分有限,因此不计算每个效价水平中间精密度的95%上限。

(二) 相对准确度

需要计算每个效价水平的相对准确度。表12.9中列出了每个效价水平验证结果的90%可信限、相应的效价测定值和相对偏倚。

表 12.9 不同效价水平的平均效价和相对偏倚

水平	试验次数	效价对数值		效价		相对偏倚	
		平均	90%可信限	平均	90%可信限	平均	90%可信限
0.50	8	-0.6613	(-0.7034,-0.6192)	0.52	(0.49,0.54)	3.23%	(-1.02,7.67)
0.71	8	-0.3419	(-0.3773,-0.3064)	0.71	(0.69,0.74)	0.06%	(-3.42,3.67)

续表

水平	试验次数	效价对数值		效价		相对偏倚	
		平均	90% 可信限	平均	90% 可信限	平均	90% 可信限
1.00	8	0.0485	(−0.0006,−0.0964)	1.05	(1.00,1.10)	4.97%	(0.06,10.12
1.41	8	0.3723	(−0.3331,−0.4115)	1.45	(1.40,1.51)	2.91%	(−1.04,7.03)
2.00	8	0.7859	(−0.7449,−0.8269)	2.19	(2.11,2.29	9.72%	(5.31,14.32)

一共进行了 8 次验证试验(n=8),每次试验重复 2 次测定(包括不同分析人员和不同培养基批次因素),根据两次测定结果的平均值来进行统计分析。通过画图的方式就可以清楚地显示每个效价水平的相对偏倚值分布和范围,而且能够判断验证结果是否满足标准规定的偏倚值要求(12%)。

图 12.4 就显示了所有效价水平测定结果的平均正偏移值,从图上也可以看出,所有效价水平测定结果的偏倚值都为正值,出现这个现象的部分原因是因为每个效价水平的测定结果之间并不是完全独立的。另外,从图 12.4 上也可以看出,所有效价水平之间的偏倚没有呈现一定的趋势,这就提示我们,当比较样品的效价测定值时有可能存在偏倚,从而导致错误的结论。

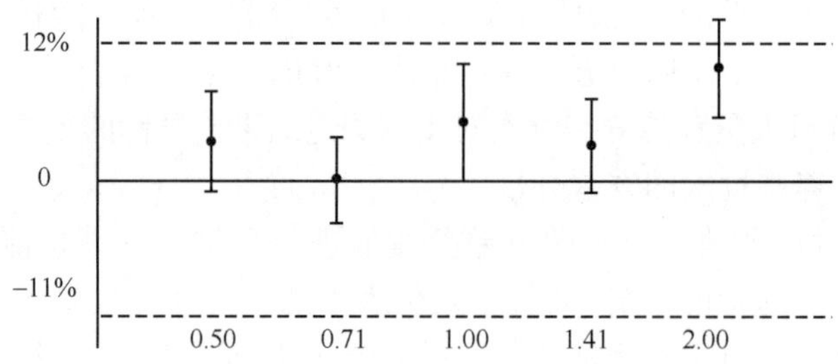

图 12.4 相对偏倚 90% 可信限与标准接受范围的比较

注:标准低限 = 100×[(1/1.12)−1] = −11%

当明确各个效价水平测定值的相对偏倚之间没有固定趋势后,开始计算每个效价水平的相对准确度。本测定方法在 0.5 ~ 1.4 的效价范围内相对偏倚的 90% 置信区间(相当与 2 个单侧检验)在标准要求范围之内(−11% ~ 12%)。2.0 效价水平 90% 的置信区间落在了标准范围之外,表明该效价水平的相对偏倚超过了 12%。

可以采用具有混合效应分析功能的统计软件进行所有效价数据的综合统计分析。统计结果的准确程度与验证试验设计密切相关。

(三)范围

中间精密度和相对准确度的考察结果可以用于建立生物检测方法的有效范围。根据表 12.8 和表 12.9 中列出的中间精密度的和相对偏倚的可接受标准(分别为 8% GCV 和 12%),判定本检测方法的有效范围为 0.50 ~ 1.41。在这个范围内,1.0 效价水平的结果(8.5%)稍微比中间精密度的可接受标准(不得过 8.0%)高了点儿,这有可能是数据量过小导致估计值偏差较大的原因。根据表 12.8 中的结果,我们可以得出结论,在

0.50～1.41 这范围内,方法的中间精密度符合要求。

(四) 利用验证结果加深对分析方法的认识

方差分析也可以用于对不同模式的检测方法检测结果之间的差异性进行预测分析,从而选择出精密度和浓度水平满足要求的检测模式。假设我们进行了 k 次独立的检验,每次检验中有 n 个系列稀释水平,那么检验模式差异性按照以下公式计算出:

$$检验模式差异性 = 100 \times (e^{\sqrt{\mathrm{Var(Run)}/k + \mathrm{Var(Error)}/(nk)}} - 1)$$

根据表 12.9 中计算出的检验内和检验间方差因素,其中 Var(Run) = 0.002 723,Var(Error) = 0.002 172,假设进行了 3 次独立的检验,那么预测的最终检验结果之间的差异性(相对效价测定结果的几何平均值)相当与检验模式差异性,即:

$$检验模式差异性 = 100 \times (e^{\sqrt{0.002723/3 + 0.002712/(1 \cdot 3)}} - 1) = 4.1\%$$

对于其他的检验次数和每次检验最小平行样数,以上计算也适用,见表 12.10。

表 12.10　不同检验次数(k)和每次检验最小平行样数(n)的差异性

平行样(n)	检验次数(k)			
	1	2	3	6
1	7.2%	5.1%	4.1%	2.9%
2	6.4%	4.5%	3.6%	2.6%
3	6.0%	4.2%	3.4%	2.4%
6	5.7%	4.0%	3.3%	2.3%

显而易见,降低检验结果之间差异性的最好办法是增加检验次数。除此之外,用于计算中间精密度的方差变量的置信区间也可以用于分析检验模式的差异性。

(五) 中间精密度的确认和再验证

由于方法学验证所进行的试验次数有限,因此对中间精密度的统计分析结果具有高度不确定性。当质控实验室使用此检测方法一段时间获得足够的经验以后,根据对制品常规质量控制所获得相关数据,包括不同的检验人员、不同的批次的试剂、不同的细胞培养方法等数据,可以对该方法的中间精密度进行确认或者修订,这种修订可以作为方法验证报告的补充报告。

如果生物测定方法发生了重大变化,那么就要对该方法进行再验证。这些变化变化包括检测技术的变化、仪器类型的变化等。再验证时必须要按照初次验证的步骤来严格进行,或者进行桥接研究,将改变后的方法与原方法进行比对。

二、欧洲药典对核酸扩增法测定细胞培养物中支原体的方法学验证

在细胞培养过工程中,支原体污染时常存在,而支原体的污染通常会改变哺乳动物细胞的增殖和减少重组蛋白的产量,因此对细胞中支原体污染的检测是非常重要的。支原体污染通常来源于细胞培养的组分,如血清,或者受感染的操作者。不像通常的细菌

污染,支原体污染非常难以检测且需要专门的技术。欧洲药典、英国药典、中国药典以及FDA法规都明确了生物医药生产过程中需要检测支原体,要求对主细胞库、工作细胞库、病毒种子批、对照细胞以及临床治疗用细胞进行支原体检查时,应同时采用培养法和指示细胞培养法(DNA染色法)。病毒类疫苗的病毒收获液、原液采用培养法检查支原体,必要时,亦可采用指示细胞法。培养法(culture method)和指示细胞培养法(indicator cell method)是测定支原体的经典方法。培养法的特点是为保证能检测试样中很少量的支原体,需要同时在固体和液体培养基中进行检测。该方法需要几次传代培养,且需要较长的时间,通常为28d。指示细胞培养法也叫DNA染色法,是将样品和VERO细胞一起培养,经过一段时间培养后,将样品用DNA荧光染料(hochest)进行染色,然后用荧光显微镜观察。如果VERO细胞被支原体感染,在荧光显微镜下可看到细胞核周围细小的荧光颗粒即为支原体。

自2011年开始,欧洲药典和英国药典开始收载核酸扩增法(nucleic acid amplification techniques, NAT)法检测支原体。通常采用两种策略:直接检测和预扩增后检测。该检测技术相比培养法和指示细胞培养法要节省非常多的时间。但是EP和BP均要求该方法与经典方法进行严格的验证和比对实验。

核酸扩增测定支原体方法学验证主要包括以下内容。

(一) 方法使用范围

核酸扩增法可以用于定量或者定性测定核酸。对疫苗或者细胞提取物等样品中污染的支原体进行检测时,可以进行定量检测,也可以作为限度检查来进行。在进行方法学验证时,有两个参数需要重点进行验证,一个是专属性,另外一个是检测限度。除此之外,还需要对检测方法的耐用性进行验证。

如果检测过程中使用了商业试剂盒,试验人员可以试剂盒生产商提供的验证数据来替代验证,但是试验人员需要对试剂盒的性能进行确认(如检测限、对其他微生物的交叉检测等)。

核酸扩增法可以作为一种补充检验方法(如检测细胞毒性病毒混悬液)或者用于过程控制检测,另外也可以作为法定方法(培养法或指示细胞培养法)的替代方法。

(二) 方法学验证

对核酸扩增测定支原体方法进行验证时,需要对三个参数进行验证,即专属性、检测限和耐用性。

专属性:专属性是指方法能够从被测物中准确检测出目标核酸的能力。核酸扩增法的专属性与引物的选择、探针的选择以及扩增和检测的具体试验条件有关系。需要采用一组标准支原体株(如EDQM提供的标准菌株)来进行专属性的验证。另外,由于引物也有可能检测出其他菌属的微生物,在验证时也需要对交叉检测进行验证。像革兰氏阳性菌这种与支原体种属关系非常接近的其他菌属的微生物最适合用来进行交叉验证,这些菌属还包括梭菌、乳酸菌和链球菌。但不仅仅只是这些菌属,具体情况还要看核酸扩增法的引物和探针的具体序列来决定是否还要包括其他微生物。

如果专属性验证的结果显示专属性比较差（如也同时检测出了非支原体细菌的核酸），那么方法学验证步骤中就要列出具体的方案，来对阳性结果进行合适的分析和评价，比如可以采用另外一个专属性更强的方法来进行第二次检测，或者采用法定方法。

检测限：方法的检测限是指样品中能够测出的最低目标核酸量，这个不需要给出定量的值。确定检测限时，需要确定一个核酸的阳性检出界值（positive cut-off point）。阳性检出界值是每单位体积被测样品中，95% 的检测能够检测出最小目标核酸序列拷贝的数目。阳性检出界值与支原体染色体在被测样品中的分布和诸如酶效率等因素有关。

将内控菌株或者 EDQM 标准菌株进行倍比稀释，在不同的天进行检测，以确定测定阳性检出界值。

在验证最低检测限时，考虑到污染出现频率和种属关系，以下菌属可以作为选择：莱氏无胆甾原体（*A. laidlawii*）、发酵支原体（*M. fermentans*）、猪鼻支原体（*M. hyorhinis*）、口腔支原体（*M. orale*）、肺支原体或鸡毒支原体（*M. pneumoinae* or *M. gallisepticum*）、滑液囊支原体（*M. synoviae*）、精氨酸支原体（*M. arginini*）和解脲支原体（*S. citri*）。

每个菌株至少要独立测试 3 份，每份 10 倍系列稀释，每份稀释溶液要保证足够的平行测定次数，要保证每份稀释溶液有 24 份测定结果，以满足结果分析的统计学需要。比如说：一个实验室可以在不同的天内测定 3 份系列稀释溶液，每份测定 8 次，或者在不同的天内测定 4 份系列稀释溶液，每份测定 6 次，或者在不同的天内测定 6 份系列稀释溶液，每份测定 4 次。为了保证稀释倍数在合适的范围之内，需要进行预试验，以初步确定阳性检出界值，也就是说确定能够检出核酸的最大溶液浓度。可以在预先确定的阳性检出界值点周围设定稀释倍数范围。对 95% 测试中能够检测出的支原体浓度（菌落数或者拷贝）采用合适的统计学方法进行分析和计算。这个结果也可以用来评价分析方法的变异性。

耐用性：分析方法的耐用性是指当人为的在小范围内改变分析参数时方法不受影响的能力，通常用来说明方法在正常使用过程中的可靠性。

在建立分析方法的阶段就要开始考虑方法的耐用性，需要证明方法在分析参数小范围内变动情况下的可靠性。对于核酸扩增方法来说，分析参数的微小变动就会对检测产生巨大的影响。但是，在方法建立阶段，就需要测试在试剂浓度（如氯化镁、引物或者脱氧核糖核酸）发生微小变化时方法的耐用性。也可以对提取试剂盒、提取步骤或者热循环类型对方法的影响进行评价。最后一点是，可以通过协作研究的形式来评价方法学的耐用性。

（三）方法比对试验

核酸扩增法可以替代培养法和指示细胞培养法这两种法定方法。在这种情况下，需要进行方法比对试验。比对的内容主要包括不同方法的检测限，但也可以包括专属性的比对，如支原体的检测（推定的假阳性）。

以下是检测限比对试验结果的接受标准：

（1）如果核酸扩增法是用于替代培养法，那么新方法必须要有能够检测出 10CFU/ml 的支原体的能力；

(2) 如果核酸扩增法是用于替代指示细胞培养法,那么新方法必须要有能够检测出100CFU/ml 的支原体的能力。

对以上两种情况来说,需要采用合适的参比标准品,以保证核酸拷贝数和 CFU 的准确测定,从而能够达到检测限接受标准的要求。应预先确定参比标准品核酸拷贝数和 CFU 之间的关系,从而可以比对核酸扩增法和法定方法的检测结果。

对于比对试验来说,可以采取以下两种策略中的一种:

(1) 同时采用核酸扩增法和法定方法对同一标准菌株样品进行平行测定,以比对两种方法的检测限;

(2) 将核酸扩增法的结果与法定方法以前测定的结果进行比对。在这种情况下,需要特别注意说明两次验证过程中使用的参比标准品的校正以及稳定性。

为了全面比对核酸扩增方法相对法定方法的优势和劣势,可以对本章"方法学验证"中所述的全部参数(专属性、检测限和耐用性)进行比对研究。

综上所述,方法学的验证是建立新方法或转移方法的很重要的一个环节,这不仅是相关法规的要求,而且对保证检测结果的准确性、重复性,以及可比性具有重要作用。因此,现在对方法学的验证越来越受到重视。随着技术的不断发展,新的技术和方法不断被用于艾滋病疫苗的检验检测,其种类也比较繁多,其方法学的验证和比对显得更为迫切,应该根据各技术和方法的特点设计好方法学验证,保证所采用的方法准确、可靠,真正能够反映艾滋病疫苗的质量,推动艾滋病疫苗的研发。

(许明哲　王佑春)

参考文献

[1] U. S. FDA-Guidance fro Industry: Analytical Procedures and Methods Validation: Chemistry, Manufacturing, and Controls and Documentation, 2000

[2] U. S. FDA-Guidance for Industry, Bioanalytical Method Validation, 2001

[3] EMA: Guidance on Validation of Analytical Procedures: Text and Methodology, 2003.

[4] 周海钧. 药品注册的国际技术要求,北京:人民卫生出版社,2006

[5] 国家药典委员会. 中华人民共和国药典(2010 年版). 北京:中国医药科技出版社,2010

[6] WHO Technical Report Series 937, Fortieth Report, WHO Expert Committee on Specifications for Pharmaceutical Preparations, 2006

[7] The International Pharmacopoeia. 4th Edition. World Health Organization, 1211 Geneva 27, Switzerland, 2006

[8] ISO/IEC 17025, General Requirements for the Competence of Testing and Calibration Laboratories, 2005

[9] USP 36-NF31, General Chapter 1225, Validation of Compendial Methods, 2013

[10] USP 36-NF31, General Chapter 1226, Verification of Compendial Methods, 2013

[11] Eurpoean Pharmacopoeia, 7. 1, Directorate for the Quality of Medicines & HealthCare of the Council of Europe (EDQM), 2011

[12] Japanese Pharmacopeia, 16 Edition. Ministry of Health, Labour and Welfare, Japan, 2011

[13] European Medicines Agency, Guideline on Bioanalytical Method Validation, 2011

[14] USP 36-NF31, General Chapter 1032, Design and Development of Biological Analysis, 2013

[15] USP 36-NF31, General Chapter 1033, Biological Assays Validation, 2013

[16] USP 36-NF31, General Chapter 1034, Analysis of Biological Assays, 2013

第十三章　艾滋病疫苗的实验室质量控制

自从人类发现艾滋病病毒以来,已采用多种技术和方法开展了艾滋病疫苗的研究。近年来,在艾滋病疫苗临床试验屡次失败后,在泰国开展的 RV144 Ⅲ期临床试验取得了一定的保护效果,研究者开始尝试用新的思路和方式进行艾滋病疫苗的设计和研制,出现了一些新型疫苗和不同疫苗的联合免疫策略。进入临床试验的艾滋病疫苗种类包括重组蛋白疫苗、病毒样颗粒、DNA 疫苗、腺病毒载体疫苗、痘病毒载体疫苗及其他载体疫苗等[1]。我国也有十余个科研团队正在开展艾滋病疫苗的研究。我国批准进入临床试验的艾滋病疫苗有 DNA 疫苗、痘苗病毒安卡拉株载体疫苗、痘苗病毒复制型天坛株载体疫苗和重组蛋白疫苗等种类。为保证疫苗的安全性和有效性,在临床试验之前,应针对不同疫苗的特点,参考已批准上市疫苗的实验室质量控制经验,建立相应的质量标准,进行实验室的质量控制。对于一些探索性的新型疫苗,特别是尚无成功先例的疫苗,要考虑其特殊性,制定相应的实验室质量控制方法和相关标准,保障疫苗的安全性[2]。

由于疫苗的种类、组成成分、作用机理,以及生产工艺等方面存在很多差异,因此要求在制定疫苗的质量控制项目和标准,以及建立相应的检测方法时,应充分考虑各疫苗的特点,建立具有针对性的质量控制项目,使其能够真正反映产品的质量。本章所讨论的内容主要是针对疫苗终产品所进行的实验室质量控制。

第一节　艾滋病疫苗实验室质量控制的共性项目

虽然艾滋病疫苗的种类很多,但在具体的质量控制中各类艾滋病疫苗也有一些常规的、共性检测指标作为疫苗质量控制的检测项目[2],主要包括以下几个方面。

一、外观检测项目

目前正在研发的艾滋病疫苗均是液体,外观项目检查主要包括样品的颜色、透明程度及有无异物等内容,并制定相应的描述性标准。检验方法是在一定光照度的澄明度仪下通过肉眼观察进行判断。对于外观项目中的可见异物检查,《中华人民共和国药典》(2010 年版)有明确的要求:一般液体疫苗需要取样品 20 支,除去容器的标签、擦净外壁污痕,室温放置过夜,在避光室内或暗处,轻轻旋转和翻转容器,检测液体中可能存在的可见异物悬浮,目视距离通常为 25cm,分别在黑色和白色背景下目检,检测时限是 20 秒。检查无色液体通常要求光照强度为 1000 ~ 1500lx,透明塑料容器或者有色样品时要求光照强度为 2000 ~ 3000lx。对于冻干制剂,一般需取样品 5 支,用配套稀释剂溶解后再参照以上方法进行检查。白点、细小蛋白质絮状物或蛋白颗粒、少量絮状物或蛋白颗粒、微量沉积物、摇不散的沉淀是有可能发现的细微可见异物,在《中华人民共和国药典》(2010 年版)中均有详细描述。可以根据不同疫苗的类型和生产工艺特点设置不同的质量标准,通常疫苗外观检查的标准为:无色透明液体,无可见异物。但病毒载体疫苗由于可能加入保护剂等原因有可能出现溶媒或保护剂的颜色和状态。例如,我国自行研发的痘病毒天坛株载体疫苗由于加入了保护剂,呈现淡黄色黏稠的液体。疫苗也可能因为久置会产生沉淀,但是必须要求沉淀易摇散,如加入了铝佐剂的蛋白疫苗,静置会出现分层或沉淀,要求轻摇即可摇散。

二、装量检查项目

装量检测或者装量差异检测是反应疫苗分装均匀性的检测指标之一,每个制品的装量都应有要求,其实际装量应符合要求。该项目应该用标化的量器进行检测。装量的检查一般包括重量法和容量法,重量法主要适用于标示装量以重量单位计者,而疫苗通常选用容量法,要求取供试品 5 个,将内容物分别用干燥并预先标化过的注射器抽尽,20ml 装量以下的疫苗,要求每支疫苗容器的装量不少于标示量的 93%,平均装量不少于标识装量。黏稠液体则要求每支不少于标示量的 85%,平均装量不少于标示量的 90%。

三、pH 检测项目

pH 是疫苗的重要理化指标之一,pH 改变可能会引起疫苗结构形态的改变,从而影响疫苗的稳定性、安全性和有效性。所有疫苗均应限定一定的 pH 范围。pH 一般用酸度计测定,我国已经颁布现行有效的实验室 pH 计国家标准 GB/T 11165-2005,酸度计应依据以上国家标准定期进行计量检定, 即 pH 计的强检,通常由专门计量单位负责完成。在酸度计使用前,应该使用标准缓冲液校正仪器,或者使用国家标准物质管理部门发放的 pH 准确至 0.01 pH 单位的各种标准缓冲液校正仪器。常用的仪器校正用标准缓冲液包括乙二酸盐标准缓冲液、苯二甲酸盐标准缓冲液、磷酸盐标准缓冲液、硼砂标准缓冲液、氢氧化钙标准缓冲液,在不同温度下标准缓冲液的 pH 是变化的,应该进行温度校准。依据不同疫苗的 pH 要求选择合适的标准缓冲液对仪器进行校正,一般选择两种相差约 3 个 pH 单位的标准缓冲液对仪器进行校正,待测样品的 pH 应处于两者之间。需要注意每次更换标准缓冲液和待测样品均应充分洗涤电极,一旦发现标准缓冲液有混浊、发霉或沉淀时则需立即停止使用。

四、内毒素检测项目

内毒素是革兰氏阴性菌的细胞壁成分,由菌体裂解后释放出的毒素,又称之为“热原”。各种细菌的内毒素的毒性作用主要是引起发热、微循环障碍、内毒素休克及播散性血管内凝血等。内毒素主要是脂多糖,不同于蛋白质,耐热而稳定,在 100℃ 的高温下加热 1h 也不会破坏,只有在 160℃ 的温度下加热 2 ~ 4h,或用强碱、强酸或强氧化剂加温煮沸 30min 才能破坏其生物活性。内毒素是引起疫苗接种不良反应的主要物质之一,疫苗类产品都需要对内毒素进行检测,现采用鲎试剂方法进行检测,内毒素检测的药典方法包括凝胶法和光度测定法,其中凝胶限量法和动态浊度法应用较多。一般要求 ≤10EU/剂量或适合标准。

五、异常毒性检测项目

异常毒性有别于药物本身所具有的毒性特征，是检查生产过程中是否污染外源性毒性物质以及是否存在意外的不安全因素。通过高剂量疫苗注射小鼠和豚鼠腹腔（或规定的给药途径），试验中应设同批动物空白对照，观察期内，动物应健存，且无不良反应，到期时每只动物体重增加。病毒类载体疫苗接种小鼠和豚鼠的剂量通常按照临床上 1 人份和 5 人份的剂量进行接种，DNA 疫苗和蛋白疫苗则按照每只小鼠 0.5ml、豚鼠 5ml 的剂量接种，一般要求连续观察 7 天。

六、工艺中添加物质的检测

由于制品生产工艺不同，生产过程中添加的物质也不同，这些添加物经过生产工艺可能不能完全清除，工艺添加物往往成为残留物，《中华人民共和国药典》（2010 年版）对于不同的残留物有不同的要求。针对各种疫苗生产过程中的不同添加剂应该建立相应的检测方法和相应的质量标准。DNA 疫苗在生产过程中如使用乙醇，必须对残留的乙醇进行检测，采用高效液相可对乙醇的残留进行检测。病毒类疫苗需要在细胞中进行培养，而细胞培养基中含有牛血清等物质，在制品中应对以上物质进行检测。利用鸡胚细胞培养的病毒还必须检测残留的卵清蛋白的含量。最常检测的残留抗生素是氨苄青霉素和卡那霉素，目前最常用的检测方法为竞争酶联免疫法和培养法，前者的灵敏度高，检测物可能为非活性成分，后者检测抑菌活性。牛血清蛋白的检测可采用商品化的 ELISA 试剂盒，一般要求待检样品中的残留牛血清蛋白含量不高于 50ng/剂或适合标准。

七、宿主细胞残留物检测项目

残留在生物制品中的宿主细胞蛋白（host cell protein，HCP）属异源蛋白，既包括宿主细胞的结构蛋白也包括宿主细胞（传代细胞）分泌的促生长因子。HCP 不仅能引起机体的过敏反应还有可能发挥“佐剂效应”引起机体对蛋白质药物产生抗体，对于疫苗类制品主要关心的是其过敏反应。建立 HCP 残留量的检测手段对加强生物制品工艺过程的质量监控并最终提高制品的安全性，切实降低临床试验不良反应事件的发生有重要的作用。除 HCP 外，理论上，存在于生物制品中的微量 DNA 杂质，可能传递肿瘤或病毒相关的基因，并导致癌变或其他病理变化。因此，宿主细胞 DNA 残留量的控制也是生物制品质量控制中非常重要的环节。1997 年，WHO 第 46 届生物制品标准化专家委员会（Expert Committee on Biological Standardization，ECBS）通过对传代细胞残余 DNA 风险的再评估，将 DNA 视为细胞污染物。美国 FDA 规定，重组蛋白制品中残余 CHO 细胞 DNA 接收标准应小于 100pg/剂量，对于大剂量的制品（如单克隆抗体），DNA 残留量放宽到 10ng/剂量。特别是对于以 CHO 细胞、Vero 细胞等具有致瘤性的连续传代细胞系生产的预防疫苗等制品，残余外源 DNA 的质量要求应更加严格，如乙型肝炎疫苗 DNA 残留量应不超过 10pg/剂。残留蛋白可使用相应的 ELISA 试剂盒进行检测，一般要求不高于 100ng/剂。

DNA 疫苗中残留细胞 DNA 的检测可采用地高辛标记的膜斑点杂交法进行，一般要求≤10ng/剂或其他合理标准。

八、疫苗效价检测项目

疫苗的效价一般可以分为体外和体内效价两种，体外效价一般是体外检测疫苗的有效抗原成分，可以用 ELISA 或者免疫印迹的方法。疫苗动物体内效价检测一般是采用一定剂量的疫苗免疫动物，并对免疫后的抗体和(或)细胞免疫进行检测。对于病毒载体疫苗和 DNA 疫苗，虽然可以诱导出抗体和(或)细胞免疫反应，但不同于传统的蛋白疫苗，DNA 疫苗免疫很难获得很好的剂量效应反应关系，推测可能与 DNA 疫苗接种后实际呈递抗原为内源性途径，主要引起细胞免疫应答有关。抗体检测可以应用酶联免疫法或者免疫印迹法，检测疫苗抗原特异的抗体，细胞免疫可以选择使用疫苗抗原特异性的 T 细胞表位肽进行细胞免疫反应检测，最常用的是酶联免疫斑点法(enzyme linked immunospot assay，ELISPOT)和基于流式检测为基础的胞内因子染色法(intracellular cytokine staining，ICS)[4]。细胞免疫反应检测的对象是活细胞，由于个体本身存在差异，试验操作的流程多，影响实验结果的因素多，每种细胞免疫评价方法都存在各自的优缺点，因此细胞免疫评价成为艾滋病疫苗效力评价的难点，应充分考虑以上因素，建立重复性好、易于标准化的细胞免疫评价方法，具体可以参考第十四章。

由于艾滋病疫苗尚处于研究阶段，各家疫苗的组分和有效抗原均不一致，因此动物体内试验的方法会有所差别，主要表现在疫苗的免疫程序、检测方法和质量标准的差异，不论是抗体检测还是细胞免疫检测，要求疫苗免疫组动物阳转明显高于对照组。相信随着艾滋病疫苗研发的深入和临床试验数据的积累，动物试验的方法和质量标准会逐步完善和提高，最终也可确定出与临床保护效果相关的实验室检测指标。

第二节　DNA 疫苗的特性检测项目

DNA 疫苗又称核酸疫苗，与传统的疫苗不同，是编码免疫原的基因被克隆入相关的真核表达质粒，可以在原核大肠杆菌中大量生产，纯化后经一定免疫途径进入动物或人的体内，被宿主细胞摄取，利用细胞中的酶和表达体系，转录、翻译和表达出抗原蛋白，此抗原蛋白可通过内源性的途径，诱导特异性的体液免疫和细胞免疫应答。该疫苗由于制备相对简单，内源性地抗原呈递效果好，越来越受到人们的重视，被看作是继灭活疫苗和减毒活疫苗、亚单位疫苗之后的“第三代疫苗”，具有广阔的发展前景。但是，目前 DNA 疫苗尚未得到广泛的应用，作为一种新事物，将会逐步为人所了解，它本身的安全问题也是对它的顾虑之一。其主要的特性检测项目包括以下几个方面[5]。

一、鉴别试验

DNA 疫苗的鉴别试验应鉴别载体以及插入片段的基因序列，确定插入载体和插入位点正确，插入目的基因和疫苗设计的序列一致。DNA 疫苗常用的鉴别方法包括限制性内切酶法和基因扩增法等。

（一）限制性内切酶法

限制性内切酶法是使用限制性内切酶对 DNA 疫苗进行酶切，然后用琼脂糖凝胶电泳的方法对所获得的片段大小进行观察，一般要求至少使用三种限制性内切酶分别进行酶切，每一种限制性内切酶酶切后所获得的基因片段应与其预期一致。这种方法在选择内切酶时，应综合考虑质粒载体和目标基因的基因序列，由于方法的局限性，对序列变异的监控方面存在明显的不足。

（二）基因扩增法

基因扩增法，主要是对特定的基因进行扩增，然后用测序的方法对其基因序列进行分析，该方法所扩增的基因片段除了包括目的基因以外，还应该包括与目的基因两端所连接的载体基因，以便核实其插入的正确性，以及其防止发生变异的情况。基因扩增以后也可进行电泳或限制性酶切检测，其扩增产物或者酶切后的基因片段应与预期的大小一致。

二、浓度检测

疫苗中的免疫原是疫苗发挥作用的关键成分，对其含量的监控是疫苗质量控制的重要内容。DNA 疫苗中的有效成分是 DNA 载体，是一种核酸物质。目前 DNA 疫苗的含量主要利用核酸的最高吸收峰的吸收波长 260nm，疫苗在 260nm 的光吸收与核酸的量成正比，存在一个经验的换算系数。每种核酸的分子构成不一，其换算系数不同。定量不同类型的核酸，要选择相应的系数。如：1OD 的吸光值分别相当于 50μg/ml 的 dsDNA、37μg/ml 的 ssDNA、40μg/ml 的 RNA、30μg/ml 的寡核苷酸。吸光值经过上述系数的换算，可计算出相应的样品浓度。检测时要保证样品稀释的浓度在检测的有效范围内，其吸光值一般应在 0.1～1.0 之间，否则影响检测的准确性。

三、纯度检测

DNA 疫苗的纯度的分析主要是根据 A_{260}/A_{280} 的吸光度比值确定，260nm 是核酸最高吸收峰的吸收波长，280nm 是蛋白质和酚类物质最高吸收峰的吸收波长，纯 DNA 的 A_{260}/A_{280} 比值为 1.8，纯 RNA 为 2.0。假如比值低，表示受到蛋白或酚类物质的污染。230nm 是多肽、芳香基团、苯酚和一些碳氢化合物最高吸收峰的吸收波长，检测 A_{260}/A_{230} 比值可进行核酸样品纯度评估：纯 DNA 和 RNA 的 A_{260}/A_{230} 比值为 2.5。若比值小于 2.0 标明样品被碳水化合物（糖类）、盐类或有机溶剂污染。琼脂糖糖凝胶电泳也可区分是否含有 RNA 的污染。

四、细胞内表达检测

体外细胞内表达检测的主要目的是考察 DNA 疫苗的目的基因是否在真核细胞中得

到有效表达。DNA 疫苗一般接种人体肌肉组织,外源 DNA 进入细胞后,借助细胞的各种组分和酶合成表达外源目的基因,同时经过加工呈递给免疫细胞诱导机体的免疫应答。因 DNA 疫苗必须要在真核细胞中表达外源目的基因,体外转化试验是利用脂质体等方法将 DNA 疫苗体外实验转入真核细胞,模拟其体内的表达效果,观察其外源基因的表达情况。重组 DNA 转染特定细胞后,对其表达产物进行分析,分析其大小是否与预期的一致和有无抗原活性等。目前最常用的 DNA 疫苗在体外转染试剂为脂质体,如 Invitrogen 生产的 Lipofectamine™ 2000,以下是在 24 孔板内进行转染表达的具体步骤。①每孔中加入 $0.5\times10^5 \sim 2\times10^5$ 细胞和 500μl 无抗生素的培养基,要求转染时细胞可达到 90% ~ 95% 融合。对于悬浮细胞,可以在转染当天每孔加 $4\times10^5 \sim 8\times10^5$ 细胞和 500μl 无抗生素的培养基。②对每种转染样本准备以下 DNA-脂质体混合物:用 50μl 无血清培养基稀释 1μg DNA,轻轻混匀。50μl 无血清培养基加入脂质体 2 ~ 3μl,轻轻混匀,室温孵育 5min,30min 内稀释后的脂质体与稀释的 DNA 混匀,孵育 5min。③将稀释的 DNA 和稀释的脂质体轻轻混合(总体积 100μl),室温孵育 20min 以利于 DNA-脂质体复合物形成。④将 100μl DNA-脂质体复合物加入到含细胞和培养基的培养孔中,振荡培养板轻轻混合。⑤在 37℃ CO_2 孵箱中培养 24 ~ 48h,4 ~ 6h 后更换培养基也不会影响转染效果。⑥转染 24h 后将细胞以 1 : 10 或更大的稀释比例在新鲜的培养基中培养,培养基中加入筛选剂。培养 2 ~ 3d 后收集细胞,裂解并收集蛋白,然后进行 Western blot 检测,在预期的分子质量大小处应可见特异性条带,说明 DNA 疫苗的目的基因可以在真核细胞表达。

五、DNA 疫苗的均一性分析

DNA 疫苗一般以超螺旋、线状和开环(松弛)等构象形式存在,而且可能存在不同构象的二聚体结构,赵晨燕等[6]人工制备超螺旋、线性、切刻等不同形态的 DNA 表达质粒,比较转染后的表达效率,在体外细胞内和动物实验的体内分析,均表明超螺旋构象质粒转染细胞表达的效率最高,高于线性和切刻等形式,故提高超螺旋的比例是保证疫苗质量的一个方面,而且通过制定相应的标准也可以达到控制工艺稳定性的目的。构象形态检测可用琼脂糖凝胶电泳的方法,也有毛细管电泳和高效液相色谱方法用于 DNA 质粒构象分析,后两种方法可以准确区分和定量不同构象,准确性要高于凝胶电泳方法。

(一) 琼脂糖凝胶电泳

琼脂糖凝胶电泳是实验室最为常用的方法,是采用分子筛的原理,不同构象的质粒在琼脂糖中泳动的速率是有差别的,以 6kb 大小的质粒为例,通常选择浓度为 1.2% 的琼脂糖进行电泳,超螺旋构象在电泳中速度最快,其次为开环和线性,切刻质粒的电泳速度最慢。电泳后凝胶扫描成像,定量分析各条带的亮度和宽度,计算超螺旋所占的百分比。

(二) 色谱法

高效液相(HPLC)和毛细管电泳(CE)是较为精确的质粒 DNA 构象检测方法。这两种方法不仅可以进行纯度鉴定,还可以准确定量检测 DNA 疫苗的不同构象,计算各种构象的 DNA 浓度和残留的 RNA。Bo 等[7]利用疏水相互作用色谱法，对 pCDNA3.1-GFP 质粒中的超螺旋构象部分进行了有效的分离。然而也有报道表明，通过 HPLC 并不能对质粒的异构体进行可靠的分离，Betker 等[8]通过条件的摸索和优化，利用 UPLC 对 DNA 质粒的多种异构体进行了有效分离，并确定了最佳分离条件。通过对多种缓冲液（不同成分及 pH）以及柱温的调节，最终确定了以 20mmol/L Tris-Hcl，pH9.0 为流动相 A，以 20mmol/L Tris-HCl/1mol/L NaCl，pH9.0 为流动相 B，在 55℃柱温下采用梯度洗脱的阴离子交换层析对多种质粒异构体进行了有效分离和精确定量。CE 技术已广泛应用于生物分子的分析和质控中，CE 和 HPLC 遵循不同的分离机理，有许多分离模式，在很大程度上二者可以互为补充，但从效率、速度、样品用量和成本上来说，CE 显示了一定的优势，而且与 HPLC 相比，CE 的柱效更高一些。CE 分析主要包括毛细管的冲洗活化、进样、利用高电压/压力分离及检测等步骤，其中毛细管的种类、缓冲液以及分离模式和条件的选择尤为重要。研究表明，CE 对不同构象的 DNA 质粒分离效果较好，Schmidt 等[9]报道利用 Beckman 公司 P/ACE2050 毛细管电泳仪，通过长 37cm/内径 100μm 的涂层毛细管，在 30℃、100V/cm 电泳条件下，对 YOYO 染料标记的质粒 DNA 进行有效分离，并通过 LIF 检测器（激发波长 488nm/发射波长 520nm）对质粒进行了精确的定量。该方法中缓冲液为：pH 8.4 的（89mmol/L）Tris/（89mmol/L）的硼酸/2mmol/L 的 EDTA/羟丙甲纤维素（HPMC）。Holovics 等[10]报道使用 Beckman 公司 PA800 对三种形式的质粒进行分析，首先通过 50psi 压力下用 0.1mol/L 的盐酸和水对长约 30.2cm 未涂层毛细管（有效长度为 10cm）进行活化，然后以 0.2psi 5s 的方式进样，以不同浓度配比的 HPMC/HEPES 硼酸缓冲液作为电泳缓冲液，在 3kV 电压下进行分离，结果发现缓冲液的组分配比对分离效果影响显著，而 pH、聚合物大小和成分也会影响检测结果。

总之，DNA 疫苗构象检测过程中应根据疫苗的实际情况选择不同的方法，如超螺旋构象的纯度很高，可以用常规的凝胶电泳方法检测。如果存在明显的线性或开环等构象，则应该对各部分的比例进行控制，可以选择准确定量的色谱法，主要是限定超螺旋比例应不低于某一限值，如不低于总 DNA 含量的 80%，我国 DNA 疫苗临床指导原则要求环状 DNA 高于总 DNA 的 90%。另外，由于 DNA 超螺旋结构的不稳定性，而且超螺旋结构的比例多少可能影响重组 DNA 的转染率，因此，在该类制品的稳定性实验中应主要考虑超螺旋结构的稳定性。应建立检测超螺旋质粒稳定性的实验方法，并建立相应的质量标准。研究发现处理好的 DNA 疫苗，反复冻融对其凝胶电泳中构象比例和体内外的表达影响不显著。

六、疫苗体内效力

在临床前的实验室质量控制阶段，DNA 疫苗的体内效力是要将 DNA 疫苗按照一定的免疫程序接种小鼠等动物，在一定时间内采集动物的血清或脾淋巴细胞进行疫苗抗原特异的体液免疫和细胞免疫应答检测。有多种方法可以检测疫苗的细胞免疫，目前主要使用 ELISPOT 或 ICS 的方法，具体见第十四章。由于不同研制单位所使用的多肽不同，各个实验室所得到的结果可比性比较差，为保证各疫苗细胞免疫结果的可比性，应该对于含有相同的基因片段的疫苗使用相同的多肽。疫苗体液免疫应达评价，应建立检测动物血清抗体的诊断试剂,并对该类试剂进行验证,可以计算小鼠 ED_{50} 以及抗体产生的滴度,如有必要和可行,还应当建立评价抗体质量的方法,对抗体的质进行评价。目前检测疫苗的体液免疫反应主要是利用酶联免疫法和免疫印迹法检测 HIV-1 特异性抗体,这两种方法检测的抗体均为结合抗体,若检测中和抗体,则可采用以假病毒为基础的中和抗体检测方法或 PBMC 细胞培养病毒的方法等,具体见第十六章。

DNA 疫苗的体内效力实验通常选择 BALB/c 小鼠为模型,为获得较好的免疫效果,可采用 DNA 疫苗肌肉注射小鼠的胫前肌,免疫 2 ~ 3 次,免疫过程亦可采用电穿孔技术加强 DNA 疫苗被细胞摄入。DNA 疫苗诱导抗体应答的能力明显弱于蛋白疫苗,计算小鼠免疫后的血清抗体阳转率的方法比较容易,为了更加稳定和定量的评价疫苗小鼠体内效力,可以探索利用 ED_{50} 的方法进行疫苗体液效力评价。DNA 疫苗诱导细胞免疫应答的能力强,ELISPOT 或者 ICS 方法均可选择[11]。

七、宿主细胞残留物质的分析

DNA 疫苗是利用大肠杆菌进行复制生产的,纯化后疫苗中可能残留的物质主要有大肠杆菌的蛋白、DNA 及 RNA 等。

(一) 宿主大肠杆菌残留蛋白

DNA 疫苗是核酸制品,其蛋白残留量的一般低于常规蛋白定量方法的灵敏度,不适用 BCA 法和 Lowery 法。目前多采用检测大肠杆菌特异性蛋白的酶联免疫方法。一般要求其含量应不高于 1μg/mg 质粒 DNA,每个人用剂量不超过 5μg。

(二) 宿主大肠杆菌 DNA 残留量

在质粒提取的过程中,如果细菌裂解条件处理过于剧烈,会有更多宿主核酸混入质粒,影响疫苗的纯度,对安全性会产生未知的影响。宿主大肠杆菌 DNA 残留量的检测可以采用杂交的方法或特异片段扩增的方法进行检测。一般杂交方法检测制品中残留的宿主 DNA 的含量应建立宿主 DNA 的标准品,并对该类试剂的敏感性和特异性进行验证。一般要求 DNA 制品中残余的宿主 DNA 含量不超过 2μg/mg 质粒 DNA,每个人用剂量不超过 5mg。

(三) RNA 残留

RNA 残留量主要采用电泳的方法进行检测,残留 RNA 一般在电泳中位于电泳的最前端,大小不一、EB 染色会出现电泳前端弥散一片的现象。DNA 疫苗一般要求琼脂糖凝胶电泳的方法检测,无明显的 RNA 带型。另外 DNA 纯度分析中的 A_{260}/A_{280} 比值可以一定程度的反应 RNA 的含量情况。

(四) 其他

由于 DNA 载体一般使用抗菌素的选择性标记,重组 DNA 的研制和制备过程中采用含抗菌素的选择性培养基进行培养，在纯化制品中对抗菌素的含量应进行限制。因此，应建立检测抗菌素的检测方法并制定抗生素残留量的要求。

在重组 DNA 的培养和纯化工艺中，可能需要一些其他物质或基质，如纯化工艺中可能需要乙醇，应在纯化制品中限制其含量，建立检测方法并制定残留量的标准[12]。

第三节　病毒载体疫苗的特性检测项目[13]

以病毒为载体的预防用疫苗是指将外源目的基因片段构建在病毒载体中，重组后的病毒载体导入机体后可表达目的蛋白，目的蛋白通过刺激机体产生特异性免疫学反应而达到预防某种疾病的目的。以病毒为载体的疫苗只是处于研究的初级阶段，而且与常规生物制品相比有其本身的特点，需要不断地积累经验[1]。目前所用的病毒载体主要包括逆转录病毒载体、腺病毒载体、腺相关病毒载体，以及痘苗病毒载体。

一、鉴别实验

主要包括对病毒载体的鉴别和对表达产物的鉴别试验，对病毒载体的鉴别主要是检测病毒蛋白、检测病毒核酸的大小或限制性内切酶对重组病毒的核酸进行酶切分析。

由于对同一类病毒可能在不同的实验室使用不同的病毒分离株，如对痘病毒为载体的疫苗，有的实验室使用痘病毒安卡拉株(MVA)，有的使用纽约株，有的使用天坛株，在鉴别试验中应鉴别出是哪一株病毒。一般情况下，采用痘病毒特征性的试验达到鉴别出痘病毒的目的，然后选取痘苗病毒基因组中各病毒株特征性的序列设计引物，利用 PCR 方法扩增特异长度的片段作为鉴别依据。

另外，应对病毒载体疫苗所含的目的基因是否在真核细胞顺利表达进行鉴别，主要是将含有一定浓度的疫苗直接感染特定的细胞，如痘苗病毒载体疫苗通常选择鸡胚细胞，感染后培养 2～3d，收集细胞进行 SDS-PAGE 电泳，然后转膜进行蛋白免疫印迹检测，观察目的基因是否在细胞中表达成蛋白，可以检测与特异性抗体所发生的反应。由于病毒载体自身较大，含有多种蛋白，载体的自身基因也在细胞内表达，因此转膜后可以应用目的基因的抗体和病毒载体特异蛋白的抗体分别对病毒载体和外源目的基因进行鉴别。

二、病毒滴度[14～16]

病毒载体疫苗的含量为活病毒，可利用噬斑法、敏感细胞 $TCID_{50}$、血细胞凝集实验、免疫组化等方法检测和计算病毒滴度。不同的病毒可采用不同的方法，而且同一病毒载体也可采用多种方法。

(一) 噬斑法

天坛株重组痘苗病毒载体艾滋病疫苗是以天坛株痘苗病毒为载体的复制型重组病

毒,可以采用噬斑法,敏感细胞可以选择 Vero 或者鸡胚成纤维细胞进行,为了准确进行滴度检测,中检院建立了痘病毒滴度标准品,用于实验室噬斑法滴定病毒滴度的质量控制,可监控实验室内不同时间、不同实验者和实验室间的滴定误差。将 Vero 细胞接种于6 孔板中,待细胞铺满6 孔板的80% 以上时,轻轻吸出细胞培养液,加入经细胞维持液稀释好的待测滴度病毒样品 500μl,每个稀释度设5 个平行孔,每板设1 个细胞维持液孔作为阴性对照,轻轻摇匀,37℃作用2h,每隔30 ~60min 轻摇1 次;吸弃孔内液体,加入 DMEM 培养基2ml 漂洗1 次,以除去未吸附的游离病毒,加入半固体培养基3 ~4ml,37℃,5% CO_2 孵箱静止培养4 ~5d,期间注意观察病毒蚀斑的形成;取出6 孔板,吸弃半固体培养基,加入1ml 1% 结晶紫染色液,室温静止30min ~3h;流水轻柔洗弃染色液,计数(或干燥后计数)每孔蚀斑个数。按下式计算病毒滴度。病毒滴度(PFU/ml)= 病毒蚀斑平均数× 稀释倍数/病毒加入体积(ml)

(二) $TCID_{50}$ 法

以腺病毒为载体疫苗的病毒滴度通常是通过计算50% 细胞培养感染剂量试验($TCID_{50}$)测定病毒活性单位,首先制备293 细胞,96 孔细胞培养板中每孔100μl(即 1×10^4个细胞),准备2 个96 孔板,依次加入10 倍稀释的病毒液,每个稀释度不少于10 孔,同时设立阴性对照,从第3 天到第10 天观察细胞状况,分析、记录第10 天细胞病变(CPE)的结果,按照以下公式计算病毒滴度

$$T=10^{1+d(s-0.5)}$$

式中,$d=\log_{10}$ 稀释度=1(对于10 倍的稀释度而言);s=阳性比率之和(从第一个10 倍稀释度算起)。需要指出的是每种病毒载体疫苗所使用的病毒载体不同,其不同的特性造成滴度检测方法之间存在差异,包括滴度检测需要使用的细胞种类、细胞的状态、培养基质、培养条件等均会影响到试验结果,但通常病毒滴度的差异应该控制在5 ~10 倍之内。

(三) 血球凝集法

痘苗病毒载体疫苗在宿主细胞中产生血凝素,能使敏感鸡血细胞吸附于病变宿主细胞上,从而使细胞病变区即毒种噬斑以血吸附点的形式直观的显现出来。利用这一原理,将毒种适当稀释,接种细胞,计数血吸附点的个数可以反映毒种的病毒滴度。具体实验方法是首先利用 SPF 级鸡蛋制备鸡胚细胞,将鸡胚细胞浓度调整至 1.5×10^7 细胞/瓶,将病毒液作10 倍连续稀释,一般需将病毒稀释 10^5 ~ 10^6 倍,最高稀释度的病毒液加入已分装鸡胚细胞悬液液的方瓶中。至少接种3 瓶细胞,每瓶接种最高稀释的病毒液1ml。培养72h 后,加入5ml 10% 鸡血细胞并置于室温孵育。30min 后,在白炽台灯下计数出现的血吸点。计算血细胞吸附斑的平均数及每批毒种的血细胞吸附滴度,病毒滴度(PFU/ml)= 平均血吸点×病毒稀释倍数×1/病毒接种量,实验同时设置参考痘苗病毒对照,要求滴度误差在10% 范围内实验成立。

(四) 免疫组化法

痘苗病毒安卡拉株载体艾滋病疫苗是以痘病毒安卡拉株为载体,属于非复制型痘苗

病毒,其感染真核细胞后不会形成显著的病变,其滴度的检测原理是利用了抗原抗体的特异性反应,操作步骤类似于免疫组化:首先制备感染鸡胚细胞,将病毒依次 10 倍稀释后加入到细胞中,病毒感染细胞一定时间后(通常为 24h),固定细胞,加入兔抗安卡拉痘苗病毒的特异性抗体,孵育 1 ~ 2h,加入酶标羊抗兔二抗孵育 1 ~ 2h,加入底物进行显色。在显微镜下计数形成的特异性成簇斑点数,具有感染力的活病毒可以进入细胞内,通过加入特异性抗痘病毒抗体可以检测细胞内的病毒,一个斑点代表一个病毒,最终通过计数斑点数来反映病毒的滴度。

三、纯 度 分 析

病毒疫苗纯度分析可以利用 HPLC、CE 等方法测定病毒的纯度,对病毒纯化程度低的细胞裂解粗提物, 可用单位蛋白浓度的病毒滴度做为疫苗纯度的质控指标。对于腺病毒载体疫苗,可计算单位病毒颗粒的病毒滴度对疫苗纯度进行控制。腺病毒颗粒数以腺病毒基因组 DNA 定量为依据,以 1 个 OD_{260} 单位作为 1. 11012 颗粒,同时测定感染病毒滴度,计算病毒滴度与病毒颗粒的比值。下面以腺病毒疫苗为例,介绍测定病毒疫苗纯度的高效液相色谱法和毛细管电泳法。

(一) 高效液相色谱法

色谱柱为 Resource Q;流动相 A:50mmol/L Tris-HCl(pH 8.0),流动相 B:1mol/L NaOH,流动相 C:50mmol/L Tris-HCl/1mol/L NaCl(pH 8.0),流动相 D:20% 乙醇。检测波长:双波长 260nm 和 280nm (表 13. 1)。

表 13.1 检测腺病毒疫苗高效液相色谱法洗脱梯度

时间/min	流速/(ml/min)	A/%	B/%	C/%	D/%	曲线
	1. 00	80. 0	0. 0	20. 0	0. 0	
5. 00	1. 00	80. 0	0. 0	20. 0	0. 0	6
20. 0	1. 00	0. 0	0. 0	100. 0	0. 0	6
20. 50	1. 00	80. 0	0. 0	20. 0	0. 0	6
25. 00	1. 00	80. 0	0. 0	20. 0	0. 0	6

柱保存程序如下表

时间/min	流速/(ml/min)	A/%	B/%	C/%	D/%	曲线
10. 00	0. 50	0. 0	0. 0	0. 0	100	6

操作步骤:样品制备,将疫苗稀释至一定浓度;仪器准备,包括高效液相管路冲洗等;分别用流动相平衡色谱柱至基线平稳;运行样品;结果分析,对色谱图 5 ~ 25min 区域进行积分,并按面积归一法计算主峰纯度。主峰面积所占比例应不低于 95. 0% 。然而研究发现离子交换色谱等液相方法对整个病毒颗粒的分离有限,毛细管电泳在分析整个病毒完整性上具有一定的优势。

（二）毛细管电泳法

Bruce 等[17]利用 Beckman P/ACE 5510 开发了一种基于毛细管区带电泳（CZE）的 5 型腺病毒分离方法，并获得了对病毒颗粒较好的分离效果。该方法所用的 PVA 毛细管总长为 57cm，有效长度为 50cm，内径为 50μm；电泳缓冲液：25mmol/L 磷酸钠，pH 7.0。实验步骤为：用纯水冲洗进行活化；3.4kPa 压力下进样 30s；电压 29.5kV（518V/cm）下进行电泳分离；数据采集，214nm；数据分析，积分色谱图中疫苗相关峰，按照面积归一法计算腺病毒疫苗纯度百分比。

四、病毒载体特异性毒性试验

除异常毒性、内毒素等常规指标之外，不同的病毒载体疫苗其安全性指标存在一些差异，各种病毒载体疫苗可能存在一些针对病毒载体的特异毒性。如痘病毒的神经毒性和皮肤毒性等，应制定相应的标准进行控制，通过与原始毒株或对照毒株进行比较，制定相应的毒力标准。

（一）皮肤毒性

以往的研究表明痘苗病毒家兔皮内接种可以引起家兔皮肤的坏死、溃疡等，痘苗病毒复制能力越强，则引起皮肤坏死需要接种的病毒量越小，引起的皮肤坏死的程度越严重。对申报的复制型天坛株痘苗病毒疫苗，参照《生物制品规程》（1979 年版）中“组织培养天花疫苗的制造及检定规程”制定了家兔皮内毒性试验的方法和标准，家兔皮内接种 10^{-3} ~ 10^{-5} 接种部位不应出现坏死，10^{-1}、10^{-2} 其直径平均不得超过 10mm。接种局部会出现红肿或红润，其在 5 个稀释度的直径总和应小于 70mm。安哥拉痘苗病毒载体复制能力较弱，一般不会引起家兔皮肤的坏死和溃疡。

（二）神经毒性

参照《中国生物制品规程》（1979 年版）中“组织培养天花疫苗的制造及检定规程”制定了痘病毒神经毒性的检测方法和标准。接种一定剂量的病毒于乳鼠颅腔，观察与对照苗的差异，合格标准：①待检毒种组的死亡时间不应比原始种子批组提前；②待检毒种与原始种子批的累计生存时间无显著性差异。

目前痘苗病天坛株毒载体有复制型和非复制型两种。与非复制型病毒载体疫苗相比，复制型病毒载体由于病毒可以复制，可存在一定的毒性，为保证其安全性，要求重组后的痘苗病毒艾滋病疫苗的特异毒性不得高于原始毒种。

五、相关病毒污染

重组腺病毒载体疫苗，还需要对复制型腺病毒（RCA）和腺相关病毒（AAV）进行检测，复制型腺病毒可以采用双细胞法进行检测，将待检样品感染 A549 细胞或者 293 细胞，连续传代，观察细胞病变出现的情况，应小于 1RCA/3.0×10^{10} VP。AAV 的污染情况可以通过 PCR 方法扩增常见的腺相关病毒 1～8 型血清型的保守序列。

六、宿主细胞残留物质的分析

病毒载体疫苗的生产过程需要细胞培养，在细胞培养过程的培养基成分、添加物等，如细胞培养、制备过程中所用的血清、生长因子等。应建立检测添加物的方法和质控标准。腺病毒载体疫苗如在生产过程中添加了核酸内切酶（Benzonase），还必须对制品中的残留量进行检测，已有商品化试剂盒采用 ELISA 方法进行检测，要求残留 Benzonase 不高于 1ng/剂。其他残留物，如宿主细胞蛋白和 DNA 的检测方法同前述。

第四节　蛋白疫苗的特性检测项目

艾滋病疫苗研究中，最初尝试较多的疫苗类型就是重组蛋白疫苗，蛋白疫苗是将 HIV 抗原的基因克隆入表达载体，如质粒，然后借助细胞或者酵母、细菌等表达系统进行大规模生产的一种疫苗形式，疫苗抗原的主要成分为蛋白质，为了提高疫苗的免疫原性，在疫苗成品中可以加入不同的佐剂或利用结合疫苗的形式，结合其他的免疫增强蛋白或细胞因子。另外还可以通过人工合成的方法制备出 HIV 特异性的抗原肽作为疫苗，不论是用哪种方法制备蛋白疫苗，其有效组分均为 HIV 病毒抗原，其特有的检测项目如下。

一、目的蛋白鉴别

蛋白鉴别的方法很多，可以用电泳的方法确定蛋白的分子大小，但该方法的缺点是无法确定其活性；可以用免疫的方法检测其活性，但无法确定其分子大小；采用免疫印迹的方法即可以检测分子大小也可以确定其生物活性，但该方法往往较难定量。不同的方法具有不同的特点，在实际应用中应根据蛋白的特性来确定鉴别方法。

二、蛋 白 含 量

对疫苗中的目的蛋白含量进行检测和控制，是保证产品质量稳定的基本方法和手段。由于疫苗的有效成分是特异性的目的蛋白，蛋白含量必须符合一定的要求，才可保证疫苗的有效性。按照《中华人民共和国药典》（2010 年版）附录Ⅵ B 中提供的蛋白质测定法，检测蛋白疫苗含量最常用方法是 Lowry 法，其主要原理是蛋白质在碱性溶液中形成铜-蛋白质复合物，在加入酚试剂后产生蓝色化合物，该蓝色化合物在波长 650nm 处的吸光度与蛋白质含量成正比，实验中必须使用标准蛋白质溶液，中国食品药品检定研究院可对外提供标准蛋白质。蛋白定量的方法也有多种，可以根据蛋白的特性确定不同的定量方法，但在选定方法时要对方法进行验证，要有量值的溯源，这样才能保证检测结果的准确性以及不同检测方法的可比性。

三、铝 含 量

一般为获得较好免疫原性,蛋白类疫苗均加入铝佐剂,我国重组乙型肝炎疫苗(酿酒酵母)的标准规定铝含量应为 0.35 ~ 0.62mg/ml,重组乙型肝炎疫苗(CHO 细胞)的标准规定铝含量应不高于 0.43mg/ml,目前在研的艾滋病蛋白疫苗主要是 HIV 病毒的 gag 区 p24 抗原蛋白疫苗,铝佐剂的用量可以借鉴乙肝疫苗佐剂的用量。

四、蛋白特性

为保证疫苗生产工艺的稳定性,对蛋白的一级结构序列特征和其他生化特性应进行检测和控制。检测项目主要包括蛋白末端氨基酸序列、紫外光谱扫描、检测最大吸收峰、肽图、等电点等。以重组 p24 抗原蛋白疫苗为例,每年必须对蛋白的 N 端序列进行测定,通常检测 15 个氨基酸,并与已知序列进行比较,保证其序列的一致性。可以将蛋白酶切的产物用高效液相色谱分析法检测,确定其特征性的肽图,将待测样本的图谱与对照品溶液的图谱进行比较,要求二者应该一致,详细的操作步骤可参照 2010 年版《中华人民共和国药典》三部附录Ⅷ E 中。可借助紫外光谱扫描法检测其最大吸收峰波长,分析其吸收特征;也可采用多种方法对其等电点进行分析,确定其等电点。

五、蛋白纯度

艾滋病疫苗所用的蛋白主要为重组蛋白,在制备疫苗时采用的纯化工艺不同,为保障客观地分析蛋白的纯度,应采用与纯化工艺不同的原理对蛋白的纯度进行检测,也可以采用几种原理不同的方法对纯度进行检测,如可同时采用分子筛和离子交换的方法检测同一制品的纯度,或者采用 SDS-PAGE 电泳纯度和 HPLC 纯度等方法进行控制。特别说明的是,随着蛋白类疫苗的发展和成熟,对蛋白疫苗的纯度要求越来越高,如蛋白在电泳或色谱检测中发现有多个蛋白带,且均为目的蛋白,应深入分析其差异,并进行相对含量的控制;对于固定出现的杂质蛋白,同样也应进行定性和定量的检测,明确其比例或最高含量,进行相应控制。

六、残留物检测

蛋白类疫苗的残留物检测主要包括残留抗生素、残留宿主菌蛋白和 DNA,对于前两项,可以采用酶联免疫吸附法进行检测,抗生素残留量要求应不高于 50ng/剂,残留宿主菌蛋白通常要求不高于总蛋白质的 0.20%,残留 DNA 的检测按照《中华人民共和国药典》(2010 年版)附录的要求可以采用地高辛标记杂交法进行检测,但已有文献报道利用实时荧光 PCR 的方法可以进行检测获得更高的灵敏度。

总之,艾滋病疫苗目前仍处于研发阶段,种类繁多,各种疫苗的质量标准不仅和每种疫苗自身的特点、种类密切相关,而且不同的生产工艺也决定了实验室质量控制项目和标准,因此综合考虑各种影响因素,制定各类疫苗的实验室质量控制要点,不断完善实验室质量控制的检测指标和质量标准,可促进艾滋病疫苗的研发和临床试验。以下是不同种类艾滋病疫苗的实验室质量控制的参考项目和相应标准。

表 13.2　DNA 艾滋病疫苗实验室检测项目和标准

检测项目		检测方法	规定标准
鉴别试验	基因鉴别试验	PCR 法/琼脂糖电泳	与预期大小一致
	限制性酶切图谱	限制性酶切/琼脂糖电泳	大小和组成与预期一致
	目的蛋白鉴别试验	脂质体转染/免疫印迹检测	大小和组成与理论值一致
外观		肉眼观察	应为澄明液体,不得含有肉眼可见的不溶物
含量测定		紫外分光光度法	设定某一限制
A_{260}/A_{280} 比值		紫外分光光度法	1.75 ~ 2.00
质粒大小和超螺旋 DNA 比例		琼脂糖电泳	超螺旋≥90%
宿主菌残留 RNA		琼脂糖电泳	阴性 ≤0.04mg/mg plasmid
pH		电位法	6.0 ~ 7.0
细菌内毒素		鲎试验	≤10EU/mg 质粒 DNA
无菌试验		直接接种培养法	无菌生长,包括细菌和真菌。
异常毒性试验		小鼠豚鼠试验	无明显异常反应,动物健存,体重增加
细菌基因组 DNA 残留量		固相斑点杂交法	≤2μg/mg 质粒 DNA
宿主菌蛋白残留量		酶联免疫吸附试验	≤5μg/剂质粒 DNA
体液免疫检测		酶联免疫吸附试验/免疫印迹法	实验组抗体阳转达到一定比例,对照组无阳转;或者计算 ED_{50},要求其在一定范围内
细胞免疫检测		ELISPOT 法或 ICS 法	以小鼠免疫组达到一定比例的阳转为标准

表 13.3　痘病毒载体艾滋病疫苗的实验室检测项目和标准

检测项目		检测方法	规定标准
鉴别试验	PCR 基因鉴别试验	PCR 扩增	与预期大小一致
	目的蛋白鉴别试验	体外表达	大小和组成与理论值一致
	痘斑形成试验	鸡胚绒毛尿囊膜接种	形成典型的白色突起状痘斑
外观		肉眼观察	或根据不同生产工艺,设定不同的质量标准。包括颜色,是否混浊,久置分层情况,是否含有细胞碎片等
pH		电位法	6.7 ~ 7.7,或某一合理标准
内毒素		鲎试验	≤20EU/剂
滴度		噬斑试验法/$TCID_{50}$ 等方法	要求符合一定的范围,因为考虑病毒载体的毒力,要求设定上限和下限
相对纯度		滴度/蛋白含量	要求相对纯度(pfu/ug)不低于一定的值,避免蛋白含量过高,引起的副反应
无菌试验		直接接种培养法	无菌生长,包括细菌和真菌
异常毒性试验		小鼠豚鼠试验	无明显异常反应,动物健存,体重增加

续表

检测项目	检测方法	规定标准
皮肤特异毒性	家兔皮内接种	根据形成的红肿或坏死的直径总和,设定允许的标准。可以设对照组,进行毒力的比较控制
神经毒力试验	小鼠或乳鼠脑内接种	和对照或原始毒株比较,对接种死亡时间、累计生存时间、死亡比例等进行限定
残留牛血清蛋白	酶联免疫吸附试验	要求每剂不超过一定的标准
残留细胞蛋白质检测/(ng/支)	ELISA 法	≤100ng/剂量或某一合理标准
残留细胞 DNA 检测/(ng/支)	Southern blot 法	≤10ng/剂量或某一合理标准
体液免疫检测	酶联免疫吸附试验/免疫印迹法	实验组抗体阳转达到一定比例,对照组无阳转;或者计算 ED_{50},要求其在一定范围内
效力试验	ELISPOT 法或 ICS 法	以小鼠免疫组达到一定比例的阳转为标准

表 13.4　腺病毒载体艾滋病疫苗的实验室检测项目和标准

检测项目	检测方法	规定标准
外观和可见异物	肉眼观察	样品完全融化后,应为无色澄明液体,不应含有肉眼可见的不溶物
pH 值	电位法	7.0~8.0,或某一合理标准
鉴别试验	PCR 扩增	与预期一致
活性单位/(IU/支)	$TCID_{50}$	要求符合一定的范围
病毒颗粒数测定/(VP/支)	紫外吸收法	要求符合一定的范围
比活性/(IU/VP,%)	/	要求不低于一定的比例
HPLC 纯度	阴离子交换 HPLC 等	不低于某一比例(如 95%)
效力试验	ELISPOT 或 ICS	以小鼠免疫组达到一定比例的阳转为标准
复制活性病毒(RCA/VP)检测	A549 细胞培养法	设定不高于某一 RCA/VP 值
腺相关病毒(AAV)检测	PCR 扩增法	不应检出
残留牛血清检测/(ng/支)	ELISA 法	≤50ng/剂量或某一合理标准
残留细胞蛋白质检测/(ng/支)	ELISA 法	≤100ng/剂量或某一合理标准
残留细胞 DNA 检测/(ng/支)	Southern blot 法	≤10ng/剂量或某一合理标准
无菌实验	直接接种培养法	无菌生长,包括细菌和真菌。
异常毒性	小鼠豚鼠试验	无明显异常反应,动物健存,体重增加。
细菌内毒素检查/(EU/支)	鲎试剂法	≤10EU /剂量或某一合理标准

表 13.5　基因工程重组艾滋病蛋白疫苗的实验室检测项目和标准

检测项目		检测方法	规定标准
鉴别试验	目的蛋白鉴别试验	免疫印迹检测	大小和组成与理论值一致
外观		肉眼观察	应为澄明液体,不得含有肉眼可见的不溶物
蛋白含量测定		Lowry 法	设定某一限制
铝含量		滴定法	某一合理标准,如≤1mg/ml
等电点		等电聚焦电泳	某一合理标准

续表

检测项目	检测方法	规定标准
紫外光谱扫描	紫外扫描	某一合理标准
宿主菌残留蛋白	ELISA	应不高于总蛋白质的0.20%
残余抗生素检测	ELISA	某一合理标准,如≤50ng/剂量
pH	电位法	7.5~8.5
细菌内毒素	鲎试验	≤20EU/剂
无菌试验	直接接种培养法	无菌生长,包括细菌和真菌
异常毒性试验	小鼠豚鼠试验	无明显异常反应,动物健存,体重增加
N端氨基酸序列	氨基酸序列分析仪测定	特定序列
宿主菌蛋白残留量	酶联免疫吸附试验	≤5μg/剂质粒DNA
细胞免疫检测	ELISPOT法	以小鼠免疫组达到一定比例的阳转为标准

(张春涛 黄维金 王文波 王佑春)

参考文献

[1] Liu M A. Immunologic basis of vaccine vectors. Immunity, 2010,33(4):504-515.

[2] 预防用疫苗临床前研究技术指导原则. 国家食品药品监督管理总局,2010年4月12日

[3] 国家药典委员会. 中华人民共和国药典(2010年版). 北京:中国医药科技出版社, 2010.

[4] Dubey S,Clair J,Fu T M,et al. Detection of HIV vaccine-induced cell-mediated immunity in HIV-seronegative clinical rial participants using an optimized and validated enzyme-linked immunospot assay. J Acquir Immune Defic Syndr,2007, 45(1): 20-27.

[5] 预防用DNA疫苗临床前研究技术指导原则. 国家食品药品监督管理总局,2013年3月26日.

[6] 赵晨燕,黄维金,刘强,等. 不同构象DNA疫苗在体内外表达差异研究. 药物分析杂志,2013,33(8):1275-1279.

[7] Bo H,Wang J,Chen Q,et al. Using a single hydrophobic-interaction chromatography to purify pharmaceutical-grade supercoiled lasmid DNA from other isoforms. Pharm Biol, 2013,51(1):42-48.

[8] Betker J,Smyth T, Wang W,et al. Application of a ultra performance liquid chromatography method in the determination f DNA quality and stability. J Pharm Sci, 2012,101(3):987-997.

[9] Schmidt T, Friehs K, Schleef M. Quantitative analysis of plasmid forms by agarose and capillary gel Electrophoresis. Analytical iochemistry,1999, 274(2), 235-240.

[10] Holovics H J, He Y, Lacher N A, et al. Capillary gel electrophoresis with laser-induced fluorescence of plasmid DNA in untreated capillary. Electrophoresis, 2010,1(14):2436-2441.

[11] 黄维金,春涛,赵晨燕,等. HIV疫苗小鼠免疫原性检测方法的初步建立. 中国生物制品学杂志, 2010,23(4):385-388.

[12] 程海,唐欣昀,刘勇. 临床用DNA疫苗生产工艺研究进展,微生物学免疫学进展, 2006,34(2):63-66.

[13] 预防用以病毒为载体的活疫苗制剂的技术指导原则. 国家食品药品监督管理总局,2003年3月20日

[14] Kremer M, Volz A, Kreijtz J H, et al. Easy and efficient protocols for working with recombinant vaccinia virus MVA. Methods Mol Biol, 2012,890:59-92.

[15] 黄维金,朱蓉,赵晨燕,等. 痘苗病毒滴度测定用国家标准品的制备. 中国生物制品学杂志,2012,25(9):1099-1105.

[16] Volz A, Sutter G. Protective efficacy of modified vaccinia virus Ankara in preclinical studies. Vaccine, 2013,31(39):4235-4240.

[17] Mann B, Traina J A, Soderblom C,et al. Capillary zone electrophoresis of a recombinant adenovirus. J Chromatogr A, 2000,95(1-2):329-337.

第十四章　细胞免疫检测方法以及标准化研究

与其他慢性病毒感染相似[1]，在 HIV-1 感染过程中，细胞免疫同样是机体抗感染反应的重要组成部分。以下几个方面的数据证实了 $CD8^+$ T 细胞免疫反应对控制 HIV-1 的体内复制具有重要作用：其一，HIV-1 感染早期病毒载量的下降与特异性 $CD8^+$ T 细胞反应的出现时间重合[2]；其二，非人灵长类动物实验显示，$CD8^+$ T 细胞的缺失导致恒河猴失去对体内 SIV 病毒复制的控制能力[3]；其三，$CD8^+$ T 细胞免疫反应可以对病毒形成选择压力，并造成病毒基因序列的突变逃逸[4,5]；其四，疫苗诱导的特异性 T 细胞反应可以控制 SIV 复制、减缓疾病进程[6~9]；其五，临床免疫学研究显示，识别 HIV-1 Gag 抗原特定表位的 $CD8^+$ T 细胞反应与病毒控制相关[10~13]。此外，有实验证据显示 $CD4^+$ T 细胞亦可调节 HIV-1 特异性 $CD8^+$ T 细胞的功能，增强其控制病毒复制的能力[14]。

慢性病毒感染过程中，特异性 $CD4^+$ T 细胞呈现出典型的 Th1 样反应特征，所分泌的细胞因子以 IFN-γ 为主[15]；而特异性 $CD8^+$ T 细胞则可在发挥细胞毒性作用的同时，分泌多种细胞因子/趋化因子，如 IFN-γ、TNF-α、MIP-1B 等[16]。为了全面评价 T 细胞的抗感染活性，多种不同的细胞免疫评价方法先后建立起来。根据检测手段和功能侧重点的不同，可以将这些方法分为如下几类：增殖活性检测，细胞因子分泌能力检测，基于流式技术的 T 细胞表型检测，杀伤活性检测[17]。其中，T 细胞表型检测主要依靠多色流式技术，通过多种荧光抗体组合染色，对不同 T 细胞亚群进行分析。

正是由于细胞免疫应答在病毒感染的过程中被越来越清晰地认识，特别是传统上以诱导体液免疫应答、产生特异性中和抗体为目的的疫苗临床研究失败后，艾滋病疫苗诱导的细胞免疫应答情况成了关注的热点之一。本章将重点介绍相关的细胞免疫应答检测方法，并对艾滋病疫苗免疫效力评价中常用的酶联斑点吸附试验（enzyme linked immunospot assay，ELISPOT）和胞内因子染色（intracellular cytokine staining，ICS）检测细胞因子实验的标准化研究进行介绍。

第一节　细胞免疫的检测方法

一、增殖活性检测

T 细胞受到抗原刺激后的分裂增殖能力被认为是反映其功能状态的重要指标[1,16]，常见的检测方法有如下几种。

（一）氚化[^{3}H]胸腺嘧啶掺入法

该方法是检测 T 细胞增殖能力的经典方法[18]，其基本原理是：受到抗原刺激后，增殖速度快的 T 细胞基因组中，氚化[^{3}H]胸腺嘧啶掺入的比例也比较高，通过放射性检测即可比较不同标本中T细胞的增殖能力。该方法具有灵敏度高、重复性好的优点；不足之处是只能做半定量，无法同时观察细胞表型特征。此外，近年来有研究提示氚化[^{3}H]胸腺嘧啶可以抑制基因组DNA的合成速率，进而对细胞增殖造成干扰[19]。

（二）羧基荧光素琥珀酰亚胺酯（CFSE）染色法[20,21]

CFSE能够不可逆地与细胞表面和细胞内蛋白耦联。细胞分离时，耦联在细胞上的CFSE被均匀地分布到子细胞中，子细胞中CFSE荧光强度只有亲代细胞的1/2，因而可以通过流式细胞仪检测CFSE荧光强度来观察和比较细胞增殖情况（图14.1）。这一方法的优点是染色方法简便，通过流式检测可以直观地观察细胞增殖代数；缺点在于灵敏度稍低、不易标准化。另外，有研究报道CFSE对增殖细胞有比较明显的毒性作用，并可以影响细胞表面活化标志分子的表达[22]。

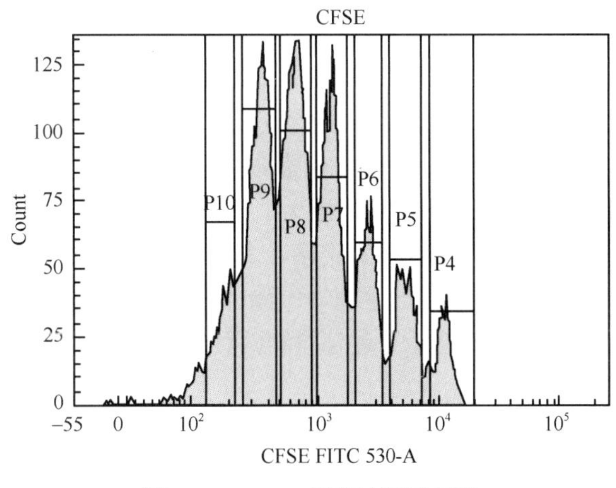

图14.1　CFSE增殖检测示例图

（三）5-溴-2′-脱氧尿苷（BrdU）掺入法

在细胞增殖过程中，BrdU可以取代胸腺嘧啶而被掺入增殖细胞的新生成DNA链中，通过加入抗BrdU的单抗即可采用流式细胞技术检测细胞增殖情况[23]。为了BrdU与荧光标记单抗的结合效率，经典的BrdU掺入法需要通过化学试剂或酶解方法破坏DNA双螺旋结构。这种处理方式所带来的负面效应会影响荧光抗体对细胞表面标记分子的识别和结合，改良后的EdU掺入法能够较好地克服这一不足[24]。

除此之外，一些表达于细胞核内的增殖相关抗原，如Ki67[25]，也可用作检测细胞增殖状态的分子标记。由于潜在的影响因素众多（培养条件、体外刺激条件、不同个体间的反应差异等），已有的检测方法都难以实现对细胞增殖能力定量检测，也较难标准化。因而，目前的T细胞增殖检测一般仅用于研究领域。

二、细胞因子分泌能力检测

分泌细胞因子是T细胞执行免疫功能的重要方式，因而，检测细胞因子分泌也就成为评价抗原特异性 T 细胞功能的重要方面。ELISA 是最经典的细胞因子检测技术,其主要优点是简单、稳定;不足之处在于一次只能检测一种细胞因子,难以实现高通量检测。基于流式细胞平台的 CBA(cytometric bead array)技术[26]和基于 Luminex 平台的悬液芯片技术[27]都能够从小体积样本(25 ~ 50μl)中同时检测数种乃至数十种细胞因子/趋化因子的表达水平,在节省标本的同时也极大地提高了检测效率。

以上方法虽然可以对细胞培养上清、血清/血浆或其他类型的液体标本定量检测一个或多个细胞因子/趋化因子的含量,但却无法观察单个抗原特异性 T 细胞的细胞因子分泌情况。替代的检测技术有两种:细胞内因子染色(ICS)和酶联免疫斑点(ELISPOT)技术。ICS 是一种基于流式细胞平台的细胞因子检测技术,其简要技术流程为:利用抗原或抗原肽对 T 细胞或 PBMC 进行刺激活化,同时,通过加入高尔基体阻断剂促使新生成的细胞因子滞留在细胞内;刺激结束后,对细胞进行固定、穿膜处理,随后加入荧光标记的单克隆抗体对感兴趣的细胞因子进行染色和检测[28]。将细胞内因子染色与细胞表面标志物染色结合,便实现了对 T 细胞表型和细胞因子分泌能力的同步检测。

ELISPOT 技术的基本原理与 ELISA 技术相似:在包被有特定细胞因子捕获抗体的 96 孔板中加入 PBMC 及相应的抗原或抗原肽进行共孵育;孵育结束后,顺序加入酶标记的抗体和底物,显色结束后,通过计数孔底的斑点数即可得知能够分泌该细胞因子的抗原特异性 T 细胞的数量[29]。与 ICS 相比,ELISPOT 技术的优势在于方法稳定、重复性好且易于标准化;其主要局限在于难以同时测定多个细胞因子。改进后的 FLUROSPOT 技术用荧光标记的抗体替代 ELISPOT 所使用的酶标抗体[30],理论上可以同时检测多个细胞因子,但目前较成熟的商品化试剂盒以同时检测两种因子为主。

三、T 细胞记忆表型分析

疫苗接种后记忆型 T 细胞的数量(或频率)与免疫保护相关[31,32]。通过与四聚体染色或 ICS 检测联合使用,T 细胞表面标记分子的流式染色分析已经成为抗原特异性 T 细胞应答评价的重要指标。根据 CD45RO、CD45RA、CD62L、CCR7 等细胞表面分子的表达情况,记忆型 T 细胞至少可以分为如下四个亚群[33]:$CD45RA^+CD45RO^-CCR7^+CD62L^+$纯真型 T 细胞(naive T cell);CD45RA- $CD45RA^-CD45RO^+CCR7^+CD62L^+$中心记忆型 T 细胞(central memory T cell, Tcm);$CD45RA^-CD45RO^+CCR7^-CD62L^-$效应记忆型 T 细胞(effector memory T cell, Tem);$CD45RA^+CD45RO^-CCR7^-CD62L^-$效应型 T 细胞(effector T cell)。Tcm 多存在于淋巴组织中,而 Tem 则多分布于非淋巴组织中;一般认为,机体受到病原体攻击时,Tem 可以立即发挥保护作用,而 Tcm 则需要增殖分化效应 T 细胞后方能发挥抗感染作用。由于 Tcm 与 Tem 发挥作用的时相不同,因而两者发挥的免疫保护作用的特征也不相同,如灵长类动物实验显示黏膜局部的 Tem 可以有效限制 SIV 在黏膜局部的早期复制[34];而 Tcm 则可在系统性感染时发挥保护作用[35]。实际应用过程中,T 细胞记忆表型分析常常是与 ICS 或 T 细胞增殖检测联合进行的,这样既可节约样本,又有助于整合分析 T 细胞表型特征与其功能的关系。

四、T 细胞介导的细胞毒性作用检测

与细胞增殖能力和因子分泌能力检测相比，T 细胞介导的细胞毒性作用能够更直接地反映 T 细胞清除感染或肿瘤细胞等能力。^{51}Cr 释放法是检测 T 细胞毒性作用的传统方法，基本原理是：首先将靶细胞与 MHC-Ⅰ限制性表位肽共孵育；随后，利用^{51}Cr 对孵育后靶细胞进行标记；最后，将效应细胞按照不同比例与标记后的靶细胞混合，被杀伤的靶细胞会将^{51}Cr 释放培养上清中，通过闪烁计数器即可定量检测效应细胞对靶细胞的杀伤能力[36]。尽管作为细胞毒性作用检测的经典方法，^{51}Cr 释放法目前仍被广泛采用，但必须指出的是这一方法存在明显的缺陷，包括：由放射性同位素带来的潜在安全担忧；由^{51}Cr 本底释放带来的高背景；靶细胞标记效率不易控制所造成的检测结果的批间差异。为了避免由于使用放射性同位素所带来的不便，几种新的、不依赖同位素的细胞毒性作用检测方法被先后建立起来，主要包括 LDH 释放法[37]、铕标记法[38]、荧光素酶标记法[39,40]和颗粒酶 B/穿孔素-ELISPOT[41,42]。

上述检测方法共同的不足之处是无法同时检测效应细胞的表型特征，近年来逐渐建立完善的基于流式平台的细胞毒性作用检测技术则可以很好地实现这一目标[43]。其基本原理为：使用荧光标记的特异性抗体对活化形式的半胱天冬氨酸酶-3（caspase-3）[44]、细胞凋亡标志分子 Annexin-V 与 7-AAD、PI 等 DNA 染料[45,46]或者细胞表面脱颗粒标志 CD107a 和/或细胞内的颗粒酶及穿孔素进行染色[47~49]，然后通过流式细胞仪对效应细胞的杀伤能力进行定量检测。

五、细胞免疫实验技术的方法和流程

下面将常用的细胞免疫实验技术的简要操作过程介绍如下，其中 ICS 的简要操作过程将在本章第三节详述。

（一）氚化[^{3}H]胸腺嘧啶掺入法简要操作过程

（1）分离淋巴细胞（可来自外周血、脾细胞等），洗涤后用 10% FCS RPMI1640 调整合适的细胞数（2×10^6/ml），加入 96 孔培养板中，2×10^5 细胞/100μl/孔，每组设 3 孔。

（2）加入适量刺激物，一般每孔最终体积为 200μl（细胞终浓度 1×10^5），37℃、5% CO_2 孵育，20h 后，每孔加入 0.5～1μCi ^{3}H-TdR（50μl），继续培养 6～12h。

（3）培养结束后，离心吸去上清液，用 200μl 冷 PBS 洗涤二次（2000r/min 离心 10min）以终止反应，使用 β 液闪仪计数（测定放射性 cpm 值）。

（4）结果计算：增殖水平直接用每分的脉冲数 cpm 值表示，再按标本淋巴细胞计数结果，校正成每百万淋巴细胞的脉冲数（cpm/10^6 淋巴细胞）。取各管测定数的平均值。

（二）CFSE 淋巴细胞增殖简要操作过程

（1）用 0.1% FBS/PBS 稀释 CFSE 储存液至 2μmol/L，将 1×10^5 个细胞重悬于 CFSE

稀释液中并轻柔混匀。

(2) 37℃孵育10min后,加入冰冷的RPMI 1640完全培养液,冰浴5min以中止染色;300g室温离心5min,弃上清;再次加入冰冷的含10% FBS的完全1640培养液洗2次,最后用1ml R10培养基重悬细胞。

(3) 将上述细胞悬液加入24孔培养板,每孔1ml,分别用阳性刺激物(SEB,终浓度1μg/ml)和特异性多肽库(1μg/ml)刺激。

(4) 37℃,5% CO_2避光培养5~6天后,吹匀细胞,转移至流式管中,加入5ml FACS洗液,离心洗涤一次。

(5) 吸弃上清,视具体情况加入荧光标记抗体对待测细胞进行染色标记,染色结束后利用流式细胞仪进行检测分析。

(三) BrdU 掺入法简要操作过程

(1) 取500μl一定浓度的待测细胞悬液置于24孔板,加入等量的新鲜RPMI1640(含10% FCS)培养液。

(2) 加入相应的刺激原的同时加入BrefeldinA(BFA)(10μg/ml)以阻断胞内高尔基体介导的细胞因子转运。

(3) 37℃、5% CO_2孵育6~10h。在培养结束前1h,加入10μl/ml(终浓度10μmol/L)的BrdU,继续孵育至结束。

(4) 使用FITC标记的BrdU单抗及其他细胞表面标记抗体进行染色,最后通过流式细胞仪进行检测。

(四) ELISPOT 简要操作过程

(1) Elispot平板每孔加入100μl包被抗体,4℃包被过夜。

(2) PBS 200μl/孔洗涤8次,加入封闭液(blocking solution B)200μl/孔,室温封闭2h。

(3) 弃去阻断液,将分离的淋巴细胞按2×10^5每孔加入Elispot 96孔板各孔,实验孔加入多肽至4μg/ml,阳性孔加入PMA(终浓度50ng/ml)和ionomycine(终浓度1μg/ml),空白对照孔只加入脾淋巴细胞,补充1640完全培养基至100μl,37℃、5% CO_2孵育30h。

(4) 甩掉细胞,每孔加入200μl冰预冷的去离子水,冰浴10min,甩干,PBST溶液洗8次。

(5) 每孔加入100μl生物素化抗体(biotinylated detection antibody),37℃孵育1h。

(6) 甩掉平板中的液体,PBS-T洗5次,每孔加入50μl GABA,37℃孵育1h。

(7) 甩掉平板中的液体,PBS-T洗5次,混合Activator Ⅰ和Activator Ⅱ,每孔加入30μl。

(8) 室温下避光放置15~30min,出现斑点后自来水冲洗终止反应。

(9) 待完全干燥后,用ELISPOT reader进行读数分析。

(五) ^{51}Cr释放法简要操作过程

(1) 用RPMI-1640培养液洗涤10^7靶细胞,去上清液。用0.5ml不含碳酸氢钠的完全培养液悬浮细胞。加入100μCi(3.7MBq)^{51}Cr铬酸钠,37℃水浴中标记1h,每5~10min摇晃一次,混匀细胞。

(2) 如上用 RPMI-1640 培养液洗涤细胞 3 次，每次 400g 离心 10min。用 50ml RPMI-1640 培养液悬浮细胞，置 37℃水浴 30min，以减少非特异的自然释放。

(3) 200g 离心 10min，去上清液。小心用 RPMI-1640 培养液悬浮细胞，尽量减少振荡引起的细胞损伤以降低靶细胞的自然释放率，将细胞浓度调整为 0.5×10^5/ml 或 1×10^5/ml 备用。

(4) 向各孔加效应细胞和靶细胞，效应细胞与靶细胞的比例(效靶比，E：T)根据情况而定，通常为 5：1～20：1。阴性对照孔(自然释放)不加效应细胞只加 100μl 完全培养液，阳性对照孔(最大释放)中加 100μl 1% NP40(或 2% SDS，1mol/L 盐酸)。每个实验置 3 个复孔。

(5) 100g 离心 3min，置 37℃、5% CO_2 的 CO_2 培养箱中培养 4h。

(6) 离心培养板 200g 10min，每孔吸出 100μl 上清液置一次性使用的检测管中，在 γ-计数仪上(或液闪计数仪上)测定上清液中的每分钟放射性活性 (cpm 值)。

(7) 特异性杀伤活性的计算公式为：细胞毒性(%)＝[(实验组 cpm－自然释放组 cpm)/(最大释放组 cpm－自然释放组 cpm)]×100%。

第二节　各种细胞免疫方法的比较

缺乏能够可靠预测 T 细胞疫苗保护效果的评价指标和方法是阻碍 T 细胞疫苗发展的瓶颈。在这样的背景下，要准确的评价 T 细胞疫苗，就必须尽可能全面地对抗原特异性 T 细胞功能进行检测。由于需要评价的指标较多，相应的检测方法也比较多，本节列举了其中最为常见的部分检测方法，着重描述了这些检测方法的基本原理和特点。上述检测方法之间的简明对比参见表 14.1。

表 14.1　不同细胞免疫检测方法的简明对比[17]

检测方法	重复性	灵敏度	通量	主要优点	主要缺陷
增殖检测					
氚标记胸腺嘧啶掺入法	+++	++++	++	方法稳定可靠；历经长期实验验证	需用放射性同位素；只能做半定量检测；无法同时进行表型分析
CFSE 染色法	++	++	++	无放射性危险；基于流式平台，可以同时进行表型检测	CFSE 有细胞毒性；灵敏度相对较低，且不易标准化；长时间体外刺激会对 T 细胞的表型和功能检测造成偏倚
Ki67 荧光抗体染色法	++	++	++	无放射性危险；无细胞毒性，无须长时间体外刺激培养；可同时进行细胞表型检测	灵敏度相对较低，待测细胞必须在近期内经历过增殖
细胞因子分泌功能检测					
ELISA	+++	++	+	方法简单可靠；历经长期实验验证	每次只能检测 1 种因子；在抗原特异性 T 细胞频率较低时，该方法的灵敏度不足；无法同时进行细胞表型分析

续表

检测方法	重复性	灵敏度	通量	主要优点	主要缺陷
细胞因子分泌功能检测					
流式细胞小球微阵列技术（CBA）	++	++	+++	使用少量样本即可完成多重细胞因子检测	在抗原特异性T细胞频率较低时，该方法的灵敏度不足；无法同时进行细胞表型分析
Luminex	+++	++	+++	使用少量样本即可完成多重细胞因子检测；	在抗原特异性T细胞频率较低时，该方法的灵敏度不足；无法同时进行细胞表型分析
酶联免疫斑点技术（ELISPOT）	++++	++++	+++	定量准确；是检测低频率抗原特异性T细胞的最灵敏的方法；适用于冻存标本检测；细胞可回收用于其他检测	无法同时进行表型分析；较难以同时检测多重细胞因子
基于流式平台的细胞因子分泌和表型检测					
胞内因子染色（ICS）	+++	+++	++	可以从单细胞水平对抗原特异性T细胞的细胞因子分泌情况和细胞表面marker进行分析	检测前需要对细胞进行固定穿膜处理，因而检测后的细胞无法用于其他细胞功能检测
四聚体染色	+++	+++	+	能够较准确的定义抗原特异性T细胞，经流式分选后这些细胞可用于后续的细胞功能检测	并非任意的T细胞表位肽都可以合成tetramer；进行临床标本检测时，需要首先对检测对象进行HLA分型
T细胞杀伤活性检测（CTL）					
^{51}Cr释放	+	+	+	历经长期实验验证；可以直接测定T细胞杀伤效果	^{51}Cr有放射性；无法同时分析T细胞表型
基于流式平台的T细胞杀伤活性检测	++	++	++	可以在检测杀伤活性的同时，分析CTL细胞的表型	检测结果反映的仅是T细胞的杀伤潜能，而不是直接检测杀伤效果

除了上述检测方法之外，近年来，伴随着技术的进步和实验研究对高通量检测技术的迫切需求，一种集流式技术和质谱技术优点于一身的新型T细胞检测技术应运而生（CyTOF，cytometry by time-of-flight，基于飞行质谱的流式技术）[50]，该技术首先使用重金属标记的单克隆抗体对T细胞进行染色，然后通过质谱技术对染色结果进行分析，可以同时检测60种以上的指标，即使是目前最先进的多色流式技术也难望其项背。以这一技术为代表的高通量、多参数细胞免疫检测技术将逐渐成为未来T细胞疫苗评价的重要技术平台。

第三节　细胞免疫检测方法的标准化研究

在疫苗临床试验和临床前的实验室质量控制中，疫苗免疫原性均是重要指标之一。

细胞免疫检测方法作为疫苗免疫原性评价方法,同其他疫苗质量控制评价方法一样,须经过优化、标准化,使其结果稳定、重复性好、在不同试验室间的结果具有可比性。由于细胞免疫检测方法较多,复杂程度不同,目前在国内外疫苗研制和临床试验过程中,采用最多的为 ELISPOT 和 ICS 两种方法[51~54]。现将这两种方法的标准化研究情况在本节中进行介绍。

一、ELISOPT 的标准化

(一) ELISPOT 的影响因素

自 1988 年首次报道[55,56]以来,ELISPOT 方法在免疫学领域已被应用发展了 25 年,现已发展为一种常规免疫学试验,因其简单、重复性好,被广泛用于基础研究和临床免疫检测。自首次报道到现在,其方法变化很小。但不同实验室可能由于试验目的、试剂、设备、人员经验等方面的不同,ELISPOT 的结果有时会产生较大的变异。主要的影响因素有以下几个方面。

1. 细胞材料的影响

ELISPOT 实验对于 PBMC 的要求很高,必须保证 PBMC 的完整性、活性,尽量减少红细胞和血小板含量,保留 PBMC 的功能。另外,不同于其他可以重复的实验,由于细胞免疫检测具有很强的时效性,而且要求较高的实验操作成功率,所以对 PBMC 的分离纯化提出了更高的要求。

(1) 细胞采集时间:细胞采集时间直接影响检测信号强弱,有研究表明静脉穿刺采血后,应 8h 内完成细胞的冻存,24h 的样品检测斑点数量明显下降[57]。

(2) 抗凝剂:研究显示,不同的抗凝剂对细胞斑点的形成影响不显著。也有研究报道 EDTA 的效果稍好于肝素和 ACD。

(3) 淋巴细胞分离液:不同的淋巴细胞分离效果不同,应进行试验前的筛选,分离效果较好有 BD 公司或 Sigma 公司的 Ficoll 淋巴细胞分离液。

(4) 冻存细胞浓度:细胞冻存浓度对细胞活力等具有一定影响。一般选择 0.5×10^7 ~ 1.5×10^7 个细胞/ml。

(5) 冻存液:目前有市售的冻存液,传统的 10% DMSO+90% FBS 的冻存液效果可以满足要求。

(6) 细胞冻存和复苏条件:细胞冻存和复苏必须注意速冻速融的原则,不同于肿瘤传代细胞,PBMC 复融后,应尽量减少细胞在冻存液中的存留时间,尽早加入细胞培养液清洗。

2. 刺激抗原的影响

目前常用的刺激抗原主要有重组抗原、重组活病毒载体、重叠寡肽、表位肽等几种。每种均有其检测优势和不足,总结为表 14.2。目前在艾滋病疫苗的评价领域,使用最多的为经过验证的重叠多肽或者经过实验确认的表位肽,重叠多肽可以检测抗原和(或)表位的免疫应答，特异性好，信号强度高。

表 14.2 抗原刺激的种类和特点

抗原	优点	限制
重组蛋白	1. 一个抗原含有大量的 T 细胞表位 2. 抗原经过外源途径处理检测 3. $CD4^+$反应为主	1. 蛋白质保持可溶性 2. 需要 APC 3. 不针对表位 4. 检测 $CD8^+$应答受限
重组活病毒载体	1. 多个基因产物或者多个表位区域可以插入统一载体 2. 内源性抗原提呈途径 3. 检测 $CD8^+$反应为主	1. 病毒载体增加检测背景 2. 可能有细胞毒性 3. 某些情况下，存在 APC 是先决条件
重叠寡肽	1. 使用肽库，可以筛选大蛋白的表位 2. 重叠肽可助于表位的鉴定 3. 可以检测 $CD4^+$和 $CD8^+$应答	1. 纯度要求较高，成本高 2. 大量细胞实验需要覆盖多基因产物或者肽库
表位肽	$CD4^+$和 $CD8^+$特异性强	预测的表位序列不一定被免疫系统识别

注：针对 HIV 病毒感染毒株的特点和人类 HLA 的分布情况，Li 设计了潜在 T 细胞表位(PTE)[58]，涵盖主要流行的病毒基因型和人类 HLA 分布特点，包括 Gag、Env、Pol、Nef 等 HIV 病毒蛋白，目前已经被用于 HIV 感染者免疫状态的检测和多个疫苗临床评价与疫苗实验室评价中。此外也有一些研究[59,60]对 HIV 的不同区段的肽库进行了系统的优化、比较和验证工作。

3. 试剂的影响

(1) 细胞培养基：是否使用血清对实验的结果影响不一，有的报道不影响[61]；有的报道对冻存阶段有影响，认为冻存使用无血清的培养基，细胞的回收率和存活力更高[62]，对后续的 ELISOPT 结果更有利。不同的培养基影响情况也不一，报道认为培养基会影响斑点形成的大小、数量及细胞活力等。在一个实验方法建立之初，应对培养基和血清进行比较与选择。

(2) ELISOPT 试剂：目前市场上有 BD、MabTech、RD、达科为等公司生产的 ELISOPT 试剂，试剂之间的检测结果具有较为显著的差异。根据使用目的不同，为保障结果的一致性，应进行比较筛选，或至少应采用同一生产厂家的试剂。更换批次需要进行一致性评价，避免试剂更换产生的误差。

(3) 细胞刺激后孵育时间：不同的细胞因子推荐的孵育时间不同，一般人和小鼠的 INF-γ 孵育时间是 20 ~ 24h 不同细胞因子应分别进行预试验来确定刺激孵育时间，避免孵育时间过长，导致背景升高、无法区分阴阳性差异。如使用 96 孔培养板，阴性对照的细胞斑点形成数量应控制在小于 5 个斑点/孔为比较理想的状态。

4. 斑点计数仪

目前使用最多的为 CTL、Bio-Reader 等公司的多种型号计数仪，不同仪器的斑点选择、灵敏度、统计分析等设置参数不同，以及人工校正的个人经验等，都会导致产生较大误差[63,64]。

5. 数据分析的规则和结果解释

ELISPOT 以阳性反应的斑点数计算，但是不同试验的阳性标准不统一[54,65 ~ 69]，经常会产生较大的实验室间的系统误差。减少实验室间变异的重要方法就是要统一不同实验室间的判定标准和科学利用统计学方法进行判断。

6. 人员经验

同所有方法一样,人为误差是不可避免的。实验室必须对操作人员进行严格培训、考核,结果稳定可靠后,方可正式参与疫苗的质量控制和临床试验研究。

(二) ELISPOT 的标准化过程

现今 ELISPOT 方法面临最大的困难就是结果变异大:不同实验室间的结果差别很大,甚至不同实验室间的阴阳性结果的判定都不一致。为此多个组织进行了 ELISPOT 的标准化工作,目的是实现最多、特异性的斑点数目,增加试验的可重复性,以及不同实验室实现结果可比。目前,对 ELISPOT 的标准化研究主要集中在艾滋病和肿瘤的研究领域中,不同实验室间经系统标准化之后,显著改善了 IFN-γ 细胞因子检测结果的一致性[57,66,70~72],在艾滋病疫苗网络实验室内实现了结果的高度一致[57]。继第一个细胞因子(IFN-γ)的检测方法标准化后,其他细胞因子的检测方法也需要验证并标准化。

典型的方法建立主要包括方法研发、方法优化、标准化、预验证、验证和方法应用6个步骤及阶段。如图 14.2 所示,方法的研发甚至早于第一次实际的实验过程,主要考虑检测什么和如何检测的问题,最初的方法学研发要考虑试剂、材料的选择,以及方法的重复性等问题。之后要对方法的诸多可变因素进行系统的标准化(基准化)分析,内部的标准化研究同样要用在方法优化阶段,研究者在早期的实验研发过程中,可从协作标定时推荐的规范要求中获得很多的借鉴。操作方法的优化之后要进行方法的标准化,目的是产生标准操作程序(SOP),一旦工作 SOP 确立,根据实验的目的,对方法的关键参数进行预验证。预验证就是要根据各参数的变化范围,确定最终的实验条件,之后进行方法的验证,方法的验证就是要考察是否方法可以满足实验要求,是否和预验证的结果一致,可以采用多个实验者和不同实验室进行。经过方法验证之后,在方法的应用过程中还会根据需要进行调整,这就需要方法的再次验证,会重新修订方法的标准操作程序,之后再次进行方法的验证。实验方法标准化的流程见图 14.2。一般一个方法确定后,修改一个方法的参数必需慎重和进行必要的重新验证。

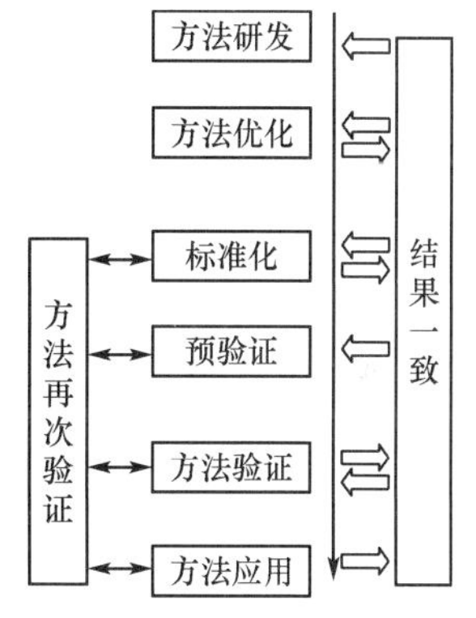

图 14.2　实验方法建立的流程图

在大规模应用到临床试验之前,包括 ELISOPT 方法在内的所有检测方法必须经过方法的能力验证。在疫苗临床试验过程中,可遵守 GCLP(本书第二十章)的指导原则进行验证,验证的内容应考虑到实际检测过程中可能遇到的问题,可参考药品注册的国际要求文件 ICH-Q2(R1)。ICH-Q2(R1)是合并了 ICH-Q2A 和 ICH-Q2B 的内容后形成的新版文件,原 ICH-Q2A 和 ICH-Q2B 不再更新。按照 ICH-Q2(R1)文件要求应该有以下 7 项指标:准确性、精密性、特异性、检测限、定量限、线性、检测范围。已有多个研究对 ELISPOT 检测 IFN-γ、流式细胞仪方法的 Tetramer 实验、胞内因子染色 ICS 以及实时 RT-PCR 方法等进行系统的验证过程[73]。对于 ELISPOT 实验来说,由于无法确定斑点真值,准确性判定一般依靠熟练实验室的检测结果均值来反应;特异性考核采用已知阴性和阳性样品评价;ELISPOT 的方法变异较大,精密性采用实验室内部和外部反复测定同一份样品,计算检测结果的变异系数,一次实验内部重复检测 CV<20%,不同实验间的重复性<25% 是一个非常理想的结果,对于不同实验室之间的检测结果 CV 会更大。最低检出限以最低能区分阴性样品的分泌细胞因子的 T 细胞数量评价,灵敏度评价在 PBMC 数量少的情况下计算不准确,一般 10 ~ 50 斑点/孔进行评价是比较可靠的。线性则利用 PBMC 的系列稀释样品检测,存在剂量依赖关系,相关系数应大于 0.9。

总之,这里所指的一个方法的标准化过程,是包括一个方法的研发建立、形成 SOP 并经过验证直至应用的全过程,ELISPOT 试验在一些协作组织经过标准化后可实现结果可比。对参加协作标定的实验室,在协作标定验证的过程中,可提高和完善自己的 SOP,提高检测能力,同时也是对该实验室是否掌握该方法的一个验证考核过程。另外,方法确定之后,尚需要有外部质控品进行试验方法的控制,或称为能力验证盘,可用来定期监测实验室的检测情况,对实验人员进行能力考核等。

(三) ELISPO 实验的一致性

一些研究试图采用 T 细胞系(克隆)或 PBMC 细胞作为参考品,由于 T 细胞系或克隆的应用范围不广,而且存在抗原特异性限制,目前应用最多的能力验证盘多采用外周血单核细胞(PBMC)作为外部参考品。PBMC 已成为非常好的标准化和能力验证参考品,在 ELISPOT 试验中可以准确地定量特异抗原分泌细胞因子的细胞数量。需要解决的问题之一就是选择合适的 SOP,也就是要求方法具有较好的灵敏度和特异性(所有阳性斑点非假阳性信号)。但是不同实验室因 ELISPOT 操作流程不同,结果差别很大,如何比较不同实验室之间的结果?在协作标定的过程中,需要提供相关材料(人 IFN-γ、ELISPOT):人 IFN-γ ELISOPT 试验的 SOP;PBMC 样品;阳性肽库:CEF 肽库(含有 8 ~ 11 氨基酸的多肽,包含 CMV、EBV、Flu 等病毒的表位)或 CMV pp65 肽库(含有 15 个氨基酸重叠 11 个氨基酸的全长蛋白);通用的能力验证计划。能力验证计划应该对影响结果所有关键点进行统一限定,能力验证实验应设计有一定重复次数和平行结果,相同的样品送到不同实验室,采用相同的 SOP 检测,结果返回给统一的实验室进行分析统计,与其他实验室的结果比较后,反馈参加实验室,如果某一实验室的结果不能满足一致性要求,应采取纠正或提高措施,帮助其提高结果的一致性。每个 PBMC 的检测真值是由经过良好设计、一定数量的实验室参与而获得的,严格按照各自实验室建立的 SOP 操作,计算检测结果的均值,作为该 PBMC 样品针对特异抗原的真实值,所有实验室的结果与其进行比较。ELISOPT 检测结果在一定范围内合理波动是正常的,建议能力验证实验总体样品检测准确性应>90%。

目前有一些少量样品组成的 ELISPOT 能力验证盘在限定的几个实验室间进行了应用,主要在癌症、自身免疫、感染性疾病等领域[74~77],最为系统的工作始于 2005 年在艾滋病和癌症领域的标准化工作[63,66,70,77,78]。过去几年里癌症研究所癌症免疫治疗联合会(CIC/CRI)和癌症免疫治疗协会(CIP)的癌症免疫导向项目启动了2个较大规模的ELISPOT协作标定项目[70,71],他们在ELISPOT的协作标定中的统一内容包括:①确定参与实验室ELISPOT实验的SOP,包括计数方法、确定细胞孵育的稀释度和细胞在孵育前统一过夜;②使用预评价方法选择血清提高信噪比;③确定斑点计数的SOP,包括人为审计程序和计数调整原则等;④只允许经过培训的考核合格的实验人员操作。为了提高ELISOPT的结果一致性,经过4代验证盘的协作标定,具体的流程和效果见图14.3,已经将47%实验室弱阳性样品漏检降到7%实验室弱阳性样品漏检。

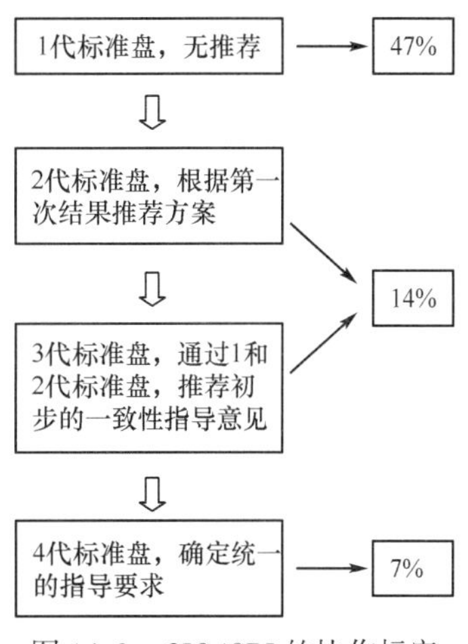

图14.3　CIC/CRI的协作标定流程和效果

(四) 艾滋病疫苗研究的ELISOPT能力验证实例

有多个国际HIV研究组织,组织领导了ELISPOT的能力验证工作[79]。ELISPOT的能力验证不仅限于艾滋病疫苗的研究领域,在肿瘤疫苗研究领域也是研究热点。癌症疫苗联盟(CVC/SVI)自2005年起组织了两次规模庞大的ELISPOT检测一致性研究项目,并形成指导性的优化后方案和质量控制要点[80]。在艾滋病疫苗研究领域,开展范围最广的ELISPOT能力验证试验是由11个实验室参加的一项合作研究[66],该研究的目的是支持艾滋病疫苗的临床试验开展,包括美国、南非、欧洲和加拿大等地区在内的实验室参加。选择11份冻存PBMC样品,分别代表阴性、低、中和高反应性样品,10份为HIV感染阴性样品,1份为HIV-1感染阳性样品。刺激多肽选择含有23条多肽组成的CEF肽库(包括CMV、EBV、Flu病毒的特异多肽)、5条代表性的CEF单肽,HIV-1特异多肽。PHA作为阳性刺激物。11份PBMC样品组成外部质控参考品被编为盲样,11个实验室按照各自的试验SOP、读板方式计数ELISPOT斑点。各实验室的细胞回收率、活力、抗原刺激后分泌INF-γ的细胞频率等指标存在非常显著的差异,实验室间变异和样品间的变异显著。细胞平均回收率和活力分别为35%和86%。两个经验方法(R代表检测孔斑点数SFC/10^6PBMC细胞,D代表稀释液对照孔斑点数SFC/10^6PBMC细胞;HJF方法为$R>3D$且$R-D>20$;Merck方法为$R>4D$且$R>55$)和两个统计学方法(二项分布方法和二项分布Bonferroni方法)被用于定量检测的阴阳性检测判定,实验室间的结果显示了显著的一致性,一致性可达91%~98%。至于分析方法的判定标准,可以采用经验标准或者根据实验情况,利用统计学方法设定标准,标准应保证方法的特异性,减少假阳性反应,另外应具有一定的灵敏度,特异区分检测一些低应答样品。如一味提高特异性,提高阳性判定的斑点数,则会降低疫苗临床评价的应答阳性率。研究未发现不同细胞样品、不同CEF肽段、肽库在参与研究的实验室内出现假阳性反应。但在实际的操作过程中是有可能发生,协作标定检测的研究样品仅11例,在临床试验的大量样品中,假阳性的反应还是应该引起重视。在对HIV-1肽库的检测中,该研究的异常数据剔除标准可以借鉴:一是背景高,稀释孔斑点超过 100SFC/10^6PBMC 细胞；二是平行孔重复性不好，斑点数采用 SFC /2×10^5 PBMC 细胞，χ检验剔除异常数据（α=0.05/1000）；第三是检测孔无应答且 PHA 没有反应的数据，但是检测孔有应答但 PHA 无反应的数据可以使用。在无 PHA 应答，却出现检测孔阳性反应的情况，特别应注意假阳性的可能，排除的方法除严格按照以上标准外，对于稀释孔的阴性对照孔应特别引起重视，背景如果显著高于同实验的阴性对照，即使背景不超过 100 SFC/10^6PBMC 细胞，也应作为特殊样品进行深入分析。100 SFC/10^6PBMC 细胞作为高背景的判定标准在很多研究中过高，应根据临床试验的情况自行确定，也可将阴性对照均值的 4 倍作为高背景的判断依据。

虽然在实验室之间阴、阳性的判定结果有显著的一致性，但反应的强度变化很大，如图 14.4 所示，不同实验室对同一样品的检测结果差异明显。这表明在艾滋病疫苗的细胞免疫评价中，需要进一步的优化方法和标准化，才能取得试验结果的可重复性和可靠性[81]。中检院在中国不同实验室先后开展了两次协作标定和能力验证。第一次实验表明不同实验室之间的变异很大[82]，阴、阳性结果均不一致，结果不具有可比性。经过统一方法、试剂和人员培训后，验证的结果实现了阴、阳性判定的一致性。采用高、中、低反应强度的 5 份 PBMC 样品在包括中国科学院微生物研究所、吉林大学、中国疾病预防控制中心、复旦大学、北京生物制品研究所等单位参加的协作标定中取得了理想效果，细胞的活力高于 85%，且在参与协作标定和能力验证的实验室内部实现了阴、阳性判定结果的可比性。这对我国艾滋病疫苗临床试验中细胞免疫应答的效力评价具有重要的意义。

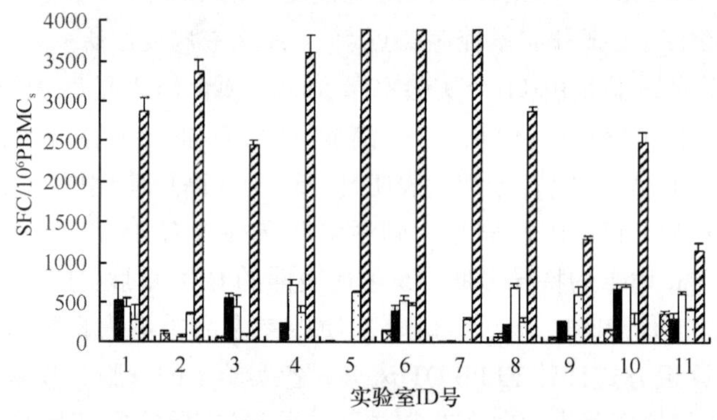

图 14.4 不同实验室之间对 5 份 PBMC 样品的检测结果强度

（五）ELISPOT 试验的关键操作

ELISPOT 试验过程主要包括细胞处理和细胞多肽体外刺激分泌细胞因子两个过程，检测目的细胞在临床试验阶段为 PBMC，在临床前阶段，主要是小鼠的脾细胞，其分离效果直接影响试验结果。下面对其操作方法和 ELISPOT 试验过程中的关键操作步骤进行以下说明，供研究者参考。

1. PBMC 的分离、冻存和复苏操作要点

（1）抗凝全血利用 1×PBS（HANKS 液或 1640 培养基）补充至原体积的 2～4 倍，白细胞成分血按 1∶4 的比例稀释（血∶PBS），混匀。

（2）按照 3∶10 的比例加入 Ficoll-Hypaque 溶液于离心管底部，轻轻地将全血/PBS 溶液铺于上层，离心管倾斜 45°。

（3）800g，18～22℃，离心 30min，启动和制动无刹车。

（4）吸取上层的血浆层，更换吸管，吸取 PBMC 层，加入 3 倍 PBMC 层体积的 HBSS（或 1640），混匀，800g，18～22℃，离心 10min。再重复 1 次。

（5）用细胞计数设备计数细胞数量，如细胞计数板或细胞计数仪器。

（6）PBMC 可直接用于表型分析、胞内因子染色、细胞培养等试验，或进行以下冷冻保存。

（7）PBMC 的冻存：用冻存 A 液（40% 1640、60% FBS 或 100% FBS）重悬细胞，细胞计数，调节细胞浓度为（0.5～2.0）$\times 10^7$ 个/ml。边滴边摇加入等体积的冻存 B 液（20% DMSO，80% FBS）。最终冻存浓度不可超过 1.5$\times 10^7$ 个/ml。可选择一步加入含 10% DMSO、90% FBS 的细胞冻存液。分装入冻存管中，转入细胞冻存盒（-1℃/min 降温，如 NALGENETM Cryo 1℃ Freezing Container），放-70℃冰箱，保证 4h 以上不震动，12～16h 后转入液氮罐中，长期保存，做好标记和记录。

（8）细胞复苏：将细胞由液氮罐中取出，迅速放入 37℃的水浴锅中，不时轻弹管壁。待接近完全融化后，留下黄豆大小的一个冰块，取出，利用消毒液擦拭冻存管外壁。干燥后打开冻存盖。将液体转移至 15ml 离心管中，加入 1ml 含有 90% RPMI-1640 和 10% FBS 培养基（4℃），1min 后补加 2ml，1min 后再补加 4ml。800g 离心 5min。用 10ml 的 RPMI-1640 轻轻重悬细胞，800g 离心 5min。细胞计数，细胞活力检测。

（9）活力检测：10μl 细胞悬液加入 90μl 0.4% 的 Trypan blue，混合均匀，显微镜下观察，活的 PBMC 不染色，死的 PBMC 染成蓝色。计数染色和未染色细胞数量，计算活细胞率。

2. 小鼠脾细胞的分离

在疫苗临床前的质量评价中，疫苗免疫原性检测多采用免疫小鼠检测其免疫反应，免疫小鼠后，分离小鼠脾细胞，体外和抗原刺激孵育，检测分泌 IFN-γ 的小鼠脾细胞或脾淋巴细胞比例，具体的操作如下。脱颈处死小鼠，75% 乙醇浸泡 2min，无菌操作取出小鼠脾脏，置于 200 目的筛网内，用注射器内芯研磨脾脏制备细胞悬液，边研磨边加入 1640 培养基，250g 离心 5min，弃去上清并弹匀；加入红细胞裂解液（1 个脾脏加 1ml）室温 1.5min；立即加入培养基 10ml，250g 离心 5min，弃去上清并弹匀，加入培养基 10ml，250g 离心 5min，弃去上清并弹匀，加入 10% FBS 的 1640 培养液，计数并调整细胞至所需浓度（2×10^6～5×10^6/ml）。也可采用淋巴细胞分离液分离细胞，将研磨好的 10ml 细胞悬液缓慢加在 3ml 淋巴细胞分离液上，不足可以用 1640 补足，500g 离心 20min，小心吸取中间细胞层，加入 12ml 培养基，250g 离心 5min，弃去上清并弹匀，加入 12ml 培养基，250g 离心 5min，弃去上清，计数并调整细胞至所需浓度（2×10^6～5×10^6/ml）。前者在进行后续斑点数计算时的单位为 SFC/10^6 脾细胞；采用小鼠分类细胞计数仪计数淋巴细胞数量，斑点数计算单位则为 SFC/10^6 脾淋巴细胞。

3. ELISPOT 的实验操作要点

目前 ELISPOT 试剂已经商品化，有较多选择性。在一个实验室内部建立 ELISPOT

方法之初,应进行不同试剂的比较和验证。ELISPOT 方法验证后,如果变更试剂应重新进行方法的验证。目前的 ELISPOT 试剂原理相同,但操作步骤不同,如 Mabtech 的试剂在抗体包被之前要用乙醇润洗 PVDF 膜,而 BD 的试剂则不需要,不同试剂的洗板要求、检测抗体用量、显色时间等均有较大差异。对于选定的 ELISPOT 试剂,原则上要按其说明书进行操作,另外以下几个操作要点需注意。

(1) 在微孔板封闭结束后,加入多肽和细胞共孵育的过程中,可先加入多肽,再垂直加入细胞,目的是要避免细胞被冲散至细胞孔的一侧。

(2) 在细胞孵育过程中,应避免移动细胞培养板,细胞如果发生了移动,细胞分泌的细胞因子随时会被包被在膜上的抗体捕获,移动前已经形成了一个斑点,移动后在附近新的位置又会形成一个新斑点,在随后的斑点计数过程中就会重复计数,有时由于深浅不同,如同影子一样,严重影响斑点计数和数据分析。

(3) 不同细胞因子的细胞和多肽共孵育的时间不同,试验前应进行摸索。一般 IFN-γ 的孵育时间为 20 ~ 24h,时间短会导致灵敏度不高,时间延长会提高背景。

(4) 细胞刺激孵育结束,在清洗板的过程中,一般是用蒸馏水注入各孔,这时可适当延长浸泡时间,一般浸泡 5min 或以上,可以彻底将细胞培养过程中黏附在 PVDF 膜上的细胞、碎片和一些纤维物质去除,另外在每次清洗的过程中尽量要扣干反应液、洗液,以上操作目的是要降低显色背景,便于试验结束后的斑点计数和数据分析。

(5) 试验结束后,斑点显色终止过程,可多次反复冲洗,尽量减少残留显色液。例如 BD 的 ELISPOT 试剂,其 PVDF 膜的底部保护膜可拆卸,可将保护膜拆下清洗,这些操作可防止显色过度、背景升高,影响斑点计数。

二、胞内因子染色(ICS)流式细胞仪检测方法的标准化

ELISPOT 实验由于不能区分检测细胞表型,仅反映分泌效应细胞因子的细胞比例,随着临床试验研究的深入,以流式细胞仪为基础的胞内因子检测方法也被广泛用于疫苗的临床评价中[83]。流式细胞仪检测的项目也不仅限于胞内因子染色,可以检测细胞增殖实验、细胞表型、细胞活性状态等,可以分类和计数天然免疫应答反应,如树突状细胞、NK 细胞的表型和功能;也可以检测抗原特异的 B 细胞等。表 14.3 为流式细胞仪在疫苗临床试验中的应用。由于方法的灵敏度不高(0.04%[84]),影响因素较 ELISPOT 更为复杂,对其应用多数限于临床试验的深入研究阶段,由于细胞免疫应答检测的靶细胞为 PBMC,受取材的限制,一般的疫苗免疫评价策略是首先用 ELISPOT 初筛,ELISPOT 中等 (100SFC/10^6PBMC) 以上强度的样品再进行 ICS 的检测,或仅对部分样品进行 ICS 检测。胞内因子染色方法在艾滋病疫苗和 HIV 感染相关的众多研究中被标准化和使用[84~89]。之前多以检测 4 色为主,检测因子包括 IL-2、IFN-γ、$CD4^+$ 和 $CD8^+$,IL-2 和 IFN-γ 均为 PE 标记,分别检测,不能计数同时分泌多种细胞因子的细胞比例。目前 ICS 已经发展到 8 色以上[84],包括分泌 IL-2、IFN-γ、TNF-α、IL-4 等细胞因子的 $CD4^+$ 和 $CD8^+$ T 细胞检测,之所以可以检测 8 色或以上,得益于多通道流式细胞仪的发展。

表 14.3　流式细胞仪在疫苗临床试验中的应用

方法	目的	分子标记	特点	功能
胞内因子染色（ICS）	细胞因子	IL-2、IFN-γ、TNF-α	需要体外抗原特异刺激	免疫原性，多种免疫功能
	细胞毒性分析	CD107a，颗粒酶，穿孔素		
	B 细胞辅助	CD40L（CD154）		免疫记忆和疫苗诱导的 T 细胞
	免疫记忆	CD45RA，CCR7，CD27，CD28		
CFSE 增殖	增殖	CFSE		免疫原性
表型	激活标志	HLA-DR、CD38、Ki-67、Bcl-2	体外的直接检测	免疫激活状态
	原始细胞标志	NK、DC、单核细胞的标记		早期天然免疫改变
	浆母细胞（1～2 周短期循环）	CD3、CD19、CD20、CD27、CD38		浆母细胞频率
	其他细胞类型	各种标记		细胞类型的改变
细胞分类，基因转录分析	抗原特异 T 细胞分离	CD137、CD40L、MHC Ⅰ 或 MHC Ⅱ 四聚体	细胞分类，深入分析	基因表达
	其他细胞类型	如天然免疫细胞		细胞特异的基因表达
	抗原特异 B 细胞分离	浆母细胞染色、抗原标记		抗体克隆

ICS 同样可以检测冻存 PBMC，复苏后需要体外抗原细胞共孵育。影响因素除 ELISPOT 实验的影响因素外，按其检测目的和功能的不同，应分别进行标准化研究。目前 ICS 的标准化和方法验证的过程在不同实验研究中各有侧重。

（一）ICS 的影响因素

ICS 的影响因素同 ELISPOT 实验在很多方面具有相似性。影响 ICS 的主要因素有 PBMC 的制备和冻存复苏、抗原选择、试剂选择、孵育时间、胞内因子染色方法、流式细胞仪圈门等设置参数的选择、数据分析、人员操作等几个方面。ELISOPT 实验仅涉及活细胞在 PVDF 膜上和抗原共孵育培养，之后检测过程类似 ELISA 实验。ICS 除细胞和抗原的共孵育培养外，还需要对活细胞进行固定、打孔和染色过程，流式细胞仪的参数设置也更为复杂，对实验操作人员的要求更高。下面将 ICS 方法的主要影响因素[90,91]概述如下。

1. 刺激与收获细胞

许多胞内和胞外蛋白的表达调控都与细胞激活有关，特别是细胞因子，通常情况下，未刺激的白细胞不表达细胞因子或表达量极低，无法检测，研究者必须采用体外激活方法，体外刺激细胞因子表达[92]。PMA 和离子霉素为常用的激活剂，它们可作用于蛋白激酶 C（PKC）使多种细胞活化并产生多种细胞因子，这种激活剂被称为多克隆激活剂，可诱导多种细胞因子分泌，被用于阳性对照。值得注意的是，一些细胞可因 PMA 和离子霉素的刺激而死亡，且随着孵育时间的延长（超过 24h），死亡的细胞数增多。死亡的细胞可释放 DNA 链，诱导其他细胞形成细胞团而干扰对后续步骤的分析，并可严重影响检测的结果，因此，必须控制细胞的死亡数。待检细胞同激活剂共孵育的时间因细胞类型的不同而异，为了最小化抗原刺激后细胞增殖引起的抗原特异 T 细胞数量的变化，一般共孵育的时间不超过 6h。

2. 蛋白转运抑制剂的选择

细胞因子多是以分泌的形式表达,细胞表达后分泌到细胞外发挥作用,必须使用蛋白转运抑制剂,增强胞内细胞因子的聚集,提高胞内染色信号强度。应根据研究需要,慎重选择激活方法(刺激剂类型、反应时间曲线等),一般可以采用抗原和细胞共孵育 2 ~ 4h,待细胞因子表达被激活后,加入蛋白转运抑制剂 2 ~ 4h。常用的蛋白转运抑制剂有两种: Monensin (MN)是一种离子载体,可破坏跨膜离子梯度;另一种是 Brefeldin A(BFA),BFA 是一种真菌代谢物,可干扰囊泡自粗面内质网至高尔基体的转运。不同的细胞因子需要选择不同的蛋白转运抑制剂,BFA 对于检测 TNF-α的效果较好,对于 PBS 刺激 PBMC 分泌 IL-10 时,应该选择 MN,否则检不出 IL-10[90]。

3. 荧光染色

(1) Fc 受体阻断,提高染色特异性。许多细胞表面存在 Fc 受体,如 B 细胞、NK 细胞、粒细胞、单核细胞、巨噬细胞等,它们会非特异结合荧光抗体的 Fc 段,从而产生非特异的结合反应。为提高染色特异性,使用试剂阻断 Fc 受体可有效减少非特异荧光染色。小鼠细胞的染色,可选择纯化的抗小鼠 CD16/32(Clone2.4G2)直接作用于 Fcγ Ⅱ/Ⅲ受体;在大鼠可选用纯化的抗大鼠 CD32 直接作用于 Fcγ 受体;在人可以用过量的同种无关纯化 Ig 或血清。

(2) 细胞表面荧光染色。特异的荧光标记抗体与细胞孵育标记细胞表面抗原,最好用含 NaN_3 及蛋白质(FBS 或 BSA)的染色缓冲液稀释抗体。可按 PBS+1% FBS+0.1% NaN_3 pH7.4 配制洗涤缓冲液。细胞表面的染色应该在细胞固定之前进行,其他细胞因子特异的抗体可以一步染色。细胞固定后可以立即-80℃冷冻保存,以备大批量检测。需要注意的是,CD3、CD4、CD8 分子的表达也会受到 BFA 或者 MN 的影响,BFA 可以抑制 CD4 和细胞表面 CD69 的表达,但是不会抑制细胞内的 CD69 表达,MN 就不会显著抑制 CD69 的细胞表面表达,所以目前多采用 CD69 作为活化 T 细胞的表面标志。

4. 细胞固定及破膜

胞内因子染色前必须固定和破膜,细胞破膜同时或之前必须固定以保持细胞结构的完整性。固定剂主要成分为多聚甲醛,破膜剂主要成分为皂素,提高细胞膜的通透性,在细胞膜形成传递通道,也叫打孔作用,使得荧光标记的抗体可以通过细胞膜进入细胞内,与胞内因子或其他因子染色。固定剂和破膜剂是两个比较重要的试剂,实验中最好设置阳性对照以验证这两个试剂的有效性。

5. 细胞内因子染色

固定和破膜后,对细胞内的染色最常用的荧光素强度顺序为 PE >APC >PE-Cy5 > PerCP >FITC >PerCP-Cy5.5,对于表达较弱的胞内因子应该选择强荧光信号 PE,提高灵敏度;表达量较多的可以选择弱荧光信号 FITC,FITC 使用范围比较广。同时检测的荧光抗体其发射光谱重叠应尽可能的小,荧光抗体染色应避光进行,染色后 24h 完成检测工作。

6. 流式细胞仪的设置

由于流式细胞仪的参数较多,设置复杂,关键的设置有圈门技术、同型对照、补偿调节等。流式细胞实验和其他抗体相关实验不同,需要选择同型对照。同型对照(isotype control)用于阴性对照的设置,是使用与一抗相同种属来源、相同亚型、相同剂量和相同免疫球蛋白及亚型的免疫球蛋白,来消除由于抗体非特异性结合到细胞表面而产生的背景染色,有商业化的试剂可选。多色流式检测时,利用同型对照可大大减少假阳性反应,不能仅依靠经验进行阴阳性的圈门设置,另外在进行多色流式检测时,要求必须对每个通道进行补偿调节,补偿调节是用于修正荧光信号在探测器之间互相渗漏并被数字化检测的过程。首先利用同型对照作为阴性对照调整电压至合适位置,保证阴性样品没有假阳性,均出现在左下象限;之后需要固定电压,改变信号强度比例,使得单阳性信号分别落入左上象限或右下象限。补偿调节见图 14.5,因为圈门设置要求很高,是引起变异的主要原因之一,一些专业性很强的实验室联合流式色谱技术、生物信息学和编程方面的知识[93,94],可以获得较好的分析结果,但对于更多的应用型实验室,必须依靠流式本身的软件调节参数[84],或进行圈门标准化研究[95]。

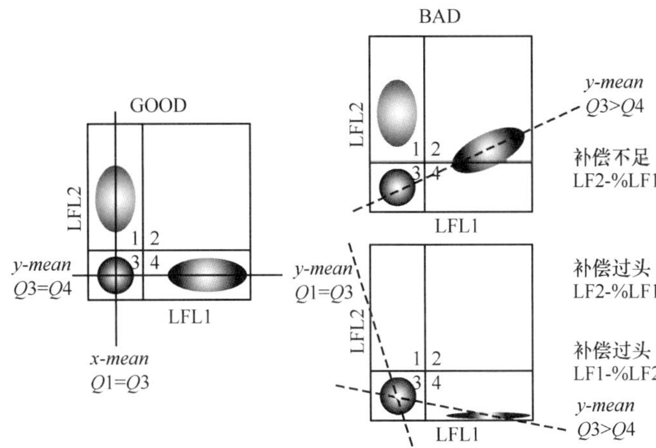

图 14.5　补偿调节示意图

(二) ICS 的标准化过程

用于临床研究的实验均需要进行方法的标准化和能力验证,可参考 ICH-Q2(R1)进行。ICS 的标准化过程与 ELISPOT 的实验过程相似,主要包括以下步骤:细胞的分离(或冻存细胞的复苏);体外抗原刺激;Fc 结合受体的封闭;细胞表面分子的荧光染色;固定和破膜;胞内因子染色;流式细胞仪上机检测等。每个过程均可能影响方法的特异性、定量的准确性、线性参数等。Helen Horton 系统[84]对 ICS 进行了方法的优化和标准化,主要的方法概述如下。

(1) PBMC 处理:静脉采血要求 8h 内完成分离,细胞复苏后 37℃过夜孵育,培养基 1640(含 10% FCS,2mmol/L LG,100U/ml 氨苄西林霉素 G,100μg/ml 硫酸链霉素),细胞活力>66% 为 ICS 的限制标准。

(2) 体外刺激:检测两个肽库的应答,一个是含有15个氨基酸的重叠11个氨基酸的pp65蛋白,另一个是HIV-1型的15个氨基酸重叠11个氨基酸的Gag、Nef、Pol肽库和Env、Gag、Nef和Pol区的PTE肽库,超抗原SEB作为阳性对照,PBMC和肽库稀释液(1% DMSO)作为阴性对照。刺激6h,加入BFA(10μg/ml)和共刺激分子CD28、CD49d各1μg/ml。

(3) 胞内因子染色的操作:所有荧光染色的抗体使用固定品牌试剂,抗体的浓度在使用前进行滴定,按照BD公司的操作流程进行了进一步的优化,检测仪器固定为BD的CaLibur(4色)和LSR Ⅱ(18色),圈门收集$1\times10^5\sim2\times10^5$个淋巴细胞。

方法的优化内容见表14.4,对表中的可变因素进行比较,确定了最优化的反应条件,统一实验SOP,进行方法学的评价,评价的内容包括ICH-Q2(R1)要求的一些指标。准确性是反映检测结果和实际值的相符情况,ICS的真值不能确定,利用实验室建立的ICS方法检测结果作为参考值,以后的改变/优化和参考值进行比较。特异性和灵敏度采用50个HIV血清学阴性和11个HIV血清学阳性的冻存PBMC样品进行评价,假阳性率为0%,特异性为94%。定量检测的线性、精密性和检测限利用高、中、低反应强度的PBMC样品评价,线性利用PBMC的2倍系列稀释计算R值,$R^2>0.9$为理想的检测结果;精密性采用不同反应强度样品检测结果的变异系数(CV),CV≤30%为方法可接受上限。CV随着反应强度的降低而升高。对于ICS检测的每个细胞因子,在保证CV≤30%的情况下,以抗原特异性T细胞反应的最低比例数作为最低检测限(LOQ),75%的LOQ低于0.03%,LOQ中位数低于0.01%。LOQ仅仅是分析最低检测限,在实际检测疫苗诱导的T细胞应答时,应根据经验确定是否为阳性反应,如比较免疫前后的反应强度或者和安慰剂组比较等。

表14.4　ICS方法的优化条件和最终确定的条件

可变项目	优化内容和选择条件	标准、理由
PBMC复苏后休息	过夜孵育 不休息	提高抗原特异性细胞因子的反应,背景不会升高
孵育条件	5×10^6/ml;板子,不洗 5×10^6/ml;板子,洗 5×10^6/ml;管,洗	降低背景,但是不降低抗原特异性
刺激孵育时间	4h 6h 过夜	细胞因子反应最强,同时最为方便
共刺激	有αCD28/CD49d 无αCD28/CD49d	增加抗原特异性反应(可能也会提高背景)
肽库的长度	15个氨基酸,重叠11个氨基酸	可同时刺激$CD4^+$和$CD8^+$的T细胞
肽库的肽数量	50、100、150、200条	≤100,>100条肽会轻微降低反应
CD4和CD8在同样一个4色盘内	CD3\CD4\±CD69 CD3\CD8\±CD69 CD3\CD4\CD8	减小非特异染色,由于CD4\CD8双阳性被排除了
细胞活力标记	有 无	降低低水平应答的非特异染色,特别是对IL-2和IL-4

（三）ICS 的一致性

目前 ICS 的能力验证工作开展也多限于艾滋病和癌症研究领域。癌症免疫治疗免疫指导计划组织了 3 轮能力验证[95]，结果显著。第一轮 33% 的实验室可以检出 6/8 以上的 HIV 病毒特异的 T 细胞反应；在第二轮提高到 50% 的实验室，细胞因子产生的 T 细胞比例变异超过 60%；第三轮验证过程，考察 ICS 的圈门设置影响，统一了圈门设置后，低反应性样品的变异系数低于 30%。可见圈门设置是能力验证和方法一致性的首要因素，必须在 ICS 能力验证中被加强关注，经过统一的圈门设置策略盘，在 110 个实验室内验证，与未使用该圈门设置参考盘之前相比，显著降低了 ICS 的结果变异[96]。分析比较用的流式细胞仪检测文件是 PBMC 和多肽[97]孵育后，利用统一的 ICS 方法检测结果文件。对于 ICS，在细胞采集、孵育刺激过程中也需要 PBMC 和抗原参考盘进行验证，对影响较大的流式细胞仪的圈门设置方面也需要加强外部控制，以进一步提高 ICS 在不同实验室检测结果的一致性。

（四）艾滋病疫苗研究的 ICS 能力验证实例

ICS 的能力验证，在艾滋病疫苗和癌症研究的实验室是协同开展的，体现了各个研究领域的交叉融合，参加的单位有癌症免疫治疗协会、癌症研究所（cancer research institute，CRI）、美国变态和感染性疾病研究所的免疫缺陷综合征室（NIAID/DAIDS）、国际艾滋病疫苗联盟（IAVI）、糖尿病协会、免疫耐受网络、癌症免疫治疗协会等[95,96]。在艾滋病疫苗临床试验中使用 ICS 用于疫苗的效力评价[52,85]，均经过了方法验证。在泰国开展的 HIV 临床试验检测中，对 ICS 方法进行了验证，采用 5 个 HIV 血清学阳性感染者和 10 个阴性个体的血样，刺激物选择 HIV 肽库（Gag、Pol、Env、Tat/Rev），SEB 和 CEF 被作为阳性对照，验证实验在 3 个操作者中进行。判定阴性和阳性的 cut-off 值利用 36 个 HIV 阴性的健康个体样品，用相同的肽库刺激后确定。不同操作者之间的结果相关性 R^2 >0.7，确定的阳性判定标准为大于培养对照的 2 倍，且 $CD4^+$ 和 $CD8^+$ T 细胞的比例分别高于 0.3% 和 0.65%，这一标准已经大于或等于 36 个阴性人群所有 Gag、Pol 和 Env 肽库刺激均值的 3 倍 SD。实验中发现，泰国 11% 的试验人群存在背景高（>1%）的情况，所以在不同地区的实验室进行 ICS 检测时，除了方法本身的验证外，应该对地区人群的阴、阳性判定标准进行重新定义和验证。我国由于艾滋病疫苗临床研究开展时间较晚，ELISPOT 实验作为初筛检测方法已经完成了实验室协作标定和能力验证，对用于免疫应答深入分析的 ICS 实验，尚未开展。随着我国艾滋病疫苗临床试验研究的开展和我国实验室流式细胞仪配置的普遍提高，应进行该方面的研究，以推动在我国进行的多中心艾滋病疫苗临床试验开展。

（五）ICS 的简要操作规范

ICS 实验同样需要 PBMC 的分离冻存和复苏，细胞分离处理按照 ELISPOT 的规范操作，调整细胞浓度至 2×10^6PBMC/100μl。培养基加入 DNase，可以减少细胞黏附导致的检测分类错误。BFA 在实验之初加入或者孵育 2h 后加入均可，CD107a 要求加入 Monensin。以下是 ICS 的操作简要流程[98]。

（1）每个孔内加入 100μl 细胞，再加入 100μl 肽、阴性对照和阳性对照，混合；

（2）37℃、5% CO_2 条件下孵育 6h，孵育后样品可以放在 1～9℃最多放置 18h；

（3）刺激后，850*g* 离心 4min，室温；

（4）轻甩弃上清，加入 200μl 洗液（含 1% FBS 和 0.02% 叠氮钠的 PBS），混合；

（5）850*g* 离心 4min，室温；

（6）轻甩弃上清，加入 100μl 细胞表面荧光染色液，混合，室温闭光 20min；

（7）加入 100μl 的洗液，850*g* 离心 4min，室温；

（8）轻甩弃上清，加入 200μl 洗液（含 1% FBS 和 0.02% 叠氮钠的 PBS）；

（9）850*g* 离心 4min，室温，加入 100μl 固定液，室温闭光 20min；

（10）加入 100μl 的洗液，850*g* 离心 4min，室温；

（11）轻甩弃上清，加入 200μl 破膜液；

（12）850*g* 离心 4min，室温；

（13）轻甩弃上清，加入 200μl 破膜液/洗液；

（14）850*g* 离心 4min，室温；

（15）轻甩弃上清，加入 100μl 胞内因子染色液，混合，室温闭光 20min；

（16）加入 100μl 破膜液/洗液；

（17）850*g* 离心 4min，室温；

（18）轻甩弃上清，加入 200μl 破膜液/洗液；

（19）850*g* 离心 4min，室温；

（20）轻甩弃上清，利用 250μl 的 1% 多聚甲醛液体重悬 PBMC，封板 4℃闭光保存；

（21）补偿调节，利用同型对照设置阴性。48h 内完成样品分析。

第四节　艾滋病疫苗研究的细胞免疫评价策略

一、临床试验前细胞免疫应答评价

对设计目的包括诱导细胞免疫应答的艾滋病疫苗，在临床前的质量评价中应利用动物模型检测其诱导细胞免疫应答的能力。最常用的动物模型为小鼠，操作简便，普通实验室均可进行，小鼠一般选择 6～8 周龄的雌性 BALB/c 小鼠。根据疫苗的要求选择不同的免疫接种途径，蛋白疫苗肌肉或腹腔接种；DNA 核酸疫苗采用小鼠胫前肌，肌内注射，为了提高表达效果，可以辅助采用电穿孔技术；痘病毒载体疫苗采用皮内接种的方法。由于细胞免疫应答产生早，一般选择在末次免疫的 1～2 周内进行检测。不同疫苗可进行最佳时间的选择，在规定时间内分离小鼠的脾细胞，进行 ELISPOT 试验或 ICS 试验。刺激多肽一般采用疫苗抗原特异的多肽，由于细胞免疫应答具有多肽特异性和 HLA 限制性，人体中有应答的多肽在小鼠体内不一定 100% 产生应答，所以小鼠的细胞免疫检测应该进行多肽的筛选和验证。目前艾滋病疫苗临床前细胞免疫应答设定的合格标准不统一，一般 10 只疫苗免疫组小鼠应该达到阳转比例 8/10 以上。其中腺病毒载体疫苗和

DNA 载体疫苗(电穿孔处理)疫苗诱导的细胞免疫应答较强,可达 100% 阳转,对于蛋白疫苗和病毒载体疫苗,阳转比例可能稍低。

不同的疫苗由于抗原基因不同,在临床前的细胞免疫应答效力实验的评价中采用的多肽也不尽相同,均为各自疫苗特异的抗原肽,应用最多的方法为 ELISPOT 方法,另有少数研究单位采用 ICS 法。不同单位的疫苗诱导细胞免疫应答特点由于方法和刺激多肽的不同而缺乏可比性。为了比较不同疫苗间诱导细胞免疫应答的区别,必须统一刺激物和检测方法。中检院对我国的艾滋病疫苗采用同样肽库刺激,包括 Gag、Env 和 Pol 区的 PTE 肽库[58],代表了更广泛的病毒流行基因型和 HLA 代表性,检测指标也不限于 IFN-γ,还包括 IL-2、IL-4 和 IL-10 等[99,100],可间接评价 $CD4^+$ 和 $CD8^+$ T 细胞被激活的情况。我们比较检测了我国不同种类艾滋病疫苗诱导细胞免应答广度和强度的差别,一定程度上反映了疫苗在诱导细胞免疫应答的特点和差异,对新型疫苗的研发和细胞免疫评价具有一定的借鉴意义。

二、临床试验中的细胞免疫应答检测

(一) 预防性艾滋病疫苗的免疫应答检测

预防性艾滋病疫苗在临床试验中,疫苗免疫人群为 HIV 阴性人群,不存在 HIV 特异免疫应答。在Ⅱ期临床试验的疫苗免疫原性评价中,只要检测出 HIV-1 特异的细胞免疫应答,且免疫前为阴性,即为细胞免疫应答阳转,但不同疫苗细胞免疫应答的阳转率不同。

由于目前细胞免疫方法中 ELISPOT 和 ICS 方法的标准化最为完善,在艾滋病疫苗的临床试验中应用最多[54,63,65,101]。另外,针对疫苗的特异性,选择刺激多肽多为疫苗的特异抗原和人工设计合成的 PTE 肽库等,可检测疫苗应答的广谱性,检测最多的细胞因子为 IFN-γ。ELISPOT 的灵敏度高于 ICS,另外具有高通量检测的特点,在大规模临床试验免疫原性检测中被作为首要检测方法,之后是利用 ICS 检测细胞表型的特点,可检测多因子,将 ICS 用于系统深入的免疫原性分析。为了全面评价艾滋病疫苗的细胞免疫应答,可以利用 ELISPOT 试验进行初筛,对于其阳性的样品,可进行 ICS 的系统免疫应答分析。McElrath 等[52]在腺病毒 5 型载体疫苗(MRKAd5 HIV-1 gag/pol/nef)的评价中,用 ELISPOT 检测 $CD4^+$ 和 $CD8^+$ T 细胞分泌的 IFN-γ 作为细胞免疫应答的关键指标。在疫苗免疫组,ELISPOT 检测出分泌 IFN-γ 的 HIV-1 特异的 T 细胞数量为 77% (258/354),定量的范围为 $163/10^6 \sim 686/10^6$,62% 的识别 2 ~ 3 种 HIV 蛋白。在胞内因子染色检测中,$CD4^+$ T 细胞 HIV-1 特异的细胞因子染色阳性比例为 41% (58/142),在有反应性的 $CD4^+$ T 细胞中,表达 IL-2 的比例为 88%,共同表达 IFN-γ 和/或 TNF-α的比例为 72%;HIV-1 特异的 $CD8^+$ T 细胞分泌 IFN-γ 和或 TNF-α的范围是 0.4% ~ 1.0%,比例为 73%。ELISPOT 检测用的多肽为 Gag 区 1 个肽库、Pol 区 2 个肽库和 Nef 区 1 个肽库,免疫原性的检测数据显示该疫苗诱导产生了 HIV-1 gag/pol/nef 的特异 $CD8^+$ T 细胞应答。

疫苗诱导的细胞免疫应答的持久性和对非疫苗抗原的交差反应性也是检测的指标之一。在一个重组融合蛋白(F4)联合佐剂 AS01 的疫苗Ⅰ/Ⅱ期研究中[102],利用 ICS 的方法系统检测了疫苗免疫后的细胞免疫应答,采用多肽为同疫苗 B 亚型的 p17、p24、RT 和 Nef 的肽库,结果显示在10μg组(F4+AS01)诱导产生针对3个肽库的阳性应答比例为100%,80%可以产生针对4个肽库的应答。抗原特异的$CD4^+$ T应答最强,$CD8^+$的T细胞应答未检出。疫苗诱导的细胞免疫应答具有广谱特点:CD40L、IL-2细胞因子表达最高,50%抗原特异的CD40L+$CD4^+$ T细胞中超过50%表达2种以上的细胞因子,且有TNF-α或IFN-γ的同时表达。应答持续时间长,在44天阳性应答1.2%,12个月的应答比例为0.5%。除疫苗B亚型的应答之外,对异源基因A和C亚型的交差应答比例高达74%~93%。

总之,目前缺乏预防HIV感染相关的直接细胞免疫应答检测指标,所以疫苗细胞免疫应达评价应关注诱导细胞免疫应答的类型、免疫应答的广度和强度,系统地评价疫苗的免疫原性,探索疫苗的保护性指标,这些可能比单纯检测细胞免疫应答的阳转比例更有意义。

(二)治疗性艾滋病疫苗的免疫应答检测

治疗性艾滋病疫苗的接种对象是已感染人群,在Ⅰ期临床试验的安全性评价中分为两个阶段。第一个阶段重点关注正常人接种的安全性,第二个阶段关注HIV感染者的接种安全性,前者在免疫原性研究中,可按照预防性疫苗的评价策略,只要检出HIV-1特异应答即为阳转,但是对于感染者的免疫应答检测,由于感染者本身存在一定的HIV-1特异免疫应答,特别在Ⅱ期和Ⅲ期临床试验中,对免疫原性评价的要求是要区分疫苗免疫和感染免疫。检测方法同预防性疫苗一样,IFN-γ ELISpot、CFSE淋巴细胞增殖、ICS等均有应用。

Román等[103]在HLA特异表位肽联合佐剂CAF01的治疗性疫苗的Ⅰ期临床试验中,利用ELISPOT方法检测IFN-γ分泌T细胞的阳转率为6/14。Kityo等[104]在一个重组蛋白治疗性疫苗的研究中采用CSFE淋巴细胞增殖实验检测发现,疫苗组$CD4^+$疫苗特异的增殖比例为5/23(21.7%),而安慰剂组为0/20(0%)。在HIV-1 gp120/NefTat疫苗联合佐剂AS02的治疗性疫苗评价[105]中,使用了ICS和CFSE淋巴细胞增殖实验进行细胞免疫应答的检测,刺激肽选择15个氨基酸重叠11个氨基酸的疫苗抗原gp120/NefTat肽库,交叉反应采用HIV-1 2001B亚型同原序列的Gag肽库。疫苗组免疫后2w,诱导gp120特异的$CD4^+$ T细胞分泌IL-2的比例高于对照组,持续14w,高峰为6w。同时分泌IL-2和IFN-γ的比例高于对照组($P=0.0062$),同时分泌IL-2和TNF-α的比例也高于对照组($P=0.018$)。对Nef的特异细胞免疫应答检测结果未见疫苗组和对照组有显著差别。对Tat特异的应答仅在14w出现一过性阳转,对非疫苗抗原的Gag肽库未出现非特异的应答反应。gp120特异的淋巴细胞增殖实验在疫苗组要高于对照组,并且与IL-2 $CD4^+$ T细胞的阳性比例相一致,6w达高峰,逐步降低,48w恢复到基线水平。对Nef、Tat和非特异Gag均未见特异的增殖实验阳性。$CD8^+$的T细胞分泌IFN-γ、TNF-α、IL-2和表达CD107a的情况,疫苗组和对照组无显著区别。$CD8^+$ T细胞在gp120抗原的刺激下淋巴细胞增殖实验在6w的时候疫苗组显著高于对照组,可能是由于$CD4^+$IL-2^+T细胞的作用下,导致$CD8^+$的T细胞增殖。这表明该疫苗不能诱导抗原特异的$CD8^+$ T细胞的细胞因子分泌。通过免疫应答的深入分析,可以探究疫苗引起的免疫应答的特点和分析其可能的机理,对疫苗的设计和效力发挥等具有重要的意义。

疫苗相关的特异性细胞免疫应答指标的阳转可用于评价治疗性疫苗的免疫原性,另外对多肽诱导的细胞免疫应答的多肽谱变化或者强度变化也可作为特异的指标进行检测。国内外对于治疗性疫苗的细胞免疫应答效力评价工作仍在摸索中进行。

(三) 多中心的临床研究

细胞免疫检测的影响因素很多,以人的 PBMC 为检测对象,要求在一定时间内(8h)完分离、冻存。试验现场的采样地点、PBMC 分离地点、临床试验检测地点等可能在不同的实验室开展,地域距离不一样也会影响检测结果。除 PBMC 的分离外,ELISPOT、ICS 本身的操作等变异也较大,这就要求必须对试验人员进行充分的培训,对实验条件和设备进行统一的要求,对方法的转移进行严格的确认。为了推动艾滋病疫苗的临床试验进程,我国应该借鉴国外核心试验室和网络试验室的工作模式,由核心试验室对网络实验室进行培训、考核和能力验证、保持,这样可以推动在不同地点的临床试验开展。另外,经过了方法的标准化、验证之后,不同试验室网络的结果也具有了可比性。目前艾滋病疫苗临床试验的多中心合作在 HVTN 和 IAVI 两个组织的领导下,对 IFN-γ ELISPOT 检测实验,经过各自的标准化过程形成了各自的 SOP 和验证方案,两个中心之间的比较结果亦显示达到较高可比性[106]。伴随着中国艾滋病疫苗临床工作的展开,网络实验室间的评价和系统的能力验证、考核工作也会陆续展开。

(黄维金 万延民 聂建辉 王佑春)

参考文献

[1] Pantaleo G, Koup R A. Correlates of immune protection in HIV-1 infection: what we know, what we don't know, what we should know. Nat Med, 2004, 10(8): 806-810.

[2] Koup R A, Safrit J T, Cao Y, et al. Temporal association of cellular immune responses with the initial control of viremia in primary human immunodeficiency virus type 1 syndrome. J Virol, 1994, 68(7): 4650-4655.

[3] Schmitz J E, Kuroda M J, Santra S, et al. Control of viremia in simian immunodeficiency virus infection by $CD8^+$ lymphocytes. Science, 1999, 283(5403): 857-860.

[4] Cao J, Mcnevin J, Malhotra U, et al. Evolution of $CD8^+$ T cell immunity and viral escape following acute HIV-1 infection. J Immunol, 2003, 171(7): 3837-3846.

[5] Allen T M, O'connor D H, Jing P, et al. Tat-specific cytotoxic T lymphocytes select for SIV escape variants during resolution of primary viraemia. Nature, 2000, 407(6802): 386-390.

[6] Barouch D H, Santra S, Schmitz J E, et al. Control of viremia and prevention of clinical AIDS in rhesus monkeys by cytokine-augmented DNA vaccination. Science, 2000, 290(5491): 486-492.

[7] Amara R R, Villinger F, Altman J D, et al. Control of a mucosal challenge and prevention of AIDS by a multiprotein DNA/MVA vaccine. Vaccine, 2002, 20(15): 1949-1955.

[8] Shiver J W, Fu T M, Chen L, et al. Replication-incompetent adenoviral vaccine vector elicits effective anti-immunodeficiency-virus immunity. Nature, 2002, 415(6869): 331-335.

[9] Wilson N A, Keele B F, Reed J S, et al. Vaccine-induced cellular responses control simian immunodeficiency virus replication after heterologous challenge. J Virol, 2009, 83(13): 6508-6521.

[10] Zuniga R, Lucchetti A, Galvan P, et al. Relative dominance of Gag p24-specific cytotoxic T lymphocytes is associated with human immunodeficiency virus control. J Virol, 2006, 80(6): 3122-3125.

[11] Ranasinghe S, Flanders M, Cutler S, et al. HIV-specific CD4 T cell responses to different viral proteins have discordant associations with viral load and clinical outcome. J Virol, 2012, 86(1): 277-283.

[12] Kiepiela P, Ngumbela K, Thobakgale C, et al. $CD8^+$ T-cell responses to different HIV proteins have discordant associations with viral load. Nat Med, 2007, 13(1): 46-53.

[13] Masemola A, Mashishi T, Khoury G, et al. Hierarchical targeting of subtype C human immunodeficiency virus type 1 proteins by $CD8^+$ T cells: correlation with viral load. J Virol, 2004, 78(7): 3233-3243.

[14] Chevalier M F, Julg B, Pyo A, et al. HIV-1-specific interleukin-21+ $CD4^+$ T cell responses contribute to durable viral control through the modulation of HIV-specific $CD8^+$ T cell function. J Virol, 2011, 85(2): 733-741.

[15] Romagnani S. Lymphokine production by human T cells in disease states. Annu Rev Immunol, 1994, 12:227-257.

[16] Harari A, Dutoit V, Cellerai C, et al. Functional signatures of protective antiviral T-cell immunity in human virus infections. Immunol Rev, 2006, 211:236-254.

[17] Saade F, Gorski S A, Petrovsky N. Pushing the frontiers of T-cell vaccines: accurate measurement of human T-cell responses. Expert Rev Vaccines, 2012, 11(12): 1459-1470.

[18] Maurer H R. Potential pitfalls of [^{3}H] thymidine techniques to measure cell proliferation. Cell Tissue Kinet, 1981, 14(2):111-120.

[19] Hu V W, Black G E, Torres-Duarte A, et al. ^{3}H-thymidine is a defective tool with which to measure rates of DNA synthesis. FASEB J, 2002, 16(11): 1456-1457.

[20] Lyons A B. Analysing cell division in vivo and in vitro using flow cytometric measurement of CFSE dye dilution. J Immunol Methods, 2000, 243(1-2): 147-154.

[21] Lyons A B, Parish C R. Determination of lymphocyte division by flow cytometry. J Immunol Methods, 1994, 171(1): 131-137.

[22] Last'ovicka J, Budinsky V, Spisek R, et al. Assessment of lymphocyte proliferation: CFSE kills dividing cells and modulates expression of activation markers. Cell Immunol, 2009, 256(1-2): 79-85.

[23] Gratzner H G. Monoclonal antibody to 5-bromo- and 5-iododeoxyuridine: A new reagent for detection of DNA replication. Science, 1982, 218(4571): 474-475.

[24] Leif R C, Stein J H, Zucker R M. A short history of the initial application of anti-5-BrdU to the detection and measurement of S phase. Cytometry A, 2004, 58(1): 45-52.

[25] Shedlock D J, Talbott K T, Morrow M P, et al. Ki-67 staining for determination of rhesus macaque T cell proliferative responses ex vivo. Cytometry A, 2010, 77(3): 275-284.

[26] Carson R T, Desai D D, Vignali K M, et al. Immunoregulation of Th cells by naturally processed peptide antagonists. J Immunol, 1999, 162(1): 1-4.

[27] Zheng Z, Luo Y, Mcmaster G K. Sensitive and quantitative measurement of gene expression directly from a small amount of whole blood. Clin Chem, 2006, 52(7): 1294-1302.

[28] Waldrop S L, Pitcher C J, Peterson D M, et al. Determination of antigen-specific memory/effector $CD4^+$ T cell frequencies by flow cytometry: evidence for a novel, antigen-specific homeostatic mechanism in HIV-associated immunodeficiency. J Clin Invest, 1997, 99(7): 1739-1750.

[29] Versteegen J M, Logtenberg T, Ballieux R E. Enumeration of IFN-gamma-producing human lymphocytes by spot-ELISA. A method to detect lymphokine-producing lymphocytes at the single-cell level. J Immunol Methods, 1988, 111(1): 25-29.

[30] Ahlborg N , Axelsson B. Dual- and triple-color fluorospot. Methods Mol Biol, 2012, 792:77-85.

[31] Harty J T, Badovinac V P. Shaping and reshaping $CD8^+$ T-cell memory. Nat Rev Immunol, 2008, 8(2): 107-119.

[32] Schmidt N W, Butler N S, Harty J T. Plasmodium-host interactions directly influence the threshold of memory CD8 T cells required for protective immunity. J Immunol, 2011, 186(10): 5873-5884.

[33] Sallusto F, Geginat J, Lanzavecchia A. Central memory and effector memory T cell subsets: function, generation, and maintenance. Annu Rev Immunol, 2004, 22:745-763.

[34] Hansen S G, Ford J C, Lewis M S, et al. Profound early control of highly pathogenic SIV by an effector memory T-cell

vaccine. Nature, 2011, 473(7348): 523-527.

[35] Wherry E J, Teichgraber V, Becker T C, et al. Lineage relationship and protective immunity of memory CD8 T cell subsets. Nat Immunol, 2003, 4(3): 225-234.

[36] Brunner K T, Mauel J, Cerottini J C, et al. Quantitative assay of the lytic action of immune lymphoid cells on 51-Cr-labelled allogeneic target cells in vitro; inhibition by isoantibody and by drugs. Immunology, 1968, 14(2): 181-196.

[37] Korzeniewski C, Callewaert D M. An enzyme-release assay for natural cytotoxicity. J Immunol Methods, 1983, 64(3): 313-320.

[38] Cui J, Bystryn J C. An improved europium release assay for complement-mediated cytolysis. J Immunol Methods, 1992, 147(1): 13-19.

[39] Bachy M, Bonnin-Rivalland A, Tilliet V, et al. Beta galactosidase release as an alternative to chromium release in cytotoxic T-cell assays. J Immunol Methods, 1999, 230(1-2): 37-46.

[40] Memon S A, Petrak D, Moreno M B, et al. A simple assay for examining the effect of transiently expressed genes on programmed cell death. J Immunol Methods, 1995, 180(1): 15-24.

[41] Shafer-Weaver K, Sayers T, Strobl S, et al. The Granzyme B ELISPOT assay: an alternative to the ^{51}Cr-release assay for monitoring cell-mediated cytotoxicity. J Transl Med, 2003, 1(1): 14.

[42] Zuber B, Levitsky V, Jonsson G, et al. Detection of human perforin by ELISpot and ELISA: ex vivo identification of virus-specific cells. J Immunol Methods, 2005, 302(1-2): 13-25.

[43] Zaritskaya L, Shurin M R, Sayers T J, et al. New flow cytometric assays for monitoring cell-mediated cytotoxicity. Expert Rev Vaccines, 2010, 9(6): 601-616.

[44] He L, Hakimi J, Salha D, et al. A sensitive flow cytometry-based cytotoxic T-lymphocyte assay through detection of cleaved caspase 3 in target cells. J Immunol Methods, 2005, 304(1-2): 43-59.

[45] Van Engeland M, Ramaekers F C, Schutte B, et al. A novel assay to measure loss of plasma membrane asymmetry during apoptosis of adherent cells in culture. Cytometry, 1996, 24(2): 131-139.

[46] Vermes I, Haanen C, Steffens-Nakken H, et al. A novel assay for apoptosis. Flow cytometric detection of phosphatidylserine expression on early apoptotic cells using fluorescein labelled Annexin V. J Immunol Methods, 1995, 184(1): 39-51.

[47] Alter G, Malenfant J M, Altfeld M. CD107a as a functional marker for the identification of natural killer cell activity. J Immunol Methods, 2004, 294(1-2): 15-22.

[48] Rubio V, Stuge T B, Singh N, et al. Ex vivo identification, isolation and analysis of tumor-cytolytic T cells. Nat Med, 2003, 9(11): 1377-1382.

[49] Burkett M W, Shafer-Weaver K A, Strobl S, et al. A novel flow cytometric assay for evaluating cell-mediated cytotoxicity. J Immunother, 2005, 28(4): 396-402.

[50] Newell E W, Sigal N, Bendall S C, et al. Cytometry by time-of-flight shows combinatorial cytokine expression and virus-specific cell niches within a continuum of $CD8^+$ T cell phenotypes. Immunity, 2012, 36(1): 142-152.

[51] Gray G E, Allen M, Moodie Z, et al. Safety and efficacy of the HVTN 503/Phambili study of a clade-B-based HIV-1 vaccine in South Africa: a double-blind, randomised, placebo-controlled test-of-concept phase 2b study. Lancet Infect Dis, 2011, 11(7): 507-515.

[52] Mcelrath M J, De Rosa S C, Moodie Z, et al. HIV-1 vaccine-induced immunity in the test-of-concept Step Study: a case-cohort analysis. Lancet, 2008, 372(9653): 1894-1905.

[53] Buchbinder S P, Mehrotra D V, Duerr A, et al. Efficacy assessment of a cell-mediated immunity HIV-1 vaccine (the Step Study): a double-blind, randomised, placebo-controlled, test-of-concept trial. Lancet, 2008, 372 (9653): 1881-1893.

[54] Dubey S, Clair J, Fu T M, et al. Detection of HIV vaccine-induced cell-mediated immunity in HIV-seronegative clinical trial participants using an optimized and validated enzyme-linked immunospot assay. J Acquir Immune Defic Syndr, 2007, 45(1): 20-27.

[55] Nordstrom I, Ferrua B Reverse ELISPOT assay for clonal analysis of cytokine production. II. Enumeration of interleu-

kin-1-secreting cells by amplified (avidin-biotin anti-peroxidase) assay. J Immunol Methods, 1992, 150 (1-2): 199-206.

[56] Czerkinsky C, Andersson G, Ekre H P, et al. Reverse ELISPOT assay for clonal analysis of cytokine production. I. Enumeration of gamma-interferon-secreting cells. J Immunol Methods, 1988, 110(1): 29-36.

[57] Kreher C R, Dittrich M T, Guerkov R, et al. $CD4^+$ and $CD8^+$ cells in cryopreserved human PBMC maintain full functionality in cytokine ELISPOT assays. J Immunol Methods, 2003, 278(1-2): 79-93.

[58] Li F, Malhotra U, Gilbert P B, et al. Peptide selection for human immunodeficiency virus type 1 CTL-based vaccine evaluation. Vaccine, 2006, 24(47-48): 6893-6904.

[59] Currier J R, Kuta E G, Turk E, et al. A panel of MHC class I restricted viral peptides for use as a quality control for vaccine trial ELISPOT assays. J Immunol Methods, 2002, 260(1-2): 157-172.

[60] Mckinney D M, Skvoretz R, Livingston B D, et al. Recognition of variant HIV-1 epitopes from diverse viral subtypes by vaccine-induced CTL. J Immunol, 2004, 173(3): 1941-1950.

[61] Mander A, Gouttefangeas C, Ottensmeier C, et al. Serum is not required for ex vivo IFN-gamma ELISPOT: a collaborative study of different protocols from the European CIMT Immunoguiding Program. Cancer Immunol Immunother, 2010, 59(4): 619-627.

[62] Filbert H, Attig S, Bidmon N, et al. Serum-free freezing media support high cell quality and excellent ELISPOT assay performance across a wide variety of different assay protocols. Cancer Immunol Immunother, 2013, 62(4): 615-627.

[63] Janetzki S, Schaed S, Blachere N E, et al. Evaluation of Elispot assays: influence of method and operator on variability of results. J Immunol Methods, 2004, 291(1-2): 175-183.

[64] Ryan J E, Ovsyannikova I G, Dhiman N, et al. Inter-operator variation in ELISPOT analysis of measles virus-specific IFN-gamma-secreting T cells. Scand J Clin Lab Invest, 2005, 65(8): 681-689.

[65] Moodie Z, Price L, Gouttefangeas C, et al. Response definition criteria for ELISPOT assays revisited. Cancer Immunol Immunother, 2010, 59(10): 1489-1501.

[66] Cox J H, Ferrari G, Kalams S A, et al. Results of an ELISPOT proficiency panel conducted in 11 laboratories participating in international human immunodeficiency virus type 1 vaccine trials. AIDS Res Hum Retroviruses, 2005, 21(1): 68-81.

[67] Schmittel A, Keilholz U, Thiel E, et al. Quantification of tumor-specific T lymphocytes with the ELISPOT assay. J Immunother, 2000, 23(3): 289-295.

[68] Hudgens M G, Self S G, Chiu Y L, et al. Statistical considerations for the design and analysis of the ELISpot assay in HIV-1 vaccine trials. J Immunol Methods, 2004, 288(1-2): 19-34.

[69] Moodie Z, Huang Y, Gu L, et al. Statistical positivity criteria for the analysis of ELISpot assay data in HIV-1 vaccine trials. J Immunol Methods, 2006, 315(1-2): 121-132.

[70] Janetzki S, Panageas K S, Ben-Porat L, et al. Results and harmonization guidelines from two large-scale international Elispot proficiency panels conducted by the Cancer Vaccine Consortium (CVC/SVI). Cancer Immunol Immunother, 2008, 57(3): 303-315.

[71] Britten C M, Gouttefangeas C, Welters M J, et al. The CIMT-monitoring panel: a two-step approach to harmonize the enumeration of antigen-specific $CD8^+$ T lymphocytes by structural and functional assays. Cancer Immunol Immunother, 2008, 57(3): 289-302.

[72] Bestard O, Crespo E, Stein M, et al. Cross-validation of IFN-gamma Elispot assay for measuring alloreactive memory/effector T cell responses in renal transplant recipients. Am J Transplant, 2013, 13(7): 1880-1890.

[73] Xu Y, Theobald V, Sung C, et al. Validation of a HLA-A2 tetramer flow cytometric method, IFNgamma real time RT-PCR, and IFNgamma ELISPOT for detection of immunologic response to gp100 and MelanA/MART-1 in melanoma patients. J Transl Med, 2008, 6:61.

[74] Scheibenbogen C, Romero P, Rivoltini L, et al. Quantitation of antigen-reactive T cells in peripheral blood by IFNgamma-ELISPOT assay and chromium-release assay: a four-centre comparative trial. J Immunol Methods, 2000, 244(1-2): 81-89.

[75] Schloot N C, Meierhoff G, Karlsson Faresjo M, et al. Comparison of cytokine ELISpot assay formats for the detection of islet antigen autoreactive T cells. Report of the third immunology of diabetes society T-cell workshop. J Autoimmun, 2003, 21(4): 365-376.

[76] Smith S G, Joosten S A, Verscheure V, et al. Identification of major factors influencing ELISpot-based monitoring of cellular responses to antigens from Mycobacterium tuberculosis. PLoS One, 2009, 4(11): e7972.

[77] Britten C M, Janetzki S, Ben-Porat L, et al. Harmonization guidelines for HLA-peptide multimer assays derived from results of a large scale international proficiency panel of the Cancer Vaccine Consortium. Cancer Immunol Immunother, 2009, 58(10): 1701-1713.

[78] Britten C M, Janetzki S, Van Der Burg S H, et al. Toward the harmonization of immune monitoring in clinical trials: quo vadis? Cancer Immunol Immunother, 2008, 57(3): 285-288.

[79] Samri A, Durier C, Urrutia A, et al. Evaluation of the interlaboratory concordance in quantification of human immunodeficiency virus-specific T cells with a gamma interferon enzyme-linked immunospot assay. Clin Vaccine Immunol, 2006, 13(6): 684-697.

[80] Janetzki S, Cox J H, Oden N, et al. Standardization and validation issues of the ELISPOT assay. Methods Mol Biol, 2005, 302:51-86.

[81] Gotch F, Holmes H, Imami N. The importance of standardisation of laboratory evaluations in HIV vaccine trials. Microbes Infect, 2005, 7(14): 1424-1432.

[82] Zhang C T, Wu Y,Zhao C Y,et al. Preliminary study on a potential panel for quality assurance of ELISPOT. Virologica Sinica, 2008, 23(5): 9.

[83] De Rosa S C. Vaccine applications of flow cytometry. Methods, 2012, 57(3): 383-391.

[84] Horton H, Thomas E P, Stucky J A, et al. Optimization and validation of an 8-color intracellular cytokine staining (ICS) assay to quantify antigen-specific T cells induced by vaccination. J Immunol Methods, 2007, 323(1): 39-54.

[85] Sirivichayakul S, Thantiworasit P, Chatkulkawin P, et al. Immunogenicity assay validation for an HIV vaccine trial: high IFNgamma+/IL-2+ CD8+ T cells background in healthy Thais. Vaccine, 2011, 29(35): 6002-6007.

[86] Donaldson M M, Kao S F, Eslamizar L, et al. Optimization and qualification of an 8-color intracellular cytokine staining assay for quantifying T cell responses in rhesus macaques for pre-clinical vaccine studies. J Immunol Methods, 2012, 386(1-2): 10-21.

[87] Eshofonie A, Van Der Loeff M S, Whittle H, et al. An adaptation of recombinant vaccinia-based ELISPOT and intracellular cytokine staining for a comparative measurement of cellular immune responses in HIV-1 and HIV-2 infections in West Africa. Clin Exp Immunol, 2006, 146(3): 471-478.

[88] Letsch A, Scheibenbogen C. Quantification and characterization of specific T-cells by antigen-specific cytokine production using ELISPOT assay or intracellular cytokine staining. Methods, 2003, 31(2): 143-149.

[89] Chen H, Reichman R, Keefer M, et al. Establishment of an alternative intracellular cytokine staining assay for HIV/AIDS clinical studies. J Virol Methods, 2005, 123(2): 131-140.

[90] 钱莘，施明，王福生. 流式细胞术检测细胞内细胞因子的研究进展. 细胞与分子免疫学杂志，2005，21(S 1): S62-64.

[91] Dunne Jh M H. Automation of cytokine flow cytometry assays. J Assoc Lab Automation, 2004, 9:5-9.

[92] Loza M J, Faust J S, Perussia B. Multiple color immunofluorescence for cytokine detection at the single-cell level. Mol Biotechnol, 2003, 23(3): 245-258.

[93] Aghaeepour N, Jalali A, O'neill K, et al. RchyOptimyx: cellular hierarchy optimization for flow cytometry. Cytometry A, 2012, 81(12): 1022-1030.

[94] Chan C, Feng F, Ottinger J, et al. Statistical mixture modeling for cell subtype identification in flow cytometry. Cytometry A, 2008, 73(8): 693-701.

[95] Welters M J, Gouttefangeas C, Ramwadhdoebe T H, et al. Harmonization of the intracellular cytokine staining assay. Cancer Immunol Immunother, 2012, 61(7): 967-978.

[96] Mcneil L K, Price L, Britten C M, et al. A harmonized approach to intracellular cytokine staining gating: Results from

an international multiconsortia proficiency panel conducted by the Cancer Immunotherapy Consortium (CIC/CRI). Cytometry A, 2013, 83(8): 728-738.

[97] Janetzki S, Price L, Britten C M, et al. Performance of serum-supplemented and serum-free media in IFNgamma Elispot Assays for human T cells. Cancer Immunol Immunother, 2010, 59(4): 609-618.

[98] Lamoreaux L, Roederer M, Koup R. Intracellular cytokine optimization and standard operating procedure. Nat Protoc, 2006, 1(3): 1507-1516.

[99] 黄维金, 张春涛, 赵晨燕,等. 我国不同艾滋病候选疫苗小鼠细胞免疫应答评价. 中华微生物学和免疫学杂志, 2010, 30(9): 5.

[100] 黄维金, 张春涛, 赵晨燕,等. HIV 疫苗小鼠免疫原性检测方法的初步建立 中国生物制品学杂志, 2010, 23(4): 4.

[101] Koch M, Beckhove P, Op Den Winkel J, et al. Tumor infiltrating T lymphocytes in colorectal cancer: Tumor-selective activation and cytotoxic activity in situ. Ann Surg, 2006, 244(6): 986-992; discussion 992-983.

[102] Van Braeckel E, Bourguignon P, Koutsoukos M, et al. An adjuvanted polyprotein HIV-1 vaccine induces polyfunctional cross-reactive $CD4^+$ T cell responses in seronegative volunteers. Clin Infect Dis, 2011, 52(4): 522-531.

[103] Román V R, Jensen K J, Jensen S S, et al. Therapeutic vaccination using cationic liposome-adjuvanted HIV type 1 peptides representing HLA-supertype-restricted subdominant T cell epitopes: Safety, immunogenicity, and feasibility in guinea-bissau. AIDS Res Hum Retroviruses, 2013, 29(11): 12.

[104] Kityo C, Bousheri S, Akao J, et al. Therapeutic immunization in HIV infected Ugandans receiving stable antiretroviral treatment: a Phase I safety study. Vaccine, 2011, 29(8): 1617-1623.

[105] Lichterfeld M, Gandhi R T, Simmons R P, et al. Induction of strong HIV-1-specific $CD4^+$ T-cell responses using an HIV-1 gp120/NefTat vaccine adjuvanted with AS02A in antiretroviral-treated HIV-1-infected individuals. J Acquir Immune Defic Syndr, 2012, 59(1): 1-9.

[106] Gill D K, Huang Y, Levine G L, et al. Equivalence of ELISpot assays demonstrated between major HIV network laboratories. PLoS One, 2010, 5(12): e14330.

第十五章　其他免疫反应检测方法的研究

有效的预防性 HIV-1 疫苗是让世界摆脱 HIV/AIDS 恐慌最有效的武器,虽然疫苗的研究技术不断提高,方法和思路不断转变,出现不同种类疫苗的联合应用和初免-加强免疫方案等新尝试,一些疫苗在临床试验中诱导产生了非常强的细胞免疫和体液免疫应答,但所有进入临床试验Ⅱ和Ⅲ期的疫苗均未最终取得成功,最大的进步是在泰国开展的 RV144 Ⅲ期临床试验,取得了一定的保护效果。RV144 的研究数据表明其保护效果可能和抗体依赖细胞介导的细胞毒作用(antibody dependent cellmediated cytotoxicity,ADCC)相关,并且提示应诱导更强的 HIV-1 特异细胞免疫和体液免疫应答。目前艾滋病疫苗的有效性指标尚不明确,探寻与保护效果相关的免疫学指标一直是 HIV 免疫学和疫苗研究专家的研究重点,目前在艾滋病疫苗的研究尝试中,根据不同的免疫策略,研究者设计了不同方向的新型疫苗。本书在前面章节已经介绍了不同种类的疫苗,另外一些新的疫苗诱导免疫方法的检测方法也随着疫苗的研发被越来越多地研究开发和应用,本章将重点介绍在免疫学检测方面刚刚被重视或应用的两个新方法:ADCC 试验和病毒复制抑制试验(viral inhibition assay,VIA)。这两个方法和其他如酶联免疫斑点试验(enzyme linked immunospot assay,ELISPOT)、胞内因子染色(intra-cellular staining,ICS)检测细胞因子和检测中和抗体等方法相比,更直接地反映了免疫功能对病毒感染细胞的杀伤或者对病毒复制能力的抑制。

第一节　抗体依赖的细胞毒反应

在泰国进行的 HIV 疫苗Ⅲ期临床试验 RV144 是迄今为止第一个显示有保护作用的临床试验,该成果为 HIV 疫苗的研究工作开辟了新纪元。该疫苗的免疫策略是将之前两个失败的疫苗组合在一起:重组的金丝雀痘病毒载体疫苗(ALVAC)初免,重组 gp120 蛋白(AIDSVAX B/E)。之前由于 ALVAX-HIV 的Ⅱ期临床试验结果显示的免疫原性太低,其Ⅲ期临床试验被迫中止;AIDSVAX B/B 和 B/E 的Ⅲ期临床试验结果显示该疫苗不能诱导有效的免疫反应。令人惊奇的是,将这两个不成功的疫苗重新组合后,Ⅲ期临床试验结果显示,相对于安慰剂组,疫苗组感染 HIV 的风险降低了 31.2%(疫苗组 51 人感染,安慰剂组 74 人感染,$P = 0.04$)[1]。免疫反应与感染风险的相关性分析发现,抗 Env gp120 V_1/V_2 的 IgG 抗体水平与感染风险成反比,而血浆中抗 Env IgA 抗体水平与感染风险成反比,进一步研究发现,血浆中低水平的抗 Env IgA 抗体和高水平的 ADCC 抗体与感染风险成反比[2],由此推测 RV144 的保护作用可能是由 ADCC 效应提供的。

在 HIV 感染者的病例,对照研究和 HIV 疫苗的非人灵长动物研究中都发现 ADCC 效应在控制疾病进展和预防感染方面发挥着重要作用。Baum 等发现 HIV-1 感染者体内 gp120 特异性的 ADCC 抗体水平与疾病进展速度成反比[3]。此外有研究发现,那些体内检测不到病毒载量的 HIV 感染的精英控制者的 ADCC 抗体水平远高于普通感染者[4]。对于非人灵长动物的粘膜病毒攻击研究发现,候选疫苗诱导的 ADCC 抗体水平与动物的保护效果成正比[5]。进一步研究发现 ADCC 抗体水平与感染 SIV 的灵长动物体内的病毒载量成反比[6]。随着 ADCC 效应与 HIV 感染和病毒控制关系的进一步认识,对于 HIV 疫苗的设计和疫苗评价中的 ADCC 效应的应用得到越来越多的重视。

ADCC 是指以 IgG 抗体作为中间桥梁,定向介导固有免疫细胞(NK 细胞、单核细胞、巨噬细胞、中性粒细胞、嗜酸性粒细胞等)对靶细胞的杀伤作用。该作用将固有免疫和获得性免疫联系起来,是非常重要的早期免疫反应,在抗病毒和抗肿瘤方面发挥着重要作用[7,8]。其作用机理是:首先 ADCC 抗体结合至靶细胞表面病毒蛋白的特异性表位上,ADCC 效应细胞通过其表面的 FcγR 与 ADCC 抗体的 Fc 段结合,结合之后效应细胞会分泌致炎因子如 γ 干扰素(IFNγ)和肿瘤坏死因子 α(TNFα),同时效应细胞会释放细胞毒性颗粒,其中包含穿孔素和颗粒酶,从而启动杀伤靶细胞的过程。针对 HIV 感染的 ADCC 效应有三个要素为:表达 Fcγ 受体(FcγR)的效应细胞[7,9]、抗原特异性的 IgG 抗体和表面表达 HIV 蛋白的靶细胞。

在 HIV 诱导的免疫反应中,与细胞免疫与中和抗体相比,对于 ADCC 的研究相对较少,特别是在 HIV 研究的前二十年中,PubMed 中关于 HIV ADCC 效应的文章不超过 50 篇[10]。这种现象一方面与研究者对 HIV 感染中 ADCC 效应的作用认识不够深入有关,另一方面是缺乏灵敏度高、特异性好、重复性好、简便有效和可以高通量检测的 ADCC 检测方法。近年来随着对 HIV 感染和预防中 ADCC 效应认识的深入,特别是 RV144 疫苗Ⅲ期临床试验结果中 ADCC 效应与疫苗保护性效果相关性的确立,使 ADCC 效应研究成为 HIV 研究领域中的一个热点,同时对 ADCC 效应检测方法的研究也取得了长足进展。目前 ADCC 的检测方法主要有:^{51}Cr 释放试验(Cr release assay,CRA)、抗体依赖的细胞介导的病毒抑制试验(antibody-dependent cell-mediated virus inhibition,ADCVI)、基于荧光的快速 ADCC 检测、ADCC 胞内因子染色试验、基于颗粒酶的 ADCC 检测(GTL-ADCC)和基于化学发光的 ADCC 检测(表 15. 1),下面对上述几种方法及应用情况进行介绍。

一、^{51}Cr 释放试验(CRA)

CRA 是最经典的 ADCC 检测方法[11],该方法所用的靶细胞通常为 T 细胞系细胞,如 CEM 细胞系细胞 CEM. NKr,在进行杀伤试验之前,首先对靶细胞进行同位素标记,之后用 HIV 感染该靶细胞或将靶细胞与 HIV 蛋白(通常为 Env 蛋白)共孵育,使靶细胞表面带有 HIV 蛋白,然后将靶细胞与待测的血清或血浆样本共孵育,共孵育结束后,加入效应细胞(通常为健康人的 PBMC)进行共培养,共培养结束后加入细胞裂解液,裂解细胞检测同位素,计算杀伤细胞所占总细胞的比例,进而计算导致 50% 细胞杀伤时 ADCC 的样本稀释度,得到半数抑制浓度(IC_{50}),即为 ADCC 抗体滴度。RV144 疫苗Ⅰ期和Ⅱ期临床试验样本的 ADCC 效应即用该方法进行检测,该检测结果也是该疫苗能进入Ⅲ期临床试验的重要依据[12]。但该方法有检测周期较长、难于标准化和同位素污染等缺点,随着新方法的出现,该方法正在逐渐被其他方法所代替。

二、抗体依赖的细胞介导的病毒抑制(ADCVI)试验

ADCVI(antibody-dependent cell-mediated virus inhibition)是指在含 Fc 受体的效应细

胞存在的情况下，抗体阻断感染细胞产生新病毒和新病毒感染其他细胞的过程。因此，ADCVI 的检测不只是效应细胞对靶细胞的杀伤，而是抗体和效应细胞对病毒感染的限制作用。ADCVI 的抗病毒作用大部分是由杀伤靶细胞引起的，这一点 ADCC 和 ADCIV 是相同的，此外，ADCVI 的病毒抑制作用还包括非细胞裂解机制，如 Fcγ 受体可以刺激 NK 细胞产生 β-趋化因子（如 CCL3、CCL4 和 CCL5），该类趋化因子是 HIV 感染辅助受体 CCR5 的天然配体，能与 HIV gp120 竞争性结合 CCR5，从而阻断病毒进入细胞[13]。

表 15.1　ADCC 检测方法比较

方法	优点	缺点
^{51}Cr 释放试验（CRA）	直接检测细胞杀伤	1. 操作烦琐 2. 需要细胞系细胞作为靶细胞 3. 使用放射性元素 4. 检测背景高 5. 半定量 6. 检测周期长 7. 需分离 PBMC 细胞 8. 难以定位抗原表位 9. 不能进行高通量检测
抗体依赖的细胞介导的病毒抑制试验（AD- CVI）	检测对病毒复制的抑制效应	1. 需要细胞系细胞作为靶细胞 2. 检测周期长（5～7d） 3. 需分离 PBMC 细胞 4. 不能定位抗原表位 5. 不能直接检测细胞杀伤 6. 不能进行高通量检测
基于荧光的快速 ADCC 检测（RFADCC）	1. 在单细胞水平直接检测细胞杀伤 2. 检测周期短(4h)	1. 需要完整蛋白 2. 需要荧光标记的靶细胞 3. 需分离 PBMC 细胞 4. 不能定位抗原表位 5. 不能进行高通量检测
ADCC 的胞内因子染色试验（ICS-ADCC）	1. 应用全血样本进行检测 2. 检测周期短(5h) 3. 可定位抗原表位 4. 检测背景低 5. 可检测多种效应细胞功能	1. 不能直接检测细胞杀伤 2. 不能进行高通量检测
基于颗粒酶的 ADCC 检测（GTL-ADCC）	1. 直接检测效应细胞 2. 可以高通检测	需要蛋白包被或病毒感染
基于化学发光的 ADCC 检测	1. 操作简便 2. 重复性好 3. 便于标准化	需要细胞系细胞作为靶细胞和效应细胞

（一）操作过程

（1）用淋巴细胞分离液（Ficoll-Hypaque）从健康献血员全血中分离 PBMC，将分离的

PBMC 细胞加入聚苯乙烯培养瓶中 37℃、5% CO_2 条件下孵育 1h。

(2) 将未吸附到培养瓶底的细胞转移至另一培养瓶中，加入 PHA-RMPI 1640 培养基(含 1% 双抗、10% 胎牛血清和 5μg/ml PHA 的 RPMI1640)37℃ 5% CO_2 条件下培养 24h。

(3) 利用抗-CD4 单克隆抗体和磁珠分选仪从 PBMC 中分离 $CD4^+$淋巴细胞作为靶细胞，按照感染复数(MOI)为 0.05 的比例加入 HIV 病毒，37℃、5% CO_2 条件下培养过夜。

(4) 利用抗-CD56 抗体和磁珠分选仪从 PBMC 分离 NK 细胞作为靶细胞。注：分离靶细胞和分离效应细胞所用的 PBMC 来源于不同个体。

(5) 向 96 孔板中加入 5×10^4/孔的靶细胞，然后加入不同稀释度的 HIV 感染者疫苗免疫者血清，并设加入相同量的阴性血清作为对照，最后按照效靶比(E : T)10 : 1 的比例加入效应细胞，37℃、5% CO_2 条件下。注：血清经 56℃ 灭活 1h。

(6)、在培养 3 ~ 10 天之后利用 ELISA 试剂盒检测培养上清中 p24 含量，计算病毒抑制率：百分抑制率 = (1-p24i/p24u)×100，其中 p24i 为 HIV 感染者或疫苗免疫血清，p24u 为阴性血清样本。

(二) 应用情况

该方法的应用较为广泛，不但应用于 HIV 感染者和 HIV 疫苗免疫人群的研究，同时经过改造的方法也被应用于非人灵长动物模型免疫保护研究。

在一项 HIV 早期感染的研究中发现，HIV 感染后 1 个月即能在感染者体内检测到 ADCVI 抗体[13]，该抗体出现的时间远远早于中和抗体，而与细胞毒性 T 细胞(CTL)反应出现的时间类似，据此推测 ADCVI 在病毒载量控制方面的作用可能与 CTL 效应类似[14,15]。研究还证明 HIV 早期感染者体内 ADCVI 抗体水平与病毒载量成反比，并且通常 ADCVI 抗体比中和抗体对病毒反应性更广谱[13]。

在一项非人灵长动物的免疫保护研究中，经 SIV 免疫血清被动免疫的新生恒河猴能抵御经口攻击的 SIV_{mac251}，但动物体内并不能检测到中和抗体[16]。而在一项 ADCVI 的研究中发现，经 SIV 免疫血清被动免疫的动物体内的 ADCVI 抗体水平可以达到 1 : 12 800，并且证明该 ADCVI 抗体是 IgG 抗体[17]。在另一项研究中发现，被动免疫天然 IgG1b12 抗体可以保护 9 只恒河猴中的 8 只免受阴道攻击 $SHIV_{163p3}$ 的感染，然后对 IgG1b12 进行改造，使其不能与补体结合，再做相同的实验，其保护作用没有发生改变，仍能保护 9 只动物中的 8 只免受感染，接下来进一步对抗体进行改造，使其不能与 Fcγ 受体结合，但该抗体的中和活性没有改变；再重复上述实验，结果显示 8 只动物中只有 5 只未感染，该研究证实 IgG1b12 抗体的保护作用中除了中和活性发挥作用外，ADCVI 效应或其他的 FC-FCγ 受体相互用介导的效应也发挥了重要作用[18]。

在 Vax004 疫苗的临床研究中，对其中的 530 份疫苗免疫血清进行 ADCVI 抗体检测，研究发现 ADCVI 效应水平与 HIV 感染率成反比，ADCVI 效应活性每提高 10%，HIV 感染的风险就降低 6.3% (P=0.019)。尽管对于 Vax004 从总体的保护效果上分析，该疫苗未能表现出有效的保护作用，但那些产生高水平 ADCVI 效应的个体已具有一定的预防感染能力[19]。

三、基于荧光的快速 ADCC 检测(RFADCC)

RFADCC(rapid and fluorometric antibody-dependent cell-mediated cytotoxicity)的靶细胞通常为永生化的细胞系,在杀伤试验之前用荧光染料对靶细胞的胞膜和胞内成分进行标记,效应细胞通常为健康人的 PBMC,进行杀伤试验时将经病毒感染的靶细胞或 HIV 蛋白包被的靶细胞用荧光染料标记,然后加入待检血清样本,最后加入靶细胞,培养一段时间后,用流式细胞仪检测减少的荧光标记的细胞数来确定 ADCC 效应的水平[20]。此外,在 ADCC 技术的基础上又发展出了一种更为简便的检测方法,该方法所用的靶细胞 EGFP-CEM-NKr 能表达增强型绿色荧光蛋白(EGFP),在进行流式细胞仪检测时无需预染或预标记[21]。

(一)操作过程

(1)将培养的 CEM-NKr 细胞用 R-10 培养基(含 10% 胎牛血清的 RPMI-1640)将其浓度调整为 1.5×10^7/ml,加入 gp120 蛋白,使其终浓度为 45μg/ml。

(2)室温孵育 1h 后,用预冷的 R-10 培养基洗细胞 2 次,该过程设未加 gp120 的对照。

(3)用荧光染料对靶细胞进行标记,两种标记物 PKH-26 和 CFSE 的工作浓度都为 2.5×10^{-6}mol/10^6 细胞。

(4)标记结束后用预冷的 R-10 培养基洗细胞 2 次,并将细胞浓度调整为 1×10^5/ml。

(5)向 96 孔 U 形底细胞培养板中加入上述靶细胞 50μl/孔。

(6)将系列稀释的血清或抗体 100μl/孔加入上述培养板中,室温孵育 15min,使抗体结合至靶细胞表面包被的 gp120 蛋白上。

(7)将靶细胞经适当稀释后 50μl/孔加入上述培养板中,使效靶比为 50∶1 或 10∶1。

(8)将培养板于 400*g* 条件下离心 3min,使细胞与细胞充分接触,37℃、5% CO_2 条件下培养 4h。

(9)培养结束后用 PBS 洗细胞 1 次,然后加入含 3.7% 多聚甲醛的 PBS 溶液固定细胞,并于 4℃过夜。

(10)用流式细胞仪检测,其中 CFSE 阴性、PKH-26 阳性的细胞即为被杀伤的细胞,由此结算杀伤效率。

基于 EGFP-CEM-NKr 细胞的 RFADCC 方法,无需进行荧光染料预标记,检测之前加入死细胞染料 PI,其中 EGFP 和 PI 双阳性的细胞即为被杀伤的细胞。

(二)应用情况

RFADCC 方法不但能应用于人和非人灵长动物体内 NK 细胞作为靶细胞的 ADCC 效应的检测[20,21],同时还能应用于单核细胞作为靶细胞的 ADCC 效应的检测[22]。随着新的高通量 ADCC 检测方法的出现,RFADCC 方法用得越来越少,通常应用于方法的比较、验证和对另一方法检测结果的佐证[6]。

四、ADCC 胞内因子染色试验(ICS-ADCC)

ICS-ADCC 方法是一种基于全血样本的检测方法,通过胞内因子染色检测来确定 ADCC 效应的强度。该方法用肽库替代全长蛋白作为刺激物,因此该方法还能对 ADCC 抗原表位进行定位,为基于 ADCC 效应的疫苗设计提供帮助。该方法的是一个偶然的过程,Ivan Stratov 博士等在研究 HIV-1 药物耐受人群的细胞免疫反应时,用 HIV-1 特异性肽库刺激感染的全血细胞,通过胞内因子染色的方法检测免疫细胞分泌的 IFN-γ,发现分泌的 IFN-γ 既不是来源于 $CD8^+$ T 细胞,也不是来源于 $CD4^+$ T 细胞,经进一步研究后发现,产生 IFN-γ 的细胞为 $CD3^-CD4^-CD8^-CD2^+CD56^+$ 的 NK 细胞,而该效应必须在 IgG 抗体存在的情况下才能产生,同时效应细胞在抗原刺激的情况下能表达脱颗粒标志物 CD107a,并能释放细胞毒性分子颗粒酶 B 和穿孔素,最终研究者确定该方法能检测 HIV 特异的、NK 细胞介导的 ADCC 效应[23]。

(一) 操作过程

(1) 取 150μl 健康人全血和 50μl HIV 感染者血清或疫苗免疫血清混合,加入 HIV 特异性肽库、多肽或蛋白质如 gp140,使其终浓度为 1μg/ml,同时加入蛋白转运抑制剂 Brefeldin A 和 Monensin,使其终浓度都为 10μg/ml,37℃ 5% CO_2 条件下培养 5h。同时设不加刺激物的阴性对照和健康人血清对照。

(2) 培养结束后,分析 $CD3^-CD2^+CD56^+$ 的 NK 细胞表达的胞内 IFN-γ 和脱颗粒标志物 CD107a 的水平,该试验用的荧光抗体包括:CD3-PerCP、CD2-FITC、CD56-PE、CD107a-APC 和 IFN-γ-Alexa700。

(3) 判断为 NK 细胞介导的 ADCC 效应需满足以下两个条件:

①刺激后 NK 细胞的 CD107a 和 IFN-γ 的表达量比未刺激的高 3 倍以上。

②阳性反应强度应高于健康人血清对照的 2 倍。

(二) 应用情况

该方法操作简便,且能进行 ADCC 抗原表位的定位,是一种有很好应用前景的检测方法。但该检测方法的具体检测机制还不是太清楚,特别是一些不能在细胞表面表达的蛋白质如 Rev、Tat 和 Vpu 等也能诱导较强的 ICS-ADCC 效应[24,25]。此外,该检测方法中 NK 细胞杀伤的靶细胞也不清楚。针对上述两个问题,Ivan Stratov 博士的研究团队对该方法的作用机制做了进一步研究,发现在该检测过程中被杀伤的细胞主要为粒细胞,而中性粒细胞占粒细胞的绝大多数,推测中性粒细胞是主要的靶细胞[24],中性粒细胞在 HIV 感染中发挥着重要作用,它可以与 HIV 病毒结合并将其准运至淋巴细胞[26]。该检测方法中加入的 HIV 特异性多肽或抗原可以中性粒细胞结合,从而诱导 NK 细胞对其杀伤。该研究也提示,由于 NK 细胞介导的 ADCC 效应作用的靶细胞是中性粒细胞,该细胞不是 HIV 感染的靶细胞,而只是 HIV 病毒的转运细胞,病毒并不能在该细胞内复制,因此以诱导 ADCC 效应为目的的疫苗发挥的主要作用是预防感染,而对于已感染病毒个体不能有效地抑制病毒的复制[26]。

在一项 HIV 长期不进展者的队列研究中应用了该方法，比较了不进展者和进展者之间 HIV 特异性 ADCC 效应的差异。研究结果发现长期不进展者体内的 ADCC 抗体水平并不高于进展者，ADCC 抗体水平与 CD4 细胞数之间也没有相关关系，但长期不进展者体内 ADCC 抗体的广谱性明显高于进展者，特别是对于 HIV 的辅助蛋白和调节蛋白。该研究中还定位了 3 个针对 Vpu 的 ADCC 抗原表位，这 3 个表位只能被长期不进展者的血清样本所识别，该研究结果也为基于 ADCC 效应的疫苗设计提供了参考[25]。

五、基于颗粒酶的 ADCC 检测（GTL-ADCC）

GTL-ADCC（gran toxilux antibody-dependent cell-mediated cytotoxicity）的检测方法是基于颗粒酶 B（一种丝氨酸蛋白酶）能水解特异性肽段而设计的，首先设计一种能透过细胞膜的特异性底物，该底物中包含能被颗粒酶 B 特异性水解的肽段，在该底物被水解时能释放荧光信号[27]；当 ADCC 效应发生时，效应细胞将颗粒酶 B 释放入靶细胞，水解靶细胞中的底物，释放荧光信号，通过流式细胞仪检测出含颗粒酶 B 的靶细胞所占的比例，从而判断 ADCC 效应的强度[28]。新鲜分离的 PBMC 或 NK 细胞可以作为效应细胞，表达 CCR5 辅助受体的 CEM. NKr 可以作为靶细胞，但需经过下述处理方式中的一种进行处理：①用重组的膜蛋白对靶细胞进行包被；②用重组病毒对靶细胞进行感染，使其表达膜蛋白；③用实验室适应株病毒对靶细胞进行感染。此外也可以用感染 HIV 的 $CD4^+$ T 细胞作为靶细胞。该方法的重复性非常好，变异系数不高于 25%，可以快速、高效地检测疫苗免疫或 HIV 感染引起的 ADCC 效应[28]。

（一）检测流程

（1）复苏效应细胞，将效应细胞从液氮中取出，转移至 37℃水浴中，待细胞完全融化后，用 70% 乙醇擦拭冻存管管壁，打开冻存管，加入 1ml R10 培养基（含 10% 胎牛血清的 RPMI-1640），然后转移至含 8ml R10 培养的 15ml 离心管中，400*g* 室温离心 10min，吸除上清后轻弹管底将细胞悬起，加入 10ml R10 培养基，取一定量细胞，台盼蓝染色后计数，并记录活细胞比例，将离心管管盖拧松后置于 37℃、5% CO_2 条件下培养过夜。

（2）第二天，将靶细胞从培养箱中取出，取一定量细胞，台盼蓝染色后计数，并记录活细胞比例，如果活细胞比例不低于 80%，则继续后续试验。

如果用病毒感染细胞作为靶细胞，则直接转至（5）。

（3）将 CEM. NKr. CCR5 浓度调至 1×10^6/ml，加入 gp120 重组蛋白，轻轻混匀。

（4）37℃水浴孵育 75min。

（5）然后按 1∶1000 比例分别向靶细胞中加入 TFL4（靶细胞荧光标记）和 NRL1（细胞活性荧光标记），轻轻混匀。

（6）37℃水浴孵育 15min。

（7）孵育结束后，向靶细胞中加入 R10 培养基，使其体积达到 20ml，400*g* 室温离心 10min。

(8) 吸除上清后,加入1ml R10 培养基,进行细胞计数,并记录活细胞比例,将活细胞浓度调至 0.4×10^6/ml,如果用病毒感染细胞作为靶细胞,则将活细胞浓度调至 0.8×10^6/ml。

(9) 从孵箱中取出效应细胞,轻轻将细胞悬起,进行细胞计数,并记录活细胞比例。

(10) 对于重组蛋白包被细胞,用 R10 培养基将活细胞浓度调至 12×10^6/ml;对于病毒感染细胞,将活细胞浓度调至 24×10^6/ml。

(11) 在暗处将颗粒酶 B 按 1∶2 稀释备用。

(12) 按照表 15.2 所示对血清样本进行稀释。

表 15.2　血清样本稀释表

稀释度	血清量/μl	R10/μl	总量/μl
1∶50	6	44	50
1∶250	从 1∶50 稀释度取 10	40	50
1∶1 250	从 1∶250 稀释度取 10	40	50
1∶6 250	从 1∶1 250 稀释度取 10	40	50
1∶31 250	从 1∶6 250 稀释度取 10	40	50
1∶156 250	从 1∶31 250 稀释度取 10	40	50

(13) 在 96 孔细胞培养板中加入靶细胞和效应细胞各 25μl/孔,然后加入颗粒酶 B 底物 75μl/孔。

(14) 室温孵育 5min。

(15) 按表 15.2 对血清样本进行稀释,加入血清样本(包括阳性和阴性对照血清) 25μl/孔。

(16) 室温孵育 15min。

(17) 300*g* 室温离心 1min。

(18) 37℃、5% CO_2 条件下培养 1h。

(19) 将细胞从培养箱中取出,400*g* 室温离心 5min。

(20) 吸弃培养上清,加入 225μl 洗液(含 1% 胎牛血清的 DPBS),清洗细胞。

(21) 400*g* 室温离心 5min,吸弃培养上清,加入 225μl 洗液,清洗细胞。

(22) 用 225μl 洗液将细胞重悬后保存于 4℃,在 5h 内检测。

(23) 用流式细胞仪的高通量检测平台收集细胞进行检测分析,对于 gp120 包被细胞至少收集 2.5×10^3 细胞,对于病毒感染细胞至少收集 5×10^3 细胞。

(24) 活的靶细胞检测结果为 $TFL4^+/NFL1^-$。

(25) 活的靶细胞中颗粒酶 B 阳性的为效应细胞作用后的靶细胞。

(26) 报告的结果为颗粒酶 B 阳性细胞占活的靶细胞的百分比,该结果需扣除检测背景,检测背景为不加血清样本的靶细胞和效应细胞的混合培养物。

(27) 该检测需设立 4 种对照:单独靶细胞对照,用来设定流式检测的门;靶细胞和效应细胞但无血清样本的对照,用来确定流式检测的背景;用靶细胞、效应细胞和确定阳性的血清样本作为阳性对照;用靶细胞、效应细胞和确定阴性的血清样本作为阴性对照。

(28) 阳性判断标准:在扣除检测背景后,如果颗粒酶 B 阳性细胞占活的靶细胞的百分比超过 8%,则判为阳性。

(二) 应用情况

在 RV144 疫苗临床样本的 ADCC 效应研究中应用的即是 GTL-ADCC 的方法,研究发现疫苗接种者体内低水平的特异性抗 HIV Env IgA 抗体和高水平的 ADCC 抗体与 HIV 的感染风险成反比,提示 RV144 的部分保护作用可能是由 ADCC 效应提供的[2]。对 RV144 疫苗诱导的保护作用,特别是 ADCC 效应的进一步研究发现,未感染的疫苗接种者体内的 ADCC 效应可以被一株针对 Env C1 区抗体 A32 的 Fab(无 Fc 段,无法诱导 ADCC 效应)所抑制,提示 ADCC 抗体的主要作用表位为 Env 的 C1 区,应用记忆型 B 细胞培养和分选技术从 6 名疫苗接种者体内分离得到 23 株 ADCC 抗体,其中 19 株所针对的表位与 A32 有交叉,A32 表位在诱导 ADCC 效应中发挥着重要作用。对这些分离的的抗体再进行 ADCC 效应的检测,发现其中 14 株有广谱的 ADCC 活性,其比例明显高于中和抗体。对抗体特性进行进一步研究发现,该类抗体在成熟过程中体细胞突变频率明显低于中和抗体,因此 ADCC 在 HIV 感染早期或疫苗免疫早期即能诱导产生,而中和抗体的产生一般需要 2 年以上的时间[29]。

在另一项针对 RV144 诱导的免疫反应的深入研究中也用到了 GTL-ADCC,对 RV144 诱导的 Env 特异的 IgA 作用机制做了进一步的探讨,研究发现 HIV-1 Env 特异的 IgA/IgG 比例与 HIV-1 的感染风险成正比,从 RV144 疫苗接种者体内分离的 IgA 抗体与 Env 结合后可以阻断 IgG 与相应表位的结合,同时也能抑制疫苗诱导的 ADCC 效应,特别是针对 ADCC 主要作用表位(Env C1 区的 Fab A32 结合表位)的 IgA,对 ADCC 效应的抑制作用尤为明显。同时研究还发现针对相同表位的 IgA 和 IgG 相比,IgA 的结合力要明显高于 IgG[30],这与之前对不同类的单抗 2F5 的研究结果类似,2F5 IgA 比 2F5 IgG 对其表位的结合力高[31],上述的研究结果提示血清 IgA 可能是通过竞争性的抑制 ADCC 的 IgG 抗体与其抗原表位的结合来抑制 ADCC 效应,从而降低疫苗的保护作用[30]。

六、基于化学发光的 ADCC 检测

基于化学发光的 ADCC 检测所用的靶细胞和效应细胞都是细胞系细胞,效应细胞 KHYG-1 是来源于 NK 细胞系的细胞,经改造后能稳定表达 Fcγ 受体 V158-FcγⅢa,靶细胞 CEM. NKr-CCR5 是来源于 CEM 细胞系的细胞,经进一步改造后,在 HIV 或 SIV 感染时能激活细胞内的萤火虫荧光素酶的表达,同时感染的细胞能表达 HIV 特异性蛋白,如果此时加入含 ADCC 抗体的血清,能与靶细胞上的 HIV 特异性蛋白结合,同时其 Fc 段能与 KHYG-1 的 Fcγ 受体结合,诱导 KHYG-1 细胞对 CEM. NKr-CCR5 细胞的杀伤,通过检测化学发光信号来判断 ADCC 效应的强弱。

(一) 检测流程

(1) 将 CEM. NKr-CCR5 细胞浓度调至 2×10^6/ml,加入等体积的 HIV 病毒(0.45 ~ 3.0μg p24/ml),25℃、1200*g* 离心 2h,感染细胞。

(2) 37℃、5% CO_2 培养 4 天。

(3) 在 U 形底的 96 孔板中加入 10^4 病毒感染的 CEM. NKr-CCR5 细胞和 10^5 KHYG-1 细胞,同时加入系列稀释的血清样本。

(4) 37℃、5% CO_2 培养 8h。

(5) 加入化学发光底物检测化学发光值 RLU。

(6) 计算 ADCC 效应强度,ADCC 的百分杀伤率 = 1-(Rs-Rb)/(Rp-Rb)。Rs,含有病毒的靶细胞、效应细胞和血清样本的孔的检测值;Rb,含有未感染病毒的靶细胞和效应细胞的孔的检测值;Rp,含有病毒的靶细胞和效应细胞的孔的检测值。

(二) 应用情况

减毒的 SIV 疫苗可以保护恒河猴免受 SIV 的感染,虽然基于安全性的考虑,不可能将减毒的 HIV 疫苗应用于人体,但对于减毒 SIV 疫苗的保护机制的研究将会有助于 HIV 疫苗的设计。通过分析减毒 SIV 诱导的免疫反应发现,减毒 SIV 既不能诱导有效的细胞免疫,也不能诱导有效的中和抗体来保护机体免受感染。对 ADCC 效应的研究发现,减毒 SIV 诱导的 ADCC 效应能杀伤被中和抗体耐受的病毒株感染的细胞,并且 Env 特异的 ADCC 抗体在免疫减毒 SIV 后 3 周即能检测到。该抗体的水平随着减毒 SIV 在体内复制水平的增高而增高,复制型减毒 SIV 诱导的 ADCC 抗体水平高于非复制型,提示 ADCC 效应在减毒 SIV 诱导的保护效应中发挥了重要作用,也为 HIV 疫苗的设计提供了很好的思路[32]。

基于化学发光的 ADCC 检测方法,所用的靶细胞和效应细胞都是细胞系来源的细胞,表型更稳定。该方法操作方便,重复性很好,便于标准化,但也由于所用的都是细胞系来源的细胞,与生理状态下的效细胞和靶细胞不同,在体外检测和体内保护效果之间的关系建立起来之前,其应用受到了一定的限制,常与 ADCVI、GTL-ADCC 等其他方法联合应用,相互验证[29,33,34]。

总之,在之前的 HIV 疫苗研究中,对于 ADCC 效应作用的认识不够充分,很重要的一个原因是 ADCC 检测方法研究的滞后。随着新的研究方法如 ADCVI、ICS-ADCC、GTL-ADCC、基于化学发光的 ADCC 检测方法等的出现,以及 RV144 疫苗和 SIV 减毒疫苗中 ADCC 效应的重要作用确立,为后续基于 ADCC 疫苗的研究提供了方法和研究动力,而基于 ADCC 疫苗的研究反过来又会促进 ADCC 新的检测方法的研究和标准化工作,HIV 相关的 ADCC 的研究会成为 HIV 研究领域中的又一热点,所有的研究成果将会为 HIV 新型疫苗的设计和评价提供帮助。

第二节　病毒复制抑制实验

病毒复制抑制实验(viral inhibition assay, VIA)是一种用来检测和评价 $CD8^+$ T 淋巴细胞抗病毒活性的实验。该方法的原理最初报道于 2007 年[35],当时该方法仅仅是在实验室进行了有限次数的试验,并没有形成完整、标准的方法。短短两年之后,Spentzou 等[36]在大量临床样本中对 VIA 方法进行了验证和改进,总结出了 VIA 的标准操作方法

(SOP)。这篇文章标志着 VIA 正式进入了大范围应用阶段。此后,VIA 被多次应用于 HIV 疫苗研发评价或基础科研中[37~41]。目前,VIA 已经是综合评价 HIV 疫苗的重要方法之一。

一、VIA 概 述

VIA 方法弥补了 HIV 疫苗评价方法中的一大空白。在此方法出现之前,HIV 疫苗的主要评价方法大多局限于检测体液免疫和细胞因子反应的细胞免疫应答,如测定中和抗体滴度、细胞因子分泌的 T 细胞比例等。随着 HIV 疫苗免疫应答功能的日益明确,新的 HIV 疫苗也慢慢进入人们的视野。在 $CD8^+$ T 细胞缺失的猕猴身上感染 SIV,模拟人类感染 HIV 病毒的试验发现,$CD8^+$细胞的免疫功能至关重要:$CD8^+$细胞可以被疫苗诱导激活,发挥抑制免疫缺陷病毒复制的功能[42~46]。因此,如何评价细胞免疫效果的问题已经迫在眉睫。目前常用评价细胞免疫的方法是用 ELISPOT 法、细胞内因子染色检测 INF-γ[47~49]等。这是一种间接评价细胞免疫效果的方法。然而许多实验室已经证实,这种方法得到的结果与体内 T 细胞介导的细胞杀伤效果并不一致[50~54]。在 HIV 疫苗临床试验中,用重组腺病毒 adenovirus 5 (rAd5)诱导针对 HIV-1 的 T 细胞,其杀伤效果也无法用上述 ELISPOT 方法准确评价和预测[47,55]。因为无论是检测 INF-γ 还是特异 T 细胞,这些方法都是基于高浓度的外源抗原刺激,仅仅说明 T 细胞识别了抗原,但并不能说明 T 细胞是否正确识别并杀伤了 HIV 或 SIV(猕猴免疫缺陷病毒)感染的细胞[51,56,57]。除了这两种常用的方法外,还有多种其他方法可以评价 T 细胞介导的细胞免疫,可是每种都有一定的局限性。例如,HLA 四聚体染色法[58]更特异地反映 $CD8^+$ T 细胞与 MHC-Ⅰ分子、特异多肽的结合,但无法评价其杀伤功能;异源 HIV-1 感染法[59,60]具有个体特异性和毒株特异性;铬释放试验[61,62]和抗原特异性增殖实验[63]均只能对特定的 HIV-1 病毒株起作用,难以应用于复杂的临床样本,而且同位素铬具有放射性。总体来说,以上这些实验往往是受 HIV 或 HLA 识别影响,或只能反映部分功能,抑或是受方法危险且操作复杂等因素影响而并不被广泛应用。因此,虽然目前有许多方法可以评价 $CD8^+$ T 细胞的部分功能,而且方法中用到的 T 细胞也具有 HIV 特异性,在理论上也可能具有抗病毒的效果,但是如果这些方法真的应用到人体临床实验中,是否能够证实这些 T 细胞有抑制 HIV 复制的效果,就不得而知了。

VIA 正是弥补了这一缺陷。这是一种可以直接评价 T 细胞对 HIV 复制抑制的方法,也是一种直接针对细胞免疫效应的评价方法。由于 VIA 方法是将内源性 $CD8^+$ T 细胞增殖,对 HIV 阴/阳性的同一样本 $CD4^+$ T 细胞进行杀伤[35],因此,该方法不受 HLA 类型的限制,检测 HIV-1 病毒复制滴度变化。而且在实验增殖 $CD8^+$ T 细胞的过程中,所有 PBMC 均不丢失。所以此方法保持了与人体内细胞免疫相似的免疫应答过程,最相似地模拟了人体内 $CD8^+$ T 细胞的杀伤作用。

但是此方法也存在着问题:操作步骤烦琐危险,试验周期长,变量多。整个试验周期约 3 周,期间需要不间断培养细胞,还需要进行 HIV 活病毒感染实验。具体见该方法的 SOP。因此,此方法目前还仅适用于实验室研究阶段,已有小规模的临床试验应用了此方法[39~41],大规模临床实验尚未见报道。

二、VIA 方法的标准操作程序

病毒复制抑制试验(VIA)可以评价体外培养的 $CD8^+$ T 细胞,直接抑制自体 $CD4^+$ T 细胞内 HIV-1 复制的效果。简要来说,就是将 PBMC 中的 $CD4^+$和 $CD8^+$ T 细胞进行 7 天的体外培养,通过添加一种双特异抗体[64,65]来抑制特定细胞的生长,加入白细胞介素 2 (interleukin 2,IL-2)促进其他细胞的增殖。与一般的抗体不同,这种双特异抗体,其 Fab 段的一边结合 CD3,另一边结合 CD4 或 CD8 的抗原表位。分别使用双特异抗体 CD3/8 和 CD3/4 体外扩大培养 PBMC 7 天后,得到相对纯度均>90% 的 $CD4^+$和 $CD8^+$ T 细胞群。使用特定的 HIV-1 病毒株感染该 $CD4^+$ T 细胞群,会释放新复制的 HIV-1 病毒到培养基上清中。用 ELISA 测量上清 p24 含量,通过比较单独培养感染的 $CD4^+$ T 细胞、$CD4^+$和 $CD8^+$ T 细胞共培养这两种情况下 p24 的含量,可以评价 $CD8^+$ T 细胞抑制 $CD4^+$ T 细胞内 HIV-1 复制的效果。一般来说,为了检测多个时间点,在整个试验过程中,$CD4^+$和 $CD8^+$ T 细胞数会在初始 PBMC 细胞数的基础上增殖 3~5 倍。这个方法的具体操作和临床试验已经发表在传染性疾病杂志[36]。

(一) 设备和耗材

(1) 无菌 5ml、10ml 和 25ml 一次性移液管(Sarstedt 86. 1253. 001、86. 1254. 001、86. 1685. 001)。

(2) 无菌 200μl 和 1ml 移液器枪头(Anachem F161937, F161975)。

(3) 无菌 3ml 移液管(Sarstedt 86. 1171. 001)。

(4) $25cm^2$(T25)和 75 cm^2(T75)带通风帽的细胞培养瓶(Sigma C7231, C6481)。

(5) 48 孔细胞培养板(Sigma D6440)。

(6) 96 孔细胞培养板(Sigma M0812)。

(7) 移液器(jencons 266. 061)。

(8) 无菌 50ml 和 15ml 聚丙烯离心管(Sarstedt 62. 547. 254, 62. 554. 502)。

(9) 任何更大的无菌细胞培养瓶或体积更大的培养设备(如果需要)。

(10) 无菌塑料水槽(Anachem f37877-0001)。

(11) 37°、5% CO_2 细胞培养箱。

(12) 活细胞计数器:Beckman Coulter。

(13) ELISA 分析仪:能够读取 490nm 和 620nm 波长下的样品光密度值(OD)。

(14) 4ml 流式细胞仪分析管(BD Falcon 352054, UK supplier Marathons labs)。

(二) 试剂

(1) 不含钙和镁离子的无菌 Dulbecco PBS(Sigma D8537)。

(2) 含 10% FBS 的完全 RPMI 培养基(实验用培养基,R10)。

(3) CD3/4 双特异性单克隆抗体(BSmAb):Prof J Wong, Harvard, USA。

(4) CD3/8 双特异性单克隆抗体(BSmAb):Prof J Wong, Harvard, USA。

抗体分装储存在-80℃。用 R10 培养基稀释这两种抗体到 50 μg/mL。标上抗体浓度、稀释日期等，并将剩余稀释过的抗体存储在 2～8℃。

(5) 白细胞介素 2(IL-2)：初始浓度 10U/μl(Roche 1147528)。复融，分装，标签和存储在-20℃(通常每管 200～500μl＝2000～5000U)。复融的 IL-2 分装标日期后，可在 2～8℃存储 1 周。

(6) R10/50：每毫升 R10 加 50U(或 5μl)的 IL-2。

(7) 无菌细胞培养水(Sigma W3500)。

(8) Virkon 溶液(VWR 220015406 或 115-0020)：用自来水新鲜稀释，终浓度 2%(*V/V*)[500ml 自来水中加一平勺(瓶内附赠)或 250ml 自来水中加 5g]。

(9) HIV-1 p24 ELISA 检测试剂盒：Perkin Elmer 货号 NEK050。

(三) 实验流程

(1) 首先，从每个志愿者身上取 3 个时间点的 PBMC 细胞样品，分别为接种疫苗前 1 次，接种疫苗后 2 次。收集齐样品后，使用从该志愿者接种前时间点样品中分离培养的 $CD4^+$ T 细胞群进行试验。

(2) 每套样品都将培养得到 1 株 $CD4^+$ T 细胞群(接种前)和 3 株 $CD8^+$ T 细胞群(1 株为接种前，2 株为接种后)。

(3) 对于 HIV 阳性样品，需要使用每个时间点的 $CD4^+$ T 细胞作为对应时间点的靶细胞。

(4) 一般星期二开始复苏 PBMC，这样可以避开周末进行试验。提前准备好培养基、标签和其他耗材，以便可以一次复苏多支样品。

(5) 开始前请确保 R10 培养基平衡至室温。为方便使用，R10 可以分装到 50ml 管中。打开水浴至 37℃备用。

(6) 用 50ml 管为每一个样品分装 9ml R10，标好标识，做好记录。

(7) 将冻存管从液氮中取出，直接放入至水浴中(如果距离远，请用干冰或液氮转移)。如果从液氮中取样品，请穿戴防护面罩和手套。一次复苏操作请勿超过 4 支冻存管。将冻存管下半部分放入水浴 37℃，直至管内只剩一小块冰。

(8) 将冻存管转移至生物安全柜内，迅速用纸巾擦干冻存管外液体。用 70% 乙醇喷洒管外消毒后擦干。

(9) 用移液器将每一支要复苏的细胞悬液分别转移至含有 9ml R10 培养基的 50ml 管内。用同一管内的培养基冲洗冻存管，保证细胞转移效率。

(10) 离心前，取一点(足够用即可)细胞悬液做活细胞计数。

(11) 计数时，将 PBMC 室温 350*g* 离心 10min。

(12) 轻轻去除上清后，轻敲管底，打散细胞团。

(13) 根据计数结果，用 R10 调整 PBMC 浓度至 0.8×10^6～1.5×10^6 个/ml(1.5×10^6 个/ml 最佳)。

(14) 为了培养增殖 $CD4^+$ T 靶细胞，在 T75 培养瓶中加入 6ml PBMC、60μl CD 3/8 抗体(50μg/ml，终浓度 0.5 μg/ml)和 30μl IL-2(10U/μl，终浓度为 50U/ml)，加入后混匀。

(15) 为培养增殖 $CD8^+$ T 细胞,在 T25 培养瓶中加入 3ml PBMC、30μl CD 3/4 抗体(50μg/ml,终浓度 0.5 μg/ml)和 15μl IL-2(10U/μl,终浓度为 50U/ml),加入后混匀。

(16) 每个培养瓶上标记好样品编号、加入抗体、开始时间等信息。培养瓶直立放置,在 37℃、5% CO_2 条件下培养。

(17) 培养 2 ~ 3 天后,有肉眼可见细胞团出现。培养前两天若出现细胞大量死亡属正常现象。

(18) 培养第 3 天(星期五),在培养瓶中加入等体积(3/6ml)R10/50 培养基继续培养。此次细胞瓶水平放置培养。

(19) 第 6 天早晨(星期一,感染 $CD4^+$ T 细胞前一天)镜下(100× ~ 200×倍镜)观察所有培养瓶,确保没有污染。在感染前>20h,再一次加入等体积(6/12ml)R10/50 培养基继续水平放置培养。

(20) 检查所有标签、塑料制品、培养基等,为第 7 天感染做好准备。

(21) 第 7 天(第二周的星期二),距上一次换液 20h 以上时,用移液器反复吹吸 20 次,重悬 T25 培养瓶中的细胞。对于 T75 培养瓶,可用 10ml 吸管吹吸 3 次。打碎细胞团块后,将细胞转移到 50ml 管中,进行活细胞计数(计数前不可离心)。

(22) $CD4^+$ T 细胞(用 CD3/8 抗体阴性筛选)必须先处理。开始感染 4h 后,才可处理 $CD8^+$ T 细胞(CD3/4 抗体阴性筛选)。

(23) 根据实验需要,在 15ml 管内加入比实验所需多 $0.2×10^6$ 个 $CD4^+$ T 细胞,每一 HIV 毒株对应一管。如果样品是来自 HIV 阳性志愿者,则应为这份样本多加一管不进行感染处理的 $CD4^+$ T 细胞。按照上述操作,最终每一样品应包括免疫前 1 个、免疫后 2 个时间点,每个时间点对应一个 15ml 管,内含 $2.2×10^6$ 个 $CD4^+$ T 细胞。

(24) 将 15ml 管室温 350g 离心 10min,去除上清,将细胞重悬于剩余体积中。

(25) 以下所有步骤必须在 CL3 级实验室内进行!

(26) 请向 HIV 毒株提供者索取病毒检验报告和滴度(TCID50)信息。

(27) 用 MOI 0.01(10^6 个 $CD4^+$ T 细胞用 10 000 $TCID_{50}$)的 HIV 病毒(例如 HIV-1 IIIB)感染 $CD4^+$ T 细胞。为加样准确(>20μl),高滴度的病毒(>$1×10^6$/ml)需要在 R10 培养基中稀释 10 ~ 40 倍后接种。接种体积必须<100μl,并且只可接触 15ml 管底 2cm 以下部分。

例 1:HIV-1 存储滴度: $1×10^7$/ml
感染 $CD4^+$细胞: $2.2×10^6$ 个
需要病毒: 22 000($2.2×10^4$)
病毒体积: 2.2μl 储液或 20 倍稀释至 44μl

例 2:HIV-1 存储滴度: $3×10^5$/ml
感染 $CD4^+$细胞: $2.2×10^6$ 个
需要病毒: 22 000($2.2×10^4$)
病毒体积: 73μl 储液无需稀释

(28) 短时间(2 ~ 3s)振荡感染过的 $CD4^+$ T 细胞,保证病毒和细胞均匀混合。将所有细胞分别在各自的 15ml 管中,37℃、5% CO_2 培养 3.5 ~ 4h。培养时注意将管盖旋松约

1/4 圈。未感染的 $CD4^+$ T 细胞同样处理。

(29) 在 $CD4^+$ T 细胞感染快结束的时候,开始处理 $CD8^+$ T 细胞。按步骤(21)在 R10 培养基中重悬 $CD8^+$ T 细胞并对活细胞计数,分别用 PBS 和 R10 清洗细胞一次,加入 R10 至细胞终密度 2×10^6 个/ml,等待铺板。

(30) 感染完成后,用 8 ~ 10ml PBS 和 4 ~ 5ml R10 各洗 $CD4^+$ T 细胞一次(室温 350g 10min),然后去上清,在剩余体积(约 0.2ml)中重悬细胞团。

(31) 此时 15ml 管底残留了约 0.2ml 液体,在 CD4 中加入 2ml R10/IL-2 至 IL-2 终浓度 100U/ml。例如,如果每管有 2.2×10^6 个(1.2×10^6 个)CD4 细胞,则每管加入 2ml R10/110(1ml R10/120)至终浓度为 R10/100,细胞终密度 1×10^6 个/ml,等待铺板。

(32) 将 $CD4^+$和 $CD8^+$ T 细胞铺入 48 孔板,板子最外一圈孔加入 PBS,不用做细胞培养。

0.5ml(0.5×10^6 个)CD4 + 0.5ml R10

0.5ml(0.5×10^6 个)CD4 + 0.25ml R10 + 0.25ml(0.5×10^6 个)CD8

(33) 感染后第 3 天 D3(星期五)、D6(星期一)、D8(星期三)D10(星期五)小心吸出 500μl 上清,缓慢加入 500μl 新鲜 R10/50。如果需要,上清(可能含病毒)可保留(用于 ELISA 检测)。

(34) D13(星期一),镜下仔细检查污染情况。如果出现疑似污染,请咨询专家。按照检测样品,准备 ELISA 板子,每孔按上清体积加入 Triton(ELISA 试剂盒提供,100μl/ml 上清)。吸出上清至对应孔中,-20℃以下存储。例如,96 孔板中加入 108μl 上清和 12μl Triton。准备好的板子可以直接进行 ELISA 检测,其他上清样本可以保存在另一板子上作为副本。

(35) 在板子中长时间冰冻保存上清样品,会导致孔中液体蒸发或挥发。如果不会在几天之内对样品进行检测,建议使用保鲜膜或拉链袋密封冷冻保存样品。注意在冷冻时不要洒出样品。

(36) 将 D13 样品解冻并用 ELISA 方法进行 p24 含量检测。

(37) 将样品稀释 10、100 和 2000 倍。例如,在 96 孔板的 3 个孔中各加入 225μl R10,第一孔中加入 25μl 样品(10 倍稀释),吹吸 10 次混匀;从第一孔取 25μl 至第二孔(100 倍稀释),混匀;从第二孔取 12μl 至第三孔(2000 倍稀释),混匀。每次稀释都要换枪头。

(38) 10 ~ 2000 倍稀释后的 p24 含量都应在试剂盒可检测范围内(1.5 ~ 10μg/ml)。

(39) 请仔细阅读 ELISA 试剂盒说明。根据实验实际情况调整 ELISA 方法,包括稀释倍数、标准曲线的制作等。

(40) 待 ELISA 结果分析完后,再重新冻存 VIA 上清样品。

三、VIA 方法在疫苗评价中的应用实例

(一) 2013 年 3 月英国 IAVI 负责的临床 Ⅰ 期试验[41]

在这一次疫苗评价实验中,作者使用了一种 DNA 疫苗(Advax)和重组牛痘疫苗

rMVA(TBC-M4)。这两株疫苗都曾经单独进行过Ⅰ期临床试验,然而效果并不理想[66~69]。此前,其他的DNA + rMVA疫苗均没有诱导出CD8细胞的杀伤作用。在此次试验中,作者想尝试并比较这两种混合疫苗的效果,所以安排了双盲试验。试验中,A组先后应用了Advax(前三次) + TBC-M4(第四次),B组只用了TBC-M4,分别进行多次接种,并用多种方法检测接种前后抗体、病毒抗原、INF-γ、CD8细胞杀伤能力等指标。与之前的结果相似,A组前三次接种Advax疫苗并不能有效地诱导出中和抗体的产生。这并不奇怪,毕竟Advax是一株以DNA为主的疫苗,含有*pol*、*gag*、*env*、*nef/tat*四个基因。这样的疫苗,无法诱导出中和抗体也是情理之中。但是这种方法可以激活细胞免疫:INF-γ染色实验显示其激活了细胞免疫,这个结果可能是非特异免疫激活的标志。VIA试验显示,第四次免疫后,病毒复制抑制效果明显,这个结果才真正证实细胞免疫被成功激活。B组中,TBC-M4可以诱导出中和抗体,然而抗体滴度仍没有达到预防艾滋病毒感染的水平。混合疫苗(A组最后一次免疫后)的效果最好,既可以诱导出低滴度的中和抗体,同时也可以激活细胞免疫。这次小规模的HIV疫苗试验针对毒株范围有限,应用人群有限,但是首次在HIV疫苗临床试验中成功诱导了具有杀伤作用的细胞免疫。VIA方法在这次临床试验中功不可没。

(二) 2012年10月,VIA的新用途:感染早期预测HIV的感染程度[40]

这一次试验是将VIA用作评价HIV感染程度的方法。此前,VIA一直是作为疫苗评价的工具。此次,作者首次将VIA方法作为预测早期HIV感染者的感染程度的评价手段,构思可谓新奇。就在2009年泰国RV144疫苗试验失败的阴影笼罩下[1],VIA方法应运而生,为HIV研究领域注射了一剂强心针。这为新型疫苗以及HIV感染程度的评价提供了重要工具。

VIA方法用来预测HIV早期感染患者的优势在于:抗原来源于自体,识别HIV更准确;特异性针对CD4细胞免疫,比检测INF-γ更具有HIV针对性;可以检测到更低浓度外源抗原[36,54,70,71]。在文章中,作者追踪了HIV抑制剂LTNP治疗和未治疗的50例患者多年(2~14年),并对其不同时间点的全血样本进行了分析。分析结果显示,与正常人相比,HIV患者的CD8细胞对HIV病毒抑制效果高达78%(急性感染、无症状、未接受治疗)和50%(慢性、接受治疗)。文章同时检测了INF-γ,发现INF-γ与$CD8^+$ T细胞抗HIV效果并不一致,这再一次证明了INF-γ并不是衡量$CD8^+$ T细胞抗HIV的良好指标。

进而,文章作者收集了20例急性HIV感染者的病例样本,通过VIA方法检测30天(25~33天)以内感染的样本,预测患者病情的发展情况。结果显示,VIA的结果与895天(727~1039天)样本得到的结果相一致,最佳试验条件下的一致性达到73%!虽然试验只是简单的用VIA方法将患者分成可自我控制、缓慢进展、快速进展三个级别,但是这个结果也是极其令人兴奋的。

作者还使用了其他方法预测患者病情进展。将临床上HIV感染者用药指标 <350 $CD4^+$ T细胞/μl作为临界值,检测患者多久达到该指标。结果显示,VIA结果与达到临界值的时间高度吻合:VIA抑制效果低的患者比效果高的患者到达临界值时间要短得多($P<0.0002$)!

当前用来预测 HIV 病情发展的方法主要是依靠测量病毒载量,但是该方法对慢性进展的患者预测效果非常差[72~74]。VIA 方法在感染早期,为预测 HIV 患者病情发展提供了一种新的方法。同样,该方法可以用于疫苗的免疫效力评价,特别是评价治疗性艾滋病疫苗的免疫效力,检测疫苗免疫后是否产生提高抑制病毒复制能力的效果。

(聂建辉　王　萌　黄维金　王佑春)

参考文献

[1] Rerks-Ngarm S, Pitisuttithum P, Nitayaphan S, et al. Vaccination with ALVAC and AIDSVAX to prevent HIV-1 infection in Thailand. N Engl J Med, 2009, 361(23): 2209-2220.

[2] Haynes B F, Gilbert P B, Mcelrath M J, et al. Immune-correlates analysis of an HIV-1 vaccine efficacy trial. N Engl J Med, 2012, 366(14): 1275-1286.

[3] Baum L L, Cassutt K J, Knigge K, et al. HIV-1 gp120-specific antibody-dependent cell-mediated cytotoxicity correlates with rate of disease progression. J Immunol, 1996, 157(5): 2168-2173.

[4] Lambotte O, Ferrari G, Moog C, et al. Heterogeneous neutralizing antibody and antibody-dependent cell cytotoxicity responses in HIV-1 elite controllers. AIDS, 2009, 23(8): 897-906.

[5] Barouch D H, Liu J, Li H, et al. Vaccine protection against acquisition of neutralization-resistant SIV challenges in rhesus monkeys. Nature, 2012, 482(7383): 89-93.

[6] Florese R H, Demberg T, Xiao P, et al. Contribution of nonneutralizing vaccine-elicited antibody activities to improved protective efficacy in rhesus macaques immunized with Tat/Env compared with multigenic vaccines. J Immunol, 2009, 182(6): 3718-3727.

[7] Moretta A, Bottino C, Mingari M C, et al. What is a natural killer cell? Nat Immunol, 2002, 3(1): 6-8.

[8] Brenner B G, Gryllis C, Wainberg M A. Role of antibody-dependent cellular cytotoxicity and lymphokine-activated killer cells in AIDS and related diseases. J Leukoc Biol, 1991, 50(6): 628-640.

[9] Ahmad A, Morisset R, Thomas R, et al. Evidence for a defect of antibody-dependent cellular cytotoxic (ADCC) effector function and anti-HIV gp120/41-specific ADCC-mediating antibody titres in HIV-infected individuals. J Acquir Immune Defic Syndr, 1994, 7(5): 428-437.

[10] Chung A, Rollman E, Johansson S, et al. The utility of ADCC responses in HIV infection. Curr HIV Res, 2008, 6(6): 515-519.

[11] Michael N, Kim J H. HIV Protocols. Totowa N J: Humana Press, 1999. xiii, 421.

[12] Karnasuta C, Paris R M, Cox J H, et al. Antibody-dependent cell-mediated cytotoxic responses in participants enrolled in a phase I/II ALVAC-HIV/AIDSVAX B/E prime-boost HIV-1 vaccine trial in Thailand. Vaccine, 2005, 23(19): 2522-2529.

[13] Forthal D N, Landucci G, Daar E S. Antibody from patients with acute human immunodeficiency virus (HIV) infection inhibits primary strains of HIV type 1 in the presence of natural-killer effector cells. J Virol, 2001, 75(15): 6953-6961.

[14] Tomaras G D, Yates N L, Liu P, et al. Initial B-cell responses to transmitted human immunodeficiency virus type 1: virion-binding immunoglobulin M (IgM) and IgG antibodies followed by plasma anti-gp41 antibodies with ineffective control of initial viremia. J Virol, 2008, 82(24): 12449-12463.

[15] Gray E S, Moore P L, Choge I A, et al. Neutralizing antibody responses in acute human immunodeficiency virus type 1 subtype C infection. J Virol, 2007, 81(12): 6187-6196.

[16] Van Rompay K K, Berardi C J, Dillard-Telm S, et al. Passive immunization of newborn rhesus macaques prevents oral simian immunodeficiency virus infection. J Infect Dis, 1998, 177(5): 1247-1259.

[17] Forthal D N, Landucci G, Cole K S, et al. Rhesus macaque polyclonal and monoclonal antibodies inhibit simian immu-

nodeficiency virus in the presence of human or autologous rhesus effector cells. J Virol, 2006, 80(18): 9217-9225.

[18] Hessell A J, Hangartner L, Hunter M, et al. Fc receptor but not complement binding is important in antibody protection against HIV. Nature, 2007, 449(7158): 101-104.

[19] Forthal D N, Gilbert P B, Landucci G, et al. Recombinant gp120 vaccine-induced antibodies inhibit clinical strains of HIV-1 in the presence of Fc receptor-bearing effector cells and correlate inversely with HIV infection rate. J Immunol, 2007, 178(10): 6596-6603.

[20] Gomez-Roman V R, Florese R H, Patterson L J, et al. A simplified method for the rapid fluorometric assessment of antibody-dependent cell-mediated cytotoxicity. J Immunol Methods, 2006, 308(1-2): 53-67.

[21] Kantakamalakul W, Pattanapanyasat K, Jongrakthaitae S, et al. A novel EGFP-CEM-NKr flow cytometric method for measuring antibody dependent cell mediated-cytotoxicity (ADCC) activity in HIV-1 infected individuals. J Immunol Methods, 2006, 315(1-2): 1-10.

[22] Kramski M, Schorcht A, Johnston A P, et al. Role of monocytes in mediating HIV-specific antibody-dependent cellular cytotoxicity. J Immunol Methods, 2012, 384(1-2): 51-61.

[23] Stratov I, Chung A, Kent S J. Robust NK cell-mediated human immunodeficiency virus (HIV)-specific antibody-dependent responses in HIV-infected subjects. J Virol, 2008, 82(11): 5450-5459.

[24] Madhavi V, Navis M, Chung A W, et al. Activation of NK cells by HIV-specific ADCC antibodies: Role for granulocytes in expressing HIV-1 peptide epitopes. Human Vaccines & Immunotherapeutics, 2013, 9(5):1011-1018.

[25] Wren L H, Chung A W, Isitman G, et al. Specific antibody-dependent cellular cytotoxicity responses associated with slow progression of HIV infection. Immunology, 2013, 138(2): 116-123.

[26] Olinger G G, Saifuddin M, Spear G T. CD4-Negative cells bind human immunodeficiency virus type 1 and efficiently transfer virus to T cells. J Virol, 2000, 74(18): 8550-8557.

[27] Packard B Z, Telford W G, Komoriya A, et al. Granzyme B activity in target cells detects attack by cytotoxic lymphocytes. J Immunol, 2007, 179(6): 3812-3820.

[28] Pollara J, Hart L, Brewer F, et al. High-throughput quantitative analysis of HIV-1 and SIV-specific ADCC-mediating antibody responses. Cytometry A, 2011, 79(8): 603-612.

[29] Bonsignori M, Pollara J, Moody M A, et al. Antibody-dependent cellular cytotoxicity-mediating antibodies from an HIV-1 vaccine efficacy trial target multiple epitopes and preferentially use the VH1 gene family. J Virol, 2012, 86(21): 11521-11532.

[30] Tomaras G D, Ferrari G, Shen X, et al. Vaccine-induced plasma IgA specific for the C1 region of the HIV-1 envelope blocks binding and effector function of IgG. Proc Natl Acad Sci USA, 2013,110(22):9019-9024.

[31] Tudor D, Yu H, Maupetit J, et al. Isotype modulates epitope specificity, affinity, and antiviral activities of anti-HIV-1 human broadly neutralizing 2F5 antibody. Proc Natl Acad Sci USA, 2012, 109(31): 12680-12685.

[32] Alpert M D, Harvey J D, Lauer W A, et al. ADCC develops over time during persistent infection with live-attenuated SIV and is associated with complete protection against SIV(mac)251 challenge. PLoS Pathog, 2012, 8(8): e1002890.

[33] Moldt B, Schultz N, Dunlop D C, et al. A panel of IgG1 b12 variants with selectively diminished or enhanced affinity for Fcgamma receptors to define the role of effector functions in protection against HIV. J Virol, 2011, 85(20): 10572-10581.

[34] Moldt B, Shibata-Koyama M, Rakasz E G, et al. A nonfucosylated variant of the anti-HIV-1 monoclonal antibody b12 has enhanced FcgammaRIIIa-mediated antiviral activity in vitro but does not improve protection against mucosal SHIV challenge in macaques. J Virol, 2012, 86(11): 6189-6196.

[35] Fauce S R, Yang O O, Effros R B. Autologous CD4/CD8 co-culture assay: a physiologically-relevant composite measure of $CD8^+$ T lymphocyte function in HIV-infected persons. J Immunol Methods, 2007, 327(1-2): 75-81.

[36] Spentzou A, Bergin P, Gill D, et al. Viral inhibition assay: a CD8 T cell neutralization assay for use in clinical trials of HIV-1 vaccine candidates. J Infect Dis, 2010, 201(5): 720-729.

[37] Martins M A, Wilson N A, Reed J S, et al. T-cell correlates of vaccine efficacy after a heterologous simian immunodeficiency virus challenge. J Virol, 2010, 84(9): 4352-4365.

[38] Chen H, Li C, Huang J, et al. CD4+ T cells from elite controllers resist HIV-1 infection by selective upregulation of p21. J Clin Invest, 2011, 121(4): 1549-1560.

[39] Stephenson K E, Li H, Walker B D, et al. Gag-specific cellular immunity determines in vitro viral inhibition and in vivo virologic control following simian immunodeficiency virus challenges of vaccinated rhesus monkeys. J Virol, 2012, 86(18): 9583-9589.

[40] Yang H, Wu H, Hancock G, et al. Antiviral inhibitory capacity of CD8+ T cells predicts the rate of CD4+ T-cell decline in HIV-1 infection. J Infect Dis, 2012, 206(4): 552-561.

[41] Hayes P, Gilmour J, Von Lieven A, et al. Safety and immunogenicity of DNA prime and modified vaccinia ankara virus-HIV subtype C vaccine boost in healthy adults. Clin Vaccine Immunol, 2013, 20(3): 397-408.

[42] Schmitz J E, Kuroda M J, Santra S, et al. Control of viremia in simian immunodeficiency virus infection by CD8+ lymphocytes. Science, 1999, 283(5403): 857-860.

[43] Seth A, Ourmanov I, Schmitz J E, et al. Immunization with a modified vaccinia virus expressing simian immunodeficiency virus (SIV) Gag-Pol primes for an anamnestic Gag-specific cytotoxic T-lymphocyte response and is associated with reduction of viremia after SIV challenge. J Virol, 2000, 74(6): 2502-2509.

[44] Casimiro D R, Wang F, Schleif W A, et al. Attenuation of simian immunodeficiency virus SIVmac239 infection by prophylactic immunization with dna and recombinant adenoviral vaccine vectors expressing Gag. J Virol, 2005, 79(24): 15547-15555.

[45] Wilson N A, Keele B F, Reed J S, et al. Vaccine-induced cellular responses control simian immunodeficiency virus replication after heterologous challenge. J Virol, 2009, 83(13): 6508-6521.

[46] Hansen S G, Ford J C, Lewis M S, et al. Profound early control of highly pathogenic SIV by an effector memory T-cell vaccine. Nature, 2011, 473(7348): 523-527.

[47] Buchbinder S P, Mehrotra D V, Duerr A, et al. Efficacy assessment of a cell-mediated immunity HIV-1 vaccine (the Step Study): a double-blind, randomised, placebo-controlled, test-of-concept trial. Lancet, 2008, 372(9653): 1881-1893.

[48] Darrah P A, Patel D T, De Luca P M, et al. Multifunctional TH1 cells define a correlate of vaccine-mediated protection against Leishmania major. Nat Med, 2007, 13(7): 843-850.

[49] Boaz M J, Hayes P, Tarragona T, et al. Concordant proficiency in measurement of T-cell immunity in human immunodeficiency virus vaccine clinical trials by peripheral blood mononuclear cell and enzyme-linked immunospot assays in laboratories from three continents. Clin Vaccine Immunol, 2009, 16(2): 147-155.

[50] Pantaleo G, Koup R A. Correlates of immune protection in HIV-1 infection: what we know, what we don't know, what we should know. Nat Med, 2004, 10(8): 806-810.

[51] Valentine L E, Piaskowski S M, Rakasz E G, et al. Recognition of escape variants in ELISPOT does not always predict CD8+ T-cell recognition of simian immunodeficiency virus-infected cells expressing the same variant sequences. J Virol, 2008, 82(1): 575-581.

[52] Gray C M, Mlotshwa M, Riou C, et al. Human immunodeficiency virus-specific gamma interferon enzyme-linked immunospot assay responses targeting specific regions of the proteome during primary subtype C infection are poor predictors of the course of viremia and set point. J Virol, 2009, 83(1): 470-478.

[53] Lieberman J. Tracking the killers: how should we measure CD8 T cells in HIV infection? AIDS, 2004, 18(11): 1489-1493.

[54] Yang O O. Will we be able to 'spot' an effective HIV-1 vaccine? Trends Immunol, 2003, 24(2): 67-72.

[55] Mcelrath M J, De Rosa S C, Moodie Z, et al. HIV-1 vaccine-induced immunity in the test-of-concept Step Study: a case-cohort analysis. Lancet, 2008, 372(9653): 1894-1905.

[56] Bennett M S, Ng H L, Ali A, et al. Cross-clade detection of HIV-1-specific cytotoxic T lymphocytes does not reflect cross-clade antiviral activity. J Infect Dis, 2008, 197(3): 390-397.

[57] Bennett M S, Ng H L, Dagarag M, et al. Epitope-dependent avidity thresholds for cytotoxic T-lymphocyte clearance of virus-infected cells. J Virol, 2007, 81(10): 4973-4980.

[58] Shankar P, Russo M, Harnisch B, et al. Impaired function of circulating HIV-specific CD8(+) T cells in chronic human immunodeficiency virus infection. Blood, 2000, 96(9): 3094-3101.

[59] Mackewicz C E, Garovoy M R, Levy J A. HLA compatibility requirements for CD8(+)-T-cell-mediated suppression of human immunodeficiency virus replication. J Virol, 1998, 72(12): 10165-10170.

[60] Killian M S, Ng S, Mackewicz C E, et al. A screening assay for detecting $CD8^+$ cell non-cytotoxic anti-HIV responses. J Immunol Methods, 2005, 304(1-2): 137-150.

[61] Ferrari G, Humphrey W, Mcelrath M J, et al. Clade B-based HIV-1 vaccines elicit cross-clade cytotoxic T lymphocyte reactivities in uninfected volunteers. Proc Natl Acad Sci USA, 1997, 94(4): 1396-1401.

[62] Sheehy M E, Mcdermott A B, Furlan S N, et al. A novel technique for the fluorometric assessment of T lymphocyte antigen specific lysis. J Immunol Methods, 2001, 249(1-2): 99-110.

[63] Betts M R, Casazza J P, Koup R A. Monitoring HIV-specific $CD8^+$ T cell responses by intracellular cytokine production. Immunol Lett, 2001, 79(1-2): 117-125.

[64] Wong Jt C R B. Bi-specific monoclonal antibodies: selective binding and complement fixation to cells that express two different surface antigens. J Immunol, 1987, 139:1369-1374.

[65] Jones N, Agrawal D, Elrefaei M, et al. Evaluation of antigen-specific responses using in vitro enriched T cells. J Immunol Methods, 2003, 274(1-2): 139-147.

[66] Huang Y, Chen Z, Zhang W, et al. Design, construction, and characterization of a dual-promoter multigenic DNA vaccine directed against an HIV-1 subtype C/B′ recombinant. J Acquir Immune Defic Syndr, 2008, 47(4): 403-411.

[67] Vasan S, Schlesinger S J, Huang Y, et al. Phase 1 safety and immunogenicity evaluation of ADVAX, a multigenic, DNA-based clade C/B′ HIV-1 candidate vaccine. PLoS One, 2010, 5(1): e8617.

[68] Vasan S, Hurley A, Schlesinger S J, et al. In vivo electroporation enhances the immunogenicity of an HIV-1 DNA vaccine candidate in healthy volunteers. PLoS One, 2011, 6(5): e19252.

[69] Ramanathan V D, Kumar M, Mahalingam J, et al. A Phase 1 study to evaluate the safety and immunogenicity of a recombinant HIV type 1 subtype C-modified vaccinia Ankara virus vaccine candidate in Indian volunteers. AIDS Res Hum Retroviruses, 2009, 25(11): 1107-1116.

[70] Saez-Cirion A, Lacabaratz C, Lambotte O, et al. HIV controllers exhibit potent CD8 T cell capacity to suppress HIV infection ex vivo and peculiar cytotoxic T lymphocyte activation phenotype. Proc Natl Acad Sci USA, 2007, 104(16): 6776-6781.

[71] Freel S A, Lamoreaux L, Chattopadhyay P K, et al. Phenotypic and functional profile of HIV-inhibitory CD8 T cells elicited by natural infection and heterologous prime/boost vaccination. J Virol, 2010, 84(10): 4998-5006.

[72] Mellors J W, Rinaldo C R, Jr, Gupta P, et al. Prognosis in HIV-1 infection predicted by the quantity of virus in plasma. Science, 1996, 272(5265): 1167-1170.

[73] O′brien T R, Blattner W A, Waters D, et al. Serum HIV-1 RNA levels and time to development of AIDS in the Multicenter Hemophilia Cohort Study. JAMA, 1996, 276(2): 105-110.

[74] Rodriguez B, Sethi A K, Cheruvu V K, et al. Predictive value of plasma HIV RNA level on rate of CD4 T-cell decline in untreated HIV infection. JAMA, 2006, 296(12): 1498-1506.

第十六章　中和抗体检测方法及标准化研究

目前大多数成功的疫苗都是通过诱导有效的中和抗体来保护机体免受感染的，如脊髓灰质炎（polio）疫苗、乙肝（HBV）疫苗、人乳头瘤病毒（HPV）疫苗、风疹疫苗、流感疫苗等[1]。在人类免疫缺陷病毒（HIV）自然感染后，可产生一定程度的中和抗体[2]，在没有抗病毒治疗的情况下，这些感染者血清中的病毒载量可控制在较低或中等水平（1×10^3 ~ 1×10^4copies/ml）[3]。最近已经从 HIV 感染者中分离出几十株广谱中和抗体，具有较强的中和作用[4,5]。而且，灵长类动物试验证实这类中和抗体能够保护动物免受嵌合病毒（SHIV）的感染[6]。因此，中和抗体在预防 HIV 感染方面应具有重要作用。经过几次 HIV 疫苗概念的变化，科研人员开始致力于研究能诱导广谱的、具有较强中和性抗体的疫苗，以达到阻断病毒感染靶细胞的作用[7]。目前已有多种方案来研制该类疫苗，但所诱导的中和性抗体的广谱性和强度都不理想。为促进该类疫苗的筛选和研制，建立标准化的中和抗体检测技术具有重要意义。

第一节　中和抗体的作用

目前体外检测的 HIV 中和抗体水平与体内的保护水平之间的关系还未建立，但许多间接的证据表明 HIV 中和抗体能有效预防感染。

一、母婴传播研究

几乎所有的儿科 HIV 感染病例都是由母婴传播造成的，如果没有抗病毒药物预防，在怀孕期（宫内感染）、分娩期和产后的哺乳期都可能发生 HIV 的母婴传播[8]。大多数的母婴传播是宫内感染，只有很少一部分是分娩期感染，这可能与胎儿体内的中和抗体水平有关系，怀孕期间胎儿体内的抗体水平在逐渐升高，到分娩前达到最高水平。即使在没有进行抗病毒预防的情况下，60% ~80% 的 HIV 阳性母亲不会发生母婴传播。发生母婴传播的概率与母亲体内的 HIV 特异性中和抗体水平呈负相关关系，母亲体内中和抗体水平越高，发生母婴传播的概率就越低[8]。研究还发现，发生母婴传播的婴儿体内的病毒株不能被其母亲体内的抗体所中和[9,10]，传播到婴儿体内的病毒株是母体中对中和抗体最不敏感的病毒株[11]。母婴传播特别是分娩前的传播是在胎儿体内已经有母传抗体的情况下发生的，这种情况类似于疫苗免疫产生抗体后的病毒攻击过程，通过分析婴儿体内的中和抗体水平与发生母婴传播的概率的关系，以及与发生母婴传播的病毒株的关系，可以间接说明中和抗体在保护机体免受感染方面的作用。

二、HIV 超感染病例对照研究

HIV 超感染是指先后感染两株或两株以上的病毒株，主要发生在病毒感染的早期，或者是病毒感染早期就进行抗病毒治疗，期间停药的感染者，这两种情况的感染者体内针对同源或异源病毒的细胞及体液免疫反应都比较弱。也有报道指出，有些超感染者体内也能检测到针对病毒株的广谱的 $CD8^+$ T 细胞反应[12]。最早的针对超感染者体内中和抗体的病例对照研究发现，相对于未发生超感染的 HIV 感染者，HIV 超感染者体内针对自身病毒的和交叉保护的中和抗体水平相对要低一些[13]，也就是说体内未产生中和抗体的 HIV 感染者更容易发生病毒超感染。但这个研究的样本量太小(3 个超感染病例)，中和抗体检测所用的假病毒株较少(3 株假病毒)，并且选择的检测时间点在初次感染 3 个月后，这一时期的中和抗体水平普遍都较低。近期的一个研究包括 6 例超感染病例，每个病例有 3 个未发生超感染的对照，用 16 株不同来源的早期感染的病毒株进行中和抗体检测，超感染病例体内的 HIV 特异性中和抗体的广谱性与对照体内的水平相当，但抗体的滴度要明显低于非超感染者。该研究还对发生超感染的时间点附近所采集的样本进行分析，发现其所含的中和抗体可以中和导致超感染的病毒株，但是中和抗体的水平很低，可能发生保护作用所需的中和抗体水平比这类感染者体内的中和抗体水平要高得多[14]。这些研究表明 HIV 特异性中和抗体可以保护机体免受异源病毒的再次感染，但所需的抗体水平较高。

三、非人灵长动物被动免疫研究

虽然母婴传播和超感染者的研究都间接证明中和抗体在保护机体免受 HIV 感染方面的作用，但这些数据不能量化产生保护作用的中和抗体水平，而且目前艾滋病疫苗针对的主要是经性传播的人群，而母婴传播和超感染与性传播在传播方式和预防策略上有很大的不同，不能为该类疫苗的评价提供定量的参考。中和抗体的定量数据主要来自于非人灵长动物模型。通过被动免疫中和抗体，而后进行病毒攻击的方式，来确定保护动物免受感染的中和抗体水平。早期的非人灵长动物模型主要采用静脉攻毒的方式，能保护该类攻毒方式的动物免受感染的中和抗体量非常大[15,16]，诱导这样的中和抗体水平是目前的艾滋病疫苗所无法达到的。最近研究者采用了一种小剂量多次黏膜途径攻毒的方式，该方式更接近于天然感染状态的病毒水平，在该攻毒方式下，保护动物免受感染所需的中和抗体水平大大降低。研究者们基于此动物模型，确定了不同中和抗体的临床有效剂量，即在该攻毒模式下能抑制 90% 病毒感染的中和抗体水平[17,18]，该标准的制定为以诱导中和抗体为目标的艾滋病疫苗研究提供了重要参考。

第二节 检测中和抗体的方法

目前 HIV 中和抗体检测方法最具代表性和应用最广泛的主要有三类：以外周血单核细胞(peripheral blood mononuclear cell，PBMC)为靶细胞的活病毒中和试验、基于 TZM-bl 细胞的假病毒中和试验和基于 A3R5 的重组活病毒中和试验。以 PBMC 作为靶细胞的中和试验最接近生理状态，然而由于每次试验所用的 PBMC 细胞来源于不同的个体或在不同时间采集，每次所用的靶细胞都不是完全同质的，这样就给试验的结果带来了一些不确定性。基于 TZM-bl 细胞的假病毒中和试验所用的靶细胞为稳定细胞系，与以 PBMC

为靶细胞的中和试验相比具有更好的重复性,操作更为简便、安全,易于标准化和实验室间的转移验证。但该方法也存在一些不足,该方法中所用的假病毒只能进行一轮感染,只能检测中和抗体对病毒吸附和进入细胞过程的作用,而有些作用其他阶段的中和抗体将不会被检测到;此外 TZM-bl 细胞表面表达的 HIV 受体 CD4 的数量与 PBMC 细胞比较接近,但辅助受体 CCR5 比 PBMC 细胞高近 100 倍,研究表明,细胞表面 CD4 与 CCR5 的比例会影响病毒进入细胞的过程,进而会影响中和抗体的检测。基于 A3R5 细胞的中和试验,所用的病毒为具有多轮复制感染能力的重组活病毒,A3R5 细胞来源于人的淋巴母细胞,天然表达 HIV 的受体 CD4 和辅助受体 CXCR4,经改造后表达辅助受体 CCR5,与 TZM-bl 细胞相比更接近生理状态,且方法的灵敏度也更高,与 PBMC 方法相比具有更好的重复性。由于该方法所用的病毒重组活病毒,须在 BSL-3 级实验室内操作,与 TZM-bl 方法相比成本更高、操作更烦琐。下面分别介绍上述三种方法。

一、基于 PBMC 的活病毒中和抗体检测方法

最初的中和抗体评价方法采用永生化的 T 细胞系作为病毒的生产细胞和靶细胞。通过检测病毒蛋白表达量、多核巨细胞的形成或者细胞的存活率来判断中和抗体对病毒感染的阻断作用。但是后来发现,与原始分离株病毒相比,T 细胞系培养的实验室适应株病毒对中和抗体的敏感性有很大程度的提高,从而限制了这类方法的应用[19]。以 PBMC 为基础的中和试验被认为是最接近生理状态的体外试验,是目前应用最广泛的活病毒中和抗体评价方法。该方法所用病毒为来源于 PBMC 的原始毒株,所用的靶细胞为有丝分裂原刺激的 PBMC[20],通过比较待测样本与阴性对照样本对病毒感染细胞的影响来判断样本中和抗体的水平,具体是通过检测 PBMC 细胞中的 p24 含量来实现,检测中所用的病毒株只能在 PBMC 细胞上传代,且传代次数不能超过两次。

(一) 试剂和材料

IL-2 完全培养基:包含 20% 胎牛血清、5% IL-2,50μg/ml 庆大霉素的 RMPI-1640 培养基。其他的试剂和材料包括植物血凝素-P(PHA-P)、Triton X-100、U 形底的 96 孔板、p24 抗原检测试剂盒等。

(二) 方法

1. PBMC 的复苏和感染

(1) 将冻存的 PBMC 细胞从液氮中取出,放入室温水浴中(如果冻存过程中有液氮进入冻存管中,将管盖拧松后将液氮放出),并不时轻弹管壁。

(2) 待细胞完全融化后,将细胞转移至 T75 细胞培养瓶中,加入 30ml IL-2 完全培养基,并加入 PHA-P,使其浓度为 5μg/ml。

(3) 37℃、5% CO_2 孵箱中培养 24h。

(4) 吸除培养基,加入 5ml 新鲜的 IL-2 完全培养基,此时细胞浓度约为 5×10^6/ml,应

在3天之内进行细胞感染实验。

(5) 将冻存的病毒从液氮中取出,放入室温水浴中融化。

(6) 将1ml病毒转移至含PBMC细胞的T75培养瓶中,37℃、5% CO_2 培养过夜。

(7) 吸除培养基,加入20ml RPMI-1640培养基,1400r/min离心5min,倾去培养基后重复该过程。

(8) 用30ml IL-2完全培养基重悬细胞,37℃、5% CO_2 培养。

2. 收获病毒

从培养的第5天开始,用p24 ELISA试剂盒每两天检测一次培养上清中的p24浓度,检测完之后更换培养基,如果培养上清中的p24含量高于10ng/ml,则收集保存该培养上清,一般p24含量符合该要求的情况不少于三次,如果p24含量继续增加,则继续收集。

(1) 收获病毒时,用吸管从细胞培养瓶中尽可能多的吸取上清,但应尽量避免吸入细胞。

(2) 用0.45μm孔径的滤器过滤病毒收获液。

(3) 将病毒收获液分装至1.5ml的无菌螺旋盖冻存管,1ml/支,将病毒株名字和收获日期标注清楚。

(4) 将分装后的病毒于-80℃保存,并记录存放位置。

3. 病毒滴定

(1) 在96孔U形底细胞培养板的第1~11列的所有孔中加入100μl IL2完全培养基。将第一种病毒加入第1列的前4个孔中(第1列A~D孔),第二种病毒加入第1列后4个孔中(第一列E~H孔),混匀后5倍系列稀释(每次从转移25μl至下一列,混匀),共11个稀释度,最后从第11列吸弃25μl液体。

(2) 向细胞培养板每孔中加入100μl PBMC(5×10^5 细胞,此时每孔的液体量为200μl)。

(3) 37℃、5% CO_2 孵箱中培养过夜。

(4) 用多道移液器吸除190μl培养上清。将移液器的吸头置于96孔板底细胞边缘,但不要接触到细胞,缓慢、平稳地吸除上清。

(5) 在培养板中加入新鲜的IL-2完全培养基190μl/孔。

(6) 在培养的第5和第9天再次分别更换培养基。

(7) 在培养的第11天,将25μl细胞培养上清转移至96孔平地培养板的相应孔中。

(8) 向平底培养板中再加入225μl 0.5% Triton X-100,混匀后放入密封袋中,置于4℃冷藏保存。

(9) 用p24 ELISA检测试剂盒检测含有Triton X-100病毒裂解液中p24含量,第12列加入试剂盒的定量标准品。

(10) 在酶标仪上读数,用Reed-Muench方法计算 $TCID_{50}$。

4. 基于PBMC中和实验

第1天:复苏PBMC

(1)～(3)方法同 PBMC 的复苏和感染中的(1)～(3)。

(4) 用移液器吸出培养上清,加入 5ml 不含 PHA-P 的 IL-2 培养基,细胞应在 3 天之内使用,使用前将细胞浓度调至 1×10^7/ml。

第 2 天:铺板

(1) 在 96 孔 U 形底细胞培养板所有孔中加入 100μl IL-2 完全培养基(中和实验的加样顺序如图 16.1 所示),在 H 行 3～12 孔加入 40μl IL-2 完全培养基,第 1 列的所有孔中加入 50μl IL-2 完全培养基(第 1 列用于加入 p24 定量标准品和作为空白孔),这种加样顺序可以在一块培养板上同时检测 5 份血清样本的抗体滴度(复孔,8 个稀释度),同时板上设有病毒对照孔。

	1	2	3	4	5	6	7	8	9	10	11	12
A	空白	病毒对照	稀释度8	稀释度8	稀释度8	稀释度8	稀释度8	稀释度8	稀释度8	稀释度8	稀释度8	稀释度8
B	p24标准品	病毒对照	稀释度7	稀释度7	稀释度7	稀释度7	稀释度7	稀释度7	稀释度7	稀释度7	稀释度7	稀释度7
C	p24标准品	病毒对照	稀释度6	稀释度6	稀释度6	稀释度6	稀释度6	稀释度6	稀释度6	稀释度6	稀释度6	稀释度6
D	p24标准品	病毒对照	稀释度5	稀释度5	稀释度5	稀释度5	稀释度5	稀释度5	稀释度5	稀释度5	稀释度5	稀释度5
E	p24标准品	病毒对照	稀释度4	稀释度4	稀释度4	稀释度4	稀释度4	稀释度4	稀释度4	稀释度4	稀释度4	稀释度4
F	p24标准品	病毒对照	稀释度3	稀释度3	稀释度3	稀释度3	稀释度3	稀释度3	稀释度3	稀释度3	稀释度3	稀释度3
G	p24标准品	病毒对照	稀释度2	稀释度2	稀释度2	稀释度2	稀释度2	稀释度2	稀释度2	稀释度2	稀释度2	稀释度2
H	阴性对照	病毒对照	稀释度1	稀释度1	稀释度1	稀释度1	稀释度1	稀释度1	稀释度1	稀释度1	稀释度1	稀释度1
			样本1		样本2		样本3		样本4		样本5	

图 16.1 基于 PBMC 的中和实验加样顺序

(2) 向细胞培养板的 H 行 3、4 孔各加入 11μl 样本 1,于 H 行 5、6 孔各加入 11μl 样本 2,依此类推,直至 H 行的 11、12 孔加入样本 5。然后做 3 倍系列稀释(将 H 行 3～12 孔液体混匀,吸取 50μl 至 G 行相应孔中,依此类推,直至 A 行,最后从 A 行吸出 50μl 液体丢弃)。

(3) 向 2～12 列的所有孔中加入 50μl 稀释好的病毒(500～2500 $TCID_{50}$),37 ℃孵育 1h。

(4) 向细胞培养板的所有孔中加入 50μl PBMC(5×10^5/孔)。

(5) 将细胞培养板置于 37℃、5% CO_2 孵箱中培养过夜。

第 3 天:洗细胞

(1)～(2)方法同病毒滴定中的(4)～(5)。注意:上述操作应至少重复 4 次,去除孵育的病毒以及样本中可能含有的抗-Gag 抗体对检测结果的影响。

第 4 或第 5 天:收获培养上清

(1) 将 25μl 细胞培养上清转移至 96 孔平地培养板的相应孔中。

(2) 向平底培养板中再加入 225μl 0.5% Triton X-100,混匀后放入密封袋中,置于 4℃ 冷藏保存。

(3) 向细胞培养板中补加入 25μl IL-2 完全培养基,放入孵箱中继续培养。

第 7 天

(1) 按照第 4 或第 5 天中收获培养上清的方法继续收集培养上清,之后每天按同样的方法收集至第 11 天。

(2) 用 p24 ELISA 试剂盒检测所收集样本的病毒对照孔中 p24 含量,绘制 p24 含量随时间变化的曲线。

(3) 选择病毒对照孔 p24 含量达到峰值前的时间点进行整板 p24 含量的检测,该时间点病毒对照孔 p24 含量应不低于 2ng/ml。

(4) 计算样本孔中 p24 含量相对于阴性样本对照孔或免疫前样本对照孔减少的百分抑制率,百分抑制率=(阴性对照孔 p24 含量均值-免疫后样本孔 p24 含量均值)÷阴性对照孔 p24 含量均值×100%,或百分抑制率=(免疫前样本孔 p24 含量均值-免疫后样本孔 p24 含量均值)÷免疫前样本孔 p24 含量均值×100%,利用 Reed-Muench 法计算 IC_{50}、IC_{80} 或 IC_{90}。

二、基于假病毒的中和抗体检测方法

假病毒检测系统比基于 PBMC 的活病毒检测方法有更好的稳定性,实验结果的重复性好,检测结果更精确。因为假病毒是将 HIV 的基因组分别克隆在两个质粒上,通过共转染的方式生产假病毒,得到的假病毒只含有 HIV 部分基因,只具有单轮感染的能力,不能复制产生子代病毒,所以该方法相对于活病毒和重组病毒方法具有更好的安全性。

以假病毒为基础的中和抗体评价方法在最近几年得到了很大的发展,其中以 TZM-bl 细胞为靶细胞的假病毒单周期感染实验应用最广泛,已成为美国国立卫生研究院(National Institutes of Health,NIH)赞助的 HIV 疫苗实验网络(HIV vaccine trials network,HVTN)中和抗体检测的主要方法[21]。该方法包括病毒生产和病毒感染检测两个部分,假病毒生产是通过两质粒共转染真核表达细胞(如 293T、293FT、293TT 等)实现的,其中一个质粒表达全长的 *env* 基因,另一个质粒表达除 *env* 以外的 HIV-1 其他所有基因(backbone plasmid,骨架质粒),只有骨架质粒被转录成病毒基因组 RNA 并包装入假病毒中,因此产生的假病毒只具有单轮感染的能力,而不具有产生子代病毒的复制能力。TZM-bl(JC53BL-13)细胞是经过改造的 CXCR4 阳性的 HeLa 细胞,改造后的细胞稳定表达 CD4 和 CCR5[22],该细胞经进一步改造,在细胞基因组中整合入报告基因萤火虫萤光素酶基因,并且报告基因的表达是受 HIV 长末端重复序列控制的[23]。HIV、SIV 和 SHIV 原始病毒株、重组病毒株或假病毒株可以通过细胞表面的受体和辅助受体感染 TZM-bl 细胞,病毒的 *tat* 基因感染细胞后表达,表达的 Tat 蛋白顺式激活报告基因的表达,加入相应底物,产生的发光信号(相对发光单位,RLU)与感染细胞的病毒数成正比。

(一) 试剂和材料

DMEM 完全培养基:含 10% 胎牛血清、1% 双抗、20mmo/L HEPES 的 DMEM 高糖培养基。

Versene 液:EDTA 2g,NaCl 8g,KCl 0. 2g,$Na_2HPO_4 \cdot 12H_2O$ 2. 9g,KH_2PO_4 0. 2g,加蒸馏水至 1000ml,0. 2μm 滤膜过滤除菌。

其他包括:96 孔细胞培养板,化学发光检测板,化学发光检测仪,二氧化碳细胞培养箱等。

(二) 方法

1. 假病毒的制备和滴定

假病毒的制备方法如下:

(1) 准备细胞,转染前一天,用完全培养基将细胞浓度调至 3×10^5 ~ 5×10^5/ml,在 T5 培养瓶中加入 12ml,培养过夜(20 ~ 24h),转染时细胞汇合率应达 50% ~ 80%。

(2) 将 4μg *env* 表达质粒和 8μg pSG3Δ*env* 骨架质粒加入 Opti-MEM 培养基中,终体积为 1. 5ml,轻轻混匀。

(3) 将 60μl Lipofectamine™2000 加入 Opti-MEM 培养基中,终体积为 1. 5ml,轻轻混匀,静置 5min。

(4) 将含质粒和含转染试剂的培养基混匀,静置 20min,使形成 DNA- Lipofectamine™2000 复合体。

(5) 静置 20min 后将上述液体转移入提前一天准备的细胞中。

(6) 培养 6h 后,将培养基更换为 DMEM 完全培养基。

(7) 继续培养 48h 后,用移液管将培养上清转移至 50ml 离心管中,加入胎牛血清(FBS),使胎牛血清终浓度为 20%,然后将培养上清用 0. 45μm 的滤器过滤后分装至 1. 5ml 的冻存管中,于-80℃冰箱保存。

假病毒的滴定方法如下:

(1) 取 96 孔板,每孔加入 DMEM 完全培养基(1% 双抗,10% FBS,20mmol/L HEPES)100μl。

(2) 于第 1 列加待滴定假病毒 25μl,用多道移液器轻柔的反复吹吸 8 ~ 10 次充分混匀,然后转移 25μl 液体至第 2 列对应孔中,轻柔的反复吹吸 8 ~ 10 次后转移至第 3 列孔,依此类推,最后从第 11 列中吸弃 25μl 液体,第 12 列为空白(100μl 完全培养基)不变。起始稀释浓度为 1∶5,5 倍系列稀释。

(3) 用胰酶消化细胞,计数后将细胞浓度调整为 10^5/ml,并加入 DEAE-dextran,向 96 孔板中每孔加 100μl 细胞,使每孔细胞为 10^4 个,DEAE-dextran 终浓度为 15μg/ml(10ml 培养基加入 20μl 15μg/μl 的 DEAE-dextran)。

(4) 将 96 孔板前后左右轻轻晃动,使细胞在孔中分散均匀,将 96 孔板放入细胞培养箱中,37 ℃、5% CO_2 培养 48h。

(5) 48h 后从细胞培养箱中取出 96 孔板,用多道移液器从每个上样孔中吸弃 100μl 上清,然后加入 100μl Bright-Glo™荧光素酶检测试剂,室温避光反应 2min。

(6) 反应结束后,用多道移液器将反应孔中的液体反复吹吸 6 ~ 8 次,使细胞充分裂解,从每孔中吸出 150μl 液体,加于对应 96 孔化学发光检测板中,置于化学发光检测仪中,用 BrighGlo 程序读取发光值。

(7) 计算 $TCID_{50}$。

2. 假病毒中和实验

(1) 将待检测的血清(或血浆)于 56℃ 水浴灭活 60min,6000*g* 离心 3min,将上清转移至 1.5ml 离心管中待用。

(2) 取 96 孔板,于第 1 列(细胞对照,见图 16.2)加入 DMEM 完全培养基(1% 双抗,25mmol/L HEPES,10% FBS)150μl/孔,于第 2 ~ 12 列(第 2 列为病毒对照 VV,第 3 ~ 12 列为样品孔)加入 DMEM 完全培养基 100μl/孔,于 H3 ~ H12 孔中再加入 DMEM 完全培养基 42.5μl/孔。

(3) 于 H3 和 H4 孔加入血浆样品一 7.5μl,于 H11 和 H12 孔加入血浆样品五 7.5μl。

(4) 将多道移液器调至 50μl,对 H3 ~ H12 孔中液体轻柔的反复吹吸 6 ~ 8 次充分混匀,然后转移 50μl 液体至对应的 G3 ~ G12 孔,轻柔的反复吹吸 6 ~ 8 次后转移至 F3 ~ F12 孔,依此类推,最后从 A3 ~ A12 中吸弃 50μl 液体,加样顺序参照图 16.2。

	1	2	3	4	5	6	7	8	9	10	11	12
A	细胞对照	病毒对照	稀释度8	稀释度8	稀释度8	稀释度8	稀释度8	稀释度8	稀释度8	稀释度8	稀释度8	稀释度8
B	细胞对照	病毒对照	稀释度7	稀释度7	稀释度7	稀释度7	稀释度7	稀释度7	稀释度7	稀释度7	稀释度7	稀释度7
C	细胞对照	病毒对照	稀释度6	稀释度6	稀释度6	稀释度6	稀释度6	稀释度6	稀释度6	稀释度6	稀释度6	稀释度6
D	细胞对照	病毒对照	稀释度5	稀释度5	稀释度5	稀释度5	稀释度5	稀释度5	稀释度5	稀释度5	稀释度5	稀释度5
E	细胞对照	病毒对照	稀释度4	稀释度4	稀释度4	稀释度4	稀释度4	稀释度4	稀释度4	稀释度4	稀释度4	稀释度4
F	细胞对照	病毒对照	稀释度3	稀释度3	稀释度3	稀释度3	稀释度3	稀释度3	稀释度3	稀释度3	稀释度3	稀释度3
G	细胞对照	病毒对照	稀释度2	稀释度2	稀释度2	稀释度2	稀释度2	稀释度2	稀释度2	稀释度2	稀释度2	稀释度2
H	细胞对照	病毒对照	稀释度1	稀释度1	稀释度1	稀释度1	稀释度1	稀释度1	稀释度1	稀释度1	稀释度1	稀释度1
			样本1		样本2		样本3		样本4		样本5	

图 16.2　假病毒中和试验加样顺序

(5) 用 DMEM 完全培养基将假病毒稀释至 4000$TCID_{50}$/ml(按提供的稀释倍数稀释),于第 2 ~ 12 列每孔加 50μl,使每孔含 200 $TCID_{50}$ 假病毒。

(6) 将上述 96 孔板置于细胞培养箱中(37℃、5% CO_2)孵育 1h。

(7) 当孵育时间至 0.5h,取出培养箱中事先准备好的 TZM-bl 细胞(汇合率达 80% ~ 90%),以 T75 培养瓶为例,吸弃瓶中的培养基,加入 5ml Versene 清洗细胞,倾去 Versene 后,加入 3ml 0.25% 胰蛋白酶-EDTA,使其浸没细胞消化 1min,倾去胰蛋白酶,置于细胞培养箱中消化 5min,轻轻拍打培养瓶侧壁使细胞脱落,加入 10ml 培养基中和胰蛋白酶,吹打几次后转移至离心管中,210*g* 离心 5min,倾去上清,用 10ml DMEM 完全培养基重悬细胞,细胞计数,用 DMEM 完全培养基将细胞稀释至 $1×10^5$ 个/ml。

(8) 孵育至 1h,向 96 孔板中每孔加 100μl 细胞,使每孔细胞为 $1×10^4$ 个。

(9) 将 96 孔板四周孔中加入 200μl DMEM 完全培养基,封闭 96 孔板。

(10) 将 96 孔板前后左右轻轻晃动,使细胞在孔中分散均匀,将 96 孔板放入细胞培养箱中,37℃、5% CO_2 培养 48h。

(11) 48h 后从细胞培养箱中取出 96 孔板,用多道移液器从每个上样孔中吸弃 150μl 上清,然后加入 100μl Bright-Glo™ 蛍光素酶检测试剂,室温避光反应 2min。

(12) 反应结束后,用多道移液器将反应孔中的液体反复吹吸 6 ~ 8 次,使细胞充分裂解,从每孔中吸出 150μl 液体,加于对应 96 孔化学发光检测板中,置于化学发光检测仪中,用 BrighGlo 程序读取发光值。

(13) 计算中和抑制率:抑制率 = [1-(样品组的发光强度均值-细胞对照均值)/(病毒对照均值-细胞对照均值)]×100%。中和抗体滴度被表示为抑制率为 50% 时对应的血清稀释度的倒数。

(14) 根据中和抑制率结果,利用 Reed-Muench 法或 Graphpad Prism 软件计算 IC_{50}。

三、基于 A3R5 细胞的中和抗体检测方法

该方法通过在 96 孔板上检测蛍光素酶报告基因的表达情况来计算样本中是否含有中和抗体及中和抗体的效价。A3R5 细胞(A3. 01/R5. 7)来源于人淋巴母细胞样细胞系 CEM,该细胞在天然状态下表达 HIV 受体 CD4 和辅助受体 CXCR4 表,经 Kim 上校实验室的 Robert Mclinden 博士改造后可以表达 HIV 的另一个辅助受体 CCR5。该细胞可以被大多数的 HVI-1 病毒株感染,在病毒滴定和中和试验中需要加入一定浓度的 DEAE-葡聚糖来提高病毒的感染效力。因为该细胞自身不含报告基因,所以试验中的病毒株必须携带报告基因。该实验中所用的是表达 Env 并携带海肾荧光素酶报告基因的 HIV 感染性克隆。病毒感染细胞后,其 Tat 蛋白可以立即顺式激活报告基因的表达。通过化学发光检测仪检测的信号值与最初接种的病毒数成正比。

(一) 材料和试剂

A3R5 完全培养基:RPMI-1640,50μg/ml 庆大霉素,25mmol/L HEPES,10% 灭活胎牛血清(FBS)。

A3R5 细胞:由美军艾滋病病毒研究项目的 Jerome Kim 上校和 Robert Mclinden 博士提供。

DMEM 完全培养基:DMEM 高糖培养基,50μg/ml 庆大霉素,25mmol/L HEPES,10% 灭活胎牛血清。

病毒生产细胞:293T/17 细胞(ATCC)或 293FT 细胞(Invitrogen)。

其他材料和试剂:胰蛋白酶-EDTA:0. 25% 胰蛋白酶,1mmol/L EDTA;转染试剂:Lipofectamine 2000;转染用培养基 opti-MEM;平均相对分子质量 500 000 的 DEAE-葡聚糖;化学发光检测底物;ViviRen™ Live Cell Substrate;化学发光检测仪等。

血清或血浆样本:56℃ 灭活 1h,尽量使用血清样本,血浆样本在低于 60 倍稀释的情况下所含的抗凝剂会产生细胞毒性。

(二) 方法

1. 感染性克隆病毒的制备和滴定

293T/17 细胞的转染方法如下:

（1）胰酶消化 293FT 细胞，将细胞浓度调至 3×10^5 ~ 5×10^5/ml，于 T75 细胞培养瓶中加入 15ml 细胞，37℃、5% CO_2 培养过夜，第二天细胞将长至 50% ~ 80% 汇合率。

（2）用 opti-MEM 培养基将 24μg 感染性克隆质粒稀释至 1.5ml，轻轻混匀。

（3）用 opti-MEM 培养基将 60μl Lipofectamine 2000 稀释至 1.5ml，轻轻混匀，室温孵育 5min。

（4）将上述的质粒和转染试剂混合，轻轻混匀，室温孵育 20min，使之形成转染复合体。

（5）将上述液体再轻轻混匀，加入 293FT 细胞的 T75 培养瓶中，轻轻晃动培养瓶，使转染复合物分布均匀。

（6）37℃、5% CO_2 孵育 3 ~ 8h，使质粒进入细胞。

（7）轻轻吸弃含转染试剂的培养基，重新加入 DMEM 完全培养基，37℃、5% CO_2 培养 24 ~ 48h。

（8）用移液器吸出含病毒的培养基上清，加入 FBS，使 FBS 浓度为 20%，用 0.45μm 的滤器过滤病毒收获液，0.5ml/支分装至事先准备好的冻存管中（标注病毒名称和收获日期），于-80℃保存待用。

（9）将 8 ~ 12ml DMEM 完全培养基加至收获病毒后的细胞培养瓶中，37℃ 5% CO_2 培养过夜，按上述方法再次收获病毒。

病毒滴定方法如下：

（1）在 96 孔平底细胞培养板（图 16.3）中加入 100μl 完全培养基，在第一稀释度的 4 个孔中加入 25μl 病毒（第 1 列 A ~ D 加入病毒 1，E ~ H 加入病毒 2），混匀后做 5 倍系列稀释（转移 25μl 至第 2 例，依此类推），共 11 个稀释度，吸弃第 11 列中的 25μl 病毒，第 12 列作为细胞对照来控制细胞本底的化学发光强度。

（2）在准备细胞的过程中，加入病毒的培养板可以放入孵箱或室温下静置。

（3）从培养瓶（立式培养）中吸出上层的培养基，瓶中余 2 ~ 3ml，将细胞混匀后，取 100μl 做 1∶10 倍稀释，取 50μl 与同体积 0.4% 的台盼蓝混合，镜下或用细胞计数仪计数，活细胞比例不低于 80%。

		1	2	3	4	5	6	7	8	9	10	11	12
病毒1	A	稀释度1	稀释度2	稀释度3	稀释度4	稀释度5	稀释度6	稀释度7	稀释度8	稀释度9	稀释度10	稀释度11	细胞对照
	B	稀释度1	稀释度2	稀释度3	稀释度4	稀释度5	稀释度6	稀释度7	稀释度8	稀释度9	稀释度10	稀释度11	细胞对照
	C	稀释度1	稀释度2	稀释度3	稀释度4	稀释度5	稀释度6	稀释度7	稀释度8	稀释度9	稀释度10	稀释度11	细胞对照
	D	稀释度1	稀释度2	稀释度3	稀释度4	稀释度5	稀释度6	稀释度7	稀释度8	稀释度9	稀释度10	稀释度11	细胞对照
病毒2	E	稀释度1	稀释度2	稀释度3	稀释度4	稀释度5	稀释度6	稀释度7	稀释度8	稀释度9	稀释度10	稀释度11	细胞对照
	F	稀释度1	稀释度2	稀释度3	稀释度4	稀释度5	稀释度6	稀释度7	稀释度8	稀释度9	稀释度10	稀释度11	细胞对照
	G	稀释度1	稀释度2	稀释度3	稀释度4	稀释度5	稀释度6	稀释度7	稀释度8	稀释度9	稀释度10	稀释度11	细胞对照
	H	稀释度1	稀释度2	稀释度3	稀释度4	稀释度5	稀释度6	稀释度7	稀释度8	稀释度9	稀释度10	稀释度11	细胞对照

图 16.3 病毒滴定加样顺序表

（4）将细胞浓度调至 9×10^5/ml，DEAE-葡聚糖的浓度为 20μg/ml，向步骤（1）的细胞培养板中加入细胞 100μl/孔，DEAE-葡聚糖的终浓度为 10μg/ml。

（5）37℃、5% CO_2 条件下孵育 6～7 天，期间可以根据细胞状态来换液或传代。

病毒敏感性检测方法如下：

（1）孵育 4 天之后，从孵箱中取出培养板，但在进行化学发光检测之前，培养板在孵箱外的滞留时间不要超过 1h，期间用光学显微镜观察是否出现合胞体病变或细胞毒性现象。

（2）小心地从细胞培养板中移除细胞培养上清 40μl/孔，然后将培养板中的细胞充分混悬，并向 96 孔白色化学发光检测板的对应孔中移入 75μl 细胞悬液。注意：转移细胞时，从未加病毒的细胞对照孔开始直至病毒浓度最高的孔。

（3）在使用之前配制检测底物，用完全培养基按照 1∶350 倍稀释 ViviRen 底物。

（4）向步骤（2）的白色化学发光检测板中加入检测底物 30μl/孔，轻弹检测板边缘使液体混匀。

（5）室温孵育 4min，使用 0.5s/孔的程序在化学发光检测仪上读数。

（6）选择检测值为 50 000RLU（40 000～60 000RLU）的病毒稀释度，如果最高稀释度的病毒量也达不到 50 000RLU，选择的病毒量的检测值应至少达到 10 000RLU，在光学显微镜下观察选择的稀释度下无细胞毒性现象。

（7）向步骤（2）的细胞培养板中加入含相同浓度 DEAE-葡聚糖的完全培养基 120μl/孔，转移入 37℃、5% CO_2 孵箱中孵育至第 6 天或第 7 天。

$TCID_{50}$ 计算：

（1）最终根据第 6 天或第 7 天读取的数值计算 $TCID_{50}$，检测程序与病毒敏感性检测相同。

（2）用 http://www.hiv.lanl.gov/content/nab-reference-strains/html/home.htm 的"$TCID_{50}$"的宏程序来计算中和实验的病毒用量，阳性孔的 Cutoff 值设为 5 倍的细胞对照孔读数。

2. 基于 A3R5 的中和抗体检测实验

在中和试验开始之前，必须对样本进行 56℃、60min 的灭活处理，样本可以是血清或血浆，血清样本是首选样本，抗凝剂会对实验结果造成一定的影响，特别是肝素类抗凝剂，有些类型的肝素有很强的株特异性抗病毒作用。所有的抗凝剂在血浆的稀释度低于 1∶60 时都有一定的细胞毒作用。

（1）在 96 孔平底细胞培养板的第 1 列（细胞对照）中加入 150ul 预热的完全培养基，加样顺序见图 16.2。

（2）在第 2～12 列中加入 100μl 完全培养基，其中第二列作为病毒对照，在第 3～12 列的 H 行中每孔加入 40μl 完全完全培养基（样本加入培养板之前先 14 000r/min 离心 1min，去除样本中细胞碎片等不溶性杂质）。

（3）在 H3～H12 孔中加入 11μl 样本，每个样本加两孔：在 H3～H4 孔中加入样本 1，H5～H6 中加入样本 2，依此类推，H11～H12 孔中加入样本 5。在 H 行中将样本混匀，然后将 50μl 样本转移至对应的 G 行中，依此类推，直至 A 行，A 行中的样本混匀后，取出 50μl 丢弃。该稀释方法初始稀释度为 1∶20，经 3 倍系列稀释直至 1∶43 740（实验中都应设立一个由特定病毒和特定样本组成的阳性对照,该样本对病毒的中和滴度已知,每次实验中至少在一块 96 孔板上设立一个该类型的对照)。

(4) 在生物安全柜中的常温水浴锅中融化所需的病毒。病毒完全融化之后,用完全培养基将病毒稀释至 50 000RLU(40 000 ~ 60 000RLU)。如果病毒滴度达不到 50 000RLU,应保证不少于 10 000 RLU,并且在光学显微镜下观察无细胞毒作用。病毒对照孔的 RLU 值应比细胞对照的高 10 倍以上,并且光学显微镜下无细胞毒作用(剩余的病毒应放回-80℃保存,并在病毒储存管上作相应标记,记录冻融次数。在 A3R5 实验中,不建议用冻融超过 1 次的病毒)。

(5) 在第 2 ~ 12 列中加入 50μl 病毒/孔,将培养板置于孵箱中培养 45 ~ 90min。

(6) 在孵育过程中,按病毒滴定方法中的程序准备细胞,细胞存活率不低于 80%,用完全培养基将细胞浓度调整至 9×10^5/ml,加入 DEAE-葡聚糖,使其浓度为着 25μg/ml。

(7) 向培养板的 1 ~ 12 列中加入细胞 100μl/孔,每孔中的细胞量为 90 000,DEAE-葡聚糖的工作浓度为 10μg/ml。

(8) 将细胞培养板置于 37℃、5% CO_2 孵箱中培养 4 天。

(9) 培养结束后,每次从孵箱中取出 2 ~ 3 块细胞培养板于显微镜下观察是否出现合胞体病变。注意进行化学发光检测时,每次只能操作 2 ~ 3 块培养板。检测化学发光之前,培养板在浮箱外的停留时间不要超过 20 ~ 30min。

注意:至少在光学显微镜下检查两个病毒对照孔是否出现合胞体。合胞体的出现应该引起足够的重视,因为大量合胞体提示有病毒导致的细胞杀伤作用,因此实验结果的有效性会打折扣。如果出现细胞杀伤现象,该次试验应该在较低病毒用量的条件下重试。此外,还应检查 H 行中是否出现细胞毒性现象,因为细胞毒性可能会被解读为中和反应。

(10) 从细胞培养板中移除 90μl/孔的细胞上清。充分混悬细胞,向 96 孔化学发光检测白板的相应孔中转移 75μl 混悬细胞,按照病毒敏感性检测程序中(3) ~ (6)的描述进行检测。

注意:如果 VC 的 RLU 检测值低于 CC 的 10 倍,向所有孔中加入 170μl 含 DEAE-葡聚糖的完全培养基(DEAE-葡聚糖的含量为最适浓度的 40%),重新放入孵箱中,至第 6 天时,重复上述检测步骤。

(11) 数据分析:

①百分抑制率=(病毒对照孔的 RLU 均值-检测孔的 RLU 均值)÷(病毒对照孔 RLU 的均值-细胞对照孔的 RLU 均值)×100%,根据不同血清稀释度下的百分抑制率计算出样本的中和抗体滴度 IC_{50}(半数抑制浓度),如果最低稀释度下的百分抑制率未达到 50%,则该样本的中和抗体检测结果为阴性。

②如果检测样本中既有免疫前样本也有免疫后样本,百分抑制率也以通过计算免疫前后样本的差值来获得,百分抑制率=(免疫前样本孔的 RLU 均值-免疫后样本孔的 RLU 均值)÷(免疫前样本孔的 RLU 均值-细胞对照孔的 RLU 均值)×100%,该计算方法的结果能排除样本背景个体差异给试验结果带来的影响。

(12) 试验成立的条件:①病毒对照孔的 RLU 均值应大于细胞对照孔的 10 倍;②病毒对照孔 RLU 值的% CV 应不高于 30%;③不低于 40% 抑制率的检测孔的 RLU 值的% CV 应不高于 30%;④中和曲线应平滑,在 50% 抑制率附近应为直线;⑤阳性对照的检测结果与之前的标定结果的差值应在3倍之内。

第三节　中和抗体检测方法的标准化

研发能诱导广谱有效中和抗体的HIV疫苗面临许多挑战。研究免疫原Env的结构，分析诱导中和抗体的表位；研究已有中和抗体结构，以及产生中和抗体的HIV感染者的免疫系统状态，阐明中和抗体产生的机制，上述研究的成果会为疫苗中免疫原的设计提供思路。此外，标准化的中和抗体检测方法对以诱导中和抗体为目标的HIV疫苗研发至关重要，经标准化验证的方法可以推广至不同实验室，如果实验室能通过该方法的检测能力验证，则该实验的检测结果与其他通过相应能力验证的实验室的结果就具有可比性，这样不同实验室对不同设计思路的候选疫苗进行评价，通过不同检测结果的比较可以确定更好的疫苗设计策略。

早在20世纪90年代初基于PBMC的中和抗体检测技术发展起来之前，美国国立卫生研究院(NIH)D'Souza博士等人联合世界卫生组织(WHO)的几位专家，启动了不同中和抗体检测技术的比较和标准化工作。在1990～1991年，来自7个国家25个组织的40多位研究者开始了HIV-1单克隆中和抗体评价方法的研究工作，该工作是抗体血清学研究项目的一部分[24]。之后又进行了基于PBMC的中和抗体检测方法的比较和标准化[25]。上述研究中不同实验室结果变异度较大，但这些结果为中和抗体检测方法的开发和标准化工作提供了很好的启示。认识到中和抗体检测方法标准化工作的重要性后，许多来自不同国家和组织的科学家开始研究分析所用的中和抗体检测方法结果变异较大的原因以及降低这种变异性的方法。2003年，世界卫生组织艾滋病规划署(WHO-UNAIDS)在意大利米兰召开会议讨论中和抗体检测方法的标准化，并启动了名为"NeutNet"的研究项目，截至目前该研究项目已完成了两轮包括18家实验室的中和抗体检测方法标准化工作，比较了在不同实验室用不同方法检测相同样本结果的差异，并分析了造成结果差异的原因[26,27]。2006年，在盖茨基金会的支持下，艾滋病疫苗研发组织(CAVD)在其内部成立了疫苗免疫抗体监测网络(CA-VIMC)，该组织成立的主要目标是通过对HIV疫苗抗体检测方法的验证，开发和共享方法的标准操作规程(SOP)，通过实验室能力验证，监督进行临床试验的实验室是否遵循GCLP的要求[28]，来推动HIV疫苗的研究进程[29]。2007年3月17～18日，在意大利瓦雷泽启动了"HIV疫苗研发和临床试验用中和抗体检测方法标准化"的合作计划，WHO和欧洲HIV疫苗研究组织成员参与了该计划。2009年，在国家"十一五"重大传染病专项的支持下，中国食品药品检定研究院承担了HIV疫苗评价方法的标准化研究，通过与不同实验室的合作标定，分析各实验室结果存在差异的原因，制定相应的解决办法，以实现不同实验室结果的可比性。经过几年的研究和交流，上述致力于HIV疫苗中和抗体评价方法标准化的工作都取得了一定的进展，并为下一步的标准化工作奠定了基础。

一、实验室内的标准化

对于HIV中和抗体评价方法的实验室内标准化和验证工作，杜克大学医学中心

Montefiori 博士的研究团队做了大量工作,其研究思路和方法值得借鉴和推广。该团队对基于 TZM-bl 细胞的 HIV-1 中和抗体检测方法进行了详尽细致的标准化和验证工作,包括两个方面内容:方法的建立优化和方法的验证。

(一) 方法的建立和优化

1. 细胞对病毒敏感性的验证

用不同基因型不同来源的假病毒感染 TZM-bl 细胞后检测化学发光信号,该细胞对所有的假病毒都敏感,假病毒感染细胞的 RLU(relative luminescene unit,相对发光单位)值高于未感染假病毒细胞的 100 倍,这样的信噪比适用于中和抗体检测。同时检测过程中发现,阳性孔中过强的发光信号造成相邻孔的检测值升高,该现象可能会影响结果的精确性,用黑色的化学发光检测板检测的数值比白色的低 5 ~ 10 倍,能有效消除强阳性孔对周边孔的影响。

2. DEAE-葡聚糖用量的优化

DEAE-葡聚糖是一种多聚阳离子,能抵消病毒与细胞表面相互作用的静电力,从而促进病毒感染细胞,并且该作用不会影响抗体的结合与中和作用,但在高浓度时会有一定的细胞毒性。不同来源、不同批次的 DEAE-葡聚糖的效力和细胞毒性差异较大,因此,对于每一批次的 DEAE-葡聚糖都需要检测其效力和细胞毒性来确定其最优使用浓度,将 DEAE-葡聚糖系列稀释后与细胞及假病毒共孵育 48h 观察细胞毒性效应并检测化学发光值,在最优浓度下得到的 RLU 值最高,且在光学显微镜下不能观察到细胞毒性效应。不同实验室对不同批次的 DEAE-葡聚糖用量的优化得到的数值也不尽相同(10 ~ 60μg/ml)[21,30~32],并且不同假病毒对 DEAE-葡聚糖的依赖性不同,因此应同时用几株假病毒来对 DEAE-葡聚糖用量进行优化,综合考虑其对细胞活性和病毒感染性的影响来确定最优的工作浓度[33]。

3. 细胞量的优化

优化后的细胞接种量,既能实现病毒加入量与化学发光检测值之间呈线性相关关系,又能保证实验的重复性。向含有不同细胞量的细胞培养孔(96 孔板)中加入相同量的假病毒,检测 RLU 检测值与病毒加入量的关系,最初随细胞量的增加 RLU 检测值不断升高,达到最高值后骤然下降,不加病毒的空白细胞的检测值也呈现相似的变化趋势,这可能是由于细胞活力的下降或密度依赖性的 LTR 控制的 Luc 表达下调造成的,根据检测结果最终确定最佳的细胞加入量为 10 000 细胞/孔[33]。

4. 假病毒量的优化

具体包括两部分内容:假病毒加入量与 RLU 检测值之间的线性范围;假病毒加入量对中和试验检测结果的影响。首先是线性范围的确定,将假病毒做 11 个梯度的 5 倍系列稀释(从 1 : 10 至 1 : 97 656 250),每个稀释度 4 个复孔,细胞量和 DEAE-葡聚糖用量参照上述的最优加入量,37℃、5% CO_2 培养 48h 后检测,DEAE-葡聚糖和细胞量参照上述优化过程中得出的最优加入量。根据 RLU 检测值利用 Reed-Muench 法计算半数组织培养感染量（$TCID_{50}$），以未加病毒的细胞本底检测值的 2.5 倍作为 Cutoff 值[34]。将计算的 $TCID_{50}$ 值与相应孔的 RLU 检测值分别取对数后绘制曲线，结果显示，加入的病毒量在 1～2500$TCID_{50}$/孔的范围内时，两者呈现较好的直线相关关系。但这种线性相关关系对不同的假病毒不尽相同，不同假病毒即使加入的量相同（相同 $TCID_{50}$），得到的 RLU 绝对值不同。此外，随着假病毒加入量的增多，RLU 检测值会到达一个峰值后下降，这种现象是由于假病毒引起的合胞体的形成或细胞杀伤效应的出现，不同病毒引起细胞病变所需的病毒量不同，但当加入病毒不高于 200$TCID_{50}$/孔（96 孔板）时，很少出现细胞病变，而且当加入 200 $TCID_{50}$ 的病毒量时，检测值为空细胞对照的 100 倍左右，试验结果的重复性较好[33]。

对于假病毒中和试验来说，是否随着加入的病毒量的增多？检测的灵敏度会下降？加入的假病毒量达到多少时开始下降？下降的幅度有多大？对最终的检测结果会产生怎样的影响？为了回答上述问题，对假病毒加入量的优化过程中就要考察病毒加入量对中和试验结果的影响。在其他条件相同，只有假病毒加入量不同的情况下，用相同的病毒感染抑制剂（如可溶性 CD4、中和性单抗或已知中和活性的血清）检测同种假病毒，结果显示，随着假病毒量的增多，检测的灵敏度逐渐降低，但降低的幅度很小，例如，在病毒量增加 100 倍的情况下，试验灵敏度的下降不会超过 3 倍，在病毒加入量为 200$TCID_{50}$ 的情况下，病毒量上下浮动 2 倍几乎不会影响试验的灵敏度，这也说明了方法的耐用性。

（二）方法的验证

1. 特异性

方法的特异性是指该方法在可能出现的混杂因素存在的情况下，能够准确检出待检特性的能力。影响假病毒中和试验方法特异性的因素主要为细胞毒性和正常人血清或血浆的非特异性抗病毒作用导致的假阳性。不同的假病毒导致细胞病变的能力不同，对于由细胞病变造成的非特异性反应的控制，主要是在每次试验检测化学发光之前，观察病毒对照孔（只加细胞和病毒，不加待检样本）是否出现细胞病变：如未出现，则可排除由此造成的非特异性反应；若出现细胞病变，则降低病毒加入量重新进行检测。对于正常人血清或血浆造成的非特异性反应通过下述的方法进行验证。

（1）正常人血清的非特异性反应，将不同来源的 6 份正常人血清样本 3 倍系列稀释（从 1∶20 至 1∶43 740）后检测 18 株不同的假病毒，在 108 个检测结果中，只有 1 个检测结果的半数抑制量（ID_{50}）超过了 20。在另一项研究中，研究者分析了 1∶8 倍稀释时正常人血清对中和试验的影响，发现在 1∶8 倍稀释时正常人血清有一定的非特异性抗病毒作用，不同血清的这种抗病毒作用不同，并且不同假病毒对这种非特异性抗病毒作用的敏感性不同，由于不同病毒和不同血清样本的非特异性反应的不同，每次试验时应设置免疫前血清的阴性对照，并且血清样本的稀释度应不低于 10。

（2）应用血浆样本对中和试验的影响，抗凝剂会引入一些不确定因素导致假阳性或假阴性结果。为了研究抗凝剂的影响，用同一健康个体来源的血清和不同抗凝剂处理的血浆样本进行中和试验,抗凝剂选用最常用的 K_2EDTA 和肝素锂,样本两倍系列稀释(从 1∶3 至 1∶192)后进行中和试验。当抗凝剂浓度较高时,血浆样本的 RLU 检测值明显低于血清样本,随着样本的稀释,血浆的 RLU 检测值会急剧升高进而慢慢下降,这种现象在肝素锂抗凝的样本中更为明显[33]。高浓度的抗凝剂会产生一定的细胞毒性,从而导致 RLU 检测值低于血清样本,随着样本的稀释,抗凝剂的浓度逐渐降低,其细胞毒性作用逐渐减弱,而低浓度的抗凝剂可能会有一定的促进假病毒感染的作用,从而导致 RLU 检测值升高。随着样本的稀释,抗凝剂的浓度进一步降低,这种促感染作用也逐渐减弱,其检测结果与血清检测逐渐接近。因此,在进行中和试验时,尽量选择血清样本,如果只能选择血浆样本,避免用肝素抗凝的样本,而且,在实验中应设立免疫前的同质样本作为对照。

2. 准确性

假病毒与活病毒的中和抗体检测方法的比较,用两种方法分别检测相同的含中和抗体的样本(中和单抗或 HIV 感染者血清),基于 TZM-bl 细胞的假病毒方法比基于 PBMC 的活病毒方法的灵敏度更高。总体来说,前者比后者的灵敏度高 3 倍左右,但对于不同的样本和不同的病毒株,灵敏度差异的程度不同,单抗样本检测时灵敏度差异较大,对于感染者血清样本检测时灵敏度差异较小,为 1.1 倍左右[27]。

3. 重复性

(1) 实验内重复性:可以通过实验复孔的变异系数(CV)来反映,大量实验结果显示复孔间的变异度为 0 ~ 11% ,平均的变异度小于 5% 。在中和曲线图中,随着中和反应的降低,这种变异度逐渐增大,在线性反应阶段变异度很少超过 8% 。为了对实验中未知的因素进行控制,规定实验中复孔之间的变异度不超过 15% ,若超过该限度需对相应检测样本进行复试。

(2) 实验间重复性:包括同一操作者不同实验间的重复性和不同操作者之间的重复性。同一操作者在不同时间检测同一份样本的重复性较好,变异度一般为 20%~ 43% 。不同操作者在不同时间检测同一份样本的重复性相对较低,而检测不同类型样本的重复性不同,对中和单抗(如 2G12、b12 等)或中和单抗的混合物(如 TriMab 为 2G12、2F5 和 4E10 的混合物)检测结果的变异度较小,不同操作者之间 ID_{50} 的变异不会超过 2 倍;而对 HIV 感染者血清或疫苗免疫血清检测结果的变异度稍大,但一般不会超过 3 倍。

4. 线性范围

对于阳性血清样本或中和单抗样本,中和反应曲线在 RLU 检测值降低 20%~ 85% 的范围内呈直线相关关系,在该范围内样本中中和抗体的浓度与 RLU 检测值之间呈直线相关关系。

5. 定量限

中和抗体试验的检测下限是 RLU 检测值降低 50% 时,血清样本的最高稀释度或单抗样本的最低加入量。将 RLU 值降低 50% 作为 Cutoff 值是因为该点正好位于中和曲线线性部分(20%~ 85%)的中间,且高于细胞的本底检测值。检测上限是血清样本的最低稀释度，主要是由正常血清样本的非特异性病毒抑制活性或细胞毒性作用决定的，根据前面正常血清非特异性反应的结果，中和试验的检测上限定位 1∶10 倍稀释。

经过一系列实验室内的方法学优化和验证之后，制定了 HIV 中和抗体检测方法的标准操作流程（SOP），为了进一步验证在不同实验室该方法检测结果的可比性，还需要在不同实验室进行实验室间的协作标定和实验室能力验证。

二、实验室间的标准化

目前实验室间的标准化工作主要有两种形式：多种方法的实验室间标准化和单一方法的实验室间标准化。前者是由一家中心实验室制备含中和抗体的样本（单抗、混合单抗或血清样本）分发至不同实验室，各实验室用本室已建立的方法和 SOP 进行检测，将结果汇总至中心实验室后进行比较；后者是由一家中心实验室制备含中和抗体的样本及病毒样本，并制定统一的 SOP，然后发送至不同实验室，各实验室按照统一的方法进行检测，将原始结果提交至中心实验室后，统一进行处理比较。"NeutNet"研究项目采取的是第一种方式，除了对方法进行实验室间的标准化外，同时比较不同方法检测结果的差异。CA-VIMC 采取的第二种方式，主要是对基于 TZM-bl 细胞的假病毒中和试验进行实验室间的标准化。中国食品药品检定研究院的实验室也采取了类似 CA-VIMC 的方式进行了不同实验室间的中和试验的标准化工作。

（一）NeutNet 中和抗体检测方法的标准化

1. 研究设计

截至目前，NeutNet 已进行了两轮标准化工作，第一轮有 13 家实验室参加，第二轮有 15 家实验室参加，采用实验室各自不同中和抗体测定方法和相应的 SOP（http://www. europrise. org/neutnet_sops. html）。所用的方法分为两大类：活病毒检测法和重组病毒检测法（表 16. 1）。所用的病毒株及含中和抗体的样本（表 16. 2，表 16. 3）由 NIBSC 统一制备后分发至各实验室。其中，传统的 PBMC 方法通过检测病毒多轮感染和复制过程中产生的 p24 来确定病毒感染情况，该方法重复性和灵敏度都不高，并且检测周期较长且操作复杂，但该方法所用的病毒和靶细胞都最接近生理状态，通过检测病毒 RNA 代替胞外 p24 可以缩短检测周期，此外可以通过流式细胞仪检测胞内 p24 的方法，实现该方法单轮感染的检测，将检测周期大大缩短，同时提高方法的灵敏度和重复性，但该方法操作起来较为复杂，无法高通量检测。经过改造的 U87. CD4 细胞或 GHOST 细胞可以表达 HIV 辅助受体，前者可以通过空斑减少实验评价样本中和抗体，后者被 HIV 感染后，受 HIV-2 LTR 调控的 *GFP* 基因表达，被感染细胞变为绿色，通过荧光显微镜观察或流式细胞仪检测可以确定样本中和抗体水平。融合抑制试验的原理是，感染 HIV 后细胞表面表达的 Env 蛋白能诱导细胞融合，若在病毒感染细胞前先与待检样本孵育，待检样本中和抗体可以阻断细胞融合的发生，效应细胞为经改造后稳定表达 HIV 受体和辅助受体的细胞，如改造后的 NIH-3T3 细胞和 HeLa 细胞常通过检测 β-半乳糖苷酶水平来判断结果。重组假病毒中和试验可以根据所用靶细胞的不同分为很多种，如 U87、TZM-bl、

3T3. T4. CCR5/CXCR4、GHOST 等,重组活病毒可以分为单轮感染试验和多轮感染试验,上述重组病毒的方法通过检测化学发光的信号来判断最终结果[26,27]。

表 16.1 NeutNet 中和抗体检测方法及特点

方法	类型	靶细胞	感染	检测周期	检测方法
活病毒检测法	胞外 p24	PBMC	多轮感染	7、10 或 14 天	ELISA
	胞内 p24		单轮感染	2 天	流式细胞仪
	空斑形成	GHOST	单轮感染	3 天	荧光显微镜或流式细胞仪
	融合试验	Hela		2 小时	β-半乳糖苷酶
重组病毒检测法		U87	单轮感染	3 天	萤火虫萤光素酶检测
	重组假病毒	TZM-bl		2 天	
		GHOST		3 天	
	重组活病毒	U87	单轮感染 多轮感染	3 天 5 天	萤火虫萤光素酶检测

表 16.2 NeutNet 研究中所用的病毒株

		Subtype A	Subtype B	Subtype C	Subtype D	CRF01_AE
病毒株	第一轮	92RW009	SF162	DU174	92UG024	CM244
		VI191	MN(P)	92BR025		NP1525
			QH0692			
			AC10			
			CAAN5342			
	第二轮	92RW009	SF162	DU174	92UG024	CM244
			MN(P)	92BR025		
			QH0692			

表 16.3 NeutNet 研究中所用的中和抗体样本

中和抗体样本	第一轮	单抗混合物	中和单抗		可溶性受体	
		TriMab	477-52D	4E10	sCD4	
	第二轮	单抗混合物	血浆样本			
		TriMab	ARP515	ARP518	ARP521	ARP3240. 1
			ARP516	ARP519	ARP522	
			ARP517	ARP520	ARP513	

在第一轮标准研究中应用了不同亚型和不同地区来源的 12 株病毒,其中 2 株 A 亚型、5 株 B 亚型、2 株 C 亚型、1 株 D 亚型和 2 株 CRF01_AE;第二轮应用的假病毒共 8 株,选自第一轮的 12 株病毒。两轮研究中所用的中和抗体样本不同,第一轮是中和单抗及中和单抗混合物,包括中和单抗 447-52D 和 4E10、可溶性 CD4 及中和单抗混合物 TriMab。第二轮是含 8 份中和抗体的血浆样本。此外,为了比较第一、二轮之间的检测结

果有无差异,第二轮中也对 TriMab 进行了检测。

2. 检测结果分析

(1) 第一、二轮中检测 TriMab 结果的比较:两轮标准化研究工作都参加的 9 家实验室中,同一实验室两次检测结果大部分都比较接近(结果差异小于 3 倍),只有 2 株病毒(92RW009 和 CM244)检测结果的变异度超过了 3 倍。此外,对于 TriMab 的检测,假病毒中和试验中得到 IC_{50} 值普遍低于 PBMC 试验中得到的 IC_{50} 值,即假病毒中和试验灵敏度要高于 PBMC 试验。对同一实验室不同时间对相同样本检测结果比较发现,假病毒中和试验的变异度略小于 PBMC 试验(前者变异度平均为 1.7 倍,后者为 2 倍)。

(2) 假病毒中和试验与 PBMC 试验的比较:中和单抗 447-52D、4E10 及可溶性 CD4 的检测结果与 TriMab 的检测结果类似,多数情况下假病毒中和试验灵敏度显著高于 PBMC 试验,但这种灵敏度的差异与所用的病毒株和中和抗体样本有关,少数情况下 PBMC 试验得到的 IC_{50} 也会小于或接近于假病毒中和试验,如病毒株 SF162 对中和单抗 4E10、病毒株 VI191 对 sCD4 的检测结果中 PBMC 试验灵敏度高于假病毒试验,病毒株 SF162 对 sCD4、病毒株 VI191 对 4E10 的检测结果中 PBMC 试验与假病毒试验灵敏度相近。在多数情况下,不同实验室假病毒中和试验的结果的变异度低于 PBMC 试验,但也有少数例外情况,如不同实验室对病毒株 VI191 的检测两种方法结果的变异度无明显区别,而不同实验室对病毒株 CM244 检测 PBMC 试验结果变异度小于假病毒试验[26]。对于血浆样本的结果与单抗样本不同,两种方法灵敏度差异较小,假病毒方法的平均灵敏度为 PBMC 方法的 1.1 倍[27]。

(3) 其他检测方法的比较:胞内 p24 检测方法最初是应用在 PBMC 感染检测上,后来也被应用于其他靶细胞的检测,如树突状细胞(DC)、单核细胞来源的巨噬细胞(MDM)等,方法的灵敏度与 PBMC 相比有了很大提高,特别是对于单抗样本的检测,以 MDM 作为靶细胞的方法与 PBMC 相比灵敏度提高了 3 倍左右,但对于 sCD4 的检测两种靶细胞无明显区别。

空斑减少试验与 PBMC 试验灵敏度比较接近,该研究中所应用的两种靶细胞(GHOST 和 U87. CD4)的检测结果一致性比较高,并且该方法的重复性较好,如果能实现高通量检测,可以考虑作为 PBMC 试验的替代方法[27]。

融合试验的检测结果与所用靶细胞有很大关系,如果以 NIH-3T3 细胞作为靶细胞,抗 gp41 单抗(如 4E10 和 2F5)不能有效中和病毒感染细胞;如果将靶细胞换为人源的 HeLa 细胞,抗 gp41 单抗就能发挥其中和病毒的作用。

NeutNet 研究的最初目标是比较不同 HIV 中和抗体评价方法,从中选出一种最优的方法应用于 HIV 疫苗研究及临床评价工作,但比较的结果显示各种方法检测结果差异较大,这种差异程度与所用的病毒株及中和抗体样本有关。因为目前还未建立体外中和试验与体内保护效果的关系,对于疫苗的评价不能仅限于一种方法[26,27]。NeutNet 的研究结果发现,基于 TZM-bl 细胞的假病毒中和试验的结果在不同试验间的变异最小,与其他方法相比,该方法具有灵敏度高、重复性好、周期短、可高通量检测等特点。此外,该方法中所用的假病毒是由质粒转染细胞获得的,具有很好的稳定性和可溯源性[35~37],并且该方法应用非常广泛,已成为美国国立卫生研究院(NIH)赞助的 HIV 疫苗实验网络

(HVTN)中和抗体检测的主要终点方法[21]。上述优点使得该方法非常适合在不同实验室间进行方法的转移、应用和标准化工作,CA-VIMC在世界不同地区的不同实验室开展了该方法转移、应用和标准化工作,并且制备了实验室能力验证的标准品和相应的判定标准。

(二) CA-VIMC 检测方法的标准化

1. 研究设计

该研究中所用的假病毒均为B亚型(AC10.0.29、CAAN5342.A2、PVO.4、QH0692.42、THRO4156.18和WITO4160.33),所用的中和抗体样本包括:C亚型血浆样本(来源于坦桑尼亚的多份C亚型感染者血浆混合物)、B亚型血浆样本(来源于美国的多份B亚型感染者血浆混合物)、单抗样本(IgG1b12、2F5、4E10、2G12和TriMab)、sCD4和HIV阴性血清样本(来源于美国的多份HIV阴性血清混合物)。

该研究分两期进行,第一期为三轮,先后共有21个实验室参加,设计思路如图16.4所示。第一轮的标准化工作有17家实验室参加,每个实验室收到由8份盲样组成的中和抗体样本盘,8份样本为经过筛选得到的,分别具有低、中、高的中和能力。试验中用的假病毒由各实验室独立制备。“假病毒制备和滴定”和“基于TZM-bl细胞的假病毒中和试验”的SOP统一发放至各实验室,根据具体的情况,允许各实验室使用自己的SOP。第一轮标准化工作的目的是观察在相对宽松的环境下各实验室结果的一致性。第二轮标准化工作有15家实验室参加,所用的假病毒由中心实验室统一制备和分发,中和抗体样本与第一轮时相同,其中的两个样本各有两份。第二轮标准化工作的目的是确定第一轮中结果差异是否是由不同来源的假病毒造成的,为了消除这种差异,所有实验室所用的假病毒由中心实验室统一提供,并提供了中和试验时的用量。第三轮标准化工作有6家经验丰富的实验室参加,用的假病毒与第二轮相同,中和抗体样本由12份盲样组成(6个双份样本)。第三轮的目的是通过分析六家实验室的实验室内和实验室间检测结果的变异度,来制定实验室能力验证的标准,这也是第一期标准化工作的最终目的。

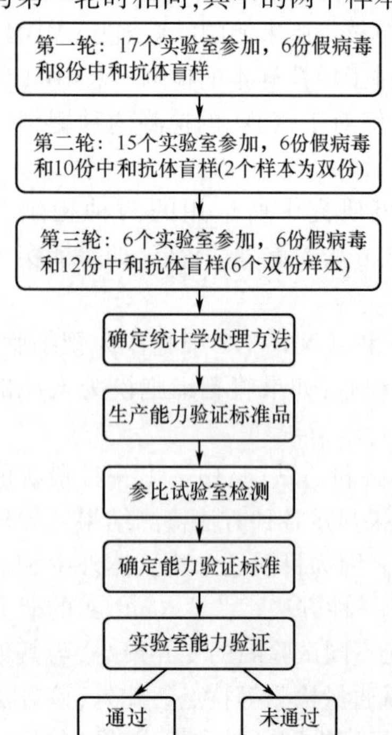

图16.4　CA-VIMC标准化工作流程

第二期标准化研究是检测能力的实验室验证,验证中所用的假病毒(6株假病毒)和中和抗体样本(5份样本)由中心实验室统一制备和保存,然后连同SOP分发至参与验证的实验室,自收到样本一个月之内,待验证实验室完成检测并将原始结果上传至中心实验室,由中心实验室进行分析和评价[38]。

2. 检测结果分析

同一株假病毒检测同一份中和抗体样本,如果两个实验室的检测结果（ID_{50}）的差异不超过3倍，则认为这两个结果是一致的，如果两个实验室的所有检测结果中一致的结果不低于80%，则认为这两个实验室检测能力一致。第一轮检测的实验室两两比较中，实验室检测能力的一致性只有27%。第二轮检测中，为了排除不同来源的病毒株的影响，由中心实验室统一制备假病毒，实验室两两比较中，检测能力的一致性上升至51%。第三轮检测中将结果一致性的标准提高至不低于90%，6家实验室中的5家检测能力一致，制定实验室能力验证标准时只参照这5家实验室的检测结果。根据5家检测结果计算每一个反应（一株假病毒对一份中和抗体样本）的几何均值和标准差，然后计算每一个反应的90%预测区间（prediction interval，PI），作为检测值的判定范围，如果一个实验室30个检测结果（6株假病毒对5份中和抗体样本）中有25个落在该范围内，则认为该实验室通过了该中和抗体检测方法的能力验证，通过后的有效期为6个月，过期后再经同样方法进行验证[38]。

（三）我国对HIV中和抗体检测方法的标准化研究

虽然国外许多实验室在HIV中和抗体评价方法的标准化方面做了大量工作，但所用的病毒株和中和抗体样本主要来自于欧美或非洲，因为中和抗体评价方法的灵敏度及重复性与所用的病毒株及中和抗体样本有很大关系，而我国HIV流行特点与欧美及非洲等国家有很大不同，因此在我国开展HIV中和抗体评价方法的标准化工作是非常必要的。中国食品药品检定研究院承担着HIV疫苗的质量控制和评价工作，对HIV疫苗评价方法的标准化研究是其主要工作之一，为此在我国组织相关实验室开展了HIV中和抗体的标准化研究，以实现不同实验室结果的可比性[33]。

1. 研究设计

目前在我国流行最广的HIV病毒株为CRF07/08_BC，我国正在研究的疫苗中绝大多数免疫原来源于CRF07/08_BC，包括目前已进入Ⅱ期临床试验的两个疫苗，所用*env*基因分别来源于CRF07_BC和CRF08_BC病毒株。因此我国所开展的中和抗体检测方法的标准化工作所选用的样本都来源于这两个重组型，其中假病毒10株（6株CRF07_BC和4株CRF08_BC），中和血浆样本10份（6份CRF07_BC和4份CRF08_BC）。假病毒根据对中和抗体的敏感程度分高中低为三类，中和血浆样本也根据中和能力的强弱分为高中低三类。设计思路与CA-VIMC类似，也是单一方法，即基于TZM-bl细胞的中和抗体检测方法的标准化。所用的病毒株和中和抗体样本均由中心实验室制备，连同操作SOP分发至国内10家实验室，完成检测后将原始数据传至中心实验室进行处理和评价。

2. 检测结果分析

检测结果的判定方式同CA-VIMC的方法，同一株假病毒检测同一份中和抗体样本，如果两个实验室的检测结果（ID_{50}）的差异不超过3倍，则认为这两个结果是一致的；如果两个实验室的所有检测结果中一致的结果不低于80%，则认为这两个实验室检测能力一致。在实验室的两两比较中，实验室检测能力的一致性为37%，该实验结果介于CA-

VIMC 前两轮检测结果之间(27% 和 51%)。其中 5 个实验室的检测结果的一致性较高,将一致性判定标准提高至 90% 后,这 5 家实验室的检测结果仍一致,根据这 5 家实验室的检测结果计算出了检测值的 90% 预测区间,作为判定范围,如果一个实验室所有检测结果中有 83% 落在该范围内,则认为该实验室通过了该中和抗体检测方法的能力验证,由此初步制备了我国的 TZM-bl 细胞中和抗体检测方法实验室能力验证的样本盘,并制定了相应的判定标准。

第四节　艾滋病疫苗中和抗体的检测策略

一、假病毒株的选择

艾滋病疫苗中和抗体评价面临的最大问题是病毒的多样性,有效的疫苗诱导的中和抗体应该能够中和来自不同地区的不同基因型的病毒株,这就要求在中和抗体评价中要选用不同来源的、有代表性的病毒株来评价中和抗体的广谱性和有效性。如果将有代表性的假病毒组成标准假病毒库,用相同的病毒对不同的免疫原进行横向评价比较,不仅对中和抗体评价方法的标准化至关重要,而且有利于发现不同免疫原设计策略的优势,对 HIV 疫苗的发展也会有很大的促进作用。

应该制备针对哪些亚型的标准假病毒库?针对每个亚型的假病毒库应该包括几株假病毒?标准假病毒库应该设立怎样的假病毒入选标准?这些是制备假病毒库的核心问题。

就全世界范围来讲,超过 90% 的 HIV 病毒株属于 A、B、C、D、CRF01_AE 和 CRF02_AG 这 6 个主要的基因亚型[36],首先应该制备针对这 6 个主要基因亚型的假病毒库,特别是对于旨在诱导针对所有病毒株的广谱中和抗体,能在全世界范围内广泛应用预防感染的疫苗,这是最为理想的疫苗,对于该类疫苗中和抗体的评价需要目前流行的主要亚型的病毒株。但目前 HIV 疫苗的研究现状距离这种类型的疫苗还有很大的距离,而且不同地区不同国家 HIV 流行情况都有其自身特点,研发针对某一特定地区或国家流行的病毒株的疫苗,甚至只是针对某一主要流行亚型的疫苗,这样会降低疫苗设计的难度,如果这类疫苗能够成功,将会为更广谱的疫苗设计提供经验和思路。我国 HIV 流行的主要亚型包括 CRF07/08_BC、CRF01_AE 和 B/B′,占我国 HIV 病毒株的 90% 以上,目前我国已进入 II 期临床试验的两个疫苗所用的免疫原分别来自 CRF07_BC 和 CRF08_BC 基因亚型[39],这两个重组型的 *env* 基因主要来自于 C 亚型,C 亚型的假病毒库在国外实验室已经建立[36]。是否能用国外 C 亚型的假病毒替代我国来源的 BC 重组型假病毒来评价我国 BC 重组亚型的疫苗?Wang 等系统比较了我国 BC 重组型假病毒和非洲及印度来源的 C 亚型假病毒在基因序列和中和特性等方面的差异,从 *env* 基因序列的进化树中可以看出,印度的 C 亚型来源于非洲的 C 亚型,我国的 BC 重组型病毒来源于印度 C 亚型,而我国的 BC 重组型又分为 CRF07_BC 和 CRF08_BC 两支。用我国的 HIV 感染者阳性血浆检测 C 亚型和 BC 重组型假病毒,发现我国 HIV 感染者血浆更容易中和我国来源的 BC 重组型假病毒,有一定的基因型特异性,这也说明用我国来源的假病毒株来评价免疫原来源于我国的 HIV 候选疫苗更合适[40]。目前我国许多实验室在从事 HIV 中和抗体评价的研究工作,2008 年 Chong 等首次构建了我国来源的假病毒株,包括流行的三个主要亚型,初步建立了假病毒中和抗体检测方法[41];Nie 等制备了世界上第一个 CRF01_AE 的标准假病毒库[42];Shang 等构建了大量来源于我国 HIV 慢性感染者的 HIV 假病毒,并对其基因及中和特性进行了系统分析[43]。这些研究工作为我国 HIV 疫苗中和抗体评价提供了很好的基础。

建立假病毒库的最终目的是评价 HIV 疫苗诱导的中和抗体,有效的疫苗应该能保护人群免受当前流行的 HIV 的感染,因此假病毒应该来源于当前流行的病毒株,最好是来源于病毒感染早期的感染者(感染 3 个月以内)[44]。早期感染的样品能避免病毒的基因漂移和抗原漂移,部分发生基因和抗原漂移的病毒株,其感染力可能会发生改变,丧失在人群中传播的能力,这样的病毒株并不是疫苗预防的对象。此外,研究者建议假病毒库的病毒最好来源于性传播途径的感染者,就世界范围来说,性传播是 HIV 传染的最主要途径,是 HIV 在普通人群中传播的主要方式,也是 HIV 疫苗要预防的首要对象[45]。为了避免高估或低估 HIV 疫苗诱导的中和抗体,假病毒库中的病毒对中和抗体的敏感性要具有代表性,能代表大部分的原始病毒株。此外,其基因序列和地区来源也要有代表性[44]。

HIV 疫苗诱导的中和抗体的广谱性是其评价中的一个重要指标,可以根据所能中和的病毒株的数量来比较不同免疫原的优劣。通过统计学的方法可以计算出区分免疫原优劣所需要的免疫血清和假病毒的数量,最终确定每个假病毒库由 12 株病毒组成。如果每一种免疫原有 20 ~ 40 份免疫血清,通过检测由 12 株假病毒组成的病毒库,对中和 10% 的假病毒与中和 30% 的假病毒的免疫原的分辨力可以达到 90% 。这样的统计分析可以使我们方便的比较不同免疫原的优劣,并能根据比较的结果来优化未来免疫原的设计[45]。

二、HIV 疫苗中和抗体评价标准的制定

中和抗体保护作用在人体上的数据非常的有限,最早的进入Ⅲ期临床的 gp120 的蛋白疫苗不能诱导中和抗体,也不能预防 HIV 的感染[46]。同样,在泰国进行的 RV144 的临床试验,被证实有 31.2% 的保护效果,但在未感染的疫苗接种者体内未检测出针对 HIV 的中和抗体[47]。有些数据能间接的证明中和抗体在人体内的作用,例如,HIV 阳性孕妇体内存在的针对自身病毒的中和抗体水平与发生母婴传播的频率成反比[8,11,48],体内未产生中和抗体的 HIV 感染者更容易发生病毒超感染[8,11,48],但这些数据不能量化产生保护作用的中和抗体水平,不能为疫苗评价提供参考。中和抗体保护水平的定量数据主要来自非人灵长动物模型,通过被动免疫和 SHIV 攻毒相结合的方式来定量中和抗体发生保护作用的水平。最初研究中所用的攻毒方式是大剂量的静脉或黏膜攻毒,使对照组的所有动物都感染病毒,这样免疫组所用的中和抗体的剂量非常大,完全保护时血清中和抗体水平 ID_{90} 需要达到 1 : 40 ~ 1 : 400[15,16],这样的中和抗体水平对目前的 HIV 疫苗研究来说几乎是不可能完成的任务。最近的被动免疫试验采用了一种更接近天然性传播途径感染的攻毒方式——小剂量多次黏膜途径攻毒,以中和单抗 b12 的被动免疫为例,

大剂量攻毒时达到完全保护的中和抗体水平 ID_{90} 是 1：80 或更高，而小剂量多次攻毒时 ID_{90} 只需达到 1：5 就可以完全保护[17]。通过分析比较所有被动免疫保护试验的数据，最终确定当中和抗体水平 ID_{90} 达到 1：10 时可以有效预防病毒感染。将能达到保护水平的猴血清与 HIV 感染者血清同时做假病毒中和试验，发现 HIV 感染者血浆中和抗体也可以达到类似水平，最终将中和抗体水平用 ID_{50} 表示，其范围在 1：125 到 1：300 之间。在缺乏 HIV 疫苗中和抗体临床试验结果的情况下，研究者们推荐将上述指标作为评价 HIV 疫苗中和抗体水平的标准[17,18]。

三、HIV 疫苗中和抗体评价策略

为了系统地评价 HIV 疫苗或免疫原所诱导的中和抗体水平，研究者们提出了层层递进的三层次免疫评价策略[44]。第一层次评价所用的是最容易被中和的假病毒，包括疫苗来源株的假病毒和来源于 T 细胞适应株的假病毒（如 SF162. LS、MN、TV1. 21 等），该层次的评价有利于发现免疫原优化设计中的微小改变，如果免疫原诱导的中和抗体能有效的中和该层次的假病毒，则进行第二层次的评价。第二层次评价所用的是与免疫原同亚型的标准假病毒库，来评价免疫原诱导的中和抗体对同型流行株病毒的中和效力，如能有效中和，则进行第三层次的评价。第三层次评价所用的是与免疫原不同亚型的标准假病毒库，从每个标准假病毒库中挑选 6 株来评价免疫原诱导的中和抗体的广谱性，此外在该层次评价中还可以选择一些疫苗临床试验开展地区的病毒株来进一步评价中和抗体的广谱性和有效性。

总之，HIV 疫苗诱导的中和抗体只是其所诱导体液免疫中的一小部分，对于 HIV 疫苗诱导的体液免疫的评价不应仅限于中和抗体，其他类型的抗体也可能会有保护机体免受感染或清除已感染病毒的作用，特别是在泰国进行的 RV144 HIV 疫苗临床试验结果显示有 31. 2% 保护效果，但在疫苗免疫者体内既未检测到很强的细胞免疫，也未检测到很强的中和抗体（只能中和部分 Tier 1 的病毒，且滴度较低）[49]。研究发现受试者体内高水平的 ADCC 抗体和低水平的 IgA 抗体与保护效果呈正相关[50]，这提示我们在建立体内保护和体外检测的关系之前，对于 HIV 疫苗的评价不应仅限于传统的细胞免疫和中和抗体评价，应将多种评价指标和评价方法引入该领域，我们在本书的第十五章对其他的检测方法进行介绍。

（聂建辉　王佑春）

参 考 文 献

[1] Plotkin S A. Vaccines: correlates of vaccine-induced immunity. Clinical infectious diseases: an official publication of the Infectious Diseases Society of America, 2008, 47(3): 401-409.

[2] Simek M D, Rida W, Priddy F H, et al. Human immunodeficiency virus type 1 elite neutralizers: individuals with broad and potent neutralizing activity identified by using a high-throughput neutralization assay together with an analytical selection algorithm. Journal of Virology, 2009, 83(14): 7337-7348.

[3] Sather D N, Armann J, Ching L K, et al. Factors associated with the development of cross-reactive neutralizing antibodies

during human immunodeficiency virus type 1 infection. Journal of Virology,2009, 83(2):757-769.

[4] Walker L M, Huber M, Doores K J, et al. Broad neutralization coverage of HIV by multiple highly potent antibodies. Nature,2011, 477(7365):466-470.

[5] Walker L M, Phogat S K, Chan-Hui P Y, et al. Broad and potent neutralizing antibodies from an African donor reveal a new HIV-1 vaccine target. Science,2009, 326(5950):285-289.

[6] Ferrantelli F, Rasmussen R A, Buckley K A, et al. Complete protection of neonatal rhesus macaques against oral exposure to pathogenic simian-human immunodeficiency virus by human anti-HIV monoclonal antibodies. The Journal of Infectious Diseases,2004, 189(12):2167-2173.

[7] Wrin T, Nunberg J H. HIV-1MN recombinant gp120 vaccine serum, which fails to neutralize primary isolates of HIV-1, does not antagonize neutralization by antibodies from infected individuals. AIDS,1994, 8:1622-1623.

[8] Barin F, Jourdain G, Brunet S, et al. Revisiting the role of neutralizing antibodies in mother-to-child transmission of HIV-1. The Journal of Infectious Diseases,2006, 193(11):1504-1511.

[9] Kliks S, Contag C H, Corliss H, et al. Genetic analysis of viral variants selected in transmission of human immunodeficiency viruses to newborns. AIDS Research and Human Retroviruses,2000, 16(13):1223-1233.

[10] Kliks S C, Wara D W, Landers D V, et al. Features of HIV-1 that could influence maternal-child transmission. JAMA: the journal of the American Medical Association,1994, 272(6):467-474.

[11] Wu X, Parast A B, Richardson B A, et al. Neutralization escape variants of human immunodeficiency virus type 1 are transmitted from mother to infant. Journal of Virology,2006, 80(2):835-844.

[12] Altfeld M, Allen T M, Yu X G, et al. HIV-1 superinfection despite broad $CD8^+$ T-cell responses containing replication of the primary virus. Nature,2002, 420(6914):434-439.

[13] Smith D M, Strain M C, Frost S D, et al. Lack of neutralizing antibody response to HIV-1 predisposes to superinfection. Virology,2006, 355(1):1-5.

[14] Blish C A, Dogan O C, Derby N R, et al. Human immunodeficiency virus type 1 superinfection occurs despite relatively robust neutralizing antibody responses. Journal of Virology,2008, 82(24):12094-12103.

[15] Mascola J R, Stiegler G, VanCott T C, et al. Protection of macaques against vaginal transmission of a pathogenic HIV-1/SIV chimeric virus by passive infusion of neutralizing antibodies. Nature Medicine, 2000, 6(2): 207-210.

[16] Parren P W, Marx P A, Hessell A J, et al. Antibody protects macaques against vaginal challenge with a pathogenic R5 simian/human immunodeficiency virus at serum levels giving complete neutralization *in vitro*. Journal of Virology,2001, 75(17):8340-8347.

[17] Hessell A J, Poignard P, Hunter M, et al. Effective, low-titer antibody protection against low-dose repeated mucosal SHIV challenge in macaques. Nature Medicine,2009, 15(8):951-954.

[18] Mascola J R, Montefiori D C. The role of antibodies in HIV vaccines. Annual Review of Immunology,2010, 28: 413-444.

[19] Matthews T J. Dilemma of neutralization resistance of HIV-1 field isolates and vaccine development. AIDS Research and Human Retroviruses,1994, 10(6):631-632.

[20] Prado I, Fouts T R, Dimitrov A S. Neutralization of HIV by antibodies. Methods Mol Biol,2009, 525:517-531, xiv.

[21] Montefiori D C. Measuring HIV neutralization in a luciferase reporter gene assay. Methods Mol Biol,2009, 485: 395-405.

[22] Platt E J, Wehrly K, Kuhmann S E, et al. Effects of CCR5 and CD4 cell surface concentrations on infections by macrophagetropic isolates of human immunodeficiency virus type 1. Journal of Virology,1998, 72(4):2855-2864.

[23] Wei X, Decker J M, Liu H, et al. Emergence of resistant human immunodeficiency virus type 1 in patients receiving fusion inhibitor (T-20) monotherapy. Antimicrobial Agents and Chemotherapy,2002, 46(6):1896-1905.

[24] D'Souza M P, Durda P, Hanson C V, et al. Evaluation of monoclonal antibodies to HIV-1 by neutralization and serological assays: an international collaboration. Collaborating Investigators. AIDS,1991, 5(9):1061-1070.

[25] D'Souza M P, Livnat D, Bradac J A, et al. Evaluation of monoclonal antibodies to human immunodeficiency virus type 1

primary isolates by neutralization assays: performance criteria for selecting candidate antibodies for clinical trials. AIDS Clinical Trials Group Antibody Selection Working Group. The Journal of Infectious Diseases, 1997, 175 (5): 1056-1062.

[26] Fenyo E M, Heath A, Dispinseri S, et al. International network for comparison of HIV neutralization assays: the Neut-Net report. PLoS One, 2009, 4(5): e4505.

[27] Heyndrickx L, Heath A, Sheik-Khalil E, et al. International network for comparison of HIV neutralization assays: the NeutNet report II. PLoS One, 2012, 7(2): e36438.

[28] Ezzelle J, Rodriguez-Chavez I R, Darden J M. Guidelines on good clinical laboratory practice: bridging operations between research and clinical research laboratories. Journal of Pharmaceutical and Biomedical Analysis, 2008, 46(1): 18-29.

[29] Montefiori D, Sattentau Q, Flores J, et al. Antibody-based HIV-1 vaccines: recent developments and future directions. PLoS Medicine, 2007. 4(12): e348.

[30] Bontjer I, Melchers M, Eggink D, et al. Stabilized HIV-1 envelope glycoprotein trimers lacking the V1/V2 domain, obtained by virus evolution. The Journal of Biological Chemistry, 2010, 285(7): 36456-36470.

[31] Mann A M, Rusert P, Berlinger L, et al. HIV sensitivity to neutralization is determined by target and virus producer cell properties. AIDS, 2009, 23(13): 1659-1667.

[32] Nkolola J P, Peng H, Settembre E C, et al. Breadth of neutralizing antibodies elicited by stable, homogeneous clade A and clade C HIV-1 gp140 envelope trimers in guinea pigs. Journal of Virology, 2010, 84(47): 3270-3279.

[33] Nie J, Wang W, Wen Z, et al. Optimization and proficiency testing of a pseudovirus-based assay for detection of HIV-1 neutralizing antibody in China. Journal of Virological Methods, 2012, 185(2): 267-275.

[34] Aldovini A, Walker B D. Techniques in HIV Research. New York: Stockton Press, 1990.

[35] Li M, Gao F, Mascola JR, Human immunodeficiency virus type 1 env clones from acute and early subtype B infections for standardized assessments of vaccine-elicited neutralizing antibodies. Journal of Virology, 2005, 79 (16): 10108-10125.

[36] Li M, Salazar-Gonzalez J F, Derdeyn C A, et al. Genetic and neutralization properties of subtype C human immunodeficiency virus type 1 molecular env clones from acute and early heterosexually acquired infections in Southern Africa. Journal of Virology, 2006, 80(23): 11776-11790.

[37] Wei X, Decker J M, Wang S, et al. Antibody neutralization and escape by HIV-1. Nature, 2003, 422(6929): 307-312.

[38] Todd C A, Greene K M, Yu X, et al. Development and implementation of an international proficiency testing program for a neutralizing antibody assay for HIV-1 in TZM-bl cells. Journal of Immunological Methods, 2012, 375(1-2): 57-67.

[39] Teng T, Shao Y. Scientific approaches to AIDS prevention and control in China. Advances in Dental Research, 2011, 23(1): 10-12.

[40] Wang S, Nie J, Wang Y. Comparisons of the genetic and neutralization properties of HIV-1 subtype C and CRF07/08_BC env molecular clones isolated from infections in China. Virus Research, 2011, 155(1): 137-146.

[41] Chong H, Hong K, Zhang C, et al. Genetic and neutralization properties of HIV-1 env clones from subtype B/BC/AE infections in China. J Acquir Immune Defic Syndr, 2008, 47(5): 535-543.

[42] Nie J, Zhang C, Liu W, et al. Genotypic and phenotypic characterization of HIV-1 CRF01_AE env molecular clones from infections in China. J Acquir Immune Defic Syndr, 2010, 53(4): 440-450.

[43] Shang H, Han X, Shi X, et al. Genetic and neutralization sensitivity of diverse HIV-1 env clones from chronically infected patients in China. The Journal of Biological Chemistry, 2011, 286(16): 14531-14541.

[44] Mascola J R, D'Souza P, Gilbert P, et al. Recommendations for the design and use of standard virus panels to assess neutralizing antibody responses elicited by candidate human immunodeficiency virus type 1 vaccines. Journal of Virology, 2005, 79(16): 10103-10107.

[45] Derdeyn C A, Decker J M, Bibollet-Ruche F, et al. Envelope-constrained neutralization-sensitive HIV-1 after heterosexual transmission. Science, 2004, 303(5666): 2019-2022.

[46] Billich A. AIDSVAX VaxGen. Curr Opin Investig Drugs, 2004, 5(2):214-221.

[47] Haynes B F, Gilbert P B, McElrath M J, et al. Immune-correlates analysis of an HIV-1 vaccine efficacy trial. The New England Journal of Medicine, 2012, 366(14):1275-1286.

[48] Dickover R, Garratty E, Yusim K, et al. Role of maternal autologous neutralizing antibody in selective perinatal transmission of human immunodeficiency virus type 1 escape variants. Journal of Virology, 2006, 80(13):6525-6533.

[49] Montefiori D C, Karnasuta C, Huang Y, et al. Magnitude and breadth of the neutralizing antibody response in the RV144 and Vax003 HIV-1 vaccine efficacy trials. The Journal of Infectious Diseases, 2012, 206(3):431-441.

[50] Bonsignori M, Pollara J, Moody M A, et al. Antibody-dependent cellular cytotoxicity-mediating antibodies from an HIV-1 vaccine efficacy trial target multiple epitopes and preferentially use the VH1 gene family. Journal of Virology, 2012, 86(21):11521-11532.

第十七章　艾滋病疫苗动物模型的研究与应用

目前研究表明,HIV-1 是一种只在人体具有致病性的病毒,包括啮齿类动物在内的多种动物种属均不能成为 HIV-1 病毒的有效宿主[1,2]。通过基因工程技术人工表达 CD4、CCR5、CXCR4 等受体分子的 HIV-1/啮齿类动物模型研究一直没有取得理想的效果[3]。虽然猫免疫缺陷病毒(feline immunodeficiency viruses, FIV)一定程度上能够模拟人体艾滋病的某些特点,但自从发现更加接近 HIV-1 的猴免疫缺陷病毒(simian immunodeficiency viruses, SIV)可以感染亚洲恒河猴并导致艾滋病样疾病以来,非人灵长类动物(non-human primates, NHP)在艾滋病疫苗研究中发挥了重要作用[4]。非人灵长类动物模型具有多种优势:能更加完整且快速地模拟人体的疾病过程,能够控制风险、缩短时间且降低人体试验的投入。大量的艾滋病疫苗和免疫策略利用动物模型进行评价,包括减毒活疫苗、DNA 疫苗、病毒和细菌载体疫苗、亚单位蛋白疫苗以及各种组合体。利用不同动物模型对各种艾滋病候选疫苗进行的免疫评价,获得了不同程度的保护效果,主要包括两大类:完全性保护,表现为阻断病毒感染;不完全性保护,表现为病毒载量的降低和发病率的下降。

近年来在针对疫苗模型保护机制研究中,尽管创新性地建立了多种检测分析方法,但截至目前,利用模型动物依然没有绘制出一幅艾滋病疫苗发展的线路图。这与模型动物不能完全替代人体的本质特点有关,同时还有一个很重要的原因,就是研究人员在个体动物中无法获得 HIV 感染人体所后产生的复杂的、相互作用的特点。因为非人灵长类动物模型具有复杂性和局限性,因此,研究人员很难从模型动物中获取的数据信息来指导 HIV 疫苗的发展。尽管如此,各国研究人员还是利用动物模型开展了大量的艾滋病疫苗安全性和免疫保护效力研究,试图寻找到疫苗发展的突破口。令人欣喜的是,随着 HIV 病毒针对不同种属动物感染阻断机制的研究突破,大量的主要包含 HIV 基因的 HSIV 嵌合病毒株的成功构建为艾滋病疫苗研究构建了更为"逼真"的研究模型。同时,HIV/人源化小鼠模型的研究和突破让研究人员对这种非常接近人体试验环境的模型充满了期待。

考虑到疫苗临床保护性试验的高昂费用和人群募集难度等问题,目前仅有少数几个疫苗策略进入到 III 期临床研究阶段。尽管有大量的候选疫苗在Ⅰ/Ⅱ期临床研究中表现出理想的安全性和不同程度的免疫原性,但是否可以进入大规模人群保护性研究阶段,目前依然没有一个统一的标准来判定和选择。疫苗安全性和有效性评价,以及疫苗组合的选择和免疫程序的策略的确定,需要在合适的动物模型中进行分析。艾滋病动物模型研究大致经历了三个阶段:①SIV/恒河猴和 HIV/黑猩猩阶段;②SHIV/恒河猴阶段;③HSIV/猕猴和 HIV/人源化小鼠阶段。SIV/恒河猴模型曾被认为是最有效的研究模型。但是,SIV 和 HIV 之间基因的差异,使得这个模型存在很大局限性。研究人员还曾经致力于 HIV-1/黑猩猩模型和 HIV-1/长臂猿模型,但伦理学和缺乏致病性等方面的问题导致该模型也不能被广泛利用[5]。SHIV/恒河猴由于在 SIV 基因框架中引入了关键部分的 HIV 基因并能有效感染恒河猴,从而受到研究人员的青睐。HSIV/恒河猴和 HIV/人源化小鼠是现阶段研究的热点,因为攻击毒株几乎包含完整的 HIV 基因,可以最大限度地模拟 HIV 在人体的感染特点而受到越来越多的关注(图 17.1)。但是,这两种模型目前还有很多的技术难点需要突破。因此,现阶段 SHIV/恒河猴模型成为研究的主力军。

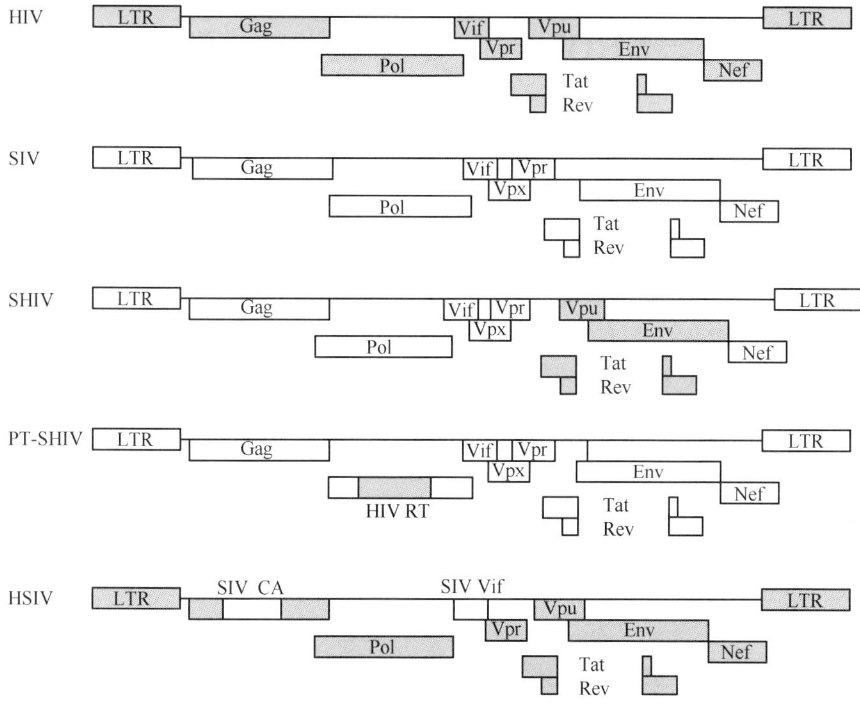

图 17.1　各种嵌合病毒构建示意图[6]

HIV 来源基因标记为深色,SIV 来源基因标记为白色,SHIV、RT-SHIV 和 HSIV 嵌合病毒同时包含 HIV 和 SIV 来源基因

第一节　HIV/非人灵长类动物模型

一、HIV-1/黑猩猩模型

自从发现艾滋病的病原体为 HIV-1 病毒后,研究人员即开展艾滋病动物模型的研究。最初,Alter 教授等发现从 HIV 病毒感染者体内分离的血浆感染黑猩猩(chimpanzee)后可以诱导血清抗体阳转以及出现短暂性淋巴结病的症状[7]。然而,除了少数几个经过连续传代导致临床症状外,HIV 病毒感染黑猩猩后是很难诱导典型的临床症状的[8]。多项研究表明,黑猩猩是 SIVcpz 病毒的自然宿主,这种病毒很有可能是 HIV-1 病毒的祖先[9]。而且,黑猩猩属于濒临灭绝的稀有动物种群,其使用受到严格的限制。另外,高昂的试验费用等因素限制了其不能作为常规艾滋病动物模型进行使用。

二、HIV-1/猪尾猴模型

20 世纪 90 年代初,猪尾猴(pig-tailed macaque)曾被尝试作为 HIV-1 感染模型来应用[10],但感染具有短暂性和偶发性。虽然经过新生猴体内传代后 HIV-1 病毒复制能力和抗体诱导水平升高,但是依然没有发现 $CD4^+$ T 细胞水平的显著性下降[11]。

三、HIV-2/非人灵长类动物模型

在非洲西部地区,针对乌黑白眉猴(sooty mangabey)种群的慢病毒流调分析发现,HIV-2 病毒很可能是由于 SIVsmm 病毒的跨物种传播进化而来的[12]。正是由于其与 SIVsmm 病毒的高度相似性,HIV-2/非人灵长类动物模型被尝试作为艾滋病模型应用。早期,此类模型只能产生短暂性感染[13]。经过狒狒(baboon)和猪尾猴体内连续传代适应后,多种 HIV-2 毒株感染动物后可以产生持续性的病毒血症、$CD4^+$ T 细胞水平的快速下降并出现发病症状[14,15]。但是,由于 HIV-2 和 HIV-1 两型病毒之间存在较大的差异,因此 HIV-2 动物模型并没有被广泛应用到 HIV-1 艾滋病疫苗研究领域。值得注意的是,HIV-2/狒狒模型和 HIV-2/猪尾猴模型是少数人体分离的野生型艾滋病毒能够在动物体内表现出致病性的模型之一。

第二节 SIV/非人灵长类动物模型

猴免疫缺陷病毒(simian immunodeficency virus,SIV)是 20 世纪 80 年代早期从患有艾滋样疾病或淋巴结病的猴体内分离得到的病毒[16](表 17.1)。截至目前,从包括猩猩在内的 41 种灵长类动物体内分离到 SIV 病毒[17]。其中,32 种动物体内通过 PCR 技术扩增得到 SIV 特异性核酸序列[18]。按照最先分离病毒动物种属命名的原则,SIV 病毒包含 SIVmac(恒河猴,*Macaca mulatta*)、SIVsmm(乌黑白眉猴,*Sooty mangabey*)和 SIVmne(猪尾猴,*Macaca nemestrina*)。但是,上述三种 SIV 病毒具有一个共同的祖先病毒 SIVsmm,这是一种具有地域性且在自然宿主乌黑白眉猴中不致病的病毒[12]。研究人员将各种 SIV 病毒接种不同类型的亚洲猕猴(恒河猴、猪尾猴和食蟹猴),获得了非常接近艾滋病特点的不同类型的动物模型。由于猕猴是一类资源丰富的模型动物,其限制使用的程度较黑猩猩低,因此,SIV/猕猴模型成为艾滋病疫苗研究早期的常用模型。

表 17.1 具有代表性的 SIV 病毒

病毒株	来源及特点	参考文献
SIVmac251	自然感染 SIV 病毒乌黑白眉猴淋巴组织分离毒株	[16]
SIVmac239	SIVmac251 病毒传代株	[16]
SIVmac32H	SIVmac251 病毒感染猕猴外周血单核细胞分离毒株	[19]
SIVmacJ5	SIVmac32H 病毒的分子克隆株	[20]
SIVmac220	SIVmacJ5 病毒感染猕猴脾脏细胞分离毒株	[21]
SIVsmm660	SIVsmm 病毒猕猴传代株	[22]
SIVmne	SIV 感染猪尾猴淋巴结分离毒株	[23]
SIVmne E11S	SIVmne 病毒克隆株	[24]
SIVsmmPBJ14	自然感染乌黑白眉猴的 SIV 病毒经猪尾猴传代株	[25]

SIV 感染猕猴后表现的特点和 HIV-1 感染人体的特点非常相似。例如:①绝大部分 SIV 分离株利用 CCR5 作为感染辅助受体,和 HIV-1 早期分离株特点一致[26];②SIV 感染表现为肠道相关淋巴组织中大量、快速且选择性地删除记忆性 T 细胞,这一特点随后在人体内得到确认[27];③两种病毒不只在活化的或增殖性 T 细胞中复制,也在静息期 T 细胞中复制[28];④两种病毒利用相似的逃逸策略逃避宿主的免疫反应,包括改变病毒膜蛋白糖基化模式,以及中和性表位和细胞毒性 T 细胞表位的突变[29,30];⑤感染 SIV 和 HIV-1 两种病毒的急性期之后的血浆病毒载量稳定点(viral setpoint)水平能够预测疾病进展的速度[31];⑥SIV 病毒可以在猕猴哺乳过程中,通过母婴途径进行传播[32]。上述特点说明 SIV/猕猴模型具有作为 HIV-1 致病性和疫苗评价模型的优势。Xiao 利用 SIVmac251/恒河猴模型针对复制型 Ad5-SIV/Env protein 联合疫苗免疫保护效果进行评价。研究发现,联合疫苗诱导的广谱细胞免疫反应、包膜蛋白特异性抗体亲和力和 ADCC 水平与预防保护 SIVmac251 病毒感染相关[33]。

但是,SIV/猕猴模型也有很多的缺点:①SIV 病毒和 HIV-2 病毒基因同源性为 80%,而和 HIV-1 病毒的同源性只有 40%~50%[34];②SIV 和 HIV-1 之间血清学交叉反应非常弱[35]。因此,HIV-1 疫苗效力水平不能直接利用 SIV/猕猴模型来进行评价。Letvin 将 DNA/Ad5 联合疫苗(PAVE100/VRC)免疫恒河猴后诱导出较高水平的细胞免疫反应(100%)和较高的针对 SIVmac251 病毒的免疫保护效果(100%),但是在Ⅱ期临床(HVTN204)研究中仅有 70% 的免疫者体内诱导出 ELISPOT 阳性反应,且基本未表现出针对 HIV 的保护效果(0)。

第三节　SHIV/非人灵长类动物模型

SHIV(chimeric simian/human immunodeficency virus)是一种通过基因重组技术将 SIV 的部分基因置换为 HIV 基因而构建的嵌合病毒,其中 HIV 基因占整个病毒基因组的 20%~30%。SHIV 可以有效感染恒河猴等灵长类动物,并能在数月时间内诱导感染动物发生 AIDS 样疾病。因此,自 1990 年日本京都大学的 Shibata 等第一次构建了 SIV_{AGM}/HIV-1 嵌合病毒以来,这一模型受到全世界研究人员的广泛关注。目前,基于各种 HIV 亚型所构建的 SHIV 病毒已有数十种之多。一般情况下,第一代 SHIV 虽然可以感染猕猴,但不能诱导产生 AIDS 样疾病[36]。然而,经过动物体内的连续传代后可以产生致病性突变株,能够在非人灵长类动物体内诱导发病[37]。

到目前为止,大多数 SHIV 均是利用 B 亚型 HIV-1 基因构建的。最初日本京都大学的 Shibata 等为了比较 SIV 和 HIV 病毒之间的相关性,构建了一系列 SIV_{AGM}/HIV-1 嵌合病毒。随后,为了评价不同类型疫苗的免疫效果,出现了以不同亚型 HIV-1 基因为基础而构建的 SHIV 病毒,包括 A、B、C、E、F 亚型 SHIV,以及 SHIV-2 病毒[38~42]。最近几年,随着研究领域的拓宽,出现了以 HIV-1 RT 基因和一系列趋化因子基因为基础的新型 SHIV 病毒,在抗病毒药物研究和致病机理研究中发挥了重要作用[43~46,5]。表 17.2 列举了部分具有代表性的 SHIV 病毒。

表 17.2　具有代表性的 SHIV 嵌合病毒

SHIV 名称	构建用 SIV 毒株/HIV 毒株、基因/辅助受体	感染及致病特点	传代强毒株或减毒株	文献
A 亚型				
SHIVcmr306	SIVmac239/HIV-1 NL432 tat, rev, vpu vpr, nef; HIV-1CMR306 env/CXCR4, CCR5	感染人 PBMC, 不能感染猴 PBMC	SHIV-A-170 , SHIV-A-Q23	[41]
B 亚型				
SHIV-NM-3rN	SIVmac239/HIV-1NL432tat, rev, vpu, env, vpr, nef/CXCR4	能有效感染恒河猴、猪尾猴	SHIVdn, SHIVdrn, SHIVdxrn, SHIV-NM-3rn ZF1	[49]
SHIV-SF33	SIVmac239/HIV-1 $_{SF33}$ tat, rev, env/CXCR4	能感染恒河猴, 但不致病	SHIV-SF33A, SHIV-SF33A5	[50]
SHIV-33nef	SIVmac239/HIV-1 $_{SF33}$ nef/CCR5	猴细胞有效复制, 体内低水平复制	SHIV-33Anef	[51]
SHIV-SF162	SIVmac239/HIV-1 $_{SF162}$ tat, rev, env/CCR5	能感染恒河猴, 但不致病	SHIV-SF162P, SHIV-SF162PC	[52]
SHIV-HXBc2	SIVmac239/HIV-1 HXBc2 tat, rev, vpu, env/CXCR4	能感染猪尾猴, 但不致病	△vpu △nef SHIV-4, SHIV-KU1, SHIV-KU2, SHIV-HXBc2P 3.2	[53]
SHIVppc	SIVmac239/HIV-1HXBc2tat, rev; 传代株 env, nef/CXCR4	感染恒河猴, 不致病	△vpu SHIVppc, △vpu, △nefSHIVppc, SHIVppcPBjnef	[54]
SHIV-89.6	SIVmac239/HIV-1 89.6 env, HIV-1 HXBc2 tat, rev, vpu/CXCR4, CCR5	能有效感染恒河猴, 不致病	SHIV-89.6P, SHIV-KB9	[55]
SHIV-AD8	SHIV-DH12/HIV-1 AD8 vpr, tat, rev, vpu, env/CCR5	感染恒河猴产生 AIDS 样症状		[56]
SHIV-DH12	SIVmac239/HIV-1$_{DH12}$ tat, rev, vpu, env, vpr/CXCR4, CCR5	感染恒河猴产生 AIDS 样症状	SHIV-DH12R, SHIV-DH12R-PS1	[57]
SHIV-MK38	(X4 嗜性 SHIV-89.6 传代株) V3 区基因替换变成 CCR5 嗜性, 并经过恒河猴体内传代	R5 嗜性, 感染恒河猴, 致病		[58]
C 亚型				
SHIV-CHN19	SIVmac239/SHIV33 tat, rev, vpu ; HIV-1 CHN19 env/CCR5	感染猪尾猴、恒河猴, 不致病	SHIVchn19P5	[59, 60]
SHIV-CN97001	SHIV-KB9/clade C HIV-CN97001 gp120, partial gp41/CCR5	有效感染恒河猴, 不致病		[61]
SHIV-XJ02170	SHIV-KB9/clade C HIV-XJ02170 gp120, partial gp41/CCR5	有效感染恒河猴, 不致病		[42]

续表

SHIV 名称	构建用 SIV 毒株/HIV 毒株、基因/辅助受体	感染及致病特点	传代强毒株或减毒株	文献
SHIV-XJDC6431	SHIV-KB9/clade C HIV-XJDC6431 rev, env/CCR5	有效感染恒河猴,不致病		[62]
SHIV-1157i	SHIVvpu+/HIV-C env KpnI-PvuI 片段/CCR5	感染恒河猴	SHIV-1157ip, SHIV-1157ipEL-p, SHIV-1157ipd3N4	[63]
SHIV-2873Ni	SHIV-1157ipd3N4/HIV-C env KpnI-BamHI 片段/CCR5	感染恒河猴,对 Tier1 中和抗体敏感	SHIV-2873Nip	
E 亚型				
SHIV-9466. 33	SIVmac239/HIV-1 SF33 tat, rev, vpu vpr, nef; HIV-1 9466 env	感染人 PBMC, 但不能感染恒河猴 PBMC		[39]
SHIV-TH09V3	SIVmac239/HIV-1DH12 tat, rev, vpu, env, vpr; E 亚型 V3 环/CCR5	可有效感染猪尾猴和食蟹猴		[40]
F 亚型				
SHIVcmr304	SIVmac239/HIV-1 NL432 tat, rev, vpu vpr, nef; HIV-1CMR304 env/X4	有效感染恒河猴,诱导体液免疫,不致病		[41]
SHIV-2				
SHIV-2isy env	SIVmac239/HIV-2isy vpx, vpr, tat, rev, env	在人和猴 PBMC 细胞复制并感染食蟹猴		[64]
SHIV-2isy gag/pol	SIVmac239/HIV-2isy gag, pol	在人 FBMC 细胞中低水平复制并能感染食蟹猴		[65]
包含其他基因				
RT-SHIV	SIVmac239/HIV-1 HXBc2 RT/CCR5	感染恒河猴致病,对 RT 抑制剂敏感		[66]
SHIV-pr	SIVmac239/HIV-1 NL432 protease/CCR5	可感染恒河猴,对 PR 抑制剂 KNI-272 敏感		[67]
包含细胞因子基因				
SHIV-NI-IL5	SIVmac239/SHIVNM-3Rn tat, rev, vpu, vpr, env ;nef 缺失 ;IL-5/X4, R5	接种恒河猴后 IL-5 浓度增加 2 倍,病毒复制能力明显提高		[68]
SHIV-RANTES	SIVmac239/SHIVNM-3Rn tat, rev, vpu, env ;nef 缺失 ;RANTES/X4, R5	在人和猴 T 细胞复制并分泌 RANTES,下调 CCR5 的表达		[46]

一、以基因功能和致病机理研究为目的的 SHIV 病毒的构建和应用

（一）HIV 基因的功能

从 HIV-1 发现以来，各种基因的功能一直是研究人员关注的焦点，至今有几个基因的功能还未明确，甚至 *nef* 基因曾出现过两种相反的说法。SIVmac nef 相比 HIV-1C 末端多出 27 个氨基酸。为了分析这一片段的功能，Bertsch 将 HIV-1 Lai nef 基因替换 SIVmac239 相应片段后得到 SHIV-NefLai4，另外将 HIV-1 Lai nef 和 SIVnef 基因重组后构建出 SHIV-Cterm。体外分析发现重组病毒均比 *nef* 缺失病毒 SHIV△nef 感染性强，但比 SIVmac 感染性弱，说明完整的 *nef* 基因对于病毒的复制至关重要[47]。Singh 构建了 *vpu* 基因删除且 *nef* 基因可读框中断的分子克隆株 SHIVKU-1bEGFP，并与从猪尾猴体内分离的致病株 SHIV50OLNV 进行中枢神经系统感染特点比较，发现两株病毒的感染水平非常接近，说明完整的 *nef* 和 *vpu* 在 SHIV 病毒中枢神经系统早期感染能力方面不是必需的[48]。

（二）SHIV 在猴体传代中的基因变异

最初构建的 SHIV 均是非致病性的，经过动物体内适应和连续传代后病毒毒力等表型发生改变。与之相对应，基因序列出现许多特异性的突变。了解序列的变异有助于分析基因的功能并对构建新的 SHIV 起到借鉴作用。SHIV-HXBc2 传代后获得高致病株 SHIV-KU1，Stephens 分析发现 *vpu* 基因在此传代过程中从无功能状态转变成有功能状态，其主要基因改变定位在 *env* 和 *nef*。将致病性 SHIV-KU1 病毒 *env* 基因重组到非致病性 SHIV-HXBc2 基因获得的分子克隆株 SHIV-HXBc2P3. 2 复制能力较 SHIV-KU1 病毒减弱，说明 *env* 之外的其他基因的改变对于 SHIV-HXBc2 传代至 SHIV-KU1 病毒复制能力的提高起到了一个正向作用。Song 从 SHIV-HXBc2P3. 2 感染动物脑组织中分离到的 SHIV-HXBc2P 3. 2N 毒株表现出对可溶性 CD4 以及许多中和抗体的敏感性增强，序列分析发现其主要由 gp120 和 gp41 基因改变特别是 gp41 膜外区一个糖基化位点的获得来决定。

SHIV-HXBc2、SHIV-HXBc2P 3. 2、SHIV-HXBc2P 3. 2N 的演变过程是一个从中和敏感性毒株传代后获得中和抵抗性，突变后又恢复中和敏感性的典型例子。两次转变均涉及 gp120 和 gp41 区域的多重改变。有趣的是糖基化位点的缺失导致中和抵抗性的增强，中和抗体在控制 SHIV-HXBc2 体内进化过程中提供选择性压力。Balfe 描述了病毒 *env* 基因进化过程，发现传代代数高的动物体内病毒离散率更高，分析说明基因离散率可以作为病毒致病性的预测指标[69]。一般来说，导致病毒毒力增强等表型的改变是由多基因联合作用的结果。

（三）SHIV 感染诱导的免疫反应

在动物体内，研究人员比较关心的内容包括：MHC 分子的多态性及其限制性的 CTL

反应,以及各种趋化因子在免疫调节中发挥的作用。

细胞免疫在控制病毒复制过程中发挥非常重要的作用。许多 MHC Ⅰ型等位基因的表达与延缓 HIV 和 SIV 致病进展有关,Zhang 报道 Mamu-A01 阳性恒河猴感染致病株 SHIV-89.6P 后疾病进展被明显延缓,这不仅与 Mamu-A01 限制性的 CTL 反应有关,而且与感染早期淋巴结中病毒载量的下降以及淋巴结结构破坏的减少密切相关[70]。Ahmed 研究发现 SHIV-HXBc2 免疫后导致 β 趋化因子(尤其是 RANTES)大量产生,同时抗原特异性的 IFN-γ 分泌细胞数量明显提高,说明病毒抗原激活的 CTL 所分泌的趋化因子在介导效应细胞到达感染部位发挥抗病毒免疫反应过程中有重要作用[71]。

(四) SHIV 病毒的致病机理

经验表明,吸毒和酗酒人群 AIDS 病程进展相对较快,Kumar 发现吗啡、酒精和 SHIV 病毒的复制水平之间呈现明显的正相关关系[72~74]。新生儿感染 HIV-1 后往往表现出较高的病毒载量和较快的疾病进展速度。Suzuki 利用致病株 SHIV-C2/1 直肠途径感染新生猴,发现恒河猴外周血中 $CD4^+$T 细胞的严重缺失是由 SHIV 感染所导致的胸腺破坏造成的[75]。另外,肺部疾患是导致 HIV 感染者和患者死亡的主要原因之一,Sui 研究了 SHIV-89.6P 和 SHIV-KU2 感染恒河猴体内趋化因子 MCP-1 和 CXCL10 水平与呼吸系统疾病之间的关系,发现肺部病理性改变与 MCP-1 和 CXCL10 的过量表达有密切关系[76]。

二、以抗病毒药物药效学研究为目的的 SHIV 病毒的构建和应用

RT-SHIV/恒河猴模型在药物评价中具有优势。Rosenwirth 等设计了将 RT-SHIV 感染恒河猴后用药物和治疗性疫苗联合治疗的方案,寻找到一种在药物治疗后的低病毒载量期诱导有效免疫应答并恢复 $CD4^+$ T 细胞水平的方法[77]。Smith 利用 SHIV KU2/恒河猴模型来评价药物 PMPA 的抗病毒效果,观察到在病毒感染的 7 天后出现高水平病毒血症和严重的 $CD4^+$ T 细胞下降时,使用 PMPA 可以最有效地抑制病毒复制[78]。另外,Veazey 利用 SHIV-162P3/恒河猴模型对三种组分的杀菌剂 BMS-378806、CMPD167 和 C52L 进行评价,试验表明三种小分子物质单独使用或联合应用均可以发挥有效的保护作用[79]。

在目前 HIV-1 耐药性十分普遍的情况下,探索一种配合抗病毒药物治疗的针对宿主反应的辅助治疗方法是非常有价值的。Dhillon 分析了 IL-4 反义 DNA 对于 CXCR4 病毒 SHIV-KU-2 和 SHIV-89.6P 的复制影响,证明趋化因子反义 DNA 在动物体内各种组织中均发挥了明显的抑制病毒复制的作用[80]。

三、以疫苗免疫保护效果评价为目的的 SHIV 病毒的构建和应用

(一) SHIV 攻击毒株在疫苗研究中的应用

在评价疫苗的免疫效果以及免疫策略方面,作为攻击毒株的 SHIV 病毒发挥了重要作用。近几年,有关疫苗的猴体免疫效果评价的文章已有近百篇,概括而言,用于猴体研究的疫苗主要有 7 种类型:活毒疫苗、减毒活疫苗、复制性载体疫苗、非复制性载体疫苗、非复制

性抗原疫苗、核酸疫苗以及被动免疫的抗体疫苗。免疫策略包括单独免疫和联合免疫。

病毒保护效率包含两个层次的水平,即完全性免疫保护和不完全性免疫保护。HIV病毒进入机体后在未感染任何细胞的阶段即被疫苗诱导的免疫反应所清除情况下,可以产生完全性免疫保护的效果。以中和抗体为基础的体液免疫反应,理论上可以介导完全性免疫保护。然而,HIV病毒一旦在暴露者体内感染了一个细胞,疫苗免疫反应可以通过抑制病毒复制和播散来延缓疾病的进展,只能达到部分免疫保护的效果。在此过程中,细胞免疫反应通过清除HIV感染的细胞而发挥作用。目前,不同攻毒动物模型的特点直接影响候选疫苗的保护效力,影响因素包括:①攻击毒株的致病性;②动物种属的敏感性;③动物个体的遗传背景;④动物的年龄和性别;⑤病毒攻击途径;⑥病毒攻击剂量;⑦疫苗抗原和攻击毒株之间的基因同源性程度;⑧动物饲养的环境清洁水平。因此,若动物试验没有进行标准化研究,则不同动物试验之间疫苗保护水平是很难进行平行比较的。

SHIV攻击毒株的选择及攻击方式的设计上,由于各种研究的评价目的不同而略有区别,主要考虑的方面包括同源性保护和异源性保护效果、不同途径攻击效果等。较常用的非致病性攻击毒株有SHIV-HXBc2、SHIV-89.6、SHIV-DH12等;致病性攻击毒株有SHIV-KU1、SHIV-89.6P、SHIV-89.6PD、SHIV-C2/1等。攻击途径主要包括静脉途径、阴道黏膜途径和直肠黏膜途径。

大多数疫苗研究所涉及的SHIV毒株包含CXCR4单嗜性和CXCR4/CCR5双嗜性HIV-1 *env*基因,此类病毒感染产生的CD4细胞删除特点和利用CCR5单嗜性*env*基因的HIV-1或SIV病毒早期感染的特点不同。利用CXCR4嗜性*env*基因SHIV病毒主要感染幼稚型CD4细胞,并在3周内导致CD4细胞快速和不可逆性删除[81]。另外,SHIV RNA病毒载量一般在CD4细胞大量删除后到达峰值水平(10^7 ~ 10^8个/ml)。致病性SHIV病毒在猕猴体内的疾病周期为1 ~ 8个月。值得注意的是,SHIV病毒的致病能力与病毒接种剂量相关,如果接种剂量过低,疾病进展是可逆性的[82]。Endo分析了攻击毒株接种剂量与致病效果的关系,发现降低攻击毒株的剂量可起到减毒的效果[83]。但是,模拟HIV-1自然感染需要构建致病性CCR5单嗜性SHIV病毒。与HIV-1和SIV类似的是,CCR5嗜性SHIV病毒早期导致肠道CD4细胞的删除,随后导致外周血CD4细胞逐渐删除,这一特点使CCR5嗜性SHIV病毒成为HIV-1疫苗评价研究理想的模型病毒。目前,模仿性传播感染的主要为CCR5嗜性SHIV病毒小剂量连续多次阴道途径或直肠途径恒河猴感染模型;模仿血液途径和母婴途径感染的主要为各种SHIV病毒大剂量单次静脉途径恒河猴感染模型。评价指标包括急性期病毒载量峰值水平、血浆病毒载量稳定点水平(setpoint)和发病率的变化等。

表17.3列举了近几年来有价值的一些疫苗猴体试验结果。

表17.3 SHIV攻击毒株在AIDS疫苗研究中的应用

攻击毒株	疫苗/攻击途径/保护率(PI,IPD)	参考文献
非致病性攻击毒株		
SHIV-SF13	rgp120+SBAS1/IV/(2/2,-), rgp120+SBAS2/IV/(0/2,2/2)	[84]
SHIVhan2	rgp120+SBAS1/IV/(1/2,1/1), rgp120+SBAS2/IV/(1/2,1/1)	[84]

续表

攻击毒株	疫苗/攻击途径/保护率(PI,IPD)	参考文献
SHIV-SF33	Syn-tat,DT conjugate(CFA 初免,IFA 加强)/IV/(0/9,9/9)	[85]
SHIV-89.6	MVA(SIVgag/pol,HIV89.6env)/IV/(2/5,-), MVA(SIVgag/pol,HIV89.6env)+soluble 89.6env(gp140) /IV/(2/5,-)	[86]
SHIV-DH12	中和性 IgG,6h after inoculation/IV/(3/4,-), 中和性 IgG,24h after inoculation/IV/(0/2,-)	[87]
SHIV-BX08	SFV-Tat + MVA-Tat/IR/(0/6,-), SFV-Tat, SFV-Rev + MVA-Tat, MVA-Rev/IR/(0/6,-),DNA-Tat,DNA-Rev,DNAIL-12+MVA-Tat,MVA-Rev/IR/(0/6,-)	[88]
SHIV-HXBc2	SIV PCCR56gag VLP II/IV/(0/4,4/4), SIV PCCR56gag VLP II+alum /IV/(0/4,4/4), SFV II/IV/(0/4,4/4), SFV I/IV/(0/4,4/4)	[89]
SHIVvpu+	2G12+2F5+F105 Mabs/IV/(4/4,-), 2G12+2F5+F105 Abs (both pre- and post-natally) /OR/(4/4,-)	[90]
致病性攻击毒株		
SHIV-KU1	subinfectious SHIV/KU-1,pigtail-grown challenge/IV/(0/2,0/2)	[91]
SHIV-KU2	合成肽(IIIB,239)subcut inMontanide ISA51/IR/(0/4,3/4), 合成肽(IIIB,239) intrarect. In LT(R1926) /IR/(0/3,3/3)	[92]
SHIV-KB9	DNA 疫苗(rDNA/pVMp24) and 重组鸡痘病毒 rFPV/Mp24/ IV, 20MID50/the peak viral load was lower than control	[93]
SHIV-33A	Syn-tat,DT conjugate(CFA with prime,IFA with boosts)/IV/(0/9,0/9)	[94]
SHIV-NM-3Rn	Pnl432-ZF1 * DNA(HIV-1 全基因质粒) /IV/(0/4,3/4)	[95]
SHIV-DH12R	VEER2env+DNAgag,pol+R2gp140QS-21+MVAgag,pol+R2gp140RiBi/IV/(1/5,-), DNAgag, pol + MVAgag, pol/IV/(4/6,-), VEE R2env + R2gp140 QS-21 + R2gp140RiBi/IV/(2/6,-),VEE R2env+DNAgag,pol+R2gp140 QS-21+VEEgag,pol +R2gp140RiBi+VEEgag/IV/(1/6,-)	[96]
SHIV-C2/1	Pshiv- ZF1 * IL-2 (four times) /IV/(0/4,1/4)	[97]
SHIV-162P3	HIV-1 CRF02-AG DNA 初免-MVA 加强/ 17 dose of low level IR challenge/ (6/16,-)	[98]
	HIV-1 gp41 亚单位抗原移换病毒, IM and IN/VG, 13 times with 20-30 TCID50 dosage / (4/5,-)	[99]
SHIV-162P4	CMPD167,vaginal /VG/(2/11,-)	[79]
	HLA,trimeric YU2 HIV-1 gp140 and SIV p27, with Hsp70 and TiterMax Gold adjuvant/ 18 AID50, IV/(2/8,-)	[100]
SHIV-1157ip	SIV Gag-Pol, HIV tat, HIV1084i gp160 env,/orally,3.7 AID50/(1/5,-)	[101]
SHIV-1157ipEL-p	Live-attenuated Lm Vector encoding SIVgag prime and Ad5hr-SIVgag, Multimeric HIV clade C gp160 and HIV Tat/IR/(1/10,-)	[102]
SHIV-1157ipd3N4	DNA encoding SIVgag, SIVpol, HIV-1env clade C + RANTES/25AID50 IR/(0/10,-), but the viral load decreased in vaccinees	[103]
SHIV-1157ipEL-p	SIV Gag-Pol particles, HIV-1 Tat and trimeric clade C gp160/IR/five low-dose (one third protection), high-dose (some remained aviremic)	[104]
SHIV-89.6PD	HIVIG+2G12+2F5/VG/(4/5,1/1), 2G12+2F5/VG/(2/5,3/3), 2G12 only/VG/(2/4,2/2)	[105]

续表

攻击毒株	疫苗/攻击途径/保护率(PI,IPD)	参考文献
SHIV-89.6P	SHIV-dn ALV, rhesus, intranasally/IV/(3/4,-), SHIV-dn ALV, rhesus, intravenously/IV/(1/4,-)	[106]
	SIVmac32H(J5) live virus, macaque-grown challenge/IV/(4/4,-)	[107]
	b12+2G12+2F5+4E10/IV/(2/4,-), 2G12+2F5+4E10/OR/(4/4,-),	[108]
	SHIV DNA/IR/(0/5,-), SHIV DNA+IL-2/Ig DNA/IR/(0/5,5/5), SHIV DNA +IL-12 DNA/IR/(0/5,-)	[109]
	DNA(51 env. pro.) prime+VV(21 env. pro.) +env protein boost/IV/(0/6,4/6)	[110]
	rMVA/KB9-5 (env and tat from SHIV/KB9, gagpol and nef from SIVmac239)/IC//(0/8,7/8)	[111]
	DNA(SIVmac239 RT, INT, env) +IL-12 prime+rMVA(SIV Gag-Pol, HIV Env) /IR/(0/12,10/12)	[112]
	HIV Tat 蛋白免疫, RIBI or alum/IV/(4/4,-)	[113]

注:PI,暴露未感染; IPD,感染未发病;IV,静脉途径;VG,阴道黏膜途径;IR,直肠黏膜途径;OR,口腔黏膜途径;IN,鼻腔黏膜途径。

(二) SHIV 作为 AIDS 减毒疫苗株的应用

最近几年,疫苗研究领域比较关心的问题是减毒活疫苗的安全性和有效性及其与免疫保护之间的相互关系。此外,毒力增强和减弱所对应的分子基础等也是研究的重点。到目前为止还没有一种减毒活疫苗的安全性令人满意。

nef 基因缺失的 SHIV 丧失致病性并可以保护动物抵抗野毒株的攻击。Ui 将 SHIV-NM-3rN 的 *nef*、*vpr/nef*、*vpr/nef/vpx* 分别缺失获得减毒活疫苗 SHIVdn、SHIVdrn、SHIVdxrn,病毒基因片段缺失较少的毒株能,能更加有效地诱导中和抗体和 CTL 反应。所有免疫动物用同源性强毒株 SHIV-NM-3rN 攻击后发现,基因缺失越多,所诱导的保护性免疫效果越差,因此需要在基因缺失和免疫效果之间寻找一个平衡点[114,115]。此外,Kumar 构建了两株减毒疫苗株△vpu△nef SHIV-4 和△vpu SHIVppc,免疫动物后也获得很好的保护效果[116]。

四、我国 SHIV/猕猴模型的研究及应用

此类模型所涉及的灵长类动物种类较多,包括恒河猴、食蟹猴以及猪尾猴(图 17.2)。物种进化研究表明,恒河猴和食蟹猴相比猪尾猴分化晚 500 万年[117]。SHIV 病毒对不同猕猴种属的敏感性是有差异的,Patricia 发现恒河猴和猪尾猴对致病性 SHIVSF162P4 病毒的敏感性不同,静脉和黏膜途径感染猪尾猴后表现出更高水平的病毒血症及更严重的 CD4 细胞删除的特点[118]。

(一) 中国恒河猴分类

恒河猴(*M. mulatta*)是灵长类动物猕猴属(*Macaca*)的一种,属于国家二级保护动物。关于中国恒河猴的分类一直有争议。在外形和头颅特征比较的基础上,蒋学龙等把中国

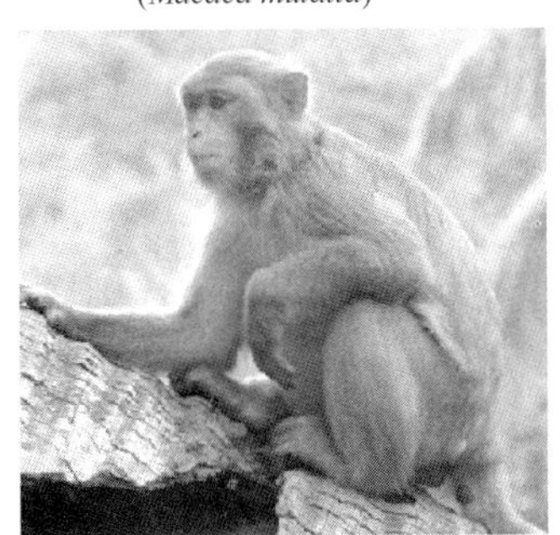
恒河猴
(*Macaca mulatta*)

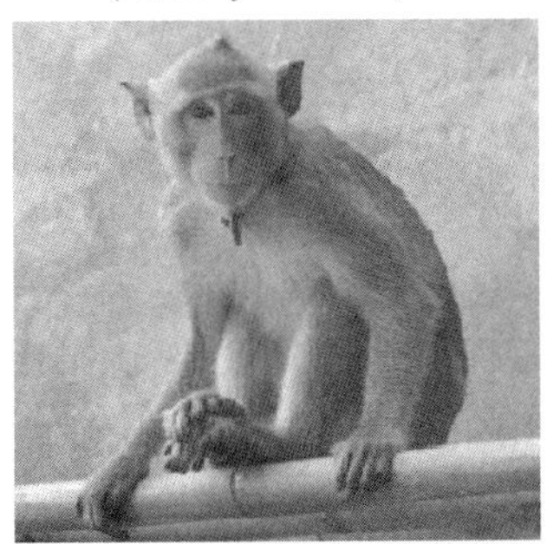
食蟹猴
(*Macaca fascicularis*)

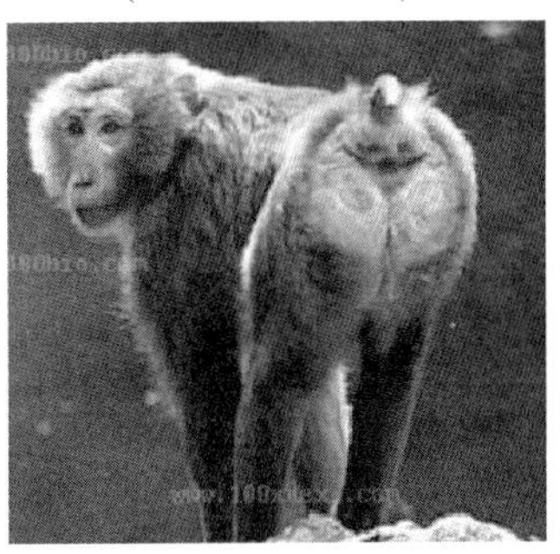
猪尾猴
(*Macaca nemestrina*)

图 17.2　我国的三种主要猕猴种类

恒河猴分为 6 个亚种，按照 mtDNA 测试的结果分为 6 个群（表 17.4）。印度恒河猴和中国恒河猴的分化可能开始于 140 万年前。

表 17.4　中国恒河猴亚种分类及分布

亚种	分群	缩写	分布地点
指名亚种	华中和华南组（B 组）	*Macaca m. mulatta*	云南西部、中部、南部及广西西南部
海南亚种	海南组（F 组）	*M. m. brevicaudus*	海南岛和广东万山及香港附近岛对应岛屿
福建亚种	福建组（C 组）	*M. m. littoralis*	福建、浙江、安徽、江西、湖南、湖北、贵州、广东西北部、广西北部、云南东北部、四川东部、陕西南部
川西亚种	川西组（A 组）	*M. m lasiotis*	四川西部、云南西北部及青海东南部
西藏亚种	滇西北组（E 组）	*M. m. vestita*	西藏东南部和云南西北部，可能还包括青海的玉树
华北亚种	华北组（D 组）	*M. m. tcheliensis*	河南北部和陕西南部

中国野生恒河猴的数量大约为 30 万，27 个主要的灵长类动物繁殖中心分布在全国 11 个省市，为我国恒河猴的种群数量提供了有力的支持，并为疫苗和药物的研发提供了充分的实验动物保障。研究早期，各国学者开展 SHIV/猕猴模型研究主要利用印度源恒河猴。但是，20 世纪 90 年代印度政府对印度源恒河猴的出口和使用制定了严苛的限制性政策[119]。因为中国源恒河猴种群数量庞大，现已成为理想的替代模型动物。2008 年，刘强等比较分析了印度源和中国源恒河猴不同的遗传背景对于 SHIV-KB9 病毒致病性的影响，发现两个种群动物体内出现三种相同的疾病进展模式。不同的是，印度源恒河猴体内以快速进展性疾病模式为主，而中国源恒河猴体内以长期不进展性疾病模式为主[120]。因此，两种恒河猴 SHIV 感染模型在不同类型艾滋病疫苗效力评价研究方面是可以进行相互比较分析的，表明中国源恒河猴可以作为印度源恒河猴的理想替代模型在艾滋病疫苗和药物研究中发挥重要作用。

（二）我国 SHIV/恒河猴模型的构建特点

1. C 亚型 SHIV-CN97001/恒河猴模型

目前，C 亚型 HIV-1 毒株是在我国大范围流行的主要致病株[121]。2009 年全国

HIV-1 分子流行病学调查表明,74 万 HIV 感染者中 HIV-1 CRF07_BC 病毒株占了很高的比例,这种流行重组模式病毒株的 *env* 基因主要来源于印度 C 亚型 HIV-1 毒株[122]。截至目前,我国研发的几种艾滋病候选疫苗免疫原基因主要来源于 HIV-1 CRF07_BC 毒株[123]。因此,构建包含 HIV-1 CRF07_BC 毒株 *env* 基因的 C 亚型 SHIV/恒河猴模型,对于我国艾滋病疫苗免疫效果评价至关重要。1998 年,Ruprecht 以欧美 B 亚型致病性分子克隆 SHIV-KB9 cDNA 为基因框架重组入中国 HIV-1 CRF07_BC 毒株 HIV-CN97001 的 *env* 基因 1.7kb 片段构建而成非致病性 SHIV-CN97001 病毒(图 17.3)。此病毒保留了 HIV-CN97001 病毒的 CCR5 嗜性、毒力等生物学特点,可以感染恒河猴、猪尾猴和食蟹猴等多种动物来源的细胞。为了提高病毒的模型感染能力,刘强等将 SHIV-CN97001 在恒河猴体内进行了 3 轮连续传代。虽然传代过程中恒河猴体内 $CD4^+T$ 细胞删除能力未见明显改变,但是病毒载量峰值水平却表现出连续上升的趋势特点[61]。序列分析表明,gp120 RNA 序列基因距离和 SHIV-CN97001 病毒复制能力相关[124]。

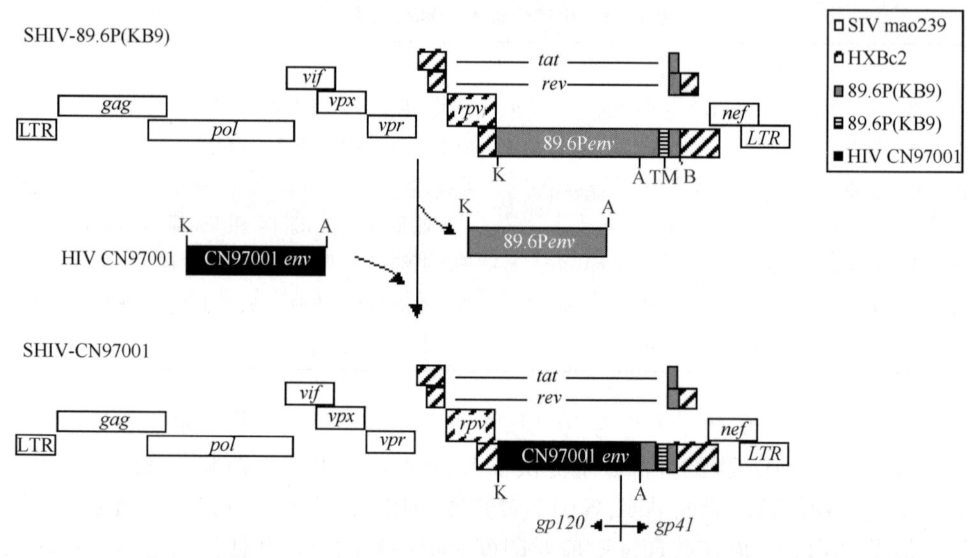

图 17.3　SHIV-CN97001 的构建策略和基因结构组成

另外,用同样原理构建了 C 亚型非致病性 SHIV-XJ02170 分子克隆株[42]和 SHIV-XJDC6431 分子克隆株[62],其中,SHIV-XJ02170 经过在中国恒河猴体内近 5 年时间的连续传代和长期体内适应后,表现出潜伏期病毒复制能力增强和 $CD4^+T$ 细胞删除能力明显上升的特点[125,126]。上述三种非致病性 CCR5 嗜性的 SHIV 弱毒株/中国恒河猴模型的建立作为 C 亚型同源性疫苗攻毒模型为我国艾滋病疫苗的接种方式、免疫程序等策略的优化选择提供了非常理想的评价手段。

2. C 亚型 SHIVchn19P5/恒河猴模型

陈志伟将云南地区分离的 C 亚型 HIV-1 chn19 毒株 *env* 基因插入 $SHIV_{33}$ 框架中,构建了 C 亚型 SHIVchn19 病毒。此病毒不能在恒河猴 $CD4^+T$ 细胞中复制,但可以在猪尾猴

CD4$^+$T 细胞中有效复制。体内感染活性比较发现,病毒在猪尾猴体内复制能力更强,病毒载量峰值和血清阳转时间相比恒河猴体内出现得更早。SHIVchn19 经过猪尾猴体内静脉途径血液和骨髓的 3 次连续传代,显著提高了病毒的复制能力,表现为急性感染期病毒载量水平连续上升,第四代动物体内病毒载量倍增时间比第一代缩短(0.2dvs 1 ~2d)。从第二代开始,所有动物接种 2 ~3 周后血清抗体阳转,且在感染急性期出现 CD4/CD8 细胞比值的下降,并在第四代动物体内发现空肠黏膜固有层中 CD4$^+$ T 细胞的大量删除,分离得到 C 亚型强毒株 SHIVchn19P4[59]。2011 年,刘浩等将 SHIVchn19P4 病毒经过中国恒河猴体内后肢静脉途径 2 次传代,使用流式细胞术、PCR、结合抗体检测和序列分析等方法研究传代动物病毒学、免疫学和序列变异特点。研究表明,两轮传代恒河猴均获得系统性感染,且传代后病毒毒力明显增强,病毒序列在传代过程中发生适应性改变。同时,第二代恒河猴体内分离得到传代适应性 SHIVchn19P5 病毒株,为研究 C 亚型 HIV-1 流行株致病特点,以及预防性黏膜疫苗和杀微生物的有效性评价提供了理想的动物模型[60]。

3. B 亚型 SHIVB′WHU/恒河猴模型

HIV-1 B′亚型病毒是我国和东南亚地区另一种主要流行株,Wang 将分离的 HIV-1 B′亚型病毒 *tat/rev/vpu/env* 基因替换 SHIVSF33,构建的 CCR5 嗜性的 B 亚型 SHIVB′WHU 病毒能够感染恒河猴 PBMC。经过中国源恒河猴体内连续传代后,SHIVB′WHU 病毒感染能力有所增强[127]。

(三) 我国艾滋病候选疫苗利用 SHIV/恒河猴模型的免疫保护评价研究

中国疾病预防控制中心邵一鸣团队利用 HIV-1 CRF07_BC 毒株 *gag*、*pol* 和 *env* 基因研发了 DNA-重组复制型痘苗病毒天坛株(rTV)联合疫苗,在同源性 SHIV-CN97001/恒河猴模型免疫保护效果研究中发现,DNA-rTV 联合疫苗可以诱导较强的 HIV-1 特异性细胞和体液免疫反应水平,并能够保护动物抵抗静脉途径 SHIV-CN97001 病毒的攻击。

SHIV/猕猴模型的构建和研究为艾滋病防治工作提供了一个良好的技术平台,在 HIV-1 致病机制、机体免疫机理等研究方面发挥重要作用,同时为新型疫苗和药物的评价提供了合适的动物模型。但 SHIV 也并非尽善尽美,该模型也存在一些不可避免的缺陷:①SHIV 感染恒河猴引起 CD4$^+$T 细胞数量下调的动力学与 HIV 不同; ②SHIV 毒力太强或太弱都难以客观地反映病毒感染的真实情况等。尽管存在不足,但其在 AIDS 研究模型方面是成功的。目前,各国科学工作者均致力于这一领域,希望从中得到有价值的发现和成果。

第四节　新一代艾滋病动物模型研究

HIV-1 感染具有典型的种属特异性,只能有效感染人和黑猩猩并诱导艾滋病及相关性疾病。HIV-1 病毒宿主范围较窄的特异性迫使研究人员利用 SIV 或 SHIV 作为接种病毒建立猕猴体内研究模型。尽管猕猴体内分离得到的 SIV 病毒和 HIV-1 病毒在基因组构成和致病性方面非常接近，但是在基因同源性和病原学方面两者之间还是存在明显差异的[128]。因此，研究人员开始重新评价现有非人灵长类动物模型在 HIV 疫苗和药物研究中的应用价值，并将研究重点转向以 HIV-1 为基因框架的嵌合病毒恒河猴模型研究和 HIV-1 天然病毒的人源化小鼠模型研究。新一代动物模型将最大限度地应用 HIV-1 病毒基因序列，从而为药物和疫苗研究提供最为真实的评价工具。

一、HSIV/猕猴动物模型

目前，SHIV 嵌合病毒只有 20%~30% 的基因来源于 HIV-1 的结构基因，其余大部分框架基因均为 SIV 病毒基因。SIV 和 HIV-1 之间存在许多重要的差别，因此限制了 SHIV 病毒对于基于 HIV-1 核心蛋白 *gag* 基因设计的艾滋病疫苗的评价效果，而且也限制了其对其他 HIV-1 结构蛋白的体内致病机制研究。为了寻找一种更接近 HIV-1 病毒天然序列的 AIDS 动物模型，研究人员作了多方面的尝试，直到人们发现了灵长类动物体内的两种天然抗病毒因子 APOBEC3G 和 TRIM5α 后，AIDS 动物模型的构建研究翻开了崭新的一页。2002 年，Sheehy 等报道了一种具有抗逆转录病毒活性的天然免疫蛋白 APOBEC3G（apolipoprotein B mRNA-editing catalytic polypeptide-like 3G）[129]。2004 年，Stremlau 等发现了猴抵御 HIV-1 的另一个重要天然免疫因子 TRIM5α（alpha spliced variant of tripartite interaction motif 5）[130]。

众所周知，HIV-1 自然状态下不能感染猴。但是，对这种不感染性进行研究分析后发现，不同种属猴对 HIV-1 的感染阻断机制是有差异的，主要包含两大类的种属：新世界猴（松鼠猴和绒猴）和旧世界猴[非洲绿猴（African green monkey，agm）和恒河猴（rhesus Macacus，mac）]。其中，HIV-1 在新世界猴体内的感染阻断在侵入阶段，主要是由于 HIV-1 病毒包膜蛋白 gp120 与细胞表面蛋白 CD4 和 CCR5 之间不能有效地相互作用。而 HIV-1 能有效进入旧世界猴的细胞，但侵入后病毒不能复制[131]。两种宿主因子可能造成病毒侵入后不能复制，即三维基体蛋白 5α（TRIM5α）和脂蛋白 B mRNA 编码的多肽（APOBEC）家族（图 17.4）。

TRIM5α 是胞质体的一个蛋白质成分，属于 TRIM 家族蛋白，含有 37 个基因，被 RNA 剪切，产生 71 个不同的转录子。许多 TRIM 蛋白来自于未知功能的细胞质小体，所有的 TRIM 蛋白都含有三个特别的基质：一个锌指、一个或两个 B-box 锌指和一个 α 超螺旋区。在某些情况下，TRIM5α C 端含有一个 SPRY 功能区，属于 B30.2 或类 RFP 功能区的亚类[132,133]。尽管 Trim5α 如何阻断逆转录病毒仍然不清楚，但已有推测认为 Trim5α 在病毒侵入后，阻断了病毒的逆转录过程，特别是逆转录病毒衣壳蛋白（capsid）是 Trim5α 的靶标，Trim5α 识别它时，需要另一种细胞内的因子（CypA）。TRIMCyp 基因似乎是在“新世界”和“旧世界”灵长类分化后出现的，当时在一个逆转录转位子（“跳跃基因”）的催化下，CypA 基因插进了 TRIM5 基因的位点。最为重要的是，TRIM5α 对逆转录病毒的识别具有高度的种属特异性。例如，HIV-1 被旧世界猴的 TRIM5α 抑制，而不能被人的 TRIM5α 抑制，SIV 能被新世界猴抑制（而不是来自被分离的宿主）[134]。为了探明人类和猕猴 Trim5α 基因的差别，英国国家医学研究所的科学家进行了一系列研究。他们分别用猕猴 Trim5α 基因的片段取代人类基因的对应片段，将改造后的人类 Trim5α 基因插入

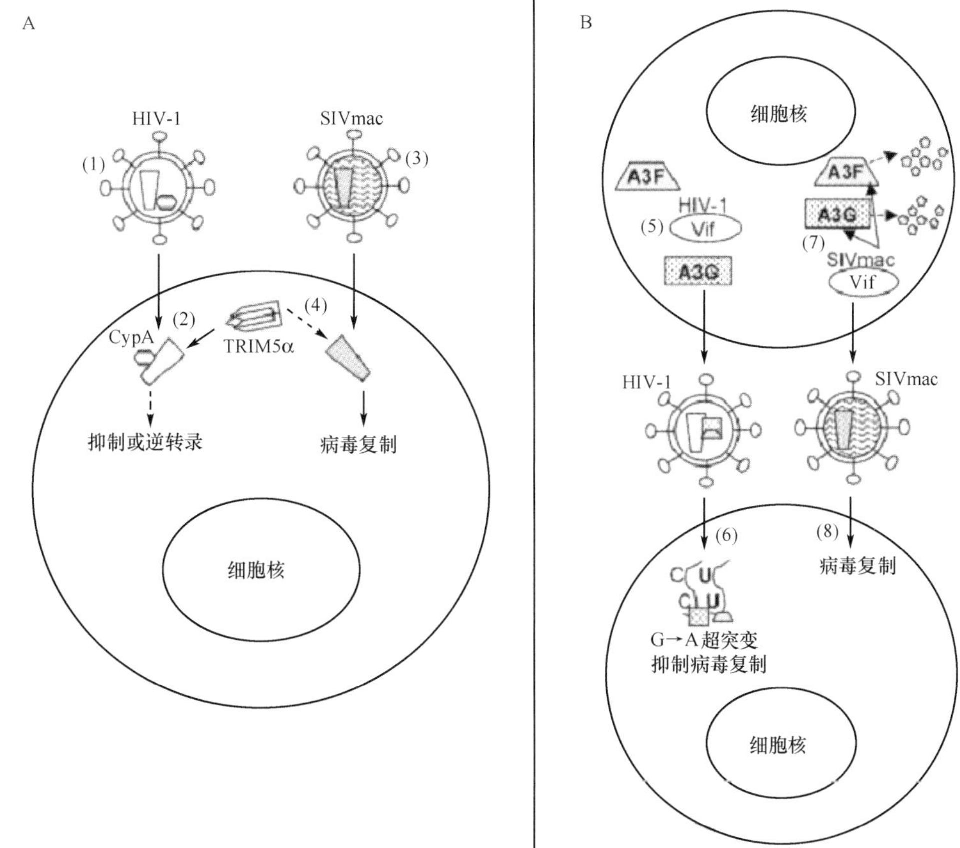

图 17.4　猕猴细胞种属特异性 CypA/TRIM5α 和 APOBEC3G/F 因子限制 HIV-1 病毒复制示意图[140]

①CypA 因子被整合入 HIV-1 病毒颗粒中；②病毒进入细胞后，猕猴 TRIM5α 因子与 CypA-CA 复合体相互作用从而限制逆转录过程；③SIVmac 病毒颗粒中不含有 CypA 因子；④猕猴细胞中，TRIM5α 因子不能结合 SIVmac CA 蛋白，SIVmac 病毒复制过程正常进行；⑤HIV-1 Vif 蛋白不能结合并降解猕猴 APOBEC3G/F 因子，两种因子可以整合入 HIV-1 病毒颗粒；⑥靶细胞中，病毒颗粒携带的 APOBEC3G/F 因子在新合成的负链病毒 cDNA 中产生 C→U 的转变，从而通过在病毒基因组中诱导 G→A 的高频突变或通过细胞 DNA 修复酶降解病毒基因组抑制病毒的复制；⑦SIVmac Vif 因子可以在感染细胞内灭活 APOBEC3G/F 因子；⑧因病毒颗粒中不携带 APOBEC3G/F 因子，SIVmac 可以在靶细胞中正常复制

人类细胞，记录每一种 Trim5α 结合抵抗逆转录病毒的能力。实验结果证明，人类之所以不具有猕猴抵抗艾滋病的能力，是由于人与猕猴的 Trim5α 基因仅相差一个碱基对[135]。

APOBEC 蛋白也能阻断逆转录病毒，属于胞嘧啶脱氨酶，能使基因组上的胞嘧啶转化成尿嘧啶（C-U），群蛋白质包括 AID、APOBEC1，APOBEC2 和 APOBEC3 的亚类（A-H）。在发现 APOBEC3G 能抑制 HIV-1 病毒复制前，一直不知道 APOBEC3 蛋白的功能。确实，APOBEC3G 是最新定义的细胞内对逆转录病毒免疫的一个组分。目前，这种免疫组分至少包括 APOBEC3B、APOBEC3C、APOBEC3F 和 APOBEC3G [136]，正常地，这些蛋白质能被包装进病毒颗粒中，随着病毒侵入和脱壳，开始逆转录合成病毒负链 cDNA，在此过程中，APOBEC 在新合成的负链病毒 cDNA 中产生 C→U 的转变，由此阻断病毒的复制[137]。虽然如此,原代的慢病毒仍然能够感染细胞,表达一些酶,因为病毒产生了病毒蛋白 Vif,它通过多泛素化破坏了 APOBEC 的功能。实验结果证实,Vif 通过 SOCS box 行使供体蛋白的功能,将 APOBEC 蛋白连接到 ElonginB/C-Cul5-SOCS-box(ECS)E3 连接酶上而将其降解的,而且 Vif 是种属特异性的。例如,HIV-1 Vif 能阻断人和黑猩猩的 APOBEC3G,但不能阻断旧世界猴的;SIVmac Vif 能阻断人和非人的 APOBEC3G,而 SIVagm Vif 只能阻断猴的 APOBEC3G[138,139]。

随后研究人员针对性地对 APOBEC3G 和 TRIM5α 两种复制限制性关键因子在 HIV-1 上的作用位点 Vif 和 Tat 进行改造,通过插入关键的 SIV 基因片段或者定点突变改变关键的作用碱基,克服了这两种阻碍细胞因子的作用,获得了一种全新的、具有猴细胞嗜性的人猴免疫缺陷嵌合病毒(chimeric human and simian immunodeficiency virus, HSIV)(图 17.5)。

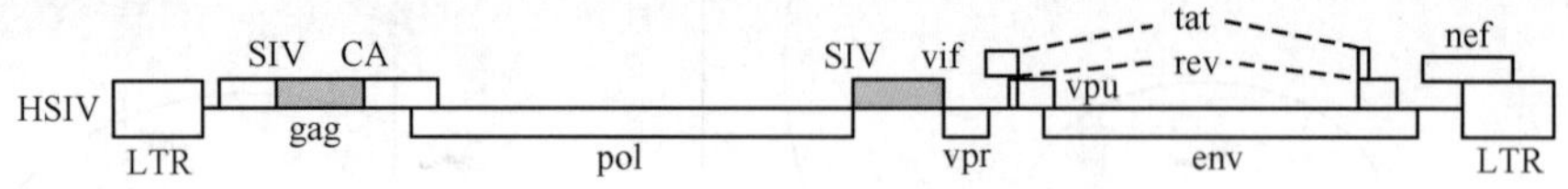

图 17.5 HSIV 嵌合病毒构建示意图

2003 年,Owens 等用 SIV 衣壳蛋白(CA)替换 HIV-1 相应片段得到的嵌合病毒对猴细胞的侵染性明显高于原始 HIV-1 病毒[141]。2003 年,Kamada 等将 SIVmac239 病毒的 *gag* 基因 21 核苷酸长度的 CA 片段和 *vif* 全长基因替换入 HIV-1 NL4-3 相应基因片段后构建得到 HIV-1 NL-DT5R 嵌合病毒,能够在食蟹猴 T 细胞中建立稳定性感染,并能有效感染猪尾猴和 $CD8^+$T 细胞敲除的恒河猴 PBMC 细胞。HIV-1 NL-DT5R 嵌合病毒基因组中超过 93% 的序列来源于 HIV-1 基因,可以在较广的非人灵长类动物种群中对多种 HIV-1 基因的功能进行分析[142]。2006 年,Theodora Hatziioannou 等分别将 SIVmac239 CA 和 Vif 基因单独或联合重组入 HIV-1 基因组中构建了三种不同的 HSIV 嵌合病毒 HIV(SCA)、HIV(SVif)和 HIV(SCA,SVif),虽然三种病毒均能在人源 CEMx174 细胞中感染复制,但只有 HIV(SCA)和 HIV(SCA,SVif)可以感染猴源 221 细胞,前者只能产生低水平的短暂性感染,而后者可以建立稳定性感染过程,并于感染后 16 ~ 20 天产生致细胞病变效应[143]。2006 年,Schrofelbauer 等仅仅突变了 HIV-1Vif 的 4 个氨基酸就获得了不受 APOBEC3G 因子抑制的 HIV-1 病毒。

2011 年,Thippeshappa 通过替换 SIVmne Vif 基因构建了具有持续性感染能力的 HSIV/猪尾猴感染模型。虽然病毒感染后可以在体内维持 1.5 ~ 2 年较低水平的病毒复制能力,但是未诱导 $CD4^+$ T 细胞水平的下降和发病症状。另外,猴体传代后病毒被快速的控制,说明 HSIV 虽然可以降解 APOBEC3G 和 APOBEC3F 因子,但是 HSIV 病毒颗粒中抑制两种因子整合的程度相比致病性的 SIVmne 低很多。综合而言,HSIV/猕猴模型是一种新型的艾滋病动物模型,对于治疗 HIV-1 的药物和疫苗研究有着重要的作用。

二、HIV/人源化小鼠动物模型

对比 SIV、SHIV/灵长类动物模型和 FIV/猫模型而言,在小鼠模型中研究 HIV-1 病毒感染机制对疫苗和抗病毒药物研究和开发具有独特的价值。在发现 HIV 人类特异性受体 CD4 后，转基因表达 HIV 人类特异性受体的小鼠就被认为一旦建立即可以解决 HIV 模型局限于人类和其他高等灵长类动物的技术瓶颈。但是后期研究表明 HIV-1 病毒无法有效感染表达 CD4 特异性受体的转基因小鼠模型。分析表明 HIV 病毒进入细胞不仅需要 CD4 受体，还需要辅助受体 CXCR4 或 CCR5 的协助。Browning 等随即建立了表达 CD4 和 CCR5 的双转基因小鼠，成功发现了 HIV 病毒进入巨噬细胞的证据。但是令人失望的是，没有发现病毒进入小鼠巨噬细胞后进行复制的证据，更没有发现病毒在小鼠体内播散的现象。这说明对于 HIV 病毒而言，人类细胞和小鼠细胞的差异不仅仅在病毒进入的受体阶段。

将人类细胞或者组织移植给胎羊和裸鼠的实验早在十多年前就已经开展，并在胎羊身上取得了成功；人类的造血干细胞成功迁移到胎羊的骨髓，不仅可以分化为多种细胞系，并且持续几年后仍然可以检测到。但是嵌合体羊在应用上受到了周期和价格的限制。无胸腺的裸鼠却无法支持人类造血细胞的移植，直到严重联合免疫缺陷小鼠的出现，人鼠嵌合体才逐步出现。历史上人源化小鼠的发展出现了三次大的突破（图 17.6）。

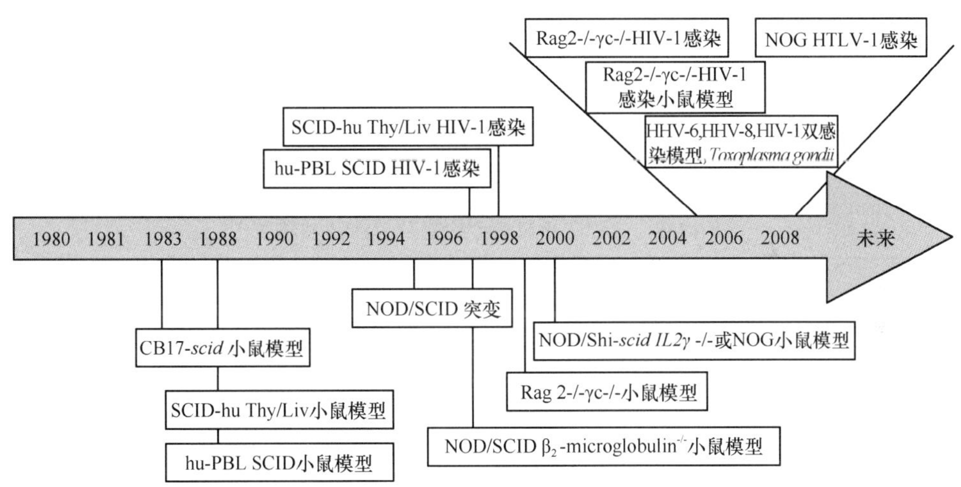

图 17.6　人源化小鼠模型发展和逆转录病毒研究时间表[144]

下半部分表示重要人源化小鼠模型的出现，上半部分表示其在 HIV-1 和 HTLV-1 研究中的应用。其中，2005～2009 年，人源化小鼠模型在逆转录病毒研究中应用非常广泛

第一次突破是 1983 年 *Prkdcscid*B CB17 mice 的出现，使得人类造血干细胞和外周血淋巴细胞可以移植在小鼠身上，但是随着年龄的增长仍然会产生成熟的 T 淋巴细胞和 B 淋巴细胞，而且其高水平的 NK 细胞含量限制了人类细胞的移植。

第二次突破是 NOD-SCID 小鼠的出现，其 NK 细胞数量较 *Prkdcscid*B CB17 mice 小鼠有了较大下降，人类细胞在 NOD-SCID 小鼠身上存留时间有了较长提高，但是该人源化小鼠仍然被残留的 NK 细胞等固有免疫系统和短暂的寿命等问题困扰。

第三次突破是对小鼠 IL-2 的 γ 受体定向突变的纯合子小鼠。IL-2 受体是 IL-2/4/7/

9/15/21 与细胞结合所必需的高亲和力受体,其突变后会导致 T 细胞与 B 细胞发育受阻,并且可使 NK 细胞完全无法发育。这些小鼠品系包括:NOD. Cg-PrkdcscidIl2rgtm1Wjl mice, NODShi. Cg-PrkdcscidIl2rgtm1Sug mice, C. Cg-Rag2tm1FwaIl2rgtm1Sug mice, Stock (H2d)-Rag2tm1FwaIl2rgtm1Krf mice。它们的出现是人源化小鼠的巨大进步,在这种小鼠出现以后,人类细胞和组织才真正可以长期移植在小鼠身上。

近几年,在免疫缺陷小鼠体内移植人类细胞和组织的技术水平日臻成熟。人造血干细胞生成的人造血组织产生了多种的人源免疫细胞类型,并诱导了人源天然性和适应性免疫反应。

人源化小鼠在 HIV-1 感染、预防、致病机制和治疗等研究领域均有广泛的应用(表 17.5)。早在 20 年前,在 CB17-SCID 小鼠上传输人 PBMC 细胞或者造血干细胞 HSC 就被证明能够被 HIV-1 病毒所感染,但是由于人细胞的组成水平低且不稳定,这些人源化小鼠模型的作用有限。随着新的、更加优越的人源化小鼠模型的出现,多种 HIV-1 病毒能够有效感染此类小鼠模型,并在淋巴和非淋巴器官中复制,包括肠道相关性淋巴组织、雄性和雌性小鼠生殖道以及脑组织。HIV-1 感染人源化小鼠后出现多种形式的致病机制,并能够检测到 HIV-1 特异性的人源化细胞和体液免疫反应。HIV-1 能够通过人源化小鼠直肠和阴道完整上皮组织高效转移,为 HIV-1 疫苗和杀微生物剂研究提供了理想的模型。同时,抗病毒药物、siRNA 和造血干细胞基因治疗等研究已经在人源化小鼠模型中展现出理想的效果,表现为病毒载量的降低和复制性 T 细胞下降程度的减弱。HIV-1 病毒在人源化小鼠体内的选择性压力下出现了变异,表明此模型可以用来研究、预测药物或免疫压力诱导的病毒进化特点。

表 17.5 人源化小鼠模型构建及 HIV-1 感染特点

模型	人源化组织	人源化时间	病毒株	感染途径	病毒阳转时间	T 细胞删除
SCID-hu Thy/Liv	外周血,胸腺	6~12 月	HIV-1(R5,X4)	静脉	几周	是
hu-PBL SCID	淋巴结,脾,肝,骨髓	6~12 月	HIV-1(R5,X4)	腹腔	2 周	是
NOD SCID	外周血,肝,肺,阴道,直肠,淋巴结	22 周	HIV-1(R5)	腹腔,阴道,直肠	几周	是
NOD SCID IL2r $\gamma^{-/-}$	外周血,脾,骨髓	>300 天	HIV-1(R5,X4)	腹腔,静脉	几周	是
$Rag2^{-/-}\gamma_c^{-/-}$	外周血,肝,淋巴结,脾,骨髓,阴道	190 天	HIV-1(R5,X4)	腹腔,阴道	2 周	是

(1) HIV-1/SCID-hu Thy/Liv 人源化小鼠模型:1988 年,研究人员将人胎儿胸腺和肝脏组织联合移植到 CB17 SCID 小鼠肾脏被膜下成功构建了 SCID-hu Thy/Liv 人源化小鼠模型,对于 R5 和 X4 嗜性的 HIV-1 病毒非常易感。因为此模型小鼠外周血人源化 $CD4^+T$ 数量较低,因此 Kaneshima 采用麻醉状态下直接注射移植器官的方式进行 HIV-1 病毒的感染。PCR 和流式分析发现感染后数周内,X4 嗜性 HIV-1 病毒相比 R5 嗜性病毒而言具有更高的病毒复制水平和 $CD4^+T$ 细胞删除能力。免疫组化分析表明,HIV-1 感染细胞最早出现在胸腺皮层组织中,随后扩散到整个器官。同时,Namikawa 发现只有原代分离株 HIV-1 JR-CSF 可以感染 SCID-hu Thy/Liv 人源化小鼠模型,而 HIV-1 IIIb 实验室适应株却

无法建立有效感染过程。SCID-hu Thy/Liv 人源化小鼠模型还被用于评价 AZT 和 ddI 等多种抗 HIV-1 病毒药物的药效学研究，其中，Namikawa 发现 HIV-1 JR-CSF 病毒感染后导致的 $CD4^{+}T$ 细胞删除水平可以被多种抗病毒组分所抑制。

（2）HIV-1/ hu-PBL SCID 人源化小鼠模型：1988 年，Mosier 将正常人 PBMC 细胞腹腔注射入 CB17 SCID 小鼠体内成功构建此模型。分析表明，移植后 1 年内人源化 $CD4^{+}T$ 和 $CD8^{+}T$ 细胞广泛存在于腹腔、外周血、肝和脾等组织中。HIV-1/ hu-PBL SCID 人源化小鼠体内表达高水平的 CCR5 受体，因此 R5 嗜性 HIV-1 病毒复制能力非常强，这也弥补了 SCID-hu Thy/Liv 人源化小鼠模型的不足。更为重要的是，HIV-1 感染 2 周内即可出现高水平的病毒血症和严重的 $CD4^{+}T$ 细胞删除的特点，因此 HIV-1/ hu-PBL SCID 人源化小鼠模型非常适合于 HIV-1 病毒复制和致病机制的短期研究。然而，利用此模型诱导较强的人源化免疫反应面临两个方面的困难：一是小鼠体内缺乏合适的人源化抗原提呈细胞；二是模型体内缺乏理想的免疫微环境，如可以辅助诱导免疫效应细胞反应的淋巴器官等。Delhem 等利用包含树突状细胞的自体皮肤组织作为抗原提呈细胞来源，在 hu-PBL SCID 人源化小鼠模型中成功诱导了针对 HIV-1 包膜蛋白的 MHC 限制性人源化 T 细胞反应。但是，在微环境方面，截至目前依然没有理想的解决方案。

hu-PBL SCID 人源化小鼠模型被广泛用于抗病毒治疗、疫苗药效学以及 HIV-1 病毒致病机制研究。Poignard 和 Andrus 将高剂量人单抗 IgG1b12 注射 hu-PBL SCID 小鼠后发现 HIV-1 病毒进入阶段被阻断；Okamoto 发现另外一种单抗 Rmu5. 5 也可以保护此模型小鼠抵抗 HIV-1 原代分离株的静脉感染。但是，此模型研究表明多种单抗对于 HIV-1 感染模型并没有明显的治疗效果。

（3）HIV-1/NOD SCID 人源化小鼠模型：NOD-SCID 小鼠特别是 CB17-prkdc SCID 小鼠模型被认为是人源化小鼠研究的重要里程碑之一，是将非肥胖糖尿病小鼠 NOD/Lt 与 SCID 小鼠杂交构建而成的。相比 hu-PBL SCID 而言，此模型体内人源化细胞数量高出 3 ~5 倍以上，并且 HIV-1 感染后表现出高水平的病毒血症，并在肝、肺和脑组织中检测到病毒分布。部分 HIV-1 感染的 NOD-SCID 小鼠血浆中 P24 抗原的含量大于 1ng/ml，明显高于人体感染 HIV-1 后的水平。另外，缺乏 NK 细胞是此模型的独特之处，因此天然免疫的缺乏使其成为 HIV 病毒感染机制研究的理想模型。

（4）HIV-1/ hu-Rag2$^{-/-}$γc$^{-/-}$人源化小鼠模型：人源化 hu-Rag2$^{-/-}\gamma_c^{-/-}$ 小鼠模型由人 $CD34^{+}$造血干细胞再造，在中枢和外周淋巴器官中均表现为 T 细胞、B 细胞、骨髓细胞和 NK 细胞的人源化。Baenziger 将 CCR5 嗜性的 HIV-1 YU-1 或 CXCR4 嗜性 HIV-1 NL43 感染此模型后产生了周期为 190 天的慢性感染，并表现为较强的急性期病毒血症水平以及 $CD4^{+}T$ 细胞的系统性删除和胸腺感染等特点。William 分析了 CCR5 嗜性的 HIV-1 JRCSF 毒株感染 44 周后病毒 *env* 基因的变异特点，发现基因离散率在 hu-Rag2$^{-/-}\gamma_c^{-/-}$ 小鼠和人体内的变化速度是接近的。Shailesh 利用人源化 hu-Rag2$^{-/-}\gamma_c^{-/-}$ 小鼠研究逆转录酶抑制剂的抗 HIV-1 效果，发现替诺福韦（TFV）和恩曲他滨（FTC）等联合应用后可以有效抑制病毒血症至检测限之下并引起 $CD4^{+}T$ 细胞恢复正常水平；但是抗病毒治疗中断后导致病毒载量反弹和 $CD4^{+}T$ 细胞的再次损失。同时发现，HIV-1 感染小鼠体内治疗效果的下降与逆转录酶抑制剂耐药突变的出现呈现明显的相关性。

尽管 HIV-1 病毒静脉途径和腹腔途径感染人源化 hu-Rag2$^{-/-}\gamma_c^{-/-}$ 小鼠后可以建立比较稳定的感染过程，但均不是人体内 HIV-1 自然感染的主要途径。Berges 等分析了 R5 和 X4 嗜性 HIV-1 通过阴道和直肠途径感染此模型动物的感染和转移效率，发现相比 X4 嗜性 HIV-1 而言，R5 嗜性 HIV-1 病毒黏膜感染后可以建立更高效的系统性感染特点。Neff 发现 Raltegravir 和 Maraviroc 两种新型抗病毒药物口服后完全可以保护 hu-Rag2$^{-/-}\gamma_c^{-/-}$ 小鼠抵抗 CCR5 嗜性的 HIV-1 BaL-1 毒株阴道途径的病毒攻击。新一代广谱性中和抗体 VRC01 问世以来，研究人员将其制成局部使用的杀微生物剂来预防 HIV-1 性途径传播。Milena 在 hu-Rag2$^{-/-}\gamma_c^{-/-}$ 小鼠模型中评价了 VRC01 抗体的预防性效果，将含 1mg/ml 浓度 VRC01 抗体的凝胶制剂阴道内涂抹 1h 后，进行 CCR5 嗜性 HIV-1 BaL 病毒的阴道途径攻击，保护率为 7/9；而包含 4 种第一代单抗（b12、2F5、4E10 和 2G12）的凝胶制剂作为阳性对照组的保护率为 9/9。分析表明，包含新一代中和抗体 VRC01 的杀微生物剂具有理想的应用前景。

人源化小鼠的出现为在活体内进行人类生物学研究提供了契机，相对简单、体积小和价格便宜是其主要的优势。虽然人源化小鼠模型已经发展了 20 多年，并且逐渐开始应用于许多领域，但是人源化小鼠仍然没有达到完美，主要的缺点有：①小鼠固有免疫系统残余仍然存在，如巨噬细胞，树突状细胞等；②小鼠和人类 MHC 基因的差异导致人类免疫反应功能微弱；③人类造血淋巴细胞迁移和分化能力较弱，可能源于小鼠不表达人类细胞因子；④人源化小鼠的次级淋巴器官仍然不具备正常淋巴组织所有的结构，这可能是该小鼠的体液免疫水平不高的潜在原因。如何促进小鼠的淋巴结发育，也是人源化小鼠发展中需要克服的一个难题。尽管 HIV-1/人源化小鼠模型研究还处于起步阶段，但目前已经展现出其在人类逆转录病毒研究中理想的应用前景。

自从发现 HIV-1 病毒以来，HIV-1 动物模型研究不断取得进步并在致病机理、疫苗和药物评价应用中发挥了重要作用。其主要的发展体现在：模型动物中所用的病毒从与 HIV-1 基因差异较大的 SIV 病毒逐渐过渡到包含>90% HIV-1 基因的 HSIV 嵌合病毒；而模型动物的类型则从非人灵长类的猕猴逐渐过渡到人源化的小鼠模型。HIV 的动物模型还应不断完善，未来的 HIV-1 动物模型应更加真实地模拟人体内的病毒感染和机体免疫的自然状态，为艾滋病预防和治疗方案的制订提供更加科学合理的指导意见。

（刘　强　王佑春）

参考文献

[1] Baenziger S, Tussiwand R, Schlaepfer E, et al. Disseminated and sustained HIV infection in CD34$^+$ cord blood cell-transplanted Rag2-/-gamma c-/- mice. Proceedings of the National Academy of Sciences of the United States of America, 2006, 103(43): 15951-15956.

[2] McCune J M, Namikawa R, Shih C C, et al. Pseudotypes in HIV-infected mice. Science, 1990, 250(4984): 1152-1154.

[3] Boberg A, Brave A, Johansson S, et al. Murine models for HIV vaccination and challenge. Expert review of Vaccines, 2008, 7(1): 117-130.

[4] Uberla K. Efficacy of AIDS vaccine strategies in nonhuman primates. Medical Microbiology and Immunology, 2005, 194(4): 201-206.

[5] Shimizu Y, Okoba M, Yamazaki N, et al. Construction and in vitro characterization of a chimeric simian and human immunodeficiency virus with the RANTES gene. Microbes and Infection / Institut Pasteur,2006, 8(1):105-113.

[6] Ambrose Z, KewalRamani V N, Bieniasz P D, et al. HIV/AIDS: in search of an animal model. Trends in Biotechnology,2007, 25(8):333-337.

[7] Alter H J, Eichberg J W, Masur H, et al. Transmission of HTLV-III infection from human plasma to chimpanzees: an animal model for AIDS. Science,1984, 226(4674):549-552.

[8] Novembre F J, de Rosayro J, Nidtha S, et al. Rapid CD4(+) T-cell loss induced by human immunodeficiency virus type 1(NC) in uninfected and previously infected chimpanzees. Journal of Virology,2001, 75(3):1533-1539.

[9] Santiago M L, Lukasik M, Kamenya S, et al. Foci of endemic simian immunodeficiency virus infection in wild-living eastern chimpanzees (Pan troglodytes schweinfurthii). Journal of Virology,2003, 77(13):7545-7562.

[10] Agy M B, Frumkin L R, Corey L, et al. Infection of Macaca nemestrina by human immunodeficiency virus type-1. Science,1992, 257(5066):103-106.

[11] Bosch M L, Schmidt A, Chen J, et al. Enhanced replication of HIV-1 in vivo in pigtailed macaques (*Macaca nemestrina*). Journal of Medical Primatology,2000, 29(3-4):107-113.

[12] Hirsch V M, Olmsted R A, Murphey-Corb M, et al. An African primate lentivirus (SIVsm) closely related to HIV-2. Nature,1989, 339(6223):389-392.

[13] Dormont D, Livartowski J, Chamaret S, et al. HIV-2 in rhesus monkeys: serological, virological and clinical results. Intervirology,1989, 30(Suppl 1):59-65.

[14] Barnett S W, Murthy K K, Herndier B G, et al. An AIDS-like condition induced in baboons by HIV-2. Science,1994, 266(5185):642-646.

[15] McClure J, Schmidt A M, Rey-Cuille M A, et al. Derivation and characterization of a highly pathogenic isolate of human immunodeficiency virus type 2 that causes rapid $CD4^+$ cell depletion in *Macaca nemestrina*. Journal of Medical Primatology,2000, 29(3-4):114-126.

[16] Daniel M D, Letvin N L, King N W, et al. Isolation of T-cell tropic HTLV-III-like retrovirus from macaques. Science, 1985,228(4704):1201-1204.

[17] Van Heuverswyn F, Li Y, Neel C, et al. Human immunodeficiency viruses: SIV infection in wild gorillas. Nature, 2006, 444(7116):164.

[18] Van Heuverswyn F, Peeters M. The origins of HIV and implications for the global epidemic. Current Infectious Disease Reports,2007, 9(4):338-346.

[19] Cranage M P, Cook N, Johnstone P, et al. SIV infection of rhesus macaques: *in vivo* titration of infectivity and development of an experimental vaccine. In: Schellekens H, Horzinek MC (Eds). Animal Models in AIDS. 1990,The Netherlands,Elsevier, Amsterdam.

[20] Rud E W, Cranage M, Yon J, et al. Molecular and biological characterization of simian immunodecificiency virus macaque strain ^{32}H proviral clones containing nef size variants. J Gen Virol,1994,75(3):529-543.

[21] Polyanskaya N, Sharpe S, Cook N, et al. Anti-major histocompatibility complex antibody responses to simian B cells do not protect macques against SIVmac infection. AIDS Res Hum Retroviruses,1997, 13(11):923-932.

[22] Hirsch V M, Johnson P R. Pathogenic diversity of simian immunodeficiency viruses. Virus Res,1994,32(2):183-203.

[23] Benveniste R E, Arthur L O, Tsai C C, et al. Isolation of a lentivirus from a macaque with lymphoma: comparison with HTLV-III/LAV and other lentiviruses. J Virol,1986, 60(2):483 -490.

[24] Kuller L, Benveniste R E, Tsai C C, et al. Intrarectal inoculation of macaques by the simian immunodeficiency virus, SIVmne E11S: $CD4^+$ depletion and AIDS. J Med Primatol,1994, 23(7):397-409.

[25] Fultz P N, Su L, May P, et al. Isolation of sooty mangabey simian T-cell leukemia virus type I [STLV-I(sm)] and characterization of a mangabey T-cell line coinfected with STLV-I(sm) and simian immunodeficiency virus SIVsmm P Bj14. Virology,1997, 235(2):271-285.

[26] Scarlatti G, Tresoldi E, Bjorndal A, et al. *In vivo* evolution of HIV-1 co-receptor usage and sensitivity to chemokine-mediated suppression. Nature Medicine,1997, 3(11):1259-1265.

[27] Brenchley J M, Schacker T W, Ruff L E, et al. CD4$^+$ T cell depletion during all stages of HIV disease occurs predominantly in the gastrointestinal tract. The Journal of Experimental Medicine, 2004, 200(6):749-759.

[28] Zhang Z, Schuler T, Zupancic M, et al. Sexual transmission and propagation of SIV and HIV in resting and activated CD4$^+$ T cells. Science, 1999, 286(5443):1353-1357.

[29] Richman D D, Wrin T, Little S J, et al. Rapid evolution of the neutralizing antibody response to HIV type 1 infection. Proceedings of the National Academy of Sciences of the United States of America, 2003, 100(7):4144-4149.

[30] Wei X, Decker J M, Wang S, et al. Antibody neutralization and escape by HIV-1. Nature, 2003, 422(6929): 307-312.

[31] Watson A, Ranchalis J, Travis B, et al. Plasma viremia in macaques infected with simian immunodeficiency virus: plasma viral load early in infection predicts survival. Journal of Virology, 1997, 71(1):284-290.

[32] McClure H M, Anderson D C, Fultz P N, et al. Maternal transmission of SIVsmm in rhesus macaques. Journal of Medical Primatology, 1991, 20(4):182-187.

[33] Xiao P, Patterson L J, Kuate S, et al. Replicating adenovirus-simian immunodeficiency virus (SIV) recombinant priming and envelope protein boosting elicits localized, mucosal IgA immunity in rhesus macaques correlated with delayed acquisition following a repeated low-dose rectal SIV(mac251) challenge. Journal of Virology, 2012, 86(8):4644-4657.

[34] Hirsch V M, Dapolito G, Goeken R, et al. Phylogeny and natural history of the primate lentiviruses, SIV and HIV. Current Opinion in Genetics & Development, 1995, 5(6):798-806.

[35] Kanki P J, McLane M F, King N W, et al. Serologic identification and characterization of a macaque T-lymphotropic retrovirus closely related to HTLV-III. Science, 1985, 228(4704):1199-1201.

[36] Sakuragi S, Shibata R, Mukai R, et al. Infection of macaque monkeys with a chimeric human and simian immunodeficiency virus. The Journal of General Virology, 1992, 73 (Pt 11):2983-2987.

[37] Karlsson G B, Halloran M, Li J, et al. Characterization of molecularly cloned simian-human immunodeficiency viruses causing rapid CD4$^+$ lymphocyte depletion in rhesus monkeys. Journal of Virology, 1997, 71(6):4218-4225.

[38] Cayabyab M, Rohne D, Pollakis G, et al. Rapid CD4$^+$ T-lymphocyte depletion in rhesus monkeys infected with a simian-human immunodeficiency virus expressing the envelope glycoproteins of a primary dual-tropic Ethiopian Clade C HIV type 1 isolate. AIDS Research and Human Retroviruses, 2004, 20(1):27-40.

[39] Himathongkham S, Douglas G C, Fang A, et al. Species tropism of chimeric SHIV clones containing HIV-1 subtype-A and subtype-E envelope genes. Virology, 2002, 298(2):189-199.

[40] Kaizu M, Sato H, Ami Y, et al. Infection of macaques with an R5-tropic SHIV bearing a chimeric envelope carrying subtype E V3 loop among subtype B framework. Archives of Virology, 2003, 148(5):973-988.

[41] Kuwata T, Takemura T, Takehisa J, et al. Infection of macaques with chimeric simian and human immunodeficiency viruses containing Env from subtype F. Archives of Virology, 2002, 147(6):1121-1132.

[42] Wu Y, Hong K, Chenine A L, et al. Molecular cloning and *in vitro* evaluation of an infectious simian-human immunodeficiency virus containing env of a primary Chinese HIV-1 subtype C isolate. Journal of Medical Primatology, 2005, 34(2):101-107.

[43] Ambrose Z, Boltz V, Palmer S, et al. *In vitro* characterization of a simian immunodeficiency virus-human immunodeficiency virus (HIV) chimera expressing HIV type 1 reverse transcriptase to study antiviral resistance in pigtail macaques. Journal of Virology, 2004, 78(24):13553-13561.

[44] Haga T, Shimizu Y, Okoba M, et al. Construction and in vitro properties of chimeric simian and human immunodeficiency virus with the human TNF-alpha gene. Microbiology and Immunology, 2002, 46(12):849-855.

[45] Iida T, Kuwata T, Ui M, et al. Augmentation of antigen-specific cytokine responses in the early phase of vaccination with a live-attenuated simian/human immunodeficiency chimeric virus expressing IFN-gamma. Archives of Virology, 2004, 149(4):743-757.

[46] Shimizu Y, Miyazaki Y, Ibuki K, et al. Induction of immune response in macaque monkeys infected with simian-human immunodeficiency virus having the TNF-alpha gene at an early stage of infection. Virology, 2005, 343(2):151-161.

[47] Bertsch C, Cluet D, Beyer C, et al. Properties of a chimeric simian-human immunodeficiency virus expressing an hybrid

HIV-1 Nef/SIVmac Nef protein. Archives of Virology,2002, 147(10):1963-1975.

[48] Singh D K, McCormick C, Pacyniak E, et al. Pathogenic and nef-interrupted simian-human immunodeficiency viruses traffic to the macaque CNS and cause astrocytosis early after inoculation. Virology,2002, 296(1):39-51.

[49] Kwofie T, Miura T. Increased virus replication and cytotoxicity of non-pathogenic simian human immuno deficiency viruses-NM-3rN after serial passage in a monkey-derived cell Line. Ann Med Health Sci Res,2013, 3(1):55-61.

[50] Harouse J M, Tan R C, Gettie A, et al. *In vitro* infection of primate PBMC with simian/human immunodeficiency virus, SHIV(SF33A): correlation to *in vivo* outcome. J Med Primatol,1998, 27(2-3):81-86.

[51] Mandell C P, Reyes R A, Cho K, et al. SIV/HIV Nef recombinant virus (SHIVnef) produces simian AIDS in rhesus macaques. Virology,1999, 265(2):235-251.

[52] Luciw P A, Pratt-Lowe E, Shaw K E, et al. Persistent infection of rhesus macaques with T-cell-line-tropic and macrophage-tropic clones of simian/human immunodeficiency viruses (SHIV). Proc Natl Acad Sci USA,1995, 92(16): 7490-7494.

[53] Li J, Lord C I, Haseltine W, et al. Infection of cynomolgus monkeys with a chimeric HIV-1/SIVmac virus that expresses the HIV-1 envelope glycoproteins. J Acquir Immune Defic Syndr,1992, 5(7):639-646.

[54] Stephens E B, Mukherjee S, Liu Z Q, et al. Simian-human immunodeficiency virus (SHIV) containing the nef/long terminal repeat region of the highly virulent SIVsmmPBj14 causes PBj-like activation of cultured resting peripheral blood mononuclear cells, but the chimera showed No increase in virulence. J Virol,1998, 72(6):5207-5214.

[55] Reimann K A, Li J T, Voss G, et al. An env gene derived from a primary human immunodeficiency virus type 1 isolate confers high in vivo replicative capacity to a chimeric simian/human immunodeficiency virus in rhesus monkeys. J Virol, 1996,70(5):3198-3206.

[56] Nishimura Y, Shingai M, Willey R, et al. Generation of the pathogenic R5-tropic simian/human immunodeficiency virus SHIVAD8 by serial passaging in rhesus macaques. Journal of Virology,2010, 84(9):4769-4781.

[57] Shibata R, Maldarelli F, Siemon C, et al. Infection and pathogenicity of chimeric simian-human immunodeficiency viruses in macaques: determinants of high virus loads and CD4 cell killing. J Infect Dis,1997, 176(2):362-373.

[58] Matsuda K, Inaba K, Fukazawa Y, et al. *In vivo* analysis of a new R5 tropic SHIV generated from the highly pathogenic SHIV-KS661, a derivative of SHIV-89. 6. Virology,2010, 399(1):134-143.

[59] Chen Z, Huang Y, Zhao X, et al. Enhanced infectivity of an R5-tropic simian/human immunodeficiency virus carrying human immunodeficiency virus type 1 subtype C envelope after serial passages in pig-tailed macaques (*Macaca nemestrina*). Journal of virology,2000, 74(14):6501-6510.

[60] 刘浩,刘强,丛喆,等. C 亚型 SHIVchn19P4 强毒株在中国恒河猴体内的传代研究. 中国比较医学杂志,2011, 21(4):6-11.

[61] Liu Q, Li Y, Yang G, et al. Molecularly cloned SHIV-CN97001: a replication-competent, R5 simian/human immunodeficiency virus containing env of a primary Chinese HIV-1 clade C isolate. Journal of Medical Primatology,2011, 40(6):427-436.

[62] Li Y, Yang G B, Chen QM, et al. Construction and characterization of a new simian/human immunodeficiency viruses clone carrying an env gene derived from a CRF07_BC strain. Chinese Medical Journal,2009, 122(23):2874-2879.

[63] Tso F Y, Hoffmann F G, Tully D C, et al. A comparative study of HIV-1 clade C env evolution in a Zambian infant with an infected rhesus macaque during disease progression. AIDS (London, England),2009, 23(14):1817-1828.

[64] Ranjbar S, Bhattacharya U, Oram J, et al. Construction of infectious SIV/HIV-2 chimeras. AIDS,2000, 10;14(16): 2479-2484.

[65] Joag S V,Primate models of AIDS. Microbes Infect. 2000 Feb,2(2):223-229

[66] Balzarini J, Weeger M, Camarasa M J, et al. Sensitivity/resistance profile of a simian immunodeficiency virus containing the reverse transcriptase gene of human immunodeficiency virus type 1 (HIV-1) toward the HIV-1-specific non-nucleoside reverse transcriptase inhibitors. Biochem Biophys Res Commun,1995, 211(3):850-856.

[67] Ishimatsu M, Suzuki H, Akiyama H, et al. Construction of a novel SHIV having an HIV-1-derived protease gene and its infection to rhesus macaques: a useful tool for *in vivo* efficacy tests of protease inhibitors. Microbes and Infection / Insti-

tut Pasteur, 2007, 9(4): 475-482.

[68] Kozyrev I L, Miura T, Takemura T, et al. Co-expression of interleukin-5 influences replication of simian/human immunodeficiency viruses *in vivo*. J Gen Virol, 2002, 83(5): 1183-1188.

[69] Balfe P, Shapiro S, Hsu M, et al. Expansion of quasispecies diversity but no evidence for adaptive evolution of SHIV during rapid serial transfers among seronegative macaques. Virology, 2004, 318(1): 267-279.

[70] Zhang Z Q, Fu T M, Casimiro D R, et al. Mamu-A * 01 allele-mediated attenuation of disease progression in simian-human immunodeficiency virus infection. Journal of Virology, 2002, 76(24): 12845-12854.

[71] Ahmed R K, Makitalo B, Karlen K, et al. Spontaneous production of RANTES and antigen-specific IFN-gamma production in macaques vaccinated with SHIV-4 correlates with protection against SIVsm challenge. Clinical and Experimental Immunology, 2002, 129(1): 11-18.

[72] Kumar R, Perez-Casanova A E, Tirado G, et al. Increased viral replication in simian immunodeficiency virus/simian-HIV-infected macaques with self-administering model of chronic alcohol consumption. Journal of Acquired Immune Deficiency Syndromes (1999), 2005, 39(4): 386-390.

[73] Kumar R, Torres C, Yamamura Y, et al. Modulation by morphine of viral set point in rhesus macaques infected with simian immunodeficiency virus and simian-human immunodeficiency virus. Journal of Virology, 2004, 78 (20): 11425-11428.

[74] Wallace M, Waterman P M, Mitchen J L, et al. Lymphocyte activation during acute simian/human immunodeficiency virus SHIV(89.6PD) infection in macaques. Journal of Virology, 1999, 73(12): 10236-10244.

[75] Suzuki H, Motohara M, Miyake A, et al. Intrathymic effect of acute pathogenic SHIV infection on T-lineage cells in newborn macaques. Microbiology and Immunology, 2005, 49(7): 667-679.

[76] Sui Y, Li S, Pinson D, et al. Simian human immunodeficiency virus-associated pneumonia correlates with increased expression of MCP-1, CXCL10, and viral RNA in the lungs of rhesus macaques. The American Journal of Pathology, 2005, 166(2): 355-365.

[77] Rosenwirth B, Bogers W M, Nieuwenhuis I G, et al. An anti-HIV strategy combining chemotherapy and therapeutic vaccination. Journal of Medical Primatology, 1999, 28(4-5): 195-205.

[78] Smith M S, Foresman L, Lopez G J, et al. Lasting effects of transient postinoculation tenofovir [9-R-(2-Phosphonomethoxypropyl) adenine] treatment on SHIV(KU2) infection of rhesus macaques. Virology, 2000, 277(2): 306-315.

[79] Veazey R S, Klasse P J, Schader S M, et al. Protection of macaques from vaginal SHIV challenge by vaginally delivered inhibitors of virus-cell fusion. Nature, 2005, 438(7064): 99-102.

[80] Dhillon N K, Sui Y, Potula R, et al. Inhibition of pathogenic SHIV replication in macaques treated with antisense DNA of interleukin-4. Blood, 2005, 105(8): 3094-3099.

[81] Igarashi T, Brown C R, Byrum R A, et al. Rapid and irreversible $CD4^+$ T-cell depletion induced by the highly pathogenic simian/human immunodeficiency virus SHIV(DH12R) is systemic and synchronous. Journal of Virology, 2002, 76(1): 379-391.

[82] Borsetti A, Baroncelli S, Maggiorella M T, et al. Viral outcome of simian-human immunodeficiency virus SHIV-89.6P adapted to cynomolgus monkeys. Archives of Virology, 2008, 153(3): 463-472.

[83] Endo Y, Igarashi T, Nishimura Y, et al. Short- and long-term clinical outcomes in rhesus monkeys inoculated with a highly pathogenic chimeric simian/human immunodeficiency virus. Journal of Virology, 2000, 74(15): 6935-6945.

[84] Mooij P, Bogers W M, Oostermeijer H, et al. Evidence for viral virulence as a predominant factor limiting human immunodeficiency virus vaccine efficacy. J Virol, 2000, 74(9): 4017-4027.

[85] Goldstein G, Manson K, Tribbick G, et al. Minimization of chronic plasma viremia in rhesus macaques immunized with synthetic HIV-1 Tat peptides and infected with a chimeric simian/human immunodeficiency virus (SHIV33). Vaccine, 2000, 18(25): 2789-2795.

[86] Earl P L, Wyatt L S, Montefiori D C, et al. Comparison of vaccine strategies using recombinant env-gag-pol MVA with or without an oligomeric Env protein boost in the SHIV rhesus macaque model. Virology, 2002, 294(2): 270-281.

[87] Nishimura Y, Igarashi T, Haigwood N L, et al. Transfer of neutralizing IgG to macaques 6 h but not 24 h after SHIV in-

fection confers sterilizing protection: implications for HIV-1 vaccine development. Proc Natl Acad Sci USA, 2003, 100(25):15131-15136.

[88] Verrier B, Le Grand R, Ataman-Onal Y, et al. Evaluation in rhesus macaques of Tat and rev-targeted immunization as a preventive vaccine against mucosal challenge with SHIV-BX08. DNA Cell Biol, 2002, 21(9):653-658.

[89] Notka F, Stahl-Hennig C, Dittmer U, et al. Construction and characterization of recombinant VLPs and Semliki-Forest virus live vectors for comparative evaluation in the SHIV monkey model. Biol Chem, 1999, 380(3):341-352.

[90] Baba T W, Liska V, Hofmann-Lehmann R, et al. Human neutralizing monoclonal antibodies of the IgG1 subtype protect against mucosal simian-human immunodeficiency virus infection. Nat Med, 2000, 6(2):200-206.

[91] Joag S V, Li Z, Foresman L, et al. Characterization of the pathogenic KU-SHIV model of acquired immunodeficiency syndrome in macaques. AIDS Res Hum Retroviruses, 1997, 13(8):635-645.

[92] Belyakov I M, Hel Z, Kelsall B, et al. Mucosal AIDS vaccine reduces disease and viral load in gut reservoir and blood after mucosal infection of macaques. Nat Med, 2001, 7(12):1320-1326.

[93] Li C, Shen Z, Li X, et al. Protection against SHIV-KB9 infection by combining rDNA and rFPV vaccines based on HIV multiepitope and p24 protein in Chinese rhesus macaques. Clinical & Developmental Immunology, 2012, 2012: 958404.

[94] Goldstein G, Manson K, Tribbick G, et al. Minimization of chronic plasma viremia in rhesus macaques immunized with synthetic HIV-1 Tat peptides and infected with a chimeric simian/human immunodeficiency virus (SHIV33). Vaccine, 2000, 18(25):2789-2795.

[95] Akahata W, Ido E, Shimada T, et al. DNA vaccination of macaques by a full genome HIV-1 plasmid which produces noninfectious virus particles. Virology, 2000, 275(1):116-124.

[96] Quinnan G V Jr, Yu X F, Lewis M G, et al. Protection of rhesus monkeys against infection with minimally pathogenic simian-human immunodeficiency virus: correlations with neutralizing antibodies and cytotoxic T cells. J Virol, 2005, 79(6):3358-3369.

[97] Horiuchi R, Akahata W, Kuwata T, et al. DNA vaccination of macaques by a full-genome SHIV plasmid that has an IL-2 gene and produces non-infectious virus particles. Vaccine, 2006, 24(17):3677-3685.

[98] Ellenberger D, Otten R A, Li B, et al. HIV-1 DNA/MVA vaccination reduces the per exposure probability of infection during repeated mucosal SHIV challenges. Virology, 2006, 352(1):216-225.

[99] Bomsel M, Tudor D, Drillet A S, et al. Immunization with HIV-1 gp41 subunit virosomes induces mucosal antibodies protecting nonhuman primates against vaginal SHIV challenges. Immunity, 2011, 34(2):269-280.

[100] Morner A, Jansson M, Bunnik E M, et al. Immunization with recombinant HLA classes I and II, HIV-1 gp140, and SIV p27 elicits protection against heterologous SHIV infection in rhesus macaques. Journal of Virology, 2011, 85(13): 6442-6452.

[101] Rasmussen R A, Ong H, Song R, et al. Efficacy of a multigenic protein vaccine containing multimeric HIV gp160 against heterologous SHIV clade C challenges. AIDS, 2007, 21(14):1841-1848.

[102] Lakhashe S K, Velu V, Sciaranghella G, et al. Prime-boost vaccination with heterologous live vectors encoding SIV gag and multimeric HIV-1 gp160 protein: efficacy against repeated mucosal R5 clade C SHIV challenges. Vaccine, 2011, 29(34): 5611-5622.

[103] Yin J, Dai A, Lecureux J, et al. High antibody and cellular responses induced to HIV-1 clade C envelope following DNA vaccines delivered by electroporation. Vaccine, 2011, 29(39):6763-6770.

[104] Lakhashe S K, Wang W, Siddappa N B, et al. Vaccination against heterologous R5 clade C SHIV: prevention of infection and correlates of protection. PloS One, 2011, 6(7):e22010.

[105] Mascola J R, Stiegler G, VanCott T C, et al. Protection of macaques against vaginal transmission of a pathogenic HIV-1/SIV chimeric virus by passive infusion of neutralizing antibodies. Nat Med, 2000, 6(2):207-210.

[106] Enose Y, Ui M, Miyake A, et al. Protection by intranasal immunization of a nef-deleted, nonpathogenic SHIV against intravaginal challenge with a heterologous pathogenic SHIV. Virology, 2002, 298(2):306-316.

[107] Radaelli A, Zanotto C, Perletti G, et al. Comparative analysis of immune responses and cytokine profiles elicited in rabbits by the combined use of recombinant fowlpox viruses, plasmids and virus-like particles in prime-boost

vaccination protocols against SHIV. Vaccine,2003, 21(17-18):2052-2064.

[108] Ferrantelli F, Rasmussen R A, Buckley K A, et al. Complete protection of neonatal rhesus macaques against oral exposure to pathogenic simian-human immunodeficiency virus by human anti-HIV monoclonal antibodies. J Infect Dis, 2004, 189(12):2167-2173.

[109] Bertley F M, Kozlowski P A, Wang S W, et al. Control of simian/human immunodeficiency virus viremia and disease progression after IL-2-augmented DNA-modified vaccinia virus Ankara nasal vaccination in nonhuman primates. J Immunol,2004, 172(6):3745-3757.

[110] Zhan X, Martin L N, Slobod K S, et al. Multi-envelope HIV-1 vaccine devoid of SIV components controls disease in macaques challenged with heterologous pathogenic SHIV. Vaccine,2005, 23(46-47):5306-5320.

[111] Earl P L, Americo J L, Wyatt L S, et al. Recombinant modified vaccinia virus Ankara provides durable protection against disease caused by an immunodeficiency virus as well as long-term immunity to an orthopoxvirus in a non-human primate. Virology,2007, 366(1):84-97.

[112] Manrique M, Micewicz E, Kozlowski P A, et al. DNA-MVA vaccine protection after X4 SHIV challenge in macaques correlates with day-of-challenge antiviral $CD4^+$ cell-mediated immunity levels and postchallenge preservation of $CD4^+$ T cell memory. AIDS Research and Human Retroviruses,2008,24(3):505-519.

[113] Borsetti A, Baroncelli S, Maggiorella M T, et al. Containment of infection in tat vaccinated monkeys after rechallenge with a higher dose of SHIV89. 6P(cy243). Viral Immunology,2009, 22(2):117-124.

[114] Ui M, Kuwata T, Igarashi T, et al. Protection of macaques against a SHIV with a homologous HIV-1 Env and a pathogenic SHIV-89. 6P with a heterologous Env by vaccination with multiple gene-deleted SHIVs. Virology, 1999, 265(2):252-263.

[115] Ui M, Kuwata T, Igarashi T, et al. Protective immunity of gene-deleted SHIVs having an HIV-1 Env against challenge infection with a gene-intact SHIV. Journal of Medical Primatology,1999, 28(4-5):242-248.

[116] Kumar A, Lifson J D, Li Z, et al. Sequential immunization of macaques with two differentially attenuated vaccines induced long-term virus-specific immune responses and conferred protection against AIDS caused by heterologous simian human immunodeficiency Virus (SHIV(89. 6)P). Virology,2001, 279(1):241-256.

[117] Tosi AJ, Morales J C, Melnick D J, et al. Comparison of Y chromosome and mtDNA phylogenies leads to unique inferences of macaque evolutionary history. Molecular Phylogenetics and Evolution,2000, 17(2):133-144.

[118] Polacino P, Larsen K, Galmin L, et al. Differential pathogenicity of SHIV infection in pig-tailed and rhesus macaques. Journal of Medical Primatology,2008, 37 Suppl 2:13-23.

[119] Cohen J. AIDS research. Vaccine studies stymied by shortage of animals. Science,2000, 287(5455):959-960.

[120] Liu Q, Yang G B, Zhao H, et al. Disease progression patterns of SHIV-KB9 in rhesus macaques of Chinese origin in comparison with Indian macaques. Biomed Environ Sci,2008, 21(4):302-307.

[121] Wang N, Wang L, Wu Z, et al. Estimating the number of people living with HIV/AIDS in China: 2003-09. International Journal of Epidemiology,2010, 39 Suppl 2:ii21-28.

[122] Guo Y F, Ma L Y, Yuan L, et al. R5 to X4 coreceptor switch of human immunodeficiency virus type 1 B′ and B′/C recombinant subtype isolates in China. Chinese Medical Journal,2007, 120(6):522-525.

[123] Excler J L, Pitisuttithum P, Rerks-Ngarm S, et al. Expanding research capacity and accelerating AIDS vaccine development in Asia. The Southeast Asian Journal of Tropical Medicine and Public Health,2008, 39(4): 766-784.

[124] Liu Q, GY, Yue M A, et al. Sequence variation in the Gp120 region of SHIV-CN97001 during *in vivo* Passage. Virologica Sinica,2008, 23(1):8-14.

[125] 刘强,李悦,邵一鸣,等. C 亚型 SHIV-XJ02170 在中国恒河猴体内传代研究. 中华微生物学和免疫学杂志, 2010, 30(6):501-506.

[126] 陶真,丛喆,刘强,等. SHIV-XJ02170 感染恒河猴后期的传代特点和 *env* 基因变异. 中国比较医学杂志,2011, 21(2):36-43.

[127] Wang H, Zhuang K, Liu L, et al. Acute infection of Chinese macaques by a CCR5-tropic SHIV carrying a primary HIV-1 subtype B'envelope. Journal of Acquired Immune Deficiency Syndromes,2010,53(3):285-291.

[128] Watkins D I, Burton D R, Kallas E G, et al. Nonhuman primate models and the failure of the Merck HIV-1 vaccine in humans. Nature Medicine,2008, 14(6):617-621.

[129] Sheehy A M, Gaddis N C, Choi J D, et al. Isolation of a human gene that inhibits HIV-1 infection and is suppressed by the viral Vif protein. Nature,2002, 418(6898):646-650.

[130] Stremlau M, Owens C M, Perron M J, et al. The cytoplasmic body component TRIM5alpha restricts HIV-1 infection in Old World monkeys. Nature,2004, 427(6977):848-853.

[131] Besnier C, Takeuchi Y, Towers G. Restriction of lentivirus in monkeys. Proceedings of the National Academy of Sciences of the United States of America,2002, 99(18):11920-11925.

[132] Grutter M G, Luban J. TRIM5 structure, HIV-1 capsid recognition, and innate immune signaling. Current Opinion in Virology,2012, 2(2):142-150.

[133] Luban J. TRIM5 and the Regulation of HIV-1 Infectivity. Molecular Biology International,2012, 426:840.

[134] Sawyer S L, Wu L I, Emerman M, et al. Positive selection of primate TRIM5alpha identifies a critical species-specific retroviral restriction domain. Proceedings of the National Academy of Sciences of the United States of America,2005, 102(8):2832-2837.

[135] Berthoux L, Sebastian S, Sokolskaja E, et al. Cyclophilin A is required for TRIM5{alpha}-mediated resistance to HIV-1 in Old World monkey cells. Proceedings of the National Academy of Sciences of the United States of America, 2005, 102(41):14849-14853.

[136] Yu Q, Chen D, Konig R, et al. APOBEC3B and APOBEC3C are potent inhibitors of simian immunodeficiency virus replication. The Journal of Biological Chemistry,2004, 279(51):53379-53386.

[137] Bishop K N, Holmes R K, Sheehy A M, et al. Cytidine deamination of retroviral DNA by diverse APOBEC proteins. Current Biology,2004, CB 14(15):1392-1396.

[138] Mariani R, Chen D, Schrofelbauer B, et al. Species-specific exclusion of APOBEC3G from HIV-1 virions by Vif. Cell, 3003,114(1):21-31.

[139] Marin M, Rose K M, Kozak S L, et al. HIV-1 Vif protein binds the editing enzyme APOBEC3G and induces its degradation. Nature Medicine,2003, 9(11):1398-1403.

[140] Nomaguchi M, Doi N, Kamada K, et al. Species barrier of HIV-1 and its jumping by virus engineering. Reviews in Medical Virology,2008, 18(4): 261-275.

[141] Owens C M, Yang P C, Gottlinger H, et al. Human and simian immunodeficiency virus capsid proteins are major viral determinants of early, postentry replication blocks in simian cells. Journal of Virology,2003, 77(1):726-731.

[142] Kamada K, Igarashi T, Martin M A, et al. Generation of HIV-1 derivatives that productively infect macaque monkey lymphoid cells. Proceedings of the National Academy of Sciences of the United States of America,2006, 103(45): 16959-16964.

[143] Hatziioannou T, Princiotta M, Piatak M, et al. Generation of simian-tropic HIV-1 by restriction factor evasion. Science,2006,314(5796):95.

[144] Van Duyne R, Pedati C, Guendel I, et al. The utilization of humanized mouse models for the study of human retroviral infections. Retrovirology,2009, 6:76.

第十八章　艾滋病疫苗的临床前安全性评价

众所周知,疫苗作为人用药物制剂,与其他药物制剂的最大区别是它们的应用人群主要是健康人群及小孩。而且,近年来,随着新疫苗、新佐剂和新给药系统的不断产生,疫苗的临床前安全性评价已成为一个日渐重要的问题。

由于疫苗主要通过诱导免疫系统产生抗体和/或效应 T 细胞发挥作用[1],其本身并不是最终的触发成分,因此对于疫苗进行临床前毒理学评价往往需要考虑以下几个方面的内容:①疫苗本身成分的内在毒性(可能由疫苗本身成分直接导致),其内在毒性与制剂中的佐剂、赋形剂及保护剂有关;②与疫苗或其成分药代动力学相关的毒性(如自身抗原与疫苗导致的抗体的交叉反应);③生物学毒性,其引起的副作用往往与已存在的生物学过程及途径相关;④污染物和残余杂质引起的毒性;⑤多种疫苗成分之间的相互作用导致的可能副作用的评价,尤其与联合疫苗相关;⑥根据疫苗作用机理,疫苗往往诱导免疫系统引起与免疫相关的毒性,因此其最主要的潜在毒性来自与免疫系统相关的毒性,常规药物安全性评价的方法并不完全适用于疫苗。

艾滋病疫苗的研究是疫苗研究的热点之一,已有多种艾滋病疫苗在不同的实验室研制出来,但这些研究也仅限于实验室和临床研究。目前有文献报道的用于 AIDS 的疫苗包括灭活全病毒疫苗、减毒活疫苗、亚单位疫苗、病毒载体疫苗、DNA 疫苗、蛋白类疫苗等多种疫苗[1],如何对于这些 AIDS 疫苗进行临床前安全性评价,具体使用什么方法、选择什么动物模型和剂量等,都将是要面临的问题,针对这些问题,本章将从临床前评价的适用规范、临床前安全性评价要点及主要内容、当前的一些可用于评价的方法技术等方面进行阐述。

第一节　临床前安全性评价的适用规范

目前,国际上已经由 WHO、US FDA、ICH、EMEA 等权威机构或组织颁布了多个对于生物制品包括疫苗类(含 HIV 或 AIDS 疫苗)进行研究的指导原则或规范,而我国 CFDA 也于 2003 年公布了有关 AIDS 疫苗及 DNA 疫苗研究的技术指导原则。基于各种指导原则和规范,全球 HIV 或 AIDS 疫苗产品研究者均在这些指南的指导下进行相应的研究。表 18.1 列出了主要的指导原则或规范供相关人员参考。

表 18.1　目前主要的指导原则或规范[2~21]

颁布机构或组织	适用范围	指南名称
WHO(2003)	所有疫苗	WHO guidelines on Nonclinical Evaluation of Vaccines (WHO/BS/03.2003)
ICH(1995)	所有疫苗和其他生物制品	ICH Document S6: Preclinical Safety Evaluation of Biotechnology-Derived Pharmaceuticals (CPMP/ICH/302 /95).

续表

颁布机构或组织	适用范围	指南名称
US FDA(1996)	DNA 疫苗	Points to Consider on Plasmid DNA Vaccines for Preventative Infectious Disease Indications (CBER, FDA, 1996).
EMEA(1995)	所有疫苗	Notes for Guidance on Preclinical Pharmacological and Toxicological Testing of Vaccines (CPMP/SWP/465/95).
US FDA(1998)	病毒载体和 DNA 疫苗	Guidance for Industry. Guidance for Human Somatic Cell Therapy and Gene Therapy (CBER, FDA, 1998).
EMEA(1998)	细胞疫苗	Points to Consider on Human Somatic Cell Therapy (CPMP/BWP/41450/98).
EMEA(1998)	联合疫苗	Notes for Guidance on Pharmaceutical and Biological Aspects of Combined Vaccines (CPMP/BWP/477/98).
EMEA(1999)	疫苗载体和 DNA 疫苗	Note for Guidance on the Quality, Preclinical and Clinical Aspects of Gene Transfer Medicinal Products (CPMP/BWP/3088/99).
US FDA(2000)	孕妇和育龄期的疫苗	Guidance for Industry. Considerations for Reproductive Toxicity Studies for Preventative Vaccines for Infectious Disease Indications (CBER, FDA, 2000 (draft)).
US FDA(2002)	预防疫苗	Non-clinical Safety Evaluation of Preventive Vaccines: Recent Advances and Regulatory Considerations.
EMEA(2001)	流感疫苗	Points to Consider on the Development of Live Attenuated Influenza Vaccines (CPMP/BWP/2289/01)
EMEA(2001)	基因转移药物产品	Note for guidance on the quality, preclinical and clinical aspects of gene transfer medicinal products.
EMEA(2002)	天花疫苗	Note for Guidance on the Development of Vaccinia Virus Based Vaccines Against Smallpox (CPMP/1100/02)
EMEA(2004)	佐剂疫苗	Guideline on Adjuvants in Vaccines (CPMP/VEG/17/03/2004v5/Consultation)
ICH(2006)	病毒载体	ICH Considerations for General Principles to Address the Risk of Inadvertent Germline Integration of Gene Therapy Vectors
US FDA(2006)	病毒载体	Supplemental Guidance on Testing for Replication Competent Retrovirus in Retroviral Vector Based Gene Therapy Products and During Follow-up of Patients in Clinical Trials Using Retroviral Vectors
CFDA(2007)	预防用生物制品	预防用生物制品非临床前安全性评价研究技术审评一般原则
CFDA(2008)	艾滋病疫苗	艾滋病疫苗临床研究技术指导原则
CFDA(2008)	联合疫苗	联合疫苗临床前和临床研究技术指导原则
CFDA(2008)	病毒载体	预防用以病毒为载体的活疫苗制剂的技术指导原则
CFDA(2008)	DNA 疫苗	预防用 DNA 疫苗临床前研究技术指导原则

第二节　临床前安全性评价要点及主要内容

一、临床前安全性评价的主要目的

对于疫苗类(包括 AIDS 疫苗)的生物技术产品的临床前安全性评价,其目的主要是确定人体临床试验的安全起始剂量和剂量方案,确定潜在的毒性靶器官毒性程度,确定临床试验中进行监测的安全性参数,预测临床试验中可能出现的不良反应,降低临床研究受试者和上市后使用者承担的风险,回答与载体类型、拟给药途径和临床适应证有关的安全性方面的担忧[22,23]。

二、临床前安全性评价的基本原则[22~25]

(一)"具体问题具体分析"(case by case)原则

每一个生物制品都有自己的特点,不可能用一套固定的方法与模式来满足评价每一种制品的评价要求。考虑到疫苗的自身特点,以及目前免疫毒理学研究和临床前动物试验的局限性,疫苗的临床前动物安全性评价应在药物安全性评价的普遍规律的基础上遵循"case by case"的原则。

基于作用机理,疫苗给予动物后,可能与宿主的免疫球蛋白结合形成免疫复合物或导致能够影响免疫系统功能的免疫功能分子的释放,对此应进行检测;由抗原本身、新方法修饰的抗原(新减毒过程、抗原载体复合物或微量杂质的存在等)、添加剂(佐剂、赋形剂及防腐剂)可能会导致超敏反应的发生,尤其是当注射的疫苗不只一次进行注射时;有些抗原物质所诱发的抗体可能与人体组织发生交叉反应,从而引起副反应的发生,在此情况下,对动物模型的选择将非常关键,因此应根据"case by case"的原则,考察特定的观测指标,进行进一步的毒理学研究。这一原则适于处理多种产品类型的特殊问题,是对这一类产品进行评价的最基本的原则(该原则也适用于其他生物制品,包括疫苗类产品,如 AIDS 疫苗等)。

(二)生物技术制品评价需遵循的一般原则

除了最基本的"case by case"原则外,对于生物制品的评价还需遵循下面的几个原则。①可比性原则。一般用于临床前安全性试验的生物制品,应尽可能保持与拟用于临床试验的产品相同或具有可比性。评价过程中所选用的给药途径应尽可能与预期的临床给药途径相同;当在药物的开发过程中为提高产品的质量或产量进行工艺改进时,应充分考虑到生产工艺的改变可能会对动物试验结果外推至人体产生的影响。②GLP 符合性原则。在开展临床前评价过程中严格执行 GLP 规范,以保证试验的质量和获得的数据可信。③敏感性原则。根据体内或体外试验所获得的药物活性来确定适当的给药剂量(例如,寻找可能产生药效而不会产生毒性的剂量、没有明显毒副作用的剂量,以及能产生剂量限制性毒性的剂量等，对于疫苗类产品，可能无法找到明显导致机体毒副作用的剂量，这时所选用的剂量将根据药效学剂量、制剂浓度以及动物种属等来综合考虑剂量的选择）；选用对一种或多种动物敏感的指标进行测量，如生物活性、与受体的结合；考虑使用疾病动物模型，可以更好地考察药物对生理变化或潜在的生理变化的影响，从而对其安全性和药效作出客观评价；测定药物对宿主免疫反应的影响；定位/分布研究，对药物或其载体在靶组织、正常周围组织、远端组织部位和任何可能的或预期的分布进行评价。④制剂安全性原则。如果采用皮肤、皮下、肌肉给药途径的方案，需提供如刺激性、溶血性等局部刺激性的资料。

以上简单罗列了开展评价的一般原则，但对于每一个具体的生物制品，还是基于“case by case”的原则，同时参考各种相关指南及生物制品本身的特点来开展。

三、政策临床前安全性评价的常规要求和内容[1~6,22~24]

在进行临床前安全评价过程中，首先是对相关动物的选择。理想的相关动物模型应符合以下条件：①对疫苗预防的感染原或毒素敏感；②免疫系统与人体相近，免疫后产生与人体相同或相近的免疫反应；③对疫苗成分本身的固有毒性敏感；④已有大量历史对照数据，根据历史对照数据可以判断试验中出现的异常是动物散在的自发病变或与疫苗有关的毒性反应。在目前情况下，对于每一种疫苗，均不易获得最适合的动物模型，且在如此模型下得到的反应也可能无法准确预测人体反应，因此，对动物种属的选择应当遵循“case by case”的原则，并对动物种属或品系的选择具有合理和科学的依据[33]。

（一）单次给药毒性试验

由于疫苗的免疫剂量和免疫频率通常较低，对机体产生直接损伤的可能性并不大，通常情况下主要是对疫苗可能的内在（或直接）毒性进行安全评价，因此采用一种动物（不一定是相关动物，常用啮齿类动物）进行的单剂量毒性试验就能够反映出疫苗对机体的直接损伤，为临床使用提供安全范围参考。但是如果在此项研究中发现毒性，那么剂量反应关系将进一步确认，可能的话还应该进行动物的免疫原性研究或安全药理学研究，另外还应该在设计中包括更多的参数，如重要器官脏器的组织病理学检查数据。

尽量采用与临床拟用给药途径一致的给药途径，并且在可能的情况下使系统暴露的程度达到最大，推荐肠道外给药途径以使产物暴露量最大以观察可能出现的与给药剂量、疫苗免疫原性相关的全身或局部毒性反应。如果在疫苗中使用了新的有潜在毒性的佐剂、辅料或防腐剂以及其他新的成分，则需要对该疫苗进行更详细的单剂量毒性试验。此外，可以把安全药理试验与单剂量毒性试验相结合，增加对心血管、呼吸和神经系统的观察指标。如果有足够的数据表明该产品不会进入人体循环系统，则没有必要进行单次给药的毒性试验[6]。

（二）重复给药毒性试验

重复给药毒性试验设计的主导思想是尽量模拟人体的临床免疫效果，该试验可以单独进行,也可以结合免疫原性试验同时进行,且操作需完全符合 GLP 规范。在进行研究设计时需考虑以下几个方面。

1. 试验目的

进行该试验的目的是帮助临床试验确定安全起始剂量,提供临床试验中的监控指标的信息,阐述可能出现的毒性反应的发生机理,以及主要研究载体、转移到达人体的核酸及基因表达产物可能引起的毒性反应。给药的途径、方式、频率和周期应尽可能模拟临床拟给药的情况。若临床需要长期给药时,毒性试验最长应设计 6 个月,恢复期的设定应根据基因表达产物及载体在体内的生物分布的持续时间来确定。

2. 实验动物的选择

对于动物的选择,传统的化学药物需要使用两种实验动物(啮齿类和非啮齿类)来进行安全性评价,但对本类药物来说,如果能够找到相关动物且对其生物学活性已充分了解,一种动物既足够。不相关动物的毒性试验结果会对预测人体可能的毒性反应产生误导。对于相关种属动物,一般来说,供试品应能够在该种属动物上诱导产生免疫反应,包括体液免疫和细胞免疫,并且可以使用现有检测方法检测出抗载体的抗体、中和抗体、载体所携带基因表达出的蛋白质,以及淋巴细胞增殖和细胞毒性 T 淋巴细胞(CTL)活性等。在表达蛋白和对病毒载体敏感性方面,非人灵长类动物常常是唯一的相关动物。

3. 给药剂量的选择

一般建议采用拟用于临床的免疫剂量和/或药效学试验中的最佳免疫剂量来进行疫苗的重复给药毒性试验。一些小型动物由于给药体积所限,免疫剂量难以达到临床剂量,此时原则上建议使用最大给药体积进行试验。改变处方可能改变疫苗诱导免疫的效果,不宜在研究时为提高抗原浓度等目的改变疫苗制剂的处方。另外,不同动物种属之间药物代谢的规律性差异是根据体表面积折算给药剂量的基础,而疫苗的免疫效果和代谢之间关系并不明确,所选择的剂量水平与它们可能产生的副作用并不呈线性关系,所以不推荐使用体表面积折算疫苗的免疫剂量。对于疫苗,当试验中选择高低两个剂量时,低剂量的选择应与药效学剂量相当,即能够在所选择的动物身上诱导明显的免疫反应,高剂量则应与临床上人用剂量相当。

某些情况下,疫苗中佐剂的存在可能会导致动物产生严重的炎症反应,此时可适当降低免疫剂量。

4. 给药频度的选择

尽量模拟临床所拟采用的免疫途径及间隔。如果无法完全模拟临床免疫途径,最相接近的途径也是可以接受的,但是需要有充足的理由来合理解释。暴露间隔一般应根据动物的免疫反应而确定。由于动物一般在一次免疫 2 ~ 3 周后抗体形成达到稳定期,因此重复给药毒性试验一般采取 2 ~ 4 周的暴露间隔,但是需要考虑动物与人体之间对疫苗反应时间的差异(如在临床上人体重复免疫的间隔为 1 个月,但类似的间隔可能并不适用于所选择的动物,适当缩短免疫间隔增加给药频度可能更合适)。

5. 检测参数的选择

对于检测参数的选择，应尽可能的与常规毒理学研究相同，如临床症状观察、注射部位观察（局部耐受性）、行为活动、局部刺激性、体重、摄食量、心电图（用于安全药理学评价）、眼科检查、血液学、血清临床化学、尿分析、大体和组织病理学检查等，如果可能的话，对于非啮齿类还应考虑加入安全药理学检测指标。必要时，有关药效学检测指标（如免疫反应等）也需要进行检测以阐明预期的药理学效应。另外，根据所研究产品的特点，与免疫细胞、组织和器官有关的观测指标是其中的重点，包括免疫学系统（淋巴组织病理学、血细胞计数）及免疫原性[4]。

6. 免疫原性和免疫毒性评价

由于载体、基因表达产物或基因修饰的细胞可能引起细胞或体液免疫反应或免疫毒性反应，因此这是该类产品安全性评价考虑的重点。由载体引起的免疫反应可以减弱药效作用，并改变毒性反应的过程，如腺病毒载体在引起免疫反应的产生中可引起免疫佐剂的作用。如果基因表达产品与宿主体内的自身蛋白具有同源性，可能会出现对自身蛋白的自身免疫反应。由于本类产品均具有不同的免疫学特点，因此，对于免疫原性和免疫毒性的评价也应在“case by case”原则上根据所表达的蛋白质和治疗的适应证等多方因素权衡的基础上来进行设计处理。

对于免疫毒性的评价除了经典的组织病理学检查能够提供最主要的信息（如肾小球肾炎）外，还需对注射位点的免疫反应进行评价。对于免疫原性的评价，对于基因转移产品中的主要成分 DNA，使用特异的 ELISA 方法检测动物血清中的抗 DNA 抗体是必要的；对于所选用的病毒载体而言，检测抗该病毒载体的抗体也是必要的。自主免疫或转基因动物模型常被用于揭示对机体免疫系统可能的免疫刺激影响，但不幸的是，目前还没有有效的模型能够被验证。另外，使用自主免疫动物模型所检测到的生物学效应并不能客观地反映在人体中的反应[4,5]。

7. 组织生物分布评价

对于减毒灭活细菌或病毒载体（如沙门氏菌、志贺氏菌属、脊髓灰质炎病毒、轮状病毒、腺病毒、牛痘苗），检测它们在血液和组织、器官中的分布及持续时间尤为关键。另外，为了反映毒性反应与药代动力学的相关性，常常将药代试验（组织生物分布）与重复给药的毒性试验结合进行。传统的 ADME 研究的方法不能适应基因治疗产品的药代研究，需要对进入机体的核酸、基因表达产物，以及转移核酸的复合物的分布、清除和转录进行研究。一般选用 PCR 或免疫荧光等方法来对其组织分布和持续的时间进行检测，如果在不期望出现的组织中检测到有核酸的分布，则应进一步选择 RT-PCR 方法来检测 mRNA，同时应用免疫学或其他方法来研究基因产物表达的时程和水平。关于拟研究的组织脏器，美国 NIH 提出至少应包括脑、肺、心脏、肝脏、肾脏、睾丸、附睾、前列腺、卵巢、注射位点等部位，另外，如果所使用的载体具有某方面的嗜性，也可再增加特殊部位的取材。对于以病毒和细菌 DNA 为载体的疫苗，DNA 能够潜在地与内源性的宿主 DNA 序列重组从而整合进宿主染色体，这是很关键的安全性考虑点。

而且，如果病毒载体或 DNA 序列能够长时间地广泛分布并存在于非靶组织中，往往使整合的可能性增加[24]。

目前对于载体的组织分布，普遍关注的是载体在生殖腺的组织、细胞中的分布。如果 DNA 或载体整合进生殖细胞（精子和卵子），则可能导致其所携带的基因传递到子一代，从而影响生育力和生殖功能。整合往往还导致插入突变，进而通过激活内源性癌基因或灭活肿瘤抑制基因导致肿瘤的形成。对于表达的病毒蛋白或抗原/佐剂（如 IL-12 佐剂）的长期存在，可能导致炎症和自主免疫反应。

但是，在进行 PCR 检测时，首先应避免组织交叉污染，尤其在取材时更要注意取材的顺序、器械、取材手法，其次是进行 DNA 提取过程中的试剂、引物、容器，以及所建立方法的特异性、灵敏度、检测限等。如果使用已建立并验证的 PCR 检测方法，在生殖腺的组织中检测到有核酸的分布，则更应进行详细的研究，以确定是否该基因在实际的生殖细胞中出现。另外，还应使用 RT-PCR 方法检测 mRNA 或原位杂交来对 PCR 结果进行确认。对于基因存留时间短的载体，如非整合非复制型载体，则应选择适当的时间点对生殖腺进行检测，从而将假阳性减少到最低程度。如果确实在动物生殖腺部位检出载体序列，则进一步观察精液/生殖细胞，检测存留多长时间，并对危险性进行评价，此结果及其潜在的危险应该反映到临床批件中，以便临床研究时对受试者进行监测。另外，如果传播到血液循环中，可能要求使用任何可能的方法来进行检测。

（三）安全药理学试验

目前国际通用的安全药理核心组合试验，其核心内容包括心血管系统、中枢神经系统和呼吸系统，具体包括大鼠呼吸试验、犬心血管试验和大鼠 FOB 试验。其通常用于评价化学小分子物质，并不适用于疫苗等大分子物质。在 AIDS 疫苗的评价中，安全药理试验一般在灵长类动物重复给药期间同期开展，往往可以同时获得安全药理学心血管系统数据，如心电图、体温、血压等，此外还需开展啮齿类呼吸系统评价及神经系统自主活动评价等。如果心脏、肺脏和 CNS 系统的组织病理学未见异常，那么无需再单独进行安全药理学研究，尽管审评人员建议需要单独开展。如果单独开展安全药理学试验，主要是考虑疫苗本身特异性问题，如疫苗抗原/佐剂已知有心脏毒性（如百日咳毒素）能够键合或蓄积在心脏、肺脏或 CNS 系统中；或者疫苗特异性抗体或 T 细胞与这些组织可以发生交叉反应[1]。

（四）生殖和发育毒性试验

一般不推荐进行常规的生殖和发育毒性研究，因为在重复给药毒性试验中对生殖器官进行了组织病理学检查，从数据中可获得充分的信息。拟用于儿童的疫苗一般不用进行生殖毒性研究。除非有充分的证据证明疫苗不存在生殖毒性方面的担忧，拟用于妊娠妇女和可能妊娠妇女的疫苗应进行生殖毒性试验，FDA 要求在进入临床 III 期之前开展胚胎-胎儿和围产期毒性试验[10]。由于疫苗诱导的免疫反应主要可能影响胚胎或新生儿的发育，因此其生殖毒性试验研究一般仅考察疫苗对动物胚胎和幼仔发育的影响。疫苗的生殖毒性试验应选用敏感动物。由于试验动物的妊娠周期通常较短，为使动物在整个妊娠期间充分暴露,一般需在交配前免疫接种。免疫接种间隔一般应根据动物的免疫反应而确定,必要时应在妊娠期间进行加强免疫,以维持妊娠期间疫苗诱导的免疫反应的最大暴露量。试验观测指标至少应包括活胎数、吸收胎数、流产数、胎体重量和形态学检查,以及幼体断乳前的生存率、体重和体重增长等。必要时生殖毒性试验还应考擦脐带或胚胎血液中的母体抗体水平,以确定母体抗体的暴露量。

另外,还要关注基因载体在生殖腺的分布和对生殖细胞的影响。这可以通过检测雌雄动物生殖腺组织中 PCR 信号的存在及持续时间来进行判断。如果是阳性的结果,要进一步研究生殖细胞中是否存在基因表达产物,以及对生殖细胞基因组的整合情况,这部分研究可以结合在反复给药的毒性试验中进行。对于 AIDS 疫苗来说,疫苗的发育毒性风险一般不是考虑的主要重点。

(五) 遗传毒性和致癌性试验

常规的药物遗传毒性研究范围和类型不适用于绝大多数疫苗。利用标准的遗传毒性研究来评价工艺中污染物潜在遗传毒性也被认为是不合适的,但在有理由可能影响药物的安全性(如在连接蛋白产物中存在有机连接分子或对转移系统的某成分或杂质存在担忧,当有新的化学佐剂、稳定剂或防腐剂被用于制剂时)时,应在新发展和相关的体系中进行遗传毒性研究。Ames 试验在药物的早期研发过程中作为一个筛选实验则经常被使用。目前标准的遗传毒性组合试验包括 Ames 试验、哺乳动物细胞突变试验、体外染色体畸变和体内啮齿类微核试验。

另外,也不推荐或要求进行标准的致癌性试验研究。如果试验证明重组 DNA 分布于大部分组织或器官,而且有足够的证据证明发生整合作用,或者该类制品将长期用于控制或预防非致命性疾病时,应对该类制品的致瘤性进行研究。尤其在重组 DNA 中有与人基因同源性很高的序列或有已知的潜在的致瘤性基因序列时,更应进行致瘤性分析,建立检测方法,可以采用细胞或裸鼠的方法[22,23]。

(六) 局部耐受及刺激性试验

应重点观察疫苗的局部刺激性,疫苗的局部刺激性试验应根据临床拟用途径进行。本试验可单独进行,也可结合重复给药试验进行。另外,局部耐受作为一般毒理学研究的一部分内容,也应进行评价,通常需要重点关注临床症状及注射位点的组织学检查。

(七) 过敏试验

由于疫苗在临床上很可能引起超敏反应,因此应在临床前完成常规豚鼠主动及被动过敏试验。

(八) 其他

对于疫苗制剂中的常规添加剂如保护剂、佐剂、赋形剂等,虽然它们在已经商品化的产品中已证明是稳定安全的,但在新的疫苗中是否安全还需要讨论,因此可考虑在具体试验中增设一组除不含抗原外其余与疫苗完全一致的对照组进行试验。

四、临床前安全性评价需要考虑的共性问题

由于进行评价的此类产品大多属于一类创新型药物,因此对于它们的安全性评价均应在 GLP 实验室中进行。除此之外,还有以下几个方面的共性问题需要考虑。

(1) 对于供试品,由于一般均由具有 GMP 资质的生产厂家生产,进行评价的 GLP 实验室可能无法对其质量进行控制,因此产品质量控制应由生产厂家负责,实验室在安全评价时主要是关注其理化特性、稳定性等方面的问题。

(2) 对于相关动物的选择,既要考虑产品的特点,也要兼顾临床适应证、给药的方式(包括剂量、给药途径、给药频率及给药周期)等。根据“剂量对剂量,动物对人”的原则,一个单一适当的动物种属应该是足够的,非人灵长类动物并非一定是首选动物模型。如有条件,应该尽可能地选择相关种属的动物,也就是动物或模型对表达的基因产物和基因转运系统的生物反应要与在人体上期望出现的反应相关。当产品应用病毒载体时,所选动物种属应该对野生病毒的感染敏感。必要时可以在人类疾病的动物模型上开展基因治疗产品的安全性评价,也可以采用转基因动物或带有移植的人体组织的免疫缺陷动物。

(3) 常规毒理学研究中所涉及的临床监测指标,包括临床症状、血清生化学、血液学、组织病理学等,在对该类产品评价时也需涉及。另外,对于不同病毒载体,可能还要涉及免疫学指标或与病毒载体相关的检测指标等。

(4) DNA/RNA 的生物分布。DNA/RNA 在动物体内的生物分布,可以与毒性试验结合进行,评价的方法可以应用当前的现有技术来进行研究,鼓励使用新的技术方法,包括分子生物学、生物化学、免疫学、毒理学和组织病理学等,具体的如放射性标记、DNA 印迹(Southern Blot)、聚合酶链反应(PCR)、实时 PCR(real time PCR)、原位 PCR(*in situ* PCR)等方法。但需对所选用的方法进行验证,如灵敏度、线性、阴阳性对照等。对于所取材的样本应包括所有可能的组织,重点是给药局部组织、拟治疗部位的组织以及生殖腺部位的组织等,并在合适的条件下储存(一般在-80℃下储存)。

若存在不期望的分布时,需确定基因是否表达、是否与毒性反应有关,必要时,增加静脉注射卫星组,考察靶组织以外其他组织可能出现的毒性。若生殖腺部位出现阳性信号,原位杂交技术常被用于进一步确定生殖细胞和间质细胞中基因序列是否存在。

五、临床前安全性评价需要考虑的个性化问题

前面讨论了疫苗类产品常规评价所需要开展的试验,对于特定类型的疫苗则需要开展特殊的研究。

(一) DNA 疫苗

DNA 疫苗就是将插入并表达目的抗原基因的质粒 DNA 经各种转移途径转入机体细

胞,借用宿主细胞的表达加工合成抗原分子。US FDA 的 CBER 曾经在 1996 年颁布针对质粒 DNA 疫苗安全性研究的指南[5],在对该类疫苗进行常规评价过程中,FDA 关注的是疫苗 DNA 整合入受试者的基因组中诱发突变导致癌症发生的可能性。因此在临床前安全性评价中,通过建立组织分布试验来进行评价疫苗 DNA 整合的潜在可能性。将疫苗采用临床免疫途径(如皮下、皮内、肌肉、鼻内及静脉给药等)免疫动物,然后采集包括生殖系统在内的主要的组织脏器,使用 PCR、RT-PCR 等敏感方法进行检测,以评价 DNA 对于生殖系统及其他脏器的潜在危险。此外,对于某些核酸疫苗,尤其是整合研究结果显示能够显著整合,或 DNA 疫苗所含序列与人体基因组序列广泛同源,还需要开展致瘤性研究。另外,还需评价 DNA 疫苗免疫动物后,在动物体内出现抗 DNA 抗体及抗核抗体的情况。

(二) 以病毒或细菌或真核细胞为载体的疫苗

将编码病毒蛋白的基因插入其他活病毒或细胞基因组中并用之感染动物或人体,使外源基因在宿主细胞表达,可产生对基因产物及载体的免疫应答。US FDA 的 CBER 曾经在 1998 年颁布针对病毒载体疫苗安全性研究的指南[7],对于上述疫苗,如果要开展艾滋病疫苗的研究,则取决于所选用的 HIV 序列是否插入到非致病且保留复制能力的病毒、细菌和真核细胞中(如牛痘病毒、非致病沙门氏菌或酵母菌等),或 HIV 序列取代病毒基因从而使潜在的可致病病毒不再保留复制的能力(如假病毒载体)。对于第一种情况,需要阐明非致病载体的稳定性、传染性,所有这些信息都可以从文献报道或官方机构获得。对于第二种情况,致病性病毒载体在疫苗生产过程中发生重组的情况将是官方机构尤为关注的。此外,如果所选用的病毒载体没有复制能力,需分析其整合入细胞 DNA 中的潜在可能性,比如一些病毒载体如腺病毒及慢病毒载体,同时还要分析由于插入突变导致的致癌性风险[11,20]。

对于病毒载体的安全性,目前还没有一个公认的实验用于预测重组病毒载体的病毒毒力或致病力。当使用高浓度的病毒悬液对敏感动物进行全身给药时,有可能诱发毒性反应。因此对于病毒载体,最重要的是应该具有足够的背景知识,了解这类病毒是如何进行复制、病毒复制如何终止、任何内在的病原性和免疫原性,以及与野生病毒重组的任何危险性等。如果可能,首先应寻找敏感的动物模型或转基因动物模型,对载体颗粒进行毒性评价。可以先行评价载体颗粒的急性毒性(推荐使用兔子),目的在于在高剂量时,观察是否存在潜在的过敏反应,并看是否有中性粒细胞的增殖,同时还需要测定动物体内抗病毒结合抗体的情况[12~15]。

(三) 灭活病毒疫苗

对于灭活疫苗所需要的专门试验研究很简单,主要是确定病毒被完全灭活。CBER 要求病毒要被全部杀死,因为目前无人知道能够感染人的 HIV-1 病毒接种物的底限。对于灭活病毒疫苗,是否被完全灭活是具体生产的问题,在临床前安全评价过程中,仍然关注其在动物体内的组织分布和持续时间、动物本身对于病毒颗粒蛋白的结合抗体生成情况,以及病毒疫苗对于机体 $CD4^+/CD8^+$ 的影响[13,14]。

(四) 假病毒疫苗

假病毒疫苗主要具有真病毒颗粒的许多特性,但又不是真病毒,在免疫反应上假病毒与真病毒具有相似性,且要求假病毒无法优先结合特异性的核酸序列(例如,DNA 或 RNA 所编码的蛋白能够作为假病毒)。由于 HIV Gag 蛋白含有一个包装信号,能够与 HIV RNA 中特异的核酸序列结合,因此可以用假病毒模拟 Gag 蛋白和 HIV RNA。在临床前安全评价过程中,除去常规的毒理学试验设计外,也要关注其在动物体内的组织分布和持续时间,以及可能的病毒复制能力的情况。

(五) 蛋白类疫苗和亚单位疫苗

蛋白类疫苗和亚单位疫苗,即重组的病毒膜蛋白单体或多肽,是由一种或一种以上 HIV 蛋白的非传染性颗粒构成,有包装的逆转录病毒核酸序列,故安全性良好。在对其评价过程中,主要考虑疫苗特异性抗体,以及由于疫苗抗原可能导致的机体毒性。

(六) 佐剂

佐剂作为改善机体对疫苗抗原的免疫应答已经有几十年的应用历史了。疫苗中加入佐剂的目的是为了加强抗原的免疫原性和免疫保护效果,表现为增强特异性抗原的特异性体液免疫和/或细胞免疫反应,从而可以提高特异性抗体的产生或/和特异性细胞免疫功能,减少有效免疫接种所需的抗原量,减少需要加强免疫接种的频率,提高早期免疫应答和免疫功能不全者的应答成功率等。以氢氧化铝和磷酸铝为代表的铝佐剂至今仍然是我国被批准合法使用的人用疫苗佐剂,欧盟近年来批准的单磷酰脂 A(MPL)和铝盐混合物 AS04 取得作为乙肝疫苗佐剂的上市许可,意大利批准了加入 MF59C. 1 佐剂的亚单位流感疫苗用于老年人群的预防接种。

如果在疫苗中使用了新的有潜在毒性的佐剂成分,则需要对该佐剂单独进行更详细的毒性试验研究,视同新化合物进行要求。此外,除了评价佐剂自身安全性,还需要评价抗原/佐剂与单独成分相比是否在动物模型上促进不良反应的发生。对于使用种属特异性蛋白作为新佐剂(如细胞因子),还需要考虑种属特异性反应,还要评价疫苗中佐剂与所有抗原成分的相容性(如无免疫干扰等)[16,25]。

第三节 主要的方法学研究

目前对艾滋病疫苗临床前评价的方法学研究主要包括对免疫毒性和免疫原性指标的检测。其中包括疫苗或病毒载体在组织中的分布检测、特异性的中和抗体检测、特异性的细胞免疫检测等[26,27]。

一、疫苗或病毒载体在组织中的分布检测

对于疫苗或病毒载体在组织中的分布研究,目前比较关注的是如何对整合进入宿主

基因组及在生殖器官表达的疫苗或病毒载体 DNA 进行准确检测。具体方案是：首先选择研究动物，一般选择小鼠或大鼠，免疫途径主要是肌肉注射、皮下注射。免疫结束后，剪下注射部位肌肉或皮肤用于整合研究；采集肌肉、淋巴结（包括腹股沟、颈部、腹腔等）、血液、生殖系统（如睾丸、附睾、阴茎、前列腺、卵巢、阴道、子宫等）用于组织分布研究。宿主 DNA 整合试验常规程序包括：使用市售的商品化 DNA 提取试剂盒将基因组 DNA 分离和纯化；PCR 方法分析 DNA 提取物，并采用 β-肌动蛋白基因作为内部标准对照，用琼脂糖凝胶电泳分析 PCR 产物；同期使用待检疫苗动物处理样品 DNA，用实时荧光定量 PCR 检测，如果未发现荧光信号，表明没有整合。整个试验系统的实时 PCR 灵敏度应该足够灵敏。组织分布试验一般采用 RT-PCR 方法，首先使用商品化试剂盒制备各种组织的 mRNA，然后针对编码序列如 gag、env、pol、vif-nef-tat 等进行 RT-PCR 扩增获得 PCR 产物，最后琼脂糖凝胶电泳分析各种时间点 mRNA 的表达，以确定待检疫苗在各种组织中是否有分布，如果有分布，需要提供具体的拷贝数。另外，在开展试验前，需要建立经过验证的检测方法，并提供系统的检测限、定量限等。

二、特异性的中和抗体的检测

由于中和抗体的检测涉及病毒，尤其是对于 HIV-1 病毒，因此临床前安全评价中对于中和抗体的检测主要由疫苗研制单位来开展。具体的方法目前已经有多种报道[28]，现对其中主要的方法进行简单概述。

（一）病毒感染试验

（1）MT 细胞杀伤试验：MT 是 $CD4^+$ 阳性的人淋巴细胞系，可以感染使用 CXCR4 辅助受体的 HIV 毒株并产生细胞病变。首先将中和抗体样本加热灭活补体，将病毒按一定滴度与系列稀释的中和抗体样本于 37℃ 共孵育 1h，然后加入 MT 细胞，其中设立已知中和滴度的阳性对照孔作为检测标准。当对照孔病变达到 70% ~100% 时，用中性红染色测定活细胞数量。中和滴度表示为保护 50% 细胞免受病毒杀伤的血清稀释度。用观察病变的方法确定中和滴度时，由于镜检操作者的影响而难以准确定量，因而 MT 细胞杀伤试验有一定局限性。

（2）PBMC 细胞杀伤试验：几乎所有的病毒都可以感染 PBMC 细胞，并且 PBMC 细胞不表达补体受体，不受样本中未灭活的补体影响。将病毒按一定滴度与系列稀释的中和抗体 37℃ 共孵育，然后加入刺激后的 PBMC 细胞，其中设立已知中和滴度的阳性对照孔作为检测标准。检测方法是通过检测培养上清的 P24 抗原来检测细胞受感染的情况。中和滴度是相对于阴性对照 P24 抗原合成减少 80% 时的血清样本稀释度。

（二）假病毒评价体系

随着人们对病毒感染复制过程研究的深入，人为地加入报告蛋白基因改造病毒，形成假病毒，可用假病毒系统建立中和抗体的检测方法。常用的报告蛋白有 β-半乳糖苷酶、绿色荧光蛋白（GFP）、荧光素酶。其要求简单，易于操作。

(1) β-半乳糖苷酶报告基因测定法:该方法是利用 MuLV 蛋白和 HIV-1 ENV 蛋白共表达形成携带 β-半乳糖苷酶报告基因的病毒颗粒,并感染表达 CD4 的细胞系(如 C8166 细胞或 MT4 细胞)。将病毒颗粒和中和抗体共孵育过夜后感染 CD4 细胞,2 天后检测 β-半乳糖苷酶活性。

(2) 绿色荧光蛋白(GFP)报告基因测定法: 将携带绿色荧光蛋白基因的 HIV 假病毒载体和中和抗体共孵育后,感染表达 CD4、CCR5 的 HOS 靶细胞,并设置未加中和抗体的对照。用流式细胞仪对靶细胞中的荧光细胞进行计数和荧光强度分析,得到中和抗体作用强度。

(3) 荧光素酶报告基因测定法: 荧光素酶报告基因测定法就是通过检测荧光值的强度来测定中和抗体的作用强度。假病毒感染表达 CD4、CCR5、CXCR4 的 TZM-bl 细胞,并诱导细胞内荧光素酶的表达,感染细胞的假病毒越多,则诱导表达的荧光素酶越多,荧光值越高。

三、特异性的细胞免疫检测

由于 HIV 疫苗主要是作用机体免疫系统,因此对于目前常用的以流式细胞仪为检测基础的淋巴细胞增殖试验、有丝分裂原刺激增殖试验、细胞因子流式细胞术、酶联免疫斑点(ELISPOT)等细胞免疫检测技术,也常应用于 HIV 疫苗临床前安全评价过程中[18,24,28~30]。

(一) 淋巴细胞增殖试验

T 淋巴细胞是通过本身的增殖和激活来应对抗原的刺激,检测淋巴细胞的增殖能力可以反应细胞的分化、成熟以及整体的免疫功能。但 T 淋巴细胞有多种群体,不同群体可针对不同的抗原发生特异性的免疫反应,主要是通过抗原提呈细胞(APC)表面 HLA 分子的关联表位与 T 淋巴细胞上的 T 细胞受体(TCR)相互作用而产生抗原特异性的增殖反应,因此检测针对特异性抗原的淋巴细胞的增殖反应,可以评价疫苗所诱导的细胞免疫水平。流式细胞仪用于细胞增殖的检测已有多年了。目前开发出一些染料可以对细胞质或细胞膜进行染色,通过流式细胞仪对染色后的细胞进行检测。检测的基本原理是细胞所吸收染料的量会在细胞的有丝分裂所形成的子细胞之间进行均一的分配,因此经过每一次细胞分裂,其数量都是减半的。CFSE 是这类染料中常用的一种。CFSE 可以扩散到细胞中,但只有细胞的酯酶裂解 CFSE 分子中的羧基基团时才能发出荧光。CFSE 的琥珀基团分子可以共价结合到细胞质中的氨基基团,而且其结合分子可以在子细胞之间平均分配,因此结合 CFSE 染色以及免疫分型共同分析可以比较细胞增殖的动态变化。

(二) 有丝分裂原刺激增殖试验

有丝分裂原刺激增殖反应在免疫毒理学和临床免疫学中广泛采用,它是在体外模拟了体内抗原特异性刺激后淋巴细胞的激活和增殖。采用全血可以容易地进行淋巴细胞增殖的体外刺激。体外抗原特异性或者有丝分裂原非特异性的淋巴细胞活化会导致钙内流、蛋白激酶 C 活化、磷脂合成以及 DNA 合成和细胞分裂终止。因此,外源物质干扰上述过程就可能改变有丝分裂原诱导的淋巴增殖,该试验对检测免疫毒性物质是很好的体外检测系统的候选试验。

(三) 细胞因子流式细胞术

胞内因子染色(intracellular cytokine staining,ICS)又称为细胞因子流式细胞术(cytokine flow cytometry,CFC),它弥补了 ELISA 仅能对培养上清中的细胞因子进行定量而不能对 T 细胞内细胞因子进行定量的缺陷,目前已广泛地应用于 HIV 细胞免疫研究、疫苗的开发及临床评价中。当 T 细胞被抑制分泌的药物处理后,经抗原刺激产生的细胞因子就在细胞浆内不断累积。细胞经固定和破膜处理后,抗细胞因子的荧光抗体结合到胞内而表面抗原的检测仍可以通过直接加入荧光标记的抗体,同时确保静止与无细胞因子分泌细胞的最小荧光背景,最后用流式细胞仪进行检测。用多种荧光标记单克隆抗体可在一种细胞内同时测定多种不同的细胞因子。ICS 的操作相对简单,自动化程度较高,检测结果更接近实际的抗原特异性 T 细胞的数目。

(四) 酶联免疫斑点(ELISPOT)检测技术

酶联免疫斑点技术是利用 ELISA 技术的基本原理,从单细胞水平检测分泌抗体或分泌细胞因子细胞的一种细胞免疫学检测技术。它将抗原或特异性单抗预先包被在贴有 PVDF(聚偏氟乙烯)膜或硝酸纤维素膜的 96 孔微孔板上,将经适量抗原刺激后的免疫细胞加入微孔中,于 37℃、5% CO_2 孵箱中孵育,捕获抗原或抗体与免疫细胞分泌出的抗体或细胞因子结合,将细胞和未结合的成分洗掉后,加入酶标记的单抗或多克隆抗体,与被检测的抗体或细胞因子结合。加入底物后,可在有相应抗体、细胞因子的位置产生有色斑点,每个斑点代表一个分泌抗体或细胞因子(IL-2/IFN-γ 和 IL-4 等)的细胞。ELISPOT 检测的是可释放细胞因子的活化 T 淋巴细胞的数目。抗原刺激物可以是肽或者蛋白质,抗原提呈细胞有外周血单核细胞、树突状细胞或者肿瘤细胞系,检测的指标可以是各种细胞因子或者颗粒酶 B 等。

(王三龙)

参 考 文 献

[1] Wayne C K, Patricia K, Ian D G. AIDS Vaccine Development Challenges and Opportunities. Caister Academic Press, 2007.

[2] 预防用生物制品非临床安全性评价技术审评一般原则. 国家食品药品监督管理总局药品审评中心. 2005 年 12 月.

[3] WHO Guidelines on Preclinical Evaluation of Vaccines. 2003. http://www. who. int/biologicals/publications/nonclinical_evaluation_vaccines _nov _2003. pdf.

[4] ICH (1995): Preclinical safety evaluation of biotechnology-derived pharmaceuticals. http://www. ich. org/fileadmin/Public_Web_Site/ICH_Products/Guidelines/Safety/S6_R1/Step4/S6_R1_Guideline. pdf.

[5] U. S. FDA/CBER (1996). Guidance for Industry: Considerations for Plasmid DNA http://www. fda. gov/BiologicsBloodVaccines/ GuidanceComplianceRegulatoryInformation/Guidances/Vaccines/ucm074770. html.

[6] EMEA (1998): Note for Guidance on Preclinical Pharmacological and Toxicological Testing of Vaccines. (CPMP/SWP/465/95).

[7] U. S. FDA/CBER (1998). Guidance for Industry. Guidance for Human Somatic Cell Therapy and Gene Therapy. http://www. fda. gov/biologicsbloodvaccines/guidance complianceregulatoryinformation/guidances/cellularandgenetherapy/ucm072987. html.

[8] EMEA (1998): Points to Consider on Human Somatic Cell Therapy (CPMP/BWP/41450/98).

[9] EMEA (1998): Notes for Guidance on Pharmaceutical and Biological Aspects of Combined Vaccines (CPMP/BWP/477/98).

[10] U. S. FDA/CBER(2000). Guidance for Industry. Considerations for Reproductive Toxicity Studies for Preventative Vaccines for Infectious Disease Indications(draft). http://www. fda. gov/downloads/biologicsbloodvaccines/guidancecompliianceregulatoryinformation/guidances/vaccines/ucm092170. pdf.

[11] ICH(2006). ICH Considerations for General Principles to Address the Risk of Inadvertent Germline Integration of Gene Therapy Vectors.

[12] U. S. FDA/CBER(2002). Workshop on Non-clinical Safety Evaluation of Preventive Vaccines: Recent Advances and Regulatory Considerations (Proceedings).

[13] EMEA (2001): Points to Consider on the Development of Live Attenuated Influenza Vaccines (CPMP/BWP/2289/01).

[14] EMEA (1999). Note for guidance on the quality, preclinical and clinical aspects of gene transfer medicinal products. CPMP/BWP/3088/99.

[15] EMEA(2002): Note for Guidance on the Development of Vaccinia Virus Based Vaccines Against Smallpox (CPMP/1100/02).

[16] EMEA(2004): Guideline on Adjuvants in Vaccines (CPMP/VEG/17/03/2004).

[17] U. S. FDA/CBER(2006). Supplemental Guidance on Testing for Replication Competent Retrovirus in Retroviral Vector Based Gene Therapy Products and During Follow-up of Patients in Clinical Trials Using Retroviral Vectors; http://www. fda. gov/cber/guidelines. html.

[18] 艾滋病疫苗临床研究技术指导原则. 国家食品药品监督管理总局. 2003 年 3 月 20 日.

[19] 联合疫苗临床前和临床研究技术指导原则. 国家食品药品监督管理总局. 2005 年 10 月 14 日.

[20] 预防用以病毒为载体的活疫苗制剂的技术指导原则. 国家食品药品监督管理总局. 2003 年 3 月 20 日.

[21] 预防用 DNA 疫苗临床前研究技术指导原则. 国家食品药品监督管理总局. 2003 年 3 月 20 日.

[22] Francois V. Non-clinical vaccine safety assessment. Toxicology, 2002, 174: 37-43.

[23] Dempster A M. Nonclinical safety evaluation of biotechnologically derived pharmaceuticals. Biotechnology Annual Review, 2000, 5:221-251.

[24] Deborah H F, Loudon P, Schmaljohn C. Preclinical and clinical progress of particle-mediated DNA vaccines for infectious diseases. Methods, 2006, 40:86-97.

[25] Goldenthal K L, Cavagnaro J A, Alving C R, et al. Safety Evaluation of Vaccine Adjuvants: National Cooperative Vaccine Development Meeting Working Group. AIDS Res Hum Retroviruses, 1993, Vol. 9: S47-51, Suppl. 1.

[26] Gerald J S. AIDS UPDATE 2005, An Annual Overview of Acquired Immune Deficiency Syndrome. ISBN 0-8053-7310-1. PEARSON, Benjamin Cummings

[27] Christ M. Preclinical evaluation of gene transfer products: safety and immunological aspects. Toxiclolgy, 2002, 174: 13-19.

[28] Albert J, Abrahamsson B, Nagy K, et al. Rapid development of isolate-specific neutralizing antibodies after primary HIV-1 infection and consequent emergence of virus variants which resist neutralization by autologous sera. AIDS, 1990, 4 (2):107-112.

[29] Czerkinsky C, Moldoveanu Z, Mestecky J, et al. A novel two colour ELISPOT assay. I. Simultaneous detection of distinct types of antibody-secreting cells. Journal of immunological methods, 1988, 115(1):31-37.

[30] Boaz M J, Hayes P, Tarragona T, et al. Concordant proficiency in measurement of T-cell immunity in human immunodeficiency virus vaccine clinical trials by peripheral blood mononuclear cell and enzyme-linked immunospot assays in laboratories from three continents. Clin Vaccine Immunol, 2009, 16(2):147-155.

第十九章　载体中和抗体对载体疫苗的影响及检测方法

目前,以病毒为载体的艾滋病疫苗研究越来越受到研究人员的青睐。病毒载体主要包括各种类型的痘苗病毒、腺病毒和腺相关病毒等基因工程减毒株和细胞传代减毒株[1~3],主要优点包括:

(1) 外源基因携带容量大;

(2) 可形成稳定的病毒重组体;

(3) 具有广谱的宿主和细胞嗜性,能感染分裂期和非分裂期细胞;

(4) 外源基因表达效率高;

(5) 诱导的免疫反应和病原体自然感染特点相似;

(6) 具有皮下、肌肉、血液以及黏膜等多种有效的免疫方式。

研究早期,研究人员将精力集中在载体疫苗的安全性和免疫保护效果评价领域,开发出一系列在小鼠或非人灵长类动物模型上安全有效的病毒载体候选疫苗。但是,疫苗学者忽略了一个关键性的问题:临床前研究所采用的均是无特殊病原体的实验动物,均处于一种无免疫背景的状态,而疫苗接种者却是一个复杂的人群,各种病毒的自然感染和相关载体疫苗的免疫接种,致使人群中产生不同水平的针对各种病毒载体的中和抗体,这种抗体对再次接种的同源载体疫苗称为预存抗体,其对同源性载体疫苗的免疫接种将产生什么影响? 5 型腺病毒(adenovirus type 5, Ad5)载体疫苗临床研究给了我们明确的答案:恒河猴模型研究表明,rAd5-SIVgag 疫苗诱导了较强水平的细胞免疫反应,并能对 SHIV89.6P 病毒的感染产生有效性保护[4];但是,IIb 期临床研究表明,疫苗接种者提高了 HIV-1 病毒感染的敏感性,统计分析表明与 Ad5 载体预存抗体水平呈现相关性[5,6]。

疫苗动物模型和临床研究结果的强烈反差提示我们:动物模型研究并不能完全模拟人体试验的各种情况,不完善的动物实验设计只能给予片面的指导意见,甚至是完全错误的。其中,病毒载体预存抗体的影响特点和机制研究就没有受到足够的重视。因此,后续疫苗研究应在结合预存抗体对疫苗的影响及人群中预存抗体流行特点的基础上,综合考虑各类疫苗的安全性和有效性问题。

第一节　预存中和抗体对载体疫苗的影响

近几年,研究人员从小鼠模型、非人灵长类动物模型和人体临床试验三个层面,探讨了预存抗体对各种病毒载体的影响效果和机制,主要采用病毒载体主动免疫和中和抗体被动免疫两种方式,对病毒载体转导、表达和整合等环节的影响特点进行分析,发现了预存抗体影响疫苗效率的两种方式:①抑制载体疫苗的表达效率和免疫反应;②直接提高 HIV-1 病毒的感染敏感性。

一、小鼠模型中预存抗体影响机制研究

(一) 预存抗体影响病毒载体的表达效率

预存抗体可以阻断病毒载体与细胞受体结合等感染过程,限制体内组织中的病毒感染量,从而降低重组病毒的表达量和免疫反应[7]。Marina 利用小鼠模型研究了预存抗体对于 AAV2 病毒载体的表达抑制特点。首先,将 AAV2-LacZ 病毒感染 C57BL/6 小鼠模型诱导预存抗体;随后,用相同剂量和方式接种 AAV2-hFIX 重组病毒后发现,所有动物均表现出 hFIX 因子表达抑制的特点,表明预存中和抗体可以显著影响 AAV2 载体疫苗的应用[8]。另外,涂伶俐通过抗体被动免疫分析发现,具有 AAV6 中和活性的猴血清可以抑制 rAAV6 重组病毒在 C57BL/6 小鼠体内的转导效率,其中 NAb>1∶20 的血清能够完全阻断 rAAV6 的体内转导水平[9]。

(二) 预存抗体-表达抑制呈现剂量效应关系

Petry 将不同剂量 rAAV1-luc 肌肉途径感染 C57Bl/6 小鼠,产生了对应滴度水平的预存抗体。4 ~8 周达到峰值后肌肉途径免疫高剂量 rAAV1-IFNβ 病毒载体,发现 IFN-β 因子的表达抑制程度和预存抗体水平呈现剂量效应关系;而脑内接种 rAAV1-IFNβ 病毒载体后未发现表达抑制特点,原因为肌肉感染 rAAV1-luc 病毒后未在脑脊液中产生预存抗体[10]。此外,Sumida 将不同滴度的 Ad5 免疫血清经尾静脉被动接种到 BALB/c 小鼠体内,获得了预存抗体滴度和 Ad5 病毒免疫抑制程度相关性的直接证据。

二、非人灵长类动物模型中预存抗体影响机制研究

基于遗传背景方面的优势,利用恒河猴模型开展预存抗体对病毒载体影响机制研究,能更加逼真地反映人体内的自然过程。Casimiro 利用恒河猴模型分析了 Ad5 病毒预存抗体抗载体反应特点,首先肌肉途径接种 1 针或 3 针 1×10^{10} VP 剂量的 Ad5 病毒空载体,诱导 1∶30 ~810 的中和抗体水平,接近正常人群中流行的抗体水平范围,然后相同途径接种 1×10^{11} VP 剂量的 Ad5-HIVgag 重组病毒,发现 Gag 特异性细胞免疫水平相比对照组显著下降,并与 1×10^{9} VP 剂量的 Ad5-HIVgag 重组病毒在没有预存抗体的情况下诱导的免疫反应水平相当[11]。研究表明,中和抗体主要针对 Ad5 病毒衣壳的六联体蛋白(hexon),其次是纤毛蛋白(fiber)。中和抗体通过封闭游离病毒、阻断其进入细胞的途径,降低外源基因的表达和抗原提呈的水平。绝大部分病毒无法逃避中和抗体的阻断,从而无法诱导足够强的免疫反应或对同源性载体的免疫反应进行加强。

三、疫苗临床试验中预存免疫影响机制研究

动物模型研究阐述了预存抗体对于载体免疫反应的抑制特点,这无疑会削弱病毒载体疫苗的保护效力。但预存抗体反应是否会导致 HIV 病毒感染率的升高?同时,疫苗保

护效力的下降是否仅仅是免疫反应受到抑制所导致?

Merck 公司在其开展的 Ad5 载体 HIV-1 单价疫苗(Ad5-gag)和三联疫苗(Ad5-gag/pol/nef)的Ⅰ期临床研究中,同样发现了 Ad5 载体疫苗免疫反应强度与 Ad5 预存抗体水平负相关的现象[12,13]。Ⅱb 期临床研究报告表明,疫苗虽然在大部分接种者(77%)体内可以诱导 IFN-γ 分泌性 HIV 特异性 $CD8^+$T 细胞反应,却不能降低人体 HIV-1 感染后的病毒载量水平[14];而且,具有高 Ad5 预存抗体本底的人群中 HIV-1 感染率相比安慰剂组提高 2 倍以上[5]。分析表明,Ad5 预存抗体高本底水平是导致疫苗接种者感染 HIV 风险升高的主要因素之一,其可能的影响机制包括以下几种。

(1) 保护性抗原表达抑制说:Watkins 认为 Ad5 载体疫苗缺乏免疫保护的主要原因是,大量人群已感染 Ad5 病毒并产生免疫反应,预存抗体能够抑制 Ad5 病毒颗粒的数量以及外源基因的表达量,HIV 特异性 ELISPOT 反应和 Ad5 预存抗体水平之间呈现显著的负相关关系[15,16]。

(2) $CD4^+$记忆性 T 细胞反应活化说:Girard 和 Benlahrech 分析原因可能与 Ad5 特异性 $CD4^+$记忆性 T 细胞反应有关。这种细胞具有黏膜归巢特性,且再次接触 Ad5 载体后快速激活并表达 CCR5 受体,形成大量的 HIV 敏感性细胞[17,18]。但是,Hutnick 和 O'Brien 对此解释提出异议,认为预存抗体与 Ad5 病毒疫苗形成的一种免疫复合物可能是罪魁祸首[19,20]。

(3) 树突状细胞活化说:Perreau 发现在 Ad5 抗体预存的情况下,Ad5 载体诱导树突状细胞(DC)的成熟度更高,表现为 CD86 分子的表达量上升、细胞内吞作用下降,以及肿瘤坏死因子(TNF)和Ⅰ型干扰素因子的表达激活。而活化的 DC 细胞诱导了高水平 Ad5 特异性溶细胞性 $CD8^+$T 细胞的激活。因此,预存抗体可能通过激活 DC-T 细胞连锁系统导致 HIV-1 感染敏感性的升高[21]。

四、预存抗体对异源性载体的影响机制研究

Ad5 和 AAV2 等多种载体人群预存抗体背景很高,因此应重视其对异源性载体的交叉反应特点,这对于稀有型病毒载体的应用具有指导意义。

(一) Ad5 预存抗体对稀有型腺病毒载体的交叉反应分析

Ad35 是较稀有的腺病毒血清型,大部分地区人群感染率在 7% 以下。Barouch 发现高水平的抗 Ad5 血清无法有效抑制 rAd35-Gag 病毒的细胞免疫反应。分析表明,Ad5 病毒利用长且柔软的纤毛蛋白与细胞受体结合,而 Ad35 病毒纤毛蛋白较短且更加刚硬。另外,Ad35 病毒 CD46 新型受体的发现表明两种病毒具有不同的细胞嗜性和细胞内迁移途径[22]。另外,与 Ad5 病毒没有交叉反应的新型腺病毒还有 Ad11,细胞感染分析表明 Ad11 和 Ad35 病毒具有非常相似的细胞嗜性,且在平滑肌细胞和心血管组织等原代细胞中的转导效率明显高于 Ad5 病毒[23]。

(二) 各种 AAV 血清型之间抗体交叉反应分析

Liu 等对 AAV1、AAV2、AAV5 和 AAV8 小鼠免疫血清进行的交叉反应分析表明,4 种

载体之间不存在明显的交叉反应特点(图 19.1),为 AAV5 稀有型病毒载体的应用提供了参考数据。

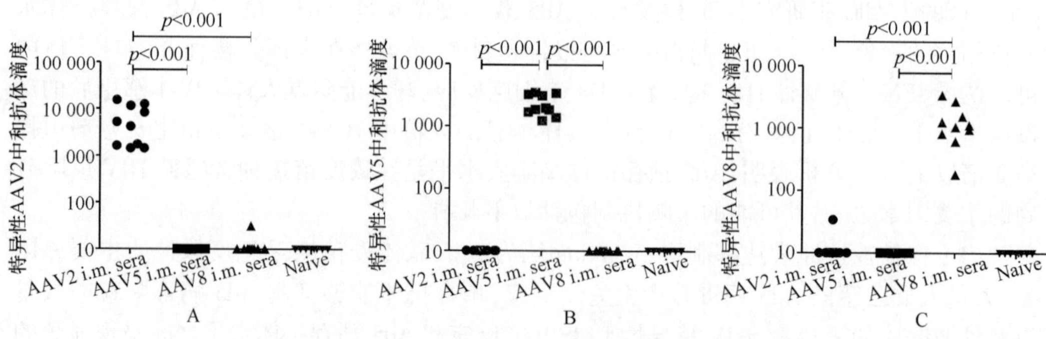

图 19.1　三种 AAV 病毒中和抗体交叉免疫反应分析

第二节　各种载体中和抗体的检测方法

针对各种病毒载体建立的中和抗体检测方法主要包括两类:传统方法基于病毒复制抑制原理,而新型方法基于报告基因表达抑制原理,检测对象分别为感染性病毒颗粒数和报告基因表达量。两类方法具有很强的相关性,但因表达抑制法具有灵敏度高、操作简单且检测通量高的优势受到研究人员的青睐,逐渐取代传统方法成为主流的检测手段。

一、传统的以病毒复制抑制为基础的检测方法

复制抑制法是各种病毒中和抗体检测方法的“金标准”,主要包括痘病毒噬斑抑制法(PRNT)、腺病毒细胞病变观察法(CPE)[24]和 MTT 比色法(MTT)[25]。

(一) 病毒复制抑制法原理

以噬斑法为例介绍病毒复制抑制法的一般原理。痘病毒噬斑抑制法(plaque reduction neutralization test,PRNT)经历了三个发展阶段[26]:

(1) 兔皮肤划痕接种法;

(2) 绒毛尿囊膜接种法;

(3) 组织培养的噬斑抑制检测方法。

方法演化过程中,对病毒稀释度、细胞类型、培养基、培养时间和温度等各种参数不断的进行组合和评价。Katz 建立的经典噬斑抑制法被认为是痘病毒中和抗体检测的“金标准”,原理是一个感染性病毒颗粒对应一个噬斑,通过检测不同稀释度血清样品所产生的病毒噬斑下降程度来定量待测样品 50% 或 90% 抑制率的中和抗体滴度[27]。

(二) 噬斑抑制法特点

优点:灵敏度高、特异性好,结果直接且可重复。

缺点：需要长时间多轮病毒复制形成噬斑（检测周期为5～7天），操作繁琐、检测通量低、结果需人工判读主观性强，低稀释度血清中EDTA等成分可能对噬斑形成产生影响[27]。

（三）噬斑抑制法操作步骤

（1）血清56℃灭活60min，6000g离心3min。

（2）用含3% DMEM胎牛血清的培养基按1∶20、1∶100、1∶500、1∶2500、1∶12 500，依次5倍稀释血清。

（3）将400PFU/ml病毒400μl与各稀释度400μl血清混合，37℃孵育1h。

（4）600μl混合液加入CEF细胞或Vero细胞中，37℃孵育2h。

（5）倒掉液体，用含3%胎牛血清的DMEM培养基洗1～2次。

（6）加2ml含0.5%甲基纤维素3%胎牛血清的DMEM半固体培养基，37℃、5% CO_2培养。

（7）4～5天后使用结晶紫染色，记录各孔噬斑数。

（8）计算能抑制50%痘苗病毒的滴度对应的血清稀释度，即为中和抗体效价。

二、新型的以报告基因表达抑制为基础的检测方法

多项比较研究表明，两种原理的方法具有很强的相关性，但因表达抑制法具有灵敏度高、操作简单、周期短且检测通量高等优势，逐渐成为主流的中和抗体检测手段。

（一）表达抑制法原理

以痘病毒化学发光法为例介绍表达抑制法的一般原理：本方法是基于血清抗体针对重组病毒萤火虫萤光素酶报告基因表达抑制特点而建立的。将rTV-Fluc病毒感染Vero细胞后表达萤火虫荧光素酶，催化底物萤光素产生发光反应。由于发光值和感染Vero细胞的rTV-Fluc病毒量呈正比例关系，因此可以通过微孔板光度计读取的发光值反映病毒感染剂量（图19.2A）。如待测血清中含有的痘病毒中和抗体，可以封闭rTV-Fluc病毒表面的细胞受体，导致无法检测到酶促发光反应（图19.2B），将检测的血清样品发光值和病毒对照发光值之间对比分析，得到待测样品对rTV-Fluc病毒的中和抑制率（图19.2C）。通过对每份样品的倍比稀释，获得大于50%或90%中和抑制率的最大稀释倍数，即为每份样品的50%或90%痘苗病毒特异性中和抗体滴度。

方法的定量基于两项原理：①重组病毒吸附细胞的数量和报告基因表达量成正比[28]；②分泌型报告基因方法中，培养上清中报告基因的表达量和细胞内报告基因mRNA和蛋白质的量成正比[29]。

（二）表达抑制法报告基因类型

表达抑制法主要包括两类报告基因：酶促化学发光法检测基因和荧光法检测基因。

（1）酶促化学发光法检测基因：萤火虫萤光素酶（firefly luciferase，Fluc）基因[30]、分泌型碱性磷酸酶（secreted alkaline phosphatase，SEAP）基因[31]和β半乳糖苷酶（β-galact-sidase，β-gal）基因[32]等；

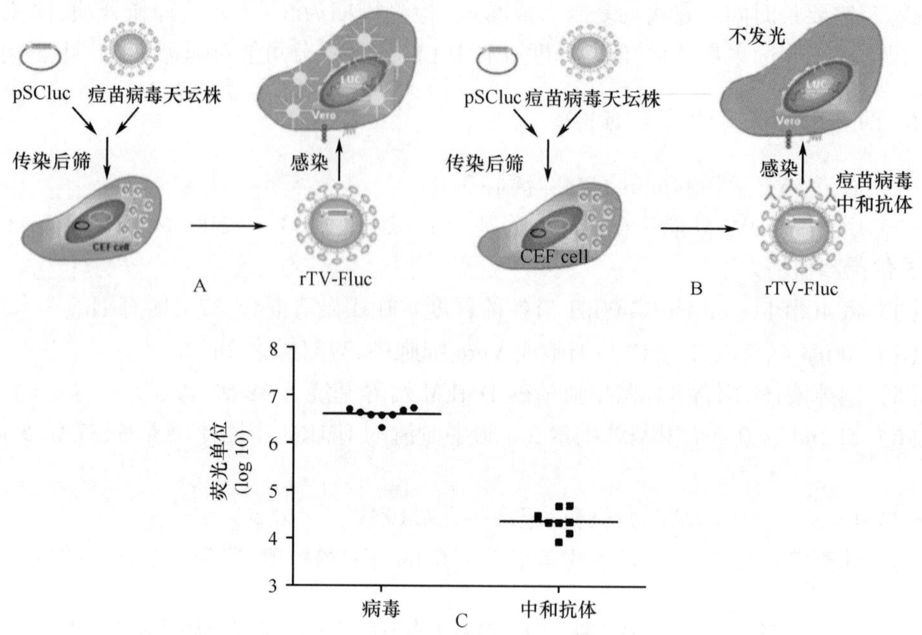

图 19.2　化学发光法痘苗病毒中和抗体检测方法原理

（2）荧光法检测基因：绿色荧光蛋白基因（green fluorescence protein，GFP）[33]。

（三）报告基因表达抑制法的特点

总体而言，两类方法之间具有不同的优缺点（表 19.1）。

表 19.1　各种报告基因表达抑制法特点

报告基因	检测周期	底物	检测量	分析仪器	检测灵敏度	线性范围	特点
化学发光法							
萤火虫萤光素酶（Fluc）基因	<24h	luciferin	高通量	化学发光仪	2 fg	宽	发光信号稳定时间长，操作简单
分泌型碱性磷酸酶（SEAP）基因	<24h	CSPD	高通量	化学发光仪	33 fg	较窄	上清可被用于表达动态性研究或非侵入性研究
β 半乳糖苷酶（β-gal）基因	<24h	X-gal	高通量	酶标仪	8 fg	较窄	线性范围较窄需要对上清进行稀释
荧光法							
绿色荧光蛋白（GFP/EGFP）基因	<24h	无	高通量	流式细胞仪/荧光显微镜	2 pg	较窄	操作半自动化，繁琐

（1）各类报告基因灵敏度差异明显，化学发光法检测灵敏度比荧光法高 10 以上，比显色法高 80 ~ 100 倍[29]。

（2）各种方法的线性范围差异较大，病毒浓度和报告基因表达之间线性相关关系成立的依据来源于“1 病毒粒子-1 转导现象”的理论[34]。但是，线性范围取决于受体结合、侵入、入核和表达等多方面功能特点[35]。

（四）痘病毒化学发光法操作步骤

（1）样品处理：血清 56℃ 灭活 60min，6000g 离心 3min。

（2）血清稀释：96 孔细胞培养板中 3 倍稀释血清（1∶10 倍开始），终体积 100μl，设立阴、阳性对照。

（3）病毒中和：每孔加入 50μl 含 400 pfu rTV-Fluc 病毒，37℃孵育 1h。

（4）病毒复制：加入 100μl 30 000 Vero 细胞，37℃、5% CO_2 孵育 24h。

（5）加入底物：丢弃 150μl 上清，加入 100μl 萤光素酶底物，避光反应 2min。

（6）发光值检测：通过微孔板光度计读取发光值。

三、各种中和抗体检测方法的比较

（一）传统噬斑抑制法和新型化学发光法比较

Liu 等建立了高通量的化学发光法痘苗病毒中和抗体检测方法，并与传统的噬斑抑制法进行了平行比较[36]。本研究使用痘苗病毒天坛株免疫的高效价兔血清作为阳性对照，选用 20 份正常人血清和 14 份痘苗病毒免疫鼠血清进行相关性分析（图 19.3A），结果如下。

（1）化学发光法特异性强：10 份<20 岁人血清两种方法检测均为阴性，这和我国 1980 年停止痘苗病毒天花疫苗接种情况相符。另外 9 份人血清和 3 份鼠血清两种方法检测均为阴性。

（2）化学发光法灵敏度更高：化学发光法检测灵敏度高于噬斑抑制法，分别为 12/34 和 10/34。其中，2 份小鼠血清化学发光法检测抗体阳性而噬斑抑制法检测阴性。

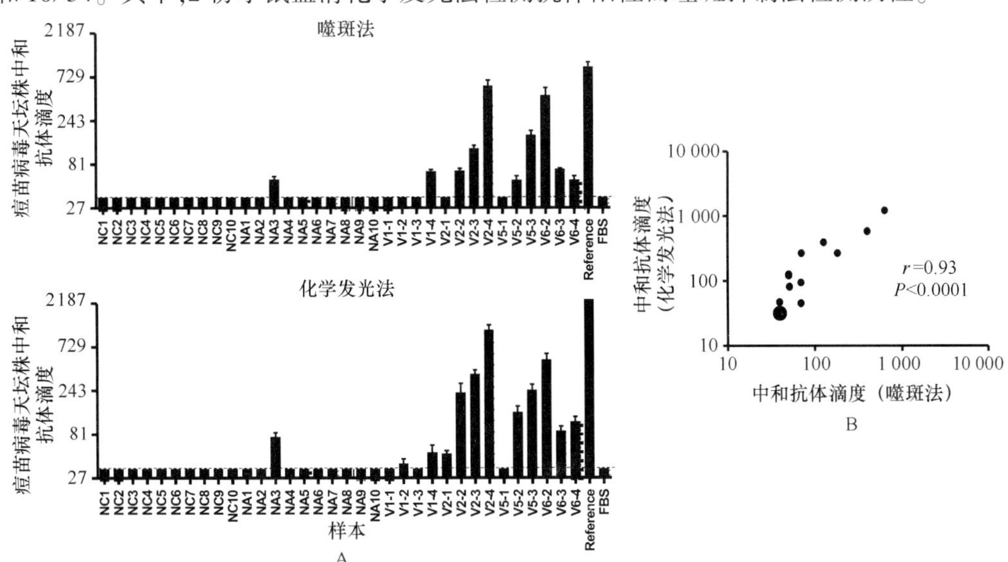

图 19.3　化学发光法和噬斑抑制法的对比分析[36]

A. 化学发光法与噬斑抑制法检测人血清和鼠血清中中和抗体的比较；B. 化学发光法与噬斑抑制法的相关性分析

(3) 两种方法表现出较高的相关性:针对 10 份双阳性样品的抗体滴度分析发现,两种方法相关系数 $r^2=0.95$,$p<0.0001$(图 19.3B)。

结果说明,化学发光法痘病毒中和抗体检测方法灵敏度高、特异性好,可以用来评价人群对于天花病毒的免疫状态,并可用于分析针对以痘病毒载体疫苗的预存抗体背景特点。

(二) 新型化学发光法和荧光法表达抑制法比较

新型表达抑制法主要涉及两大类报告基因:酶促化学发光基因和自发光的荧光蛋白基因。文献研究表明,化学发光法报告基因检测灵敏度明显高于荧光蛋白基因。因此,两类方法的灵敏度、特异性等特点比较,对于不同研究数据之间的对比具有指导意义。

Liu 分别利用化学发光法(CLNT)和荧光法(FRNT),对中国 206 份正常人群 Ad5 中和抗体流行率进行平行比较[37],数据表明:

(1) 50%/>30 为阳性阈值时,化学发光法检测阳性率显著高于荧光法 (85.4 % vs 69.9%,$p<0.001$)。两种方法有 84.5% 的阳性结果一致性,而化学发光法检测弱阳性的 32 份样品(滴度 30~300)经过荧光法检测为阴性。

(2) 化学发光法平均抗体滴度高于荧光法 2 倍以上($p<0.001$)。

(3) 对于 144 份双阳性样品,两方法表现出理想的相关性($r^2=0.94$,$p<0.001$)。Bland-Altman 分析表明,两方法有很高一致性 (95.8%,138/144) (图 19.4) 。

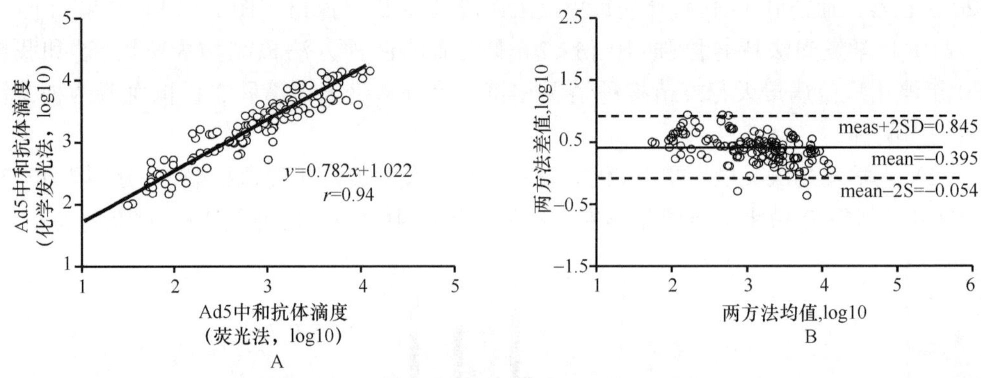

图 19.4 化学发光法和荧光法对比性分析[37]

A. 正常人群 Ad5 中和抗体检测化学发光法和荧光法的相关性分析;B. 正常人群 Ad5 中和抗体检测化学发光法和荧光法的一致性分析

四、各种中和抗体检测方法的标准化研究

为了提高中和抗体检测方法的灵敏度、特异性、可重复性以及操作简便性等指标,研究人员对各种方法的靶细胞、培养时间、病毒剂量和检测方式等多项参数进行了标准化研究。

(一) 各种重组病毒感染靶细胞的选择

(1) 重组痘病毒靶细胞:痘病毒具有广泛的细胞嗜性,因此痘病毒中和抗体检测中选用的靶细胞种类较多,包括鸡胚成纤维细胞(chick embryo fibroblast,CEF)、人宫颈癌细胞(HeLa)[38]、非洲绿猴肾细胞(Vero)[32]。不同原理的中和抗体方法选择的靶细胞类型不同,其中痘病毒复制抑制法要求细胞培养时间长且噬斑病变明显,主要选择 CEF 细胞和 Vero 细胞[39];而组织培养酶免法要求检测灵敏度高,主要选择猴肾细胞(BSC-1);痘病毒表达抑制法要求报告基因表达水平高,β-gal 基因选择 HeLa 细胞,而 Fluc 基因选择 Vero 细胞[36]。

(2) 重组腺病毒靶细胞:目前应用的是包含各种报告基因的表达抑制法,采用的靶细胞类型多样化。主要包括人喉癌细胞(Hep2)、人肺癌细胞(A549)、人胚肾细胞(human embryonic kidney293,HEK293)、人宫颈癌细胞(HeLa)和 Vero 细胞等[30,40]。

(3) 重组腺相关病毒靶细胞:腺相关病毒是一种复制缺陷病毒,因此早期建立的方法主要选择使用腺病毒辅助的感染方式。近几年,也建立了不需要辅助病毒的 AAV 单独感染方式。其中,HEK293 细胞是各种 AAV 抗体检测首选的靶细胞;而使用 Hela 和 Huh7 等病毒转导效率稍低的细胞时,需延长培养时间(48 ~72h)或与野生型腺病毒共感染,获得足够强的报告基因表达水平[10,41,42]。另外,包含非分泌型胎盘碱性磷酸酶基因的 AAV-AP 病毒表达抑制法检测中,常使用人纤维肉瘤细胞(HTX)作为特异性靶细胞,方便 AAV-AP 阳性转导表达细胞的染色和计数。

(二) 各种重组病毒感染剂量的选择

感染剂量是影响灵敏度指标的主要因素,剂量偏低将出现细胞本底和病毒对照发光值之间差距过小问题,导致结果可重复性和准确性偏低;而剂量偏高将导致中和抗体检测灵敏度偏低,会出现抗体弱阳性样品漏检的情况。感染剂量优化的原则是:

(1) 细胞发光值本底不高于病毒对照的 5% ,且差距在 2 ~3 个数量级之间;

(2) 选择病毒剂量和发光值呈现线性相关范围内的较低剂量水平;

(3) 病毒剂量针对待测样品抑制率的变异系数不超过 10% 。

各研究团队按照统一的原则优化各方法的感染剂量,具有数据可比性。目前,各种方法常用的病毒剂量参数包括:

(1) 痘苗病毒复制抑制法(24 孔板):40 ~100pfu/孔,此范围内噬斑数量既可以保证方法灵敏度和准确性,又可以确保人工判读的可操作性;

(2) 以 GFP 为报告基因的检测方法一般选择可导致 20% ~25% 细胞表达 GFP 蛋白的病毒剂量,其中,MVA-GFP 和 AAV2-GFP 方法 MOI 分别为 1pfu/细胞和 1×10^4VG/细胞;

(3) 以 β-gal 为报告基因的检测方法阳性对照大致在 100 ~300mU/ml 范围内;

(4) 以 Fluc 为报告基因的检测方法:Ad5-Fluc 等腺病毒一般选择 500VP/细胞,AAV1 等腺相关病毒一般选择 5×10^3VG/细胞。

(三) 病毒感染时间的优化

传统的病毒复制抑制法灵敏度较报告基因表达抑制法稍低,比较操作程序发现,表达抑制法中病毒在整个试验周期(24h)内均处于感染状态,而复制抑制法中病毒只与细胞共培养 1h。为了提高痘病毒噬斑抑制法的检测灵敏度,Frances 将传统的 1h 共培养和

15h 过夜培养对灵敏度和抗体滴度的影响进行了比较，发现 15h 培养方法灵敏度明显升高且抗体滴度具有 40 倍水平的升高[26]。

（四）检测方式的优化

1. 组织培养酶免检测方法

传统的噬斑抑制法需要人工判读噬斑数量，缺点是主观性强、费时且检测通量低；Eyal 对痘病毒复制抑制方法进行了创新，建立了简单、灵敏且重复性强的组织培养酶免方法（NTC-EIA），主要包含了三个步骤：病毒—血清中和、感染细胞和酶免法进行残留病毒的检测。NTC-EIA 方法和传统噬斑抑制法具有很高的相关性，但 96 孔高通量培养、自动化数据判读和 2 天检测周期等优点却是传统方法所无法比拟的[43]。

2. 复制性病毒 mRNA 定量检测方法

传统的噬斑抑制法需经 5 ~ 7 天时间的多轮病毒复制形成明显的噬斑，Kramshi 将传统噬斑抑制法和实时荧光定量 PCR 方法结合，建立了基因转录抑制中和抗体检测方法（NT-PCR），通过检测痘病毒感染 Vero 细胞后 mRNA 转录水平和内参 *c-myc* 基因的比值，将检测周期缩短至 12h[44]。

3. 荧光显微镜扫描方法

传统的绿色荧光蛋白基因表达抑制法（GFP）利用流式细胞仪进行分析，主要缺点是：需要将培养细胞进行单细胞化处理，费时、费力且半自动化操作。Johnson 将自动化荧光显微镜扫描系统和细胞核染色技术应用到 GFP 表达抑制方法中（HCS-GFP），显著提高了方法的灵敏度、准确性，并达到了快速、简单和高通量的优化效果[45]。

第三节　各抗载体中和抗体的流行情况

世界各国具有不同的卫生保健水平、不同的疾病流行和疫苗免疫史，以及不同的生活方式等，导致人群针对各种病毒载体的预存抗体背景水平显著不同。因此，摸清不同地区的预存抗体流行特点，对于各类病毒载体艾滋病疫苗的研发和合理化应用具有指导意义。

一、痘苗病毒载体中和抗体流行特点

从分类学上看，痘苗病毒属于痘病毒科（Poxviridae）、脊椎动物痘病毒亚科（Chordopoxvirinae）、正痘病毒属（*Orthopoxvirus*）。其中痘苗病毒是正痘病毒属的模式种。20 世纪 70 年代之前，痘苗病毒作为天花的预防性疫苗在世界各国广泛应用，采用的痘苗病毒减毒株类型、剂量和免疫程序等各不相同。

（一）国际上痘苗病毒中和抗体流行特点

（1）天花疫苗接种者和天花恢复病人体内诱导的中和抗体水平非常接近并可稳定

维持数十年[46]，远高于天花病毒的保护性滴度水平[47]。

（2）目前，痘病毒预存抗体基本是由各种天花疫苗免疫接种所诱导。流行病学调查发现，不同疫苗株类型、不同的免疫策略所诱导的中和抗体的动态变化特点差异明显。

（3）少数几个发达国家所开展的痘苗病毒中和抗体分析均发现，其国内人群中普遍含有较高水平的痘苗病毒中和抗体水平（70%～85%）。

（二）我国痘苗病毒中和抗体流行特点

（1）北京和安徽正常人群中痘病毒预存抗体流行率很低（3%～6%），且滴度水平很低[36]。

（2）1980 年后出生人群中，痘病毒中和抗体均为阴性。

（3）年龄、性别和地区因素之间抗体流行率无显著性差异。

二、腺病毒载体中和抗体流行特点

目前，人腺病毒已经发现 51 个血清型，被划分为 A～F 组。其中，C 组中的 Ad5 病毒是各类疫苗研究中应用最多的病毒载体，但流行病学调查数据表明，不同地区人群中 Ad5 预存抗体水平虽差异明显，但总体均非常高。研究表明，人体内 Ad5 预存抗体大于 1∶200 水平时，疫苗免疫反应即被有效抑制。依此标准推论，Ad5 载体疫苗在欧美发达国家 1/3 人群和发展中国家近 80% 人群中均无法发挥理想的免疫效果[48]。近几年，大规模腺病毒抗体检测筛查出 B 组和 D 组中（表 19.2）多种稀有型腺病毒（表 19.3），为新一代艾滋病等疫苗的研发提供了理想的替代载体[49]。

表 19.2　人源腺病毒分类及受体

分组	血清型	主要受体
A	12,18,31	CAR
B1	3,7,16,21,50	CD46
B2	11,14,34,35	CD46
C	1,2,5,6	CAR
D	8～10,13,15,17,19,20,22～30,32,33,36～39,42～49,51	CAR
E	4	CAR
F	40,41	CAR

（一）国际上腺病毒中和抗体流行特点

（1）发展中国家 Ad5 中和抗体流行率显著高于发达国家，且中和抗体滴度平均值高 10 倍以上。

（2）西非利比里亚分析 42 对母婴 Ad5 抗体滴度水平相关，表明 Ad5 中和抗体存在母婴被动输入传播的方式，但 6 个月后衰减消失。

（3）包括撒哈拉沙漠以南非洲和印度在内的多个地区均发现 Ad5 中和抗体在 18 岁以内儿童人群中呈现明显的年龄正相关关系，但 6 个月～2 岁之间是 Ad5 中和抗体低流行的“窗口期”，也是 Ad5 载体疫苗应用的“黄金期”。

（4）包括 Ad11、Ad35、Ad50、Ad26、Ad48 和 Ad49 在内的多种 B 组和 D 组腺病毒抗体流行率低，但也存在地区差异，其中部分血清型在发展中国家流行率也偏高。

表 19.3　多种病毒载体中和抗体流行特点

病毒	地区(人数)	抑制率/阳性阈值	抗体流行率	检测方法	参考文献
痘苗病毒中和抗体					
Vaccinia	日本 1969 年前出生 71 人,1969 ~ 1975 年出生 47 人	>50%/>4	80%,50%	噬斑抑制法	[53]
Vaccinia	美国 209 位天花疫苗免疫者,8 位天花幸存者,29 位无疫苗接种史的健康人	>50%/>8	85%	GFP 表达抑制法	[54]
Vaccinia tiantan strain	中国北京和安徽 500 位正常人(<10,18 ~ 60 岁)	>50%/>30	3% vs 6%	Fluc 表达抑制法	[36]
腺病毒中和抗体					
Ad5	哥伦比亚 50 人,南非 53 人,美国 100 人	>50%/>100	85% vs 80% vs 37%	EGFP 表达抑制法	[55]
Ad5,Ad35	撒哈拉以南非洲地区,HIV-1 感染者 100 人,正常 100 人	>90%/>16	90%,20%	Fluc 表达抑制法	[56]
Ad5,Ad35	荷兰 110 份同性恋 HIV-1 感染者	>90%/>16	60%,7%	Fluc 表达抑制法	[56]
Ad5,Ad35,Ad11	欧洲、美国和非洲共 554 人	>90%/>4	39%,0.9%,5.1%	CPE 病毒复制抑制法	[49]
Ad5,Ad11	荷兰艾滋病感染者 55 人	>90%/>32	52%,18.2%	Fluc 表达抑制法	[23]
Ad5,Ad35	南非 53 人,冈比亚 50 人,美国 100 人	>50%/>8	79%,17 % vs 85%,3% vs 37%,6%	EGFP/EYFP 表达抑制法	[57]
Ad2,Ad5,Ad24,Ad34,Ad35	美国费城 50 人	>50%/>18	82%,35%,8%,3%,9%	EGFP 表达抑制法	[58]
Ad5,Ad35,Ad11	美国 59 人,非洲 4 国共 212 人	>90%/>16	50%,3%,3% vs 91%,20%,27%	Fluc 表达抑制法	[59]
Ad5,Ad11,Ad35,Ad50,Ad26,Ad48,Ad49	西非利比里亚儿童 42 人	>90%/>16	93%,17%,8%,9%,22%,9%,21%	Fluc 表达抑制法	[60]
Ad5,Ad11,Ad35,Ad50,Ad26,Ad48,Ad49	撒哈拉以南非洲 20 国家正常人共 200 人	>90%/>16	100%, 28%, 17%, 19%, 21%, 3%,22%	Fluc 表达抑制法	[61]
Ad5	印度 70 名小于 2 岁的儿童	>50%/>10	56%	PRNT 噬斑抑制法	[62]
Ad5,Ad63	非洲肯尼亚 1 ~ 6 岁健康儿童	>50%/>20	20%,17% vs 48%,25%	SEAP 表达抑制法	[63]
Ad5,Ad6,Ad26,Ad36	全球 7 个地区成年人共 1904 人	>50%/>18	85%,68%,59%,46%	SEAP 表达抑制法	[64]

续表

病毒	地区(人数)	抑制率/阳性阈值	抗体流行率	检测方法	参考文献
Ad5,Ad26	巴西200位健康献血者	>50%/>20	70%,44%	GFP表达抑制法	[65]
Ad5	印度114位健康成年人	>50%/>10	100%	EGFP表达抑制法	[40]
Ad5	中国广州,成人116,儿童94	>50%/>18	27% vs 17%	SEAP表达抑制法	[66]
Ad5	中国广州,278位正常人和32位HIV感染者	>50%/>18	77%	SEAP表达抑制法	[67]
Ad5,Ad26,Ad68	中国6个城市1154健康成年人	>50%/>20	73%,35%,13%	GFP表达抑制法	[68]
Ad5	中国北京和安徽500位正常人(<10,18~60岁)	>50%/>30	85%	Fluc表达抑制法	[37]
Ad5	中国北京和安徽500位正常人(<10,18~60岁)	>50%/>30	70%	GFP表达抑制法	[37]
腺相关病毒中和抗体					
AAV2,AAV5,AAV6	美国肺纤维化患者及正常人166人	>50%/>20	30%,10%~20%,20~30%	GFP表达抑制法	[69]
AAV1,AAV2,AAV7,AAV8	全球10国,共888人	>50%/>20	20%~45%,30%~55%,13%~30%,15%~30%	β-gal表达抑制法	[42]
AAV1-2,AAV5-6,AAV8-9	法国,152名健康人,25~64岁,	>50%/>20	51%,59%,3%,37%,19%,34%	Fluc表达抑制法	[41]
AAV1,AAV8	美国752名未成年人	>50%/>20	22%,16%	β-gal表达抑制法	[51]
AAV1-6,AAV8	荷兰100位正常人 200位肠病患者	>50%/>100	79%,55%,50%31%,77%,67%,94% 63%,55%,59%,44%,53%,85%,70%	GFP表达抑制法	[70]
AAV1,AAV2,AAV5,AAV8	中国北京和安徽500位正常人(<10,18~60岁)	>50%/>10	70%,96%,41%,82%	Fluc表达抑制法	待发表
AAV5	中国北京130位男男同性恋HIV-1感染者	>50%/>10	35%	Fluc表达抑制法	待发表

（二）我国腺病毒中和抗体流行特点

（1）我国大部分地区人群中 Ad5 中和抗体流行率均偏高（>70%）。

（2）Ad26 和 Ad68 血清型中和抗体在我国为低流行特点（<35%）。

（3）我国艾滋病感染者 Ad5 抗体流行率和同地区正常人群没有显著性差异。

（4）年龄和地区因素之间 Ad5 抗体流行率有显著性差异，而性别之间无差异。

三、腺相关病毒载体中和抗体流行特点

腺相关病毒（AAV）是最简单的病毒。目前，共 11 个血清型（AAV1 ~ 11）和 100 多个变异株从人和非人灵长类动物体内成功分离，分别利用不同的辅助受体并具有不同的细胞嗜性。不同血清型腺相关病毒自然感染率差异明显，导致人群存在不同程度的中和抗体流行特点。

（一）国际上腺相关病毒中和抗体流行特点

（1）发展中国家各种 AAV 中和抗体阳性率和平均滴度均比发达国家偏高。

（2）AAV1、AAV2 中和抗体流行率较高，而 AAV5、AAV6、AAV8 和 AAV9 等血清型中和抗体流行率较低。

（3）AAV 病毒自然感染可以诱导长效的中和抗体水平，新生儿获得较高的母传 AAV 中和抗体，1 年内衰减，随后伴随着 AAV 自然感染而升高。

（二）我国腺相关病毒中和抗体流行特点

（1）AAV1、AAV2、AAV5 和 AAV8 这 4 种病毒预存抗体水平差异明显（图 19.5），其中 AAV2NAb 流行率最高（>50%/>10 阈值，阳性率 95.6%；>50%/>80 阈值，阳性率 89.4%），AAV5NAb 流行率最低（>50%/>10 阈值，阳性率 40.6%；>50%/>80 阈值，阳性率 8.6%）。

（2）4 种 AAVNAb 阳性样品抗体滴度水平差异明显，AAV2NAb 绝大部分处于>1∶810 的高滴度范围内；而 AAV5NAb 绝大部分处于 1∶10 ~ 1∶90 的低滴度范围内。

（3）正常人群和 HIV-1 感染者 AAV5 抗体流行率没有显著性差异，说明 AAV5 作为 HIV-1 预防性和治疗性疫苗载体在我国北方地区具有应用价值。

四、其他类型 HIV 疫苗病毒载体中和抗体流行特点

近几年，日本研究人员开展了一系列以仙台病毒（Sendai virus，SeV）为载体的艾滋病疫苗研究。Hara 建立了以绿色荧光蛋白基因表达抑制为基础的仙台病毒中和抗体检测方法，检测发现健康人群中仙台病毒预存中和抗体阳性率高达 92.5%（>50% 抑制率/>5 稀释度）。另外，人副流感病毒中和抗体对仙台病毒具有很强的交叉反应特点，这将对仙台病毒载体艾滋病疫苗的研发和应用产生影响[50]。

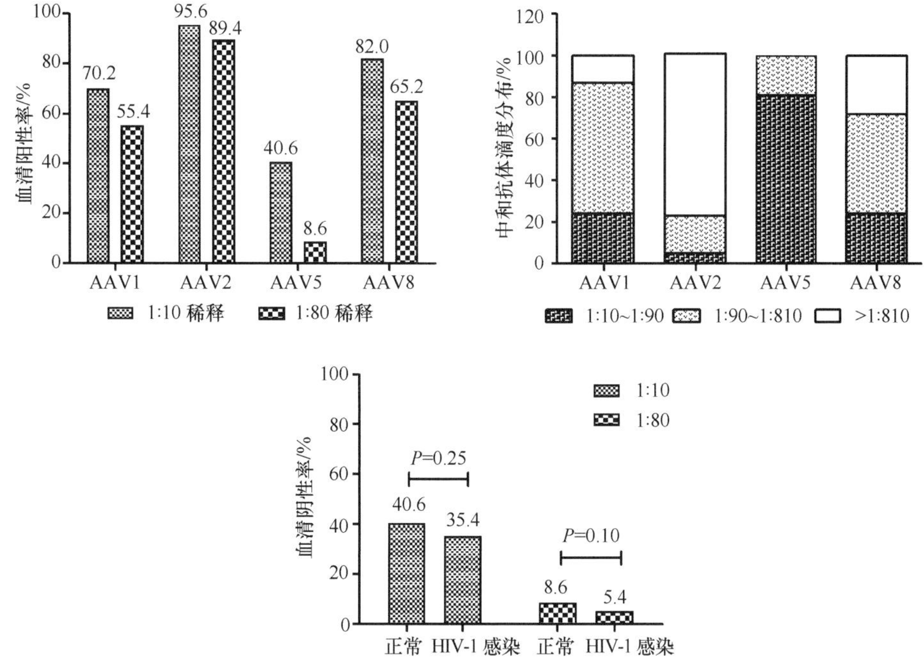

图 19.5 北京和安徽 4 种 AAV 病毒中和抗体流行特点

五、各种中和抗体阳性判断阈值水平的设立依据及问题

理论上，体外中和抗体检测的阳性判断标准应和体内针对病毒载体的抑制效率相对应。但是，目前各种体外中和方法大部分是将血清样品的起始稀释度设定为阳性判断阈值，其与体内抑制效率的关系却往往被忽略，据此标准获取的各种病毒预存抗体背景水平缺乏科学性。

Lin 通过小鼠模型 AAV 抗血清被动免疫研究发现，衣壳蛋白中和抗体预存水平和疫苗效力下降之间具有相关性。同时，中和抗体检测阴性血清被动输入后依然表现出部分疫苗抑制效果，说明目前 AAV 中和抗体检测方法灵敏度较低，并不能真正反映人群预存抗体的真实特点。同样，Calcedo 和 Wang 在灵长类动物模型研究中发现，非常低水平的中和抗体(1∶10)即可以阻断 AAV8 病毒载体介导的肝脏转导过程[51,52]。

因此，阳性阈值的判断对于载体预存抗体流行背景分析是至关重要的。目前，各种检测方法均选择初始稀释度 50% 抑制率或 90% 抑制率作为阳性判断阈值。目前，研究人员通过降低初始稀释度的水平(1∶10～1∶30)，使体外实验分析结果尽可能地接近体内病毒抑制的真实水平。

综合分析，我国人群中痘苗病毒天坛株、腺病毒 26 型、腺病毒 68 型和腺相关病毒 5 型预存抗体流行背景较低，可以作为理想的疫苗载体在 HIV-1 疫苗研发和应用中发挥作用。相反，腺病毒 5 型和腺相关病毒 1、2、8 型中和抗体流行率相对较高，作为疫苗载体应用时应适当加大剂量或采取可以逃避预存抗体抑制效应的免疫接种途径和策略。

第四节　逃避载体预存抗体的疫苗免疫策略研究

虽然加大载体疫苗的接种剂量可以部分消除预存抗体的影响,但是在剂量升高导致疫苗免疫原性增强的同时,免疫副反应的严重性也随之增加。因此,载体疫苗接种剂量的优化,需在确保安全性的基础上选择可以抑制预存抗体反应的高接种剂量[71]。同时,接种剂量的提高会增加接种者的经济负担。为此,研究人员开展了一系列逃避预存抗体的新型载体构建和免疫策略的研究,主要包括如下几个方面。

一、病毒载体基因改造研究

主要策略包括衣壳蛋白添加合成聚合物(PEG、PLGA 以及其他脂类)、病毒衣壳蛋白等中和表位的基因改造,针对衣壳蛋白基因的不同血清型嵌合病毒构建,以及删除病毒载体结构基因等策略(图 19.6)。

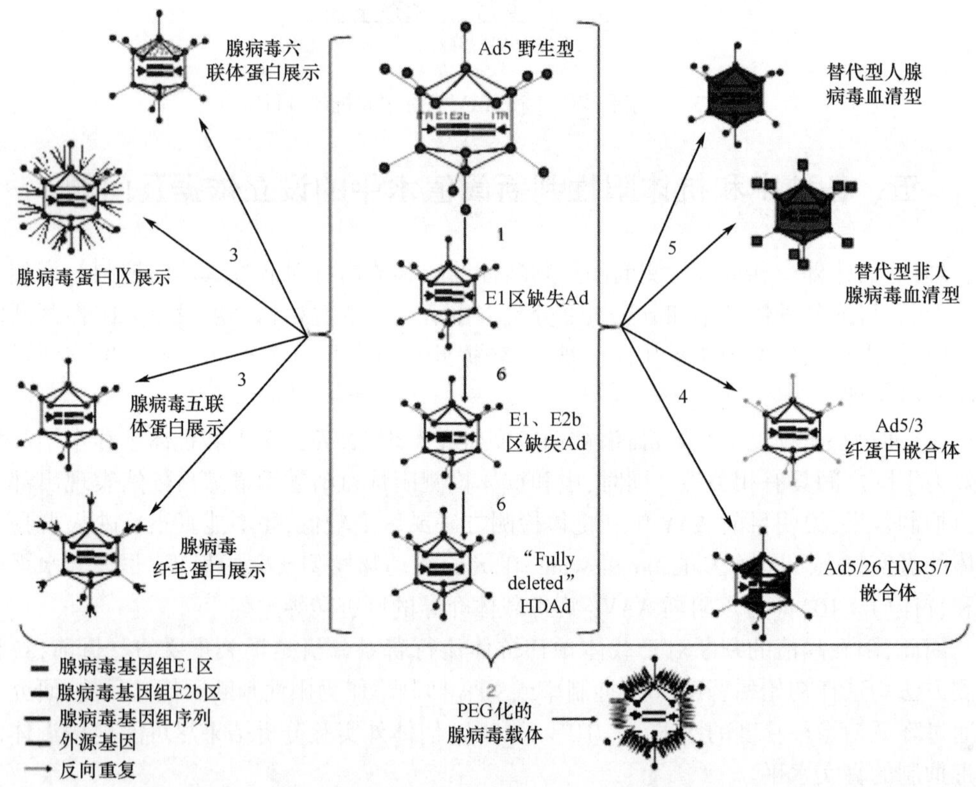

图 19.6　腺病毒基因载体基因改造策略[85]。策略①:5 型腺病毒 *E*1 基因删除;策略②:腺病毒载体衣壳蛋白添加合成聚合物;策略③:腺病毒衣壳蛋白不同位点进行抗原"展示";策略④:不同血清型腺病毒衣壳蛋白基因重组;策略⑤:稀有型腺病毒载体利用;策略⑥:腺病毒衣壳蛋白中和表位改造

(一) 病毒衣壳蛋白中和表位基因改造

自多种载体被发现具有较高的预存抗体背景以来,通过封闭中和表位来降低抗体结合活性成为科研人员的研究热点。

1. 痘病毒载体基因改造

痘苗病毒包含两种感染形式:成熟病毒(mature virus, MV)和细胞外病毒(extracellular virus,EV)。其中,B5 蛋白是 EV 病毒中和抗体的主要作用位点。Viner 发现将大部分 B5 蛋白胞外区基因删除后构建的痘苗病毒突变株,可以有效地抵抗抗体的中和作用。利用痘病毒预免疫小鼠模型对 DNA-HIV gag 疫苗的免疫评价中,相比野生型痘苗而言,B5 胞外区基因缺失的突变型痘苗病毒载体疫苗诱导的抗 Gag 细胞免疫反应水平更高。因此,具有中和抗性特点的 B5 胞外区突变型痘苗病毒是一种理想的替代型载体[72]。

2. 腺病毒载体基因改造

腺病毒自然感染诱导的中和抗体主要针对六聚体蛋白环区,通过封闭细胞转导途径影响腺病毒载体疫苗的效力[73]。Abe 对六聚体(hexon)第 5 个高变区中和表位进行 3 个碱基的基因突变,构建的 Ad-END/AAAHIV 基因突变型载体可以逃避 Ad5 预存抗体的影响,并诱导产生了更高水平的 HIV 特异性细胞免疫反应[74]。

3. 腺相关病毒载体基因改造

衣壳蛋白基因突变可以逃避中和抗体反应,Huttner 将 AAV2 病毒 534 和 573 氨基酸位点突变引入层粘连蛋白 P1 片段的 14 个氨基酸多肽(QAGTFALRGDNPQG),两个突变型病毒与野生型 AAV2 病毒相比中和抗体亲和力下降 70% 。另外,587 位点突变病毒在中和抗体存在的情况下依然可以非常高效地转导细胞,表现出较强的中和抵抗性[75]。

(二) 病毒结构基因删除性改造

最初,Merck 公司 Ad5-gag/pol/nef 疫苗载体主要通过删除 *E*1 基因区获得复制缺陷表型,但预存抗体免疫抑制特点严重限制了 Ad5[E1-]载体的应用价值。Gabitzsch 将 E1 和 E2b 区域同时删除后构建了 Ad5[E1-,Eb2-]载体,具有逃避 Ad5[E1-]载体预存抗体反应的特点,原因可能与腺病毒晚期基因的表达下降有关,致使感染细胞逃避宿主针对 Ad5 抗原的清除性免疫反应,从而提高外源基因的免疫应答水平[76]。另外,辅助病毒依赖性腺病毒(HDAds)由于缺失部分与载体免疫相关的结构基因,同样可以逃避预存抗体的影响[77]。

(三) 与稀有血清型病毒基因重组

腺病毒衣壳蛋白含有 240 个六联体(hexon)、12 个五联体(penton)及 12 根纤毛(fiber),大部分 Ad5 病毒中和抗体表位位于衣壳蛋白,因此利用低预存抗体且与 Ad5 没有免疫交叉反应的 Ad1、Ad2、Ad6、Ad11、Ad12 或 Ad35 等载体衣壳蛋白同源重组的改造策略，可以显著降低嵌合型腺病毒的中和活性[78~80]。

1. 六联体蛋白基因重组

Sumida 比较美国和非洲 271 人中和抗体特点发现，腺病毒六联体蛋白（hexon）中和抗体滴度比纤毛蛋白（fiber）抗体滴度水平高 4~10 倍，并且六联体蛋白特异性中和抗体可以有效抑制 rAd5-Env 疫苗诱导的免疫反应，而纤毛蛋白抗体的抑制效率相对微弱。Roberts 将稀有血清型 Ad48 病毒六联体蛋白中的 7 个可变区序列重组到 Ad5 病毒相应位置后构建了 rAd5HVR48 嵌合病毒载体，包含 HIV-1 *gag* 基因的 rAd5HVR48-gag 病毒载体疫苗和 rAd5-gag 疫苗在小鼠和恒河猴体内免疫原性非常接近，但 rAd5HVR48-gag 重组病毒却能够有效逃避 Ad5 预存抗体的抑制作用[81]。

2. 纤毛蛋白基因重组

Cheng 比较发现 Ad5 病毒自然感染和疫苗免疫后诱导的中和抗体特异性不同，其中自然感染主要诱导纤毛蛋白特异性中和抗体，而疫苗免疫主要针对六联体（hexon）和五联体（penton）[82]。考虑到人群中预存抗体主要是由腺病毒自然感染引起的，因此纤毛蛋白基因重组策略更加具有实用性。多项研究表明，包含 Ad35 纤毛蛋白的 Ad5F35 重组病毒也表现出逃避预存 Ad5 抗体的免疫抑制的特点，同时 Ad5F35 重组病毒具有更广的细胞嗜性和更强的细胞转导效率。相比 Ad5 病毒，Ad5F35 在三种人胚胎滋养层细胞系（JAR、BeWo、JEG-3）的转导效率分别提高 1.82、5.37 和 6.11 倍。包含 SIV gag 和 HIV *env* 基因的 rAd5/35-Gag 和 rAd5/35-Env 疫苗在食蟹猴体内诱导高水平的细胞和体液免疫反应，显著降低了 SHIV89.6 病毒感染后的病毒血症水平，并维持了动物体内较高的 $CD4^+T$ 细胞数量[83,84]。

二、逃避载体预存抗体的免疫策略研究

（一）逃避预存抗体的免疫途径研究

1. 痘病毒鼻腔和直肠黏膜途径免疫

Igor 发现皮内途径接种痘苗病毒，仅在系统性淋巴组织中诱导细胞和体液免疫反应，而黏膜组织中产生的免疫反应水平非常微弱，仍处于免疫真空状态。研究者将痘苗病毒预先免疫的 BALB/c 小鼠再次通过黏膜途径接种重组痘苗病毒后，检测发现黏膜局部和系统性淋巴组织中均可以诱导抗体反应和较强的 CTL 反应，其中直肠黏膜途径免疫效果明显比鼻腔黏膜途径理想，而且黏膜途径的免疫反应可以通过多针接种获得连续加强的效果。Huang 同样发现只有鼻腔黏膜途径进行痘苗病毒天坛株疫苗免疫接种可以有效逃避痘苗病毒预存免疫的影响，而皮下和肌肉等方式的免疫抑制特点非常明显[86]。

2. 腺病毒鼻腔黏膜途径免疫

Croyle 发现 Ad5-ZGP 重组疫苗肌肉、鼻腔黏膜和口腔黏膜免疫小鼠后，均可以获得

针对埃博拉病毒的保护效果；但在含预存抗体的小鼠体内，只有鼻腔黏膜免疫动物可以存活。检测表明，含预存抗体动物经肌肉和口腔途径再次免疫后 IFN-γ^{+}CD8^{+}T 细胞频率分别下降 80% 和 15%，且两组动物体内均无法诱导中和抗体；相反，鼻腔途径二次免疫动物体内，体液免疫和细胞免疫水平和首次免疫对照组动物相比没有明显的差异。

（二）逃避预存抗体的免疫辅助技术研究

细胞因子辅助免疫的 DNA 初免同源性病毒疫苗加强策略：Barouch 分析 DNA-gp120 初免 rAd5-gp140deltaCFI 加强策略诱导免疫反应特点，发现 1×10^{6}VP 和 1×10^{9}VP 剂量 rAd5-gp140deltaCFI 加强后，P18 特异性 CD8^{+}T 细胞 Tetramer 阳性反应比例分别为 3%～5% 和 25%～30%，5×10^{9}VP 剂量 Ad5 空载体预免疫动物中疫苗加强后 Tetramer 阳性反应水平下降 90%，分别为弱阳性和 3%～5%。然而，利用包含趋化因子和克隆刺激因子 GM-CSF/MIP-1α 的质粒和 DNA-gp120 疫苗共同初免后，可以部分恢复 Ad5 空载体预免疫导致的抗体反应衰减。因此，相比 DNA 疫苗单独初免而言，细胞因子增强型 DNA 疫苗在克服 Ad5 预存抗体的免疫抑制特点方面具有优势。分析原因，可能是细胞因子增强型 DNA 疫苗诱导了更大规模的抗原记忆性淋巴细胞，显著降低了获取相同增强效果的 Ad5 重组疫苗阈值水平，从而部分克服了 Ad5 预存抗体的抑制效果。

（三）逃避预存抗体的免疫组合方式研究

无交叉反应的异源性低背景载体联合免疫策略：稀有型腺病毒在人群中预存中和抗体背景低，且与高背景的 Ad5 中和抗体之间的交叉反应很弱，使其成为理想的替代型疫苗载体。Thorner 指出，中和抗体具有的交叉反应特点主要与六聚体蛋白（hexon）高可变区序列同源性有关，可以对异源性腺病毒的联合免疫反应产生抑制效应。分析表明，腺病毒各组内的高可变区序列同源性较高。目前，最理想的免疫策略是选择不同组腺病毒载体的联合免疫，例如，在 Ad5（C 组）中和抗体高背景的人群中，应用 rAd35（B 组）/rAd49（D 组）联合免疫相比 rAd35（B 组）/rAd5（C 组）和 rAd35（B 组）/rAd11（B 组）免疫原性更强。因此，联合免疫策略应不仅选择两种可逃避人群预存抗体的稀有型载体，而且应避免存在交叉性抗载体反应，从而能够具有较强的免疫原性[87]。

（四）逃避预存抗体的免疫新技术研究

Sun 发现从 Ad5 预存抗体阳性的人体或恒河猴体内新鲜分离的外周血单核细胞（PBMCs，主要为 CD14^{+}细胞）可以被 Ad5 病毒所有效感染，并据此发现建立了基于腺病毒感染 PBMC 细胞（adenoviral vector-infected PBMC，AVIP）的免疫接种新技术。AVIP 技术不仅可以有效地逃避预存抗体的抑制效应，同时发现，相比 Ad5-SIVgag 肌肉途径接种 Ad5 预存抗体阴性恒河猴而言，自体移植 Ad5-SIVgag 感染的 PBMC 细胞技术可以诱导较高水平的 Gag 细胞免疫反应。同时，在 Ad5 预存抗体阳性动物体内多针免疫时，此技术诱导的 SIV 免疫反应不仅显著性高于肌肉注射方式，同时多针接种过程中 SIV 免疫反应出现连续升高的特点，基本避免了同源性抗载体反应的问题。另外，接受 AVIP 免疫接种的恒河猴经过高致病性 SIVmac239 病毒攻击后，表现出理想的免疫保护特点，病毒载量峰值和慢性期初始稳定值均出现显著性的下降。此技术有效解决了 Ad5 等载体接种的预存免疫和同源性抗载体反应的问题[88]。

小 结

相比国外艾滋病疫苗近三十年的研究经历而言，我国艾滋病疫苗研究还处于起步阶段。要想让我们的疫苗研究事业不输在起跑线上，就需要及时借鉴国外成功的经验和失败的教训。我国艾滋病疫苗病毒载体的选择具有自己的特色，其中多种病毒载体是大规模免疫接种的疫苗株，人群预存抗体背景不清；另外，由于我国人民的卫生保健水平长期处于比较落后的状态，导致各种病毒的自然感染水平相对较高，基本处于发展中国家的平均水平。因此，人群各种病毒中和抗体背景筛查将为我国艾滋病疫苗研发和应用将提供非常珍贵的参考数据。

（刘 强 赵晨燕 黄维全 王佑春）

参考文献

[1] Xin K Q, Urabe M, Yang J, et al. A novel recombinant adeno-associated virus vaccine induces a long-term humoral immune response to human immunodeficiency virus. Hum Gene Ther, 2001, 12(9): 1047-1061.

[2] Wyatt L S, Earl P L, Eller L A, et al. Highly attenuated smallpox vaccine protects mice with and without immune deficiencies against pathogenic vaccinia virus challenge. Proc Natl Acad Sci U S A, 2004, 101(13): 4590-4595.

[3] Pantaleo G, Esteban M, Jacobs B, et al. Poxvirus vector-based HIV vaccines. Curr Opin HIV AIDS, 2010, 5(5): 391-396.

[4] Shiver J W, Fu T M, Chen L, et al. Replication-incompetent adenoviral vaccine vector elicits effective anti-immunodeficiency-virus immunity. Nature, 2002, 415(6869): 331-335.

[5] Sekaly R P. The failed HIV Merck vaccine study: a step back or a launching point for future vaccine development? J Exp Med, 2008, 205(1): 7-12.

[6] Zak D E, Andersen-Nissen E, Peterson E R, et al. Merck Ad5/HIV induces broad innate immune activation that predicts CD8(+) T-cell responses but is attenuated by preexisting Ad5 immunity. Proc Natl Acad Sci USA, 2012, 109(50): E3503-3512.

[7] Ramirez J C, Gherardi M M, Rodriguez D, et al. Attenuated modified vaccinia virus Ankara can be used as an immunizing agent under conditions of preexisting immunity to the vector. J Virol, 2000, 74(16): 7651-7655.

[8] Moskalenko M, Chen L, van Roey M, et al. Epitope mapping of human anti-adeno-associated virus type 2 neutralizing antibodies: implications for gene therapy and virus structure. J Virol, 2000, 74(4): 1761-1766.

[9] Tu L, Sun L, Xue J, et al. Efficient and durable gene delivery of self complementary adeno-associated virus 6 vector and impact of pre-existing immunity. Sheng Wu Yi Xue Gong Cheng Xue Za Zhi, 2012, 29(6): 1150-1155.

[10] Petry H, Brooks A, Orme A, et al. Effect of viral dose on neutralizing antibody response and transgene expression after AAV1 vector re-administration in mice. Gene Ther, 2008, 15(1): 54-60.

[11] Casimiro D R, Chen L, Fu T M, et al. Comparative immunogenicity in rhesus monkeys of DNA plasmid, recombinant vaccinia virus, and replication-defective adenovirus vectors expressing a human immunodeficiency virus type 1 gag gene. J Virol, 2003, 77(11): 6305-6313.

[12] Quirk E K, Mogg R, Brown D D, et al. HIV seroconversion without infection after receipt of adenovirus-vectored HIV type 1 vaccine. Clin Infect Dis, 2008, 47(12): 1593-1599.

[13] Priddy F H, Brown D, Kublin J, et al. Safety and immunogenicity of a replication-incompetent adenovirus type 5 HIV-1 clade B gag/pol/nef vaccine in healthy adults. Clin Infect Dis, 2008, 46(11): 1769-1781.

[14] McElrath M J, De Rosa S C, Moodie Z, et al. HIV-1 vaccine-induced immunity in the test-of-concept Step Study: a case-

cohort analysis. The Lancet,2008,372(9653):1894-1905.

[15] Watkins D I,Burton D R,Kallas E G,et al. Nonhuman primate models and the failure of the Merck HIV-1 vaccine in humans. Nat Med,2008,14(6):617-621.

[16] Harro C D,Robertson M N,Lally M A,et al. Safety and immunogenicity of adenovirus-vectored near-consensus HIV type 1 clade B gag vaccines in healthy adults. AIDS Res Hum Retroviruses,2009,25(1):103-114.

[17] Girard M P,Bansal G P. HIV/AIDS vaccines: a need for new concepts? Int Rev Immunol,2008,27(6):447-471.

[18] Benlahrech A,Harris J,Meiser A,et al. Adenovirus vector vaccination induces expansion of memory CD4 T cells with a mucosal homing phenotype that are readily susceptible to HIV-1. Proc Natl Acad Sci USA, 2009, 106(47): 19940-19945.

[19] O'Brien K L,Liu J,King S L,et al. Adenovirus-specific immunity after immunization with an Ad5 HIV-1 vaccine candidate in humans. Nat Med,2009,15(8):873-875.

[20] Hutnick N A,Carnathan D G,Dubey S A,et al. Baseline Ad5 serostatus does not predict Ad5 HIV vaccine-induced expansion of adenovirus-specific $CD4^+$ T cells. Nat Med,2009,15(8):876-878.

[21] Perreau M,Pantaleo G,Kremer E J. Activation of a dendritic cell-T cell axis by Ad5 immune complexes creates an improved environment for replication of HIV in T cells. J Exp Med,2008,205(12):2717-2725.

[22] Barouch D H,Pau M G,Custers J H,et al. Immunogenicity of recombinant adenovirus serotype 35 vaccine in the presence of pre-existing anti-Ad5 immunity. J Immunol,2004,172(10):6290-6297.

[23] Holterman L,Vogels R,van der Vlugt R,et al. Novel replication-incompetent vector derived from adenovirus type 11 (Ad11) for vaccination and gene therapy: low seroprevalence and non-cross-reactivity with Ad5. J Virol,2004,78(23): 13207-13215.

[24] Dhar D,Spencer J F,Toth K,et al. Pre-existing immunity and passive immunity to adenovirus 5 prevents toxicity caused by an oncolytic adenovirus vector in the Syrian hamster model. Mol Ther,2009,17(10):1724-1732.

[25] Gabitzsch E S,Xu Y,Yoshida L H,et al. Novel Adenovirus type 5 vaccine platform induces cellular immunity against HIV-1 Gag,Pol,Nef despite the presence of Ad5 immunity. Vaccine,2009,27(46):6394-6398.

[26] Newman F K,Frey S E,Blevins T P,et al. Improved assay to detect neutralizing antibody following vaccination with diluted or undiluted vaccinia (dryvax) vaccine. Journal of Clinical Microbiology,2003,41(7):3154-3157.

[27] Katz J B. The effect of the virus-serum incubation period upon vaccinia virus serum neutralization titers. J Biol Stand, 1987,15(4):389-392.

[28] Vincent T,Harvey B G,Hogan S M,et al. Rapid assessment of adenovirus serum neutralizing antibody titer based on quantitative,morphometric evaluation of capsid binding and intracellular trafficking: population analysis of adenovirus capsid association with cells is predictive of adenovirus infectivity. J Virol,2001,75(3):1516-1521.

[29] Yang T T,Sinai P,Kitts P A,et al. Quantification of gene expression with a secreted alkaline phosphatase reporter system. Biotechniques,1997,23(6):1110-1114.

[30] Sprangers M C,Lakhai W,Koudstaal W,et al. Quantifying adenovirus-neutralizing antibodies by luciferase transgene detection: addressing preexisting immunity to vaccine and gene therapy vectors. Journal of Clinical Microbiology,2003,41(11):5046-5052.

[31] Bronstein I,Martin C S,Fortin J J,et al. Chemiluminescence: sensitive detection technology for reporter gene assays. Clin Chem,1996,42(9):1542-1546.

[32] Manischewitz J,King L R,Bleckwenn N A,et al. Development of a novel vaccinia-neutralization assay based on reporter-gene expression. J Infect Dis,2003,188(3):440-448.

[33] Cosma A,Buhler S,Nagaraj R,et al. neutralization assay using a modified vaccinia virus ankara vector expressing the green fluorescent protein is a high-throughput method to monitor the humoral immune response against vaccinia virus. Clinical and Vaccine Immunology,2004,11(2):406-410.

[34] Mittereder N,March K L,Trapnell B C. Evaluation of the concentration and bioactivity of adenovirus vectors for gene therapy. J Virol,1996,70(11):7498-7509.

[35] Greber U F. Signalling in viral entry. Cell Mol Life Sci,2002,59(4):608-626.

[36] Liu Q, Huang W, Nie J, et al. A novel high-throughput vaccinia virus neutralization assay and preexisting immunity in populations from different geographic regions in China. PLoS One, 2012, 7(3): e33392.

[37] Liu Q, Nie J, Huang W, et al. Comparison of two high-throughput assays for quantification of adenovirus type 5 neutralizing antibodies in a population of donors in China. PLoS One, 2012, 7(5): e37532.

[38] Earl P L, Americo J L, Moss B. Development and use of a vaccinia virus neutralization assay based on flow cytometric detection of green fluorescent protein. Journal of Virology, 2003, 77(19): 10684-10688.

[39] Hammarlund E, Lewis M W, Hansen S G, et al. Duration of antiviral immunity after smallpox vaccination. Nat Med, 2003, 9(9): 1131-1137.

[40] Pilankatta R, Chawla T, Khanna N, et al. The prevalence of antibodies to adenovirus serotype 5 in an adult Indian population and implications for adenovirus vector vaccines. J Med Virol, 2010, 82(3): 407-414.

[41] Boutin S, Monteilhet V, Veron P, et al. Prevalence of serum IgG and neutralizing factors against adeno-associated virus (AAV) types 2010, 1, 2, 5, 6, 8, and 9 in the healthy population: implications for gene therapy using AAV vectors. Hum Gene Ther, 21(6): 704-712.

[42] Calcedo R, Vandenberghe L H, Gao G, et al. Worldwide epidemiology of neutralizing antibodies to adeno-associated viruses. J Infect Dis, 2009, 199(3): 381-390.

[43] Eyal O, Olshevsky U, Lustig S, et al. Development of a tissue-culture-based enzyme-immunoassay method for the quantitation of anti-vaccinia-neutralizing antibodies in human sera. J Virol Methods, 2005, 130(1-2): 15-21.

[44] Kramski M, Drozd A, Lichtfuss G F, et al. Rapid detection of anti-Vaccinia virus neutralizing antibodies. Virol J, 2011, 8: 139.

[45] Johnson M C, Damon I K, Karem K L. A rapid, high-throughput vaccinia virus neutralization assay for testing smallpox vaccine efficacy based on detection of green fluorescent protein. J Virol Methods, 2008, 150(1-2): 14-20.

[46] Cohen J. Bioterrorism. Smallpox vaccinations: how much protection remains? Science, 2001, 294(5544): 985.

[47] Crotty S, Felgner P, Davies H, et al. Cutting edge: long-term B cell memory in humans after smallpox vaccination. J Immunol, 2003, 171(10): 4969-4973.

[48] Cohen P. A successful vaccine must first avoid being eliminated by pre-existing immunity before it can promote a protective immune response. IAVI Rep, 2006, 10(1): 1-5.

[49] Vogels R, Zuijdgeest D, van Rijnsoever R, et al. Replication-deficient human adenovirus type 35 vectors for gene transfer and vaccination: efficient human cell infection and bypass of preexisting adenovirus immunity. J Virol, 2003, 77(15): 8263-8271.

[50] Hara H, Hironaka T, Inoue M, et al. Prevalence of specific neutralizing antibodies against Sendai virus in populations from different geographic areas: Implications for AIDS vaccine development using Sendai virus vectors. Human Vaccines, 2011, 7(6): 639-645.

[51] Calcedo R, Morizono H, Wang L, et al. Adeno-associated virus antibody profiles in newborns, children, and adolescents. Clin Vaccine Immunol, 2011, 18(9): 1586-1588.

[52] Wang L, Calcedo R, Bell P, et al. Impact of pre-existing immunity on gene transfer to nonhuman primate liver with adeno-associated virus 8 vectors. Hum Gene Ther, 2011, 22(11): 1389-1401.

[53] Hatakeyama S, Moriya K, Saijo M, et al. Persisting humoral antiviral immunity within the Japanese population after the discontinuation in 1976 of routine smallpox vaccinations. Clin Diagn Lab Immunol, 2005, 12(4): 520-524.

[54] Taub D D, Ershler W B, Janowski M, et al. Immunity from smallpox vaccine persists for decades: a longitudinal study. Am J Med, 2008, 121(12): 1058-1064.

[55] Nwanegbo E, Vardas E, Gao W, et al. Prevalence of neutralizing antibodies to adenoviral serotypes 5 and 35 in the adult populations of The Gambia, South Africa, and the United States. Clin Diagn Lab Immunol, 2004, 11(2): 351-357.

[56] Kostense S, Koudstaal W, Sprangers M, et al. Adenovirus types 5 and 35 seroprevalence in AIDS risk groups supports type 35 as a vaccine vector. AIDS, 2004, 18(8): 1213-1216.

[57] Nwanegbo E, Vardas E, Gao W, et al. Prevalence of Neutralizing Antibodies to Adenoviral Serotypes 5 and 35 in the Adult Populations of The Gambia, South Africa, and the United States. Clinical and Vaccine Immunology, 2004, 11(2):

351-357.

[58] Aste-Amezaga M, Bett A J, Wang F, et al. Quantitative adenovirus neutralization assays based on the secreted alkaline phosphatase reporter gene: application in epidemiologic studies and in the design of adenovector vaccines. Hum Gene Ther, 2004, 15(3): 293-304.

[59] Sumida S M, Truitt D M, Lemckert A A, et al. Neutralizing antibodies to adenovirus serotype 5 vaccine vectors are directed primarily against the adenovirus hexon protein. J Immunol, 2005, 174(11): 7179-7185.

[60] Thorner A R, Vogels R, Kaspers J, et al. Age dependence of adenovirus-specific neutralizing antibody titers in individuals from sub-Saharan Africa. J Clin Microbiol, 2006, 44: 3781-3783.

[61] Abbink P, Lemckert A A, Ewald B A, et al. Comparative seroprevalence and immunogenicity of six rare serotype recombinant adenovirus vaccine vectors from subgroups B and D. J Virol, 2007, 81(9): 4654-4663.

[62] Appaiahgari M B, Pandey R M, Vrati S. Seroprevalence of neutralizing antibodies to adenovirus type 5 among children in India: implications for recombinant adenovirus-based vaccines. Clin Vaccine Immunol, 2007, 14(8): 1053-1055.

[63] Dudareva M, Andrews L, Gilbert S C, et al. Prevalence of serum neutralizing antibodies against chimpanzee adenovirus 63 and human adenovirus 5 in Kenyan children, in the context of vaccine vector efficacy. Vaccine, 2009, 27(27): 3501-3504.

[64] Mast T C, Kierstead L, Gupta S B, et al. International epidemiology of human pre-existing adenovirus (Ad) type-5, type-6, type-26 and type-36 neutralizing antibodies: correlates of high Ad5 titers and implications for potential HIV vaccine trials. Vaccine, 2010, 28(4): 950-957.

[65] Ersching J, Hernandez M I, Cezarotto F S, et al. Neutralizing antibodies to human and simian adenoviruses in humans and New-World monkeys. Virology, 2010, 407(1): 1-6.

[66] Su X B, Ma X, Hong Z Y, et al. Epidemiological study of human type 5 adenovirus in Guangzhou using chemiluminescence for neutralizing antibody assay. Nan Fang Yi Ke Da Xue Xue Bao, 2007, 27(9): 1323-1326.

[67] Sun C, Zhang Y, Feng L, et al. Epidemiology of adenovirus type 5 neutralizing antibodies in healthy people and AIDS patients in Guangzhou, southern China. Vaccine, 2011, 29(22): 3837-3841.

[68] Zhang S, Huang W, Zhou X, et al. Seroprevalence of neutralizing antibodies to human adenoviruses type-5 and type-26 and chimpanzee adenovirus type-68 in healthy Chinese adults. J Med Virol, 2013, 85(6): 1077-1084.

[69] Halbert C L, Miller A D, McNamara S, et al. Prevalence of neutralizing antibodies against adeno-associated virus (AAV) types 2, 5, and 6 in cystic fibrosis and normal populations: Implications for gene therapy using AAV vectors. Hum Gene Ther, 2006, 17(4): 440-447.

[70] van der Marel S, Comijn E M, Verspaget H W, et al. Neutralizing antibodies against adeno-associated viruses in inflammatory bowel disease patients: implications for gene therapy. Inflamm Bowel Dis, 2011, 17(12): 2436-2442.

[71] Catanzaro A T, Koup R A, Roederer M, et al. Phase 1 safety and immunogenicity evaluation of a multiclade HIV-1 candidate vaccine delivered by a replication-defective recombinant adenovirus vector. J Infect Dis, 2006, 194(12): 1638-1649.

[72] Viner K M, Girgis N, Kwak H, et al. B5-deficient vaccinia virus as a vaccine vector for the expression of a foreign antigen in vaccinia immune animals. Virology, 2007, 361(2): 356-363.

[73] Lasaro M O, Ertl H C. New insights on adenovirus as vaccine vectors. Mol Ther, 2009, 17(8): 1333-1339.

[74] Abe S, Okuda K, Ura T, et al. Adenovirus type 5 with modified hexons induces robust transgene-specific immune responses in mice with pre-existing immunity against adenovirus type 5. J Gene Med, 2009, 11(7): 570-579.

[75] Huttner N A, Girod A, Perabo L, et al. Genetic modifications of the adeno-associated virus type 2 capsid reduce the affinity and the neutralizing effects of human serum antibodies. Gene Ther, 2003, 10(26): 2139-2147.

[76] Gabitzsch E S, Xu Y, Yoshida L H, et al. A preliminary and comparative evaluation of a novel Ad5 [E1-, E2b-] recombinant-based vaccine used to induce cell mediated immune responses. Immunol Lett, 2009, 122(1): 44-51.

[77] Palmer D J, Ng P. Helper-dependent adenoviral vectors for gene therapy. Hum Gene Ther, 2005, 16(1): 1-16.

[78] Gall J G, Crystal R G, Falck-Pedersen E. Construction and characterization of hexon-chimeric adenoviruses: specification of adenovirus serotype. J Virol, 1998, 72(12): 10260-10264.

[79] Roy S, Shirley P S, McClelland A, et al. Circumvention of immunity to the adenovirus major coat protein hexon. J Virol, 1998, 72(8): 6875-6879.

[80] Youil R, Toner T J, Su Q, et al. Hexon gene switch strategy for the generation of chimeric recombinant adenovirus. Hum Gene Ther, 2002, 13(2): 311-320.

[81] Roberts D M, Nanda A, Havenga M J, et al. Hexon-chimaeric adenovirus serotype 5 vectors circumvent pre-existing anti-vector immunity. Nature, 2006, 441(7090): 239-243.

[82] Cheng C, Gall J G, Nason M, et al. Differential specificity and immunogenicity of adenovirus type 5 neutralizing antibodies elicited by natural infection or immunization. J Virol, 2010, 84(1): 630-638.

[83] Koizumi N, Mizuguchi H, Kondoh M, et al. Efficient gene transfer into human trophoblast cells with adenovirus vector containing chimeric type 5 and 35 fiber protein. Biol Pharm Bull, 2004, 27(12): 2046-2048.

[84] Schroers R, Hildebrandt Y, Hasenkamp J, et al. Gene transfer into human T lymphocytes and natural killer cells by Ad5/F35 chimeric adenoviral vectors. Exp Hematol, 2004, 32(6): 536-546.

[85] Seregin S S, Amalfitano A. Overcoming pre-existing adenovirus immunity by genetic engineering of adenovirus-based vectors. Expert Opin Biol Ther, 2009, 9(12): 1521-1531.

[86] Huang X, Lu B, Yu W, et al. A novel replication-competent vaccinia vector MVTT is superior to MVA for inducing high levels of neutralizing antibody via mucosal vaccination. PLoS One, 2009, 4(1): e4180.

[87] Thorner A R, Lemckert A A, Goudsmit J, et al. Immunogenicity of heterologous recombinant adenovirus prime-boost vaccine regimens is enhanced by circumventing vector cross-reactivity. J Virol, 2006, 80(24): 12009-12016.

[88] Sun C, Feng L, Zhang Y, et al. Circumventing antivector immunity by using adenovirus-infected blood cells for repeated application of adenovirus-vectored vaccines: proof of concept in rhesus macaques. J Virol, 2012, 86(20): 11031-11042.

第二十章 GCLP 的基本要求

提起 GCP 和 GLP 这两个概念,多数读者会比较熟悉,前者指的是 good clinical practice,即药物临床试验管理规范,它是一个涉及药物人体试验的设计、实施、记录、报告标准的国际伦理和科学质量标准[1];后者指的是 good laboratory practice,即药物非临床试验管理规范,它是一个管理方面的概念,覆盖了实验室研究的设计、实施、监督、记录、报告的组织过程与条件,实行 GLP 的目的是为了提高检测数据的质量与可靠性[2]。然而,GCLP(good clinical laboratory practice)即药物临床实验室管理规范,则是近年来出现的一个相对比较陌生的概念,它既与 GCP 和 GLP 有着较为密切的联系,又有着自身的独特内容,如果用一句话来概括,GCLP 是适用于药物临床试验样本的实验室检测的管理规范[3]。

第一节 GCLP 的基本概念

一、GCLP 的由来

近年来,关于药物临床试验的规范始终在不断变化与完善中,变化的主要目的在于对临床试验进行更加严格的控制,以保证受试者的安全,并确保试验数据的可靠性。以上改变最为明显的标志是国际人用药品注册和医药技术协调会议(international conference on harmonization of technical requirements for registration of pharmaceuticals for human use,简称 ICH)临床试验管理规范和欧盟临床试验指导原则(2001/20/EC)在全世界范围内逐渐被广为接受[4,5]。

尽管 ICH 临床试验管理规范和欧盟临床试验指导原则中对临床试验有许多具体而明确的要求,但它们在涉及临床试验样本检测方面的规定却非常模糊。例如,欧盟临床试验指导原则中规定,该规定适用于临床试验的各个方面,但却未指明是否涵盖对样本的检测过程。ICH 临床试验管理规范中仅有 2.13 部分和 8."基本文件"中的 8.2.12 与 8.3.7 等个别条款中提到了样本的检测,但仅有一些纲领性的文字,如"应建立系统程序,保证试验各方面的质量",却没有细节性的规定。这就造成了一个矛盾:一方面,临床样本的实验室检测对于Ⅰ~Ⅲ期临床试验的成功均至关重要,急需对其进行规范;另一方面,全球各地的临床实验室在样本检测的诸多方面存在较大差异,无论是实验室设施、检测技术还是质量控制等均很难达成一致。造成这种现象的原因是多方面的,但其中一个非常关键的原因是相关的政府管理部门、认证机构、民间团体对于临床实验室的管理要求千差万别。

为了消除在管理规范方面的差异,使不同国家、不同地区的临床实验室检测过程协调化,GCLP 应运而生。最早出现的 GCLP 规范由英国研究质量保证协会(British Association of Research Quality Assurance,简称 BARQA)发布,它将 ICH-GCP 与欧盟的 GLP 的相关规定加以融合,被称为 BARQA-GCLP。在此之后,美国国家卫生研究院(National Institutes of Health,NIH)下属的美国国家过敏症与传染病研究所(National Institute of Allergy and Infectious Diseases,NIAID)艾滋病管理处(Division of AIDS,DAIDS)也发布了一个 GCLP 规范,将以往关于 GCLP 的内容进一步扩充,尤其是加入了与艾滋病临床试验相关的许多内容,此版本被称为 NIAID-GCLP[6]。

到目前为止,GCLP 主要存在两大“流派”,一派的代表是国际艾滋病疫苗行动组织(International AIDS Vaccine Initiative,IAVI),另一派的代表是 DAIDS。与此相对应的是,一个临床实验室欲使自身与 GCLP 相符,有两大途径:一是经由 IAVI 所主张的途径,其相关规定主要依据于 BARQA-GCLP;另一是经由 DAIDS 所主张的途径,其相关规定主要依据于 NIAID-GCLP。两条途径在 GCLP 的核心要素方面(包括组织管理、设施、标准操作规程、样本检测等)区别不大,但在培训、审查、方法验证和能力评估等 4 个方面存在差异。鉴于 GCLP 的以上分歧,对于临床实验室来说,仍存在不便之处,因此许多组织或专家正在致力于 GCLP 的统一。其中全球艾滋病毒疫苗企业联盟(The Global HIV/AIDS Vaccine Enterprise,GHAVE)是最具有代表性的组织之一,它将全世界的一些独立组织联合在一起,致力于 HIV 疫苗的研发,GHAVE 的一个主要目标就是实现 GCLP 管理下的临床试验标准化。目前世界上两大公认的艾滋病研究组织——IAVI 与 DAIDS 均加入了 GHAVE。在 GHAVE 等组织的努力下,GCLP 不同流派之间的分歧正在日益减少。本文将在求同存异的基础上,对 GCLP 的关键要素逐一进行介绍[7]。

二、实施 GCLP 的目的

GCLP 是用于指导、规范实验室处理、检测临床样本的实际操作的一个管理原则。其目的是提供与管理制度、实验设施和操作规程有关的各种规范,当进行临床试验样本的检测时,严格遵循该管理规范可以确保工作的质量、可信度和完整性,并且使试验结果达到 GCP 的预期要求。

三、GCLP 涵盖的范畴

GCLP 适用于对临床试验进行期间产生的样本进行检测,并为药品注册申请提供数据支持的机构。具体来讲,GCLP 涵盖了检测用于疾病诊断、患者护理、疾病控制及相关科研的生物样本的所有实验室,涉及的检测项目的范围包括[8]:

(1) 微生物学检测;

(2) 血液学、血清学检测,血库的建立;

(3) 分子生物学与分子病理学检测;

(4) 临床病理学检测;

(5) 临床生物化学检测;

(6) 免疫学检测;

(7) 组织病理学、细胞学检测。

四、GCLP 的要素

GCLP 的要素主要包括如下方面：

（1）组织结构与成员职责；

（2）设施与设备；

（3）试剂与消耗性材料；

（4）标准操作规程；

（5）实验的设计、执行与报告；

（6）实验室安全；

（7）质量保证。

第二节　临床实验室的组织结构与成员职责

参与临床试验的检测实验室应建立完善的组织管理体系，包括组织结构、人员培训、能力评估等，以满足临床试验的要求[9]。

一、组 织 结 构

经过良好的训练和组织的实验室人员是实验获得成功的关键。每个实验室均应任命实验室负责人和项目负责人，并配备相应的实验人员。对于独立的实验室，还应建立质量保证部门，并任命质量保证部门负责人。

（一）实验室负责人

应熟悉业务，能有效地组织、指导和开展实验室工作，并对检测工作的实施和结果负责。其具体职责包括：

（1）全面负责实验室的建设，确保实验室具有满足工作要求的各项条件；

（2）组织制定和修改管理制度、技术规范和标准操作规程，并定期审阅以上文件，确保所有文件适时更新；

（3）制定实验主计划表，掌握各项检测工作的进展；

（4）确保质量保证工作的开展；

（5）建立有效的沟通交流机制，以保证与委托单位、药物临床试验负责机构及研究者之间可以及时、有效地沟通；

（6）建立完善的教育培训和考核制度；

（7）在每项实验开始前，指定项目负责人；

（8）审查并批准实验方案、标准操作规程、检测结果或报告；

（9）指定专人负责档案、资料与样本的管理。

（二）项目负责人

项目负责人具体负责某项临床试验的样本检测工作，该职位由实验室负责人任命，应具有相应的资质、培训经历，且应具备相应的样本检测工作经验，能够独立进行样本检测方法的建立和验证，并对所承担项目的检测方法、检测结果和检测报告负直接责任。项目负责人一旦指定，在检测工作进行过程中不建议变更，如确需更换项目负责人时，应记录更换的原因和时间，并保留相关记录。项目负责人的具体职责包括：

（1）制订该项目的实验方案；

（2）全面负责该项目的运行管理、组织实施；

（3）建立并验证检测方法，撰写检测方法的验证报告；

（4）确保参与该项目的所有实验人员均明确各自所承担的工作，能够掌握并严格执行相关的标准操作规程；

（5）掌握本项目的工作进展，确保实验记录及时、完整、准确和清晰；

（6）确保实验中偏离预定方案的情况及采取的纠正措施均有详细记录；

（7）整理、审核实验数据和结果，撰写检测报告；

（8）及时处理质量保证部门的报告。

（三）普通工作人员

实验室应聘用足够数量的工作人员，以满足其承担的任务。所有实验室人员在上岗前必须接受针对其工作内容的特异性培训和/或继续教育，使其能够了解并胜任其职能。在初步培训结束后，应根据培训内容对员工进行能力评估，确认其上岗能力，并做好记录。新职工上班第一年应每6个月进行一次能力评估，此后应每年进行一次。实验室应制定符合所有员工需要的临床实验室持续教育计划，并作好培训记录。通过培训，应使每一位职工均了解其责任，以及能力评估的要求。

具体来讲，实验室工作人员应符合以下基本要求：

（1）具备良好的职业道德，经过专业培训与考核（应有相应记录），具备相应的经验和能力，并取得上岗资格；

（2）熟悉GCLP要求，能够切实掌握并在工作中严格执行相关的标准操作规程；

（3）能够及时、完整、准确和清晰地进行实验记录，对实验中发生的、可能影响实验结果的任何情况均应及时报告给项目负责人；

（4）对涉及保密的技术资料、受试者信息等严格履行其保密责任；

（5）工作过程中根据岗位的需要着装，保持工作环境正常有序，遵守健康检查制度，确保实验样本不受污染。

（四）质量保证部门

对于不依附于其他机构的、独立的临床实验室来说，应成立自己的质量保证部门。质量保证部门应配备与其开展的工作相适应的人员，指定负责人。质量保证部门负责人的职责为：

(1) 负责质量保证部门的工作安排和运行;

(2) 审核检测的实验方案、实验记录、结果或报告;

(3) 根据每项工作的内容和持续时间制订监督计划并实施监督,详细记录监督的内容、发现的问题、采取的措施等,并向实验室负责人和项目负责人报告;

(4) 检查实验室环境、设施、仪器设备和档案管理情况;

(5) 参与标准操作规程的制订和审核,并保存标准操作规程的副本。

二、实验室文件系统

(一) 与管理相关的文件

一个合格的检测实验室必须具有以下管理相关文件:

(1) 组织结构图,用于标明所有员工和管理人员之间的关系,以及主实验室与卫星实验室之间的关系;

(2) 人员管理政策,包括培训、继续教育、着装、假期、安全等方面的规定;

(3) 工作职位的描述,需指明实验室所有职位的资质要求与责任;

(4) 人员档案,用于记录每位员工的资质、培训经历、能力评估结果等。

另外,实验室内所有人员的签字、职务、编号等可作为其身份标识的信息均应有书面记录。该记录应作为受控文件,且可以溯源,在实验室任何人员发生任何信息变更时均应及时更新。任何带有职工签名的日志均应存档,这样在整个临床试验过程中,参与检测的人员均可明确其身份。

(二) 档案系统

实验室应建立完善的档案系统,以保存所有的实验数据。数据应保存足够长的时间,且应便于查阅,以发现可能存在的问题,或供监督检查时追溯实验过程所用。档案系统中应包括样本溯源表、实验室要求、实验室报告、仪器设备保养与维修记录、仪器打印结果等。实验室在制定检测计划时即应指明需要保存的各种文件的列表,并规定工作结束时其存放地点。

第三节 实验室设施、设备和材料

一、实验室设施

在建设临床实验室时,即应考虑到今后将要开展的工作的各种需要,以及实验室将来的发展要求。一般来说,一个临床实验室应满足以下基本条件[10]。

(一) 环境条件的要求

实验室的面积大小应与其开展的检测工作相适应,其建筑的结构和位置应符合实验要求，尽量排除影响实验效果的干扰因素。

实验室环境应保持清洁、卫生，环境条件应符合相应工作的要求。由于某些仪器或试剂只有在特定环境中才能够正常发挥作用，因此实验室应对房间的环境温度、湿度及其他条件设定一个可接受范围，使其符合仪器或试剂生产商的要求或检测项目所需要求。另外，实验室应每天记录（或在每次检测时记录）检测环境的温度或其他需要监控的条件（如湿度、二氧化碳浓度等）。如观察到的环境条件超出了预定的范围，应妥善处理，并记录采取的纠正措施。

对于停水、断电等紧急情况应具有应急保障。

另外，对于进入实验室的人、物应进行必要的限制，以防干扰样品、设备或检测过程。

（二）实验室布局

实验室内部空间应布局合理，根据实验需要合理划分功能区域。在设计实验室时应做到：进行每项工作的空间应满足该工作的需要，不同工作区间之间应有足够的间隔（如实验室空间足够，可通过物理空间间隔；对于空间较小的实验室，可将不同实验按照时间前后间隔开），以保证安全性，避免污染，同时避免检测样本之间的混淆。

应指定适合的地方保存样品、试剂和耗材等。不同物品应分开保存，以避免污染或混淆样本。

档案设施的管理是一个非常重要的方面，应指定单独的空间用于保存实验数据、报告、样本的相关资料。保存地点应具有适宜的温度和湿度，应做好相应记录，并应配备防盗、防火、防水、防虫害等必要设施。如果实验室自身不具备储存以上资料的条件，应请第三方负责代管，但代管单位亦应符合以上条件。

（三）实验室应具有的基本设施

实验室的设施应根据其承担的检测任务而定，但最基本的设施至少应包括：

（1）接待室/接待区，用于接收资料、发送报告等；

（2）单独的会议室或会议区；

（3）单独的用餐区域，包括食物与饮料的储存区；

（4）样本采集室/采集区；

（5）检测工作区；

（6）样本储存区，包括低温设备；

（7）资料储存区；

（8）洗刷区，消毒设施；

（9）厕所，残疾人设施；

（10）提供检测用水的供应系统；

（11）应急供电系统；

（12）废弃物处理设施；

（13）消防设施；

（14）通风系统、温度控制系统、照明系统；

（15）通讯设施；

（16）样本转运系统；

（17）对于有某些特殊要求的检测，可临时增添某些设施。

二、仪器设备

（一）基本要求

仪器设备应满足以下要求：

（1）使用的仪器设备应与检测工作相适应，仪器的量程、精度、分辨率等应符合相应技术指标的要求；操作过程应经过设计与优化，符合检测目的。

（2）仪器设备应摆放合理，在实验室内的摆放位置应既方便使用，又方便不同实验步骤之间的衔接，避免由于摆放位置欠妥造成频繁挪动样本或试剂。

（3）应有专人管理，由专业技术人员按照相关要求定期进行校准、维护。

（4）应有明显的状态标识；新购进仪器应具有安装验收、操作验证以及性能验证报告；对不合格、待检、待修的仪器，应张贴明显标识，及时联系相关技术人员进行处理，并确保检验、维修记录存档；应保管好设备的技术资料、保修证明、厂家联系方式等；设备说明书应放置在设备附近，便于参阅。

（5）根据仪器设备的性能要求定期进行清洁、保养、校准、性能验证，确保仪器设备处于良好的工作状态；每隔一定时间应使用标准物质/参考物质对仪器进行校准，校准的频率依该仪器的使用频率而定。仪器定期性能验证的文件应存档。

（6）仪器设备操作人员应经过培训，掌握相关标准操作规程，考核合格后方可上岗；另外，操作人员应掌握简单的故障处理办法。

（7）实验室应建立仪器使用登记表，记录所有与仪器相关的操作信息，包括使用时间和校准时间等；仪器中任何部件的异常情况均应加以记录。

（8）对于特殊仪器设备应采取监控措施，如冰箱、冷库等应监控其温度情况。

（二）仪器设备的保养与校准

仪器设备的保养与校准至关重要，是确保检测工作质量的关键因素之一。实验室内的所有仪器均应接受良好的保养，以保证检测过程符合仪器生产商的要求。为得到准确可靠的检测结果，实验室内部的预防性保养和生产商提供的保养/维修均非常重要，具体要求如下。

实验室工作人员应根据预定的每日、每周和（或）每月的常规保养计划，参照生产商的说明书对仪器进行预防性保养，以保证临床试验期间所有仪器产生的结果均具有良好的一致性和重现性。另外，对仪器进行的所有预防性保养、非常规保养、厂家维修、校准等均需要做好记录。每一位仪器使用人员均应能够方便查阅以上资料。除以上要求外，实验室负责人或其指定人员应至少每月对以上资料进行一次定期审阅，并签字认可。

新购置的仪器在常规使用之前应进行校准。对于直接用于检测的仪器，购买时应要求供应商提供其校准证书与校准结果；对于不直接用于检测用途（即不产生检测数据）的仪器,如加样枪、温度计、天平、离心机等,应邀请具备相关资质的计量单位帮助校准,或使用经过校准的、可以溯源的标准物质/仪器自行校准(例如,使用经过校准的温度探头来校准冰箱、孵箱;使用经过校准的温度计校准水浴锅;使用经过校准的砝码校准天平;使用国家认可的标准缓冲液校准 pH 计)。

(三) 计算机系统

作为仪器设备的一种,计算机系统首先应符合 GCLP 中对于仪器设备的一般要求。另外,鉴于计算机系统的特性以及其在工作中的关键性作用,对于其使用还有其他的额外规定。

用于接收、捕获、处理或报告检测数据的计算机系统应按照预定的指导原则或法律来采购、检测、放行、使用、保养及报废。例如,经济合作与发展组织(Organization for Economic Co-operation and Development,OECD)专论“GLP 规章的实施”,FDA 21CFR 的第 11 部分:“临床试验中使用计算机系统所作的电子记录、电子签名、相关规则及 FDA 指导原则”[11,12]。

实验室应制定专门的规章制度,以保证计算机系统的安全性,规范其操作。计算机系统仅供经过授权的人员使用。在使用之前,计算机系统均应经过验证,表明其适合于目的用途,并应定期维护。应规定如何对数据的流转进行监督,包括数据采集的时间与负责人、计算机系统变更的控制、如何保证实验数据的完整性、计算机保养与系统安全程序要求等。

如果实验数据以电子的形式保存,应保证在发生意外情况时可通过技术手段恢复受损数据。

三、试剂与耗材的管理

(一) 基本要求

(1) 应根据检测工作选择、使用相应的试剂、耗材,在每项检测的 SOP 中应注明所用试剂应达到的纯度(如分析纯、优级纯等)及对耗材的要求(如无菌状态等)。

(2) 应有专人负责试剂、耗材的管理,有采购、接收、储存、分发、使用的记录。

(3) 应记录试剂、标准物质的称量、溶液配制,使用的标准物质/对照物质应记录其生产厂家、批号等相关信息。

(4) 配制的溶液应贴有标签,标注其品名、浓度、储存条件、配制日期、有效期及配制人员姓名等必要的信息。

(5) 实验中不得使用变质或过期的试剂和耗材,过期物资应及时处理,并保留处理的记录。

(二) 库存的管理

实验室应建立一个有完善记录的库存系统,以保证工作所需,避免检测样本时由于缺乏试剂或耗材而造成耽搁。库存系统应涵盖供应订货、领用情况、缺货时的补救措施等。实验室对其试剂和耗材应有一份定时更新的清单,以便依据其合理安排实验。

（三）特殊要求

对于实验室自行研制的试剂/试剂盒等,需要定期评估其稳定性等参数,并做好记录。

对于用于生物实验的培养基,以及用于采血的耗材等,在使用前应检查其无菌状态。

第四节 标准操作规程

每个实验室均应有成文的标准操作规程(Standard Operating Procedure,SOP),由临床试验的管理部门批准,用于保证检测过程与数据的质量、一致性和完整性。实验室对其所有活动都应建立SOP,将各项检测的操作步骤和具体要求以文件的形式表述出来,在研究方案或实验操作的细节上形成统一的标准。不论何时、何地、由何人进行检测,使用统一的SOP可以保证每次检测均按照完全相同的步骤进行[3,6]。

撰写SOP时应使用适合于实验人员的文字与语言,遵循标准格式。应保证所有实验人员工作前均学习过并掌握所有相关的SOP。

一、SOP的类型

SOP的类型主要包括(但不限于)以下几个方面:

(1) 如何制定和管理SOP;

(2) 合同的制定及审查;

(3) 环境因素的调控与实验室状态的维持,如工作面积、照明、通风、温度控制、噪声控制、不同区域的划定等;

(4) 设施、仪器设备的安装、使用、检查、测试、校准、维护;

(5) 计算机系统的安装、验收、使用、维护;

(6) 试剂、标准物质的采购、接收、储存、分发、使用;

(7) 生物样本的转运、交接、保存、跟踪和处理;

(8) 检测方法学的验证,实验室检测项目的质量标准(如实验室尚未建立自己的质量标准,可参考权威部门或试剂/试剂盒生产商提供的质量标准);

(9) 样本的检测;

(10) 检测结果的处理、偏差判断及报告;

(11) 实验资料的归档保存;

(12) 实验废弃物,尤其是生物废弃物的处理、清洁、灭菌、消毒程序;

(13) 工作人员的培训、继续教育、能力评估制度;

(14) 预防性与安全性措施,包括必要时给员工注射疫苗、抗血清等;

(15) 内部质量控制程序,包括对异常检测结果的报告、对超出正常范围的质量控制结果的纠正措施等；

（16）内部监督程序；

（17）参加外部质量评估的项目。

二、SOP 文件的制定与管理

负责制定 SOP 的人员应了解相关实验操作，对实验程序的意义能正确评价，且了解如何制定 SOP。制定 SOP 时应依据正确的标准，所用语言应准确而具体，避免一些模棱两可的说法，如“在合适的地方、置于适宜温度、取适量试剂”等用语，尽可能使用通用名，尽可能使用图片，使用流程图、示意图等方式比单纯的文字描述更容易让人理解。

SOP 属受控文件，应由质量保证部门负责人签字确认，由实验室负责人批准后正式生效。批准人应具有合适的技术水平，了解实验流程，在保证 SOP 的遵行方面有权威性。

实验室应制定一份书面的文件，对 SOP 的下面几个关键要素加以控制：实验室当前使用的 SOP 的主要目录；标准的、一致的授权过程，将 SOP 限定于实验室管理用途；保证所有 SOP 的准确性；废除过时的 SOP，并加以明确标记。

临床实验室的所有工作人员应可以方便查阅其负责项目的相关 SOP；对于与实际实验操作相关的 SOP，应将一份副本放置在工作区域。正式出版的教科书、发表的文献以及实验手册也可以作为 SOP 的补充。

所有 SOP 均应具有唯一的版本号，由实验室负责人签字认可，注明生效日期。实验室应每隔合适的时间间隔对 SOP 进行审核，根据需要对 SOP 进行定期或不定期的修订与更新，相关信息应记录在案，并及时更新 SOP 的版本和序列号。应保证当前使用的 SOP 为最新版本，需要废止的 SOP 需及时归档，加盖作废标记，并按照管理当局的要求将过时的 SOP 存档保留一定时间。

实验室应记录 SOP 的制定、修订、分发、学习培训、归档情况，并注明具体日期。

实验室的所有员工必须严格遵循 SOP，以保证检测结果的质量。SOP 的重要改动应当及时培训员工并进行可行性评估。

三、SOP 的格式

（一）SOP 的页眉处应具有以下信息

（1）SOP 的名称、序列号；

（2）版本号与生效日期；

（3）页码与总页数。

（二）SOP 的正文中应具有以下信息

（1）检测项目名称；

（2）起草人姓名与批准人姓名；

（3）检测范围；

(4) 检测原理;

(5) 需要使用的仪器与试剂;

(6) 详细的检测步骤,包括:检测中需要的样本类型、质量与状态,样本的制备与处理方法(可注明如遇到仪器损坏等特殊情况时可采取的替代检测方法);

(7) 结果的记录方式、计算步骤;

(8) 该项目的检测限,或可测定的样本值的范围;

(9) 标准曲线涵盖的区间;

(10) 该项检测的临床意义、可能存在的干扰因素与限制条件;

(11) 警戒值的区间;

(12) 检测程序依据的参考文献;

(13) 工作中需采取的安全措施;

(14) 质量控制程序;

(15) 检测前后样本的保存方式;

(16) 资料的管理。

第五节　实验的设计、执行与报告

一、检 测 计 划

在开始检测临床试验的样本前,实验室应先制定一个书面的检测计划,并知会参与检测的每一位员工[3,6]。

(一) 检测计划的内容

检测计划应足够详细,以便使负责检测的实验人员能够清楚的理解与执行,计划中应包括但不限于以下内容:

(1) 检测项目的基本情况:

a. 对于工作的性质和目的的描述;

b. 对将要进行的工作内容的简要概括。

(2) 与委托单位和检测实验室有关的信息:

a. 委托单位的名称与地址;

b. 研究者的姓名与地址;

c. 检测实验室的名称与地址;

d. 检测项目负责人的姓名。

(3) 时间安排:

a. 检测项目负责人与委托单位签字认可检测计划的日期;

b. 预计开始与结束工作的日期。

(4) 检测方法:检测计划中应列出在检测被测样本时将要使用的方法。如借鉴了已发表的检测方法,需列出参考文献。此部分中可包括关于检测设计、方法种类、被测样本的详细信息。

(5) 其他相关内容:

a. 检测实验室将会收到的被测样本的类型与数量;

b. 被测样本从一个地点运输至另一个地点时所使用的方法与运输状态;

c. 实验用物质(例如用于处理被测样本的试剂盒)的制备方法与运输条件,可以单列一个文件,或者包含在检测计划正文中;

d. 对于盲法实验或编码实验,编盲与解盲应建立特定的程序。

(二) 检测计划的管理

检测计划应经检测项目负责人和委托单位签字认可,并最好经监督部门签字认可。

检测计划可以包含在实验室与委托单位签订的合同的内容里,也可以包含在临床试验的计划中。另外,检测计划的内容也应体现在实验记录中。

对于已经签字认可的计划,如需要对其作出任何变更、修订,均需经检测项目负责人及委托单位签字认可,并应做好记录,包括对以上变更、修订的验证过程。以上变更、修订内容的拷贝应与原始的检测计划放在一起。

二、检测前的其他准备工作

(一) 检测方法的验证

每种检测方法在采纳前均应经过验证,证明其适合于目的用途。在选择检测方法时,应尽量考虑当前的相关管理规定与委托单位的要求。选定的方法应受控,并经过临床试验管理部门批准。

对于每一种方法,在实验室内均应保存该方法的有效性与适用性的验证记录。实际检测样本时,使用的每一种检测方法均应妥善记录。

在临床试验进行过程中,检测平台/方法如需要变更,必须提前向委托单位询问,并经过委托单位同意。此类变更必须受控,需经过授权,并有相应记录,可能还需要进一步作方法学验证。变更后的方法应及时形成一版新的方法。

(二) 检测项目质量标准的验证

对生产商提供的质量标准进行验证,或自行建立质量标准是一个较为困难的过程。在验证检测项目质量标准时需遵循如下要求。

1. 基本要求

在报告检测结果之前,每个实验室均应证明其检测中使用的质量标准是否合理,以保证检测结论的正确性。实际工作中,质量标准通常以“正常范围”的形式出现,“正常范围”的定义中应包括检测方法可以测量的范围和临床上可以报告的范围。验证过程和验证结果应详细记录,且便于查阅。

对于某个检测项目来说，如仪器或试剂生产商提供了质量标准（可以从生产商的使用手册或说明书中获得），实验室应对其进行验证并记录验证结果；如生产商未提供，或提供的质量标准不适用于该实验室，实验室应自行建立合适的质量标准。

2. 校正因子

对于某些检测项目而言，实验室可能会使用不止一种检测方法来检测样本，此时即需要使用校正因子来补偿方法之间存在的持续的、成比例的误差。为保证使用的不同检测方法获得的数据之间的可比性，如实验室通过验证发现有必要进行校正，即应在检测程序中引入校正因子，并应反映在实验 SOP 中。校正因子的纳入保证了对同一被测样本进行多次检测时数据之间的可比性[13]。

3. 分包合同

未经委托单位同意，临床实验室不得自行将检测工作或其他与研究相关的工作分包给其他单位。如将某项工作分包给其他单位，须由临床试验负责单位（而不是接受分包的单位）向委托单位直接负责。

在分包工作开展之前，应确保接受分包的单位能够遵循 GCLP 及其他临床试验要求。

分包工作的合同（包括协议、规程或检测计划）中应明确检测的细节和数据的转移、保存事宜。

三、检测的执行

（一）样本的采集、运输与接收

样本采集是实验室与患者/受试者接触的第一步，直接关系到样本的质量。应避免一切样本采集前后可能影响检测结果的因素。

实验室应制订一本“样本采集手册”，包括下列内容：样本采集前患者/受试者应做的准备；样本采集的正确方法；如何填写样本标签；样本如何处理、如何运输、如何储存。该手册应便于查阅，且应作为样本采集人员的培训内容。

样本采集最好雇用受过专门培训的人员进行。如需由医生、护士或实验室人员自行采集，以上人员在采样前应进行相关培训。样本的采集可以在患者床边、受试者家中进行，亦可在检测实验室内进行。在采样前应与患者/受试者充分沟通，获得其知情同意。另外，当患者/受试者对实验内容有疑问时，应予以详细解答。

在采样过程中应密切关注患者/受试者的反应。采样过程中发生的任何失误都可能会对检测结果产生重要影响，因此，采样时应反复核对，避免失误。

样本采集之后应做好防护工作，避免泄漏、倾洒或污染。样本转移时应使用合适的运输容器（如泡沫箱、冰盒等）。在运输样本时应在其容器外面贴上“生物危害”的标志。样本应随患者/受试者的信息表（统称为样本信息表）一起送至检测实验室。

实验室在接收被测样本时应认真检查，确认其编号。应记录好编号、来源、接收日期、接收时的状态等信息[14]。

（二）样本监管链

检测开始前即应设定好被测样本的接收、处理、储存、返回及管理等环节的相关规程，以避免样本混淆，并保证其完整性。任何环节中均应对被测样本做好标记。

在设计检测程序和实际操作时，应保证任何一个环节中样本编号完好，具有连续性，可以溯源。

样本处理与检测的全程均应做好记录，应保证可依据记录对整个样本监管链进行回溯，以便对样本的处理情况进行回顾性评价。

应对样本储存区域进行监控，严格控制储存条件，以保证样本的质量。实验室应有一套应急预案，规定当储存设备失效时应采取何种措施。该措施应能够保证样本的质量。

如实验单位需要处理样本或制备用于样本处理的试剂时，用于样本处理、试剂制备、样本/试剂分发及返回的系统均应加以记录，且以上系统与程序应经过验证。

一项临床试验的物流细节需要包含在检测计划或类似的文件中，并经委托单位和检测项目负责人批准。以上文件中应详细说明需要的物资的种类、样本的类型、自临床试验负责单位向检测单位分发样本或返回样本的时间与方式。

以上过程的细节需遵循质量控制规程，并确保符合相关管理规定的要求。

（三）与样本有关的文件

1. 样本信息表

样本信息表应由检测的委托单位设计，在采样现场填写，并随样本一起送至检测实验室。信息表中应包含患者/受试者的身份、年龄、家庭住址、样本采集日期以及研究者要求的其他信息。如临床医生能够在信息表中加入临床诊断信息、既往治疗史等，将对样本的检测更有帮助。

2. 样本接收表

为实验室接收到的待检测的所有样本的记录，在接收样本时由检测实验室填写。

样本接收表中应包括如下信息：患者/受试者姓名、年龄、性别，负责的医院名称、医生姓名，样本接收日期，接收时样本的状态以及研究者要求的其他信息。在收到样本时，实验室即应给每一份样本赋予一个唯一编号，以便溯源。将来的检测结果等信息亦将填入此表，或与其合并。

对于大规模临床试验的样本来说，可以使用电子版的样本接收表。

3. 样本拒收记录

实验室对于拒绝接收的样本应做好记录。应写明拒收的样本数量与具体原因。样本拒收记录不仅仅是给采样单位的一个回执，通过分析被拒收样本的信息，可以找出样本不符合规定的原因所在，并为之后的采样工作与培训提供帮助。例如，接收时如发现样本受到污染，应回溯检查样本采集用的器材是否已不是无菌状态，或采集程序、运输过程中是否存在问题。以上发现应与临床医院、相关研究机构共享，以便改进今后的工作。

（四）检测过程的记录

具体检测过程应依据实验 SOP 和检测计划中的规定进行，此处不再重复讨论。在检测过程中获得的任何数据均应立即记录，记录方式应清晰、准确，标明日期，并由操作人员签名。

1. 工作日志

工作日志是检测过程中需要由检测人员填写的文件，上面应记录如下信息：

（1）检测日期；

（2）检测前样本的状态；

（3）检测结果；

（4）检测人员的签名（如使用电子工作日志，应通过适当的程序或密码等保证所填写内容的可靠性）。

2. 异常情况的记录

样本检测过程中发生的任何异常情况均应及时记录，并注明原因。如发现记录中存在错误，应及时更改，但对数据进行的任何更改均不能遮盖之前的旧数据，并应标明更改原因，由更改者标注日期并签字。

（五）数据的管理

一旦样本被赋予唯一编号，即应开始进行数据录入工作。此后，样本接收表、工作日志等文件中包含的信息均应及时录入计算机。检测过程中，样本的唯一编号应始终伴随样本一同流转。最终结果的报告则应在检测项目负责人签字认可后再录入。数据录入时应有两名工作人员交叉核对。

对于原始数据，实验室最好以无法更改的文件格式或纸质版（应有签字和具体日期）保存 1 个月以上，以便在发现问题时可供核对。

实验室应针对数据采取一定的保护措施，所有数据录入、储存、分析系统均应配备不间断电源。检测结果仅供有相应权限的人员查阅，并对其修改、删除权限加以限制。相关 SOP 中应注明数据授权修改的程序。如需修改或删除数据，必须注明操作者与具体时间，并给出具体理由。如检测结果以电子文件的形式提供，必须附带检测项目负责人的电子签名。

（六）废弃物处理

废弃物的处理与丢弃应符合当地管理部门的要求。在制定处理有害物质及剩余样本的 SOP 时，实验室应充分考虑当地法律和管理部门的相关规定。

四、结果的报告

在报告检测结果时，通常可以使用两种基本类型的报告形式：检测结果与检测报告。检测结果指仅含有样本检测的结果的文件，通常在样本的实验室检测结束时即应出具；检测报告指在检测计划中描述的所有工作完成时形成的正式的报告。

在制订检测计划时，即应指明需要的最终报告的形式，以及出具报告的时间要求。报告的形式应由委托单位与检测项目负责人共同协商，最好同时征求研究者的同意。不论是检测结果还是检测报告，均应分别提供一份拷贝给委托单位和研究者。同时，实验室自身亦应保存一套完整的检测结果/检测报告，以备追溯分析之用。

以上两种报告格式的具体要求如下。

（一）检测结果

检测结果的报告内容应恰当而准确，结果中应包括但不限于以下内容：

（1）本项检测的唯一编号；

（2）临床试验的编号；

（3）委托单位的名称；

（4）负责实验室的名称和研究者的姓名；

（5）检测项目负责人的姓名；

（6）样本检测的原始结果。

除以上内容外，在检测结果中应有检测项目负责人的授权签名。

（二）检测报告

检测报告中应包括但不限于以下内容：

（1）临床试验的编号；

（2）检测工作的名称与编号；

（3）委托单位的名称与地址；

（4）研究者的姓名与地址；

（5）试验涉及的所有单位与研究地点的名称与地址，包括所有研究者的身份；

（6）检测项目负责人的姓名与地址；

（7）实验室检测工作的起始与终止日期；

（8）检测中使用的方法与物质的描述，包括数据处理系统及使用的所有统计方法；

（9）检测的原始结果；

（10）检测计划中要求的所有其他信息与数据；

（11）检测计划、检测数据、最终检测报告以及需要留存的样本的保存地点。

检测报告应由检测项目负责人签字，表明其对报告中的数据负责，同时应标明与相关规定的相符性。

(三) 报告的修改

对于最终报告的更正或附加内容应以修订稿的形式列出。修订稿中应明确写明更正或附加内容的原因,并应经检测项目负责人签字认可。

所有检测项目的结果都需要通过质量控制审核,以保证所包含信息的准确性。如有更正或附加内容,可能会需要重新给出检测结果。在这种情况下,在文件中必须明确注明哪些结果经过了修订,并给出原因。

第六节　实验室安全

员工在实验室工作时可能会暴露于各种各样的危险因素下,如有毒有害化学物质、感染性样本、火灾、有害气体泄漏等。同样,实验室的环境也有可能被检测中使用的有害物质或废弃物污染。因此,实验室的安全问题既包括对员工的保护,也包括对环境的保护。

一、一般性安全措施

(一) 人员

在人员培训方面,应加强对实验室安全政策与实验 SOP 的教育,所有实验室工作人员均应充分理解并严格遵守相关 SOP 的要求。应对实验室工作人员进行针对火灾、有害物质大面积倾洒、气体泄漏等应急情况的培训。

实验室工作人员在工作中应注意自身防护,如勤洗手,穿戴具有防护作用的隔离衣、手套、眼镜等。

(二) 设施

每个实验室均应有眼部冲洗设施,同时应配备便携式的冲洗瓶。所有与有毒、有害或辐射性物质相关的容器及设备均应粘贴明显的标志。实验室应配备足够的灭火器,并定期对涉及安全的设施进行检查。

(三) 有害物质管理

实验室应加强对有害物质的管理,对使用的有害物质建立清单,所有有害物质的使用情况应准确记录;有害物质的销毁、废弃应经过管理部门授权,严格按照 SOP 进行处理与监督。

(四) 报告措施

对于实验室员工遇到的意外或伤害事件应如实记录并上报。报告中应包括对事件的描述、发生原因、采取的救助措施等内容。实验室应定期对以上记录进行分析,找出预防与改进的方法[15]。

二、生物安全

临床实验室的工作人员可能会面对各种各样的传染性样本,因此需要充分了解如何处理含病原性微生物的样本[16]。

(一) 政策与培训

实验室负责人应积极采取各种措施,增强实验室在生物安全预防方面的能力,并提供足够的人力、资源和政策支持。每个实验室应指定一名生物安全员,全面负责实验室内的生物安全问题。

实验室应自行制定一本生物安全手册,对利器的使用,生物废弃物、试剂、利器的处理均需做相应规定。实验室内的所有工作人员均应充分了解安全手册中的知识,并定期接受相关培训。对于需要在 3 级、4 级生物安全实验室进行工作的人员需要进行特殊培训。

实验人员应意识到自己可能会接触到高风险的致病微生物,从心理与知识方面做好准备。

(二) 生物安全实验室的分级

病原性微生物可按照其危害程度进行分级。以世界卫生组织(WHO)的规定为例,WHO 将病原性微生物分为 4 级,级别越高,表明其传染性越强。分级的依据包括微生物的致病程度、传播方式、宿主对其抵抗能力、预防和处理的难易程度等。

根据病原性微生物的分级,WHO 对生物实验室也进行了分级,共分 4 级。通常情况下,要处理的微生物级别越高,需要使用的生物安全实验室级别也越高。然而,在某些情况下,即使处理低级别的微生物,如其浓度很高,有可能产生气溶胶时,也需要使用高级别的生物安全实验室。在建设实验室时,其内部设计,如仪器摆放、通风设备、区域划分等均需要考虑将来要处理的微生物情况与检测程序的需要[8]。

1. 一级生物安全实验室

一级生物安全实验室可以处理对实验室人员和环境仅有极低危害的微生物样本。此级别的实验室仅限内部工作人员进入,进入人员应穿戴防护性罩衣、护目镜、手套、鞋套等。实验室内应设有单独的洗手区、食物与饮水储存区等。实验室工作可在开放的实验台上进行,但实验台的表面应按照安全手册的要求加以消毒,且实验室内应采取针对节肢动物和啮齿类动物的措施。应避免在普通理化实验室常见的一些不良习惯,如使用移液管移取液体时应使用机械或电子装置,不得用嘴吸。工作中应避免样本泼洒或形成气溶胶,并应有针对此类意外的应急处理措施。

2. 二级生物安全实验室

二级生物安全实验室用于处理在暴露于皮肤、黏膜后或进入消化道后对人体有中度危害的生物样本。任何临床诊断用样本或护理用样本均应在 2 级生物安全实验室内检测。对于 2 级生物安全实验室,除 1 级生物安全实验室应采取的所有安全措施之外,在入口处应设置醒目的“生物危害”标志。在该级别实验室中使用利器时应格外小心,实验室内应配备灭菌设备,及时处理污染器具。在实验室内处理生物危害物质时应使用 I 级或 II 级生物安全柜。整个实验室应配有机械通风装置,实验室内应始终保持负压。应采取必要的化学、防火、防漏电措施。实验室内应配备方便使用的眼部冲洗设施。所有实验室人员在上岗前均应进行健康体检,并登记其疾病史与疫苗接种史[17]。

3. 三级生物安全实验室

三级生物安全实验室用于处理经吸入后可致人死亡的病原微生物。任何人进入该级别实验室均应经过实验室负责人同意。该级别实验室的工作人员应采用更高级别的防护措施,包括有效的呼吸道保护装置。工作人员应定时进行常规血清学检查,以及针对实验室所处理的特定病原体的血清学检查。在设计三级生物安全实验室时,除二级生物安全实验室采取的所有防护措施之外,还应配备管道式外排通风系统,外排气体不得返回实验室内。在设计与安装暖气、空调、通风系统时,不得使实验室内形成正压。如希望循环使用空气,应使用高效空气过滤系统进行过滤。处理生物危害物质时应在Ⅰ、Ⅱ或Ⅲ级生物安全柜中进行。三级生物安全实验室内的工作人员应经过特殊培训。

4. 四级生物安全实验室

四级生物安全实验室为最高级别的生物安全实验室,用于处理可通过气溶胶传播的高致死性微生物样本。该级别的实验室应在隔离区修建。除三级生物安全实验室采取的所有防护措施之外,对于在四级生物安全实验室内工作的人员,进出时应完全更换衣物与鞋袜等。需要特别注意的是,任何人不得单独在四级生物安全实验室内工作,至少应两人以上同时进入。所有员工均应接受必要的伤害或疾病的处理方法。所有工作均需在Ⅱ级或Ⅲ级生物安全柜中进行,且工作人员应同时穿戴配有单独的通风系统的连体工作服。

第七节　质 量 保 证

质量保证指的是保证临床实验室报告的质量的整个过程。实验室检测出现错误结果的可能原因包括:样本采集错误(分析前阶段)、检测错误(分析阶段)、对检测结果及报告的解释错误(分析后阶段)。质量保证容易与内部质量控制相混淆,内部质量控制指的是减少分析阶段错误的过程,而质量保证的目的则是消除所有分析阶段可能出现的错误[18]。

检测实验室提供精密而准确的检测结果有助于提高临床试验的管理水平。如果选择了不合适的检测方法、不必要的检测项目或给出了错误的检测结果,不仅仅会影响临床的治疗效果,对于患者个人和整个社会来说也增加了经济上的负担。如实验室能够保证高水平的检测质量,也可以帮助临床医生迅速而准确地给出诊断结果。实验室要进行质量保证,就需要制订质量保证计划。

一、什么是质量保证计划

质量保证计划是一个管理过程,其目的是保持检测过程的高标准,并在必要时提高标准。其具体内容可以用 4 个前后连续的要素来概括,即制订计划、实施计划、考察效果、采取措施。以上 4 个要素相辅相成,形成一个良性循环,使得检测质量不断提高,其中任何一个要素的欠缺都会导致整个检测质量的下降。在制订质量保证计划时,应充分考虑每一个要素,以达到预防、发现和纠正错误的目的。

质量保证计划由质量管理负责人或其授权的指定人员负责制订,主要包括:

(1) 进行内部质量控制:其目的为发现并消除当时发现的错误;

(2) 参加外部质量评估:其目的为监控检测结果的长期精密度与准确性。

在质量保证计划的实施过程中,实验室对于内部质量控制、外部质量评估的样本应采用和常规样本相同的检测程序。

二、内部质量控制

实验室应采取合适的质量控制程序以保证其检测过程和发出报告的所有方面的质量与准确性。其要点包括:找出实验室内分析阶段存在的错误→ 采取措施消除错误→对设备进行校准,对方法进行验证。

(一) 质量控制计划

实验室负责人或其指定人员应积极参与设计质量控制计划,并负责其实施。计划中应写明质量控制过程的程序、质量控制结果的记录方式、发生质量控制问题时的解决方法。以上要求的目的是为了及时发现实验中的错误或变化趋势,从而保证结果的准确性与可靠性,尤其是当数据用于患者管理或产品质量提高时。

此外,实验室负责人或其指定人员应负责确定质量控制检测的次数和频率,以及使用何种质量控制物质。实验室实施内部质量控制的次数和频率依检测项目而定,一般来说,对于每天都需要进行的检测项目,应每日执行一次;对于频率较低的检测项目,应在每次检测时执行一次。

质量控制计划通常应涵盖以下方面:检测标准与对照、被测样本、质量控制物质与试剂的管理、质量控制数据的审核、质量控制日志、新旧试剂的更替、水质检测等。

1. 检测标准与对照

每次检测均需要包括独立的检测对照,以保证检测的有效性。对照物质的使用应有明确规定,且应依据质量控制计划随时更新,以便及时发现检测中存在的问题。

对于定量检测来说,应该使用已知值的对照物质,其值的范围应涵盖检测所需的报告范围;对于定性检测来说,每次检测都应该包括阳性对照物质和阴性对照物质。生产商在生产试剂或仪器时,为了迎合不同购买者的各种实验条件,通常将其可接受范围设得很广，然而，为保证自身的检测质量，每个实验室对于对照物质应自行设定合适的、特异性的可接受范围。所有质量控制样本均应该按照与临床试验样本相同的程序，由常规负责该项目的人员进行检测。

2. 被测样本的要求

实验室应设定对于各种被测样本的可接受范围，并形成书面文件。在工作中应按照质量控制计划中规定的实验室特异性程序对检测过程进行常规监督，及时发现、记录并解决质量控制检测问题。实验室必须在按照质量控制计划确认数据的质量、完整性、准确性之后才能报告结果。

3. 质量控制物质与试剂的管理

实验室使用的所有质量控制物质与试剂必须按照生产商的要求制备与储存。如对储存或使用的温度有特殊要求，则必须有记录表明实验室的环境温度符合规定，或在温度超出规定范围时采取了纠正措施。

所有质量控制物质与试剂的容器上均需贴签，注明其成分、储存要求、开瓶日期、制备日期或实验室复溶日期，由制备或复溶人员签字，注明其有效期。如生产商未提供有效期，应咨询生产商后自行标明其有效期（微生物相关的物质除外，应根据储存与培养技术判断其有效期）。变质或过期的质量控制物质与试剂不得使用，以免影响检测数据的质量。

4. 质量控制与数据的审核

在报告检测结果之前，必须依据预定的质量控制计划进行质量控制，并获得可接受的结果，以保证检测工作与报告的质量与准确性。当主要检测试剂发生变更、检测设备进行大的保养/维修或更换关键的设备部件之后，均需要进行质量控制检测。如质量控制结果落在预设的可接受范围之外，实验室人员必须按照质量控制计划选择合适的纠正措施。该人员应详细记录采取的措施并签名。实验室应建立纠正措施日志，以便记录并解决质量控制问题。如发生了不可接受的质量控制结果，实验室应对自上次正常质量控制结果之后的所有样本检测结果进行审核，判断是否发生了显著的临床差异，如结论为“是”，则需重新进行设备校准，并重新检测受影响的所有样本。

5. 质量控制日志

每次质量控制检测的结果都应记录在质量控制日志中，以判断质量控制检测的可接受性，并帮助发现质量控制数据中存在的偏移和变化趋势。质量控制日志应放置在方便检测人员查阅的地方。负责做质量控制检测、记录结果及绘制相关数据图表等工作的员工必须在以上文件中签字，并记录具体日期与时间。质量控制日志中的记录应尽可能详细，以方便回溯每种质量控制物质的结果并进行分析。质量控制结果应标明真实时间，以便及时发现仪器或检测系统中存在的问题。

日志中记录的信息应包括但不限于以下内容：质量控制物质的说明书（包括质量控制物质的名称、生产商、浓度、批号）、开瓶日期、有效期、检测日期、检测人员、原始数据、结果评估、验证及其他需要的信息。实验室监督人员应至少每月检查一次质量控制日志与纠正措施，并签字认可。质量控制日志的保存时间应达到或长于管理部门规定的时间。

6. 新旧试剂的更替

对于每一批新的试剂或试剂盒，实验室均应使用新试剂与当前正在使用的旧试剂，对常规样本、生产商提供的对照物质或能力评估的样本进行平行检测，以证明新试剂适用于该项检测。对于定量检测项目，应使用新、旧试剂平行检测同一批样本或对照物质，以证明其可比性，检测时还应该加上质量控制物质；对于定性检测项目，平行检测时应至少检测一批已知的阳性样本（或异常样本）和一批已知的阴性样本（或正常样本）。

7. 水质检测

如仪器或试剂生产商要求在特定的检测过程中使用特定类型的水，则实验室必须保证水质（如 pH 等）始终符合要求，且水质检测的记录完整。如水质检测结果不符合预设的标准，实验室应采取纠正措施并记录。

（二）质量控制的实施

对于定量检测和定性检测项目来说，在实施内部质量控制的方式上存在差异。

1. 定量检测项目的内部质量控制

（1）内部质量控制的频率

将每天（或每次）的质量控制结果作图，分析实验室检测过程的变化趋势与偏移情况。应该注意的是，如果实验室每天检测的样本数量不同，则质量控制的水平也应当随之相应变化。在分析质量控制结果时，较为常用的是 Westgard 建议的方法，通常来说，根据实验室每天检测的样本数量进行相应水平及次数的质量控制[19]：

每天检测样本不超过 40 份时：每天应至少进行一次单个水平的质量控制检测；

每天检测样本为 40～80 份时：每天应至少进行一次两个水平的质量控制检测；

每天检测样本超过 80 份时：每天应至少进行两次两个水平的质量控制检测。

比较特殊的是，对于血液学检测，每天应至少进行一次两个水平的质量控制检测（使用正常水平与高水平对照品，或使用正常水平与低水平对照品），但条件允许的情况下推荐使用三个水平的质量控制（即同时使用低、中、高三个水平的对照物质）。

（2）内部质量控制结果的判断

在使用单个水平的质量控制物质时，实验室在发生下列情况时应拒绝检测结果：

a. 检测值与平均值的差异超出 3 倍标准差；

b. 连续两次检测结果超出 2 倍标准差，且均落在平均值的一侧，但未超出 3 倍标准差；

c. 连续 4 次检测结果超出 1 倍标准差，且均落在平均值的一侧，但未超出 2 倍标准差；

d. 连续10次检测结果均落在平均值的一侧，但未超出2倍标准差；

在使用两个水平的质量控制物质时，实验室在发生下列情况时应拒绝检测结果：

a. 两个水平的质量控制结果均超出3倍标准差；

b. 两个水平的质量控制结果均超出2倍标准差，且均落在平均值的一侧，但未超出3倍标准差；

c. 两个水平的质量控制结果之间的差异大于4倍标准差，即其中一个水平的质量控制结果低于平均值2倍标准差，而另一个水平的质量控制结果高于平均值2倍标准差；

d. 其中一个水平的质量控制结果连续10次均落在平均值的一侧，但未超出2倍标准差；

e. 两个水平的质量控制结果均连续5次落在平均值的一侧，但未超出2倍标准差。

实验室应针对超出控制范围的结果建立反应指南。当质量控制结果超出预设的可接受范围时，负责检测项目的实验室工作人员应采取措施加以纠正。纠正措施应加以记录，由该员工签字，并注明日期。

2. 定性检测项目的内部质量控制

对于定性检测项目，每次检测时都应包括阳性对照和阴性对照物质。以革兰氏染色实验为例，应该同时使用革兰氏染色阳性和革兰氏染色阴性的样本作为对照。

对于尚无质量控制物质的检测项目，或由于样本过少，每次都做质量控制不现实时，可以采用以下替代的质量控制方法：

（1）随机选取以前曾检测过的样本，重新检测一遍；

（2）使用不同方法、不同设备，由不同实验人员重复检测；

（3）寻找与检测结果相关的其他参数，用于质量控制分析。

（三）外部质量评估

外部质量评估对于提高实验室检测水平十分有益，某些国家甚至规定参与临床申报的实验室必须参加外部质量评估。在外部质量评估中，一种方式是邀请独立的外部机构对实验室的检测结果进行定期回顾性审查，并向实验室员工指明其检测过程中存在的问题。另一种方式是由一个组织评估的单位或实验室准备相同的受试样本，分发至所有参与评估的实验室，由它们使用自己的常规检测方法进行检测，然后由组织评估的单位或实验室汇总检测结果，与“真实值”进行回顾性比较，对所有实验室的结果进行打分。打分结束后由组织评估的单位或实验室将所有结果编盲，以编号代替单位名称，将所有实验室的检测结果分发给每一个实验室，各实验室可将自己的结果与其他实验室相比较，从而找出问题所在。如外部质量评估中发现问题，则需要提高和（或）更改内部质量控制程序[20]。

如条件允许，检测实验室应尽可能参加外部的认证或能力评估，以证明其完成工作的能力。通过参加此类外部质量评估，实验室可以对自身的整体检测水平有一个直观的认识，通过实验室之间的比较找出差距，及早发现问题，包括系统性问题。通过提供客观的实验室质量评估，有助于实验室及时发现需要努力的方向，从而提高其检测水平[21]。

（四）内部审查

即使实验室未参加外部质量评估，我们也建议实验室对于其检测结果进行内部审查。内部审查是对实验室功能的审查，以及对其提供的服务进行的评估，在一定程度上可以代替外部质量评估的作用。内部审查是一个系统的、独立的过程，通过审查检测结果，对其进行客观评价，可判断实验室对特定规定的依从程度。内部审查的内容包括档案、样本、设备、环境状态、检测程序、人员能力等。有效的内部审查可以及时发现检测系统中存在的问题与弱点，并提出补救措施。

内部审查由实验室管理部门指定人员负责。指定的人员应与临床试验项目无关。实验室应自觉接受内部审查，以保证其遵循临床试验规程、检测计划、SOP 等。

审查报告中应包括审查期间进行的所有观察措施与结果，以及发现问题后采取的纠正措施。所有的审查结果均需做好记录。

检测项目负责人与临床试验管理者应及时对内部审查报告作出反应，并应追踪所有的纠正措施，以保证其得到正确实施。

（五）质量保证计划总结

综上所述，我们可以把质量保证计划归纳为如下几个要点：

（1）建立质量控制政策与质量控制程序；

（2）针对常规质量控制和非常规质量控制的用量，准备至少几个月至 1 年所需的质量控制物质；

（3）将历次的质量控制结果绘制成图；

（4）分析质量控制图的变化趋势与偏移；

（5）找出超出限值的结果，制定纠正措施；

（6）参与外部质量评估计划；

（7）定时（如每个月一次）分析内部质量控制与外部质量评估的报告，对方法和设备进行修正；

（8）定期（如每年一次）评估整个质量保证计划的有效性、花费，分析有无可改进之处。

（何　鹏　张春涛　王佑春）

参考文献

[1] ICH E6：Good Clinical Practice：Consolidated Guideline 1996. www. who. int/vaccine_research/ICH_GCP. pdf.

[2] Deborah K, Seiler JP, Long D, et al. Handbook：Good Laboratory Practice. http://www. who. int/tdr/publications/training-guideline-publications/good-laboratory-practice-handbook-ver1/en/.

[3] Sudarshan Kumari. Health Laboratory Services in Support of Primary Health Care in South-East Asia. 2nd ed. New Delhi：WHO Regional Publications, SEARO Series, No 24；1999. http://www. who. int/tdr/publications/documents/gclp-web. pdf.

[4] ICH Harmonised Tripartite Guideline-Guideline For Good Clinical Practice E6(R1) Current Step 4 version, dated 10 June

1996. http://www. ich. org/LOB/ media/MEDIA482. pdf.

[5] Directive 2001/20/EC of the European Parliament and of the Council of 4 April 2001. http://www. eortc. be/Services/Doc/clinical-EU-directive-04-April-01. pdf.

[6] Ezzelle J, Rodriguez-Chavez I R, Darden J M, et al. Guidelines on good clinical laboratory practice: Bridging operations between research and clinical research laboratories. Journal of Pharmaceutical and Biomedical Analysis, 2008 (46): 18-29.

[7] Sarzotti-Kelsoel M, Cox J, Cleland N, et al. Evaluation and Recommendations on Good Clinical Laboratory Practice Guidelines for Phase I - III Clinical Trials. PLoS Medicine, 2009, 6 (5): 1-5.

[8] Guidelines For Good Clinical Laboratory Practices. Indian Council of Medical Research New Delhi; 2008, http://icmr. nic. in/guidelines/ GCLP. pdf.

[9] 药物临床试验生物样本分析实验室管理指南(试行). 国家食品药品监督管理总局. 2011 年 12 月 2 日.

[10] Specific Criteria for Accreditation of Medical Laboratories. NABL Document 112, Issue No. 03, Version 2007.

[11] OECD series on Principles of Good Laboratory Practice and Compliance. Monitoring. Paris: Environment Directorate, Organization For Economic Co-Operation And Development: 1998. http://www. oecd. org/officialdocuments/ displaydocumentpdf/? cote = env/mc/chem(98)17&doclanguage = en.

[12] Code of Federal Regulations. http://ecfr. gpoaccess. gov/cgi/t/text/text-idx? sid = 0a348790419adf716941a0973d5f47f6&c = ecfr&tpl = /ecfrbrowse/Title21/21tab_02. tpl.

[13] Indrayan A, Sarmukaddam S B. Medical Biostatistics. New York: Mercel Dekker Inc.; 2001.

[14] Agarwal S P. Good Clinical Practice for Clinical Research in India, Central Drugs Standard Control Organization, Dte. GHS, Ministry of Health and Family Welfare, Government of India. http://cdsco. nic. in/html/GCP1. html.

[15] Chosewood L C, Wilson D E. Biosafety in Microbiologic and Biomedical Laboratories. 5th ed. Washington: U. S. Government Printing Office. 2007. http://www. cdc. gov/biosafety/publications/bmbl5/index. htm.

[16] Barkley W E, Cohen M L, Ingegerd Kallings, et al. Laboratory Biosafety Manual, 3rd ed. Geneva: WHO Publication; 2004.

[17] Samlee Plianbangchang. Safe Management of Bio-medical Sharps waste in India. 1998 (Ammended in 2000). http://www. searo. who. int/en/section23_10305. htm.

[18] Kumari S, Bhatia R. Quality Assurance In Bacteriology and Immunology. 2nd ed. New Delhi: WHO Regional Publication, South-East Asia Series No. 28; 2003.

[19] Westgard. A Multi-Rule Shewhart Chart for Quality Control in Clinical Chemistry, CLIN. CNEM, 1981, 27 (3): 493-501.

[20] Geethanjalai F S, Fleming J, Swaminathan S, et al. External quality assurance-role of ACBI /CMC scheme. Indian J of Clin Biochem, 2006, 21 (1): 211-212.

[21] Kanagasabapathy A S, Rao P. Laboratory accreditation-procedural guidelines. Indian J of Clin Biochem, 2005, 20(2): 186-188.

第二十一章　临床基地的选择以及临床评价的基本原则

疫苗可以诱导宿主体内针对某一传染病原产生保护性免疫力,从而保护宿主免患该疾病,同时中断传染源在宿主群体内的传播;或者疫苗调控宿主针对某一抗原的特异性免疫系统而治疗疾病。因此,根据前述不同的用途可分为预防性疫苗和治疗性疫苗。

在我国,预防性疫苗按预防性生物制品管理;治疗性疫苗属于治疗性生物制品的一部分。按照目前2007年我国现行药物管理的法规和《药物注册管理办法》中的相关规定[1],生物制品按产品用途具体分为治疗性生物制品和预防性生物制品,即这两类制品作为独立的一类药物管理。按产品性质及制备方式划分有病毒、细菌、生物组织提取制品、生物技术产品等。尽管从管理角度来看,疫苗注册分类和申报资料的要求方面与中药、化学药物有所不同,但在注册审批程序方面疫苗与其他药物基本相同。

作为生物制品的疫苗,由于其主要成分是具有立体构象的生物大分子物质,生产工艺中微小的改变可能会导致生物活性的改变,即生物制品体现了具有组成/结构的复杂性、品种的多样性和不稳定性等特点,归纳疫苗不同于化学药物(小分子)的以下特点:一般难以进行完全的结构确证及特性分析;强调生产全过程的质量控制;需重视生物活性的保持和测定;产品制备及储存条件苛刻(对冷链要求高);难以进行完全一致的仿制;通常不以原料药形式上市;需要有特殊的检测方法以保证其批间质量的稳定和一致性。因此要求不同注册类别的疫苗制品常常需要分别对待,具体问题具体分析。

疫苗临床试验应遵循疫苗研究和开发的基本规律,同时还关注其特殊性。疫苗临床试验的技术要求与治疗性化学药物总体要求基本一致,首先遵守我国药物临床研发的通用法规和国际准则,必须严格遵循《药品临床试验管理规范》(GCP)的基本原则[2];符合现行我国注册管理办法和国家食品药品监督管理总局(CFDA)发布的疫苗临床试验的相关指导原则[3~16];参考人用药品注册技术要求国际协调会(简称ICH)药品注册的国际技术要求[17],借鉴WHO和其他发达国家监管要求和技术评价指南[18,19]。

本章将分别介绍预防性疫苗和治疗性疫苗的特点,以及疫苗临床研究机构的选择和技术评价的相关内容。

第一节　预防性疫苗和治疗性疫苗

疫苗是采用生物工程技术制备成单一成分或含有效成分的复杂颗粒形式,可以为致病原的蛋白质、多肽、多糖或核酸,或通过活的减毒致病原或载体,进入机体后能产生破坏或抑制致病原的特异性免疫应答;对于癌症、自身免疫性疾病等,通过对特异性抗原建立的概念亦可用疫苗进行预防和治疗。

预防性疫苗是一类具有免疫原性,通过接种能诱导宿主机体对感染性病原、毒素或感染性病原衍生物产生特异性的、主动保护性免疫的一种生物制剂,从而保护人体免受相应抗原性物质(感染原和非感染原)所致疾病。

目前所应用的疫苗基本上都是预防性疫苗,预防性疫苗的临床使用对象是正常人群,传统作用是防止感染发生,在一些重要传染病的预防和控制中发挥了积极作用,限制了病原微生物的传播,降低了发病率。例如,在全球范围内已有26种以上传染性疾病通过接种疫苗得到有效的预防和控制;目前我国的国家免疫规划自2007年起,在原有6种国家免疫规划疫苗基础上扩大至15种传染病接种范围。

艾滋病的流行对人类健康和社会发展产生了严重危害,迫切需要采取有效的预防和控制措施。研发艾滋病疫苗是控制艾滋病的重要手段。如果对HIV致病机理的研究证实人体能够获得对HIV的免疫,那么研发安全有效的艾滋病疫苗在理论上是可行的。

由于预防性疫苗的特性所限,其对已感染的个体常常不能诱导产生有效的保护性免疫应答,如一些因病毒持续感染导致的慢性疾病——获得性免疫缺陷综合征、慢性乙型肝炎和肿瘤等,现有的医疗水平对这些疾病缺乏卓有成效的治疗药物和手段。因此,探索研究、开发新型疫苗能在已感染或已患病个体中诱导保护性免疫应答,清除或抑制病原体与异常细胞,使疾病得以治愈或减缓疾病进展。这类疫苗的作用便从传统意义的预防性转变为治疗性,治疗性疫苗的概念也应运而生。

治疗性疫苗是机体在感染或发生疾病后,通过诱导机体产生特异性(获得性)免疫或非特异性(固有性)免疫的方法,防止疾病的发生、发展,或是促进已产生疾病的机体恢复健康。目前此类治疗性疫苗主要针对癌症、自身免疫性疾病和难治性感染性疾病等,通过建立特异性抗原的概念亦可用疫苗调控宿主针对某一抗原的特异性免疫系统而达到治疗疾病的目的。

治疗性疫苗作为一种新兴的以治疗疾病为目的的疫苗,其作用是针对已经感染或已患病者,发挥其治疗疾病的功能,目的是期望能够打破慢性感染者体内免疫耐受,重建或增强机体的免疫应答;或能在已患病个体中诱导产生保护性免疫应答,消除病原体或异常细胞,使疾病得以治疗,是抗病毒、抗肿瘤、抗细菌的新治疗手段,为临床疑难疾病增加一项治疗选择。治疗性疫苗是有别于传统预防性疫苗、具有治疗作用的生物制品(表21.1)。

表21.1　治疗性疫苗与预防性疫苗的比较

特点	治疗性疫苗	预防性疫苗
适用对象	慢性病症患者	健康人
使用效果	治疗	预防
作用机制	修复或重建免疫系统功能	激活免疫系统产生保护性主动免疫反应
关键技术	增强或降低细胞免疫为主	诱导产生中和抗体为主
评价体系	疗效为主要指标	人群保护力(疫苗效力)/免疫原性为主要指标
经济及社会效益	治疗慢性疾病,降低医疗开支,提高生活质量,减少耐药性	预防公共卫生的传染性疾病利于社会稳定

研发艾滋病疫苗的目标是能够预防HIV感染或发病。但是艾滋病免疫保护的机理十分复杂,很难完全预防HIV感染并清除病毒,因此正确认识和评价疫苗的作用是十分重要的。能够限制病毒的复制、减少HIV传播的艾滋病疫苗对于控制艾滋病的流行也是

有效的。更现实的艾滋病疫苗的研究目标是降低病毒血症、保持低病毒载量水平、减缓HIV疾病的进程、降低病毒在人群中的传播率。

第二节 预防性疫苗的临床评价

临床试验(clinical trial)指任何在人体(健康志愿者或患者)进行的药物系统性研究,以证实或揭示试验药物的作用、不良反应及(或)试验药物的吸收、分布、代谢和排泄等,目的是评价和确定其应用于人体的有效性与安全性。

疫苗临床试验是针对人群进行的有“干预”、与对照相比较,研究干预效果和临床价值的前瞻性研究,其目的是观察“干预”的作用。临床研究是药物研发中的一个重要环节,是一个目的性和逻辑性极强并渐次推进的探索循证过程。其发展过程中经历了盲法实施、随机化对照、安慰剂使用、伦理问题、管理制度完善等多个阶段。对于新疫苗而言,经典的临床试验分为Ⅰ、Ⅱ、Ⅲ、Ⅳ期,每期临床试验都有其各自的作用和特点,逐步探索和验证新疫苗在人群中的有效性和安全性;按照临床研究的时间进程也可以分为早期探索性研究阶段和有效性确证研究阶段。

为了高效地研发药物,在临床试验的早期就应根据已经掌握的前期研究信息制定适宜的总体临床研发计划,在计划中阐明每一项临床试验的目的、方法、预期结果,计划中应有适当的决策点,阶段性地根据获得的试验结果进行下一步研发决策。

为了确保疫苗临床研究结果的可信度和适用性,一般将多个临床研究机构/试验现场联系在一起,进行多中心临床试验。

一、临床研究设计的总体考虑

预防性疫苗(以下简称疫苗)的临床试验的技术要求与其他治疗性药物(包括治疗性疫苗)的总体要求基本一致,首先必须遵循GCP基本原则,但同时要关注其内在和应用的特殊性。预防性疫苗部分来源于活生物体,其组成复杂,或采用重组生物技术构建,其适用人群通常是健康个体,其中大多数疫苗用于儿童/婴幼儿,因此,在其研究和评价过程中,对伦理学和安全性的考虑尤为重要,在疫苗注册的临床方面要求更加严格;另一方面,疫苗是通过免疫接种机体而产生的保护作用,或激发产生的治疗作用,还需要考虑机体的免疫功能以及其长期安全性问题。

预防性疫苗的临床试验应遵循药物研究和开发的基本规律,研发疫苗必须基于目标疾病的流行病学情况和疫苗的各自特征,依据各目标接种人群(将来免疫接种人群)的特点,确定具体的临床研发计划和各个临床试验方案。临床试验的全过程应严格按照GCP要求实施。

新疫苗必须通过良好的设计和实施完成系统性的临床研究,为疫苗的注册上市提供可供评价的基础和直接的证据支持。临床设计方法学的考虑贯穿在整个临床研发计划的基本思路中,在各个阶段的临床试验方案中也均应有所体现。各个疫苗临床试验的分期是相对的,各期之间并不一定存在十分严格的界限。

Ⅰ期临床试验的研究重点是考察安全性,通过少量的易感健康志愿者作为受试者来确定人体的耐受性和初步了解疫苗的安全性。Ⅱ期临床试验扩大了样本量,其目的是获得疫苗在目标人群中的初步有效性(通常是免疫原性)和安全性信息。Ⅲ期临床试验所需的样本量更大,其目的是全面和充分地评价疫苗的临床保护效力和安全性,为疫苗的上市提供基本可靠的依据。疫苗Ⅳ期临床试验目的之一是监测疫苗在大量目标人群常规使用状态下的各种情况,目的是发现上市前临床研究未能发现的极少数或非预期不良反应,并进一步验证其有效性/效力;还包括有关疫苗生产工艺改进、优化免疫剂量和程序的研究。

(一) Ⅰ期临床试验

Ⅰ期临床试验主要目的是观察疫苗的耐受性和安全性,是在小范围的健康受试者开展的研究。因为不同的年龄组可能在疫苗的接种剂量、接种时间、接种途径或疾病发生的风险等方面存在差异,因此此期研究要在不同的年龄组人群中逐步进行。Ⅰ期临床试验可以根据具体情况同时进行初步的免疫原性的观察,以获得一些免疫学参数(包括血清学参数)。

首次人体试验应在设备齐全且具备国家认定相应资质的临床研究机构中进行,以便仔细监测和实施。通常Ⅰ期临床试验可以根据研究目的的需要灵活设定对照组和采用盲法。安慰剂对照的早期引入可以利于区分机体的生理变化/环境影响与新疫苗的不良反应。

新疫苗的首次人体临床试验应参照 2011 年局发布的《药物Ⅰ期临床试验管理指导原则》开展研究[12],即选择通过 CFDA 审核(包括一次性临床试验基地审核)、具备良好的疫苗接种和管理职能及临床试验质量管理体系的疫苗临床试验机构进行[4],并在药品审评中心(CDE)开通的“药物临床试验登记和信息公示平台”进行登记注册[14]。

Ⅰ期临床试验通常首先在健康、免疫功能正常的成人中进行。若新疫苗目标接种对象为儿童/婴幼儿或其他特殊人群,通常应在健康成人进行试验之后,再逐步在小规模目标人群中接种用于婴幼儿的疫苗,即进行Ⅰ期安全性评价时,应按先成人、后儿童、最后婴幼儿的顺序(通常每组各 20 ~ 30 人)分步进行。

减毒活疫苗(病毒或细菌)可能在受种者和人群接触过程中造成严重感染或传播,在疫苗的早期研究中就应考虑对排毒、接触传播、遗传稳定性和返祖(毒力回复)做出评价。

总之,Ⅰ期临床试验着重于疫苗的人体安全性评价,初步探索和评价疫苗的免疫原性、剂量效应等特征,为后续Ⅱ期临床试验提供研究设计依据。

(二) Ⅱ期临床试验

Ⅱ期临床试验是新药治疗作用初步评价阶段。此阶段临床试验旨在探索新疫苗合适的剂型、剂量、接种程序和途径,评价疫苗在目标人群的免疫应答,以及在选定剂量下的初步有效性和安全性信息,同时评价与受试者免疫应答相关的影响因素,如年龄、性别、抗体水平等基线情况,为更大范围的Ⅲ期临床试验提供依据。

此期临床试验主要为探索性研究,通常由一系列临床试验组成,可采用较为灵活合理的研究设计,采用多种形式,包括随机盲法、对照临床试验,通过探索合理的免疫学替代指标确定新疫苗合理的组方，以及后期关键性临床试验的接种剂量和免疫程序，并了解初步的安全性特征，以便根据逐渐积累的试验结果完善后续的试验设计。

Ⅱ期临床试验着重研究疫苗在目标人群中的免疫原性、安全性及剂量效应，并初步评价疫苗的有效性（效力），包括人体攻毒试验。在剂量反应关系基础上根据每剂的抗原含量来推荐初始免疫的剂量。

我国现行注册管理办法要求此期临床试验最低样本量为 300 例。Ⅱ期临床试验通常被分成Ⅱa、Ⅱb 期序贯进行。这种情形下，Ⅱb 期试验往往在Ⅱa 期获得疫苗初步有效或具有较好免疫原性的前提下考虑，目的是在目标人群中初步评价疫苗有效性，为Ⅲ期临床试验提供支持。这种模式可以节省费用，如果Ⅱa 期试验不能达到预设的标准，则不进行扩大规模的Ⅱb 期试验。

由于Ⅱ期临床试验的重要内容之一是评价新疫苗的免疫应答，因此，应该尽早研究和建立疫苗在人体中产生免疫应答的检测方法，在方案中需确定产生免疫应答者的比例，并观察免疫学指标（如中和抗体）的出现时间、持续时间等抗体变化的规律。其中具体的方法学要求建议参考 CFDA 的药品审评中心发布的《生物制品质量控制分析方法验证技术审评一般原则》[9]。

（三）Ⅲ期临床试验

Ⅲ期临床试验是有效性确证阶段。此阶段临床试验的目的在于进一步确认疫苗针对未来接种的目标人群的有效性（效力）与安全性，是为确证新疫苗在目标人群的有效性而设计的大规模的临床研究，是一种事先提出假设并对其进行检验的、有对照且设计良好的临床试验，其目的是全面和充分地评价疫苗的保护效力，并观察安全性，评价获益和风险比，最终为疫苗上市的注册申请提供充分可靠的依据。

需特别强调的是，随机、盲法、对照的临床试验是确定新疫苗有效性的核心、关键性的研究。确证性试验应严格按照事先设计的方案进行，如需要改变方案，必须有明确、充分的理由。

采用随机化可以避免研究分组产生的偏倚，发现试验疫苗和对照疫苗间的细小差别。使用对照和盲法可以减少试验中潜在的偏倚，反映疫苗的真实效果。

Ⅲ期临床试验的计划与实施立足于前期系列临床试验初步验证的疫苗的有效性与安全性的基础上，进一步验证疫苗对目标人群的有效性和安全性；此期临床设计的一些必要条件或检验假设亦源于先前的Ⅰ、Ⅱ期试验结果。在随机、对照、盲法的原则下，精心设计，具有足够样本量，并且采用广泛应用和公认的统计学方法分析临床试验数据，可保证Ⅲ期临床试验的质量。

我国现行管理办法要求此期临床试验要求疫苗受试者在满足统计学要求的前提下，最低样本量为 500 例。

（四）Ⅳ期临床试验

疫苗上市后研究/临床试验是新疫苗开发过程中的一个重要组成部分，是其注册上市研究的完善和拓展，对丰富疫苗的安全性和有效性信息、指导疫苗在临床真实环境下免疫接种有着不可替代的作用。所有上市后研究/临床试验主要都基于安全性需要，其形式可以根据目的不同而灵活多样，这明显区别于上市前注册临床试验。

此时，需明确两个概念，即临床试验和研究的区别：临床试验应是有特定目的、良好设计的前瞻性临床研究；而临床试验之外的临床研究（观察性研究、回顾性研究、荟萃分析等）、非临床研究、药学研究等统称为研究。

我国现行注册法规中第三十一条要求，Ⅳ期临床试验是指新药上市后应用研究阶段。其目的是考察在广泛使用条件下（2000 例）的药物疗效和不良反应，评价在普通或者特殊人群中使用的利益与风险关系以及改进给药剂量等。对于疫苗来说，Ⅳ期临床试验是指新疫苗获准上市后在大规模人群中广泛应用的研究，只涉及药监部门批准的适应证。Ⅳ期临床主要研究疫苗在实际使用情况下的有效性与安全性。此外，还包括疫苗间相互作用研究等。但优化免疫程序和接种剂量有别于小分子药物，应按相应的注册类别申报。

Ⅳ期临床试验对新疫苗获准上市是必需的，往往对于疫苗的变更优化、建立合理的免疫接种策略及安全性的进一步认识也是至关重要的，可以发现偶见、罕见或严重的不良反应。

国内新药上市后研究/临床试验面临着更为复杂具体的问题。从科学和风险控制层面，应该根据品种的特点，以及 CFDA 对上市批件遗留的问题和要求，开展有针对性的上市后研究/临床试验，绝不仅局限于法规要求的 2000 例Ⅳ期简单观察性临床试验。而且，更为重要和迫切的是，建立上市后研究/临床试验的法律、法规监督管理体系，对上市后研究/临床试验进行全过程的监督管理。

二、有效性相关的考虑

（一）临床前研究和流行病学调查

研发创新性疫苗，首先必须重视前期基础性研究工作，包括对疾病自然史的认识（如感染定植、潜伏期、急性期、恢复期和预后因素，包括致病毒力机制研究）、流行病学调研、疫苗的临床前研究（重组抗原选择、毒株筛选、建立相关动物模型）和人体保护机制等，均为后期进入人体临床试验提供必要的保证。同时由于认知水平和条件所限，以上部分深入研究可以与临床研究同期进行，如有必要应持续进行。在申请新疫苗上市注册时，需同时提供上述研究更新的资料。

（二）伦理学要求

所有疫苗的临床试验应由独立的伦理委员会（IRB/IEC）审查并获得许可。疫苗临床试验中的主要伦理学原则是受试者对参加试验的风险和获益有清楚的了解，能够接受参加试验的风险和获益并自愿参加，签署知情同意书。预防性疫苗通常适用于健康人群，其中多数疫苗用于儿童和婴幼儿，因此，在其临床研究和评价过程中，更要关注安全性和伦理学方面内容。

疫苗与治疗用药物相比，伦理学方面应更注意考虑对健康儿童受试者权益的维护问题,包括受试者是否会被感染、感染的后果是否严重、能否得到有效的治疗,以及采用安慰剂的合理性等。疫苗的临床试验受试者不应处在严重疾病和伤害的风险中,应采取适当的措施降低风险至最小化,以确保受试者从科学创新中受益,同时不应与现行国家计划免疫产生冲突。

在儿科人群(儿童或婴幼儿)的临床试验中,通常是依靠父母或监护人来完成知情同意的过程,但对于学龄儿童,知情同意书应尽量使用儿童能理解的语言和术语,让儿童了解试验的全面情况并自愿参加。

在早期探索性临床试验中,应遵循先低剂量,后中、高剂量的原则,如疫苗的免疫接种对象为儿科人群时,应按照先成人、后儿童、最后婴幼儿的顺序分步进行。

熟悉儿科的研究者和 IRB/IEC 应协助保证儿童受试者安全规范的实施疫苗临床试验,严格遵守 GCP 的要求,保护儿科人群的权利,免受不适当的风险且确保符合伦理地进行疫苗儿科临床研究。

出于对参加疫苗儿科临床试验人群的利益考虑,首先必须正确地设计临床试验以确保研究数据的质量及可解释性;临床试验尽力纳入能代表本地区人口统计学特征以及所研究疾病的人群;受试者应该从临床研究中获益;在最大限度地保护儿科人群的前提下开展疫苗临床试验。

有关伦理更具体的要求建议参考 CFDA 在 2010 年发布的《药物临床试验伦理审查工作指导原则》[10]。

(三) 临床保护效力研究

疫苗的有效性(又称为疫苗保护效力,vaccine efficacy,VE)是指在人群中经过接种疫苗后,相对于不接种疫苗的人群所减少疾病发病的程度(如发病率下降的百分率,还可是重症、死亡、感染等),此为直接保护作用,通过临床终点来进行评价;通常采用安慰剂(或阴性对照疫苗)为对照的优效性试验设计。

预防性疫苗通过诱导特异性免疫反应,以达到阻止病原体进入宿主机体内最初的感染,或在病原体进入机体内最初的几轮复制过程中加以清除。因而,预防性疫苗常见的临床终点为保护发病,有些疫苗也采用保护临床重症为终点。例如,轮状病毒疫苗注册临床试验报告的 90% 的保护率为保护已接种疫苗的儿童避免感染轮状病毒后发生需要住院治疗的重症感染儿童的比例。

1. 受试人群和样本量

研究的受试人群的选择应说明研究对象的易感性和对目标人群的代表性。在试验的任何阶段均应有明确而具体的入选和排除标准。

样本量大小主要由受试人群的发病率以及疫苗的预期效力水平决定。在方案中应对每一个评价终点(临床终点、安全性和免疫原性)的样本量的估算方法及过程进行说明。

临床试验的样本量还要说明是否兼顾安全性评价,因为所需样本量取决于接种人群的特征、在临床前研究和早期临床试验中发现的安全性信息,以及与特定的生产工艺或佐剂有关的临床经验等。

2. 临床现场选择

临床现场选择和估算样本量时均应提供当地既往和预期相应疾病的发生与流行特征等流行病学依据。

建立并形成临床试验地区和相邻地区的疫情分析及病例监测的定期上报系统。还应建议提供临床研究现场中同期未参与临床试验的具有相同社会学特征人群的临床终点(如发病、重症或死亡、感染等)发生情况分析,即新疫苗发挥间接保护作用的群体保护效果等。

3. 病例(终点事件)定义

疫苗效力是Ⅲ期临床研究中的主要终点评价指标。临床终点基于疫苗的特点和临床研究目的,可以选择保护感染、保护发病与保护重症疾病或死亡,但须阐明确定主要临床终点的依据;同时尽可能提供相关临床终点(次要终点)的支持性验证研究结果。

新疫苗的Ⅲ期临床效力试验需要通过所研究疾病(终点事件)发生率的变化来评价疫苗的有效性,故病例/终点事件的定义和诊断是影响临床有效性结果评价的关键因素。

保护效力临床试验方案中应准确定义合理的临床终点即病例(应包括合格免疫接种的定义)的标准;应阐明疾病的诊断标准是否符合国内外公认的相关要求,并具有高度的特异性和较好的敏感性,同时,实验室检查的指标也必须包含在定义中。效力的评价采用点值估算和相应的95%可信区间(confidence interval,CI)进行,使用临床保护终点判定效力的试验应在那些可以实施主动免疫接种并可获得预期效果的地区进行,且需设对照。

预防性疫苗给人类带来的直接获益在于临床相关病原体所致疾病的发病率和病死率降低。因此,疫苗临床试验主要常用有效性终点为相关疾病的发病率或病死率。然而,需要注意之处在于,一些病原体所致疾病的临床发病潜伏期非常长,如HIV病毒感染后可能要几年才会发病或死亡,如果将该疾病的发病率或病死率作为研究终点,整个临床试验的时间跨度就会很久,因此这种情况下需寻找另外的有效性研究终点,如感染率。

此种情况下,需要选择适宜的实验室检测方法进行准确评估。目前,ELISA、Western blot等标准血清学检测方法可检测到HIV病毒感染后产生的抗体,但无法与HIV疫苗诱导产生的抗体区分,此时需选择更加适宜的检测方法,如PCR方法检测HIV的特异基因以辨别病毒感染与疫苗诱导所生产的抗体。

应说明在整个临床试验期间和各个临床现场应统一疾病的检查和确诊方法,并应具备和提供诊断方法学的验证资料。

另外,与感染相关的终点,包括替代指标(细胞免疫水平)、生物标记物,以及疾病相关临床事件等有时也被用作支持有效性研究的终点。

4. 访视和随访计划

阐明关键性临床试验计划采取访视和随访的时间、间隔、次数的理由;应结合疫苗所针对疾病的流行病学特征、疫苗的特点、预期的保护效力和人群综合考虑,应提供一个周密的随访计划和详细的访视表。

对于考虑纳入国家计划免疫的疫苗,随访时间至少为最后一次疫苗接种后观察一年,以获得有关持久性保护、是否需要加强免疫方面的血清学和临床资料。必要时根据随访期间收集到的信息,决定进一步随访的时间。

5. 统计学分析和方法

参照 CFDA 发布的《化学药物和生物制品临床试验的生物统计学技术指导原则》[8],在临床试验方案和统计分析计划(statistical analysis plan,SAP)中明确必须详细说明用于分析评价每个终点指标的统计学方法。有效性评价应在全分析集和符合方案集中分别进行。

应根据随访中脱落的病例(终点事件)情况,对主要临床保护终点尽可能进行保守性统计分析,同时对试验中采用的检测方法进行敏感性分析和验证。

(四) 免疫原性研究

免疫原性研究可以贯穿注册前临床研究和上市后研究整个过程。探索合理的免疫学替代指标(包括体液免疫的血清学和细胞免疫指标)可以间接体现新疫苗的保护力。例如,对于体液免疫原性分析,通常考虑用接种后免疫应答率(阳转率)和几何平均滴度(GMT)等指标来评估疫苗的免疫原性。

分析和总结免疫原性结果时,建议用反向累积曲线(也称逆向累积分布曲线,reverse/inverse cumulative distribution curve)的形式反映抗体滴度的分布,如接种前/后抗体滴度、试验与对照两组抗体滴度比较的反向累积分布曲线。

1. 免疫原性与保护相关研究

由于新疫苗的临床有效性与免疫学指标的相关性没有得到确证,因此只能通过临床终点来评价其有效性,但任何与保护相关的免疫应答指标(如与保护相关的特异性抗体滴度)和临床保护作用都应进行研究。

对于新疫苗,需探索性研究受试人群免疫应答的机制,提供确定免疫应答(如中和抗体发生阳转)的依据,包括划分易感人群和非易感人群的依据。

应在临床保护效力研究中探索性进行免疫原性指标与保护效力关系的分析并提供临床数据总结和分析报告。

2. 免疫持久性研究

尽早探索研究新疫苗在人体中产生免疫应答的机制并建立检测方法,结合临床前和临床保护效力研究,在临床研究中观察免疫学指标(如中和抗体)出现的时间、持续时间等免疫反应(抗体)变化的规律,提供临床数据总结和分析报告,建议用图示法呈现趋势变化。

（五）疫苗三批一致性临床研究

在关键性Ⅲ期临床试验进行确证疫苗有效性的同时，应考虑验证疫苗批间生产工艺的一致性，以证明至少连续生产的三批疫苗能够诱导相同的免疫应答，以保障疫苗上市后生产质量的稳定性。

达到大生产规模的疫苗批间一致性研究可以与关键性临床试验设计一并进行，也可以单独进行三批一致性的临床试验。提供三批疫苗临床结果比较的分析总结报告，并阐明所采用评价指标和标准的依据。

（六）临床试验管理和质量保证

注册申请人是保证临床试验质量的最终责任人，所有疫苗注册临床试验的全过程都应严格按照 GCP 要求实施；应制定质量管理评价程序、质量管理计划与操作指南；应设立稽查部门定期对质量体系的依从性进行系统性检查；还应提供必要的资料和文件以体现临床试验有质量保证和质量控制的过程。

1. 临床试验数据管理

通过临床试验获得真实、完善和可靠的数据，是进行疫苗安全性和有效性评价的基础。有效和规范的数据管理包括各种明确的定义、试验设计（病例报告表和数据库）、患者入组、数据采集和传递、数据审核，直至最后数据库锁定等多个技术环节，这些均是 GCP 及相关规范中所强调的重要内容。

首先，负责临床数据管理的人员必须经过 GCP、相关法律法规、相关标准操作规程（standard operating procedure，SOP），以及数据管理的专业培训以确保其具备工作要求的适当的资质。临床试验数据的收集和管理可采用多种形式，目前较为常用的形式为病例报告表（CRF）。从试验数据的收集到数据库的完成，均应符合 GCP 的规定和相关管理规范技术的要求，尤其是临床试验中及时的数据记录、错误更正、补遗等。这些步骤均是建立高质量数据库、完成试验方案并达到试验目的所必需的。

高质量的临床试验数据是临床试验结论科学性的根本保证。评估一个高质量的临床试验数据应包括以下几点：

（1）准确性：数据表示的信息是无误的，与 CRF 和质疑表完全一致。

（2）合理性：数据与先前的数据或其他相关数据是一致的，无任何逻辑错误存在。

（3）完整性：数据记录了所有必需的信息。

（4）及时性：数据录入与数据收集间隔时间不应过长。

临床试验数据质量是评价临床试验结果的基础。按现行注册法规要求提交所有的临床试验数据库，即锁定的原始和分析数据库，并附数据库结构以及变量赋值说明。

临床试验数据的收集和管理可采用多种形式，但需提供资料体现整个临床试验过程有良好的质量控制，如随机分配表、盲底、编盲和揭盲、数据锁定过程等执行记录、数据核查、盲态审核、紧急揭盲记录等；从试验数据的采集到数据库的完成，均应符合 GCP 的规定和 CFDA 发布的《临床试验数据管理工作技术指南》的要求[13]。

2. 实验室检测

所有实验室检测应在具备业内公认的检定资质的检测机构进行;应提供与临床病例诊断相关的实验室检测资料。按照事先制定的临床病例诊断标准/监测病例定义中的要求进行病原学和相关免疫学指标(如血清学、细胞学)的检测,以支持病例的确诊。

还应提供与保护相关的免疫学(如血清学、细胞学)探索性研究和持久性研究的实验室检测资料,并分析免疫指标和临床保护的关系。

以上所有的实验室检测方法均应提供选择依据和方法学验证资料;提供实验室检测质量控制规程和病原学实验室检测规程。

具体方法学要求建议参考药品审评中心发布的《生物制品质量控制分析方案验证技术审评一般原则》[9] 和 CFDA 发布的《药物临床试验生物样本分析实验室管理指南(试行)》[11]。

3. 独立的数据监察(安全)委员会

数据监察委员会(Data Monitoring Committee, DMC)也可称为数据安全监察委员会(Data Safety and Monitoring Boards, DSMB)、数据和安全监察委员会(Data and Safety Monitoring Committee, DSMC),是由申请人成立的具有相关专业知识和经验的人员组成的独立委员会,通过定期评估一项或多项正在进行的临床试验累积数据,评价试验的有效性和安全性。DMC /DSMB /DSMC 成员遵守国际相关规范。

近年,创新药物/疫苗的临床试验逐渐开始应用独立的第三方数据监察委员会,主要是在一项临床试验中定期评估试验进程、安全性和主要疗效/有效性资料,并向申请人建议是否继续、决定是否调整或中止这些关键性试验或者修改试验方案,从而达到以下目的:①保障受试者利益;②确保试验的完整性和可信性;③及时、准确地为临床领域提供研究结果信息。

创新性疫苗的临床试验应适时发挥 DMC /DSMB /DSMC 的作用,规范地行使职责,遵守事先制定的章程并作为工作指南。

如果事先计划进行临床期中分析,应严格按照方案中规定的时间点或事件点进行分析,期中分析数据库锁定过程与最终分析的数据库锁定要求可以有所不同,但是所有数据库锁定的要求以及采取的步骤都应反映和记录在文件中,还应报告截至进行期中分析时的数据情况、时间情况及终点事件情况等。在期中报告时严格遵守 DMC/DSMB / DSMC 关于保密性的规定,按要求提供公开报告(open report)和封闭报告(closed report)。

4. 合同研究组织的管理

注册申请人可以委托合同研究组织(Contract Research Organization, CRO)执行临床试验有关的工作和任务,此种委托应书面规定和明确外包的范围,签订有效合同。在临床试验管理过程中,申请人需对 CRO 进行即时有效的管理、沟通和核查,以保证其所提供的服务符合申请人的质量标准要求。

CRO 的责任应当是实施质量保证和质量控制。但临床试验的质量和保证数据真实可靠、完整性的最终责任始终在注册申请人。

三、安全性相关考虑

安全性评价需关注疫苗与治疗药品不同的特殊性。评估疫苗安全性所选择的方法和观察指标取决于很多因素，如疫苗的类型和其激发免疫应答的特殊机制。由于疫苗会因为诱导免疫系统而产生过敏反应，因此建议疫苗临床试验中的所有安全性指标和分析方法应该在临床试验方案中进行明确。

临床试验中需根据不同疫苗的特点选择合理的安全性观察指标，建议参照临床前安全性研究结果，将可能需要的所有观察指标项目全部列出。临床试验方案中应包括描述不良事件严重程度的合理分级量表，利于确定和区别一般和严重的不良反应。具体内容详见 2005 年 CFDA 发布的《预防性疫苗临床试验的不良反应分级标准指导原则》[6]，某些疫苗的临床试验方案中有针对性的不良反应分级标准，可以作为特定标准使用。

（一）一般考虑

安全性评价的目的是了解新疫苗一般和严重的不良反应，以及发生的不良反应是否可以接受。安全性监测应从入选时开始。安全性评价的对象应包括所有至少接种过 1 个剂量疫苗的受试者。在整个试验期间应密切监测和收集全部受试者的严重不良事件。

在Ⅰ期临床试验中，应遵循先低剂量，后中、高剂量的原则，如该疫苗的免疫接种对象为儿童或婴幼儿时，必须按照先成人、后儿童、最后婴幼儿的顺序分步进行。在此期研究中应观察不同接种剂量的接种反应，只有在一个剂量组或人群中未发生严重不良反应时，方可进行下一剂量组或人群的耐受性研究，根据Ⅰ期临床试验结果确定该疫苗的安全性范围，为Ⅱ期临床试验的免疫接种剂量和程序提供依据。

对疫苗的安全性可通过Ⅰ期、Ⅱ期临床试验进行初步的评价，在取得可以接受的安全性信息的情况下，对可能经常发生的不良反应应进行全面的研究，了解试验疫苗的特性，这些信息需通过临床流行病学、生物统计、实验室检查等方法在大规模的Ⅲ期临床试验中获得。在随机研究中还必须进一步考察常见不良反应（≥1% 至≤10%）的发生率及注意发现罕见的（≤0.01%）严重不良反应。对一些特殊的疫苗（如核酸疫苗），还需进行更长期的观察和监测。

在此解释一下不良反应发生率的表示方法。目前表示方法尚未统一，有的国家用 1/1000、1/10 000 等分数的方法表示，另外一些国家则用“时常”发生、“偶然”发生或“罕有”发生等表示，并规定其范围。国际医学科学组织委员会（CIOMS）推荐后者，即十分常见（≥10%）、常见（1%～10%、含 1%）、偶见（0.1%～1%、含 0.1%）、罕见（0.01%～0.1%、含 0.01%）、十分罕见（<0.01%）。我国 CFDA 建议使用 CIOMS 推荐的方法。

在试验的早期阶段就应制定对所有受试者进行安全性监测的计划和方案。若有Ⅰ、Ⅱ期临床试验的安全性数据，Ⅲ期中可以仅严密监测部分受试者（如每组几百人），以确定受试人群中常见和非严重的局部和全身反应。对其他的Ⅲ期试验中的受试者，应监测是否有重度或未预期的严重反应，如住院、死亡等不良事件。

严重的、罕见的不良反应需要大样本临床研究才能发现,有时可能需要通过上市后进行进一步评价。但在上市前的临床试验中,需要尽可能的增大样本量,以发现偶见或罕见的严重不良反应。作为主要适用人群为儿科健康人群的疫苗,对其安全性的要求较其他药物更为严格和慎重。在必要时可进行以安全性作为评价终点的临床研究,样本量则需符合统计学要求。

对于采用新的生产工艺和/或佐剂的疫苗,需要在早期的临床试验中设定接种前和接种后实验室安全性监测指标,包括血液和生化指标的评价。根据临床前研究数据和前期的临床研究结果,在后期的临床试验中有可能还需要增加额外的监测指标。

(二)评价时间与方式

新疫苗在临床试验的整个过程中必须自始至终对受试者进行局部和全身不良事件/不良反应的全面监测。

对于有较多国内外可参考的信息,并对其安全性已充分认识的已上市疫苗,一般其安全性主动监测的现场评价时间通常为接种后 0.5h、6h、24h、48h、72h,以及之后的第 7 天、14 天、30 天,可采用电话、问卷等多种形式。不良事件的记录人员应进行事前培训,对多个研究中心(点)的试验,必须注意保证评价尺度的一致性。

对于较少或基本没有可参考的信息,并对其安全性认识不足的新疫苗,一般其安全性评价的时间通常较上述疫苗的观察时间点更密集、观察时间更长。评价的方式,一般灭活疫苗采用对接种后至少 7 天主动监测的现场评价,减毒活疫苗应进行至少 14 天以上的主动监测。方案中应包括接种后至少 6 个月的临床随访结果,以发现其他的严重不良事件和在此期间延迟发生的不良反应。

在试验过程中,通常采用主动记录和报告不良事件来反映疫苗安全性。不良事件是指临床试验中产生的非预期的医疗事件,它与疫苗接种不一定有因果关系。对不良事件进行动态监测和及时报告至关重要。在方案中,应对不良事件的报告人(试验者、受试者、父母/监护人)、报告方式(调查表、日记卡等)、随访持续时间、报告间隔时间进行说明。虽然有时难以判断引起不良事件的真正原因,但需认真考虑每个病例和疫苗接种相关的生物学联系或(和)因果关系的可能性,以确定与疫苗相关的不良反应。

(三)观察指标

安全性评价在于全面、客观和可靠。评价应根据疫苗的特点,应尽可能选用合理全面的客观指标(如体温、皮肤的红肿和硬结、心电图、ALT 等)进行观察。观察指标一般分为局部和全身性不良反应(包括变态反应性不良反应)。

局部不良反应的观察指标有红肿、硬结、疼痛、烧灼感、瘙痒等,对红肿、疼痛和硬结可定量分级或按强度划分为强、中、弱。

对于全新的疫苗,全身性不良反应的观察指标建议按人体器官系统划分,在临床方案中事先制定不良反应分级表和强度分级评估原则,其中可能涉及神经系统、血液系统、呼吸系统、心血管系统和消化系统等,均应进行定量分级或按强度分级,具体可参考相关指导原则进行[6]。

疫苗接种可能引起变态反应性不良反应,如自身免疫反应和自身免疫病,应注意设计相关的指标,如实验室检测的自身抗体指标;还有发生自身免疫病的相关临床症状观察指标,如皮疹、出血、紫癜、关节痛、血尿及局部炎症、坏死,以及疫苗引起的超敏反应等。在试验中也需设立出现自身免疫病的观察终点,一般来说,一旦出现自身免疫病的迹象应立即停止疫苗接种。

总之,临床试验中需根据不同疫苗的特点选择合理的安全性观察指标,建议参照临床前安全性研究结果,将可能需要的所有观察指标项目全部列出。最好都具有量化标准,易于确定和区别一般和严重的不良反应。

某些疫苗的临床试验方案有针对性的不良反应分级标准,可以作为特定标准使用。

(四) 严重不良事件/不良反应

涉及疫苗严重不良事件/不良反应的资料必须进行详细记录:患者试验编号或身份证号码;研究证明的不良事件/不良反应类型、发生时间、患者临床特征,包括任何亚临床疾病;同期预防接种和用药及采取的措施和治疗;不良事件/不良反应起止、持续时间、结果及研究者对因果关系的评价。

严重不良事件/不良反应跟踪监测期的长短应根据新疫苗的特性而定。必须建立标准的病例报告表,用以详细记录严重不良事件信息,该报告表应从Ⅰ期临床试验开始使用。具体参考 CFDA 发布的相关指导原则[13]。

四、上市前风险评估和利弊权衡

预防用的疫苗与治疗疾病的药物相比,对安全性风险的可接受度要小得多。疫苗的利弊权衡必须要考虑到个体和群体两个方面。

无论研发任何注册类型的疫苗,现行法规均要求进行上市前临床试验。研究者应收集参加临床试验的所有受试者的安全性数据。在注册批准前的临床试验中要求能证明试验疫苗的安全性,并在拟申请各年龄组中确定局部的和全身的不良事件/反应。作为注册申请的一部分,新疫苗还应包括上市后的不良反应监测的风险管理计划。由于疫苗上市后有大规模健康人群使用的特点,应注意监测罕见严重的不良事件。

疫苗获益与风险评估时必须考虑的因素包括:目标人群所感染疾病发生率、感染的发病率、传播的风险、所感染疾病的高危人群、季节和地理位置等特征。疫苗的利弊权衡会随时间的改变和目标人群的变更而不同;对于疫苗还要考虑疫苗国家计划免疫规划对流行病学环境的影响。

在新疫苗的临床注册资料中,应结合疫苗所针对疾病的现有防治效果,以及同类研发疫苗的有效性和安全性情况综合分析,在临床试验中出现的不良反应(包括潜在的安全性风险)与临床保护的疫苗效力之间进行风险与获益的比较和权衡,以体现研发新疫苗和创新的临床价值。

如果可能,应与阳性对照数据分析比较,对新疫苗进行上市前风险评估和利弊权衡。

五、上市后不良反应监测和药物警戒计划

在上市前临床试验中难以发现疫苗接种后的严重不良反应，即在Ⅱ、Ⅲ期临床试验中有可能观察不到，因此在Ⅳ期临床试验期间即疫苗上市后临床应用时，有必要对新疫苗的有效性、安全性进行进一步验证。

疫苗Ⅳ期临床试验目的之一是监测疫苗在目标人群常规广泛使用状态下的各种情况，目的是发现上市前临床研究未能发现的极少数或非预期不良反应，并进一步验证其有效性/效力。为收集安全性数据，可采用主动监测或被动监控、利用不良反应自愿报告系统，目的是有效发现迟发或严重的不良反应。对于目标是发现偶发及罕见的不良反应，需研究整体人群达到足够安全性数据库要求才能保证统计学结果的可信性。

为保证疫苗上市后不良反应的持续监测和风险控制，注册申请人有责任和义务在申请注册时同时递交疫苗上市临床研究的不良反应监测计划（即药物警戒计划），构建疫苗风险管理体系，并承诺其结果（有效性/不良反应）定期向 CFDA 报告。上市后疫苗的临床监测项目应与疾病流行病学、基础设施和目标地区的情况相适应。开始实施前，应清楚界定疫苗有效性、安全性及质量的基本标准和要求。

第三节　治疗性疫苗的临床评价

治疗性疫苗是期望通过调节人体内的免疫应答，达到治疗疾病的一种独特的生物制品，属于治疗性生物制品的一部分。作为一种新兴的、以治疗疾病为目的的疫苗，其作用是针对已经感染或已患病者，发挥其治疗疾病的功能。目前，治疗性疫苗正处于探索性研究和发展阶段。

由于疫苗激发机体的免疫应答通常需要一段时间，因此，治疗性疫苗通常用于肿瘤、自身免疫性疾病或慢性感染等，对于急性感染或病情迅速进展的疾病一般不用治疗性疫苗。自 20 世纪 90 年代以来，国内外陆续开展了治疗性疫苗的研究，仅有个别针对肿瘤的治疗性疫苗被批准上市或用于临床研究中。

研发治疗性疫苗的前提是，基本明确疾病的发病机制和有较坚实的免疫学研究基础，选用有明确功能的抗原或免疫表位、具备敏感和相关的动物模型，能从一个或几个方面阐明治疗性疫苗的作用机制，同时产品的制备技术达到标准化。

治疗性疫苗的临床要求与治疗性生物制品一样，需遵循我国现行法规对治疗性生物制品的临床要求和国内外临床研究相关指导原则。鉴于治疗性疫苗的主要成分是生物大分子物质，具备生物制品的组成/结构的复杂性特点，不同于化学药物的小分子物质，因此在临床研究中需要特别关注以下几点。

（1）安全性：在治疗性疫苗的早期临床研究中须更加密切关注安全性。由于生物制品具有与小分子化药作用机制不同、难以体现给药后的量效关系特点，故在首次进入人体临床试验和探索剂量和疗程时需高度重视和监测超敏反应及特异的免疫毒性，避免产生过强的免疫毒性。

（2）目标人群：密切结合临床前研究结果，在尽可能阐明治疗性疫苗的作用机制基

础上，从临床早期研究中尽快筛选出后期临床试验的合理受试人群，作为将来临床应用的目标人群。

(3) 疗效终点：作为治疗性疫苗，应该与目标适应证的治疗性化学药物目的相同，理想的疗效是能抑制或清除体内肿瘤细胞/病原体，控制疾病进展或痊愈。因此，治疗性疫苗的临床终点与治疗性化学药物/生物制品应该基本一致。鼓励在早期发现能体现治疗性疫苗作用机制和特征的特异性生物标记物（biomarker），积极探索与临床终点的关系。

(4) 疗程和观察时间：基于预防性疫苗接种人体后达到保护性免疫水平和持久性作用的特点，疫苗充分调动主动免疫机制的作用需要一定的时间，有滞后效应。因此，对于具有相似免疫作用机制的治疗性疫苗，理论上在完成免疫程序后，疗效的观察时间点不应定为治疗结束时，而应有足够的后续观察期；探索合理的治疗时间；还需注意治疗性疫苗所产生的免疫原性对疗效和安全性影响。

(5) 联合用药/合并用药的相互作用：理论上，不同作用机制的药物在一定条件下联合使用，可以发生协同或相加作用。治疗性疫苗如果与化学药物联合使用，需提供足够的临床前研究数据支持，才能进行相关临床试验；如果治疗性疫苗针对的目标适应证在临床实践中已无法避免的需要合并用药，应首先进行药物间相互作用的研究。

鉴于治疗性疫苗与传统药物及预防性疫苗性质上的异同，归纳总结出以下方面的特征。

一、受试对象的选择

不同于预防性疫苗，治疗性疫苗的目标人群为患者，目的为治愈或缓解主要的症状。在预防性疫苗的临床试验设计时，即便理想状况，亦只需考虑区分易感与免疫人群。而治疗性疫苗则不然，由于同一疾病可能有不同的致病机理，因而形成了不同的亚群。

因此，在临床试验设计中，注册前的治疗性疫苗应本着对疾病的自然史的理解，审慎地、均衡地考虑受试人群的特征与入选/排除标准。首先证实疫苗在一定适应证范围的有效性和可接受的安全性；随后在Ⅳ期临床研究中进一步在广泛人群中验证使用；开展后期研究逐步将适应证范围扩大。

二、临床试验终点的确定

作为治疗性疫苗，理想效果是能清除体内病原体或肿瘤细胞，使机体恢复健康。然而，事实上很难达到理想效果。与其他一些新药的疗效终点相似，治疗性疫苗也存在着合理选择疗效终点的问题。随着研究和对于疾病的认识不断深入，对疗效的要求亦随之提高，疗效的标准始终在向理想的治愈方向发展。

三、试验终点的观察时间

虽然治疗性疫苗具有诸多传统药物的特征，但其毕竟是免疫机制作用的制剂，其产生和达到保护性免疫水平需要一个过程。因此，治疗性疫苗完成免疫程序后，根据临床Ⅰ/Ⅱ期的结果和经验，应保证有足够的疗效积累时间。随访时间的长短直接决定了疗效的高低,甚至有或无。

四、临床试验结果的分析

理想的治疗性疫苗应能打破免疫耐受,诱导机体自身的免疫系统清除肿瘤细胞或病原体,抑制疾病进展或消除疾病状态,从而达到机体痊愈和恢复健康。根据现有的治疗性疫苗临床研究经验,实际上并非如此简单。疫苗接种人体后可能部分清除异己的肿瘤细胞或病原体,也可能在部分患者中实现彻底清除,体现出明显影响疗效的个体差异。因此,如何确定疫苗的有效性,采取何种指标及方法去评估疫苗的有效性,是个较为复杂的问题。治疗性疫苗效果的分析可能需要更细致的"个体化"亚组分析,力争找出有治疗潜力的目标人群。例如,在目前艾滋病预防性疫苗研究中,针对受到质疑的泰国临床研究,美国 NIH 等机构特别大力资助对出现预防效果者(30% 保护率人群)进行深入的个体免疫机制研究。

综上所述,与预防性疫苗相比,当前治疗性疫苗的有效性和安全性评价体系尚不成熟和完善。近年,治疗性疫苗的研发主要集中在一些目前临床尚无有效治疗药物的疾病领域,如肿瘤、自身免疫病和持续性感染等,目标是为以上临床的难治性疾病寻找更多和更好的治疗手段。因此,在未来治疗性疫苗的临床研究领域中存在着更多的挑战和机遇。

第四节　疫苗临床研究机构的选择

疫苗的临床试验必须遵守 GCP 以保证在规范化的条件下进行,才能获得完整真实的试验数据,得出可靠、科学的结论。

所有疫苗的临床试验均应选择在具备良好的疫苗接种和管理职能,以及临床试验质量管理体系的疫苗临床试验机构进行,并按国家总局要求在药品审评中心开通的药物临床试验信息平台进行登记注册。

2004 年 CFDA 发布的《药物临床试验机构资格认定办法(试行)》中规定,疾病预防控制机构需要参加预防性药物临床试验的,均须向国家食品药品监督管理局提出一次性资格认定的申请,经过认定获得一次性临床试验批件。

由于艾滋病疫苗的临床试验是大样本队列研究,需要对 HIV 感染的高危人群进行长期随访,也要求相关实验室的密切配合,实施的难度很大。艾滋病疫苗的临床研究的探索性特点突出,其安全性和有效性具有很多不确定性,需要对受试者进行密切观察和准确检测。为了使艾滋病疫苗的临床试验能够顺利实施并具有科学性和可靠性,需要对认定进行艾滋病疫苗临床研究的机构严格管理。

对疫苗临床试验机构进行资格认定,其系统评价内容包括:临床试验机构的组织管理、研究人员、设备设施、管理制度、标准操作规程等。

一、疫苗临床试验机构的基本要求

疫苗临床试验机构应具有疫苗预防接种和管理资质,建立完善的预防接种不良事件等公共卫生突发事件处理和管理机制，所管辖区域受试者资源丰富，有利于疫苗临床试验的管理和实施。疫苗临床试验有别于一般药物的临床试验，其研究对象以健康人为主，试验对象人数众多，需要多个机构联动共同完成，每个疫苗临床试验项目应有至少一个主要负责机构，根据方案要求选择现场研究机构。

（一）疫苗临床试验的负责机构

疫苗临床试验的负责机构（PI）为设有疫苗临床试验专业科室的省（直辖市）级疾病预防控制中心或临床医疗机构。疫苗临床试验负责机构应具有当地卫生行政管理部门批准的疫苗预防接种许可执照，具有完善的疫苗运送、储藏冷链设备；可接受疫苗生产企业或临床试验管理组织（CMO）委托，承担临床试验的风险和方案可行性评估，邀请临床试验现场机构发起多中心或单中心临床试验，考核现场研究机构以及人员、条件和环境；负责临床试验方案的解释、研究计划的制订、SOP 建立和技术培训，解决方案偏离、SOP 不适用问题，与申办方、药监部门、伦理委员会共同决定临床试验的暂停或终止。具体要求如下：

（1）经过国家食品药品监督管理总局认可、具有预防接种和预防用生物制品管理资质；

（2）设置有实施临床试验的专业科室，具有经过药物临床试验技术与法规培训，配备能够承担疫苗临床试验所必需的公共卫生、药学、临床医学、实验室检验的临床研究专业人员；

（3）具有防范和处理疫苗临床试验中突发事件的管理机制和措施，拥有不良反应应急处理专家队伍及处理与疫苗接种反应相适应的技术能力；

（4）建立有效质量保证体系，查询记录显示定期进行内部和外部审核，相关标准操作程序完备，有跟踪改正措施并完整记录；

（5）实验室条件满足临床试验检测、样本处理，冷链运转条件、临床试验药品专用设备可保证研究疫苗、样本安全储备和运送；

（6）具有可管辖的临床试验现场和受试对象，拥有疫苗相关疾病流行病学本底资料和疫苗覆盖信息。

（二）疫苗临床试验现场机构的基本要求

临床试验现场机构为经过考核、满足开展临床试验的市（县）级疾病预防控制中心，具备疫苗接种资格和完善的疫苗运送、储藏等冷链设备，能提供试验有关的实验室条件，具有满足现场试验需要的研究人员，具有适合的自然环境、人口结构、交通状况，以及相对完善的基层医疗卫生保健网络和突发公共卫生事件处置机制。基本要求如下：

（1）具有相对独立的临床试验专门组织和相对固定的临床试验专业负责人，机构负责人和临床试验专业负责人通过 GCP 培训；

（2）具有卫生行政部门批准的预防接种资质，突发公共卫生和网络直报报告系统运转良好，能提供试验有关的实验室条件，具有满足现场试验需要的研究人员；

（3）具有满足计划免疫要求的“四室”环境，满足开展知情同意、体检、采血、候种接

种和医学观察需要,设有独立急救室并可正常运转;

(4) 具有适合的自然环境、人口结构、交通状况,以及相对完善的基层卫生保健网络;

(5) 对所研究疫苗预防的相关疾病有明确本底资料并有一定的发病率;

(6) 同类疫苗覆盖本底清楚,研究对象数量可满足临床试验要求。

(三) 机构管理体系

临床试验负责机构应建立完善的组织管理体系,任命疫苗临床试验专业科室负责人和项目负责人,并配备能够承担疫苗临床试验所必需的公共卫生、药学、临床医学、实验室检验的临床研究专业人员等相应研究人员。具有防范和处理疫苗临床试验中突发事件的管理机制和措施,并具有由当地卫生行政管理部门组织的不良反应应急处理专家队伍及处理与疫苗接种反应相适应的技术能力。

(四) 质量管理体系

依托临床试验机构质量管理体系建立疫苗临床试验专业的质量保障制度,并任命质量管理负责人和监督员,质量管理人负责组织管理体系文件的编制、培训和组织实施,主持内部审核,管理体系文件的发放、使用和现行有效性;质量监督员负责检查质量管理计划的实施情况,对质量管理中发现的问题进行跟踪。临床试验专业科室应参加研究机构的内部和外部质量审核,全部活动纳入研究机构的质量管理保证体系,为保证临床试验依从 GCP、保障受试者和申办方利益做出承诺。

二、艾滋病疫苗临床研究机构的选择

艾滋病疫苗临床研究机构的选择除具备前述的要求以外,还应具有以下特点。

(1) 首先获得国家有关管理部门的批准,能保障遵守 GCP 规定。最好有疫苗临床试验的基础和国际合作的经验。

(2) 具有能够承担新疫苗安全性和有效性的评估能力;具备达到药物非临床研究质量管理规范(GLP)等相关国际标准的实验室;具备艾滋病特异性检测的相关设备和实验技术人员。检测的项目包括:HIV 抗体初筛和确认、外周血淋巴细胞分离和保存、病毒载量测定和 $CD4^+/CD8^+T$ 细胞计数、HIV 特异性细胞免疫检测等。

(3) 建立或完善安全性监测系统,对接种新疫苗产生的不良反应可以进行密切监测,有协助接收受试者并对其进行诊治的医院和医生;接种现场具备应急药物和设备。对出现的不良反应能够及时进行救治并按规定向有关部门报告。

(4) 合作团队具备一定的数据统计和分析能力,有专职数据资料管理人员。

(5) 建议成立社区咨询委员会(community advisory board),能够代表社区不同人群的利益和观点,对新疫苗是否合适提出建设性意见,有助于社区对艾滋病疫苗临床研究的接受度。

(6) 建立受试人群的研究队列:在临床试验开始前数年就应着手建立高危人群队

列,每年至少随访 2 次,随访率大于 90%。该队列每年的 HIV 新感染率最好保持在大于 5% 水平以上。

第五节　艾滋病疫苗临床评价的特殊考虑

艾滋病的流行对人类健康和社会发展产生了严重危害,迫切需要采取有效的预防和控制措施。研发艾滋病疫苗是控制艾滋病的重要手段。如果对 HIV 致病机理的研究证实人体能够获得对 HIV 的免疫,研发安全有效的艾滋病疫苗在理论上是可行的。

2003 年 3 月 20 日我国 CFDA 发布《艾滋病疫苗临床研究技术指导原则》[3];2004 年《疫苗临床试验技术指导原则》[5]发布,标志着我国疫苗临床试验进入规范化开展的时代。

临床试验是确定疫苗安全性和有效性的决定性方法,艾滋病疫苗必须通过科学设计的系统临床研究考察安全性,以及能否达到预期的有效性目标。为了确保艾滋病疫苗临床研究的准确性,必须有科学、周密的设计和严格的管理。

艾滋病疫苗(此处指预防用疫苗)的临床研发遵循疫苗相关的法规和指导原则,同时需有特殊考虑。

一、医学伦理基本要求

(1) 首先要符合 GCP 要求,遵循《赫尔辛基宣言》的伦理学准则。

(2) 研究对象(受试者)的权利、安全和意志高于研究的需要;为受试者保密,尊重个人隐私。防止受试者因接种艾滋病疫苗而受到歧视。

(3) 知情同意: 纳入精神健全的受试者能够充分理解临床试验内容,并在没有受到强迫和诱导的情况下自愿做出决定。研究者在项目开始前要向受试者充分讲解,在研究进行的过程中也要不断向受试者介绍研究进展情况、出现的问题和解决的办法。要用受试者熟悉和易懂的语言解释研究的目的、方法、步骤和可能出现的危害,保证自愿决定是否参加研究。

二、开展临床试验的考虑

(一) 进行临床试验的前提和条件

(1) 选择多中心研究的现场,具有 HIV 感染高危人群队列研究的基础。

(2) 具备相关的实验室技术和条件,建立和完善检测 HIV 感染和免疫学指标的方法,建立区分疫苗诱导的抗体与野病毒感染产生的抗体的方法。

(3) 疫苗相关病原体流行的基因型监测。

为得到可靠的疫苗有效性试验数据,疫苗相关病原体流行基因型的监测应贯穿于临床试验的全程。有些病原体其流行基因型变化非常迅速,如 HIV 病毒,即使在临床试验前进行了良好的评估,在临床研究过程中其基因型也有可能发生变化。如果所研究的疫苗不包含变化后的流行基因型，那么就会直接导致临床试验的失败。

以泰国研发 VAX B/E 艾滋病疫苗为例[20]，早年，泰国静脉吸毒者 HIV 感染多数为 HIV-1 B 亚型，与美国和西欧基本一致；而异性性传播多为 E 亚型。这使得研究者决定采用与计划在美国同性恋和双性恋男性中开展的临床试验相同抗原的疫苗来开展泰国静脉吸毒者相关研究。然而 1997 年，当该临床试验已准备到位，且在曼谷已入组了大量的受试者之时，HIV-1 在该人群中的流行亚型却发生了戏剧性地变化。泰国疾病预防控制中心发现，新近感染的静脉吸毒者，其感染的 HIV-1 亚型已不再是 B 亚型，而是 E 亚型。因此，研究者研制了含 B 和 E 亚型抗原包膜糖蛋白 gp120 的二联疫苗，并应用于该临床研究。

（二）受试者的招募和筛选

Ⅰ期试验招募 HIV 阴性的健康志愿者；Ⅱ/Ⅲ期试验招募 HIV 阴性的高危人群，包括 HIV 感染者的性伴或静注毒品者。也可以招募和随机分配整个 HIV 感染高危险性社区人群。

首先进行健康问卷调查，请受试者提供详细的病史，包括性活动和药物使用史；然后进行体检，包括血、尿常规检查、胸部 X 射线检查。女性需进行妊娠实验，阴性才能参加研究。所有研究对象自研究开始直至免疫结束后的 3 个月内性交时必须避孕。

应对受试者进行规范的 HIV 感染的危险性评估和行为咨询，防止由于接种疫苗导致危险行为增加。

（三）临床试验的设计

1. 早期探索性临床研究

（1）Ⅰ期临床试验目的

评价 HIV 阴性的健康志愿者对新疫苗的安全性和免疫应答。

依据新疫苗的特征和前期安全性信息，首次接种、每次接种和加强接种均需将受试者收入Ⅰ期临床试验实验室观察，制订合理的密切观察时间和随访时间。

接种试验疫苗按照预定的接种程序从最小剂量起，在上一次接种没有明显不良反应时再进行下一次接种。观察至少最后一次接种完成后 6 个月。

观察指标：

①不良反应：主动密切观察自接种之日起至接种完成以后 28 天；随后研究者主动定期收集、受试者自动报告，每天填写日记卡，有不良反应随时与研究人员联系。体检项目包括血、生化常规检查、心电图和胸部 X 射线检查等。

②HIV 感染的指标：HIV 抗体测定，用已经建立的检测疫苗诱导的抗体和野病毒感染产生的抗体的方法进行血清学检测，区分接种疫苗与野病毒感染，必要时进行 HIV RNA 测定。

③免疫应答：HIV 保护性抗体测定（中和抗体或黏膜 IgA）、HIV 特异性细胞免疫测定。

（2）Ⅱ期临床试验目的

在Ⅰ期试验的基础上进一步检查疫苗的安全性，观察疫苗能否刺激机体特异性免疫应答，评估疫苗的安全性和生物活性，确定理想的接种剂量和程序。

纳入 HIV 阴性的高危人群；按照预定的接种剂量和接种程序随机分组。建议观察时间疫苗最后一次接种以后 1 ~2 年。

在观察免疫应答和 HIV 感染的指标的基础上，检测 HIV 感染者病毒载量和 $CD4^+T$ 细胞计数测定；进行 HIV 感染危险行为的监测；HIV 感染者的性伴和新生儿 HIV 感染的监测。

2. 后期关键性临床研究

Ⅲ期临床试验目的：大规模随机、双盲对照研究，确定新疫苗的有效性和安全性。

入选 HIV 阴性的高危人群；样本量大小取决于发病率、估计的疫苗有效率、统计学显著性和临床价值。观察随访时间：最后一次疫苗接种后至少 3 年以上。

从统计学有效水平考虑，需证实疫苗减少了 HIV 感染的水平至少要达到 30% 的统计学显著性，也就是如果临床试验被重复，应该在 100 次试验中有 95 次观察到 30% 以上的效果。为了达到具有统计学意义的 30% 有效性，必须观察到试验疫苗组与对照组相比，感染率下降 45% ~65% 或更高，此取决于影响临床试验统计学显著性和临床意义的一些因素，包括纳入受试者的数量、对照组的感染率、临床试验观察的时间等。

3. 艾滋病疫苗的临床终点/替代终点[3]

对于多数传染性疾病来说，有效的疫苗应能够预防疾病的发生、并使宿主清除感染性病原体。艾滋病是一种持续性感染而不是急性自限性疾病，临床终点如果是证实没有疾病就需要观察很多年（10 ~20 年）。近年业内提出，有必要建立和使用替代终点指标以加快疫苗保护效果的确证，以便能够用最快捷的方法评估候选疫苗的有效性。

艾滋病疫苗临床试验短期内可能观察到以下三种结果：接种疫苗组的 HIV 感染率显著下降、接种疫苗组的 HIV 感染率没有显著下降但是接种后感染者的疾病进程显著减缓、接种疫苗组的 HIV 感染率和感染者的疾病进程与对照组相比均没有显著变化。尽管预防 HIV 感染是最希望看到的结果，但是有些疫苗可能仅仅对减缓 HIV 疾病的进程或减少 HIV 的传播有益。因此可以在评估 HIV 疾病进程的基础上考虑建立替代终点指标。

（1）病毒学终点

①降低病毒载量的定点（setpoint）大于 1 个 logRNA copies/ml。

②降低血浆病毒载量到有生物学意义的定点以下（10^3 RNAcp/ml），同时延长作用有意义的时间（大于 1 年）。

（2）免疫学终点

①保持 $CD4^+T$ 细胞计数大于 350 个细胞/μl。

②减少 $CD4^+T$ 细胞下降的速率。

（3）临床终点

①减少了接种人群中需要进行抗病毒治疗的 HIV 感染者的数量。

②延长了从 HIV 感染到需要进行抗病毒治疗的时间间隔。注意，在试验进行期间抗

病毒治疗标准的改变可能干扰临床终点的评价和解释。

(4) 流行病学终点

①降低了接种疫苗者感染 HIV 后的性传播率。

②降低了接种疫苗者感染 HIV 后的母婴传播率。

在艾滋病疫苗早期的临床研究中应特别关注测定这些接种后的替代指标,以尽早评估新疫苗的有效性及其有效的作用机制。可以假设新疫苗可能对发生 HIV 感染有中度效果和(或)对替代终点有中度效果,在这个基础上设计Ⅲ期临床试验。如果一个疫苗使 HIV 感染发生率的 95% CI 降低 30% 或降低了病毒载量(10 ~ 100 RNA copies/ml)可以考虑有效和有临床潜在价值。

(四) 国外艾滋病疫苗Ⅲ期临床试验举例[20]

虽然北美 VAX B/B′艾滋病疫苗Ⅲ期临床试验最终证明该艾滋病疫苗无预防 HIV-1 感染的效果,但此Ⅲ期临床试验设计和实施留下许多启示;具有良好的统计学设计,在招募和受试者 3 年保持率上均维持了较高水平,达到了试验设计的目标。具体介绍如下。

1998 年,VaxGen 的Ⅲ期有效性临床试验(VAX004)是全球首次 HIV 疫苗有效性临床试验。VAX004 临床试验的主要目的是评价来源于 HIV-1 B 亚型毒株的亚单位疫苗 AIDSVAX B/B′是否能够保护 HIV-1 经性途径的感染;次要目的是评价疫苗接种对新发感染者的影响以及疫苗的安全性。探索性研究目的包括比较试验疫苗组和安慰剂对照组感染者病毒基因序列、评价可能的免疫保护相关因子以及对临床试验受试者的行为影响。另外,美国 CDC 在全美建立了 6 个临床研究基地,以进行辅助的病毒学、免疫学和行为学研究,称之为“VISION 计划”。

此临床试验采用随机、对照、双盲设计,先后在美国、波多黎各、加拿大和荷兰的 61 个临床基地招募了 5417 名受试者,其中大部分为男男同性恋,通过性途径感染 HIV-1 的高危人群。入选的受试者均严格按照行为学和医学标准入选,以 2 : 1 的比例随机划入试验疫苗组和安慰剂对照组。受试者在研究的第 0、1 个月、6 个月、12 个月、18 个月、24 个月和 30 个月时接受 7 次疫苗接种,每次接种前都要检验是否感染 HIV 以及相关的免疫反应,最后一次随访在研究的第 36 个月。

从 1998 年 6 月至 1999 年 10 月,该临床试验经过 17 个月时间招募了 5417 名男男同性恋和女性受试者。61 个临床试验基地招募的受试者数量从 8 ~ 307 例不等,2/3 的临床基地入组人数不足 100 人。招募初期入组速度较慢,在约 1 年的时候达到最佳招募速度,几乎一半的受试者是在招募的最后 4 个月入组的。该临床试验 3 年随访率超过了 85% ,达此高指标印象深刻。

2003 年 2 月首次对外公布研究结果:AIDSVAX B/B′疫苗经临床试验证实是安全的,试验疫苗组和安慰剂对照组报告的严重和非严重不良反应发生率无统计学差异。在 36 个月的随访期内 HIV 血清阳转率是 2. 6/(100 人 · 年),其中男性受试者血清阳转率为 2. 7/(100 人 · 年),女性受试者为 0. 8/(100 人 · 年)。但该疫苗并不能预防 HIV-1 感染,疫苗接种组新发感染率为 6. 8% ,安慰剂对照组新发感染率为 7. 0% ,两组无统计学差异。数据显示,此疫苗对 HIV 感染后血浆病毒载量、$CD4^+T$ 淋巴细胞数量、从感染到抗病毒治疗的时间间隔,均无明显作用。2005 年已有两篇该临床试验的有效性研究结果公开发表。

综上所述,疫苗的临床试验为新疫苗上市、已注册疫苗的进一步监测,以及为人类健康事业所做出的贡献有目共睹。然而,艾滋病疫苗的临床研究任重而道远,今后仍然需要不断分析和总结国内、外疫苗临床研究的经验,逐步提升我国新疫苗临床试验的整体水平,使疫苗的临床研究更好地为我国公共卫生事业发展服务。

(杨 焕)

参考文献

[1] 药品注册管理办法. 国家食品药品监督管理总局. 2007 年 7 月 10 日.

[2] 药物临床试验质量管理规范(GCP). 国家食品药品监督管理总局. 2003 年 8 月 6 日.

[3] 艾滋病疫苗临床研究技术指导原则. 国家食品药品监督管理总局. 2003 年 3 月 20 日.

[4] 药物临床试验机构资格认定办法(试行). 国家食品药品监督管理总局. 2004 年 2 月 19 日.

[5] 疫苗临床试验技术指导原则. 国家食品药品监督管理总局. 2004 年 12 月 3 日.

[6] 预防性疫苗临床试验的不良反应分级标准指导原则. 国家食品药品监督管理总局. 2005 年 10 月 14 日.

[7] 疫苗临床研究报告基本内容书写指南. 国家食品药品监督管理总局. 2005 年 10 月 12 日.

[8] 化学药物和生物制品临床试验的生物统计学技术指导原则. 国家食品药品监督管理总局. 2005 年 3 月 18 日.

[9] 生物制品质量控制分析方法验证技术审评一般原则. 国家食品药品监督管理总局药品审评中心. 2005 年 12 月.

[10] 药物临床试验伦理审查工作指导原则. 国家食品药品监督管理总局. 2010 年 11 月 2 日.

[11] 药物临床试验生物样本分析实验室管理指南(试行). 国家食品药品监督管理总局. 2011 年 12 月 2 日.

[12] 药物Ⅰ期临床试验管理指导原则(试行). 国家食品药品监督管理总局. 2011 年 12 月 2 日.

[13]《药品不良反应报告和监测管理办法》(卫生部令第 81 号). 国家食品药品监督管理总局. 2011 年 5 月 4 日.

[14] 临床试验数据管理工作技术指南. 国家食品药品监督管理总局药品审评中心. 2012 年 5 月 24 日.

[15] 关于药物临床试验信息平台的公告.(国家食品药品监督管理总局公告 2013 年第 28 号). 国家食品药品监督管理总局. 2013 年 9 月 6 日.

[16] 药品定期安全性更新报告撰写规范. 国家食品药品监督管理总局. 2012 年 9 月 6 日.

[17] ICH:Q5E/E1/E2/E3/E4/E5/E6/E7/E8/E9/E10/E11. http://www.ich.org,2007.

[18] EMEA. Note for Guildance on the Clinical Evaluation of Vaccines. 2005.

[19] WHO. Guidelines on clinical evaluation of vaccines:regulatory expectations. http://www.who.int,2004.

[20] Koff W C,Kahn P,Gust L D. AIDS vaccine development challenges and opportunities. UK:Caister Academic Press,2007